Thieme

Differenzialdiagnosen in der Kinder- und Jugendmedizin

Robert Ploier

Georg Thieme Verlag
Stuttgart • New York

Impressum

Dr. med. Robert Ploier
Am Prediktstuhl 10
4040 Linz
Österreich

Bibliografische Information der Deutschen Nationalbibliothek

Die Deutsche Nationalbibliothek verzeichnet diese Publikation in der Deutschen Nationalbibliografie; detaillierte bibliografische Daten sind im Internet über http://dnb.d-nb.de abrufbar.

Wichtiger Hinweis: Wie jede Wissenschaft ist die Medizin ständigen Entwicklungen unterworfen. Forschung und klinische Erfahrung erweitern unsere Erkenntnisse, insbesondere was Behandlung und medikamentöse Therapie anbelangt. Soweit in diesem Werk eine Dosierung oder eine Applikation erwähnt wird, darf der Leser zwar darauf vertrauen, dass Autoren, Herausgeber und Verlag große Sorgfalt darauf verwandt haben, dass diese Angabe **dem Wissensstand bei Fertigstellung des Werkes** entspricht.
Für Angaben über Dosierungsanweisungen und Applikationsformen kann vom Verlag jedoch keine Gewähr übernommen werden. **Jeder Benutzer ist angehalten,** durch sorgfältige Prüfung der Beipackzettel der verwendeten Präparate und gegebenenfalls nach Konsultation eines Spezialisten festzustellen, ob die dort gegebene Empfehlung für Dosierungen oder dic Beachtung von Kontraindikationen gegenüber der Angabe in diesem Buch abweicht. Eine solche Prüfung ist besonders wichtig bei selten verwendeten Präparaten oder solchen, die neu auf den Markt gebracht worden sind. **Jede Dosierung oder Applikation erfolgt auf eigene Gefahr des Benutzers.** Autoren und Verlag appellieren an jeden Benutzer, ihm etwa auffallende Ungenauigkeiten dem Verlag mitzuteilen.

Rüdigerstraße 14
70469 Stuttgart
Deutschland
Telefon: +49/(0)711/8931-0
Unsere Homepage: www.thieme.de

Printed in Germany

Umschlaggestaltung: Thieme Verlagsgruppe
Umschlagabbildungen: claireliz – fotolia.com, S. John – fotolia.com
Satz: medionet Publishing Services Ltd, Berlin
gesetzt aus Adobe Indesign CS5
Druck: Stürtz GmbH, Würzburg

ISBN 978-3-13-171161-8 1 2 3 4 5 6

Auch erhältlich als E-Book:
eISBN (PDF) 978-3-13-171171-7

Widmung

Für meine beiden Utes
und mein Enkelkind Matilda

Vorwort

Dieses Buch ist als Nachlagewerk für differenzialdiagnostische Fragestellungen in der Kinder- und Jugendmedizin gedacht. Es unterscheidet sich von anderen Werken, die diese Thematik behandeln u. a. dadurch, dass die einzelnen Kapitel nicht nach Organen bzw. Organsystemen, sondern nach diagnoseweisenden Leitsymptomen bzw. markant veränderten Laborbefunden angeordnet sind.

Sinn und Zweck des Werkes ist es, eine taxative Aufzählung der für die im Vordergrund stehende Symptomatik in Betracht kommender Krankheitsbilder anzubieten, die – soweit erforderlich – stichwortartig charakterisiert werden. Das Buch soll als Unterstützung im klinischen Alltag und in der Praxis dienen, um z. B. nach der stationären Aufnahme eines Patienten, im Anschluss an die Visite auf Station, nach Ordinationsschluss oder nach dem Hauskrankenbesuch weitere differenzialdiagnostische Erwägungen als die bereits angedachten zu evaluieren. Es beinhaltet daher auch für den Erfahrenen seltenere oder weniger geläufige Krankheitsbilder. Das Werk wendet sich somit an Auszubildende, aber auch bereits länger im Berufsleben stehende Pädiater, an Allgemeinmediziner, Kinderchirurgen und Internisten. Natürlich können auch Studierende der Humanmedizin das Werk mit Gewinn nutzen, wenngleich das Buch nicht die Wissensvertiefung durch das Lehrbuch bzw. das Studium der einschlägigen Literatur ersetzen kann und will.

Die 100 Kapitel des Buches sind so weit wie möglich einheitlich gestaltet. Jedes einzelne Kapitel beinhaltet eine kurzgefasste Einleitung zur Thematik und eine differenzialdiagnostische Aufzählung der infrage kommenden Erkrankungen, Syndrome, Assoziationen usw., wobei eine Unterteilung in Untergruppen nach verschiedenen Gesichtspunkten (Manifestationsalter, Ätiologie, Pathogenese, akutes oder chronisch-rezidivierendes Geschehen etc.) zur besseren Übersichtlichkeit beitragen soll. Am Ende jeder dieser Untergruppierungen finden sich wichtige Hinweise in Form von Merkekästen, die auch die mehr als 35-jährige Erfahrung des Autors in der Kinder- und Jugendmedizin widerspiegeln. Darüber hinausgehend enthält das Buch über 600 Tabellen, die neuestes Detailwissen über ausgewählte Erkrankungen beinhalten bzw. der differenzialdiagnostischen Gegenüberstellung einzelner Krankheitsbilder mit identer oder ähnlicher Symptomatik dienen sollen. Zahlreiche Querverweise stellen den Konnex zu anderen Kapiteln her, die sich mit einer ähnlich gelagerten bzw. verwandten Thematik beschäftigen.

Neben der Darstellung des Altbewährten wurde versucht, auch die neuesten Erkenntnisse, z. B. auf dem rasant wachsendem Gebiet der Genetik, zu berücksichtigen.

Ich hoffe, dass das Werk gut angenommen wird, und möchte mich abschließend beim Georg Thieme Verlag, Stuttgart, insbesondere bei Herrn Dr. Christian Urbanowicz und bei Frau Simone Blank, ganz herzlich für die friktionslose und geradezu amikale Zusammenarbeit bedanken. Mein besonderer Dank gilt zwei äußerst geduldigen Damen – meiner Lektorin Frau Martina Kunze sowie meiner Frau.

Linz, November 2012 Robert Ploier

Inhaltsverzeichnis

A

1 Adipositas

1.1 Einführung

Definition

- **Übergewicht:** Körpergewicht zwischen der 90. und 97. BMI-Perzentile (neue Definition: > 85. bis < 95. Perzentile)
- **Adipositas (Obesitas):** Körpergewicht > 97. BMI-Perzentile (neue Definition: > 95. Perzentile)
- **Morbide Adipositas:** BMI > 99,5. Perzentile

Merke M!

Die Prävalenz von Übergewicht und Adipositas bei Kindern und Jugendlichen ist in den letzten Jahren deutlich angestiegen. So waren in Österreich 2011 > 16 % der 6- bis 15-jährigen Kinder übergewichtig, 8 % adipös, Tendenz steigend. In den USA ist 1 von 6 Kindern bzw. Adoleszenten adipös (2012). Bei etwa 70 % aller Fälle wird zusätzlich ein genetischer Hintergrund vermutet (s. u.). Jedoch nur 1–5 % der vorgestellten Fälle von Übergewicht und Adipositas sind primär nicht alimentär bedingt.

Merke M!

$$\text{Body-Mass-Index (BMI)} = \frac{\text{Körpergewicht (kg)}}{\text{Körpergröße} \times \text{Körpergröße (m}^2\text{)}}$$

Die entsprechenden Perzentilenkurven können der Literatur entnommen werden (z. B. Kromeyer-Hauschild et al. 2001).

Merke M!

Screening bei adipösen Kindern auf **Typ-2-Diabetes:**

- bei nicht insulinresistenten adipösen Kindern: HbA1c-Spiegel ≥ 5,7 %, Nüchternblutzucker > 104 mg/dl
- bei insulinresistenten adipösen Kindern: HbA1c ≥ 6 %, 1,5-Anhydroglucitol-Spiegel < 17 µg/ml

Tab. 1.1 Grenzwerte des Taillenumfangs (cm) für Kinder (90. Perzentile, WHO-Kriterien)*.

Alter (Jahre)	Jungen	Mädchen
8	71	70
12	84	82
15	94	90
17	101	97

*Der Taillenumfang („viszerales Fett") ist vermutlich ein besserer Prädiktor für später drohende kardiovaskuläre Ereignisse als der BMI, insbesondere die „Waist-to-Hight-Ratio". Gemessen wird der Taillenumfang nicht in Nabelhöhe, sondern im Stehen zwischen Beckenkamm und Rippenbogen in Atemmittelstellung.

Tab. 1.2 Allgemeine Auswirkungen der Adipositas.

Symptom	Folge
pathologische Glukosetoleranz, Insulinresistenz	Typ-2-Diabetes (frühzeitige Atherosklerose)
Dyslipoproteinämien, meist Typ IIa und IIb	frühzeitige Atherosklerose
Hypertonie (bei ca. 30 % der übergewichtigen Kinder), später adipostasbedingt Kardiomyopathie	frühzeitige Atherosklerose, metabolisches Syndrom, s. u.
Hyperurikämie	meist asymptomatisch
Fettleber, Fettleberhepatitis (NASH: nicht alkoholische Steatohepatitis)	spätere Leberzirrhose möglich; **DD** der Fettleber: u. a. M. Wilson
Cholelithiasis, Pankreatitis (evtl. durch Gallensteine oder Hyperlipoproteinämie)	Gallenkolik, gürtelförmige Oberbauchbeschwerden
GÖR, Refluxösophagitis durch erhöhten intraabdominellen Druck	retrosternale „Thoraxschmerzen", Anämie
orthopädische Probleme	Epiphysiolysis capitis femoris (bes. bei Jungen), Genua valga, Pedes plani, LWS-Hyperlordose, Blount Disease (s. Skelettanomalien/-deformitäten)
Neigung zu obstruktiver Schlafapnoe	Tagesmüdigkeit, Konzentrationsschwäche
gehäuft Pseudotumor cerebri (bes. bei Mädchen)	Kopfschmerzen, Sehstörungen
psychosoziale Probleme	vermindertes Selbstwertgefühl, Hänseleien (Pseudogynäkomastie, Pseudohypogenitalismus durch Fettschürze), Depressionen
dermatologische Probleme	Striae distensae (eher blass bei Adipositas, rötlich beim M. Cushing), intertriginöse Dermatitis, Acanthosis nigricans als Hinweis für diabetische Stoffwechsellage, Muzinose der Unterschenkel auf der Basis von adipositasbedingten Lympödemen, Xanthome (Hyperlipidämien)
adipositasbedingte Dyspnoe	eventuell als Asthma bronchiale fehlgedeutet
erhöhtes Thromboembolierisiko, Lungenembolie	zunehmendes Risiko bei Adipösen ab der Pubertät, evtl. in Kombination mit Rauchen, oralen Antikonzeptiva
Präeklampsie, Eklampsie-Gefährdung	je jünger die Gebärende (z. B. < 15 Jahre) und je höher der BMI, desto höher das Risiko

Tab. 1.3 Metabolisches Syndrom im Kindesalter*.

Adipositas	BMI > 97. Perzentile
Insulinresistenz	Nüchterninsulin >15 µU/ml, Nüchternblutzucker > 6,1 mmol/l, pathologische Glukosetoleranz
erhöhte Triglyzeride	> 97. Perzentile
niedriges HDL-Cholesterin	< 3. Perzentile
Blutdruck	> 97. Perzentile

*Diagnose erfüllt beim Vorliegen von drei oder mehr Kriterien.

1.2 Differenzialdiagnosen

1.2.1 Alimentär

- „kaloriendichte" Nahrung, Softdrinks, Energy Drinks, vermehrte Fettzufuhr durch Fast Food (korreliert direkt mit Gewicht und Insulinresistenz)
- Bewegungsmangel, evtl. Schlafmangel?
- Adiposogigantismus, s. Hoch-/Großwuchs

1.2.2 Genetisch, Syndrome

Syndrome mit Retinabeteiligung

- Bardet-Biedl-Syndrom (derzeit 8 verschiedene Genloci bekannt, die stammbetonte Adipositas entwickelt sich während des 1. Lj., Hexadaktylie, mentale Retardierung, Zystennieren, Retinopathie, Hypogonadismus, Lernschwierigkeiten, AR), s. „Merke"; Retardierung, mentale; Amenorrhö
- Alström-Hallgren-Syndrom (Retinitis pigmentosa, DM Typ 2, Kardiomyopathien, Innenohrschwerhörigkeit, **DD** zum Bardet-Biedl-Syndrom: mental o.B., keine Hexadaktylie, Mutationen im ALMS1-GenAR, s. „Merke"
- Cohen-Syndrom (stammbetonte Adipositas zwischen dem 6. und 14. Lj., chorioretinale Dystrophie, hypermobile Gelenke, Retrognathie, mentale Retardierung, Mutationen am COH1-Gen, AR), s. Gelenk-/Knochenschmerzen; Retardierung, mentale
- MORM-Syndrom („mental retardation, truncal obesity, rentinal dystrophy, mikropenis", Genlocus am Chromosom 9q34, AR), s. Genitalanomalien/-auffälligkeiten

Syndrome mit mentaler Retardierung und Adipositas

- Bardet-Biedl-Syndrom (s. o.)
- Down-Syndrom, s. Retardierung, mentale
- Prader-Willi-Labhart-Syndrom (auch Prader-Willi-Syndrom, ca. 1:20000, Gewichtszunahme etwa ab dem 1.–2. Lj.; **DD:** ▶ Tab. 1.4); s. Muskelschwäche (Muskelhypotonie); Retardierung, mentale; Minder-/Kleinwuchs
- Börjeson-Forssman-Lehmann-Syndrom (▶ Tab. 1.4)

Tab. 1.4 DD des Prader-Willi-Syndroms.

Differenzialdiagnose	Merkmale
Börjeson-Forssman-Lehmann-Syndrom	X-gebundene, mentale Retardierung; muskuläre Hypotonie und Fütterungsprobleme im Säuglingsalter; lange, fleischige Ohrläppchen, Genlocus q26.27, Mutationen am PHF6-Gen
Bonaglia-Zuffardi-Syndrom	Deletion am Chromosom 6q16, Prader-Willi-like-Phänotyp, Adipositas durch Haploinsuffizienz des SIM1-Gens
Prader-Willi-like-Phänotyp	Deletion am Chromosom 1p36.33
maternale uniparentale Disomie 14	Disomie der Chromosomen 14

Tab. 1.5 Mutationen in „Adipositasgenen"*.

Mutationen	Merkmale
funktionell relevante Mutationen am MC4R-Gen	**M**elano**c**ortin-**4**-**R**ezeptor-Gen, Chromosom 18q22: ausgeprägte Hyperphagie, oft bereits in den ersten Lebensmonaten („severe early onset obesity"),kein syndromhaftes Aussehen, **häufigste** Form einer monogenetischen Adipositas
Mutationen am Leptin-Gen	Funktionsverlust des Leptins, ständiges Hungergefühl
Mutationen am Leptinrezeptor-Gen	+ hypogonadotroper Hypogonadismus
Mutationen am POMC-Gen	**P**ro-**O**pio-**M**elano**c**ortin-Gen, schwere frühkindliche Adipositas, NNR-Insuffizienz durch ACTH-Mangel, rote Haare bzw. mangelhafte Pigmentierung
Mutationen am FTO-Gen	„fat mass and obesity associated"

*Inzwischen werden immer mehr „neue Adipositasgene" entdeckt (z. B. THEM 18, KCTD15, GNPDA2.SH2B1, MTCH2, NEGR1 – alle in Gehirnzellen aktiv).

- Bonaglia-Zuffardi-Syndrom (▶ Tab. 1.4)
- Pallister-Killian-Syndrom (Tetrasomie 12p), s. Retardierung, mentale; Alopezie/Haaranomalien
- Syndrom Aniridie – Ptosis – geistige Retardierung – Adipositas, s. Augenauffälligkeiten/-erkrankungen
- MORM-Syndrom, s. o.
- Pseudohypoparathyreoidismus (IQ um 60), s. u.
- Albright hereditäre Osteodystrophie (stammbetonte Adipositas, Kleinwuchs, verkürzte Metakarpalia IV, V; AD), s. Minder-/Kleinwuchs; Retardierung, mentale

Andere Syndrome

- Carpenter-Syndrom (Akrozephalopolysyndaktylie, AR), s. Schädelauffälligkeiten
- nicht diagnostizierte MCAD-Defizienz (Mittelketten-Acyl-CoA-Dehydrogenase-Mangel, schlechte körperliche Belastbarkeit, Übergewicht, AR), s. Müdigkeit/Schlafstörungen

- Narkolepsie (starke Gewichtszunahme bei über 80% der präpubertären Kinder, eines der ersten Zeichen), s. Apnoe/Atemlähmung

Merke M!

Das Bardet-Biedl-Syndrom, das Alström-Syndrom sowie das Meckel-Gruber-Syndrom (s. Skelettanomalien-/deformitäten) zählen durch Mutationen von Zilienproteinen zu den **Ziliopathien** (wie auch die primäre Ziliendyskinesie, polyzystischen Nierenerkrankungen ADPKD und ARPKD (s. Hämaturie) und u.a. das Joubert-Syndrom (s. Apnoe/Atemlähmung).

1.2.3 Endokrin

- Hypothyreose (primäre, zentrale, auch subklinische Hypothyreose durch Mutationen an TSH-Rezeptoren), s. Minder-/Kleinwuchs
- M. Cushing, Cushing-Syndrom, ektopes Cushing-Syndrom (Lunge, Schilddrüse), s. Hypertonie, Diabetes mellitus (Polydipsie)
- gutartige und maligne Tumoren mit ektoper ACTH-Produktion
- ACTH-unabhängiges Cushing-Syndrom beim Carney-Komplex, s. Pigmentanomalien, Fieber/Sepsis, Synkope/Kollaps
- PCO-Syndrom (Stein-Leventhal-Syndrom, in ca. 40% Adipositas), s. Amenorrhö
- organischer Hyperinsulinismus (durch Hypoglykämie bedingte Hyperphagie), s. Hypoglykämie
- Mauriac-Syndrom (schlecht eingestellter Diabetes mellitus Typ 1), s. Hepatomegalie/-pathie
- hGH-Mangel, hGH-Rezeptor-Defekt (Laron-Minderwuchs, stammbetonte Adipositas). s. Minder-/Kleinwuchs
- Pseudohypoparathyreoidismus, s. Hypokalzämie; Retardierung, mentale (milde)
- Pseudopseudohypoparathyreoidismus (normokalzämisch), s. Skelettanomalien-/deformitäten
- dienzephale Fettsucht (▶ Tab. 1.6)

Tab. 1.6 Dienzephale Adipositas.

Ursachen
• hypothalamische Tumoren • Kraniopharyngeom • nach Schlaganfällen • nach ZNS-Bestrahlung • nach OP eines Hirntumors (s. „Merke“)

Merke M!

Circa 50% der **Kraniopharyngeom-Patienten** entwickeln **postoperativ** eine ausgeprägte Adipositas durch tumor- bzw. therapiebedingte Alterationen im ventromedialen Hypothalamus. Übergewicht bei diesen Patienten evtl. auch begünstigt durch zu wenige **REM-Schlafphasen**.

1.2.4 Psychogen

- Binge Eating (im Gegensatz zur Bulimie kein Erbrechen), s. Essstörungen
- Night-Eating-Syndrom (Variante des Binge Eating), s. Essstörungen

1.2.5 Andere Ursachen/ Medikamente

- Immobilität durch Muskelerkrankungen/-dystrophien oder neurologische Erkrankungen
- Cushingoid durch länger dauernde Steroidtherapie
- Kalziumkanalblocker (z.B. zur Migräneprophylaxe im Kindesalter)

Tab. 1.7 Adipositas: häufige Begleitsymptome.

Begleitsymptom	Ursachen
Minderwuchs/ Wachstumsverzögerung	M. Cushing, Cushing-Syndrom, vorübergehender Wachstumsstillstand bei medikamentösem Cushingoid, hGH-Mangel, Laron-Minderwuchs, unbehandelte Hypothyreose, Mauriac-Syndrom, Prader-Willi-Syndrom, Börjeson-Forssman-Lehmann-Syndrom, Down-Syndrom, Bardet-Biedl-Syndrom, Pseudohypoparathyreoidismus, Cohen-Syndrom, Carpenter-Syndrom, Pallister-Killian-Syndrom
mentale Retardierung	unbehandelte Hypothyreose, Prader-Willi-Syndrom, Trisomie 21, Bardelt-Biedl-Syndrom, Cohen-Syndrom, Killian-Syndrom, Börjeson-Forssman-Lehmann-Syndrom, Pseudohypoparathyreodismus, Aniridie-Syndrom mit Adipositas
Augensymptome	Retinitis pigmentosa beim Bardet-Biedl- u. Alström-Syndrom, Cohen-Syndrom (chorioretinale Dystrophie), evtl. Visusverschlechterung beim Kraniopharyngeom, Syndrom Aniridie – Ptosis – geistige Retardierung, Ptose beim Börjeson-Forssman-Lehmann-Syndrom,Trisomie 21 (Brushfield-Spots, Katarakt, Keratokonus)
Hypogonadismus/Oligo-/ Amenorrhö	PCO-Syndrom (ca. 40–50% adipös), Cushing-Syndrom, Prader-Willi-Syndrom, Bardet-Biedl-Syndrom, Börjeson-Forssman-Lehmann-Syndrom (Mikropenis), Hypothyreose, Mutationen am Leptinrezeptor bzw. Leptinrezeptor-Gen

- β-Blocker (Hypertoniebehandlung und Migräneprophylaxe im Kindesalter)
- Antidepressiva, Neuroleptika, z. B. Risperidon (bewirkt oft auch zusätzliche metabolische Effekte)

1.2.6 Chronischer Schlafmangel

- kann vermutlich über noch unbekannte Mechanismen (fehlende REM-Phasen?) zu Übergewicht führen

1.2.7 Atypische Fettverteilung

- CDG-Syndrom Typ Ia („Michelin-Männchen")
- partielle Lipodystrophie, s. Hämaturie

Merke **M!**

DD der stammbetonten Fettsucht

- M. Cushing, Cushing-Syndrom, Cushingoid
- hGH-Mangel, Laron-Minderwuchs
- Börjeson-Forssman-Lehmann-Syndrom
- Bardet-Biedl-Syndrom
- Alström-Syndrom
- Cohen-Syndrom
- MORM-Syndrom, s. o.
- PCO-Syndrom
- Mauriac-Syndrom

2 Alkalose, metabolische

2.1 Einführung

Definition

- **Alkalose:** arterieller pH-Wert > 7,44
- **Metabolische Alkalose:** Basenüberschuss: Anstieg des Standardbikarbonat-Werts sowie positive Basenabweichung
- **Respiratorische Alkalose:** Abfall des CO_2-Partialdrucks (< 35 mmHg), Hyperventilation; Gefahr: Hyperventilationstetanie

Merke M!

Metabolische Alkalose und Narkose

Der Organismus versucht, eine metabolische Alkalose durch eine respiratorische Azidose (PCO_2-Anstieg) zu **kompensieren.** Dies kann z. B. im Rahmen einer Pyloromyotomie zu Narkosezwischenfällen führen, wenn nicht schon präoperativ die metabolische Alkalose ausgeglichen wurde.

2.2 Differenzialdiagnosen

2.2.1 Formen der metabolischen Alkalose

Chloridsensitive Alkalose

Definition

Durch Chloridverlust über den Intestinaltrakt bzw. Schweiß **verminderte Chloridausscheidung** im Harn, typischerweise < 10 mmol/l.

- kongenitale Chloriddiarrhö (Störung der aktiven Chloridabsorption im distalen Ileum und Kolon, mutiertes Gen SLC26A3, AR), s. Durchfall/Diarrhö (stark sauer), Hypokaliämie
- hypertrophische Pylorusstenose (durch Protonenverlust im Rahmen des gussartigen Erbrechens), Pylorusatresie, s. Erbrechen/Emesis, Hypokaliämie
- Bulimie, s. Erbrechen/Emesis
- Magensonde (evtl. mit Sog, z. B. bei Magenatonie, postoperativ)
- proximale Dünndarmstenosen oder -atresien (▶ Tab. 2.1), s. Erbrechen/Emesis (galliges Erbrechen)
- villöses Adenom (meist im Enddarm, breitbasig aufsitzend, maligne Entartung möglich), s. Hypokaliämie
- CF (akute oder chronische Alkalose durch NaCl-Verlust über den Schweiß, bes. bei Säuglingen an heißen Tagen oder bei Fieber)

Tab. 2.1 Ursachen einer chloridsensitiven Alkalose.

Proximale Dünndarmstenosen bzw. -atresien
• Duodenalatresie (1:7000) • Duodenalstenose • Duodenalatresie/-stenose und Pancreas anulare gehäuft bei Trisomie 21 • Ladd'sches Ligament • Dünndarmvolvulus (Malrotation)

Renaler Verlust von Wasserstoffionen und Kalium

Definition

Bei dieser Form ist die **Chloridausscheidung** im Harn **normal bzw. erhöht** (persistierend hoch z. B. beim Bartter-Syndrom, s. u.).

- Hyperprostaglandin-E-Syndrom/antenatales oder pränatales Bartter-Syndrom (hypokaliämische Alkalose mit Nephrokalzinose), s. Hypokaliämie
- Bartter-Syndrom (klassisches Bartter-Syndrom/Pseudobartter-Syndrom), Genotypen s. Hypokaliämie
- Gitelmann-Syndrom, s. Hypokaliämie
- Diuretika (nicht kaliumsparende wie Hydrochlorothiazid, Schleifendiuretika)
- länger dauernde Steroidmedikation (ohne Kaliumsubstitution)

Alkalose mit Hypertonie

- primärer Hyperaldosteronismus (▶ S. 28), s. Hypertonie
- sekundärer Hyperaldosteronismus (▶ S. 28)
- Liddle-Syndrom (Pseudohyperaldosteronismus), s. Hypertonie
- 17-α-Hydroxylase-Mangel (AGS mit hypokaliämischer Alkalose, ACTH ↑, DOC ↑, Renin ↓, Aldosteron ↓, s. Hypertonie, Pubertas tarda, Amenorrhö
- 11-β-Hydroxylase-Mangel (AGS mit Hypertonie, ACTH ↑, DOC ↑), s. Hypertonie, Hypokaliämie
- M. Cushing (ACTH ↑), Cushing-Syndrom (ACTH ↓), medikamentös bedingtes Cushingoid, s. Adipositas, Hypertonie
- Reninom (nicht in allen Fällen mit Alkalose einhergehend), s. Hypertonie
- Carbenoxolon-Einnahme, übermäßiger Lakritzverzehr, s. Hypertonie

Tab. 2.2 Formen des Hyperaldosteronismus.

Ursache	Krankheitsbild
primärer Hyperaldosteronismus (Aldosteron ↑)	• Conn-Syndrom (aldosteronproduzierendes NNR-Adenom) • bilaterale NNR-Hyperplasie • uni- oder bilaterale makronoduläre Hyperplasie der NNR • glukokortikoidsupprimierbarer Hyperaldosteronismus
sekundärer Hyperaldosteronismus (Renin ↑)	• Nierenarterienstenose • reninproduzierender Tumor (s. o.: Reninom) • dekompensierte Herzinsuffizienz • Leberzirrhose

Andere Ursachen einer metabolischen Alkalose

- transplazentare metabolische Alkalose (des Neonaten bei dekompensierter mütterlicher metabolischer Alkalose, z. B. durch Erbrechen, Bulimie)
- Transfusion von gefrorenem Frischplasma (durch transfundiertes Zitrat)
- übermäßige Pufferung (z. B. mit Natriumbikarbonat beim Azidoseausgleich/„Blindpufferung“, dadurch Entstehung einer Additionsalkalose)
- Laxanzien und -abusus
- Überdosierung von Kationenaustauschern (z. B. Resonium A)
- Milch-Alkali-Syndrom (Burnett-Syndrom, durch Resorption großer Kalziummengen wird Parathormon supprimiert, dadurch Retention von Bikarbonat und Alkalose, weitere Kalziumzufuhr und Alkalose erhöhen die Kalziumresorption im distalen Nierentubulus), s. Hyperkalzämie

3 Alopezie/Haaranomalien

3.1 Einführung

Definition [ ]

- **Alopezie:** Kahlheit als Folge eines vermehrten Haarausfalls. Der vermehrte Haarausfall (Effluvium capillorum) kann angeboren oder erworben, herdförmig oder diffus, vernarbend oder nicht vernarbend, reversibel oder irreversibel sein. Oft – aber nicht regelhaft – gehen Alopezien auch mit **Haaranomalien** und Allgemeinerkrankungen sowie Erkankungen anderer Gewebe ektodermalen Ursprungs einher.
- **Telogenes Effluvium:** Diffuser Haarausfall durch simultanen Übergang zahlreicher Haare von der Anagen- in die Telogenphase (postpartal, nach Infekten, im Klimakterium, bei endokrinen Erkrankungen u. a.).

3.2 Differenzialdiagnosen

3.2.1 Herdförmige Alopezien

Nicht vernarbend

Neonatal

- „transient neonatal hair loss" (vorübergehende Alopezie im Bereich des Okziputs, nicht durch Rückenlage bedingt)
- Aplasia cutis congenita circumscripta (angeborener Hautdefekt, vorwiegend am Hinterkopf)
- Adams-Oliver-Syndrom (Aplasia cutis congenita im Skalpbereich, kombiniert mit Cutis teleangiectatica und asymmetrischen Extremitätendefekten wie Hemimelie, Syndaktylie, Brachydaktylie, meist AD)
- Alopecia triangularis („brauner Nävus", angeboren, oft symmetrisch, frontotemporal, Dreiecksform, keine Wachstumstendenz)
- Naevus sebaceus (s. auch postneonatal)

Postneonatal

- Alopecia areata („Pelade", „kreisrunder Haarausfall", T-Zellen mediiert), s. u.
- „loses Anagenhaar-Syndrom", s. „Merke" (**DD:** Syndrom der unkämmbaren Haare)
- Noonan-like-Syndrom mit losem Anagenhaar
- „Hinterhauptsglatze" bei rachitischen Säuglingen, s. Hyperhidrose
- auch der Naevus sebaceus des Kapillitiums kann beim Säugling und Kleinkind als flaches, haarloses Areal imponieren (später papillomatös mit gelblich-rötlicher Färbung)
- Mikrosporie durch Microsporum canis, z. B. auch durch Meerschweinchen übertragen, kreisrunde Herde, stoppelfeldähnliches Muster „mehlartige" Schuppung
- Trichotillomanie, s. u.
- Trichotemnomanie (kreisförmiges Ausschneiden von Haaren), s. „Merke"
- vorzeitige Stirnglatze beim Alström-Syndrom, s. Adipositas
- biparietale Alopezie beim Gomez-Lopez-Hernandez-Syndrom („zerebellotrigeminale dermale Dysplasie")
- androgenetische Alopezie (Beginn schon im Jugendalter möglich, bisher 2 Genloci bekannt, „Geheimratsecken", z. B. bei androgenproduzierendem Tumor oder bei nicht diagnostiziertem Late-Onset-AGS

Cave ⚠

Eine androgenetische Alopezie mit **„Geheimratsecken"** kann selten auch bei **Mädchen** vorkommen.

Merke M!

Die häufigste Ursache der **herdförmigen Alopezie** im Kindesalter ist die Alopecia areata. Die Herde im Bereich des Kapillitiums können konfluieren (Alopecia areata **totalis**) und auch das gesamte Körperhaar betreffen (Alopecia areata **universalis**). Neben idiopathischen Formen gibt es auch verschiedene andere Erkrankungen (▶ Tab. 3.1), die mit einer Alopecia areata einhergehen können.

Merke M!

Loses Anagenhaar-Syndrom: Durch regressive Veränderungen der inneren Wurzelscheide leichte, schmerzlose Epilierbarkeit der Anagenhaare, daher büschelartiger Haarverlust, z. B. beim Raufen etc., Besserung in der Pubertät.

Tab. 3.1 Alopecia areata.

Erkrankungen, die mit einer Alopecia areata einhergehen können
• atopische Dermatitis (besonders bei Beginn < 10. Lj.) • autoimmun: M. Addison, Autoimmunthyreoiditis, Autoimmun-Polyendokrinopathie (PGAS 1), atrophische Gastritis, Vitiligo, Myasthenia gravis, IPEX-Syndrom • CVID, s. Infektanfälligkeit • SLE, rheumatoide Arthritis, Psoriasis • Hypoparathyreoidismus • Zöliakie (unter gliadinfreier Diät reversibel), Colitis ulcerosa • Behçet-Syndrom • Anorexia nervosa • atopische Dermatitis im Kindesalter < 10. Lj.)

Vernarbend

- Vernarbungen nach tiefen bakteriellen oder mykotischen Infektionen der Follikel, z. B. als Folge einer tiefen Trichophytie (Kerion-Celsi, Tinea capitis profunda, im Kindesalter, speziell bei Tierkontakt, Hauptüberträger: Katzen, aber auch Meerschweinchen)
- Traktionsalopezie (durch chronischen Zug an der Haarwurzel, z. B. durch „Pferdeschwanz" oder Verletzungen)
- chronisch kutaner LE, aber auch aktive SLE, zirkumskripte Sklerodermie („en coup de sabre")
- manche Epidermolysis-bullosa-Varianten
- Lichen planopilaris (multilokuläre, scheibchenförmige Alopezieherde)
- Pseudopelade Brocq (atrophisierende kleine, scharf begrenzte Areale, „Fußtapfen im Schnee")
- Incontinentia pigmenti, s. Exantheme/Enantheme, Krampfanfälle, Pigmentanomalien
- traumatisch bedingte Vernarbung der Kopfhaut (z. B. auch perinatale Verletzungen des Skalps)

3.2.2 Diffuse Alopezien

- Alopecia areata totalis (Konfluenz der Herde bei Alopecia areata)
- Bestrahlung des ZNS, Zytostatika, s. „Merke"
- andere Medikamente wie Antikoagulanzien (Heparin, Kumarine), Carbamazepin, Valproat, β-Blocker, Danazol, Testosteron, Thyreostatika, ACE-Hemmer (nach Absetzen reversibel), halothanbedingte Alopezie (reversibel)
- Graft-versus-Host-Reaktionen
- SLE (bei einem Teil der Patienten im Schub), Dermatomyositis
- Cronkhite-Canada-Syndrom (intestinale Polyposis), s. Blutungen, gastrointestinale
- Cowden-Syndrom (intestinale Polyposis), s. Blutungen, gastrointestinale
- Hutchinson-Gilford-Syndrom (vorzeitige Atherosklerose, Mutationen im Lamin A/C-Gen), andere Progerie-Syndrome, s. Pigmentanomalien
- Pallister-Killian-Syndrom (Tetrasomie 12p, hoher Haaransatz, frontotemporale Alopezie, typische Fazies), s. Krampfanfälle; Retardierung, mentale; Hypo-/Anhidrose
- Mutationen am p63-Gen (Symptomatik ähnlich der ektodermalen Dysplasie, s. u.), s. Hypo-/Anhidrose, Skelettanomalien/-deformitäten
- APECED (Autoimmun-Polyendokrinopathie-Candidiasis-ektodermale Dystrophie) Typ I, mit Alopezie, Hypoparathyreoidismus, M. Addison, Zahnhypoplasien, Nägeldystrophien u. a., AR, Mutationen im ATRE-Gen)
- autoimmunpolyglanduläres Syndrom Typ 2 (APS 2, ohne Hypoparathyreoidismus, mit M. Addison, DM Typ 1)
- Sézary-Syndrom, s. Lymphknotenschwellungen, Pruritus/Juckreiz
- postinfektiös nach Typhus, Lues und anderen schweren Allgemeinerkrankungen
- Anorexia nervosa, s. Essstörungen
- andere chronische Mangelzustände (wie Eisen-, Zink- bzw. Selenmangel, Mangel an essenziellen Fettsäuren)
- Skorbut, s. Gelenk-/Knochenschmerzen
- Hyper-, aber auch Hypothyreose
- Intoxikationen (akute Thalliumvergiftung – Haarausfall nach 2 Wochen, Blei, Quecksilber)
- Alopecia mucinosa (lokal generalisiert)

Merke M!

Die häufigste **Ursache** der **diffusen** Alopezie im Kindesalter ist heute die **Chemo-** bzw. **Strahlentherapie** bei Hirntumoren bzw. – früher allgemein eingesetzt – zur Prophylaxe der Meningosis leucaemica (reversible Alopezien).

Alopezie und Hypotrichose bei hereditären Erkrankungen

- Alopecia congenita universalis (AR, AD, XL)
- Hypotrichosis simplex (AD, normales Lanugohaar bei Geburt, unzureichend ersetzt durch das terminale Haar)
- Atrichie mit papulösen Läsionen (AR, Verlust des neonatalen Kopfhaars in den ersten Monaten, papulöse Läsionen im Gesicht und auf der Kopfhaut mit keratinhaltigen, follikulären Zysten, Kombination mit Vitamin-D-resistenter Rachitis möglich)
- Biotinidasemangel (zerebrale Anfälle, muskuläre Hypotonie, Ataxie, „ekzematöse" Hautveränderungen, mentale Retardierung, die „3 Hs": **H**aut – **H**aar – **H**irn, AR), s. Retardierung mentale; Krampfanfälle
- ektodermale Dysplasie (Christ-Siemens-Touraine-Syndrom, X-chromosomal rezessiv), s. Fieber/Sepsis, Hypo-/Anhidrose
- Akrodermatitis enteropathica (Zinkmangel, AR), s. Durchfall/Diarrhö, Gedeihstörung/Dystrophie
- exogener Zinkmangel (langzeitparenterale Ernährung)
- Bloch-Sulzberger-Syndrom (Inkontinentia pigmenti, X-chromosomal dominant, fleckförmige Alopezie), s. Exantheme/Enantheme, Pigmentanomalien, Krampfanfälle
- manche Epidermolysis-Formen (AR, AD)
- Johnson-McMillin-Syndrom (Anosmie, Schwerhörigkeit, Hypohidrose, AD), s. Hypo-/Anhidrose, Anosmie
- trichorhinophalangeales Syndrom Typ 1 (birnenförmige Nase, Zapfenepiphysen, AD)
- Cowden-Syndrom (intestinaler Polyposis, AD), s. Blutungen, gastrointestinale
- Vitamin-D-abhängige Rachitis Typ 2 („Pseudomangelrachtis", Vitamin-D-Rezeptor-Defekt, AR), Hypoparathyreoidismus
- Noonan-Syndrom (beim Genotyp SHOC 2 dünnes spärliches Haar), s. Minder-/Kleinwuchs
- Alopezie-Kontrakturen-Minderwuchs-Syndrom (mit mentaler Retardierung)

- auch bei Mitochondriopathien gehäuft Alopezien
- Omenn-Syndrom (Sonderform der SCID, AR)
- IPEX-Syndrom, s. Durchfall/Diarrhö, Anämie/Blutarmut
- FOXN1-Defizienz (WHN-Defekt, WHN: Winged-Helix-Nude-Defekt): abnormes Thymusepithel, totale Alopezie, Nageldystrophie
- Mutationen im NEMO-Gen: ektodermale Dysplasie, spärlicher Haarwuchs, X-chromosomal
- Knorpel-Haar-Dysplasie (Chondrodysplasia metaphysaria, AR), s. Minder-/Kleinwuchs, Infektanfälligkeit

Tab. 3.2 Haarschaftanomalien mit erhöhter Haarbrüchigkeit.

Anomalie
• Trichorrhexis nodosa (aufgesplitterter Haarschaft) • Trichothiodystrophie (Längsspaltung) • Pili torti (gewundener Haarschaft) • Trichorrhexis invaginata („Bambushaar“) • Monilethrix (Einschnürungen am Haarschaft)

Die erwähnten Haarschaftanomalien kommen sowohl isoliert als auch im Rahmen von Syndromen bzw. Stoffwechselerkrankungen vor (s. o.).

3.2.3 Hereditäre Haaranomalien (kongenital)

- trichohepatoenterisches Syndrom (Trichorrhexis nodosa und andere Haaranomalien, durch neonatale Hämochromatose bedingte Leberzirrhose-intraktable Durchfälle mit Zottenatrophie im frühen Säuglingsalter, Gesichtsdysmorphien), s. Durchfall/Diarrhö
- Comèl-Netherton-Syndrom (ichthyosiforme Erythrodermie, Trichorrhexis invaginata (Bambushaar, oft nur im Bereich der Augenbrauen (!), atopische Diathese mit stark erhöhtem IgE, AR), s. Infektanfälligkeit, Pruritus/Juckreiz
- Argininbernsteinsäure-Krankheit (Hyperammonämie, Argininmangel, Trichorrhexis nodosa (aufgesplitterter Haarschaft, AR), s. Hyperammonämie
- Monilethrix (Haare zeigen in Abständen von 0,5–1 cm abwechselnd Einschnürungen und spindelförmige Anschwellungen und brechen ab, AD)
- kardiofaziokutanes Syndrom (CFC-Syndrom, Vitien, Noonan-ähnliche Fazies, spärliche gelockte Haare, fehlende Superzilien, Hyperkeratose und Erythem im Augenbrauenbereich, meist sporadisch auftretend), s. Augenauffälligkeiten/-erkrankungen (Ptose)
- Wollhaare (evtl. mit Kardiomyopathie), **DD:** „Syndrom der unkämmbaren Haare“
- Griscelli-Syndrom (bereits in frühester Kindheit silbergraue Haarsträhnen), s. Infektanfälligkeit
- Trichothiodystrophie (zystinarmes, brüchiges Haar mit Längsspaltung, AR, Variante: (P)IPIDS)
- (P)IBIDS (Tay-Syndrom: „**p**hotosensitivity“ [in 50%], „Ichthyosis“, „brittle hair“, „intellectual impairmen“, „decreased fertility“, „short stature“)
- Menkes-Syndrom („Kraushaarsyndrom“), s. „Merke“
- weiße Stirnlocke beim Waardenburg-Syndrom, Piebaldismus, selten bei Vitiligo

Merke **M!**

Menkes-Syndrom: X-chromosomal rezessiv, Mutationen im ATP7A-Gen: abnorme Haare, „kinky hair“ mit Pili torti, Thrichorrhexis nodosa, Hypopigmentation der Haut, neurale Ausfälle, zerebrale Anfälle, Erbrechen, Durchfall, proteinverlierende Enteropathie, Kupfertransportstörung, dadurch Serumkupfer und Coeruloplasmin vermindert, neonatales Screening möglich), s. Pigmentanomalien, Minder-/Kleinwuchs, Schädelauffälligkeiten (Mikrozephalus).

A

4 Amenorrhö

4.1 Einführung

Definition

- **Primäre Amenorrhö:** fehlende Monatsblutung bis zur Vollendung des 16. Lj. Eine häufige Ursache (ca.15–20%) der primären Amenorrhö ist die konstitutionelle Verzögerung von Entwicklung und Wachstum (KEV), s. Minder-/Kleinwuchs.
- **Sekundäre Amenorrhö:** Ausbleiben der Menstruation länger als 3 Monate nach bisher normalem Verlauf ohne Vorliegen einer Schwangerschaft
- **Physiologische Amenorrhö:** während Gravidität und Laktation

Merke

Die **sekundäre Amenorrhö** ist **häufiger** als die primäre. Besonders in den ersten **3 Jahren** nach der **Menarche** ist eine sekundäre Amenorrhö eine **häufige Zyklusstörung** und bedarf meist keiner weiteren Abklärung.

4.2 Differenzialdiagnosen

4.2.1 Hypergonadotrope Ovarialinsuffizienz, chromosomal bedingt

Chromosomenaberrationen

- Ullrich-Turner-Syndrom (Monosomie X, Mosaike, Ringchromosom, Deletion; Geschlechtschromatin nur bei X0-Patientinnen negativ! 1:2500, Streak-Gonaden, weitere Symptome (▶ Tab. 4.1); s. Ödeme (neonatale Lymphödeme), Minder-/Kleinwuchs

Tab. 4.1 Ullrich-Turner-Syndrom.

Symptomatik
• Hygroma colli; neonatale Fußrückenlymphödeme, evtl. am Handrücken • Dysmorphiezeichen: weiter Mamillenabstand (84%), Schildthorax (76–85%), tiefer Haaransatz (42–85%), Mikrognathie (45–60%), Helixdysplasie (56%), Pterygium colli (25–67%), Cubitus valgus (47–50%), hoher Gaumen (36–71%) • disproportionierter Minderwuchs • gestörte Pubertätsentwicklung, primäre Amenorrhö (Gonadendysgenesie) • Herz-/Gefäßfehlbildungen: Aortenisthmusstenose, bikuspidale Aortenklappe, Aortendilatation (**Cave:** Dissektion) • Skelett- u. Nierenauffälligkeiten: Schildthorax (s.o.), Brachymetakarpie IV, Hufeisenniere, frühzeitige Osteoporose

- DD des Turner-Syndroms: weibliches Noonan-Syndrom, s. Minder-/Kleinwuchs
- strukturelle Aberrationen des X-Chromosoms, z.B. 46, Xdel(X)(q13-21), primäre und sekundäre Amenorrhö
- Tripel-X-Syndrom (Trisomie-X-Syndrom; häufiger sekundäre, selten primäre Amenorrhö; nur bei einem Teil der Patientinnen, nicht immer weiblicher Phänotyp, manchmal psychische Auffälligkeiten)
- Stranggonaden gehäuft auch bei autosomalen Aberrationen wie Trisomie 18, 13 u. 22, Mosaik möglich

XY-Karyotyp

Info

Der XY-Karyotyp ist in 3–4% die Ursache für eine primäre Amenorrhö.

- Swyer-Syndrom (XY-Gonadendysgenesie, weiblicher Phänotyp, Uterus und Vagina vorhanden, aber keine Hormon- bzw. keimzellenbildenden Gonaden (Streak-Gonaden), keine Pubertätsentwicklung: z.B. keine Brustdrüsenentwicklung, Sterilität, evtl. eunuchoider Hochwuchs, Vererbung X-chromosomal rezessiv)
- testikuläre Feminisierung, s. „Merke"
- 5-α-Reduktase-Mangel (XY, Umwandlung von Testosteron in Dihydrotestosteron in der Peripherie gestört: weibliches Erscheinungsbild, unterschiedlich starke Klitorisvergrößerung, in der Pubertät starke Vermännlichung mit maskuliner Muskulatur, Stimmbruch, keine weibliche Brustentwicklung)
- Denys-Drash-Syndrom (falls XY-Karyotyp und Streak-Gonaden), s. Proteinurie
- Frasier-Syndrom (falls XY-Karyotyp und Streak-Gonaden), s. Proteinurie
- Störung der Steroidhormonproduktion (z.B. bei Mutationen im CYP17A1-Gen, 17-α-Hydroxylase-Mangel, äußeres weibliches Genitale, keine sekundären Geschlechtsmerkmale, primäre Amenorrhö)
- 17-β-Hydroxysteroid-Dehydrogenase-3-Mangel (weiblicher Phänotyp, Umwandlung von Androstendion in Testosteron im Hoden gestört)
- inaktivierende Mutationen am LH-Rezeptor-Gen (weiblicher Phänotyp, Leydig-Zell-Hypoplasie), s. Pubertas tarda

Merke

Testikuläre Feminisierung: komplette Androgenresistenz; XY: weiblicher Habitus, blind endende Vagina, Fehlen von Uterus, Tuben und Ovarien, stattdessen rudimentäre Hoden, oft beidseitige Leistenbrüche mit Hoden als Inhalt; Bauchschmerzen, inkarzerierte Leistenbrüche bei Mädchen, fehlende Sekundärbehaarung **(„hairless women")**; Narben nach beidseitigen Leistenbruchoperationen (oft schon im Säuglingsalter durchgeführt).

Tab. 4.2 Unterschiedliche WT1-Mutationen* bei Amenorrhö.

Klinische Entitäten
• Denys-Drash-Syndrom, s. o. • Frazier-Syndrom, s. o. • WAGR-Syndrom (Mikrodeletionssyndrom mit Wilms-Tumor, Aniridie, genitale Fehlbildungen), s. Retardierung, mentale; Genitalanomalien/-auffälligkeiten, Augenauffälligkeiten/-erkrankungen
*Mutationen am Wilms-Tumor-Suppressor-Gen.

XX-Karyotyp

- XX-Gonadendysgenesie (reine Gonadendysgenesie, AR)
- XX-Denys-Drash-Syndrom, Frasier-Syndrom, s. Proteinurie
- Perrault-Syndrom (Innenohrschwerhörigkeit, Gonadendysgenesie, AR), s. Hörstörungen
- Resistent Ovary Syndrome (primäre Amenorrhö, evtl. FSH-Rezeptor-Defekt)
- Rothmund-Thomson-Syndrom (primäre Amenorrhö möglich), s. Pigmentanomalien
- CYP17A1-Gen-Mutationen (dadurch Glukokortikoid- und Sexualsteroidproduktion gestört, Mineralokortokoide erhöht, Folge: Hypertonie, primäre Amenorrhö, Hypokaliämie), s. Hypokaliämie, Hypertonie
- inaktivierende Mutationen am LH-Rezeptor-Gen (sekundäre Amenorrhö)
- weibliches Kallmann-Syndrom, s. Anosmie

4.2.2 Hypergonadotrope Ovarialinsuffizienz anderer Ursache

- Autoimmunerkrankungen (polyglanduläres Autoimmunsyndrom Typ II, z. B. mit NNR-Insuffizienz Typ III oder mit Thyreoiditis, DM Typ 1)
- Polyendokrinopathie-Candidiasis-ektodermale-Dystrophie
- Myasthenia gravis (auch in Kombination mit polyglandulärem Autoimmunsyndrom Typ II und III), s. Muskelschwäche
- Louis-Bar-Syndrom (primäre Amenorrhö), s. Ataxie, Infektanfälligkeit
- LEOPARD-Syndrom, s. Pigmentanomalien
- infektiös wie Z. n. Mumps-Oophoritis
- iatrogen als Bestrahlungsfolge (z. B. Knochenmarkstransplantation), Chemotherapie (z. B. M. Hodgkin), Operationen
- idiopathisch

4.2.3 Hypogonadotrope Ovarialinsuffizienz

- Mutation am GNRH1-Gen (fehlende pulsatile Ausschüttung des GnRH)
- isolierter hypogonadotroper Hypogonadismus durch GnRH-Rezeptor-Mutationen
- FSH-β-Mutationen
- Kombination mit anderen Hypophysenhormonausfällen (PROP1-Defekt, LHX3-Defekt), s. Minder-/Kleinwuchs
- Septum-Optikus-Dysplasie (fehlendes Septum pellucidum, Sehnervenhypoplasie), s. Minder-/Kleinwuchs
- Mutationen am Leptin- bzw. Leptinrezeptor-Gen, s. Adipositas
- Kallmann-Syndrom (olfaktogenitales Syndrom, bei Mädchen selten), s. Anosmie
- weibliches Prader-Willi-Syndrom, s. Muskelschwäche („floppy infant"); später Adipositas, Minderwuchs
- Bardet-Biedl-Syndrom (selten auch hypergonadotrop, Polydaktylie, Retinitis pigmentosa), s. Adipositas; Retardierung, mentale

4.2.4 Hyperprolaktinämische Amenorrhö

- Prolaktinom (Makro- oder Mikroadenom der Hypophyse, Galaktorrhö, neben Prolaktin können auch andere Hypophysenhormone betroffen sein)
- vermehrte Freisetzung des Prolaktin-Releasing-Faktors aus dem Hypothalamus (z. B. bei Hypothyreose über TRH), s. u.
- medikamentös (durch Methyl-Dopa, Imipramin, ältere Psychopharmaka vom Phenothiazintyp, H2-Rezeptorenblocker)
- Hyperprolaktinämie nach Absetzen von Ovulationshemmern (Post-Pill-Amenorrhö)

4.2.5 Hyperandrogenämische Amenorrhö

- PCO-Syndrom („polyzystisches Ovarialsyndrom", korrekt: polyfollikuläres Ovar), Symptomentrias: Oligo-/Amenorrhö, Hyperandrogenämie (z. B. Hirsutismus), Adipositas, 25 % aller sekundären Amenorrhön), s. „Merke"
- Hyperthecosis ovarii (Variante des PCO-Syndroms)
- funktionelle ovarielle Hyperandrogenämie (FOH, Androgenisierung unterschiedlicher Ätiologie und Pathogenese)
- Hyperandrogenämie bei NNR-Tumoren
- virilisierender Ovarialtumor (Sertoli-Leydig-Zell-Tumor)
- unbehandeltes (unzureichend behandeltes) AGS
- Late-Onset-AGS (CYP21-Gen, s. auch CYP17-Gen)
- Anabolika

Merke M!

- **PCO-Syndrom:** Hirsutismus, Oligo-/Amenorrhö (50 %), Dysmenorrhö, Sterilität, Adipositas (40 %), Virilismus, Hyperinsulinämie, Insulinresistenz, Typ-II-Diabetes, Hypertonie, Gerinnungsstörungen, Hyperandrogenämie (Hirsutismus)
- **DD des PCO-Syndroms:** Miescher-Syndrom (keine Adipositas), Late-Onset-AGS, Cushing-Syndrom, androgenbildende Tumoren

4.2.6 Hemmungsmissbildungen/ uterine Amenorrhö

- Hymenalatresie, s. Bauchschmerzen (chronisch-rezidivierend)
- Vaginalsepten (transversal im Bereich der Vagina), s. Bauchschmerzen, Genitalanomalien/-auffälligkeiten
- Vaginalsepten im Rahmen von Syndromen (McKusick-Kaufmann-Syndrom (Vitien, Polydaktylie), Bardet-Biedl-Syndrom
- Uterus-, Vaginalaplasie, -atresie, manchmal bei MODY V, s. Polydipsie/-urie
- Rokitansky-Küster-Mayer-Syndrom (Vaginalaplasie, rudimentärer Uterus, Nierenfehlbildungen, Ovarien o. B. 1 : 4000–5000 bei weibl. Neugeborenen)

4.2.7 Extragenitale endokrine Erkrankungen mit möglicher Amenorrhö

- M. Cushing, Cushing-Syndrom
- M. Addison
- AGS (mit und ohne Salzverlust, Pseudopubertas praecox, häufig Oligo-/Amenorrhö)
- Late-Onset-AGS (oft erst in der Pubertät bemerkt, Hirsutismus, tiefe Stimme, prämature Pubarche, Oligo-/ Amenorrhö, sonografisch polyzystische Ovarien)
- primäre Hypothyreose, Hashimoto-Thyreoiditis (hypothyreote, dabei TRH erhöht), s. Hyperprolaktinämie
- Hyperthyreose, Diabetes mellitus, Pseudohypoparathyreoidismus Typ Ia

Tab. 4.3 Hirsutismus.

DD
• Cushing-Syndrom (DHEAS* ↑ ↑, Kortisol im Harn ↑) • Late-Onset-AGS (17-α-Hydroxyprogesteron ↑ ↑) • Tumoren des Ovars (Testosteron ↑ ↑) • Nebennierenrinden-Tumoren (Testosteron ↑ ↑) • PCO-Syndrom (Testosteron ↑) • Leprechaunismus u. a. Insulinresistenzsyndrome (s. Polydipsie/-urie) • funktionelle ovarielle Hyperandrogenämie (Testosteron ↑) • idiopathischer Hirsutismus (normale Serumandrogene) • prämature Adrenarche (DHEAS ↑) • Hirsutismus durch Medikamente (z. B. Anabolika, Steroide, Diazoxid, Ciclosporin A)

*DHEAS = Dehydroepiandrosteronsulfat im Serum.

4.2.8 Nicht endokrin bedingte Erkrankungen und Amenorrhö

- oligosymptomatische bzw. unbehandelte Zöliakie, s. Pubertät, verzögerte
- Anorexia nervosa, Bulimie, Abmagerungskur, Leistungssport, s. Essstörung
- „Athletinnen-Trias“, s. Essstörung
- konsumierende Erkrankungen (Malignome, ungenügend behandelte CF, evtl. auch primäre Fertilitätsminderung bei Frauen mit CF – ähnlich der Sterilität bei CF-Männern? – M. Crohn)
- Enzephalitis, Meningitis, Schädel-Hirn-Trauma, Hirntumor (Kraniopharyngeom)
- Hämochromatose (z. B. polytransfundierte Sichelzellanämie)
- Galaktosämie (trotz eingehaltener Diät in > 80 % Amenorrhö), s. Ikterus
- CDG1-Syndrom („congenital disorders of glycosylation“), s. Retardierung, mentale; Muskelschwäche, Ödeme
- häufig auch bei Autoimmunhepatitis, s. Ikterus
- Scheinschwangerschaft, Psychosen

5 Anämie/Blutarmut

5.1 Einführung

Definition

Anämie: Verminderung der **Erythrozytenzahl, der Hämoglobinkonzentration** und/oder des **Hämatokrit-Werts** unter die alters- bzw. geschlechtsspezifischen Referenzwerte.

Cave

Verfälschung der Parameter durch Exsikkose oder Überwässerung.

5.2 Differenzialdiagnosen

5.2.1 Akute Blutungsanämie

- Morbus haemorrhagicus neonatorum (Melaena neonatorum, Hämatemesis)
- Blutung unter die Galea aponeurotica beim Neonaten, großes Kephalhämatom
- Blutungen aus Ösophagus- und Fundusvarizen
- Ulkusblutungen (aus Magen oder Duodenum, Stressulkus auch beim Neonaten beobachtet), s. Sepsis, Verbrennungen

Tab. 5.1 Anämie und Erythrozytengröße.

Größe der Erythrozyten	Anämieform
mikrozytär (MCV ↓)	• Eisenmangelanämie • Infektanämie • Tumoranämie • Thalassämie • sideroblastische Anämie • Bleianämie, Vitamin-B_6-Mangelanämie
makrozytär (MCV ↑)	• Vitamin-B_{12}-Mangelanämie • Folsäuremangelanämie, thiaminresponsive Anämie mit Diabetes mellitus und Taubheit • bei ausgeprägter Retikulozytenkrise • Blackfan-Diamond-Anämie, Stomatozytose • Fanconi-Anämie, myelodysplastisches Syndrom, Pearson-Syndrom • Hypothyreose (ca. 60 %)
normozytär (MCV normal)	• akute Blutungsanämie • hämolytische Anämien, aplastische Krisen bei Hämolyse • HUS • renale Anämie • dyserythropoetische Anämie • Anämie bei Leukämie

- blutendes Meckel-Divertikel, s. Bauchschmerzen (Komplikationen des Meckel-Divertikels)
- Invagination, s. Bauchschmerzen
- Gerinnungsstörungen, s. Petechien, Blutungsneigung
- Verletzungen, Traumata
- Mallory-Weiss-Syndrom, s. Erbrechen/Emesis
- Gefäßrupturen (Aortenaneurysma, z. B. beim Marfan-Syndrom, s. Hoch-/Großwuchs; Aortendilatation/Aortendissektion beim Turner-Syndrom, s. Minder-/Kleinwuchs)
- ADPKD, s. Hämaturie
- postoperative Blutungen (z. B. Nachblutungen nach Tonsillektomie und Adenotomie)

Cave

Spätblutungen um den 7.–8. postoperativen Tag nach Tonsillektomie und Adenotomie.

Tab. 5.2 Anämie und Serumeisen.

Serumeisenkonzentration	Anämieform
Serumeisen ↑	• hämolytische Anämie • aplastische Anämie • Vitamin-B_{12}-Mangelanämie • sideroblastische Anämie • dyserythropoetische Anämie
Serumeisen ↓	• Eisenmangelanämie • Infektanämie • Tumoranämie • renale Anämie
Serumeisen normal	• akute Blutungsanämie

Tab. 5.3 Anämie und Ferritin im Serum*.

Ferritinkonzentration im Serum	Anämieform bzw. Ursachen
Ferritin ↑	• Hämochromatose • Vitamin-B_{12}-Mangel-/Folsäuremangel • Blei-Intoxikation • Porphyrien • Malignom (z. B. Neuroblastom) • Entzündungen (z. B. JCA) • Leberzirrhose • Hyperthyreose • bei Polytransfundierten, im Rahmen der Dialyse
Ferritin ↓	Eisenverlust durch chronische Blutungen Eisenresorptionsstörungen (z. B. Zöliakie) Transferrinmangel (Nephrose, proteinverlierende Enteropathie, Atransferrinämie), beim Pica-Syndrom
Ferritin normal (bis ↑)	• Thalassämie • sideroblastische Anämie

*Ferritin ist das Maß für das Speichereisen.

> **Merke** M!
>
> Eine akute Anämie im Rahmen einer **Blutung** zeigt sich im Blutbild erst im Verlauf von ca. **8 Stunden**, bedingt durch den allmählichen Einstrom von Plasma in den Intravasalraum.

5.2.2 Anämie durch Umverteilung des Blutes

- hypovolämische Sequestrationskrisen bei Sichelzellkrankheit (Versacken des Blutes in der Milz durch meist infektionsbedingte Weitstellung der Milzsinus, bei großer Sequestration z. B. Hb-Abfall um > 3g/dl Hämoglobin), s. Schock (hypovolämischer)

5.2.3 Eisenmangel/-anämie

Perinatal

- Placenta praevia, vorzeitige Plazentalösung, Nabelschnureinriss
- fetofetale (Anämie beim Donor) bzw. fetomaternale Transfusion
- M. haemorrhagicus neonatorum (Verminderung der Vitamin-K-abhängigen Faktoren wie Faktor II, VIII, IX, X)
- zu frühe Abnabelung (bei späterer Abnabelung signifikant höhere Ferritinspiegel im frühen Säuglingsalter)
- nach Austauschtranfusionen
- Frühgeborenenanämie (multifaktoriell)
- zu viele Blutentnahmen

Alimentär

- zu geringe Eisenzufuhr mit der Nahrung
- selbst hergestellte Milchzubereitungen
- vegetarische Ernährung
- Geophagie (Lehm bindet Eisen und Kalium), s. Hypokaliämie

Gestörte Eisenverwertung

Gestörte Eisenresorption

- Achylie
- Zöliakie (hier auch Folsäuremangel möglich), Lambliasis
- H.-pylori-Infektion (ohne intestinale Blutung, Normalisierung der Eisenresorption nach Eradikationsbehandlung)
- chronische Durchfallerkrankungen, s. Durchfall/Diarrhö
- Mutationen am DMT-1-Gen („divalent metal transporter 1“, lokalisiert an der apikalen Membran der duodenalen Enterozyten, Transport des zweiwertigen Eisens vom intestinalen Lumen in das Zytosol beeinträchtigt)

Gestörter Eisentransport

- Atransferrinämie (führt zur Eisenüberladung des Gewebes, AR; **DD:** neonatale Hämochromatose)

Gestörter Eiseneinbau

- sideroachrestische (sideroblastische) Anämie, s. „Merke“
- Bleianämie (ebenfalls gestörter Einbau von Eisen in Protoporphyrin, basophile Tüpfelung der Erythrozyten)

> **Merke** M!
>
> **Sideroachrestische Anämie**
>
> Eiseneinbau in das Protoporphyrin gestört, Ringsideroblasten im Knochenmark, stark erhöhtes Serumeisen. Formen:
>
> - kongenital, X-chromosomal
> - Pearson-Syndrom (Mitochondriopathie mit makrozytärer Anämie, Neutropenie, evtl. Thrombopenie, exokriner Pankreasinsuffizienz), s. Durchfall/Diarrhö, Muskelschwäche (Myopathie)

Eisenmangel durch chronischen Blutverlust

- rezidivierende, schwere Epistaxis, s. Epistaxis
- Refluxösophagitis, Hiatushernie, Barrett-Ösophagus
- eosinophile Ösophagitis/Gastritis, s. Dys-/Odynophagie
- Ösophagusvarizen/Fundusvarizen
- Magen-Duodenal-Ulkus/Blutungen, Ursachen (▶ Tab. 5.4)
- blutendes Meckel-Divertikel (ektope Magenschleimhaut)
- intestinale Hämagiome, solitäre Polypen, Polyposis
- Duplikaturen des Magen-Darm-Trakts
- CED wie Colitis ulcerosa, M. Crohn, Colitis indeterminata
- chronisch-rezidivierende Purpura abdominalis
- Kuhmilchernährung (häufig Mikroblutungen aus dem Magen-Darm-Trakt)
- Lungenhämosiderose (Assoziation u. a. mit Kuhmilchallergie, „Heiner-Syndrom“ und Zöliakie möglich)
- Hypermenorrhö (z. B. bei chronischer ITP, bei Koagulopathien, wie z. B. beim Von-Willebrand-Syndrom)
- Parasitenbefall, wie z. B. mit Hakenwurm

Tab. 5.4 Ulkusblutungen aus dem Magen/Duodenum.

Ursachen
• Helicobacter-pylori-Befall • Einnahme von NSAR (Magen-, aber auch Dünndarmulzera) • Zollinger-Ellison-Syndrom (Gastrinom) • MEN 1 u. 2 • CMV-, Herpes-simplex-Infektionen • Hyperparathyreoidismus • Vaskulitiden (z. B. auch M. Schoenlein-Henoch) • Angiodysplasien • Fremdkörper (z. B. Knopfbatterien) • systemische Mastozytose

Merke M!

Ein sehr sensitiver Parameter in der Diagnostik der **Eisenmangelanämie** ist die **RDW** (Red Cell Distribution Width = Erythrozytenverteilungsbreite). Die RDW gibt an, welcher Prozentsatz der Erythrozyten vom MCV der untersuchten Probe abweicht (normal: 11,5–14,5 %). Bei einer Eisenmangelanämie kann der RDW-Wert bereits erhöht sein, während die anderen Indizes noch im Normbereich liegen.

5.2.4 Vitamin-B_{12}-Mangel

- Mangelernährung (z. B. Veganer)
- Achlorhydrie
- unzureichende Substitution bei parentaler Langzeiternährung
- Resektion der Ileozökalklappe (z. B. manchmal notwendig bei OP einer NEC oder Malrotation, Folge: gestörte Vitamin-B_{12}-Resorption)
- Blind-Loop-Syndrom (Dekonjugation von Gallensäuren sowie Konsumption von Kobalamin durch Keimüberwucherung infolge Stase)
- Intrinsic-Faktor-Mangel (z. B. bei Magenschleimhautatrophie, bei atrophischer [Autoimmun-]Gastritis, nach Magenresektion)
- exokrine Pankreasinsuffizienz (durch Kobalaminmangel)
- Imerslund-Gräsbeck-Syndrom (Intrinsic-Faktor-Rezeptor-Defekt, selektive Vitamin-B_{12}-Malabsorption mit Proteinurie, AR), s. Proteinurie
- Zollinger-Ellison-Syndrom, s. Durchfall/Diarrhö
- Erkrankung durch Fischbandwurm (Bothriocephalus latus)
- defekter lysosomaler Vitamin-B_{12}-Transporter durch Mutationen am LMBRD1-Gen (cblF-Defekt) und am ABCD4-Gen

5.2.5 Folsäuremangel

- durch Unterernährung (Eiweißmangel)
- Malabsorption, z. B. Zöliakie (hier aber auch Eisenmangel möglich), Folatmalabsorption durch Rezeptordefekt, s. Durchfall/Diarrhö
- bei Hämodialyse
- durch Folsäureantagonisten wie Methotrexate (z. B. als Basistherapeutikum bei JIA)
- ältere Antikonvulsiva (wie Diphenylhydantoin), Nitrofurantoin

Tab. 5.5 DD Eisenmangel- und Infektanämie.

Parameter	Eisenmangelanämie	Infektanämie
EBK*	↑↑	N/↓
TfS**	↓	N

*EBK: Eisenbindungskapazität, **TfS: Transferrinsättigung (%).
↑: gering erhöht, ↑↑: mäßig erhöht, ↓: erniedrigt, N: normal.

5.2.6 Pyridoxin-(Vitamin-B_6-)Mangel

Merke M!

Pyridoxalphosphat ist ein wichtiges Koenzym für zahlreiche biochemische Reaktionen. Bei Mangelzuständen kann eine eisenrefraktäre, mikrozytäre Anämie resultieren.

5.2.7 Infekte, Tumoren

- **Infektanämie** (Verschiebung des Eisens ins RES), s. „Merke“
  - chronische Infektionen (Viren, Bakterien, Protozoen etc.)
  - chronische Erkrankungen (CF, JCA, Autoimmunerkrankungen)
- **Tumoranämie**
  - Tumoren (gesteigerter Erythrozytenabbau, verminderte Produktion)
  - Verdrängung der normalen Erythropoese durch:
    - Leukose
    - Osteomyelofibrose
    - Osteosklerose
    - Neuroblastom-Metastasen
  - maligne Lymphome mit Knochenmarksbefall („leukämische Transformation“)

Merke M!

Pathogenese der Infektanämie (z. B. bei JCA): Das stark erhöhte **Interleukin 6** ist der Hauptstimulator für **Hepcidin** (wie auch für CRP, Akute-Phase-Proteine). Hepcidin hemmt die intestinale Eisenresorption und die Eisenabgabe aus den Makrophagen.

5.2.8 Renale Ursachen

Erythropoetinmangel

- chronische Niereninsuffizienz, Dialyse, s. Anurie
- Nephronophthise, polyzystische Nierenerkrankungen, chronische Nephropathien/Nephritiden u. a., s. Polydipsie/-urie

Merke M!

Erythropoetinmangel kann kombiniert mit Eisenmangel auftreten, bei erhöhtem Serum-Harnstoff zusätzlich verkürzte Erythrozytenüberlebenszeit.

5.2.9 Hämolytische Anämien

Korpuskulär bedingte hämolytische Anämien

Primäre Membrandefekte

- hereditäre Mikrosphärozytose (Kugelzellanämie; ▸ Tab. 5.6), s. „Merke", Ikterus
- hereditäre Elliptozytose (Symptomatik geringer ausgeprägt als bei Kugelzellanämie, AD, AR)
- infantile Pyropoikilozytose sowie hereditäre Poikilozytose (Sonderformen der Elliptozytose)
- hereditäre Ovalozytose (v.a. bei Immigranten aus Südostasien, AD)
- hereditäre Stomatozytose (Xerozytose, AD, moderate Anämie, hohe Retikulozytenzahlen, perinatale Ödeme)
- Akanthozytose (Abetalipoproteinämie), s. Durchfall/Diarrhö
- andere Akanthozytose-Syndrome wie das Neuro-Akanthozytose-Syndrom („McLeod") sowie die Chorea-Akanthozytose, eine Hypo-β-Lipoproteinämie

Cave

Splenektomie bei hereditärer Stomatozytose.

Merke M!

Die häufigste Form einer chronisch-hämolytischen Anämie in unseren Breiten ist die hereditäre **Sphärozytose** (Kugelzellanämie, AD, AR) mit einer Häufigkeit von **1:5000**; 10–20 % Spontanmutationen; **DD:** u. a. **HEMPAS** (CDA II), s. u.

Cave

Ein sonst nicht erklärbarer **schwerer Ikterus neonatorum** kann die Erstmanifestation einer Kugelzellanämie oder einer anderen hereditären hämolytischen Anämie, aber auch eines M. Gilbert-Meulengracht sein.

Sekundäre Membrandefekte mit Hämolyse

- Sichelzellanämie (s.u., durch Aggregation der HbS-Moleküle gesteigerte Membranrigidität, abnorme Erythrozytenform, gestörte Kapillarpassage)
- AB0-Blutgruppeninkompatibilität (Sphärozytenbildung beim Neugeborenen durch die AK-Beladung der Erythrozyten)
- immunhämolytische Anämien
- Vitamin-E-Mangel
- Lebererkrankungen
- paroxysmale nächtliche Hämoglobinurie
- myelodysplastisches Syndrom

Tab. 5.6 Klassifikation der hereditären Sphärozytose.

Defektes erythrozytäres Membranprotein	Mutiertes Gen
α-Spectrin	SPTA1
β-Spectrin	SPTB
Ankyrin	ANK1
Band 3	EPB3

Paroxysmale nächtliche Hämoglobinurie

- Coombs-negative hämolytische Anämie
- Hämoglobinurie, dunkler Morgenharn
- Thrombophilie, auch Panzytopenie mit Thrombopenie und Neutropenie möglich
- Pathogenese: Gendefekt an der hämatopoetischen Stammzelle; dadurch fehlende Verankerung eines Membranschutzproteins an der Erythrozytenmembran und Hämolyse durch das körpereigene Komplementsystem

Hereditäre Erythrozytenenzymdefekte

Enzymmangel bei der Glykolyse

- Pyruvatkinase-Mangel, s. Ikterus
- Hexokinase-Mangel
- Phosphoglukose-Isomerase-Mangel
- Phosphofruktokinase-Mangel
- Triosephosphat-Isomerase-Mangel

Enzymmangel im Pentosephosphatweg und im Glutahionmetabolismus

- Glukose-6-phosphat-Dehydrogenase-Mangel (häufigste enzymopenische hämolytische Anämie; ▸ Tab. 5.7), s. Ikterus
- Glutamylcystein-Synthetase-Mangel
- Glutathion-Reduktase-Mangel, s. Ikterus
- Glutathion-Synthetase-Mangel, s. Azidose

Merke M!

Bei **Glukose-6-phosphat-Dehydrogenase-Mangel** können **zahlreiche Medikamente** und **Chemikalien** einen akuten **Schub** auslösen, s. u. Notfallausweis!

Enzymmangel im Erythrozyten-Nukleotid-Metabolismus

- Pyrimidin-5-Nukleotidase-Mangel
- Adenosintriphosphatase-Mangel
- Adenylatkinase-Mangel

Tab. 5.7 Glukose-6-phosphat-Dehydrogenase-Varianten (WHO-Klassifikation).

Klassifikation	Charakterisierung
Klasse I	sehr geringe Enzymrestaktivität, chronisch hämolytische Anämie
Klasse II	Enzymaktivität 1 bis < 10 %, Betroffene reagieren auf oxidativen Stress mit Hämolyse
Klasse III	Enzymaktivität 10–60 %, symptomarm
Klasse IV	Enzymaktivität 60–150 %, asymptomatisch
Klasse V	Enzymvarianten mit gesteigerter katalytischer Aktivität

Hämoglobinopathien

Störungen im Häm-Aufbau

Genetisch bedingte erythropoetische Porphyrien

- kongenitale erythropoetische Porphyrie (M. Günther, Lichtüberempfindlichkeit von Geburt an, Blasenbildung, Narben, Mutilationen, AR)
- erythropoetische (erythrohepatische) Protoporphyrie (Beginn frühes oder späteres Kindesalter, nach Lichtexposition Dermatitis-Pruritus-Urtikaria-Quincke-Ödem-lichenoide Infiltrate, evtl. Leberschäden, AD, evtl. AR)

Erworbene erythropoetische Porphyrien (z. B. bei Bleivergiftung)

Störungen im Globinaufbau

- Sichelzellbildung („Sichelung" von HbS-enthaltenden, kurzlebigen Erythrozyten bei Homozygotie), s. Ikterus, Thorax-/Brustschmerzen, Splenomegalie (Autosplenektomie)
- Compound-Heterozygotien von HbS mit anderen Hämoglobinopathien wie HbE, β-Thalassämie (Compound-Heterozygote zeigen ähnliche Klinik wie die homozygote Sichelzellanämie)
- Thalassämien (z. B. homozygote β-Thalassämie = Thalassaemia major, hereditäre HbF-Persistenz; ▶ Tab. 5.8)
- instabile Hämoglobine (d. h. Hämoglobine mit Präzipitationsneigung, typisch sind die Heinz'schen Innenkörper, z. B. bei Hb-Zürich oder Hb-Köln)
- HbM-Anomalien (z. B. Hb-Boston), s. Polyglobulie/-zythämie, Zyanose
- andere Hämoglobinopathien (> 500 verschiedene)

Merke M!

An ein anormales Hämoglobin muss nicht nur bei der Abklärung hämolytischer Anämien, sondern auch bei persistierender **Polyglobulie** und **Zyanose** gedacht werden, s. Polyglobulie/-zythämie, Zyanose.

Tab. 5.8 Einteilung der Thalassämien.

Einteilung nach	Thalassämie
Art der gebildetetn Globinketten	• α-Thalassämien • β-Thalassämien • δ/β-Thalassämien • δ-Thalassämien • γδβ-Thalassämien
Grad der Anämie (je nachdem ob das Thalassämie-Gen homo- oder heterozygot vererbt wurde)	• Thalassaemia major: schwere Anämie • Thalassaemia intermedia: mittelschwere Anämie • Thalassaemia minor: leichte Anämie • Thalassaemia minima: keine Anämie, asymptomatischer Genträger

Tab. 5.9 Krankheitsbilder mit erhöhten HbF-Werten (% HbF-Zellen).

Ätiologie	Krankhheitsbild
angeboren	• homozygote β-Thalassämie (20–95 %) • DD: hereditäre Persistenz des fetalen Hb • heterozygote β-Thalassämie (bei 20 % auf 2–6 %) • Sichelzellanämie (variabel) • Fanconi-Anämie • paroxysmale nächtliche Hämoglobinurie
erworben (bis 10 %)	• ausgeprägte fetomaternale Transfusion • aplastische Anämie • perniziöse Anämie
HbF-Normwerte (Chromatografie): Neugeborene: 60–85 %, Kinder 1.–2. Lj.: 0,4–1 %, Kinder > 2. Lj. u. Erwachsene: < 0,5 %.	

Tab. 5.10 Autohämolyse durch Wärmeantikörper.

Ätiologie
• beim Evans-Syndrom, ALPS, s. Petechien, Leukopenie (Neutropenie) • nach Transplantationen solider Organe, s. Petechien • bei Kollagenosen, SLE • paraneoplastisch • beim IPEX-Syndrom, s. Durchfall/Diarrhö • beim CVID-Syndrom (ca. in 2 %), s. Infektanfälligkeit

Extrakorpuskulär bedingte hämolytische Anämien

Isoimmunhämolyse

- Rhesus-Unverträglichkeit (durch diaplazentare mütterliche Ig1- und Ig3-AK gegen positive Rhesusmerkmale – meist D – des Feten)
- AB0-Unverträglichkeit (Bildung von plazentagängigen IgG-AK gegen die kindlichen Blutgruppeneigenschaften A, B, AB durch die Mutter, die vorhandenen Isoagglutinine gehören der IgM-Fraktion an und sind somit nicht plazentagängig)
- Unverträglichkeiten auch im Kell-, Kidd- und Duffy-System möglich

Autoimmunhämolyse

Info

Siehe auch Infektanfälligkeit: Syndrome mit Autoimmunität und erhöhter Infektneigung.

- durch Wärme-Autoantikörper (vorwiegend IgG-AK; ▶ Tab. 5.10)
- CD40-Ligand-Mangel (X-chromosomales Hyper-IgM-Syndrom mit Neutropenie, Thrombozytopenie, hämolytische Anämie, Leberbeteiligung), s. Infektanfälligkeit
- Purin-Nukleosid-Phosphorylase-Mangel (autoimmunhämolytische Anämie, neurologische Symptome), s. Infektanfälligkeit
- paroxysmale Kältehämoglobinurie (Donath-Landsteiner, akute intravasale Hämolyse, betroffen sind Kinder zwischen 2 u. 10 Jahren, bes. nach Virusinfekten, C3d-pos. direkter Coombs-Test, niedrigtitrige Kälteantikörper meist der IgG-Klasse gegen das P-Antigen der Erythrozytenoberfläche gerichtet)
- Kälte-Autoantikörper-Agglutinine (vorwiegend IgM-AK, seltener als Wärme-AK, Vorkommen z. B. bei Virus- und Mykoplasmeninfektionen)
- Anti-T-Antikörper, s. „Merke"

Merke M!

Anti-T-Antikörper: Die Neuramidase von Bakterien (Pneumokokken, Streptokokken, Clostridien u. a.) legt die ansonsten unter einer Neuraminsäurehülle verborgene Rezeptoren **(T-Kryptantigene)** an der Erythrozytenoberfläche frei. Die gegen dieses Antigen gerichteten Anti-T-Antikörper, die normalerweise ab dem Säuglingsalter in jedem Serum vorhanden sind, führen zur intravasalen Hämolyse (z. B. starke Anämisierung bei **Pneumokokken-Pneumonie**).

Mechanische, infektiöse und toxische Ursachen

- künstliche Herzklappen
- thrombotische Mikroangiopathien wie HUS, thrombotisch-thrombozytopenische Purpura, HELLP-Syndrom, s. Petechien
- Hämoxygenase Typ 1 (HO-1-Defizienz, Gefäßwandschädigung, intravasale Hämolyse, Fragmentozyten, Haptoglobin erhöht!)
- Infektionen, wie z. B. Malaria, viszerale Leishmaniose, Babesiose (Protozoon-Babesia, durch Zecken übertragen), s. Fazialisparese
- thermische Erythrozytenschädigung bei Verbrennungen
- Spinnen- und Schlangenbisse
- Medikamente, Chemikalien (Nitrofurantoin, Naphthalin, akute Bleivergiftung)
- hämolytische Krise bei M. Wilson (durch Kupferanreicherung im Blut)

Merke M!

Die **Lungenhämosiderose** kann besonders im akuten Schub durch leicht erhöhtes indirektes Bilirubin, passagere Splenomegalie und durch einen Anstieg der Retikulozyten eine hämolytische Anämie vortäuschen.

Merke M!

Bei chronisch hämolytischen Anämien und den kongenitale dyserythropoetischen Anämien (s. u.) kommen gehäuft auch **Gallensteine** und damit eine Erhöhung des **direkten Bilirubins** vor.

5.2.10 Knochenmarksaplasie

Isolierte Erythropoesestörung

- akute Erythroblastopenie (Gasser-Syndrom; passagere, spontan heilende akute aplastische Anämie, meist postviral)
- akute aplastische Krise bei Patienten mit chronischen hämolytischen Anämien durch Parvo-B19-Virus
- chronische Anämie (erworbene chronische Erythroblastopenie – „pure red cell aplasia" – durch Parvo-B19-Virus bei Immundefizienzen [z. B. SCIDS], nach Transplantationen, unter Immunsuppression; „pure red cell aplasia" auch beim Thymom [Myasthenia gravis, Hypogammaglobulinämie] möglich)
- Blackfan-Diamond-Syndrom (konnatale chronische aplastische Anämie, AR, AD)
- Aase-Syndrom (chronische Form der „pure red cell aplasia", typisch: triphalangealer Daumen, AR), s. Skelettanomalien/-deformitäten (Skelettdysplasien)

Panmyelopathie

- Fanconi-Anämie (FA, vermehrte Chromosomenbrüche, Skelettanomalien, Hyperpigmentierungen, Minderwuchs, ca. 20 % entwickeln später Malignome, AR, bisher 8 FA-Genmutaionen beschrieben), s. Minder-/Kleinwuchs, Pigmentanomalie, Skelettanomalien/-deformitäten
- Estren-Damashek-Panmyelopathie (familiär wie FA, aber ohne Missbildungen)
- Pearson-Syndrom (makrozytäre sideroblastische Anämie, Panzytopenie, exokrine Pankreasinsuffizienz, Mitochondriopathie), s. Durchfall/Diarrhö
- Panmyelopathie nach Infektionen, im Rahmen der paroxysmalen nächtlichen Hämoglobinurie, nach Medikamenten, z. B. Zytostatika, durch Chloramphenicol, durch Strahlen, ineffekte Hämatopoese

Myelodysplastische Syndrome

> **Merke** M!
>
> Ineffektive, dysplastische Hämatopoese, auch mit Leukopenie und Thrombozytopenie, Übergang in akute Myelose in 30 % möglich, 25 % der Kinder haben prädisponierende Syndrome (▶ Tab. 5.11).

5.2.11 Kongenitale Dyserythropoese

> **Merke** M!
>
> **Kongenitale Dyserythropoese (CDA)**
> Morphologische Veränderungen der Erythroblastenkerne (verschiedene genetische Varianten, Typ I–III, AR, normomakrozytäre Anämie, Retikulozyten normal, Splenomegalie).

- HEMPAS („**h**ereditary **e**rythroblastic **m**ultinuclearity with a **p**ositive **a**cidified **s**erum test" = CDA Typ II, häufigste Form)

> **Merke** M!
>
> **Häufige Fehldiagnosen bei CDA**
> - beim Typ CDA I: megaloblastäre Anämien
> - beim Typ CDA II: hämolytische Anämien, Thalassämie

Tab. 5.11 Myelodysplastisches Syndrom.

Prädisponierende Erkrankungen
• Neurofibromatose 1 • Fanconi-Anämie, Diamond-Blackfan-Anämie • Kostman-Syndrom • Shwachman-Syndrom • Louis-Bar-Syndrom • Noonan-Syndrom • Down-Syndrom • Dubowitz-Syndrom • Poland-Syndrom • Bloom-Syndrom

5.2.12 Medikamente und Anämie

- Immunhämolyse, z. B. durch Penizilline, Zephalosporine und α-Methyl-Dopa
- Glukose-6-phophat-Dehydrogenase-Mangel (Hämolyse durch Analgetika, Sulfonamide, Nitrofurantoin, Chinin u. v. a.)
- aplastische Anämien durch nicht steroidale Antirheumatika, Chloramphenicol, Hydantoine, Carbimazol, Phenothiazine u. a.

A

6 Anorexie

6.1 Einführung

Definition [ ]

Anorexie (Inappetenz): Herabsetzung des Triebs zur Nahrungsaufnahme. Dies kann auch durch **organische Erkrankungen** wie z. B. Schluckstörungen, Infektionskrankheiten etc. bedingt sein (s. Dys-/Odynophagie). Ein spezielles Krankheitsbild, bei dem die Anorexie als Leitsymptom fungiert, ist die **Anorexia nervosa** (s. u.).

Merke M!

DD „Pseudoanorexie"

Das Kind stillt seinen Hunger zwischendurch (ohne Wissen der Eltern) mit Süßigkeiten sowie kalorienreichen Getränken und verweigert die Nahrungsaufnahme bei den Hauptmahlzeiten, unauffälliges Somatogramm. Nahrungsverweigerung bei Kleinkindern als Waffe gegen die Eltern (z. B. um einem Wunsch Nachdruck zu verleihen).

6.2 Differenzialdiagnosen

6.2.1 Akute Anorexie

- Rhinitis im Säuglingsalter (durch erschwertes Saugen)
- Zellultis-Adenitis-Syndrom (durch Gruppe-B-Streptokokken – GBS, Neugeborenenperiode, „late onset"), s. Lymphknotenschwellung/Lymphadenopathien, Ohrenschmerzen/Otalgien
- Bronchiolitis, asthmoide Bronchitis (erschwertes Saugen, Ausnahme der „happy wheezer")
- Stomatitis aphthosa, Angina, Peritonsillitis, s. Halsschmerzen
- Epiglottitis (Speichelfluss!), s. Halsschmerzen, Stridor
- Parapharyngeal-/Retropharyngealabszess (kann Epiglottitis imitieren), retropharyngeales Emphysem (durch Schleimhautverletzung)
- Fremdkörper in Pharynx, Ösophagus oder Trachea, s. Stridor
- „food impaction", z. B. bei eosinophiler Ösophagitis
- Myokarditis (saugen strengt an), Tachykardie (z. B. paroxysmale supraventrikuläre)
- akute Gastroenterokolitis, s. Durchfall/Diarrhö, Erbrechen/Emesis
- Appendicitis acuta, perityphlitischer Abszess, Douglas-Abszess (auch chronischer Verlauf möglich), Invagination, s. Bauchschmerzen
- akute Hepatitis, Mumps, andere fieberhafte Infektionserkrankungen, Harnwegsinfekte, s. Miktionsbeschwerden
- akute Dysphagie bei Glossopharyngeuslähmung durch Toxine von Clostridien (Tetanus, Säuglingsbotulismus), s. Dys-/Odynophagie

6.2.2 Chronische Anorexie

Gastrointestinale Erkrankungen mit dem Symptom Anorexie

- Kuhmilchprotein-/Sojaproteinintoleranz
- zystische Fibrose, Zöliakie, s. „Merke"
- M. Crohn, orale Aphthen bei M. Crohn, Colitis ulcerosa
- chronische Obstipation, s. Obstipation
- chronische Gastroduodenitis, Ulkusleiden, Refluxösophagitis
- Cholelithiasis, Pankreatitis (Widerwillen gegen fette Speisen)
- chronische Hepatitis, Leberzirrhose
- chronische Lambliasis
- Tänienbefall, Trichuriasis

Merke M!

Die **Inappetenz** ist auch ein führendes Symptom der **Zöliakie.** Hingegen zeigen Kinder mit **Pankreasinsuffizienz,** z. B. im Rahmen der **CF**, primär Heißhunger und gesteigerten Appetit. Erst mit fortschreitender pulmonaler Erkrankung und der Notwendigkeit einer besonders kalorienreichen Ernährung (plus 50 % zum Energiebedarf eines gleichaltrigen gesunden Kindes) entwickeln CF-Patienten meist ein anorektisches Verhalten, das häufig einen psychischen Hintergrund hat.

Andere chronische Erkrankungen

- Vitien, Kardiomyopathien, Endokardfibroelastose, rheumatische und bakterielle Endokarditis
- HIV-Infektion, Tuberkulose
- Malignome (Tumorkachexie), Leukämien (Appetitverlust bei etwa 30–35 % der Patienten), Hirntumoren im Bereich von Hypophyse, Dienzephalon (oft mit Abmagerung einhergehend, aber auch gesteigerter Appetit möglich)
- chronische Harnwegsinfektion, chronische Niereninsuffizienz
- Sjögren-Syndrom (durch Xerostomie)
- Hyperkalzämie-Syndrome, s. Hyperkalzämie
- M. Addison, s. Hyperkaliämie
- Hyperthyreose
- Eisenmangelanämie, s. Anämie/Blutarmut
- Zytostatika, Strahlentherapie
- Toddler's Anorexia, s. „Merke"

Merke M!

Toddler's Anorexia (Kleinkindanorexie): Im Vergleich zum Säuglingsalter verlangsamt sich beim Krabbler die Wachstumsgeschwindigkeit, die s.-c.-Fettpolster reduzieren sich, der Appetit wird oft geringer. Letzteres beunruhigt meist die Mütter und führt zum Arztbesuch. Es handelt sich jedoch – fast immer – um ein physiologisches Phänomen. Darüber hinaus können speziell Kleinkinder extrem wählerisch beim Essen sein (**„picky eater"**, Körpergewicht und -länge sind aber normal). Jedes Zwingen zur Nahrungsaufnahme kann aus Protest zu einer chronischen **Essensverweigerung** führen.

Psychogene Erkrankungen mit Anorexie

- Anorexia nervosa (AN), s. „Merke"
- Bulimia nervosa (Ess-Brech-Sucht)
- 90% weiblich, Heißhunger, selbstinduziertes Erbrechen, starke Gewichtsschwankungen, Fastenperioden im Wechsel mit Essattacken, Depression, Verhaltensstörungen, s. Erbrechen/Emesis, Hypokaliämie, Alkalose (metabolische)
- Binge Eating, s. „Merke"
- Orthorexia nervosa („Besessenheit", absolut gesund zu essen, evtl. nur Marotte?)
- Female-Athlete-Trias (Athletinnen-Trias, d.h. gestörtes Essverhalten + Amenorrhö bzw. Zyklusstörungen + Osteoporose), s. Amenorrhö, Rückenschmerzen/juvenile Osteoporose
- larvierte Depression (kann auch zu Appetitsteigerung führen)
- prämenstruelles Syndrom (kann auch mit Heißhunger einhergehen), s. Ödeme
- manche Kinder mit Autismus-Spektrum (Anorexie bereits ab dem 6. Lebensmonat möglich)
- Williams-Beuren-Syndrom (teilweise im Rahmen der Hyperkalzämie (s.o.), Verweigerung v.a. von festen und/oder körnigen Speisen)
- gestörte Interaktion zwischen Mutter und Kind, Rumination, s. Erbrechen/Emesis

Merke M!

Anorexia nervosa: Etwa 20-mal häufiger bei Mädchen als bei Jungen, Hirntumor ausschließen. Mädchen in der Präpubertät bzw. Pubertät; eklatanter Gewichtsverlust durch Nahrungsverweigerung aus Furcht vor Gewichtszunahme: tatsächliches Körpergewicht 15% unter dem erwarteten Gewicht bzw. BMI = 17,5 oder darunter. Übermäßiger Bewegungsdrang, Laxanzienabusus, Appetitzügler, Erbrechen, Obstipation, verspätetes Auftreten der sekundären Geschlechtsmerkmale bzw. primäre/sekundäre Amenorrhö, Potenz-/Libidoverlust, depressive Verstimmung, ausgeprägtes Leistungsbewusstsein, s. Hypokaliämie, Hypomagnesiämie.

Cave ⚠

Re-Feeding-Syndrom.

Merke M!

Binge Eating: mindestens **2** Essanfälle/Woche über mind. **6** Monate, Verlust des Sättigungsgefühls, sehr hohe Kalorienzufuhr beim Essanfall, Hinunterschlingen der Nahrung, Essen bis zu starkem Völlegefühl, Essanfall nicht durch starken Hunger ausgelöst, danach Schuld- bzw. Schamgefühle, sogar Depression. Betroffene leiden unter den Essanfällen. **Kein** selbstinduziertes Erbrechen, s. evtl. Adipositas.

A

7 Anosmie

7.1 Einführung

Definition [ ]

- **Anosmie:** völlige Aufhebung der Geruchswahrnehmung
- **Hyposmie:** verminderte Geruchswahrnehmung
- **Hyperosmie:** gesteigerte Geruchswahrnehmung, z. B. bei Epilepsie, Psychosen, in der Schwangerschaft, bei MS
- **Parosmie:** veränderte Wahrnehmung von Gerüchen
- **Kakosmie:** unangenehme Geruchsempfindungen, z. B. als olfaktorische Aura bei Epilepsien, bei Hirntumoren, Refsum-Syndrom

Merke M!

Die Anosmie (Hyposmie) ist vom **Kleinkindalter** bis zum **Schulalter schwer** zu **diagnostizieren**, da Kleinkinder durch die Äußerungen der Umgebung lernen, ob etwas „gut" riecht oder nicht. Erst bei älteren Kindern und Jugendlichen kann bei bestimmten Fragestellungen (Hirntumor, Pubertas tarda, Hypogonadismus) u. a. durch einen „Riechtest" die Diagnose verifiziert werden.

Merke M!

Orientierender Riechtest: Der **N. trigeminus** wird z. B. durch Essigsäure, Ammoniak, der **N. olfactorius** durch Vanille, Rosenduft, Schwefelwasserstoff u. a. gereizt.

Merke M!

Olfaktorische Aura: Wahrnehmung eigenartiger (angenehmer oder unangenehmer) Gerüche vor Migräneattacken oder epileptischen Anfällen (z. B. bei Schläfenlappen-Epilepsie). **Geruchshalluzinationen:** Es ist kein Geruchsreiz vorhanden.

7.2 Differenzialdiagnosen

7.2.1 Angeborene Anosmie

- isolierte angeborene Anosmie (mit oder ohne Substrat im MRT, z. B. Hypoplasie oder Fehlen des Bulbus bzw. Tractus olfactorius, manchmal familiär)
- Kallmann-Syndrom, s. „Merke"
- Johnson-McMillin-Syndrom (Anosmie/Hyposmie/Kakosmie, Alopezie, Schallleitungsstörung, Ohrdysplasien, Hypogonadismus, AD), s. Alopezie/Haaranomalien, Hörstörungen, Pubertas tarda
- CHARGE-Assoziation, s. „Merke"
- SMMCI-Syndrom (Syndrom des einzelnen, mittleren, maxillären Schneidezahns), s. Minder-/Kleinwuchs
- Refsum-Syndrom (u. a. Anosmie, Kakosmie, AR), s. Ataxie
- DIDMOAD-Syndrom (Wolfram-Syndrom, Anosmie inkonstant, AR), s. Polydipsie/-urie, Hörstörungen
- Mutationen im SCN9A-Gen (gestörte Schmerzempfindung und Anosmie: Das SCN9A-Gen ist wichtig für das Schmerzempfinden, es codiert einen spannungsabhängigen Na-Kanal (Nav1.7), der auch essenziell für den Geruchssinn ist)
- Albinismus (hypoplastische Rezeptorzellen im Riechepithel, welche die umgebenden Stützzellen nicht überragen)

Merke M!

Kallmann-Syndrom: 1 : 10 000, Migrationsstörungen der GnRH-Neurone, verschiedene Mutationen auf Chromosom 3 (Kal4), Chromosom 8 (Kal2), Chromosom 20 (Kal 3) und auf Chromosom X (Kal1), s. Pubertas tarda (hypogonadotroper Hypogonadismus).

Merke M!

CHARGE-Assoziation: meist sporadisches Auftreten, **C**oloboma, **H**erzfehler, Choan**a**latresie; **R**etardierung, mentale; **g**enitale Hypoplasie, Anomalien der Ohren (**e**ar), Hypoplasie, Aplasie des Bulbus- bzw. Tractus olfactorius möglich, Kolobom), s. Pubertas tarda, Genitalanomalien/-auffälligkeiten (Mikropenis beim Jungen), Dyspnoe (durch Choanalatresie).

7.2.2 Erworbene Anosmie

Info i

Nur bei beidseitigem Riechverlust klinisch auffällig.

Intranasale Obstruktion

Info i

Behindert das Aufsteigen von Geruchsstoffen zur Regio olfactoria.

- Nasenpolypen (z. B. bei Asthma bronchiale, Aspirinintoleranz – „Analgetika-Asthma-Syndrom", CF, Ziliendyskinesie, Mykosen)
- chronische Sinusitis (viral, bakteriell, Pilzinfektionen, Allergie, CF, Kartagener-Syndrom)

A

Zerstörung des olfaktorischen Neuroepithels

- virale Infekte, z. B. durch Influenzaviren, Masern (passagere Anosmie)
- chronische/rezidivierende Rhinitis (z. B. allergische Rhinitis)
- atrophische Rhinitis („Ozäna“, Gynäkotropie, Manifestation meist während der Pubertät), s. Epistaxis, Fötor/Gerüche
- Sjögren-Syndrom, SLE, Wegener-Granulomatose, Behçet-Syndrom, s. Epistaxis
- Tumoren (z. B. Chondrome des Nasenseptums, juveniles Nasen-Rachen-Fibrom)
- Kokain-Abusus (starke Vasokonstriktion, Schädigung des Riechepithels)
- chronische Exposition gegenüber Pestiziden, Herbiziden, Metallstäuben wie Kadmium, Chrom, Nickel, Mangan

Zerstörung der olfaktorischen Nervenfasern, des Bulbus bzw. Tractus olfactorius sowie der Verbindungsbahn zur zentralen Riechregion (im Schläfenlappen)

- Operation des Nasenseptums (z. B. wegen Septumdeviation)
- Neuritis des N. olfactorius (z. B. beim Refsum-Syndrom)
- Schädel-Hirn-Trauma (Abriss der Nn. olfactorii, Blutungen, Kontusion im Bereich des Bulbus olfactorius)
- Tumoren des N. olfactorius (Olfaktoriusneurinom)
- andere Tumoren: Meningeom (ein- oder beidseitige Anosmie), Sellatumoren, Tumoren des Stirnhirns (z. B. Gliome)
- Head-Holmes-Syndrom (umschriebene Schädigung des Thalamus auf einer Seite mit konsekutiver Störung des Geruchs- oder Geschmacksinns auf der Gegenseite)
- (bes. basale) Meningitiden, Abszesse im Bereich der Frontallappen, Enzephalitiden

Medikamente

- Zytostatika (z. B. Methotrexate)
- Interferon, D-Penicillamin, Codein, Nifedipin, Amitriptylin
- Streptomycin
- intranasales Zink-Glukonat (als Mittel bei Rhinitis verwendet)

Andere (seltene) Ursachen, manche neurodegenerative Erkrankungen

- Diabetes mellitus (infolge einer Neuropathie)
- M. Down
- Neurolues, Meningitis tuberculosa
- Multiple Sklerose, M. Creutzfeldt-Jakob
- bei M. Parkinson (neben GABA und Glutamat ist auch Dopamin ein wesentlicher Neurotransmitter für die Olfaktion), familiärer M. Parkinson
- Chorea Huntington, Friedreich-Ataxie, amyotrophe Lateralsklerose (häufig An-/Hyposmie mit zunehmendem Alter > 65 Jahre – und beim M. Alzheimer)
- bei Schizophrenie

Merke M!

Angeborene Riechstörungen lassen sich derzeit nicht beeinflussen. Bei den **posttraumatischen** Anosmien tritt im Laufe der Zeit eine Erholung in 10–20 % der Fälle ein, bei den postinfektiösen in etwa 40 %.

A

8 Anurie (durch akute und chronische Niereninsuffizienz)

8.1 Einführung

Definition [ ]

Als **akute Niereninsuffizienz (ANI)** bezeichnet man eine plötzliche **Abnahme** der **Nierenfunktion** um **mindestens 50%**, die sich im Anstieg von Serumharnstoff, Serumkreatinin bzw. Cystatin C manifestiert. Eine Folge der ANI ist die Oligurie bzw. Anurie. **Oligurie** ist definiert als eine Urinausscheidung von < 300 ml/m² KO/Tag, bei Neugeborenen < 1 ml/kg/h. **Anurie** bezeichnet das komplette Sistieren der Urinausscheidung. **Inzidenz:** 20–25 pro 1 Mio. Kinder < 15 Jahre, davon 50% im 1. Lj.

8.2 Differenzialdiagnosen

8.2.1 Akute Niereninsuffizienz

Prärenal

Merke M!

Prärenale akute Niereninsuffizienz (ANI)
- Ursache: renale Minderdurchblutung
- Häufigkeit: ca. **70**% der ANIs

Dehydratation

- Gastroenterokolitiden, s. Durchfall/Diarrhö
- Diabetes mellitus (durch Osmodiurese)
- Salzverlustsyndrome (z. B. AGS mit Salzverlust, Pseudohypoaldosteronismus Typ 1), s. Erbrechen/Emesis
- Diabetes insipidus, s. Polydipsie/-urie
- Verbrennungen, Verbrühungen (Flüssigkeitsverluste über das Integument)

Intravasales Flüssigkeitsdefizit

- Blutung, s. Anämie/Blutarmut
- schwere Malaria tropica
- Flüssigkeitsverluste in den „third space" bei Sepis (Capillary-Leck-Syndrom, Peritonitis, Aszites)
- Hypovolämie bei nephrotischem Syndrom

Gestörte systemische Blutzirkulation

- Sepsis, Schock, s. Schock
- Herzinsuffizienz, perinatale Asphyxie
- Verbrauchskoagulopathie (DIC), s. Petechien

Renale Vasokonstriktion

- hepatorenales Syndrom (funktionelles Nierenversagen bei akuter oder chronischer Hepatopathie)
- medikamentös (durch hoch dosiertes Dopamin, ACE-Hemmer, NSRA, Ciclosporin A)

Merke M!

Die Niere versucht über zwei **Kompensationsmechanismen** die **Hämoperfusion** zu gewährleisten: einerseits reflektorisch über die Autoregulation der Durchblutung (u. a. durch vasodilatatorische Prostaglandine), andererseits durch die vermehrte Rückresorption von Natrium und Wasser (Renin-Angiotensin-Aldosteron-System sowie durch Adiuretin).

Intrarenal

Info i

Häufigkeit ca. 25%.

Tab. 8.1 Urinparameter bei akutem Nierenversagen*.

Urinparameter	Prärenal	Renal	Postrenal
Urinosmolarität (mOsm/kg H_2O)	> 500	< 350	< 350
Natrium im Urin (mmol/l)	< 20	> 20	> 20
fraktionelle Natriumausscheidung (%)	< 1	> 2	> 2
Sediment	o. B.	dysmorphe Erythrozyten, Erythrozytenzylinder, Granulozytenzylinder, Tubuluszellen	evtl. eumorphe Erythrozyten

*Für das Neugeborenenalter (perinatales Nierenversagen) gelten aufgrund der noch nicht ausgereiften Nierenfunktion andere als die in der Tabelle angegebenen Werte. Auch bei der renal bedingten akuten Niereninsuffizienz variieren die Werte von Urinosmolarität, Natrium im Urin und fraktioneller Natriumausscheidung, je nachdem, ob es sich um eine glomeruläre oder tubuläre Schädigung handelt.

Vaskulär-glomerulär (s. Hämaturie)

- Nierenarterienthrombose, s. Hypertonie
- beidseitige Nierenvenenthrombose, s. Hämaturie (Makrohämaturie)
- fetofetale Transfusion (Tubulus- und Glomerulusnekrose durch Hypoperfusion beim Donor)
- Nierenarterienstenose und Therapie mit ACE-Hemmern, s. „Merke", Hypertonie
- thrombotische Mikroangioathien, s. u.
- Glomerulonephritiden (z. B. bei der rapidprogressiven GN [▶ Tab. 8.2], seltener ANI bei anderen Glomerulonephritiden, wie z. B. SLE-Nephritis [bes. Typ 4 der WHO-Klassifikation], Poststreptokokken-Nephritis)
- primär maligne Nephrosklerose
- maligne Hypertonie, s. Proteinurie, Hypertonie
- Thrombopenie und Anurie (▶ Tab. 8.3)
- Vaskulitiden und Anurie (▶ Tab. 8.4)

Cave ⚠

ACE-Hemmer und Sartane im 2. und 3. Trimenon: Gefahr der Anurie beim Neugeborenen.

Akute Tubulusnekrosen

- Schockzustände (Sepsis, Multiorganversagen)
- Malaria (Tubulusnekrosen und prärenale Faktoren)
- toxisch durch Medikamente, Kontrastmittel, NSAR, „glue sniffing", s. Fötor/Gerüche
- tubuläre Verstopfung bei Rhabdomyolyse und bei Hämolyse
- Tumorlyse-Syndrom (Harnsäure ↑, auch Phosphat und Kalium ↑)

Weitere Nierenerkrankungen (s. Hämaturie, Proteinurie)

- bilaterale Nierenagenesie (Potter-I-Syndrom = Oligohydramnion-Syndrom, respiratorische Insuffizienz)
- angeborene Dysgenesie der Nierentubuli (Oligohydramnion, Schädelknochendefekte, proximale Tubuli betroffen; Mutationen in Genen, die Komponenten des Renin-Angiotensin-Systems steuern; AR), s. Uro-/Nephropathie, konnatale
- kongenitales nephrotisches Syndrom („finnish type", Pierson-Syndrom u. a.), s. Proteinurie
- steroidresistentes nephrotisches Syndrom (SRNS), z. B. bei fokal segmentaler Glomerulosklerose, s. Ödeme
- zystische Nierenerkrankungen (Nephronophthise, auch bei Jeune-Syndrom, MODY Typ 5, s. Polydipsie/-urie; Uro-/Nephropathien, konnatale)
- Infektion durch Hanta-Viren („Puumala-Nephritis"), s. Hämaturie, Fieber/Sepsis

Tab. 8.2 Klassifikation der rasch progredienten Glomerulonephritis.

Klassifikation	Art der Gomerulonephritis
Anti-GBM-AK-Ablagerungen an der GBM (GBM: glomeruläre Basalmembran)	• Goodpasture-Syndrom • isolierte Anti-GBM-Nephritis • Kombination mit ANCA-positiver Vaskulitis
nichtlineare Immunkomplexablagerungen	• postinfektiös ○ Poststreptokokken-Nephritis ○ subakute Endokarditis ○ Shunt-Nephritis ○ assoziiert mit viszeralen Abszessen ○ durch Viren (z. B. Hanta-Virus) und andere Erreger • Vaskulititiden – Kollagenosen ○ SLE ○ Purpura Schoenlein-Henoch ○ Kryoglobulinämie • primäre Glomerulonephritiden ○ IgA-Nephritis ○ embranoproliferative Glomerulonephritis • mebranöse Glomerulonephritis
ohne Immunglobulinablagerungen („pauci")	• ANCA-positiv (z. B. Wegener-Granulomatose, mikroskopische Polyangiitis) • ANCA-negativ

Tab. 8.3 Thrombotische Mikroangioathien.

Synopsis
• HUS (häufigste Ursache einer ANI im Kindesalter, jährliche Inzidenz: 3 Fälle/100 000 Kinder < 5 Jahre, durch enterohämorrhagische E.-coli-Stämme (bilden Shigatoxine), s. Hämaturie, Petechien • hereditäres („atypisches") HUS (Komplementdefekte, familiäres Vorkommen), s. Hämaturie, Infektanfälligkeit • durch Calcineurin-Inhibitoren induziertes HUS • thrombotisch-thrombozytopenische Purpura (Moschcowitz-Syndrom, auch familiär), s. Petechien, Hämaturie, Krampfanfälle

Tab. 8.4 Vaskulitiden mit potenzieller Anurie.

Merkmal	Vaskulitis
c-ANCA-positiv	Wegener'sche Granulomatose, mikroskopische Polyangiitis (50 %)
p-ANCA-positiv	Churg-Strauss-Syndrom (60 %), mikroskopische Polyangiitis (50 %), Panarteriitis nodosa
ANCA-negativ	SLE, M. Schoenlein-Henoch, Vaskulitis bei rheumatoider Arthritis und Virusinfekten

Tab. 8.5 Thrombopenie und Anurie.

Ursachen
• beidseitige Nierenvenenthrombose • HUS, s. o. • thrombotisch-thrombozytopenische Purpura, s. o. • Hanta-Virus-Nephritis, s. Hämaturie • Leptospirosen (M. Weil) • Sepsis mit Multiorganversagen, DIC

- leukämische Infiltration, Lymphom, doppelseitiger Wilms-Tumor
- Nephrektomie einer Einzelniere
- M. Fabry, s. Hypertonie, Bauchschmerzen, Sensibilitätsstörungen
- Sarkoidose (durch Hyperkalzämie bzw. auch durch granulomatöse interstitielle Nephritis)
- tubulointerstitielle Nephritiden
  - interstitielle Nephritiden (durch Medikamente, infektiös, TINU-Syndrom, Systemerkrankungen)

Stoffwechsel, Zellzerfall

- diabetische Neophropathie (Mikroalbuminurie, s. Proteinurie)
- Hyperkalziurie, s. Hämaturie, Hyperkalzämie
- Myoglobinurie, s. Hyperkaliämie, Rhabdomyolyse; auch nach Wespenstichen (auch Hämolyse), s. „Merke"
- Hämoglobinurie durch massive intravasale Hämolyse, z. B. paroxysmale Kältehämoglobinurie, paroxysmale nächtliche Hämoglobinurie, Malaria
- Hyperurikämie: Tumorlyse-Syndrom (bes. bei Leukämien, bei hochmalignen Lymphomen, selten auch zusätzlich Befall der Nieren)
- idiopathische renale Hypourikämie (genetisch bedingte, gestörte HS-Rückresorption [HS: Harnsäure] im proximalen Nierentubulus, Nierenversagen bei starker körperlicher Belastung durch vermehrten Anfall von HS aus Muskulatur möglich)
- Tumorlyse-Syndrom s. o.

Merke M!

Eine **Myoglobinurie** ist immer durch eine **Rhabdomyolyse** bedingt. Eine Rhabdomyolyse kann aber auch ohne Myoglobinurie verlaufen (nur mit CK-Erhöhung).

Nephrotoxische Substanzen

- Antibiotika: Aminoglykoside
- s. auch „Merke"

Cave ⚠

Neonatalperiode und Aminoglykoside.

- neonatales Nierenversagen durch Sartane (im 2. und 3. Trimenon eingenommen, Oligohydramnion, Fehlbildungen)
- NSAR, Salizylate, Indometacin, ACE-Hemmer
- Zytostatika: Ifosfamid, Cisplatin; Methotrexat, Mitomycin
- Ciclosporin A, Tacrolimus, Amphotericin B, Statine (über Rhabdomyolyse)
- Röntgenkontrastmittel (durch hoch osmolare, meist jodhaltige Kontrastmittel induzierte Nephropathie, von passagerer Nierenfunktionsstörung bis zum Nierenversagen reichend)
- nephrogene systemische Fibrose durch Gadolinium (bei vorgeschädigter Niere, daneben sklerodermieähnliche Hautverdickungen, Kontrakturen)
- Propofol-Infusionssyndrom (Rhabdomyolyse bzw. direkte Nierenschädigung), s. Hyperkaliämie
- Äthylenglykol-Intoxikation (Bremsflüssigkeit, Frostschutz)
- Nierenversagen bei „Oxalatniere"
- Schwermetalle (organische Hg-Verbindungen, Blei, Chrom u. a.)
- Pilze (Orellanus-Syndrom, oft tagelange Latenzzeit nach Verzehr, Pilze aus der Gattung Schleierlinge)
- Strahlennephropathie (die akute Form tritt erst 6–12 Monate nach Radiatio auf!)

Merke M!

Eine **medikamentös-toxische** Nierenschädigung kann durch verschiedene, sich z. T. überlappende **Mechanismen** zustande kommen:

- vaskulär (z. B. NSAR)
- tubulotoxisch (NSAR)
- tubuloobstruktiv
- immunologisch-interstitiell (NSAR)

Somit ist vorwiegend das Nephron betroffen, die Glomeruli eher selten.

Ischämische Ursachen einer Anurie

- Atemnotsyndrom, Asphyxie
- Herzinsuffizienz
- protrahierter Schock

Postrenal

Info i

Häufigkeit ca. 5 %.

- Ureterstein, Blasenstein
- Blasentumoren (z. B. Urothelkarzinom), verstopfter Blasenkatheter
- abgehendes Blutkoagel (durch Traumata, bei Hämophilie)
- retroperitoneale Tumoren wie Lymphome, Neuroblastome, Teratome, Liposarkome
- Ureterabgangstenose (subpelvine Stenose)
- Uretermündungsstenose, Ureterozelen
- Ormond-Syndrom (retroperitoneale Fibrose – leere Blase)
- IgG4-assoziierte retroperitoneale Fibrose (bei Autoimmunpankreatitis)
- infravesikale Hindernisse wie Urethralklappe/Striktur (evtl. Z. n. Katheterismus)
- neurogene Blase (z. B. bei Meningomyelozele)

8.2.2 Chronische Niereninsuffizienz

In diesem Zusammenhang s. auch Hämaturie, Proteinurie, Hypertonie, Uropathien. Ätiologie und Häufigkeit sind in ▶ Tab. 8.6 beschrieben.

Tab. 8.6 Ätiologie und Häufigkeit des chronischen, terminalen Nierenversagens (nach Lewis 2008).

Diagnose	Häufigkeit (in %, n = 965)
glomeruläre Nierenerkrankungen	21,8
obstruktive Uropathie	14,7
Tubulopathie	8,3
kongenitales nephrotisches Syndrom	5,1
metabolische Erkrankungen	4,8
polyzystische Nierenerkrankung	2,9

A

9 Apnoe/Atemlähmung

9.1 Einführung

Definition [ ]

- **Apnoe:** kurzzeitiger Ausfall der Atemtätigkeit, in der Regel spontan reversibel
- **Hypopnoe:** verminderte Frequenz und/oder Tiefe der Atmung
- **Atemlähmung:** länger dauernder Ausfall der Atmung. Eine unbehandelte Apnoe führt in 3–5 Minuten zum Hirntod. Durch konsekutive Hypoxie kann es zum Herzstillstand kommen.
  - **zentrale Atemlähmung:** Lähmung des Atemzentrums in der Medulla oblongata
  - **periphere Atemlähmung:** Störung der Atemmuskulatur, der Motoneuronen oder der motorischen Endplatte

9.2 Differenzialdiagnosen

9.2.1 Zentrale Ursachen

Apnoe

- idiopathische Apnoe-Anfälle bei Frühgeborenen (oft kombiniert mit Bradykardie), s. „Merke", Bradykardie
- ALTE (Near-SIDS), s. u.
- Erstmanifestation einer Stoffwechselkrise bei Säuglingen (z. B. Galaktosämie, MCAD-Defekte, Ahornsiruperkrankung, nicht ketotische Hyperglyzinämie, Letztere oft kombiniert mit Krampfanfällen und hartnäckigem Singultus)
- M. Gaucher Typ 2 (Hirnstamminsuffizienz, Stridor, AR)
- Hyperekplexie („startle disease", Stiff-Baby-Syndrom-Apnoe, bes. im Neugeborenenalter und bei Säuglingen, AD, AR)
- Hypoglykämie, Hypokalzämie, Hypomagnesiämie bei jungen Säuglingen, s. entsprechende Kapitel
- Infektionen (z. B. RSV-Infektion und Infektion mit dem Metapneumovirus, bes. bei Frühgeborenen; Pertussis im Säuglingsalter, s. „Merke")
- Sepsis im Neugeborenen- und jungen Säuglingsalter durch Streptokokken der Gruppe B, Listerien, E. coli u. a. (**DD:** HSV-2-Infektionen, Parechovirus-Infektionen, aber auch Infektionen durch andere Viren)
- GÖR (mit konsekutiver Apnoe bei Säuglingen)
- zerebrale Anfälle (Apnoe meist kombiniert mit Bradykardie, z. B. in der ersten Phase eines Fieberkrampfes), s. Krampfanfälle, Bewusstseinsstörungen
- Apnoe als Folge eines „Schütteltraumas" neben zerebralen Anfällen, s. Krampfanfälle
- intrakranieller Gefäßverschluss, s. Schlaganfall/Apoplexie
- zervikale Myelopathie bei Achondroplasie, s. Minder-/Kleinwuchs
- Wirbelsäulenanomalien wie Os odontiodeum
- Z. n. Operationen im oberen HWS-Bereich
- Breath Holding Spell („Affektkrämpfe")
- Synkope, s. Synkope/Kollaps

Cave ⚠

Breath Holding Spell kann mit „Long-Q-T-Syndrom" verwechselt werden.

Merke M!

Bei **Frühgeborenen** mit einem Gestationsalter unter der 32. Woche besteht eine 50 %ige Wahrscheinlichkeit, einen **Apnoeanfall** zu erleiden (Unreife des Atemzentrums).

Definition [ ]

ALTE

- plötzliche Atmungsaussetzer (zentrale, gelegentlich obstruktive Apnoe)
- simultan akute Veränderung der Hautfarbe (Blässe oder Zyanose)
- simultan Muskeltonusveränderungen (Hypo- bzw. Hypertonus)
- Bradykardie
- Zustandsbild durch äußere Reize oder Reanimation reversibel
- deutlich erhöhtes SIDS-Risiko nach ALTE, Wiederholungsgefahr eines ALTE innerhalb weniger Wochen: 30 % (SIDS-Rate liegt in Deutschland bei 0,5 %/1000 Säuglingen)

Merke M!

Im jungen Säuglingsalter kann sich die **Pertussis** primär mit Apnoe-Anfällen manifestieren, noch bevor es zu den typischen Hustenparoxysmen kommt.

Syndrome mit (potenzieller) zentraler Apnoe

- kongenitales zentrales Hypoventilationssyndrom (CCHS, früher: Undine-Syndrom), s. „Merke"
- Arnold-Chiari-Fehlbildung (speziell Typ II mit Meningomyelozele und Hydrocephalus internus durch Druck auf die Medulla oblongata – Atemzentrum)
- Joubert-Syndrom u. Jounert-syndrome related Disorders (JS und JSRD, Malformationen im Hirnstamm und Kleinhirn, Apnoen abwechselnd mit ungeklärten Hyperpnoen/Tachypnoen, allgemeine Hypotonie, zählt zu den Ziliopathien, Mutationen in u. a. KIF7, TMEM67, AR), s. Ataxie

- Pitt-Hopkins-Syndrom (Gesichtsdysmorphien mit typischer herzförmiger Begrenzung des Oberlippenrots, intellektuelles Defizit, zerebrale Anfälle mit in der Folge auftretenden Atemstörungen wie anfallsartiger Tachypnoe, Hyperventilation, evtl. Apnoe, Mutationen im TCF4-Geb), s. Schädelauffälligkeiten (Mikrozephalus)
- Rett-Syndrom (Enzephalopathie u.a. mit Hyperventilation und/oder Apnoe-Anfällen), s. Retardierung, mentale
- Möbius-Sequenz (intrauterin erworben!), s. Fazialisparese

Merke M!

CCHS: passagerer fehlender Atmungsantrieb während des Schlafes. Bedingt u.a. durch Mutation am PHOX2B-Gen und damit kongenitale Störung der zentralen CO_2-Chemorezeptor-Sensibilität, persistierende Hypoventilation im Schlaf: $PaCO_2$ > 60 mmHg, in ca. 15–25 % mit **Megacolon congenitum** assoziiert, da sich das PHOX2B-Gen auch für die Innervation des Dickdarms mitverantwortlich zeichnet (HADDAD-Syndrom), s. Obstipation.

Atemlähmung

- „late-onset central hypoventilation syndrome" (Manifestation des Undine-Syndroms erst im Kleinkindesalter)
- Entzündungen im Hirnstammbereich (MS, ADEM, Enzephalitis, Meningitis, Guillain-Barré-Syndrom – Beatmung in 25 % der Fälle nötig, Poliomyelitis)
- Schädel-Hirn-Traumata, Hirnödem; Hirnblutungen, speziell im Hirnstammbereich (Unfälle, Kindesmisshandlung), s. Bewusstseinsstörungen
- intrakranielle Tumoren (bes. der hinteren Schädelgrube)
- Near Drowning, andere Zustände nach Hypoxie (Suizidversuch)
- Medikamente wie Opioide, Barbiturate, Benzodiazepine, bes. in Kombination mit Alkohol
- Pflanzengifte, z.B. Goldregen, Herbstzeitlose, Eisenhut u.a.
- inhalative Gifte wie CO, Schnüffeln von Feuerzeuggas (Isobutangas), s. Fötor/Gerüche
- CO_2-Anstieg (Hyperkapnie, z.B. bei Laryngitis Stadium IV, Epiglottitis), s. Stridor
- Atemlähmungen, z.B. auch beim Säuglingsbotulismus möglich, s.u.

9.2.2 Periphere Ursachen

Obstruktives Schlafapnoe-Syndrom

Info i

Das obstruktive Schlafapnoe-Syndrom OSAS (▶ Tab. 9.1) zeichnet sich durch Verengung der pharyngealen Atemwege mit Schnarchen bzw. lautem Atmen im Schlaf aus (art. O_2-Sättigung ≤ 90 %, art. pCO_2 > 50 mmHg), s. „Merke".

Tab. 9.1 OSAS im Kindesalter.

Symptome und Folgen
• Schnarchen (ca. 10 % der Kinder im Grundschulalter schnarchen!) • angestrengte Atmung, Mundatmung, unruhiger Schlaf • Apnoen • ungewöhnliche Schlafposition • profuses Schwitzen im Schlaf • Tagesmüdigkeit • Hyperaktivität • Dysfunktion der Eustachischen Röhre (bei ca. 30 %) • Konzentrationsschwäche • Aggressivität • arterielle Hypertonie

Merke M!

Patienten mit bekannter **obstruktiver Schlafapnoe** sollten nach einer **Narkose** 24 Stunden lang **überwacht** werden.

Störungen der Motoneuronen

- Rückenmarksverletzungen im Bereich C1–C4
- Poliomyelitis (Befall v.a. der grauen Substanz der Neurone des Rückenmarks, bes. der Vorderhornzellen), s. Lähmungen
- Guillain-Barré-Syndrom, s. Lähmungen
- Phrenikusparese, s. Lähmungen
- Tetanus (durch Toxine von C. tetani, die entlang der Nervenbahnen zu den Vorderhörnern bzw. zum Hirnstamm gelangen)
- Säuglingsbotulismus (durch das Toxin von C. botulinum, Gefahr speziell in den ersten 6 Monaten)
- kongenitales Myasthenie-Syndrom mit episodischen Apnoen (Mutationen im Gen für die Cholin-Acetyl-Transferase)

Tab. 9.2 Manifestationen des Schnarchens (unter Berücksichtigung des Apnoe-Index, der SpO_2-Abfälle und des EEG-Arousals).

	Apnoe-Index (Ereignisse/h)	SpO_2*-Abfälle (%)	Arousals (Ereignisse/h, ab dem 6. Lebensmonat)
primäres (habituelles) Schnarchen	<1	> 92	EEG < 11
Schnarchen im Rahmen eines UARS**	<1	> 92	EEG > 11
mildes OSAS	1–4	86–91	EEG > 11
moderates OSAS	5–10	76–85	EEG > 11
schweres OSAS	> 10	< 75	EEG > 11

*SpO_2: pulsoxymetrisch gemessene Sauerstoffsättigung,
**UARS: „upper airway resistance syndrome".

- Lambert-Eaton-Syndrom (Autoantikörper gegen präsynaptische Kalziumkanäle)
- Muskelrelaxanzien vom Succinyl-Cholin-Typ (Ursachen: Überdosierung, erworbener oder familiärer Cholinesterase-Mangel, AR)

Cave

Säuglingsbotulismus: Bienenhonig, Auskeimung von Sporen im Magen-Darm-Trakt.

Verlegung der Atemwege (s. Dyspnoe, Stridor)

- doppelseitige Choanalatresie (knöchern oder membranös; Nasenatmung, bes. des Neugeborenen, beeinträchtigt, z. B. bei CHARGE-Assoziation, s. Dyspnoe, Anosmie)
- kraniofaziale Dysmorphien mit Beeinträchtigung der Atmung
- ständige Verschleimung bei MPS I (im Nasen-Rachen-Raum [s. o.], aber auch im Bereich der Trachea)
- Fremdkörperaspirationen, s. Husten, Dyspnoe
- Laryngospasmus, hereditäres Angioödem, Laryngitis Stadium IV (CO_2-Narkose, zentrale Atemlähmung)
- Epiglottitis (größte Vorsicht beim „Spateln", Intubationsbereitschaft, sitzender Transport), s. Stridor
- Tumoren, Missbildungen der Trachea (z. B. Gefäßringe, Tracheomalazie), s. Dyspnoe, Stridor

Cave

Fremdkörperaspirationen: laryngealer Fremdkörper.

Behinderung der Thoraxbeweglichkeit und der Ausdehnungsfähigkeit der Lunge

- asphyxierende Thoraxdystrophie (Jejune-Syndrom, auch mit Lungenhypoplasie einhergehend, Nierenanomalien, AR), s. Skelettanomalien-/deformitäten
- „flail thorax syndrome" (instabiler Thorax, „Dreschflegelthorax"), s. Dyspnoe
- (Spannungs-)Pneumothorax, Hämatothorax, ausgedehnte Pleuraergüsse, Pleuraempyem, s. Dyspnoe
- ausgeprägte Kyphosen, Lordosen, Skoliosen, Rigid-Spine-Syndrom, s. Rückenschmerzen/juvenile Osteoporose
- „chest wall rigidity" durch Fentanyl (Hyperkapnie, Hypoxie)

Verteilungs-, Diffusions- und Perfusionsstörungen der Lunge

- Bronchiolitis, Status asthmaticus, (Spannungs-)Pneumothorax s. Dyspnoe, Husten
- Post-RSV-Atemwegserkrankung
- ARDS, Lungenödem s. Dyspnoe, Husten
- Lungenfibrosen, pulmonale Hypertension, s. Zyanose, Dyspnoe
- Lungenembolie, s. Thorax-/Brustschmerzen
- akutes Thoraxsyndrom bei Sichelzellkrankheit (in 40–50 % durch Fettembolien aus Knochen, typischerweise vorhergehende Knochenschmerzen!)

Primär kardiale „Apnoe-Anfälle" – kardiale Synkope

Arrhythmien und Apnoe (▶ Tab. 9.4)

Vitien und Apnoe

- Fallot'sche Tetralogie („Sterbeanfälle", früher vor operativer Korrektur häufig beobachtet)
- Aortenstenose, s. Synkope/Kollaps
- Mitralklappenstenose (Rhythmusstörungen, Embolien)
- Mitralklappenprolaps-Syndrom (Rhythmusstörungen)

Andere organische Herz- und Gefäßerkrankungen

- obstruktive Kardiomyopathie, s. Thorax-/Brustschmerzen
- pulmonale arterielle Hypertonie, s. Dyspnoe, Zyanose
- Myxom des Vorhofes (z. B. beim Carney-Komplex), s. Pigmentanomalien
- kardiale Rhabdomyme bei M. Pringle, s. Krampfanfälle, Pigmentanomalien
- Myokardinfarkt (z. B. Kounis-Syndrom), Myokarditis, s. Thorax-/Brustschmerzen
- Aortendissektion (z. B. beim Marfan-Syndrom, beim Ullrich-Turner-Syndrom)

Tab. 9.4 Kardiale Arrhythmien als Ursache einer Apnoe.

Kardiale Arrythmie	Merkmale
Bradyarrhythmien	Sick-Sinus-Syndrom, AV-Block (2. Grades Typ II oder 3. Grades)
Tachyarrhythmien	Kammertachykardie, Kammerflimmern, „torsade de pointes" (Long-QT-Syndrome, s. Synkopen), supraventrikuläre Tachykardie (z. B. beim WPW-Syndrom)

10 Aszites

10.1 Einführung

Definition [ ]

Aszites: Ansammlung von **freier Flüssigkeit** in der **Bauchhöhle.**

10.1.1 Pathogenese des Aszites

- **Erhöhung des hydrostatischen Drucks** im Kapillarbett des Splanchnikusgebietes (Rechtsherzinsuffizienz, portale Hypertension)
- **Verminderung des onkotischen Drucks** (EW-Mangel im Blut)
- **vermehrte Permeabilität** der Kapillarwände (z.B. bei Entzündungen, Sepsis, malignen Prozessen, pankreatogener Aszites)

10.2 Differenzialdiagnosen

10.2.1 Portale Hypertension

Prähepatischer Block

- Pfortaderthrombose (nach Nabelvenenkatheter, Omphalitis, Sepsis, bei Thrombophilie, Malignomen, Cholangitis)
- Mesenterialvenenthrombose
- kavernöse Transformation der V. portae (Kollateralen im Bereich einer thrombosierten V. portae)
- angeborene Fehlbildungen im Pfortaderbereich (Offenbleiben der Nabelvene: Cruveilhier-Baumgarten-Syndrom)
- angeborene (oder erworbene) Fistel zwischen A. hepatica und V. portae

Intrahepatischer Block

- akutes Leberversagen, z.B. bei Galaktosämie, Tyrosinämie I (akute Form, in den ersten Lebenswochen), M. Wilson, fulminante Hepatitiden, Knollenblätterpilzvergiftungen u.a.
- Leberzirrhose (Ursachen im Kindesalter: u.a. CF, M. Wilson, α-1-Antitrypsinmangel, Z.n. entzündlichen Hepatitiden, NASH, Hepatitis mit Fibrose, Tyrosinämie Typ 1), s. Hepatomegalie/-pathie
- kongenitale Leberfibrose (ARPKD, Caroly-Syndrom)
- fokale noduläre Hyperplasie (nichtmaligner, meist solitärer Lebertumor), s. Hepatomegalie/-pathie
- Leberadenome, Leberhämangiome
- Lebermalignome (am häufigsten das Hepatoblastom), s. Hepatomegalie/-pathie
- Schistosomiasis (Leberbilharziose), viszerale Leishmaniose (Kala-Azar), alveoläre Echinokokkose
- venookklusive Erkrankung der Leber (durch Zytostatika, bei lymphoproliferativen Erkrankungen, Vitamin-A-Überdosierung, Kollagenosen)
- Amyloidose der Leber (meist sekundär durch chronische Entzündungen (z.B. familiäres Mitttelmeerfieber) oder maligne Tumoren, aber auch bei Gammopathien
- M. Gaucher, s. Splenomegalie

Posthepatischer Block

- Budd-Chiari-Syndrom (Thrombose der unteren Hohlvene bzw. der Vv. hepaticae; Ursachen: konnatal, Thrombophilie, Kompression, myeloproliferatives Syndrom, paroxysmale nächtliche Hämoglobinurie), s. Hepatomegalie/-pathie
- konstriktive Perikarditis (gestaute Halsvenen!)
- chronische Rechtsherzinsuffizienz

10.2.2 Eiweiß-(Albumin-)Mangel

- Lebererkrankungen (Albumin-Synthesestörung)
- nephrotisches Syndrom (renaler EW-Verlust), s. Ödeme
- Enteropathie mit enteralem Proteinverlust (Proteinverlust auch bei Zöliakie möglich), s. Ödeme
- Kwashiorkor, marantischer Kwashiorkor, s. Malnutrition
- M. Ménétrier, M. Whipple, s. Durchfall/Diarrhö
- Amyloidose (z.B. bei familiärem Mittelmeerfieber, TRAPS, CINCA-Syndrom), s. Fieber/Sepsis

Tab. 10.1 Formen des Aszites*.

Aszitesform	Diagnostik
Transsudat	• Erguss nicht entzündlicher Genese • EW-Gehalt < 2 g/dl • Serum-/Aszites-Albumingradient: > 1,1 g/dl • spez. Gewicht < 1015 • zellarm (< 250 Neutrophile/µl)
Exsudat	• entzündlich • EW-Gehalt > 2,5 g/dl • Serum-/Aszites-Albumingradient: < 1,1 g/dl • spez. Gewicht > 1018 • segmentkernige Leukozyten meist vermehrt (> 250 Neutrophile/µl)
Sonderformen	• Chylaskos • Hämaskos • selten Urinaszites beim Neugeborenen (z.B. durch Nierenbeckenruptur bei hinterer Urethralklappe) • Metastasierung ins Peritoneum, s.u.

*Sonografischer Nachweis eines Aszites ab ca. 200 ml möglich.

10.2.3 Entzündungen mit Aszites

- bei fortgeschrittener NEC, s. gastrointestinale Blutungen, im Rahmen einer Mekoniumperitonitis (Darmatresien, CF)
- Pneumokokkenperitonitis, s. Bauchschmerzen
- SBP (spontane bakterielle Peritonitis) bei Leberzirrhose und Aszites (im Kindesalter eher selten), bei nephrotischem Syndrom
- peritoneale Tuberkulose (Exsudat oft hämorrhagisch); **DD:** Zöliakie (vorgewölbtes Abdomen)
- Polyserositis bei M. Still, familiärem Mittelmeerfieber, auch bei SLE, s. Fieber/Sepsis
- HLH (hämophagozytische Lymphohistiozytose, MAS), s. Splenomegalie

10.2.4 Maligne Prozesse

- Metastasierung ins Peritoneum, z. B. Peritonealkarzinose bei Ovarialkarzinom
- Pseudo-Meigs-Syndrom: maligner Ovarialtumor, Hydrothorax, Aszites

10.2.5 Andere Ätiologien

Perinatal

- Aszites beim Hydrops congenitus (▶ Tab. 10.2)
- Urin-Aszites (bis zu 30 % des neonatalen Aszites, durch Obstruktion bei hinterer Urethralklappe, Ureterenabgangsstenose, Blasenruptur durch Nabelarterienkatheter; Laborbefunde: Hyponatriämie, ansteigendes Serumkreatinin)
- kongenitales nephrotisches Syndrom (kongenitales nephrotisches Syndrom vom „Finnish type" sowie Pierson-Syndrom), s. Proteinurie
- neonatale Hämochromatose (Ferritin ↑), s. Ikterus
- Ruptur fetaler Ovarialzysten
- fetale Darmruptur (durch gastrointestinale Obstruktion, z. B. beim Mekoniumileus)
- Chromosomenanomalien wie Turner-Syndrom, Trisomie 21 u. a., s. Minder-/Kleinwuchs; Retardierung, mentale
- Perlman-Syndrom (u. a. fetaler Aszites), s. Hoch-/Großwuchs (kongenitaler)
- Chylaskos: angeborene Darmfehlbildungen, z. B. mit Leck in der Cysterna chyli

Tab. 10.2 Aszites bei Hydrops congenitus.

Ursachen
• immunologisch (z. B. Rhesus-Unverträglichkeit) • andere intrauterine Anämien, z. B. Blackfan-Diamond-Anämie (durch Hypoxie) • fetale supraventrikuläre Tachykardie (z. B. beim fetalen M. Basedow, Vitien) • fetofetale Transfusion (beim Akzeptor) • infektiös (z. B. Parvo-B19-Virus-Infektion) • Stoffwechselerkrankungen wie Sialidose (frühinfantile Form), M. Niemann-Pick Typ C, CDG-Syndrome (z. B. CDG-Ik)

Traumata und weitere Ursachen eines Aszites

- traumatischer Chylaskos (Triglyzeride im Punktat erhöht, z. B. > 1000 mg/dl)
- Hämaskos durch Trauma
- Pankreaszystenruptur, Pankreatitis, Pankreasfisteln (Amylase im Aszites > Serumamylase)
- Ruptur einer Choledochuszyste, Gallenblasenruptur (Bilirubin im Aszites ↑)
- Filariose (Obstruktion und Verödung von Lymphgefäßen durch abgestorbene Filarien)
- Meigs-Syndrom (Aszites, Hydrothorax, benigner Ovarialtumor – meist Fibrom)
- Kapillarlecksyndrom (generalisierte Ödeme, Pleura-/Perikarderguss), s. Schock
- ventrikuloperitonealer Shunt (durch evtl. verminderte peritoneale Resorption des Liquors)
- Z. n. Fontan-OP (bedingt durch enteralen EW-Verlust)
- Hypothyreose (Myxödem-Aszites, nur bei ca. 4 % der Patienten mit Myxödem ist ein Aszites nachweisbar, EW > 25g/l, rasche Normalisierung unter Thyroxinsubstitution)

Merke M!

Eine große, intraabdominale **Dermoidzyste** kann einen Aszites vortäuschen (Sonografie schafft Klarheit).

A

11 Ataxie

11.1 Einführung

Definition

Ataxie: Störung der **Koordination** bzw. **Feinabstimmung** von Haltung und Bewegungsabläufen; kann akut, rezidivierend oder chronisch verlaufen.

Merke M!

Häufigste Ursachen einer akuten Ataxie im Kindesalter

- Intoxikationen
- akute postinfektiöse Zerebellitis (z. B. nach Varizellen)
- Guillain-Barré-Syndrom
- andere ZNS-Infektionen (z. B. Meningoenzephalitis)
- ZNS-Traumata

Merke M!

Bei Erkrankung einer Hirnhemisphäre (einschließlich der zugehörigen Bahnen) tritt eine **gekreuzte Hemiataxie** auf, d. h., dass immer die Körperhälfte, die dem zerebralen Herd gegenüberliegt, von den ataktischen Symptomen betroffen ist.

11.2 Differenzialdiagnosen

11.2.1 Genetisch bedingt

Autosomal dominante spinozerebelläre Ataxien (ADCA)

- ADCA vom Typ I (mit Untergruppen: spinozerebelläre Ataxien [SCA, Typ 1–7], Begleitsymptomatik: Optikusatrophie, Dysphagie, Hyperreflexie, Akinese, Rigor)
- ADCA vom Typ II (Netzhautdegeneration, Pigmentierungsstörungen)
- ADCA vom Typ III (der Prozess bleibt auf das Kleinhirn beschränkt)
- episodische Ataxie-Erkrankung Typ I u. II (je nach Typ Sekunden bis Stunden dauernde Ataxieanfälle bei Startbewegungen und/oder bei Anstrengungen)
- Akustikusneurinom bei Neurofibromatose Typ II
- Glut-1-Defekt (Glukosetransporter-Defekt Typ 1, oft Neumutationen), s. Krampfanfälle
- hereditäre motorisch sensorische Neuropathien (HMSN Typ 1 u. 2), Lähmungen, Sensibilitätsstörungen, s. Lähmungen, Sensibilitätsstörungen

Merke M!

ADCA: mutierte Gene je nach Typ: SCA1–SCA22, Manifestationsalter: 30–50 Jahre, aber abhängig vom genetischem Typ auch im Kindesalter. Bei den ARCA hingegen Erkrankungsbeginn meist vor dem 29. Lj.

Autosomal rezessive spinozerebelläre Ataxien (ARCA)

- Friedreich-Ataxie (spinozerebelläre Ataxie, Mutationen im Frataxin-Gen, s. „Merke", Sensibilitätsstörungen
- Louis-Bar-Syndrom (Ataxia teleangiectatica, durch inaktivierende Mutationen im ATM-Gen), s. „Merke"
- okulomotorische Apraxie Typ 1 (AOA1, mutiertes Gen: Apraxatin) und Typ 2 (AOA2, mutiertes Gen: Senataxun; **DD:** Louis-Bar-Syndrom, aber bei den okulomotorischen Apraxien keine Teleangiektasien!)
- Ataxie mit Störung des Vitamin-E-Transports (Klinik ähnlich der Friedreich-Ataxie, Beginn zwischen 6. und 18. Lj., evtl. Besserung durch rechtzeitige Vitamin-E-Prophylaxe)
- A- bzw. Hypo-β-Lipoproteinämie (bedingt durch Vitamin-E-Mangel), s. Durchfall/Diarrhö; Erkrankungsbeginn in der Regel < 20 Jahre

Stoffwechselerkrankungen, meist AR-vererbt

- Biotinidase-Mangel, s. Hörstörungen, Alopezie/Haaranomalien (Haarlosigkeit); Retardierung, mentale
- Glutarazidurie Typ 1, s. Schädelauffälligkeiten (Makrozephalie)
- M. Wilson, s. Hepatomegalie/ pathic
- Ahornsirupkrankheit (Störung im Abbau der 3 verzweigtkettigen Aminosäuren Leucin, Isoleucin, Valin), s. Muskelschwäche (Muskelhypotonie), Erbrechen, Krampfanfälle
- Hartnup-Krankheit (Tryptophanmangel mit pellagraähnlichen Hautveränderungen, zerebelläre Symptomatik nicht obligat)
- Mevalonazidurie (**DD:** M. Still!), s. Fieber/Sepsis
- infantiles Refsum-Syndrom (ab dem 10. Lj. ichthyosiforme Hautveränderungen, Retinopathia pigmentosa, progrediente Schwerhörigkeit, An-/Hyposmie, Polyneuropathie, zerebelläre Ataxie, auch frühinfantile Form beschrieben), s. Anosmie, Hörstörungen
- CDG-Syndrome, speziell CDG Typ Ia
- M. Niemann-Pick Typ C, s. Splenomegalie
- Late-Onset-Formen der Hyperammonämie-Syndrome (außer der OTC-Defizienz, aber z. B. Zitrullinämie Typ II), s. Hyperammonämie
- DIDMOAD-(Wolfram-)Syndrom Typ 1 u. 2 (verschiedene Genloci) und mitochondriale Form (hier Ataxie ein Spätsymptom), s. Polydipsie/-urie, Hörstörungen

Andere angeborene Erkrankungen mit dem Symptom Ataxie

- metachromatische Leukodystrophie (Arylsulfatase A ↓), s. Lähmungen
- HMSN Typ III u. IV, s. Lähmungen, Sensibilitätsstörungen
- Roussy-Levy-Syndrom (Areflexie/Hyporeflexie bereits im Kindesalter, meist ab dem 10. Lj., Hohlfuß, Muskelatrophie, verdickte Nervenstränge, Nervenreizleitung beeinträchtigt)
- Early Onset cerebellar Ataxie (EOCA, mit retinaler Degeneration, Muskelzuckungen, mit Hypogonadismus-Holmes-Syndrom)
- Cockayne-Syndrom (Teleangiektasien, Poikilodermie), s. Pigmentanomalien, Minder-/Kleinwuchs
- Marinesco-Sjögren-Syndrom, s. Augenauffälligkeiten/-erkrankungen (Katarakt), Minder-/Kleinwuchs; Retardierung, mentale
- Joubert-Syndrom (Agenesie des Vermis cerebelli, Nystagmus, mentale Retardierung), s. Apnoe, Hyperpnoe
- Gillespie-Syndrom (partielle Aniridie, geistige Retardierung), s. Augenauffälligkeiten/-erkrankungen
- M. Alexander (infantile Form: Kleinhirnhypoplasie, Makrozephalie), s. Lähmungen, Krampfanfälle
- SANDO (sensorische ataktische Neuropathie, Dysarthrie, Ophthalmoplegie, eine Mitochondriopathie)
- Purinnukleosidphosphorylase-Mangel (SCID mit Ataxie, Spastik, Autoimmunphänomenen), s. Infektanfälligkeit

Merke M!

Die **Friedreich-Ataxie** ist die **häufigste Heredoataxie.** Sie beginnt meist vor dem 10. Lj. Gang-, Stand-, Extremitätenataxie, Dysarthrie, Muskelschwäche, Areflexie, positiver Babinski, evtl. Paraspastik der Beine, Kyphoskoliose, Friedreich-Fuß, Kardiomyopathie. EOCA (mit erhaltenen Muskeleigenreflexen) ist möglicherweise eine Sonderform der Friedreich-Ataxie.

Merke M!

Das **Louis-Bar-Syndrom** beginnt bereits im Vorschulalter. Teleangiektasien (ab 5.–6. Lj.) im Bereich der Konjunktiven, der Helices und im Schulter-Hals-Bereich, rekurrierende bronchopulmonale Infekte als Folge eines kombinierten Immundefektes (zellulär, IgA-Mangel, IgG2- und IgG4-Mangel), Bronchiektasien, endokrine Störungen wie gestörte Glukosetoleranz, erhöhtes α-1-Fetoprotein, vermehrte Chromosomenbrüchigkeit; erhöhtes Malignomrisiko, auch für heterozygote Merkmalsträger.

Cave ⚠

Louis-Bar-Syndrom: Mamma-Ca.

X-chromosmal rezessiv

- Lesch-Nyhan-Syndrom (Hyperurikämie, Autoaggression), s. Retardierung, mentale
- Adrenoleukodystrophie (ADL-X), Adrenomyeloneuropathie, s. Lähmungen, Hyperkaliämie
- Menkes-Syndrom, s. Alopezie/Haaranomalien
- Late-Onset-Form von Ornithin-Transcarbamylase-Defizienz (OTC-Defizienz), s. Hyperammonämie

X-chromosomal dominant

- Pyruvatdehydrogenasekomplex-Defizienz (PDHA), s. „Merke", Ataxie (rekurrierende)
- Rett-Syndrom (typisch die stereotypen Handbewegungen), s. Retardierung, mentale (nach anfänglich unauffälliger Entwicklung)

Imprinting

- Angelman-Syndrom (Happy-Puppet-Syndrom, fröhliche Grundstimmung, marionettenhafte Bewegungen), s. Retardierung, mentale

11.2.2 Nicht genetisch bedingt/erworben

Zerebellär

Info i

Häufige Symptome neben Ataxie: skandierende Sprache, Störung der Blickfolge, Tremor.

- ataktische CP (4% der CP-Patienten, nonprogressive konnatale zerebelläre Ataxie), s. Lähmungen
- Z.n. bakterieller Meningitis, durch Neuroborreliose, nach Herpes-simplex-Enzephalitis)
- postinfektiöse Zerebellitis (Varizellen [s.u.], ECHO-, Coxsackie-Virus-Infektionen, Mykoplasmen-Zerebellitis)
- Guillain-Barré-Syndrom, Sonderform: das Miller-Fisher-Syndrom, s. Lähmungen
- Kleinhirntumoren (oft Medulloblastom, Astrozytom), Akustikusneurinom
- Kleinhirnabszesse, Kleinhirnblutung
- Mastoiditis
- Multiple Sklerose (MS, langsamere Progredienz beim Kind als beim Erwachsenen, Retrobulbärneuritis), s. Lähmungen
- PML (progressive multifokale Leukenzephalopathie) durch Reaktivierung von Polyomavirus-JC, motorische und sensible Ausfälle je nach Lokalisation der Läsionen, z.B. Retrobulbärneuritis), s. Lähmungen
- AV-Malformationen, Apoplexie (Basilaris-Syndrom; Vaskulitiden, z.B. Panarteriits nodosa), s. Schlaganfall/Apoplexie

- Kurzdarmsyndrom (durch D-Laktazidose), s. Azidose
- Opsomyoklonus-Syndrom („dancing eye syndrome")
- paraneoplastische Kleinhirndegeneration, z.B. beim Neuroblastom, M. Hodgkin
- Intoxikationen und Medikamente wie CO, Barbiturate, Benzodiazepine, akuter Steroidentzug (nach längerer Therapie)

Cave

Opsomyoklonus-Syndrom: okkultes Neuroblastom in ca. 80 %.

Spinal

- funikuläre Myelose, s. „Merke"
- Myelitiden durch Infektionskrankheiten: Masern, Röteln, Varizellen, HIV
- Multiple Sklerose (MS), s. Lähmungen
- Rückenmarkskompression durch Tumoren

Merke M!

Funikuläre Myelose: alimentärer Vitamin-B_{12}-Mangel bei vollgestillten Säuglingen, strengen Veganerinnen, nach Gastrektomie oder angeborene Störungen des Kobalaminstoffwechsels. Kobalaminmangel führt zur Entmarkung, speziell in den Seiten- und Hintersträngen. Tritt meist als Komplikation einer perniziösen Anämie auf; häufig entwickeln sich symmetrische Parästhesien, Störungen des Tast-, Schmerz- und Vibrationssinns, allgemeine Reflexsteigerung und Spastik.

Polyneuropathien

- diabetische Polyneuropathie, Hypothyreose
- Amyloidose, Porphyrinurie
- Urämie
- Medikamente wie Vincristin (Vinca-Alkaloide sind neurotoxisch!)
- Schwermetallvergiftungen wie durch Blei, Thallium

Zerebrale Ataxie

- Tumor, Hydrozephalus, „slit ventricle syndrome" (überfunktionierendes Ventilsystem)
- Contusio cerebri, zerebrale Blutung, Insult
- postkommotionelles Syndrom nach Schädel-Hirn-Trauma

Das gesamte ZNS betreffend

- MS
- ADEM (postinfektiöse, autoimmune Demyelinisierung, im Gegensatz zur MS jedoch monophasischer Verlauf)

Psychogen

- ataktische Gangstörung als Somatisierungsstörung/ Konversionsreaktion (keine Symptome im Sitzen, Schwanken jedoch beim Aufstehen und Gehen)

Merke M!

Rekurrierende Ataxien im Kindesalter

- episodische Ataxie-Erkrankung Typ I, Typ II, s. o.
- dominant rekurrierende Ataxie
- benigner paroxysmaler Vertigo, s. Schwindel
- Basilarismigräne, s. Kopfschmerzen
- Epilepsie: als Anfallssymptom oder postiktal
- wiederholte (unabsichtliche) Überdosierung von Medikamenten
- Stoffwechselkrisen:
  - Ahornsirup-Erkrankung
  - Hartnup-Erkrankung
  - Pyruvatdehydrogenasekomplex-Defizienz
  - intermittierende Hyperammonämiesyndrome

Merke M!

Bei ungeklärten Ataxien (und Neuropathien), speziell bei Jugendlichen, sollte man auch eine unerkannte **Zöliakie** als Ursache in Erwägung ziehen.

A

12 Augenauffälligkeiten/-erkrankungen

12.1 Einführung

Info

Besprochen werden nur klinisch für den Pädiater oder Allgemeinmediziner erkennbarer Augenauffälligkeiten, d.h. **ohne** zusätzliche Hilfsmittel. Im Zweifelsfall umgehende Überweisung zu einem Spezialisten oder einen solchen hinzuziehen.

12.2 Differenzialdiagnosen

12.2.1 Bindehaut

Bakterielle Entzündungen

Info

80% im Kindesalter; mukopurulente Sekretion, verkrustete Lider am Morgen, Tränenfluss, Lidödem.

- Chlamydienkonjunktivitis (des Neugeborenen durch Chlamydia trachomatis; Komplikation: Pneumonie bis 6 Monate nach Konjunktivitis)
- Gonoblennorrhö des Neugeborenen (Notfall!)

Cave

Erblindung bei Gonoblennorrhö des Neugeborenen.

- Pneumokokkenkonjunktivits (meist einseitig, infektiös)
- Konjunktivitis durch andere Bakterien wie Staphylokken, Streptokokken, H. influenzae, Moraxella catharralis, Corynebacterium diphtheriae, Pseudomonas (Beginn meist auf einem Auge, Übergreifen auf das andere Auge möglich, meist Schmierinfektion, infektiös)
- „Schwimmbadkonjunktivitis" (häufig durch Chlamydia trachomatis, aber z.B. auch durch Schwimmbad-Desinfektionsmittel)
- okuloglanduläres Syndrom (einseitige granulomatöse Konjunktivitis „Parinaud", z.B. bei Katzenkratzkrankheit, M. tuberculosis u.a.), s. Lymphknotenschwellungen/Lymphadenopathien
- okuloglanduläre Listeriose mit Keratokonjunktivitis und Schwellung der regionären LK (präaurikulär, submandibulär), s. Meningismus/(Enzephalo-)Meningitis
- Trachom (chronische Keratokonjunktivitis durch Chlamydia trachomatis, Serotyp A–C, Entwicklungsländer!)

Virale Entzündungen

Info

13% im Kindesalter; wässrige Sekretion mit konjunktivaler Injektion.

- Keratoconjunctivitis epidemica (Erreger: Adenovirus, Serotypen 8, 19 u. 37, sehr ansteckend, präaurikuläre LK-Schwellungen, in ca. 25% Hornhauttrübungen, sog. Nummuli)
- Pharyngokonjunktivalfieber (Adenovirus Typ 3, 7, 14; epidemisch meist bei Vorschul- bzw. Schulkindern, mit Fieber, Rhinitis, Pharyngitis und zervikaler Lymphadenitis)
- follikuläre Konjunktivitis (Adenovirus Typ 3, 4, 7; sporadisch oder epidemisch bei Kindern und jungen Erwachsenen, milder Verlauf, präaurikuläre LK-Schwellungen)
- Keratokonjunktivitis durch HHV 1
- hämorrhagische Konjunktivitis durch Coxsackie-A24-Virus, Enterovirus (EV 70)
- andere Viren wie Influenza- oder Masernvirus (typische Lichtscheu durch Konjunktivitis)

Konjunktivitis durch Parasiten

Info

Loiasis und Ophthalmomyiasis in südlichen bzw. tropischen Ländern.

Konjunktivitis bei einer Allergie

Info

Häufigkeit: 2–3%.

- allergische Konjunktivitis (saisonal, vernal „Frühlingskonjunktivitis" oder ganzjährig, Pruritus, allergische Konjunktivitis bei ca. 70% der Rhinitis-allergica-Patienten)
- gigantopapilläre Konjunktivitis (bei Kontaktlinsenträgern, exzessiver Pruritus), s. Pruritus/Juckreiz
- Keratoconjunctivitis phlyctaenulosa (Typ-IV-Reaktion, Allergene: Mycobacterium tuberculosis, Staphylokokken)
- atopische Keratokonjunktivitis

Andere Ursachen konjunktivaler Entzündungen

- Conjunctivitis e lagophthalmo (einseitig), s. Fazialisparese
- Keratoconjunctivitis sicca (Sjögren-Syndrom, Allgrove-Syndrom)
- hereditäre periodische Fiebersyndrome wie TRAPS, CINCA-Syndrom, FCAS, s. Fieber/Sepsis
- Kawasaki-Syndrom (Konjunktivitis in 80%), s. Fieber/Sepsis, Exantheme/Enantheme
- TSS (Himbeerzunge, skarlatiniformes Exanthem; **DD:** Kawasaki-Syndrom), s. Exantheme/Enantheme, Schock
- Stevens-Johnson-Syndrom (erosive Konjunktivitis), s. Exantheme/Enantheme
- einseitige konjunktivale Injektion beim Clusterkopfschmerz, beim SUNCT-Syndrom, s. Kopfschmerz
- Reiter-Trias, s. Gelenk-/Knochenschmerzen, Miktionsstörungen/Dysurie
- Trichiasis (einwärts gekehrte Wimpern, konjunktivale und Hornhautirritation)
- Fremdkörper, Sonnenstrahlen (UV-Licht), Zuschauen beim Schweißen („Verblitzen"), chemische Substanzen
- konjunktivale Reizung durch Crede-Prophylaxe (heute verlassen)
- konjunktivale Injektion nach Alkoholabusus (z.B. bei Jugendlichen)

Subkonjunktivale Blutungen/ Teleangiektasien

- akute hämorrhagische Konjunktivitiden, s.o. (Adenoviren, Coxsackie- und Enteroviren)
- subkonjunktivale Blutungen post partum, nach Traumata
- subkonjunktivale Blutungen bei Gerinnungsstörungen, bei Pertussis
- konjunktivale Gefäßerweiterungen (Teleangiektasien, z.B. beim Louis-Bar-Syndrom, etwa ab 3.–5. Lj. zu beobachten), s. Ataxie
- konjunktivale Teleangiektasien auch beim Cockayne-Syndrom, s. Minder-/Kleinwuchs; Retardierung, mentale

12.2.2 Tränendrüsen/-wege

- Dakryostenose (Tränengangsstenose) – tränendes Auge (▸ Tab. 12.2)
- Dakryozystitis (oft purulent)
- Dakryoadenitis (typische „Paragrafenform" des Oberlides)
- Canaliculitis lacrimalis bei einer Aktinomykose (gelbbraune Konkremente im Tränenkanal)
- Dakryozystozele (kongenital; wenn beidseitig, dann Atemnot wie bei Choanalstenose möglich)

Tab. 12.1 Chronische Konjunktivitis beim Kind.

Wichtige DD
• akutes bzw. angeborenes Glaukom (Fotophobie, Blepharospasmus, Epiphora) • Uveitis • Episkleritis/Skleritis • Keratitis, Hornhautulkus • Fehldiagnose: Teleangiektasien, z.B. beim Louis-Bar-Syndrom

12.2.3 Lidschwellung/ Orbitalödem

Infektiös

- Gerstenkorn (Hordeolum), Hagelkorn (Chalazion)
- periorbitales Erysipel (periorbitale Zellulitis, betrifft das Gewebe **vor** dem orbitalen Septum)
- Orbitalphlegmone (orbitale Zellulitis, betrifft den **gesamten** Orbitaraum, s. Exophthalmus)
- Sinusitis ethmoidalis (oft Ausgangspunkt einer Orbitalphlegmone)
- Sinusvenenthrombose, s. Bewusstseinsstörungen
- Zahnkeimosteomyelitis beim Säugling (meist hämatogen, aber auch per continuitatem, z.B. otogen), Oberkieferosteomyelitis (z.B. durch Sinusitis)
- Myositis der Augenmuskel, Tenonitis (Entzündung der Tenonkapsel, meist im Rahmen einer Skleritis)
- infektiöse Mononukleose (M. Pfeiffer, initiale Lidschwellungen sehr typisch!)

Nicht infektiös

- Kontaktdermatitis (z.B. durch Schminke)
- allergisch (meist im Rahmen einer Conjunctivits vernalis)
- hereditäres Angioödem, s. Stridor, Bauchschmerzen, Ödeme
- Histaminintoleranz (bes. betroffen die Unterlider), s. Bauchschmerzen
- nephrotisches Syndrom (ausgeprägte morgendliche Lidödeme), akute hämorrhagische Glomerulonephritis
- Ödeme bei proteinverlierender Enteropathie, s. Ödeme
- Clusterkopfschmerz, paroxysmale Hemikranie, s. Kopfschmerzen
- prämenstruelles „zyklisches" Ödem, s. Ödeme
- „Pseudotumor orbitae" (idiopathische orbitale Weichteilentzündung, evtl. Autoimmunphänomen?)

Tab. 12.2 Tränengangsstenosen.

Ursachen
• idiopathisch • **Mutationen** am **p63-Gen** (EEC, AEC, LM-Syndrom, Rapp-Hodgkin-Syndrom u.a.); hier stehen aber andere schwerwiegende Fehlbildungen wie Spalthand, orale Spaltbildungen, Ankyloblepharon etc.) im Vordergrund, s. Skelettanomalien/-deformitäten, Hypo-/Anhidrose

12.2.4 Hypertelorismus

Info

Hypertelorismus = vergrößerter Interpupillarabstand.

- Greig-Syndrom (familiärer Hypertelorismus, Syn-/Polydaktylie, Makrozephalus, AD)
- Aarskog-Syndrom (typische Fazies, Schalskrotum), s. Minder-/Kleinwuchs
- Wolf-Hirschhorn-Syndrom (typische Fazies mit nach unten gezogenen Mundwinkeln), s. Minder-/Kleinwuchs; Retardierung, mentale
- Cri-du-Chat-Syndrom (chrakteristisches Schreien), s. Minder-/Kleinwuchs; Retardierung, mentale; Irritabilität
- Noonan-Syndrom, s. Minder-/Kleinwuchs
- Noonan-like-Face, s. u.: Ptose
- Dubowitz-Syndrom (**DD:** Alkoholembryopathie), s. Retardierung, mentale; Minder-/Kleinwuchs, Schädelauffälligkeiten (Mirkozephalus)
- Edwards-Syndrom (Trisomie 18), Trisomie 22
- M. Crouzon, Pfeiffer-Syndrom, Apert-Syndrom, s. Schädelauffälligkeiten
- Schinzel-Giedion-Syndrom (Mittelgesichtshypoplasie; Retardierung, mentale; Hydronephrose u. a., AR)
- Alagille-Syndrom, s. Ikterus
- Zellweger-Syndrom, s. Hepatomegalie/-pathie, Muskelschwäche (Muskelhypotonie: „floppy infant“)
- Gorlin-Goltz-Syndrom (Nävoid-Basalzell-Karzinom-Syndrom, AD), s. Pigmentanomalie, Schädelauffälligkeiten (Makrozephalie)
- LEOPARD-Syndrom, s. Pigmentanomalien
- Loeys-Ditz-Syndrom, Typ 1, s. Hoch-/Großwuchs (marfanähnliche Erkrankungen)
- Shprintzen-Goldberg-Syndrom (SGS), s. Hoch-/Großwuchs (marfanähnliche Erkrankungen)

Merke M!

Eine **flache Nasenwurzel**, z. B. bei Kindern mit **Down-Syndrom**, täuscht oft einen weiten Augenabstand vor **(„Pseudohypertelorismus“)**. Es existieren für den inneren Augenwinkelabstand („inner canthal distance“) wie auch für viele andere anthropometrische Daten des Gesichtsschädels spezielle Perzentilenkurven.

12.2.5 Hypotelorismus

Info

Hypotelorismus = verkleinerter Interpupillarabstand, indirekter Hinweis auf **Holprosenzephalie**.

- Holoprosenzephalie (pränatale Fehlbildung im Bereich des Vorderhirns, z. T. monogen, 9 Genloci bekannt)
- Trisomie-13-Pätau-Syndrom, häufigste Ursache der Holoprosenzephalie), auch bei Trisomie 18
- Holoprosenzephalie beim Joubert-Syndrom, s. Apnoe
- Holoprosenzephalie beim Rubinstein-Taybi-Syndrom, s. Retardierung, mentale

12.2.6 Iriskolombom

Info

Iriskolombom = angeborene oder z. B. durch Trauma erworbene Spaltbildung der Iris.

- Pätau-Syndrom (Trisomie 13, Lippen-Kiefer-Gaumenspalte)
- Goldenhar-Syndrom (epibulbäres Dermoid, Ohrdysplasien)
- Wolf-Hirschhorn-Syndrom (Minderwuchs, Mikrozephalus, mentale Retardierung)
- Peters-Anomalie (zentrale Hornhauttrübung), Peters-plus-Syndrom (plus Minderwuchs, s. Minder-/Kleinwuchs)
- CHARGE-Assoziation (Herzfehler, Choanalatresie, mentale und somatische Retardierung, Genitalanomalien/-auffälligkeiten, Ohrmissbildungen/Taubheit)
- Cat-Eye-Syndrom (Analatresie, präaurikuläre Anhänge), s. Erbrechen/Emesis
- Hypomelanose Ito, s. Pigmentanomalien, Krampfanfälle
- Muscle-Eye-Brain-Erkrankung (muskuläre Hypotonie, Augenfehlbildungen verschiedener Art, Lissenzephalie), s. Krampfanfälle; Retardierung, mentale; Muskelschwäche (CK ↑)

12.2.7 Aniridie

Info

Aniridie = komplette oder partielle, meist beidseitige Hypoplasie der Iris – scheinbar „weite lichtstarre Pupillen“.

- isolierte Aniridie (Deletion 11p)
- WAGR-Syndrom (Wilms-Tumor-Aniridie-Syndrom, Mikrodeletion 11p13, s. Retardierung, mentale
- Gillespie-Syndrom (Aniridie – zerebelläre Ataxie – geistige Retardierung), s. Ataxie
- Aniridie – Ptosis – geistige Retardierung und/oder Adipositas, s. Adipositas

12.2.8 Weitere Veränderungen der Iris

- Brushfield-Spots (bei Trisomie 21 bis 85 %, auch beim Smith-Magenis-Syndrom, aber auch als Zufallsbefund), s. Retardierung, mentale
- LISCH-Knötchen (kleine Irishamartome, typisch für Neurofibromatose 1, treten früher als die Neurofibrome auf, bereits bei ca. 10 % der 3- bis 4-jährigen und bei 95 % der über 10-jährigen Patienten), s. Pigmentveränderungen
- Heterochromie (unterschiedliche Färbung von rechter und linker Iris, meist harmlose Normvariante)

12.2.9 Schielen (Strabismus)/ Amblyopie

- Strabismus convergens – Esotropie (Innenschielen, häufigste Form des Schielens im Kindesalter, dazu zählt z. B. das „frühkindliche Schielen")
- Strabismus divergens – Exotropie (Auswärtsschielen, oft nur intermittierend)
- Strabismus paralyticus (Lähmungsschielen, z. B. bei Abduzensparese, Gradenigo-Syndrom, Trauma, Hirndrucksteigerung, Neuritis, Myositis, Retinoblastom)
- Strabismus concomitans (Begleitschielen), s. „Merke"
- Pseudostrabismus (scheinbares Schielen, Abweichen eines normalsichtigen Auges durch Differenz zwischen anatomischer und optischer Achse, z. B. beim Epikanthus, s. „Merke")

Merke M!

Auch bei minimalem **Schielen** nach dem **3. Lebensmonat** ist unbedingt eine augenärztliche Untersuchung durchzuführen, da sich hinter einem Strabismus die verschiedensten Augenerkrankungen (z. B. ein Retinoblastom) verbergen können.

Cave ⚠

Gefahr der **Amblyopie:** Bei Unterbrechung des zentralen Sehens für länger als eine Woche pro Lebensjahr – durch Nichtgebrauch des schielenden Auges zur Unterdrückung von Doppelbildern – kommt es zum neurologisch bedingten Sehverlust.

Merke M!

Formen des Strabismus concomitans:
- Heterophorie: latentes Schielen (z. B. bei Müdigkeit; Esophorie = einwärts, Exophorie = auswärts)
- Heterotropie: manifestes Schielen (Esotropie/Exotropie)

Merke M!

Pseudostrabismus bei Epikanthus: Lidfalte, die den inneren Augenwinkel bedeckt, Hornhautreflexe jedoch symmetrisch!

Strabismus internus ist sehr typisch für das CDG-Ia-Syndrom (invertierte Mamillen, „Michelin-Männchen"), s. Retardierung, mentale; Adipositas

12.2.10 Nystagmus (Augenzittern)

- physiologisch: „Eisenbahn-Nystagmus"
- vestibuläre Prozesse
- Hirnstamm-/Kleinhirnerkrankungen, s. Ataxie
- primär okulär bei Amblyopie
- MS (Erstmanifestationen: visuelle Störungen und Sensibilitätsstörungen)
- Fukuayma-CMD (kongenitaler Nystagmus), s. Muskelschwäche
- PHPV (persistierender hyperplastischer primärer Glaskörper)
- Lowe-Syndrom (okulozerebrorenales Syndrom), s. Retadierung, mentale; Azidose
- Joubert-Syndrom, s. Apnoe/Atemlähmung
- Erkrankungen mit Retinadystrophie, z. B. Retinopathia pigmentosa
- okulärer Albinismus, okulokutaner Albinismus, s. Pigmentanomalien

12.2.11 Blaue Skleren

- Osteogenesis imperfecta (best. Formen, z. B. Typ 1)
- Hypophosphatasie (Rathbun-Syndrom), s. Hyperkalzämie
- Marfan-Syndrom
- Ehlers-Danlos-Syndrom (best. Formen)
- Bloch-Sulzberger-Syndrom, s. Krampfanfälle, Exantheme/Enantheme
- Knorpel-Haar-Hypoplasie (metaphysäre Chondrodysplasie, AR)
- Turner-Syndrom, Russel-Silver-Syndrom, Laron-Syndrom, s. Minder-/Kleinwuchs
- Kabuki-Syndrom, s. Minder-/Kleinwuchs, Retardierung
- Roberts-Syndrom (Pseudothalidomid-Syndrom), s. Skelettanomalien-/deformitäten
- Mevalonazidurie, s. Fieber/Sepsis
- Alkaptonurie (Homogentisinsäure wird als bräunlich-bläuliches Pigment auch im konjunktivalem Bindegewebe abgelagert)

12.2.12 Leukokorie

Info

Weißlich schimmernde Pupille spricht für einen krankhaften Prozess der brechenden Medien, Überweisung zum Augenarzt.

- Retinoblastom (häufigster intraokulärer Tumor bis zum 5. Lj., rascher Visusverfall, „amaurotisches Katzenauge", Mutation beider Allele des RTB1-Gens, 40% genetisch bedingt, in nichtfamiliären Fällen evtl. HPV?)
- retrolentale Fibroplasie bei ehemaligen Frühgeborenen
- PHPV (persistierender hyperplastischer primärer Vitreus), persistierende Pupillarmembran
- Katarakt
- Glaukom
- Hornhautadhäsionen, Glaskörperblutung
- intraokuläre Entzündung wie chronische Uveitis, Endophthalmitis
- exsudative Retinopathie (M. Coats, Jungenwendigkeit, meist einseitig, häufige Zusatzerkrankung: fazioskapulohumerale Muskeldystrophie)
- Ablatio retinae, Retinoschisis
- familiär exsudative Vitreoretinopathie
- Warburg-Syndrom (Retinadysplasie, AR)
- Morning-Glory-Syndrom (seltene Anomalie der Sehnervpapille, meist einseitig, Mädchen)
- Toxokariasis des Auges (durch Larven von Toxocara canis et cati), s. Leukozytose (Eosinophilie), Hepatomegalie/-pathie

Cave

Toxokariasis: Hundekot in Sandspielkisten.

12.2.13 Hornhauttrübung

Tab. 12.3 Ursachen für eine Hornhauttrübung.

Einteilung nach	Ursachen
Narben	• nach Verletzungen, Verätzungen • nach Entzündungen wie Lues-connata-(Hutchinson-)Trias, Chlamydien, Gonorrhö, Herpes-Infektionen, Akanthamöben-Keratitis (Kontaktlinsen) • Iridozyklitis bzw. Uveitis (JIA) • Keratomalzie (Vitami-A-Mangel, Malabsorption, Entwicklungsländer, früher bei Zöliakie)
Stoffwechselerkrankungen	• Mukopolysaccharidose Typ I u. II, Mukolipiodose IV, M. Fabry • Lowe-Syndrom (X-chromosomal rezessiv), s. Minder-/Kleinwuchs • LCAT-Mangel (Lecithin-Cholesterol-Acyltransferase-Mangel, „Fischaugen-Syndrom", AR) • Tyrosinämie Typ II (Richner-Hanhart-Syndrom, AR)
Syndrome	• Peters-Syndrom (angeborenes Glaukom, AR) • Cogan-Syndrom (nichtluetische, interstitielle Keratitis), s. Hörstörungen, Schwindel • Rieger-Syndrom (Irisdysplasie, Zahnentwicklungsstörungen u. a., AD) • Roberts-Syndrom (Pseudothalidomid-Syndrom, AR), s. Skelettanomalien-/deformitäten

12.2.14 Exophthalmus

Definition

Protrusion des Bulbus bzw. der Bulbi aus der Orbita.

- Tumoren der Orbita (▸ Tab. 12.4)
- orbitale Lymphangiome
- Metastasen: Neuroblastom, Langerhans-Zell-Histiozytose (Hand-Schüller-Christian), selten beim Retinoblastom, s. Leukokorie (Leitsymptom)
- Sinus-cavernosus-Syndrom (verschiedene Hirnnerven mitbeteiligt), Orbitalphlegmone (orbitale Zellulitis)
- (Pam-)Sinusitis
- allergische Sinusitis durch Pilze („allergic fungal sinusitis with proptosis")
- Myositis der Augenmuskulatur (bei Borreliose, aber auch idiopathisch)

Tab. 12.4 Tumoren der Orbita.

Bevorzugtes Alter	Art des Tumors
0–10 Jahre	Rhabdomyosarkom (am häufigsten), kapilläres Hämangiom, Optikusgliom
11–20 Jahre	Rhabdomyosarkom, Dermoidzyste, Neurofibrom
21–30 Jahre	Mukozele, Meningeom

- M. Basedow (endokrine Ophthalmopathie, in 10% einseitig! Eventuell schon bei Geburt Exophthalmus vorhanden)
- Kraniosynostosen wie Crouzon-Syndrom, Apert-Syndrom, Chotzen-Syndrom, s. Schädelauffälligkeiten
- Blutungen wie Orbitalhämatom durch Trauma, bei Hämophilie
- mediales und laterales Keilbeinflügelsyndrom (verschiedene Hirnnervenmitbeteiligungen)

Cave

Pseudoexophthalmus bei angeborenem **Glaukom** (konjunktivale Injektion und/oder Photophobie).

12.2.15 Ptose

Definition

Ptose: Herabhängen des Oberlides.

Konnatale Ptose

- Blepharophimose-Ptose-Epikanthus-inversus-Syndrom (BPES, AD, s. auch Waardenburg-Syndrom)
- Alkoholembryofetopathie, s. Retardierung, mentale
- Möbius-Syndrom („Kernaplasie“, „Leben ohne Lächeln“), s. Fazialisparese
- Marcus-Gunn-Phänomen (kongenitale Ptose und rhythmische Lidbewegung beim Kauen)
- Myasthenie (manchmal einseitige Ptose; transiente, neonatale Form – juvenile Form)
- perinatale Verletzungen des N. oculomotorius (bisweilen Anisokorie)
- Smith-Lemli-Opitz-Syndrom, s. Retardierung, mentale; Muskelschwäche

Allmählich zunehmende Ptose

- myotone Dystrophie (Ptose nach Geburt aufgetreten, langsam zunehmend)
- Kearns-Sayre-Syndrom (Mutationen in der mitochondrialen DNA/mt-DNA), s. Muskelschwäche (Myopathien), Tachykardie, Bradykardie (Herzrhythmusstörungen)
- progressive Muskeldystrophien, s. Muskelschwäche (Myopathien)
- Turner-Syndrom (**DD:** weibliches Noonan-Syndrom), s. Minder-/Kleinwuchs
- Noonan-Syndrom, s. Minder-/Kleinwuchs
- Noonan-like-Face (Ptose, Hypertelorismus, Epikanthus bei Erkrankungen des RAS-MAPK-Signalweges, s. u.)
- Horner-Syndrom (Neuroblastom! Aber auch durch apikale Traumata, Thoraxdrainage oder zentralen Venenkatheter)

Cave

Neuroblastom.

- postnatale Verletzungen des N. oculomotorius (Innervation des M. levator palpebrae beeinträchtigt, durch Traumata, aber auch durch Lidtumoren, wie z. B. wachsende Hämagiome)
- Pseudoptosis durch Lidschwellungen, aber auch bei Mikrophthalmus, Anophthalmus

Tab. 12.5 Noonan-like-Face.

Bei Erkrankungen des RAS-MAPK-Signalweges*
• **LEOPARD-Syndrom** (multiple Lentigines, spezifische Mutationen im PTPN11-Gen) • **kardiofaziokutanes Syndrom** (CFC-Syndrom, Vitien wie Pulmonalstenose, geistige Behinderung, hyperkeratotische Haut, krauses Haar, Mutationen im BRAF-, MEK1-, MEK2-Gen u. a.) • **Costello-Syndrom** (geistige Behinderung; dünnes, krauses Haar; „Waschfrauenhände“, Cutis laxa, Mutationen im HRAS-Gen) • bei manchen Patienten mit **Neurofibromatose 1** (NF-1-Noonan-Syndrom, NF-1-Gen) • **Legius-Syndrom** (DD der NF-1, aber keine NF-typischen Tumoren, Mutationen im SPRED1-Gen)

*Noonan-like, aber nicht sicher in diese Gruppe gehörend: King-Denborough-Syndrom (Ptose, Pterygium, Myopathie, vorspringendes Philitrum), s. Muskelschwäche; Hyperthermie, maligne.

Tab. 12.6 Stoffwechselerkrankungen und Chromosomenstörungen mit Katarakt.

Erkrankung bzw. Störung	Krankheitsbild
Stoffwechselerkrankungen und Katarakt	• Galaktosämie, Galaktokinase-Mangel • Lowe-Syndrom • Cockayne -Syndrom • Zellweger-Syndrom • M. Fabry • M. Refsum • Mevalonazidurie • Smith-Lemli-Opitz-Syndrom • Hallermann-Streiff-Syndrom (schnabelartige, kleine Nase), s. Minder-/Kleinwuchs • Hyperferritinämie-Katarakt-Syndrom, AD
chromosomale bzw. genetische Störungen mit möglichem Katarakt	• Trisomie 21 • Cry-du-Chat-Syndrom • Killian-Pallister-Syndrom • zerebrookulofazioskelettales Syndrom (AR) • Fechtner-Syndrom (MYH9-Gen, AD), s. Blutungsneigung (Thrombozytopenie)

12.2.16 Katarakt

Definition [ ]

Katarakt: Grauer Star, Linsentrübung unterschiedlicher Ätiologie

- monogen bedingt – AD, AR, X-gebunden
- pränatale Infektionen wie TORCH-Komplex (z. B. Gregg-Syndrom), Varizellen, s. „Merke"
- nach Contusion bulbi, nach perforierenden Bulbusverletzungen (Cataracta traumatica)
- bei Stoffwechselerkrankungen und Chromosomenstörungen (▶ Tab. 12.6)
- Marinesco-Sjögren-Syndrom (AR), s. Ataxie
- Pseudo-, Hypoparathyreoidismus, Diabetes mellitus, myotone Dystrophie
- Sklerodermie, Stickler-Syndrom (hereditäre progressive Arthroophthalmopathie, AD)
- Langzeit-Steroidmedikation (auch Steroidexterna, z. B. bei Behandlung einer atopischen Dermatitis)

Merke M!

Mögliche **Augenmitbeteiligung** bei **konnatalen Varizellen** (Varizellenembryofetopathie): Chorioretinitis, Mikrophthalmie, Optikusatrophie, Katarakt, Anisokorie.

12.2.17 Blinzeln

Tab. 12.7 Ständigen Blinzeln.

DD
• primäre Augenkrankheiten, z. B. Myopie, Katarakt, Keratoconjunctivitis sicca (Sjögren-Syndrom) • Zystinose (durch Einlagerung von Zystinkristallen in die Kornea) • Tyrosinämie Typ II • Tic, ADHS • Tourette-Syndrom • chronischer Fremdkörper

A

13 Azidose, metabolische

13.1 Einführung

Definition [ ]

- **Azidose:** arterieller pH-Wert < 7,36
- **Metabolische Azidose:** Basendefizit: Abfall des Standardbikarbonats, negative Basenabweichung
- **Respiratorische Azidose:** Anstieg des arteriellen pCO_2 > 45 mmHg, alveoläre Hypoventilation

13.2 Differenzialdiagnosen

13.2.1 Vermehrter Anfall saurer Stoffwechselprodukte (Additionsazidose)

Ketoazidosen

- diabetische Ketoazidose (vermehrter Anfall von Azetessigsäure, β-Hydroxybuttersäure und Azeton)
- Gastroenterokolitis, enterale Toxikose
- zyklisches (azetonämisches) Erbrechen, s. Erbrechen/Emesis
- Hungerazidose (z. B. bei Anorexia nervosa)
- alkoholische Ketoazidose (Alkoholintoxikation)

Cave ⚠

Hypoglykämie bei alkoholischer Ketoazidose.

- ketotische Hypoglykämie, s. Hypoglykämie
- β-Ketothiolasedefekt (periodisch auftretende Stoffwechselkrisen mit Ketoazidose, keine Hypoglykämie)
- Ahornsiruperkrankung (typischer Harngeruch durch Sotolon), s. Fötor/Gerüche
- Isovalerianazidämie („Schweißfußgeruch" des Harns durch Isovaleriansäure), s. Fötor/Gerüche
- Glutathionsynthetase-Mangel (schwere, neonatale metabolische Azidose, hämolytische Anämie, neurologische Auffälligkeiten)

Tab. 13.1 Atmungskettendefekte.

Mit Laktazidose
• MELAS-Syndrom, s. Muskelschwäche (Myopathien), Schlaganfall/Apoplexie • Pearson-Syndrom (sideroblastische Anämie, Neutropenie, exokrine Pankreasinsuffizienz), s. Durchfall/Diarrhö • Leigh-Syndrom, s. Krampfanfälle

Laktazidosen

Angeboren

Stoffwechselerkrankungen mit Laktazidose (z. T. im Neugeborenenscreening erfasst)

- Pyruvat Dehydrogenase Complex Deficiency (PDHC, häufigste Ursache der neonatalen Laktazidose, Krämpfe, X-chromosomal dominant), s. „Merke"
- Störungen der Glukoneogenese (Nüchternhypoglykämie) bei Glykogenose Typ I, Fruktose-1,6-Biphosphatase-Mangel, Phosphoenolpyruvatcarboxykinase-Mangel
- Organoazidopathien wie Propionazidämie, Methylmalonazidämie, Glutarazidämie I (s. Makrozephalie) u. II
- Fettsäureoxidationsstörungen und Störungen des Karnitinzyklus, s. Hypoglykämie; CK-Erhöhung, s. Muskelschwäche
- Biotinidasemangel (die 3 „Hs": Haut – Haar – Hirn, s. Alopezie/Haaranomalien), multipler Carboxylase-Mangel
- Atmungskettendefekte (▸ Tab. 13.1)
- manche Formen der mitochondrialen DNA-Depletion, s. Muskelschwäche (Myopathien)
- Sengers-Syndrom (Katarakt-Kardiomyopathie-Syndrom, eine Mitochondriopathie)
- Harnstoffzyklusdefekte (inkonstante Laktaterhöhung), s. Hyperammonämie

Merke M!

Formen der PDHC-Defekte mit Azidose:

- schwere angeborene, letale Laktazidose
- Laktazidose, Entwicklungsverzögerung, Anfälle, Balkenagenesie (heterozygote Mädchen)

Erworben

Stoffwechselerkrankungen mit Laktazidose

- Diabetes mellitus: Laktazidose selten im Kindesalter (meist Ketoazidose)
- infantile Beri-Beri (Thiaminmangel, Laktazidose nach Kohlenhydratzufuhr)

Andere Ursachen für Laktazidose

- Thiaminmangel durch einseitige Ernährung
- perinatale Azidose (durch O_2-Mangel bedingte Stimulation des anaeroben glykolytischen Stoffwechsels)
- Herz-Kreislauf-Versagen, Schock, Sepsis; Operationen
- bei Lungenembolien
- prolongierter Krampfanfall
- ischämischer Darm (z. B. Volvulus)

A

- Kurzdarmsyndrom (angeboren oder erworben, D-Laktazidose durch bakterielle Überwucherung – Laktobazillen!)
- maligne Lymphome (bes. bei Leberbefall)
- körperliche Überanstrengung

Medikamentös induzierte Laktazidose

- Biguanid-Überdosierung (Metformin)
- Propofol-Infusionssyndrom (Rhabdomyolyse, Myoglobinurie), s. Hyperkaliämie
- bei antiretroviraler Therapie (Nukleosid-Analoga-Kombinationen)

Renale Eliminationsstörung saurer Stoffwechselprodukte (Retentionsazidose)

- distale renale tubuläre Azidose (distale RTA, durch defiziente distale Protonensekretion (▸ Tab. 13.5), Urin-pH stets > 5,5, s. Minder-/Kleinwuchs, Dystrophie, Hörstörungen (Schwerhörigkeit), Anurie
- akutes Nierenversagen, chronische Niereninsuffizienz (Minderwuchs, renale Osteopathie)
- Hyperparathyreoidismus, s. Hyperkalzämie
- Medikamente wie Zytostatika (z. B. Ifosphamid), Azetylsalizylsäure
- Vitamin-D_3-Überdosierung
- Intoxikationen: Pb, Hg, Methanol, Ethylenglykol (in Frostschutzmittel, Bremsflüssigkeit)

Tab. 13.2 DD der metabolischen Azidose anhand von Laborparametern.

Ketose	BZ	Sonstiges	Verdachtsdiagnose
+	N/↑	NH_3 ↑	Organoazidopathie*
+	N/↑	NH_3 normal bis ↓	Ketolysedefekt, Diabetes mellitus
+	N	Laktat ↑ (inkonstant, s. u.)	Atmungskettendefekt, Organoazidopathie*
+	N	Laktat N	Organoazidopathie, Ketolysedefekt
+	↓	Laktat ↑	Atmungskettendefekt, Glukoneogenesedefekt, Glykogenose
+	↓	Laktat N	Organoazidopathie, Ketolysedefekt, NNR-Insuffizienz
–	N/↑	Laktat ↑	PDHC-Mangel
–	N	Laktat N	renale Ursache (Anionenlücke!)
–	↓	Laktat normal bis ↑	FS-Oxidationseffekt

*Bei Organoazidopathien nur inkonstante Laktaterhöhung.
+: vorhanden, –: nicht vorhanden.
↑: erhöht, ↓: erniedrigt, N: normal.

Vermehrter Bikarbonatverlust (Subtraktionsazidose)

Intestinal

- Gastroenterokolitis
- Fisteln (Galle-, Pankreasfisteln)
- Ileus, Kurzdarmsyndrom
- Ureterosigmoidostomie (zusätzlich auch Cl-Resorption ↑)

Renal

- proximale renale tubuläre Azidose (als eigenständiges Krankheitsbild (▸ Tab. 13.5), defiziente proximal-tubuläre Bikarbonatrückresorption, Anorexie, Gedeihstörung, Urin-pH < 5,5)
- symptomatische proximale RTA (▸ Tab. 13.3)

13.2.2 Primäre renale tubuläre Azidosen

Info

Betroffen ist der basolaterale Anionenaustauscher vom Typ 1.

Tab. 13.3 Symptomatische proximale RTA.

Erkrankungen
• De-Toni-Fanconi-Syndrom • M. Wilson • nephropathische Zystinose • Lowe-Syndrom • Galaktosämie • hereditäre Fruktose-Intoleranz • myopathische Formen von mitochondrialer DNA-Depletion

Tab. 13.4 Hyperchlorämische Azidosen und Serumkalium.

Hyperchlorämische Azidosen mit ...	Folgen
... Kalium ↑	• frühes Nierenversagen • Harnstau (z. B. bei Nephrolithiasis) • renal-tubuläre Azidose Typ IV • Verabreichung von Ammoniumchlorid, Lysinchlorid, Argininchlorid
... Kalium ↓	• Durchfall • Behandlung mit Carboanhydrasehemmern • renal-tubuläre Azidose Typ I u. II • Kolon-/Sigma-Conduit (aus Cl-reichem Harn wird Cl^- vom Darm resorbiert)

Andere hyperkaliämische Azidosen (außer RTA Typ IV)

- renal (NH_4-Produktion und Exkretion beeinträchtigt), s. „Merke“
- M. Addison (H-Ionen werden durch K-Ionen aus der Zelle verdrängt)

Tab. 13.5 Primäre renale tubuläre Azidosen (RTA).

Untertyp	Mutiertes Gen	Genprodukt	Besonderheiten
Distale RTA (Typ I) – Protonenverlust			
AD	SLC4A1	basolateraler Anionenaustauscher Typ 1	Gedeihstörung, Kleinwuchs, Rachitis, Nephrokalzinose, Nephrolithiasis, Urämie
AR	ATP6V1B1	B1-Subunit der apikalen H-ATPase	wie oben sowie frühe Taubheit
AR	ATP6V0A4	B4-Subunit der apikalen H-ATPase	spätereTaubheit möglich
ProximaleRTA (Typ II) – Bikarbonat-Verlust			
AR	SLC4A4	Carboanhydrase 2	Kleinwuchs, Rachitis, keine Nephrolithiasis
Gemischt proximal-distale RTA (Typ III)			
RTA Typ IV			
• verminderte Na-Rückresorption im distalen Tubulus, H-Ionen und Kalium können tubulär nur unzureichend sezerniert werden → hyperkaliämische Azidose • primärer Defekt: Aldosteron- oder Aldosteronsynthetase-Mangel, Medikamente wie ACE-Hemmer, NSAR, Ciclosporin			

- Lipoidhypertrophie der Nebennieren (Mutationen am Gen für das STAR-Protein, s. Hyperkaliämie
- AGS mit Salzverlust, s. Erbrechen/Emesis, Genitalanomalien/-auffälligkeiten

Merke M!

Weitere renale Ursachen von hyperkaliämischen Azidosen:

- interstitielle Nierenerkrankungen
- Pseudohypoaldosteronismus Typ 1 : 4 genetische Varianten
- Pseudohypoaldosteronismus Typ 2: Formen (s. Gordon-Syndrom, Hypertonie)

Enteraler Natriumverlust und Azidose

- kongenitale Natriumdiarrhö (Hyponatriämie, vermehrte Na-Ausscheidung im Stuhl, wässrige Durchfälle, AR), s. Durchfall/Diarrhö
- Gastroenterokolitis, s. Hyponatriämie, Durchfall/Diarrhö

Sonderformen von Azidosen

- Verdünnungsazidose (Übermäßige parenterale Zufuhr neutraler Lösungen: Verdünnung der Bikarbonatkonzentratration)
- durch Zonisamid (Antiepileptikum) bedingte Azidose

Tab. 13.6 Metabolische Azidosen – Einteilung nach der Anionenlücke*.

Azidosen mit vergrösserter Anionenlücke (organischer Säuren ↑, Bikarbonat ↓, Chlorid nur wenig verändert)	Azidosen mit normaler Anionenlücke (hyperchlorämische Azidosen, Abfall des Bikarbonats durch Erhöhung des Chlorids ausgeglichen)
• diabetische Ketoazidose (Ketonsäuren) • Laktazidose, s. o. • Amino- und Organoazidopathien, Harnstoffzyklusdefekte, β-Oxidationsstörungen • akutes/chronisches Nierenversagen (u. a. verminderte Ausscheidung organischer Säuren) • extremes Hungern (Anorexia nervosa, „Hungerazeton“) • Salizylat-Vergiftung (Salizylat-Ionen sind Anionen), Valproinsäure-Intoxikation • Vergiftungen mit Methanol, Ethanol, Ethylenglykol • massive Rhabdomyolyse, maligne Hyperthermie, s. Muskelschwäche, Fieber/Sepsis	• Pankreasfistel, Gallefistel (Kalium ↓, Chlorid ↑) • Posthypokapniesyndrom (Kalium normal, Clorid ↑) • proximale RTA Typ II, Carboanhydrasehemmer (Kalium ↓, Chlorid ↑) • distale RTA Typ I (Kalium ↓, Chlorid ↑, Hyperkalziurie) • RTA Typ 4 (Chlorid ↑, Natrium ↓, Kalium ↑) • AGS mit Salzverlust (z. B. 21-Hydroxylasemangel, Kalium ↑, Natrium ↓), s. Erbrechen/Emesis • Hypoaldosteronismus (bei M. Addison, bei Störung der Steroidbiosynthese, z. B. beim 17-α- oder 11-β-Monooxygenasemangel (Kalium ↑, Natrium ↓, Clorid ↑), s. Erbrechen/Emesis • Pseudohypoaldosteronismus Typ I (Kalium ↑, Natrium ↓, Clorid ↑), s. Erbrechen/Emesis • Hyperparathyreoidismus (Serumkalzium ↑), s. o. • Malabsorption bei verminderten enteroendokrinen Zellen (Chlorid ↑, AR)

*Anionenlücke im Serum = Na + K – Cl – Bikarbonat: Bereich: 10–20 mmol/l.
↑: erhöht, ↓: erniedrigt.

B

14 Bauchschmerzen

14.1 Einführung

Definition [ ]

Schmerzen **unterschiedlicher Ätiologie** im Bereich **bestimmter** Abschnitte des Bauchraums oder im **gesamten** Abdomen können **akut** oder **chronisch/rekurrierend** auftreten. Sie gehen direkt vom Abdomen aus oder sind aus anderen Körperregionen **fortgeleitet**.

Merke M!

Eine Sonderform stellt das **akute Abdomen** mit schlagartig einsetzender Symptomatik (akute bzw. sich ständig verstärkende Schmerzen, Abwehrspannung, Peritonitis mit Darmparalyse, evtl. Fieber, Kreislaufversagen, Schock) bei häufig lebensbedrohlichen Erkrankungen der Bauchhöhle dar. Eine sofortige Diagnostik und eine oft notfallmäßige – meist operative – Therapie sind erforderlich. Auch **extraabdominale** Erkrankungen wie Angina pectoris, Herzinfarkt, dissezierendes Aortenaneurysma, Lungenembolie, Pleuritis, Ösophagusruptur oder etwa die Hodentorsion können unter dem Bild des akuten Abdomens verlaufen. Stoffwechselerkrankungen (diabetische Ketoazidose) bzw. Allgemeinerkrankungen sind ebenfalls differenzialdiagnostisch in Betracht zu ziehen (▶ Tab. 14.2).

Merke M!

Je weiter entfernt vom Nabel die Schmerzen angegeben werden, desto wahrscheinlicher liegt eine organische Ursache zugrunde **(Appley's Gesetz)**.

Tab. 14.1 Chronisch rezidivierende Bauchschmerzen.

Red Flags
• nächtliches Aufwachen durch Bauchschmerzen • plötzliches Auftreten von Schmerzen, die über Minuten oder Stunden andauern • Schmerzen, die in Schulter, Rücken oder die unteren Extremitäten ausstrahlen • Übelkeit, Erbrechen • Fieber • Arthralgien • Dysurie • sichtbares Blut im Stuhl, rektale Blutungen • dermatologische Veränderungen, z. B. Erythema nodosum, rezidivierende Aphthen • Anämie, Entzündungszeichen • Gewichtsverlust, -stillstand, Wachstumsstillstand • Alter < 4 oder > 15 Jahre • familiäre Belastung mit Ulkusleiden, chronisch entzündlichen Darmerkrankungen, intestinaler Polyposis

14.2 Differenzialdiagnosen

14.2.1 Akute Bauchschmerzen

Entzündlich

- Peritonitis (▶ Tab. 14.2)
- akute Appendizitis (▶ Tab. 14.3)
- akute Gastroenterokolitis, s. Durchfall/Diarrhö, Erbrechen/Emesis
- Pyelonephritis, Urolithiasis, Harnverhaltung, s. Miktionsbeschwerden
- akute Pankreatitis (im Kindesalter häufig auch traumatisch bedingt; ▶ Tab. 14.4)
- Cholangitis (z. B. rekurrierend bei Leberfibrose)
- Cholezystitis (mit Stein oder akalkulöse Form), Gallenblasenhydrops (z. B. beim Kawasaki-Syndrom)
- „IgG4-related sclerosing cholecystitis" (bei ca. 30 % der Autoimmunpankreatitiden vorkommend)
- akutes Abdomen bei Vorliegen von Infektionserkrankungen, z. B. bei Leptospirose, Malaria, Hanta-Virus-Infektion
- akute Gastritis, Ulkusperforation
- toxisches Megakolon (akute massive Dilatation des Kolons mit fulminanter Kolitis, z. B. bei CED, pseudomembranöser Kolitis)

Tab. 14.2 DD und Ätiologie der Peritonitis.

Ätiologie	DD
bakteriell	• hämatogene (Pneumokokken-)Peritonitis, s. „Merke" • Peritonitis bei nephrotischem Syndrom (Pneumokokken, H. influenzae) • Shuntperitonitis (infizierter ventrikulperitonealer Shunt) • Peritonitis tuberculosa s. Aszites • infizierter Aszites (z. B. bei Leberzirrhose) • Anastomoseninsuffizienz • perforierender Fremdkörper (z. B. verschluckte Knopfbatterie, Magnet)
chemisch-toxisch	• Mekoniumperitonitis (als Komplikation eines Mekoniumileus – bei CF in 5–10 %) • gallige Peritonitis (zunächst abakteriell) • rupturierte Echinokokkuszyste der Leber (mit Einbruch ins Peritoneum), rupturierte Pankreaspseudozyste, evtl. auch bakteriell) • Fremdkörper (z. B. Nahtmaterial)
strahlenbedingt (durch Perforation im Rahmen einer strahleninduzierten Enteritis)	

Tab. 14.3 Akute Appendizitis.

DD (s. auch ▶ Tab. 14.8)
• Infektionen mit Campylobacter jejuni • Lymphadenitis mesenterica (β-hämolysierende Streptokokken A oder Yersinia pseudotuberculosis, Adenoviren Serotyp 1, 2, 5, 6) • Invagination • Pneumokokken-Peritonitis, s. o. • Entzündung eines Meckel-Divertikels, s. „Merke“ • Ileitis terminalis Crohn • DIOS-Syndrom bei CF • basale Pleuropneumonie (rechts) • Psoasblutung rechts (z. B. bei Hämophilie A) • Karzinoid der Appendix und andere Tumoren der Appendix • diabetische Ketoazidose • akute intermittierende Porphyrinurie

Tab. 14.4 Pankreatitis im Kindesalter.

Formen.
• Begleitpankreatitis bei Mumps • traumatisch bedingte Pankreatitis, Pseudozyste des Pankreas (nach stumpfen Bauchtraumata – Sturz auf Rollerlenker, nach Entzündungen, z. B. durch Salmonellen) • Begleitpankreatitis bei CED • Cholelithiasis (biliäre Pankreatitis) • Hyperlipidämie Typ I (familiäre Chylomikronämie, AR), Typ IV (Hypertriglyzeridämie, AD) sowie Typ V (kombinierte endogene/exogene Hypertriglyzeridämie) • Hyperkalziämie (Hyperparathyreoidismus, familiäre hypokalzurische Hyperkalzämie) • Pankreatitis im Rahmen einer CF • Kollagenosen (SLE) • als Komplikation beim HUS, s. Hämaturie • Autoimmunpankreatitis (AIP, Assoziation mit Sjögren-Syndrom, IgG4 erhöht, s. u.) • hereditäre Pankreatitis (AD, z. B. Mutationen im CFTR-Gen) • Pankreatitis nach ECRP (Post-ERCP-Pankreatitis, bes. bei α-1-Antitrypsin-Mangel) • Medikamente (Immunsuppressiva, Steroide, Valproinsäure, Zytostatika, z. B. L-Asparaginase) • Pankreas divisum, selten: Agenesie des dorsalen Pankreas (mit Diabetes mellitus, evtl. Ikterus)

- M. Schoenlein-Henoch (Purpura abdominalis), s. Petechien
- akute (oft Streptokokken-, aber auch Adenovirus-bedingte) Pharyngitis mit Lymphadenititis mesenterica, s. u.
- Milzabszess, s. Splenomegalie
- Adnexitis, (Tubo-)Ovarialabszess
- Aymand'sche Hernie (Leistenhernie mit im Bruchsack enthaltener, evtl. inflammierter Appendix)
- ausstrahlende Schmerzen bei basaler Pneumonie, Pleuritis diaphragmatica, Pleurodynie, s. Thorax-/Brustschmerzen
- akutes Abdomen durch Polyserositis, z. B. bei amiliärem Mittelmeerfieber bzw. bei M. Still
- Pneumatosis intesinalis (evtl. durch gasbildende Bakterien? Im CT gashaltige Bläschen in den Lymphgefäßen, bes. im unterem Ileum)

Merke M!

Primäre Pneumokokken-Peritonitis: hämatogene Streuung von Pneumokokken und Streptokokken ins Peritoneum. Besonders betroffen sind **Mädchen** zwischen 4 und 10 Jahren, aber auch Kinder nach **Splenektomie**, mit nephrotischem Syndrom, Leberzirrhose oder Immunsupprimierte. Wegen der dramatischen Symptomatik werden die Patienten häufig laparatomiert.

Merke M!

Bei jeder Appendektomie sollte nach einem **Meckel-Divertikel gesucht werden** – mit Erwähnung im OP-Bericht. Besondere diagnostische Schwierigkeiten bereitet die Appendizitis bei **retrozökaler** Lage, welche oft Ursache einer gedeckten Perforation ist. Die seltene Appendizitis im **Säuglingsalter** wird oft erst nach der Perforation im Rahmen einer Laparatomie entdeckt.

Cave ⚠

Späteres Pankreaskarzinom bei hereditärer Pankreatitis.

Nicht entzündlich/obstruktiv

Merke M!

Invagination und inkarzerierte Leistenhernie sind die häufigsten Ursachen einer akuten Darmobstruktion im Kindesalter.

- Invagination (Intussuszeption; ▶ Tab. 14.5), s. „Merke“
- inkarzerierte Hernien, z. B. Leistenhernie, Femoralhernie, s. Erbrechen/Emesis
- innere Hernien wie Treitz-Hernie (periumbilikale Schmerzen, intestinale Obstruktion)
- Dünndarmvolvulus bei Malrotation (auch rezidivierender Verlauf, mit freiem Intervall möglich), s. Erbrechen/Emesis, s. „Merke“
- mechanischer Ileus, Adhäsionsileus, s. Erbrechen/Emesis
- akute Obstipation (manchmal Psoaszeichen links, walzenförmige Resistenz linker Unterbauch), Sigmavolvulus, Zökumvolvulus (Voraussetzung: Coecum mobile), s. Obstipation
- DIOS-Syndrom (Schmerzen und walzenförmige Resistenz im rechten Unterbauch) bei Mukoviszidose
- Fremdkörperingestion im Magen-Darm-Trakt (häufige Passagehindernisse im Bereich von Ösophagus, Pylorusregion, Bauhin'scher Klappe) bes. problematisch, s. „Merke“

Tab. 14.5 Substratinvaginationen.
Ursachen
• Meckel-Divertikel • Polypen der Darmwand (z. B. Peutz-Jeghers-Syndrom) • Darmwandhämatome wie bei M. Schoenlein-Henoch, Hämophilie, stumpfen Bauchtraumata, HUS • vergrößerte mesenteriale Lymphknoten, Lymphome • andere Tumoren der Darmwand (Neurofibrome, Schwannom, Lipome, Sarkome) • Mesenterium ileocolicum commune, Coecum mobile • Darmduplikaturen • Mesenterialzysten • selten Invagination als Impffolge einer Rotavirus-Impfung, Vorteile der Impfung überwiegen bei Weitem

Merke M!

Invagination: Auftreten vorwiegend im Alter von 3 Monaten bis 2 Jahren, Jungen : Mädchen 3 : 1, häufigste Form ileokolische Invagination, in 10 % Substratinvagination, s. u.

Cave ⚠

Invagination: luzides Intervall, s. Erbrechen/Emesis.

Merke M!

Nicht neonataler intermittierender Volvulus: oft aus heiterem Himmel kolikartige intermittierende abdominelle Beschwerden, lokalisiert im Mittelbauch bzw. rechten Oberbauch, gespannte Bauchdecken, meist galliges Erbrechen. Bei häufigen Episoden Malabsorptionszeichen (Proteinverlust). **DD:** zyklisches Erbrechen (hier kein Dünndarmileus), Bewusstseinsstörungen.

Cave ⚠

Schock beim nicht neonatalen intermittierenden Volvulus.

Merke M!

Fremdkörperingestionen

- Ingestion spitzer Gegenstände (Nadeln)
- Ingestion von Knopfbatterien (Schleimhautnekrosen möglich)
- Ingestion von Magneten (Darmperforationen und Ileus möglich)

Nicht entzündlich/durch Verletzungen

- akutes Abdomen durch Verletzungen, posttraumatische Komplikationen (▸ Tab. 14.6)
- Verletzung von Viszeralorganen durch Kindesmisshandlung

Tab. 14.6 Komplikationen bei Bauchschmerzen.
Posttraumatisch abdominell
• Milzruptur, Kehr'sches Zeichen (s. u.) (**Cave:** zweizeitige Ruptur!) • Leberruptur: subkapsuläres Hämatom • Pankreaspseudozyste (typisch: Sturz auf Roller- bzw. Fahrradlenkstange) • Duodenalhämatom (galliges Erbrechen nach Sturz auf Abdomen); **DD:** Bauchdeckenhämatom (Ultraschall) • abdominelles Kompartment-Syndrom (z. B. bei Polytrauma)

Merke M!

Kehr'sches Zeichen: In die linke Schulter ausstrahlende Schmerzen mit Hyperästhesie bei Milzruptur.

Nicht entzündlich/bei Stoffwechselkrisen

Merke M!

Akute intermittierende Porphyrinurie (wird nicht selten irrtümlicherweise appendektomiert): bereits im Schulalter vorkommend; häufige **Auslöser:** Medikamente wie Hydantoine, Barbiturate, Pyrazolonderivate, Sulfonamide. **Symptome:** kolikartige abdominelle Schmerzen, Erbrechen, Meteorismus; paralytischer Ileus, evtl. mit neurologischer Symptomatik wie Parästhesien, Lähmungen (Beine), epileptiformen Krämpfen, **kirschroter Urin.**

Nicht entzündlich/durch Torsionen des Aufhängeapparates bestimmter Organe

- Volvulus, s. o.
- Milztorsion (häufig bei Polysplenie)
- Hodentorsion (ausstrahlend in den Unterbauch), s. Hodenschmerzen/-schwellung
- stielgedrehte Ovarialzyste, endometrioide Ovarialzyste („Schokoladenzyste", Unterbauchschmerzen während der Menstruation)
- Ovarialtorsion

Nicht entzündlich/gynäkologisch

- Tubargravidität
- Regelschmerzen
- Hämtokolpos bei Hymenalatresie (hier auch zyklische Bauschmerzen zu beobachten, mögliche Folgen: Hämatometra, Hämatosalpinx, Hämoperitoneum)

Nicht entzündlich/vaskulär

- Purpura abdominalis Schoenlein-Henoch
- Aortendissektion (z. B. bei Marfan-Syndrom, Loeys-Dietz-Syndrom, Turner-Syndrom): Rückenschmerzen, Schmerzen im Epigastrium, s. Thorax-/Brustschmerzen
- rupturiertes abdominelles Aortenaneurysma

- Mesenterialinfarkt, A.-mesenterica-superior-Syndrom, A.-mesemterica-inferior-Syndrom (auch chronische Ischämie möglich), oft bei Vorhofflimmern
- Girdle-Syndrom (mit paralytischem Ileus, z.B. bei Sichelzellerkrankung, durch Infarkte der Mesenterialgefäße
- Milzinfarkt
- Degos-Krankheit (Gefäßverschlüsse in Dünndarm, Gehirn und Integument)

Nicht entzündlich/andere Ursachen

- Vergiftungen, z.B. akute Bleivergiftung, Knollenblätterpilzvergiftung (auch Erbrechen, Durchfälle, Ikterus)

Tab. 14.7 Akutes Abdomen.

Durch Stoffwechselkrisen
• diabetische Ketoazidose • akute intermittierende hepatische Porphyrinurie, s. „Merke" • C1-Esterase-Inhibitor-Mangel (hereditäres Angioödem, HAE, abdominelle Form), s. Stridor • Addison-Krise, s. Hyperkaliämie • Sichelzellkrise, s. u. • Urämie

14.2.2 Chronische bzw. rekurrierende Bauchschmerzen

Info

Betreffen ca. 10–15 % aller Kinder bzw. Jugendlichen.

Entzündlich

- chronisch rezidivierende Appendizitis (immer wiederkehrende Unterbauchbeschwerden rechts nach Ausschluss anderer DD; diagnostische Laparaskopie: chronisch entzündliche Veränderungen der Appendix; gleichzeitig Suche nach Briden, einer Lymphadenitis mesenterica, einem Ductus omphaloentericus, einem Meckel-Divertikel oder einer Ileitis terminalis angezeigt)
- Gastritis (Autoimmungastritis mit AK gegen Belegzellen und Intrinsic-Faktor, Gastritis durch Helicobacter pylori, s. u.)
- chronische Gastroduodenitis bzw. Ulkusleiden, z.B. durch NSAR
- chronische Gastroduodenitis/chronisches Ulcus duodeni bei Helicobacter-pylori-Infektion (Kind aus – nicht nur – Gastarbeiter- oder Immigrantenfamilie, chroni-

Tab. 14.8 DD akuter Bauchschmerzen nach Lokalisation.

Lokalisation		Erkrankung
Oberbauch (mit Druck und Loslassschmerz)	rechts	akute Cholezystitis mit übergreifender peritonealer Reizung, rupturierte Echinokokkuszyste der Leber, Leberabszess, perforierendes Ulcus ventriculi/duodeni, retrozökale Appendizitis, akute Pankreatitis
	Mitte	akute Pankreatitis, perforierende Pankreaspseudozyste, perforiertes Ulcus ventriculi/duodeni
	links	akute Pankreatitis, Milzruptur, perforiertes Ulcus ventriculi/duodeni
Oberbauch (nur Druckschmerz)	rechts	perinephritischer, subphrenischer oder subhepatischer Abszess; akute Cholezystitis, Choledochuszyste (Ikterus), Choledocholithiasis, Common-Channel-Syndrom, Ulcus ventriculi/duodeni, Budd-Chiari-Syndrom, Stauungsleber, Leberhämatom, Echinokokkuszyste der Leber, akute Hepatitis, Fitz-Hugh-Curtis-Syndrom, Dünndarmvolvulus, basale Pleuropneumonie, Chilaiditi-Syndrom, Pyelonephritis, Affektionen der Rippen, radikuläre Schmerzen, Herpes zoster
	Mitte	Ulcus ventriculi/duodeni, Pankreaspseudozyste, Angina pectoris, Herzinfarkt, Ösophagusruptur (Boerhave-Syndrom), Dünndarmvolvulus
	links	Kapselschmerz bei Splenomegalie, Milzinfarkt, Milztorsion, Milzabszess, perinephritischer bzw. subphrenischer Abszess, Pyelonephritis, Ulcus ventriculi/duodeni, Mallory-Weiss-Syndrom, Magentumoren (Polypen, Teratome, Hamartome, Leiomyome, Lymphome, Rhabdomyosarkom, verschieblich: Trichobezoar), basale Pleuropneumonie, akute Affektionen der Rippen, radikuläre Schmerzen, Herpes zoster, Angina pectoris, Herzinfarkt
Unterbauch (Druck und Loslassschmerz)	rechts	akute Appendizitis mit peritonealer Reizung (Loslassschmerz: Blumberg-Zeichen), ileokolische Invagination mit beginnender Peritonitis
Unterbauch (nur Druckschmerz)	rechts	Appendizitis ohne peritoneale Reizung (McBurney-Punkt), perityphlitischer Abszess, ileokolische Invagination, DIOS-Syndrom, Ileitis terminalis Crohn, inkarzerierte Leistenhernie, Hodentorsion, Ureterolithiasis, Ovarialtorsion, Adnexitis, Tubargravidität (Tubaria)
	Mitte	akute Harnverhaltung („Blase steht bis zum Nabel"), in der Pubertät Hämatokolpos (durch Hymenalatresie), s. monatlich rezidivierende Bauchschmerzen
	links	akute Obstipation, (intermittierender) Sigmavolvulus, inkarzerierte Leistenhernie, Hodentorsion, Ureterolithiasis, Ovarialtorsion, Adnexitis, Tubargravidität
	rektal digital	Douglas-Abszess, akute Appendizitis, Adnexitis, evtl. Invaginatswalze

sche Oberbauchbeschwerden, oft als psychogen abgetan, Übelkeit, Erbrechen, positive Familienanamnese, aber auch symptomlose Verläufe möglich)
- eosinophile Ösophagitis, eosinophile Gastritis, eosinophile Gastroenteritis und eosinophile Kolitis (z. T. durch Nahrungsmittelallergien), s. Dys-/Odynophagie, Erbrechen/Emesis
- **Lambliasis DD:** Zöliakie, s. Durchfall/Diarrhö
- starker Wurmbefall (z. B. durch Oxyuriasis (s. Pruritus/Juckreiz), Taenia saginata – evtl. nur Gewichtsabnahme)
- M. Whipple, s. Durchfall/Diarrhö, Gelenk-/Knochenschmerzen
- CED (M. Crohn, Colitis ulcerosa, Colitis indeterminata, persistierend oder Übergang in Colitis ulcerosa bzw. M. Crohn möglich); **DD** (▶ Tab. 14.9); extraintestinale Erscheinungen (▶ Tab. 14.10)
- chronische Granulomatose des Verdauungstrakts (Crohn-like-Disease), s. Fieber/Sepsis
- chronische akalkulöse Cholezystitis
- hereditäre Pankreatitis (Mutationen im kationischen Trypsinogen-Gen, Symptome bereits im Kindesalter)
- chronische Pankreatitis (▶ Tab. 14.5)
- rezidivierender abdomineller M. Schoenlein-Henoch
- M. Still, familiäres Mittelmeerfieber (bedingt durch die Polyserositis)
- Autoimmunpankreatitis (AIP), ANA-positiv, IgG4-Subfraktion im Serum erhöht, AK gegen Carboanhydrase 2 und Lactoferrin, oft assoziiert mit Sjögren-Syndrom, M. Crohn, Colitis ulcerosa), s. „Merke“

Entzündlich/chronische Cholangitiden

- primär sklerosierende Cholangitis, z. B. bei CDE
- sekundäre sklerosierende Cholangitis, z. B. bei Parasitenbefall
- IgG4-assoziierte sklerosierende Cholangitis häufig assoziiert mit Autoimmunpankreatitis, s. „Merke“

Merke M!

Patienten mit **Autoimmunpankreatitits (AIP)** haben oft zusätzlich (oder auch ohne AIP) eine „IgG4-related disorder“. Diese ist charakterisiert durch intensive Infiltration mit IgG4-haltigen Plasmazellen und T-Lymphozyten. Im Vordergrund steht eine Gewebsfibrose mit obliterierender Phlebitis, wie z. B. bei der IgG4-assoziierten sklerosierenden Cholangitis, Cholezystitis, Sialadenitis, der retroperitonealen Fibrose, der tubulointerstitiellen Nephritis, der IgG4-mediierten interstitiellen Pneumonitis, der IgG4-assoziierten Pseudotumoren verschiedener Organe sowie der IgG4-assoziierten Lymphadenopathien. Selten bei Jugendlichen. Ansprechen auf Steroide; **DD:** Malignome.

Tab. 14.9 DD M. Crohn und Coltis ulcerosa.

Parameter	M. Crohn	Colitis ulcerosa
Bauchschmerzen	90 %	70 %
blutige Durchfälle	(+) Ausnahme: „Crohn-Colitis“ (meist < 5 Jahre)	+++
Diagnosestellung	nach ca. 18 Monaten	meist sofort
Gewichtsabnahme bei Diagnosestellung	+++	(+)
betroffene Darmabschnitte	Ösophagus bis Rektum (Ileum und Kolon 75 %)	Kolon (90 %) u. Rektum (100 %)
Befallsmuster	segmental (diskontinuierlich)	kontinuierlich
Histologie	epitheloidzellige Granulome, lymphozytäre Infiltrate, transmuraler Befall	mukosale Ulzera (oberflächlich)
Strikturen, Fisteln	+++	(+)
perianale Veränderungen (Marisken, Fisteln, Abszesse)	+++	(+), Proktitis
Karzinomrisiko (Kolon)	(+)	+++
pathognomonische Antikörper	Anti-Saccharomyces-cerevisiae-Antikörper (evtl. falsch positiv bei Zöliakie und Autoimmunhepatitiden)	p-ANCA (antineutrophile zytoplasmatische Antikörper)

(+): kann vorhanden sein, +++: stark ausgeprägt

Tab. 14.10 Extraintestinale Erscheinungen bei CED.

Manifestation	Extraintestinale Erscheinungen
Hautmanifestationen	Erythema nodosum: ca. 15 %, Pyoderma gangraenosum: ca. 1–2 %
Gelenkmanifestationen	Arthritiden (15 %, manchmal vor intestinalen Manifestationen nicht destruierend)*
Augenbeteiligungen	Episkleritis, Uveitis (5 %)
hepatobiliäre Manifestationen	primär sklerosierende Cholangitis (bis 80 %), Autoimmunhepatitis

*M. Crohn ist auch überdurchschnittlich häufig mit JIA und SLE assoziiert.

Merke M!

Colitis indeterminata: Intermediärform zwischen Colitis ulcerosa und M. Crohn. Wie beim M. Crohn kann auch bei der **chronischen Granulomatose** der Befall des Intestinaltrakts vom Cavum oris bis in die Analregion reichen.

B

Bauchschmerzen bei periodischem Fieber

- familiäres Mittelmeerfieber (rezidivierende Peritonitis, Pseudo-Appendizitis)
- Hyper-IgD-Syndrom
- Mevalonazidurie, s. Fieber/Sepsis
- PFAPA-Syndrom, s. Fieber/Sepsis

Nicht entzündlich/organisch bedingt

- Magenpolypen, s. Erbrechen/Emesis; Blutungen, gastrointestinale
- Magentumoren (z. B. Adenokarzinom, Non-Hodgkin-Lymphom, Leiomyom, Teratom, Neurofibrom, Pseudotumor: z. B. Trichobezoar)
- Magenduplikatur (meist an der großen Kurvatur gelegen)
- ektopes Pankreasgewebe im Magen (auch ohne Beschwerden)
- Zollinger-Ellison-Syndrom (Gastrinom, meist im Pankreas lokalisiert, Ulzera in Magen und Duodenum)
- Zöliakie, s. Durchfall/Diarrhö, Gedeihstörung/Dystrophie
- Mukoviszidose (z. B. DIOS-Syndrom), s. Durchfall/Diarrhö, Gedeihstörung/Dystrophie, Husten, Dyspnoe
- Wurmbefall durch Askariden (Askarideníleus), durch Ancylostoma duodenale (Auslandsaufenthalt, Anämie, Hypalbuminämie)
- abdominale Tumoren (▶ Tab. 14.11, ▶ Tab. 14.12, ▶ Tab. 14.13)
- Cholelithiasis (▶ Tab. 14.14), s. „Merke"; Choledochuszyste, s. Ikterus
- Truncus-coeliacus-Kompressionssyndrom (Dunbar-Syndrom, Kompression durch das Lig. arcuatum der Crura mediales des Zwerchfells und konsekutiver Durchblutungsstörung mit heftigen Bauchschmerzen beim Essen; **DD:** Nahrungsmittelallergie!
- Megacolon congenitum, s. Obstipation
- intermittierender Volvulus, s. Erbrechen/Emesis
- Hämatokolpos, s. o.

Tab. 14.11 Abdominale Tumoren.

Formen
• Neuroblastom (70 % retroperitoneal) • Nieren-Tumoren: Wilms-Tumor, s. u. (Nephroblastom, oft asymptomatische Raumforderung, 6–8 % der kindlichen Malignome, s. Hämaturie), mesoblastische Nephrome, Nierenzellkarzinome, Klarzellsarkome der Niere • maligne Lymphome • Ovarialtumoren, z. B. Stromatumoren wie Granulosazelltumor, Keimzelltumoren wie Embryonalzellkarzinom, Teratom u. a. • Karzinoid der Appendix bzw. des Dünndarms • maligne entartete Darmpolypen, s. Blutungen, gastrointestinale (Polyposis) • zystische Lymphome, Mesenterialzysten • Darmduplikaturen

Tab. 14.12 Stadieneinteilung Neuroblastom.

Stadium	Befund
I	Tumor auf Nebenniere oder andere Ursprungsstruktur begrenzt
II	über Ursprungsstruktur hinausgehend, aber nicht die Mittellinie überschreitend; evtl. regionaler, homolateraler LK-Befall
III	überschreitet Mittellinie, evtl. regionaler LK-Befall bds.
IV	Fernmetastasen in Knochen, Weichteilen, LK etc.
V (IV S)*	wie Stadium I oder II, aber Fernmetastasen in Leber, Haut, Knochenmark (ohne Osteolysen)

*Spontane Rückbildung im Säuglingsalter möglich!

Tab. 14.13 Bauchschmerzen: Stadieneinteilung Wilms-Tumor.

Stadium	Befund
I	Tumor auf Niere begrenzt, oft asymptomatisch, Zufallsbefund
II	Nierenkapsel durchbrochen, regionale LK frei oder infiltriert
III	Tumorausbreitung über die hilären LK hinaus, Tumorthrombus im Bereich der V. cava oder Perforation der Kapsel bei OP
IV	Fernmetastasen (meist Lunge, Leber)
V	bilateraler Wilms-Tumor

Tab. 14.14 Zusammensetzung der Steine und Ursachen der Cholelithiasis im Kindesalter.

Zusammensetzung	Befund
Bilirubinsteine	bei hämolytischen Anämien (z. B. Kugelzellanämie)
Cholesterinsteine	bei Adipositas
gemischte Steine (Bilirubin, Cholesterin)	bei CF (eingedickte Galle)
Ursachen	
Anomalien der Gallenwege	z. B. Common-Channel-Syndrom
Stoffwechselkrankheiten	M. Wilson (durch Hämolyse-Schübe), Tyrosinose, metachromatische Leukodystrophie, familiäre benigne hypokalzurische Hyperkalzämie, familiäre Hypo-β-Lipoproteinämie
Gallensäurenverlust	Z. n. Resektion der Ileozökalklappe, Dünndarmresektion, M. Crohn (bes. Ileitis terminalis)
genetisch bedingt	ABCB4-Gen-assoziierte Cholelithiasis (bei jungen Erwachsenen), s. Ikterus
andere Ursachen	lang dauernde parenterale Ernährung, Ceftriaxontherapie, Gravidität

Merke M!

Cholelithiasis und **Slugde-Phänomen:** Die Beschwerden der Cholelithiasis sind nur bei größeren – häufig adipösen – Kindern ähnlich wie bei Erwachsenen. Bei Kleinkindern bestehen Unruhe, **„Nabelkoliken"** und Erbrechen. Von praktischer Relevanz ist, dass es unter der Therapie mit **Ceftriaxon** zur Cholelithiasis und Sludgebildung in der Gallenblase, verbunden mit unangenehmen Oberbauchbeschwerden, kommen kann, weshalb die Medikation relativ häufig abgesetzt bzw. auf ein anderes Cephalosporin gewechselt wird.

Nicht entzündlich/Nahrungsmittelallergien bzw. -intoleranzen

- Kuhmilchallergie, Soja, Eiweiß, Ei-Ovomukoid im Eiweiß), Kuhmilchproteinintoleranz, s. Erbrechen/Emesis, Durchfall/Diarrhö
- Laktose-Intoleranz (primäre, ab 6. Lj. bei 10% der Kinder)
- Saccharose-Intoleranz, s. Durchfall/Diarrhö
- Fruktose-Malabsorption, s. Durchfall/Diarrhö, Meteorismus/Blähungen
- Histamin-Intoleranz (Diaminooxydase-Mangel), s. „Merke"
- hereditäres Angioödem (HAE, AD, abdominelle Manifestation, erworbenes Angioödem (AAE), in beiden Fällen C1-Esterase-Inhibitor ↓, s. Stridor, Erbrechen/Emesis
- bakterielle Überwucherung des Dünndarms (bes. in den ersten 2 Lj.)

Nicht entzündlich/funktionelle Beschwerden

- Dreimonatskoliken, Nabelkoliken („infantile colic"), s. „Merke"
- funktionelle Oberbauchbeschwerden (Dyspepsie, persistierend oder rezidivierend, keine Besserung nach Defäkation, keine Änderung der Stuhlfrequenz, Erbrechen, Übelkeit, Völlegefühl), s. Erbrechen/Emesis
- Colon irritabile (Reizdarmsyndrom, Prävalenz 5–15%, auch postinfektiös nach Infektionen mit Salmonellen, Shigellen, Campylobacter; Diagnose nach den ROM-II-Kriterien, Laborbefunde und klinische Untersuchung einschließlich Verlauf der Perzentilenkurven unauffällig, Komorbidität mit chronisch interstitieller Zystitis, s. Miktionsbeschwerden, **DD** u. a. M. Fabry, s. „Merke"
- chronische (habituelle) Obstipation, chronische Pseudo-Obstruktion, s. Obstipation
- zyklisches Erbrechen (Dauer: 1–72 h), s. Erbrechen/Emesis
- abdominelle Migräne (1–4% der Kinder, häufiger Mädchen betroffen)
- somatoforme Störungen bei Depressionen, Kindesmissbrauch, aber auch bei anderen Komorbiditäten (z. B. familiäre Belastungen)
- Schulangst

Merke M!

- **Dreimonatskoliken:** junger Säugling, schreit viel und meist täglich zur selben Zeit, fast immer tagsüber („unmotivierte Schreiphasen"), zieht die Beinchen an, ist durch nichts zu beruhigen. Vermehrtes Luftschlucken (Aerophagie); häufig Obstipation, speziell nach der Umstellung von Muttermilch auf Kuhmilchpräparate. **DD:** Kuhmilchproteinintoleranz.
- **Nabelkoliken:** Kleinkinder zeigen bei Bauchschmerzen geradezu stereotyp auf den Nabel, weswegen Moro den Ausdruck „Nabelkoliken" prägte. Dieser Begriff impliziert ein funktionelles Geschehen. Bevor er als Diagnose Verwendung findet, sollten organische Ursachen ausgeschlossen werden.

Cave ⚠

Fehldiagnose „Nabelkoliken", z. B. bei Zöliakie: Gedeihstörung spricht immer gegen funktionelle Bauchschmerzen (Perzentilenverlauf!).

Merke M!

Colon irritabile: stärkere Beschwerden bei Patienten mit bestimmten Mutationen im Gen des 5-Hydroxytryptamin-Rezeptors.

Merke M!

Histamin-Intoleranz: Bauchschmerzen nach Genuss von Hartkäse, haltbar gemachten Würsten, Tomaten, Ketchup, Schokolade; migräniforme Kopfschmerzen. Im späteren Leben Unverträglichkeit von Rotwein, Käse und vor allem die Kombination von Käse mit Wein führen zu weichen Stühlen bzw. Durchfällen.

Nicht entzündlich/stoffwechselbedingt/andere Ursachen

- akute intermittierende Porphyrurie, **DD:** akute Appendizitis
- abdominelle Krise bei Hämochromatose, s. Polydipsie/-urie, Hepatomegalie/-pathie
- paroxysmale nächtliche Hämoglobinurie, s. Anämie/Blutarmut
- Hyperchylomikronämie (Hyperlipoproteinämie Typ I, AR, Mangel an Lipoproteinlipase bzw. Apoprotein C-II, Triglyzeride ↑ ↑ ↑

Cave ⚠

Pankreatitis bei Hyperchylomikronämie.

- Sichelzellkrise, s. Anämie/Blutarmut
- M. Fabry (Fabry-Krisen, Klinik ähnlich wie beim Colon irritabile), s. Hypo-/Anhidrose, Proteinurie, Augenauffälligkeiten/-erkrankungen, Sensibilitätsstörungen
- in das Abdomen ausstrahlende pektanginöse Beschwerden
- M. Gilbert-Meulengracht, s. Ikterus, manchmal stehen Oberbauchbeschwerden im Vordergrund
- chronische Bleivergiftung, s. Anämie/Blutarmut
- Menorrhagie (ca. jede dritte junge Frau leidet darunter)
- ektope Schwangerschaft, s. Erbrechen/Emesis

15 Bewusstseinsstörungen

15.1 Einführung

Definition

Veränderungen der **Bewusstseinslage** können von leichter **Verwirrtheit** bis zum tiefen **Koma** reichen. Man unterscheidet:

- **Quantitative Bewusstseinsstörungen**
  - Benommenheit
  - Somnolenz (Benommenheit mit abnormer Schläfrigkeit, Patient erweckbar)
  - Sopor (schlafähnlicher Zustand, Patient nicht erweckbar)
  - Koma (Glasgow-Koma-Skala)
- **Qualitative Bewusstseinsstörungen**
  - Bewusstseineintrübung: Dämmerzustände
  - Bewusstseinseinengung: Psychosen

Tab. 15.1 Memotechnisches System AEIOU-TIPS beim Koma.

Memotechnik	Ursachen
A	Alkoholintoxikation
E	Epilepsie (intrapostiktal)
I	Insulin (Hypo-/Hyperglykämie)
O	Overdose (Medikamente)
U	Urämie (u. a. metabolische Ursachen wie hepatische Enzephalopathie, Reye-Syndrom, angeborene Stoffwechselerkrankungen, M.-Addison-Krise)
T	Trauma (und andere Ursachen erhöhten intrakraniellen Drucks)
I	Infektion (Meningitis, Enzephalitis, Sepsis)
P	psychiatrische Erkrankungen
S	Schock und Schlaganfälle

15.2 Differenzialdiagnosen

15.2.1 Bewusstseinsveränderungen primärer zerebraler Ätiologie

Krampfanfälle, entzündliche Prozesse

Info

Die entzündlichen Prozesse gehen meist mit Fieber einher.

- Bewusstseinsveränderung bei Epilepsie (Aura vor epileptischen Anfällen, Absencen, Bewusstseinsverlust, iktaler und postiktaler Dämmerzustand)
- Fieberkrampf (unkompliziert bzw. kompliziert), s. Krampfanfälle
- Status epilepticus (länger als 30 min dauernde rekurrierende oder kontinuierliche Anfälle), s. Krampfanfälle
- FIRES, s. Krampfanfälle
- Bewusstseinsveränderungen bei Meningits purulenta, Tbc-Meningitis, bei Meningoenzephalitis (viral-autoimmun; ▶ Tab. 15.6), s. Meningismus/(Enzephalo-)Meningitis
- bei Sonderformen wie Herpes-simplex-Enzephalitis, s. Krampfanfälle, Meningismus/(Enzephalo-)Meningitis
- autosomal-dominante akute nekrotisierende Enzephalopathie (nach banalen Virusinfekten), andere akute Enzephalitiden (▶ Tab. 15.6)
- Hirnabszess
- hypertensive Enzephalopathie, s. Hypertonie, Krampfanfälle, Hämaturie

Gefäßprozesse, Blutungen, Hirndruck

Info

Meist im CT erkennbar.

- perinatale/neonatale Apoplexie, s. Schlaganfall/Apoplexie
- Hirnblutung (subdurale, epidurale, intrazerebrale Subarachnoidalblutung; ▶ Tab. 15.3)
- blande Hirnvenenthrombosen (z. B. im Rahmen einer Thrombophilie mit schleichendem Beginn, Exophthalmus, Läsionen der Hirnnerven II–VI, Bewusstseinstrübung)
- septische Sinus-(cavernosus-)Thrombose (septisches Fieber, stärkste Kopfschmerzen, Paresen, Hemianopsie, Aphasie; Ursachen: Orbitalphlegmone, Otitis, Mastoiditis, Pyodermie im Gesichtsbereich)
- Postvarizellen-Angiopathie (ca. 4–6 Wochen nach der Infektion Postvarizellen-Angiopathie (Angiitis) mit den Symptomen eines Schlaganfalls: Hemiplegie, Fazialisparese, Dysarthrie; meist, aber nicht immer reversibel)
- Dissektion hirnversorgender Arterien (Reißen der Intima, Blutung zwischen Intima und Media oder zwischen Media und Adventitia – aus den Vasa vasorum; Entstehung von Stenosen und Thromben in der Wand einer hirnversorgenden Arterie – auch extrakranial, z. B. A. vertebralis im Halsbereich)
- thrombotisch-thrombozytopenische Purpura (Moschcowitz-Syndrom, flüchtige ZNS-Ausfälle), s. Anurie, Hämaturie, Petechien
- Schlaganfall und transitorische ischämische Attacken (TIA), s. „Merke", Schlaganfall/Apoplexie
- kardiale Embolien, s. Schlaganfall/Apoplexie

Tab. 15.2 Hirndrucksteigerung.

Ursachen
• Hirntumor, Pseudotumor cerebri • Hydrozephalus, Shunt-Dysfunktion • intrakranielle Blutung (s. o.), Schädel-Hirn-Traumata • Entzündungen im Bereich von Gehirn und Hirnhäuten, Hirnabszess (s. o.) • Krampfanfälle • Intoxikationen (z. B. Vitamin A) • inadäquate Therapie einer diabetischen Ketoazidose

Tab. 15.3 Commotio cerebri, Contusio cerebri und Compressio cerebri.

Bewusstseinsstörung	Beschreibung
Commotio cerebri (Gehirnerschütterung)	leichte, gedeckte Hirnverletzung mit Bewusstlosigkeit bis zu 1 Stunde, Übelkeit, retrograde Amnesie, vollständige Ausheilung
Contusio cerebri (Gehirnprellung)	über eine Stunde bis Tage anhaltende Bewusstlosigkeit, zerebrale Herdsymptome durch hämorrhagische Nekrosen der Hirnrinde, bleibende Schäden, wie z. B. Neglekt (generelle Wahrnehmungsstörung einer Körperhälfte), apallisches Syndrom möglich
Compressio cerebri (Gehirnquetschung)	lang anhaltendes Koma (evtl. Tod) durch Einklemmung des Gehirns, durch Ödeme, Blutungen, s. Hirndrucksteigerung

- MELAS-Syndrom (mitochondriale Enzephalomyopathie Laktazidose und „stroke-like episodes“, migräneartige Anfälle; Beginn der „stroke-like episodes“ in der Regel im Alter von 4–15 Jahren; zunehmende Demenz durch Hirnatrophie und -verkalkung; Minderwuchs, „ragged red fibres“ in der Skelettmuskulatur), s. Krampfanfälle, Muskelschwäche (Myopathien)
- Hirndrucksteigerung (Kopfschmerz, Sehstörungen durch Hirnnervenläsionen (bes. N. abducens und N. oculomotorius), Übelkeit und Nüchtern-Erbrechen, Bewusstseinsstörungen, Bradykardie, Stauungspapille, Gefahr der irreversiblen Hirnschädigung durch Einklemmung); Ursachen (▶ Tab. 15.2)

Merke M!

Beim **Schlaganfall** (Apoplexie) im Kindes- und Jugendalter sind – im Gegensatz zum Erwachsenen – nicht Hypertonie, Fettstoffwechselstörungen und Atherosklerose die **Hauptursachen**, sondern die Thrombophilie. **TIA** kommen auch im Kindesalter vor. **Symptome:** fokale neurologische Ausfälle (Hemiparese, Aphasie, Amaurosis fugax), die sich meist innerhalb von 24 Stunden zurückbilden. Seltene Ursache einer TIA ist das hereditäre Angioödem, s. Stridor.

Tab. 15.4 Ursachen und Besonderheiten von Hirnblutungen im Kindesalter.

Ursachen	Besonderheiten
epidurales Hämatom	häufig Impakttrauma mit Impressionsfraktur, oft auch nur leichter Natur ohne Commotio, meist im temporalen oder parietalen Bereich; im Kindesalter selten luzides Intervall
subdurales Hämatom	• Schütteltrauma bei Kindesmisshandlung im Säuglingsalter (evtl. chronischer Verlauf, subdurales Hygrom), bedingt durch Einreißen von Brückenvenen; Retinablutungen, verschieden alte Hämatome, Skelettverletzungen, akute subdurale Blutung im Spinalkanal möglich (Sono!) • Verkehrsunfälle: durch akutes Schädel-Hirn-Trauma, häufig bei Kindern (Kollision mit Fußgängern, Radfahrern oder Autos) • Glutarazidurie Typ I: gehäuft subdurale Hämatome bzw. Hygrome, mentale Retardierung, Makrozephalus
weitere intrakranielle Blutungen (auch parenchymatös)	
• Vitamin-K-Mangel-Blutung, Spätform, etwa im Alter von 4–12 Wochen	beim vollgestillten Säugling, evtl. kombiniert mit Erkrankungen, welche die Vitamin-K-Resorption beeinträchtigen: Malabsorptionssyndrome, Mukoviszidose, α-1-Antitrypsinmangel, Cholestase
• Hämophilie A (bis 7 %), andere Koagulopathien	oft nach Bagatelltrauma, s. Blutungsneigung
• ITP (Gehirnblutungen 1:800)	s. Petechien
• Thrombopenien bei Leukämien	s. Petechien
• andere Ätiologien: ○ zerebrale AV-Angiome, Aneurysmen, Vaskulitiden, Sinusvenenthrombose ○ Drogenkonsum, s. Hypertonie	zerebrale Hämorrhagien im Rahmen einer Sinusvenenthrombose bei 25–50 % der Patienten!

B

Andere Ursachen einer Bewusstseinsstörung

- hypoxisch-ischämische Enzephalopathie (Hirnschädigung infolge mangelnder O_2- und Glukosezufuhr)
- Myxödem-Koma (Hypothermie, Hypoventilation, Bradykardie – bei unbehandelter Hypothyreose)
- Intoxikationen (Alkohol, Hypnotika, Sedativa, Antidepressiva, aber auch Salizylate, Giftpflanzen (s. u.), medikamentöse Intoxikationen gehäuft um das 1. Lj.)
- Insolation (Sonnenstich), s. Kopfschmerzen, Fieber/Sepsis
- Migräne („acute confusional migraine“), s. „Merke“
- Schlafwandeln, Pavor nocturnus, Fieberdelir, s. u.; Parasomnien
- psychiatrische Störungen, s. u.

Tab. 15.5 Hirnblutungen bei reifen Neugeborenen.

Einteilung nach Lokalisation
• Subduralblutungen (Tentoriumriss, Falxblutungen, Ruptur oberflächlicher Brückenvenen, okzipitale Osteodiastase) • primäre Subarachnoidalblutung • Plexusblutung • intraventrikuläre Blutung • periventrikuläre Blutung • Stammganglienblutung • intrazerebelläre Blutung

Tab. 15.6 Hirnblutungen bei Frühgeburten: Einteilung nach sonografischem Befund.

Grad	Befund
I	subependymale Blutung
II	Ventrikelblutung (bis 50 % der Ventrikel mit Blut gefüllt, keine Erweiterung)
III	50 % der Ventrikel blutgefüllt
IV	Einblutungen ins Parenchym

Merke M!

- **Bewusstseinsstörungen bei Migräne („acute confusional migraine“):** bei einer komplizierten Migräne auftretende Verwirrtheitszustände, Unruhe und Desorientiertheit. **DD:** Drogenabusus, Intoxikationen, Enzephalitiden und iktaler bzw. postiktaler Dämmerzustand.
- **Alice-im-Wunderland-Syndrom:** veränderte Wahrnehmung bei kindlicher Migräne, s. Kopfschmerzen.

Merke M!

Ursachen der Hirnblutungen beim reifen Neugeborenen

Geburtstraumata, Asphyxie, angeborenene Koagulopathien, Thrombopenien (z. B. neonatale Alloimmunthrombozytopenie, 15–20 % zerebrale Blutungen), erworbene Gerinnungsstörungen (Frühform der Vitamin-K-Mangelblutung, s. M. haemorrhagicus neonatorum; Thrombopenie bzw. Verbrauchskoagulopathie bei Sepsis, Heparinisierung bei ECMO); neonatale, hämorrhagische Apoplexie, Hirntumoren.

Tab. 15.7 DD der Enzephalitiden nach Ätiologie bzw. Pathogenese.

Ätiologie	DD
akute Enzephalitiden	
• viral	• Herpes-simplex-Virus-Enzephalitis, Zeckenenzephalitis (FSME, Arboviren), akute postinfektiöse Masernvirus-Enzephalitis, Varizellen-Enzephalitis, Polio-Enzephalitis, Enzephalitis durch Enteroviren, Grippeviren, Tollwut (Rhabdoviren), postvakzinale Enzephalitis (selten z. B. nach Masernimpfung) • ADEM (akute disseminierte Enzephalomyelitis nach viralen Infektionen bzw. Impfungen; **DD:** MS)
• bakteriell	• Mykoplasmen, embolische Herdenzephalitis bei Endokarditis (Staphylococcus aureus, Streptokokken), Begleitenzephalitis bei Meningitis purulenta
chronische Enzephalitiden	• Slow-Virus-Infektionen wie SSPE (Masernvirus-spezifische oligoklonale AK im Liquor), progressive Röteln-Panenzephalitis • Rasmussen-Enzephalitis (auf eine Großhrinhemisphäre beschränkt, chronisch progressive fokale Epilepsie, viral – autoimmun?) • Enzephalitis bei Neuroborreliose, M. Whipple • Infektionen mit Pilzen, Protozoen wie Kryptokokkose, Toxoplasmose (HIV!)
chronische Enzephalitiden durch nicht viral bedingte autoimmune Mechanismen	• Anti-N-Methyl-D-Aspartat-Rezeptor-Enzephalitis, autoimmun, paraneoplastisch, z. B. bei Teratomen des Ovars, aber auch ohne Malignom (Krämpfe, Dyskinesien der oberen Extremitäten, Abasie, psychische Auffälligkeiten) • autoimmune Enzephalitis, z. B. bei SLE, Sjögren-Syndrom, Sarkoidose, M. Beçet möglich • Hashimoto-Enzephalopathie bzw. Enzephalitis, s. Krampfanfälle • DD: autoimmune limbische Enzephalitis (AK gegen spannungsabhängige Kaliumkanäle: „voltage-gated potassium channels autoantibodies“) oder GAD-AK (Glutamatdecarboxylase-AK); Symptome: kognitive Defizite, Krampfanfälle, Hypothermie/Hyperthermie • nekrotisierende Enzephalitis (symmetrische Läsionen im MR, vermutlich Immunreaktion, häufiger in Fernost)

15.2.2 Sekundäre zerebrale Beeinträchtigung

- Schock: Hypotension, s. Schock, schwere Infektionen, z. B. nekrotisierende Fasziitis, STSS
- hypertensive Enzephalopathie (Sonderform: posteriores hypertensives Enzepalopathie-Syndrom), s. Hypertonie, Krampfanfälle, Hämaturie
- „zerebrale" Malaria (gefährlichste Organmanifestation der Malaria mit Somnolenz, Koma, Krampfanfällen, Glasgow-Koma-Skala 2 oder darunter), s. Fieber/Sepsis
- Hypothermie (ab 30 °C, z. B. Ertrinkungsunfall, Alkoholintoxikation), s. Untertemperatur/Hypothermie
- Fieberdelir (bes. bei größeren Kindern und Fieber über 40 °C, delirantes Zustandsbild, evtl. mit Halluzinationen und beeinträchtigtem Bewusstsein; **DD:** Enzephalitis)
- respiratorische Affektkrämpfe („breath holding spells"), s. Krampfanfälle
- pulmonal bedingte Hypoxie, s. Dyspnoe
- Störungen des Wasser- und Elektrolythaushaltes, s. Hyponatriämie, Hypernatriämie, Hypokalzämie, Hypomagnesiämie, Hyperkalzämie, Hyperkaliämie
- Stoffwechselerkrankungen/-krisen, z. B. bei bei Aminoazidopathien, Organoazidurien, Fettsäureoxidationsdefekten, Hyperammonämie-Syndromen (etwa Zitrullinämie Typ I), s. Irritabilität (Neugeborenenscreening), Hyperammonämie
- endokrin, z. B. bei Hashimoto-Enzephalopathie
- Hypoglykämien, s. Hypoglykämien
- Hyperglykämie, diabetische Ketoazidose, s. Bauchschmerzen (Pseudoperitonitis), Polydipsie/-urie
- hyperosmolare, nicht ketotische Hyperglykämie (▸ Tab. 15.8)

Tab. 15.8 Typische Befundkostellation bei hyperosmolarer, nicht ketotischer Hyperglykämie (DD: diabetische Ketoazidose).

Parameter	Befund
Glukose	600 mg/dl
pH-Wert (arteriell)	7,3
Standard-Bikarbonat	18 mmol/l
Azeton im Harn	0/+
Plasmaosmolalität	320 mOsm/kg
Anionenlücke	variabel
mentaler Status	Stupor/Koma

Tab. 15.9 Pflanzeningestionen mit akutem Handlungsbedarf.

Pflanzen
• Blauer Eisenhut (enthält Aconitin – giftigste Pflanze Europas!) • Engelstrompete (enthält Atropin, Scopolamin, Hyoscyamin – halluzinogen) • Herbstzeitlose (enthält Kolchizin) • Goldregen (durch bestimmte Alkaloide, Symptomatik ähnlich der Nikotinvergiftung, als Zierstrauch obsolet) • Rizinussamen

15.2.3 Abdominelle Erkrankungen mit Bewusstseinstrübung

- Dünndarmvolvulus, s. Erbrechen/Emesis, Bauchschmerzen, Schock
- Invagination, s. Bauchschmerzen
- schwere Dehydrierung, Neurotoxikose, s. Durchfall/Diarrhö, Hypernatriämie

15.2.4 Intoxikationen

- Intoxikationen (Alkohol – Binge Drinking, Drogen, Arzneimittel), s. „Merke"
- Pflanzeningestionen mit akutem Handlungsbedarf (▸ Tab. 15.9)
- Kohlenmonoxidvergiftung (Symptome abhängig von der CO-Konzentration der Atemluft: Kopfschmerzen, Schwindel, Bewusstlosigkeit, Herzbeschwerden, Krampfanfälle, bei 0,3 Vol.-% in wenigen Minuten Tod durch Atemlähmung und Herzversagen; kirschrote Farbe des Blutes, rosige Färbung der Haut)

Tab. 15.10 Übersicht Parasomien.

Bewusstseinsstörung	Alter, Zeitpunkt während des Schlafes	Klinik
Pavor nocturnus	Vorschulalter, im Non-REM-Schlaf, meist vor Mitternacht	Kind schreckt aus dem Schlaf auf, sitzt im Bett, schreit, hat offenbar Angst, starrt ins Leere, motorische Unruhe, durch Wecken ist das Zustandsbild zu durchbrechen; retrograde Amnesie am Morgen
Albträume	verschiedene Altersgruppen, REM-Schlaf, frühe Morgenstunden	angstvolles Erwachen durch lebhafte Erinnerungen, begleitet von alterstypischen Ängsten, keine Amnesie
Somnambulismus (Schlafwandeln)	Kinder, Jugendliche, nicht im REM-Schlaf, Auslöser oft fieberhafte Infekte	wacht auf, verlässt das Bett, geht herum, verrichtet schlafend z. T. komplizierte Handlungen, verwaschene Sprache, retrograde Amnesie

B

B

Tab. 15.11 Symptomatik von Depressionen im Schul- und Jugendalter.

Alter	Symptomatik
Schulalter (7–13 Jahre)	• Berichte über Traurigkeit • suizidale Gedanken • Schulleistungsproleme • massive Selbstzweifel
Jugendalter (14–18 Jahre)	• stark vermindertes Selbstvertrauen • Apathie, Angstzustände • Konzentrationsschwierigkeiten • Leistungsstörungen • starke Befindlichkeitsschwankungen • psychosomatische Störungen • Gefühl innerer Leere • selbstverletzendes Verhalten

Merke M!

Intoxikationen

- **Quantitative** Bewusstseinsveränderungen von Benommenheit bis Koma durch Alkohol (Komatrinken, Binge Drinking), Koma bei Ethylalkoholblutspiegel von 1,5–2 Promille, d. h. nach einer Resorption von 1,5 g Alkohol/kg Körpergewicht.
- **Qualitative** Bewusstseinsveränderungen wie Halluzinationen durch andere Drogen oder Arzneimittelintoxikationen. Letztere besonders bei Kleinkindern, s. Ataxie.

15.2.5 Parasomnien

Merke M!

Parasomnien sind abnorme episodische Ereignisse während des Schlafes (▸ Tab. 15.10). Sie werden bei Kindern bis 12 Jahren in 12–13 % der Fälle beobachtet.

Tab. 15.12 Psychosen im Kindes- bzw. Jugendalter.

Somatisch begründbar
• degenerativen Erkrankungen wie Chorea Huntington • juvenile neuronale Lipofuszinose (Halluzinationen), M. Pringle • Wolfram-Syndrom (DIDMOAD-Syndrom), s. Polydipsie/-urie • akute intermittierende Porphyrinurie, s. Bauchschmerzen • adulte metachromatische Leukodystrophie (oft noch vor neurologischer Symptomatik) • adulte Formen der GM2-Gangliosidosen • bei SLE gelten Psychosen als zentrale Manifestation (neben den Krampfanfällen) • DiGeorge-Syndrom (erhöhte Schizophrenierate), s. Hypokalzämie • Syndrom Retardierung – X-chromosomale Psychose (manisch-depressiv) – Makroorchidie, s. Genitalauffälligkeiten • Hashimoto-Enzephalopathie (schlaganfallähnliche Symptome, Anfälle, Ataxie, Tremor, Halluzinationen), s. Krampfanfälle • frühkindliche Hirnschädigung • Enzephalitiden durch HIV, Herpes-Enzephalitis, Anti-N-Methyl-D-Aspartat-Rezeptor-Enzephalitis u. a. • Epilepsie (je nach Alter und Geschlecht bis zu 2-fach höhere Inzidenz als bei Nichtepileptikern), s. Krampfanfälle • Depressionen bei Behandlung mit Interferon α (z. B. im Rahmen der Hepatitis-B- und -C-Therapie), visuelle Halluzinationen bei Behandlung mit Methylphenidat, jedoch selten) • Intoxikationen: CO, Quecksilber, Blei, Thallium, Suchtgifte, Glue Sniffing, s. Hämaturie • limbische Enzephalitis (u. a. Störungen des Kurzzeitgedächtnisses, Halluzinationen)

15.2.6 Psychiatrische Erkrankungen mit Veränderungen der Bewusstseinslage

- **schizophrene Psychosen** (ca. 4 % < 15. Lj., Childhood-Onset-Schizophrenie)
- **affektive Psychosen** (unipolar, bipolar: ca. 4/1000 14-Jährigen); auch die saisonale Depression („Winterblues") wird im Jugendalter beobachtet, s. „Merke"
- **Zwangsstörungen** („obsessive compulsive disorder", OCD) im Kindesalter
- **somatisch begründbare Psychosen** (Bewusstseinsstörung, daneben Störungen der Wahrnehmung, des Denkablaufs, der Stimmung und des Antriebs; ▸ Tab. 15.12)

Merke M!

„Major depressive disorder" tritt gehäuft nach „Secondhand-smoke"-Exposition auf (wie auch ADHS und generalisierte Angststörung)! Angststörungen auch unter der Therapie mit Montelukast beschrieben.

16 Blutungen, gastrointestinale

16.1 Einführung

Definition

Blutungen aus dem Gastrointestinaltrakt (GIT) können aus dem oberen GIT (Cavum oris, Pharynx, Ösophagus, Magen und Duodenum) oder aus dem **unteren GIT** (Jejunum, Ileum, Dickdarm) stammen. Eine Blutung aus dem **oberen GIT** kann sich als Hämatemesis (Erbrechen von frischem Blut, aktive Blutung) oder als **„kaffeesatzartiges Erbrechen"** (Blut durch Magensäure angedaut, Blutung persistiert oder steht) äußern. Blutungen aus dem oberen GIT einschließlich des proximalen Jejunums führen zu **Teerstühlen (Melaena)**, dunkel bis schwarz verfärbten Stühlen durch Einwirkung (Passagezeit > 8 Stunden) von Magensäure, Verdauungsenzymen und Bakterien auf das Hämoglobin. Blutungen aus dem unteren GIT ziehen rote **Blutstühle** nach sich (**Hämatochezie**, s. „Merke").

Merke M!

Häufigste Ursachen einer Hämatochezie im Kindes- und Jugendalter

Die häufigsten Ursachen sind **Analfissuren** (Obstipation) und **Hämorrhoiden** (> 60 %). In Ausnahmefällen können massive Blutungen aus dem oberen GIT zu **hellroten Blutstühlen** führen (beschleunigte Magen-Darm-Passage durch die per se laxierende Wirkung des Blutes).

Merke M!

Rote bis schwärzliche **Stuhlverfärbung** durch **Nahrungsmittel** (rote Rüben, Blutwurst, Heidelbeeren, Spinat) oder **Medikamente** (Eisenpräparate, Carbo adsorbens, wismuthaltige Präparate).

16.2 Differenzialdiagnosen

16.2.1 Blutungen aus dem oberen Gastrointestinaltrakt

Nasen-Rachen-Raum, Cavum oris, Pharynx, Ösophagus

- verschlucktes Blut aus dem Nasen-Rachen-Raum (z. B. bei M. Osler aus Teleangiektasien, s. u.; beim juvenilen Nasen-Rachen-Fibrom), s. Hämoptyse, Epistaxis
- Verletzungen der Mundhöhle (Lutscherstiel bei Sturz), Zungenbiss (z. B. Krampfanfall), Verletzungen des Pharynx
- Z. n. HNO-Eingriffen (Spätblutungen nach TE bis zu 14 Tage, keine TE vor dem 6. Lj.!), nach zahnärztlichen Eingriffen
- Verätzungen (Ingestion von Säuren oder Laugen)

Cave ⚠

Aufbewahrung ätzender Substanzen in Limonadeflaschen oder fehlender kindersicherer Verschluss, Knopfbatterien.

- Refluxösophagitis, eosinophile Ösophagitis, Hiatushernie, Barrett-Ösophagus, s. Erbrechen/Emesis
- Ösophagusvarizen (portale Hypertension), s. Splenomegalie
- Budd-Chiari-Syndrom (posthepatischer Block, portale Hypertension), s. Splenomegalie

Magen, Duodenum

- Frühform des M. haemorrhagicus neonatorum (Vitamin-K-Mangelblutung), s. Erbrechen/Emesis
- Fundusvarizen, s. Ösophagusvarizen
- Stressulkus (Prävalenz bei Schädel-Hirn-Traumata, schweren Verbrennungen, Operationen (bes. am Herzen) bis zu 25 %, neonatales Stressulkus, peptisches Ulkus), s. Bauchschmerzen
- eine Sonderform stellt das Dieulafoy-Ulkus dar (durch Perforation einer abnorm vergrößerten Arteriole in der Muscularis mucosae des Magens bzw. des Duodenums)
- Gastroduodenitis, z. B. durch Helicobacter pylori, s. Bauchschmerzen
- erosive Gastritis, z. B. bei portal-hypertensiver Gastropathie, erosive portal-hypertensive Duodenopathie
- eosinophile Gastroenteritis, s. Bauchschmerzen
- Mallory-Weiss-Syndrom, s. Erbrechen/Emesis
- Wiskott-Aldrich-Syndrom (Magen-Darm-Blutungen durch Thrombopenie/-pathie, s. u.)
- Magenpolypen (meist im Antrum situiert, auch antroduodenal), s. Bauchschmerzen, Erbrechen
- gastrinproduzierende Tumoren (Zollinger-Ellsion-Syndrom, multiple endokrine Neoplasie Typ I = MEN 1)
- Magen- und Dünndarmduplikaturen
- Purpura abdominalis bei M. Schoenlein-Henoch (ca. 70 % der Blutungen betreffen den oberen Gastrointestinaltrakt)
- Teleangiektasien/Angiodysplasien bei M. Osler, AD, Blue-Rubber-Bleb-Nävus-Syndrom)
- Degos-Erkrankungen (durch Gefäßverschlüsse im Dünndarm, darüber hinaus auch in Gehirn und Integument)
- bei Periarteriitis nodosa (mit gastrointestinaler Beteiligung: Ulzera, Nekrosen der Darmwand)
- Haemosuccus pancreaticus (Blutungen aus dem Ductus pancreaticus via Papilla Vateri, z. B. bei chronischer Pankreatitis, bei Pseudozysten des Pankreas)
- medikamentös-toxisch (Azetylsalizylsäure, Steroide, nicht steroidale Antirheumatika – NSAR), s. „Merke"

Merke M!

NSAR können nicht nur im Magen zu Erosionen und Ulzera führen, sondern auch im **Dünndarm**.

16.2.2 Blutungen aus dem unteren Gastrointestinaltrakt

Entzündlich

- Gastroenterokolitiden, s. Durchfall/Diarrhö
- Purpura abdominalis Schoenlein-Henoch (ca. 30% betreffen den unteren GIT), s. Petechien
- nekrotisierende Enterokolitis (NEC), s. Erbrechen/Emesis
- neutropenische Enterokolitis (unter Zytostatikatherapie)
- Periarteriitis nodosa (u.a. im Rahmen einer ischämischen Kolitis)
- Typhus abdominalis (Blutungen aus Geschwüren und Nekrosen)
- pseudomembranöse Kolitis durch Toxine von Clostridium difficile, Clostridium perfringens, s. Durchfall/Diarrhö
- Amöbiasis (manchmal nur mit Hämatochezie einhergehend), s. Hepatomegalie/-pathie
- segmentale hämorrhagische Kolitis durch enterotoxinbildende Klebsiella oxytoca (meist Antibiotika-assoziiert und rechtsseitig)
- CMV-Kolitis bei AIDS-Patienten
- M. Crohn (blutige Durchfälle, bes. bei Crohn-Kolitis, Patienten meist < 5 Jahre), Colitis ulcerosa, s. Bauchschmerzen
- Pouchitis nach ileoanaler Anastomose (z.B. nach Kolektomie bei Colitis ulcerosa oder familiärer adenomatöser Polyposis)
- toxisches Megakolon (akutes Abdomen, septischer Schock, Dehydrataion, Anämie, z.B. bei Colitis ulcerosa, pseudomembranöser Kolitis)
- chronische Granulomatose des Intestinaltrakts; Klinik ähnlich wie M. Crohn, s. Fieber/Sepsis
- eosinophile Enterokolitis, eosinophile Proktokolitis
- anaphylaktoide Reaktion auf Kuhmilcheiweiß (evtl. nicht IgE-mediiert), s. Erbrechen/Emesis, Proktokolitis des kleinen Säuglings

Nicht entzündlich

- Invagination einschließlich Substratinvagination (sografisch typische „Kokarde"), s. Bauchschmerzen
- Dünndarmvolvulus, s. Erbrechen/Emesis
- Wiskott-Aldrich-Syndrom (Jungen), s. Petechien, Infektanfälligkeit
- blutendes Meckel-Divertikel (ektope Magenschleimhaut, Nachweis mit Technetium-99-Scan)
- juvenile Kolonpolypen und andere Polyposisformen (Peutz-Jeghers-Syndrom, s. Pigmentstörungen, Gardner-Syndrom (multiple adenomatöse Polypen in Kolon und Magen, eine Präkanzerose!; ▶ Tab. 16.4)
- Teleangiektasien/Angiodysplasien bei M. Osler, Turner-Syndrom, beim CREST-Syndrom
- andere Angiodysplasien wie Klippel-Trenaunay-Syndrom, Heyde-Syndrom (Angiodysplasie und Aortenstenose)
- Hämangiome (z.B. kavernöses Hämangiom des Rektums, Hämangiomatose)
- Neoplasien (Dünndarmtumoren – Kapselendoskopie, kolorektales Karzinom sehr selten im Kindes- bzw. Adoleszentenalter, **Familiarität**, z.B. beim Lynch-Syndrom, AD)
- Divertikel des Dickdarms (im Kindesalter selten)
- ischämische Kolitis (im Kindesalter eine Rarität)

16.2.3 Hämatemesis und Teerstuhl

- M. haemorrhagicus neonatorum, s. Erbrechen/Emesis
- verschlucktes Blut (Epistaxis)
- Verletzungen im Bereich der Mundhöhle
- Nachblutung nach Tonsillektomie/Adenotomie
- Ulkusblutung

Cave ⚠

Stressulkus, s.o.

- Mallory-Weiss-Syndrom, s. Erbrechen/Emesis
- Fundus- und Ösophagusvarizen (portale Hypertension), s. Splenomegalie

16.2.4 Teerstühle

- Blutungen aus Fundus- und Ösophagusvarizen
- Ulkusblutung (U. ventriculi, U. duodeni), s. Bauchschmerzen
- Volvulus (z.B. bei Malrotation), s. Bauchschmerzen
- blutendes Meckel-Divertikel
- Gefäßarrosion bei malignen Lymphomen des Dünndarms und anderen Dünndarmtumoren

Tab. 16.1 Blutungen aus dem Enddarm.

Ursachen
• Analfissuren (häufigste Ursache), **Cave:** Missbrauch! • Hämorrhoiden • Polyp(en), auch Prolaps eines Polypen durch Anus möglich • Analprolaps (z.B. bei CF-Blutung durch mechanische Alteration des Prolapses) • angeborene oder erworbene blutende Analfisteln (z.B. M. Crohn) • Verletzungen (z.B. Pfählungsverletzungen, Missbrauch), rektaler Fremdkörper • Münchhausen-by-Proxy-Syndrom (Blutbeimengungen zum Stuhl, z.B. durch Mutter oder Pflegeperson), s. Fieber/Sepsis

Tab. 16.2 Meckel-Divertikel.

Komplikationen
• Blutungen (okkult oder massiv) durch Erosionen, Ulkus • Invagination • Entzündung (Divertikulitis) • Perforation mit Peritonitis • neuroendokriner Tumor (früher „Karzinoid") im Lumen des Meckel-Divertikels • Bridenileus (bei Persistenz eines obliterierten Ductus omphaloentericus, vom Divertikel zum Nabel ziehend)

- Thrombopenien/-pathien und Koagulopathien, z.B. Hämophilie, s. „Merke“, Blutungsneigung

Merke M!

Gerinnungsstörungen (Thrombopenien, Thrombopathien, Vasopathien, Koagulopathien): Blutungen sowohl aus dem oberen als auch aus dem unteren GIT (z.B. Melaena bei Hämophilie). Gerinnungsstörungen auch bei manchen **CDG-Syndromen** (z.B. CDG-Ib, -Ig, -IIa, gastrointestinale Blutungen bei Jungen sind auch typisch für das **Wiskott-Aldrich-Syndrom**).

16.2.5 Hämatochezie (Blutstühle)

Aus proximalem Dünndarm

- Lymphome, Karzinome, Neurinome
- blutendes Meckel-Divertikel, s.u.
- M. Crohn (selten sichtbare Blutung)
- Turner-Syndrom (Teleangiektasien, s.u.)
- CREST-Syndrom (Sonderform der Sklerodermie)

Aus Dickdarm

- NEC (nekrotisierende Enterokolitis)
- M. Schoenlein-Henoch, s. Bauchschmerzen, Petechien, Gelenk-/Knochenschmerzen
- Kuhmilchproteinallergie, s. Durchfall/Diarrhö
- Enterokolitiden (Rotaviren, enterohämorrhagische E. coli), Amöbiasis
- pseudomembranöse Enterokolitis, s. Durchfall/Diarrhö
- Colitis ulcerosa, Colitis indeterminata
- Malignome
- solitäre Polypen, Polyposis intestinii, Formen von Polypen, Syndrome mit Polyposis (▶ Tab. 16.3, ▶ Tab. 16.4), s. „Merke“
- nicht syndromale Gefäßdysplasien, Teleangiektasien der Dickdarmmukosa
- Syndrome/Erkrankungen mit möglichen gastrointestinalen Blutungen (▶ Tab. 16.5)

Tab. 16.3 Formen der Polyposis bei Kindern und Jugendlichen.

Typ	Besonderheiten
isolierter juveniler Polyp	entzündlich, Lokalisation im Kolon
juvenile Polyposis coli	AD, entzündlich, Kolon, maligne Entartung möglich; **Cave:** Malrotation
generalisierte juvenile Polypose	AD, entzündlich-adenomatös, Lokalisation von Ösophagus bis Kolon, maligne Entartung möglich
familiäre Polyposis coli	AD, Mutationen im APC-Gen, adenomatös, Magen, Kolon, malignes Entartungsrisiko im Kolon hoch

16.2.6 „Himbeergeleeartiger“ Stuhl

- Blut mit Schleimbeimengungen bei Darmischämien, z.B. Invagination, Volvulus

Tab. 16.4 Syndrome mit Polyposis bei Klindern und Jugendlichen.*

Syndrom	Besonderheiten
Peutz-Jeghers-Syndrom, s. „Merke“	AD, hamartös, Magen, Duodenum, Kolon (auch Nase, Bronchien, Blase), Entartungsrisiko im Duodenum (2–3 %), typische periorale und orale Pigmentierungen („Freckling“)
Gardner-Syndrom	AD, adenomatös, Magen, Duodenum, Kolon, Entartungsrisiko hoch in Kolon u. Duodenum, Osteome des Schädels und Unterkiefers, Fibrome, Dermoidzysten, Lipome u. a.
Turcot-Syndrom (s. „Merke“)	AR, adenomatös, Kolon, hohes Entartungsrisiko, Hirntumoren
Cowden-Syndrom (s. „Merke“)	AD, adenomatös, Ösophagus, Magen, Dünndarm, Kolon, assoziiert mit orokutanen Hamartomen; Adenome in Schilddrüse, Leber, Knochen; Alopezie, Onychodystrophie
Cronkhite-Canada-Syndrom	sporadisches Auftreten, schwere entzündliche Polyposis von Ösophagus, Magen, Dünndarm, Kolon; Nageldystrophie, Alopezie, Pigmentanomalien von Haut und Schleimhäuten

* s. auch Bannayan-Riley-Ruvalcaba-Syndrom, s. Hochwuchs

Tab. 16.5 Klinisch erkennbare Syndrome/Erkrankungen mit möglichen gastrointestinalen Blutungen.

Syndrom	Gastrointestinale Blutung
M. Osler	AV-Fehlbildungen im Magen-Darm-Trakt; Teleangiektasien an Lippe, Mundhöhle, Nase, Fingern
Ullrich–Turner-Syndrom, CREST-Syndrom	Teleangiektasien im Dünn- und Dickdarm
Peutz-Jeghers-Syndrom	▶ Tab. 16.4
Klippel-Trenaunay-Syndrom	viszerale Angiomatose
generalisierte Hämangiomatose, Mafucci-Syndrom (Hämangiomatose und Knochenchondromatose)	intestinale Hämagiome
Blue-Rubber-Bleb-Nävus-Syndrom, Pseudoxanthoma elasticum, metastasierendes Melanom, Kaposi-Sarkom, viszeraler M. Recklinghausen	okkulte Blutungen, hauptsächlich aus Dünndarm

B

Merke M!

Manche dieser mit intestinaler Polyposis einhergehenden Syndrome (z. B. **Turcot**-Syndrom, **Cowden**-Syndrom, **Peutz-Jeghers**-Syndrom) sind mit **extraintestinalen Malignomen** (Mammmakarzinome, Schildrüsenkarzinome, Ovarialkarzinome, Hirntumoren, Nebennierentumoren etc.) assoziiert, nach denen im Anschluss an die koloskopische bzw. gastroduodenoskopische Diagnose gefahndet werden sollte.

Merke M!

Jugendliche mit **Colitis ulcerosa, zystischer Fibrose** (CF), **familiärer adenomatöser Polypose** sowie **Peutz-Jeghers-Syndrom** in der Anamnese und **Zöliakie** (gehäuft maligne Lymphome bei Nichteinhaltung der Diät) sollten engmaschig auf **Neoplasien** des Gastrointestinaltrakts kontrolliert werden. Okkultes Blut im Stuhl: makroskopisch nicht sichtbare Blutbeimengungen, häufig bei Neoplasien im GIT. Präventive Endoskopie!

17 Blutungsneigung

17.1 Einführung

Definition

Reine plasmatische Gerinnungsstörungen (Koagulopathien) sind bedingt durch **reduzierte Plasmakonzentration** und/oder **verminderte Aktivität** von **Gerinnungsfaktoren,** ohne dass eine Thrombopenie, Thrombopathie oder Vasopathie vorliegt.

Merke M!

Für das Neugeborenen- und Säuglingsalter sind gesonderte Normwerte für die Gerinnungsfaktoren anzunehmen. Die Aktivität der einzelnen Faktoren erreicht erst teilweise im Laufe von 6 bis 12 Monaten die Normwerte des Erwachsenenalters.

Tab. 17.1 Spezielle klinische Manifestationen von Koagulopathien.

Koagulopathie	Klinische Manifestation
intrakranielle Blutungen	auch perinatal, bei Hämophilie A und B, Faktor-I-Mangel (bes. neonatal), Faktor-II-Mangel, Faktor-V-Mangel, Faktor-VII-Mangel (neonatal), Faktor-XIII-Mangel
Magen-Darm-Blutungen	Hämophilie A und B, Faktor-V-Mangel, Faktor-VII-Mangel, CDG-Syndrome
Muskeleinblutungen	Hämophilie A und B, Hemmkörper-Hämophilie, Faktor-II-Mangel (z. B. nach i. m.-Injektion oder Einblutung in den M. psoas), DD: Psoaszeichen rechts!
Nabelschnurblutungen	Faktor-I-, -II-, -V-, -X-, -XIII-Mangel (in 80 %!)
Meno-, Metrorrhagien	Von-Willebrand-Syndrom, Faktor-II-, -V-, -VII-, -X-, -XI-Mangel
äußere Hämatome	prinzipiell bei allen Koagulopathien möglich (**Cave:** atypische Stellen und verschiedenes Alter der Hämatome, s. Kindesmisshandlung), beim Fibrinogenmangel auch Wundheilungsstörungen
Schleimhautblutungen wie Epistaxis, Blutungen beim Zahnwechsel	bei Hämophilie, Von-Willebrand-Syndrom, Faktor-II-, -V-, -X-, -XI-, -XIII-Mangel
Hämaturie	bei den meisten Koagulopathien möglich, auch Makrohämaturien, evtl. Koliken beim Abgang eines Koagulums
postoperative Blutungen (z. B. TE, AD, Tonsillotomie), nach Zahnextraktionen	Von-Willebrand-Syndrom, Hämophilien, alle anderen Koagulopathien
Gelenkblutungen (s. „Merke")	

Merke M!

Gelenkblutungen (Hämarthros): Vorkommen bei **Hämophilie** A und B, Hemmkörper-Hämophilie, Faktor-VII-Mangel (mit Arthropathien), gelegentlich beim Faktor-X-Mangel, selten beim Faktor-I-Mangel, Faktor-XIII-Mangel (AR), Von-Willebrand-Syndrom Typ 3.

DD des Hämarthros: blutendes Synovialhämangiom! **Hämarthros** meist nach dem 6. Lebensmonat bei Jungen auftretend, betroffen sind vor allem die **großen Gelenke,** z. B. ballonartig aufgetriebenes, überwärmtes Kniegelenk mit eingeschränkter Beweglichkeit. Spätere degenerative Veränderungen der betroffenen Gelenke möglich: Hämophile-Arthropathie, s. Gelenk-/Knochenschmerzen.

Cave ⚠

Hämarthros: DD: Gonarthritis.

17.2 Differenzialdiagnosen angeborene Koagulopathien

- Von-Willebrand-Syndrom (VWS; Formen: ▶ Tab. 17.3); häufigste angeborene Gerinnungsstörung, AD, 1 : 8000, am häufigsten Typ 1, symptomatisch beim Noonan-Syndrom, s. Minder-/Kleinwuchs, „Merke"
- Hämophilie A (Faktor-VIII-Mangel: schwer Faktor VIII < 1 %, mittelschwer 1–5 %, leicht 5–15 %, Subhämophilie: 15–50 %, 1 : 10 000 [männl.], X-chromosomal), s. „Merke"
- Hämophilie B (Faktor-IX-Mangel, ca. 1 : 50 000 [männl.], X-chromosomal, Gentherapie in Aussicht)
- Hypo- und Afibrinogenämie, Dysfibrinogenämie (nicht einwandfrei funktionierendes Fibrinogen, Faktor-I-Mangel, sehr selten, ca. 1/1 Mio.)
- Hypofibrinogenämie (und Thrombozytopenie, kommt auch beim Kasabach-Meritt-Syndrom vor, s. u.)
- Hypoprothrombinämie (Faktor-II-Mangel, sehr selten)
- Faktor-V-Mangel (sehr selten, AR)

Tab. 17.2 Globaltests bei Koagulopathien.

Koagulopathie	aPTT	PTZ	Thrombinzeit
Hämophilie A	verlängert	normal	normal
Hämophilie B	verlängert	normal	normal
F-I-Mangel	verlängert	verlängert	verlängert
F-II-Mangel	verlängert	verlängert	normal
F-V-Mangel	verlängert	verlängert	normal
F-VII-Mangel	normal	verlängert	normal
F-X-Mangel	verlängert	verlängert	normal
F-XI-Mangel	verlängert	normal	normal

B

Tab. 17.3 Formen und Befundkonstellationen beim hereditären Von-Willebrand-Syndrom*.

Typ	VWF: Ag*	VWF: RCo**	F VIII	RIPA***
Typ 1 (partielle Defizienz)	↓	↓	N/↓	N/↓
Typ 2A (TZ-Adhäsion ↓)	↓	↓	↓/N	↓/N
Typ 2B (VWF-TZ-Bindung ↑)	↓/N	↑	↓/n	↑↑
Typ 2M (TZ-Adhäsion ↓)	↓	↓↓	↓/N	↓/N
Typ 2N (VW-FVIII-Bindung ↓)	N/↓	N/↓	↓↓	N
Typ3 (komplette Defizienz)	nn	nn	↓↓	nn
Plättchen-Typ (VWF-TZ-Bindung ↑)	↓/N	↓↓	↓/N	↑↑

*VWF: Ag = Von-Willebrand-Faktor-Antigen, **VWF: RCo = Ristocetin-Kofaktor-Aktivität, ***RIPA = Ristocetin-induzierte Plättchenaggregation.
TZ: Thrombozyten, N: normal, nn: nicht nachweisbar.
↓: gering erniedrigt, ↓↓: mäßig erniedrigt, ↑: gering erhöht, ↑↑: mäßig erhöht.

- kombinierter Faktor-V- und -VIII-Mangel (sehr selten)
- Faktor-VII-Mangel (1 : 50 000)
- Faktor-X-Mangel (Stuart-Prower-Krankheit, 1 : 500 000, AR)
- Faktor-XI-Mangel (Hämophilie C, z. B. auch beim Noonan-Syndrom, isoliert oder kombiniert mit Faktor-VIII- u. -XII-Mangel, s. u.)

Merke M!

Fehlen von **großen** Multimeren bei den VWS-Typen 2A, 2B und beim Plättchen-Typ; keine Multimere nachweisbar bei Typ 3. Bei VWS-Typ 2N und Typ 3 ist der Faktor VIII meist < 10 % vermindert. DD zur Hämophilie A u. a. durch den unterschiedlichen, weil autosomalen Erbgang.

Merke M!

Bei der **Hämophilie** ist die primäre Hämostase nicht beeinträchtigt: Es kommt daher bei kleinen Schnittwunden zu **keiner verlängerten Nachblutung** (im Gegensatz zum Von-Willebrand-Syndrom).

17.2.1 Syndrome mit Koagulopathien

- CDG-Syndrome („congenital disorder of glycosylation"), mit F-XI-Mangel und/oder AT III (= Glykoproteine), z. B. CDG-Ia-Syndrom, CDG-Syndrom IIf mit Makrothrombozytopenie, Neutropenie, Gerinnungsstörungen auch beim CDG-Ih-Syndrom sowie beim CDG-Ib-Syndrom), s. Durchfall/Diarrhö (proteinverlierende Enteropathie)
- Noonan-Syndrom mit leichtem Faktor-V-, -VIII-, -XI- und -XII-Mangel, evtl. begleitendem Von-Willebrand-Syndrom, aber auch mit Thrombozytopenien und-/pathien; Gerinnungsstatus vor großen Eingriffen (z. B. OP von Vitien, Trichterbrust)
- LAD III (Leukozytenadhäsionsdefekt mit vermehrter Blutungsneigung, Mutationen im Kindlin-3-Gen, AR)
- Kasabach-Meritt-Syndrom, s. o. (Riesenhämangiom-Syndrom, Verbrauchskoagulopathie)

17.2.2 Erworbene Koagulopathien

- Hemmkörper-Hämophilie (Alloantikörper gegen exogen zugeführten F VIII bei Hämophilie A)
- erworbene Hemmkörperhämophilie (Autoantikörper gegen endogenen F VIII bei primär Gerinnungsgesunden, sehr selten bei Kindern)
- erworbenes Von-Willebrand-Syndrom (bei lymphoproliferativen Syndromen, soliden Tumoren, chronisch myeloischer Leukämie, Angiodysplasien u. a.)
- Verbrauchskoagulopathien, s. Schock, Petechien
- Antikoagulanzien wie Azetylsalizylsäure, Dikumarine, ADP-Rezeptor-Blocker (Clopidogrel), Faktor-Xa-Inhibitor (Apixaban), Heparin (Heparin-induzierte Thrombozytopenien Typ I u. Typ II), s. Petechien
- Valproinsäure-Medikation (selten akutes Leberversagen unter Valproinsäure, Von-Willebrand-Faktor u. a. unter Valproinsäure erniedrigt, Vorsicht bei Operationen)
- Leberparenchymschädigungen (hepatische Koagulopathie, INR), s. „Merke"
- verminderte Faktor-XIII-Aktivität bei M. Schoenlein-Henoch (vermutlich ungünstige Prognose, Rezidive!)
- durch Lupus-Antikoagulans bedingtes Hypoprothrombinämie-Syndrom (SLE, Malignome, nach Virusinfekten, z. B. Adenoviren), s. „Merke"

Merke M!

Hepatische Koagulopathie: Die Gerinnungsfaktoren (außer Bestandteile des Faktors VIII in Endothelzellen) werden in der Leber gebildet. Hepatische Gerinnungsstörungen werden bei Hepatitiden, α-1-Antitrypsinmangel, Gallengangsatresie, M. Wilson, Leberzirrhose, akutem Leberversagen, Reye-Syndrom, Synthesestörung nach Lebertransplantation, Budd-Chiari-Syndrom, venookklusiver Erkrankung („veno-occlusive disease" – VOD: Lebervenenobstruktion, z. B. Behandlung mit Zytostatika, häufig auch kompliziert durch eine splenogen bedingte Thrombopenie), Paracetamol, Knollenblätterpilzvergiftung beobachtet. **INR** (**I**nternational **N**ormalised **R**atio, ein international standardisierter PTZ/Quick) wird bei Leberparenchymschäden und zur Überwachung der oralen Antikoagulanzientherapie (Vitamin-K-Antagonisten) verwendet.

Merke M!

Der Nachweis eines positiven **Lupus-Antikoagulans** kann ohne gerinnungsphysiologische Bedeutung sein, zu einer gesteigerten Gerinnung (Thrombophilie, s. Schlaganfall/ Apoplexie) oder aber zu einer Hypoprothrombinämie mit erhöhter Blutungsneigung führen (s. o.).

17.2.3 Vitamin-K-Mangelblutungen

Info i

F II, VII, IX und X betroffen.

- Frühform, s. M. haemorrhagicus neonatorum (Hämatemesis, Melaena)
- Spätform, s. Bewusstseinsstörungen, Krampfanfälle
- gestörte Resorption bei CF, Zöliakie, Gallengangsatresie, α-1-Antitrypsinmangel

B

18 Bradykardie

18.1 Einführung

Definition [ ]

- Unter **Bradykardie** (bradykarden Herzrhythmusstörungen) versteht man eine temporär oder permanent verminderte Herzfrequenz < 60/min.
- **Sinusbradykardie:** Jedem QRS-Komplex geht eine normale P-Welle voraus, PQ-Zeit im altersentsprechenden Normbereich.

Cave ⚠

Altersabhängig starke Schwankungen der normalen Herzfrequenz, s. Tachykardie.

Merke M!

Eine **fetale Bradykardie** von < 110/min über mehr als 3 Minuten ist ein Hinweis auf eine schwere Beeinträchtigung des Kindes. Bei einer Frequenz von < 60/min muss mit einer externen Herzmassage begonnen werden, falls die Beatmung keine Besserung gebracht hat.

18.2 Differenzialdiagnosen

18.2.1 Sinusbradykardie

- guter Trainingszustand, Vagotonie
- erhöhter Hirndruck (Druckpuls durch Tumoren, Pseudotumor cerebri, Meningitis, Enzephalitis, intrakranielle Blutungen, Hirnödem), s. Bewusstseinsstörungen
- Hypothyreose (Herzminutenvolumen vermindert, QT-Intervall verlängert, Niedervoltage)
- Anorexia nervosa, s. dort
- postinfektiöse Bradykardie
- Medikamente wie Betablocker, Digitalis, Clonidin, Verapamil, Diltiazem
- Hyperkaliämie, s. Hyperkaliämie
- Sick-Sinus-Syndrom (Sinusknotendysfunktion, ▶ Tab. 18.2)
- Hypothermie (z. B. beim Ertrinkungsunfall, typisch im EKG die typische Osborn-Welle, bei Alkoholintoxikation, Hypnotikaintoxikation, beim protrahierten Schock), s. Untertemperatur/Hypothermie
- fetale Sinusbradykardie (oder auch fetale Arhythmien)

Cave ⚠

Neonatales Long-QT-Syndrom (korrigierte QT-Zeit > 0,44 s) bei fetaler Sinusbradykardie.

- „isolierte" Bradykardie bei Frühgeburten (evtl. kombiniert mit Apnoen), s. Apnoe/Atemlähmung
- bei Frühgeburten und Säuglingen mit gastroösophagealem Reflux, s. Apnoe/Atemlähmung
- Bradykardie bei ALTE, s. Apnoe/Atemlähmung
- „relative" Bradykardie (**Faget Sign:** in Bezug auf die Temperatur zu geringe Pulsfrequenz, z. B. bei Typhus abdominalis, Peritonitis, Gelbfieber, Dengue-Fieber, Q-Fieber, Bruzellose (normal: Temperaturanstieg um 1 Grad = Pulsfrequenzanstieg von 8–12 Schlägen/min)

Merke M!

Die **häufigste** Bradykardieform im Jugendalter ist die Sinusbradykardie bei austrainierten **Sporttreibenden**, oft deutlich < 50/min. Sportler weisen in bis zu 40 % der Fälle im Langzeit-EKG ein AV-Block I° und II° (Typ Wenckebach) auf (gesteigerter Vagotonus). Ein AV-Block II° nach Mobitz sollte kardiologisch abgeklärt werden.

Tab. 18.1 Formen des AV-Blocks.

AV-Block	Befund
I	PQ-Zeit verlängert, normale P-Welle
II	
• Typ Wenckebach	zunehmende Verlängerung der PQ-Zeit bis zum vollständigen Ausfall der Überleitung auf die Kammern: Vagotonie (Kontrollen!)
• Typ Mobitz	verlängerte PQ-Zeit mit Ausfall der Überleitung auf die Kammern (Rhythmus 2 : 1 oder 3 : 1): stets pathologisch, Vorstufe zum kompletten AV-Block
III	unabhängig voneinander einfallende Vorhof- und Kammerkomplexe, Sinusrhythmus der Vorhöfe, Kammereigenrhythmus (Frequenz 30–45/min), QRS-Komplexe leicht deformiert und verbreitert

Tab. 18.2 Typische Erscheinungsformen des Sick-Sinus-Syndroms.

Erscheinungsformen	Klinik
• persistierende Sinusbradykardie • sinuatrialer Block 2. Grades • Bradykardie-Tachykardie-Syndrom (neben Sinusbradykardien auch atriale Tachyarrhythmien) • Sinusstillstand	• Schwindel • Synkope • im Anfall Bradykardie • Asystolie

Tab. 18.3 Lyme-Borreliose.

Kardiale Manifestationen
• akut einsetzender AV-Block II–III • andere Rhythmusstörungen • Myokarditis • Perikarditis

Cave

Borrelieninfektion nach Lauftraining im Wald.

18.2.2 AV-Block I

- bei Vagotonie
- bei rheumatischer Karditis
- durch Digitalis

18.2.3 AV-Block II (Mobitz) und III

- AV-Block III bei neonatalem SLE und Sjögren-Syndrom, s. Exantheme/Enantheme
- (operierte) Vitien, Kardiomyopathien
- Borreliose (50% der Patienten mit Lyme-Karditis haben einen AV-Block III), s. „Merke"
- rheumatische Karditis, Virusmyokarditis (z.B. durch Mumps-, Coxsackie-, EBV-Viren, Varizellen, Parvo B19)
- Kawasaki-Syndrom, s. Exantheme/Enantheme, Fieber/Sepsis
- Hyperkaliämie, s. Hyperkaliämie
- Herzinfarkt, s. Thorax-/Brustschmerzen
- progrediente neuromuskuläre Systemerkrankungen (z.B. Friedreich-Ataxie, Muskelschwäche [progressive Muskeldystrophien])
- Kearns-Sayre-Syndrom (Mitochondriopathie mit Ptose, Retinopathia pigmentosa), s. Muskelschwäche (Myopathien)
- Propofol-Infusionssyndrom, s. Azidose (Laktazidose), Hyperkaliämie
- Digitalis- oder β-Blocker-Überdosierung
- verschiedene Blockbilder nach Contusio cordis (z.B. nach stumpfem Thoraxtrauma) möglich
- **Lyme-Borreliose** (kardiale Manifestationen; ▶ Tab. 18.3.)
- idiopathisch

Tab. 18.4 Kardiale Mitbeteiligung bei Myopathien (auch Kardiomyopathien und Tachyarrhythmien möglich).

Myopathie	Krankheitsbilder
Muskeldystrophien	• M. Duchenne • M. Becker • M. Emery-Dreifuß
Myotonien	• myotone Dystrophie Curschmann-Steinert • proximale myotone Myopathie
kongenitale Myopathien	• nemaline Myopathie • myotubuläre Myopathie • „central core disease"
entzündliche Muskelerkrankungen	• Polymyositis • Dermatomyositis

18.2.4 Weitere Formen der Bradyarrhythmie

- bei obstruktivem Schlafapnoe-Syndrom, s. Apnoe/Atemlähmung
- bei M. Fabry (durch Kardiomyopathie), s. Anurie, Hypertonie, Hämaturie
- bei Amyloidose (durch sekundäre Kardiomyopathie)
- bei Carbamazepin-Therapie (Bradykardien, AV-Blockierungen möglich)
- bei Panayitopoulos-Syndrom (autonome Anfälle oder autonomer Status mit Hauptsymptom Erbrechen), s. Erbrechen/Emesis, Krampfanfälle

Cave

Panayitopoulos-Syndrom: Herzstillstand.

- bei Bradykardie bei Myopathien (▶ Tab. 18.4)
- bei Stromunfällen (auch tachykarde Rhythmusstörungen)

19 Durchfall/Diarrhö

19.1 Einführung

Definition [ ]

- **Akuter Durchfall:** Stuhlfrequenz > 3 Stuhlentleerungen/Tag und/oder Verminderung der Stuhlkonsistenz sowie Erhöhung der Gesamtstuhlmenge (Normwerte für die **Stuhlmenge:** Kinder: 5–10 g/kg Körpergewicht/Tag, Erwachsene: 100–200 g/kg Körpergewicht/Tag)
- **Chronischer Durchfall:** > 3 Stuhlentleerungen/Tag länger als 3 Wochen andauernd.

Merke M!

Eine **osmotische** Diarrhö, z. B. ausgelöst durch nicht resorbierte Nahrungsbestandteile, sistiert beim **Fasten** ebenso wie:

- Steatorrhö
- Nahrungsmittelallergie
- Gallensäureverlustsyndrom
- bakterielle Überbesiedlung

Eine **sekretorische** Diarrhö hält beim Fasten dagegen weiter an, ebenso wie:

- neuroendokrine Durchfälle
- laxanzieninduzierte Diarrhö
- bakterielle bzw. virale Infektionen
- CED
- Hyperthyreose (inkonstant)

19.2 Differenzialdiagnosen

19.2.1 Kongenitale Durchfallerkrankungen

Manifestation kurz nach der Geburt/im frühen Säuglingsalter

Störungen der Hydrolyse/Absorption

- kongenitaler Laktasemangel (kongenitale Alaktasie, erniedrigte Laktaseaktivität im Bürstensaum der Enterozyten; bisher 5 Mutationen im LCT-[Laktase-]Gen)
- Glukose-Galaktose-Malabsorption (Störung des natriumabhängigen Glukosetransporters durch Mutationen im SGLT1-Gen, diagnostisch Glukosebelastung mit H_2-Atemtest)
- Enterokinasemangel (verminderte Enterokinase-Aktivität, Enterokinase ist eine Endopetidase in der Dünndarmmukosa, die die Spaltung von Trypsinogen zu Trypsin katalysiert)
- kongenitale Chloriddiarrhö (Beeinträchtigung des DRA-Chloridtransporters durch Mutationen des SLC26A3-Gens, AR, Stuhlelektrolyte: Cl > Na + K; Clorid im Harn < 10 mmol/l, pränatal Polyhydramnion, prall mit Flüssigkeit gefüllte Darmschlingen), s. Alkalose
- kongenitale Natriumdiarrhö (durch Mutationen im SPINT2-Gen gestörte Natriumabsorption, metabolische Azidose, Stuhlelektrolyte: Na > Cl + K; AR)
- kongenitale Hypomagnesiämie (durch Mutationen am TRPM6-Gen, mit sekundärer Hypokalzämie, AR), s. Hypomagnesiämie

Tab. 19.1 Einteilung der Diarrhö nach pathogenetischen Gesichtspunkten.

Ursache	Krankheitsbilder	Osmolalität
osmotisch	• Glukose-Galaktose-Malabsorption, Laktasemangel • hypertone Sondennahrung	[Na + K + Cl] < Osmolarität des Stuhls
sekretorisch	• kongenitale Chlorid- bzw. Natrium-Diarrhö • Tufting-Enteropathie, s. u. • IPEX-Syndrom • VIPom • Autoimmunenteropathie • „bacterial overgrowth“ • die meisten viralen bzw. bakteriellen Enteritiden • Brainerd-Diarrhö (wässrige Durchfälle, 4 Wochen oder länger dauernd)	[Na + K + Cl] = Osmolarität des Stuhls
gemischt	• kongenitale Mikrovillusatrophie • Zöliakie (bei sek. Laktasemangel osmotisch im Vordergrund)	
entzündlich	• M. Crohn • Colitis ulcerosa • Colitis indeterminata	
gestörte Motilität	• primäre Gallensäurenmalabsorption • Kurzdarmsyndrom • MNGIE-Syndrom (rezidivierende Durchfälle) • Toddler-Diarrhö	

- intestinale epitheliale Dysplasie (kongenitale Tufting-Enteropathie, Zottenatrophie, büschelförmige Anordnung der Enterozyten, kurz nach Geburt beginnende massive wässrige Durchfälle, Mutationen im epCAM- oder SPINT2-Gen; ▶ Tab. 19.6)
- kongenitale Mikrovillusatrophie (Na im Stuhl 80–100 mmol/l, Dünndarmbiopsie, Elektronenmikroskopie; ▶ Tab. 19.6)

X-chromosomal-bedingte Durchfallerkrankungen

- IPEX-Syndrom, s. u.
- IPEX-like, CD25-Mangel (Lymphoproliferation, Autoimmunität, gestörte T-Zell-Proliferation, AR), s. Infektanfälligkeit
- X-chromosomale Lissenzephalie mit Genitalfehlbildungen und Krampfanfällen sowie Durchfällen, s. Krampfanfälle

Familiäres Durchfallsyndrom verursacht durch Aktivierung von GUCY2C

- dadurch gestörte Funktion eines intestinalen Rezeptors, AD, milde Durchfälle, Tendenz zu CED, s. „Merke“

Merke M!

In der Regel werden „familiäre Durchfallsyndrome“ durch rezessive Mutationen vererbt und zeigen einen schweren Verlauf.

Andere Ursachen und andere Transporterstörungen

- primäre Gallensäurenmalabsorption (gestörte Gallensäurenresorption im Ileum durch Mutationen des SLC10A2-Gens, Gallensäuren im Stuhl > 900 mg/m²/Tag)
- kongenitales Kurzdarmsyndrom (z. B. kombiniert mit Gastroschisis, Durchfällen u. a., durch Galleverlust),

Tab. 19.2 Häufige Ursachen der Diarrhö im Säuglings- und Kleinkindalter.

Ätiologie	Stuhlkonsistenz	Begleitsymptome
enterale Infektionen	breiig-wässrig, evtl. blutig	Fieber, Erbrechen, Bauchschmerzen
arenterale Infektionen	unterschiedlich	extraintestinale Infektsymptome
allergisch	oft wässrig, evtl. blutig	Bauchschmerzen, Urtikaria
Pankreas-insuffizienz	voluminös, fettglänzend, übel riechend	bei CF pulmonale Symptomatik, Dystrophie, Analprolaps
Zöliakie	voluminös, fettglänzend, saurer Gärungsstuhl	Dystrophie, Minderwuchs, Anorexie, Erbrechen
Disaccharid-Intoleranzen	saurer Gärungsstuhl	Dystrophie, Erbrechen, evtl. Exsikkose
Kuhmilchprotein-Intoleranz	wässrig-schleimig, blutig	Bauchschmerzen, Erbrechen, Gedeihstörung
Toddler-Diarrhö	Morgenstuhl o. B., dann weich, breiig	Polydipsie, keine Gedeihstörung

Tab. 19.4 Übersicht der zum Zöliakiescreening geeigneten Serum-Antikörper.

Antikörper	Antigen	Methodik
Ig-hr-tTGA	humanrekombiante Gewebstranastransglutaminase	Radioimmunopräzipitation
IgG-dGP (auch bei IgA-Mangel einsetzbar)	deaminierte Gliadinpeptide	ELISA
IgA-EMA	Ebdomysium	Immunfluoreszenz
IgA- bzw. IgG-AGA	Gewebstransglutaminase	ELISA
IgA-AGA	Gliadin	ELISA

Tab. 19.3 Schweregrade der Dehydratation.

Parameter	Leicht	Mittelschwer	Schwer
Gewichtsverlust	< 5 %	5–10 %	> 10 %
Allgemeinzustand	wach, durstig	sehr unruhig oder apathisch	somnolent bis komatös
Atmung	normal	vertieft	Azidoseatmung
Hautturgor	Hautfalten verstreichen rasch	Hautfalten verstreichen langsam	abgehobene Hautfalten bleiben stehen
Bulbi	unauffällig	eingesunken	tief eingesunken
Fontanelle	im Niveau	leicht eingesunken	deutlich eingesunken
Schleimhäute	feucht	trocken	sehr trocken
Harnproduktion	normal	Oligurie	evtl. Anurie

Eine normale Tränenproduktion spricht gegen eine schwere Dehydratation.

auch erworben (u.a. nach Darmresektion wegen Volvulus und NEC)

- Folatmalabsorption mit megaloblastärer Anämie, Stomatitis, Krämpfe, Beginn im 1. Lebensmonat, Serumfolat ↓ ↓, s. Krampfanfälle
- Malabsorption bei verminderten enteroendokrinen Zellen (hyperchlorämische Azidose, AR), s. Azidose
- trichohepatoenterisches Syndrom (Haaranomalien, durch neonatale Hämochromatose bedingte Leberzirrhose, intraktable Durchfälle mit Zottenatrophie im frühen Säuglingsalter, Gesichtsdysmorphien), s. Alopezie/Haaranomalien
- Glykogenspeicherkrankheiten, z.B. Typ I b (intestinaler Befall, erinnert an M. Crohn), s. Hepatomegalie/-pathie, Neutropenie
- Wolman-Erkrankung (wässrige Durchfälle, AR), s. Hepatomegalie/-pathie (und Nebennierenverkalkungen), Hyperkaliämie
- Enterokolitis bei M. Hirschsprung, s. Obstipation
- Steatorrhö bei Cholestase-Syndromen, s. Ikterus
- weiche Stühle unter Fototherapie möglich (somit erhöhter Flüssigkeitsbedarf)
- Durchfälle beim neonatalen Entzugssyndrom, s. Irritabilität

Manifestation im Säuglingsalter und im Kleinkindesalter

Mit exokriner Pankreasinsuffizienz

- zystische Fibrose (CF, Mukoviszidose, AR, Häufigkeit 1:2000, bei etwa 70% Mutation p.Phe508del [früher Delta F 508], häufigste erbliche Erkrankung der „weißen Rasse“, Schweißelektrolyte ↑, Stuhlfette ↑, fäkale Elastase bzw. Chymotrypsin im Stuhl ↓), s. Gedeihstörung/Dystrophie, Dyspnoe, Husten
- Shwachman-Syndrom (Shwachman-Bodian-Diamond-Syndrom, Mutation am SBDS-Gen auf Chromosom 7, AR, nach CF zweithäufigste Ursache einer exokrinen Pankreasinsuffizienz im Kindesalter, Neutropenie), s. „Merke“
- Johanson-Blizzard-Syndrom (exokrine Pankreasinsuffizienz, Hypoplasie der Nasenflügel, Mutationen im UBR1-Gen, AR), s. Schwerhörigkeit
- Pankreashypoplasie (Mutationen im pdx1-Gen, mit Early-Onset-Diabetes), Pankreasagenesie, s. Poldipsie/-urie
- isolierter Lipasemangel

Andere Ursachen

- intraktable Diarrhö mit persistierender Zottenatrophie in früher Kindheit (in den ersten 24 Monaten, 2 Formen, Dünndarmhistologie)
- Akrodermatitis enteropathica (Zinkmalabsorption, Auftreten nach dem Abstillen, periorale und akrale Hautveränderungen, Mutationen im SLC39A4-Gen, AR, bes. bei gestillten CF-Patienten, aber auch bei langzeitparenteraler Ernährung beobachtet)
- A-β-Lipoproteinämie (Bassen-Kornzweig-Syndrom), s. Anämie/Blutarmut (Akanthozyten)
- Zöliakie, s. Bauchschmerzen, Anorexie, Erbrechen, Gedeihstörung/Dystrophie; Screening (▸ Tab. 19.4); Diagnose: perorale Dünndarmsaugbiopsie, Marsh-Kriterien!); seltenere Manifestationen ▸ Tab. 19.5); **DD** der Zottenatrophie (▸ Tab. 19.6); assoziierte Erkrankungen (▸ Tab. 19.7)
- Lambliasis, s.u. (Lamblienantigen im Stuhl, Lamblienfärbung im Duodenalsekret)
- Kuhmilchprotein-induzierte Enteropathie (Kuhmilchproteinintoleranz als Sonderform des nahrungsproteininduzierten Enterokolitis-Syndroms: Food-protein-induced-Enterocolitis-Syndrom – FPIES), s. Erbrechen/Emesis, Gedeihstörung/Dystrophie
- Laktose-Intoleranz (adulte Form, diagnostisch H_2-Atemtest mit Laktose), s. Bauchschmerzen
- Saccharose-Intoleranz (Sucrase-Isomaltase-Defizienz, Mutationen im SI-Gen, AR)
- Trehalasemangel (Trehalose, in Pilzen und Insekten vorkommendes Disaccharid)
- Fruktose-Malabsorption (H_2-Atemtest mit Fruktose), s. Bauchschmerzen
- intestinale Polyposis, s. Blutungen, gastrointestinale
- blutige Durchfälle auch beim Wiskott-Aldrich-Syndrom (Jungen!), s. Petechien, Pruritus/Juckreiz (ekzematöse Hautveränderungen)
- CDG-Ib-Syndrom (Durchfälle, enteraler Proteinverlust, Erbrechen, Hypoglykämie, Hepatopathie, Darmblutungen), CDG-Ih-Syndrom
- kongenitale intestinale Lymphangiektasien, s. Ödeme (durch enteralen EW-Verlust)
- lysinurische Proteinintoleranz (verminderte Resorption von Lysin, Arginin und Ornithin in Dünndarm und Nieren, evtl. in Kombination mit pulmonaler Alveolarproteinose, AR), s. Hyperammonämie
- schwerer kombinierter Immundefekt (SCID, Omenn-Syndrom, andere Immundefizienz-Syndrome), s. Infektanfälligkeit
- intestinale Symptomatik bei Graft-versus-Host-Reaktion
- IPEX-Syndrom (**I**mmundysregulation-Autoimmunphänomene-**P**olyendokrinopathie-**E**nteropathie-Mutationen im FOXP3-Gen, **X**R), s. Anämie/Blutarmut, Gedeihstörung/Dystrophie
- Menkes-Syndrom (X-chromosomalrezessive intestinale Kupfertransportstörung), s. Alopezie/Haaranomalien
- Urticaria pigmentosa, Durchfälle bei systemischer Mastozytose (Tryptasebestimmung im Serum!)
- häufige, nicht-IgE-mediierte Nahrungsallergien (beim Säugling durch Kuhmilch und Sojaprotein, beim Kind durch Kuhmilch, Weizen, Erdnuss, Nuss, Hühnerei und Fisch)

Tab. 19.5 Zöliakie.

Seltenere Symptome
• Obstipation (ca. 10 %), chronisches Erbrechen, „Nabelkoliken" • Minderwuchs • Pubertas tarda, Amenorrhö • rezidivierende Aphthen (s. auch CED), Glossitis • isolierte Eisenmangelanämie • makrozytäre Anämie (durch Folsäuremangel, Vitamin-B_{12}-Mangel) • Gerinnungsstörung (Hypoprothrombinämie durch Vitamin-K-Mangel) • proteinverlierende Enteropathie mit konsekutiven Ödemen • Hepatopathie (oft nur erhöhte Transaminasen) • Osteoporose, X- oder O-Beine, Zahnschmelzdefekte (Vitamin D_3 ↓) • hypokalzämische Tetanie (durch Vitamin-D_3-Resorptionsstörung) • muskuläre Hypotonie, Muskelkrämpfe (Hypomagnesiämie? Vitamin-D_3-Mangel? Katabole Stoffwechsellage?); **DD:** Myopathie • okzipitale Verkalkungen, zerebrale Krampfanfälle • Keratomalazie, Nachtblindheit (Vitamin-A-Resorptionsstörung)

Tab. 19.6 Zottenatrophie (partiell, total, fokal).

DD
• kongenitale Mikrovillusatrophie (schwere Zottenatrophie,verkürzte Krypten) • kongenitale Tufting Enteropathie (minimale oder fehlende entzündliche Reaktion der Mukosa) • Intraktable Diarrhö mit persistierender Zottenatrophie in früher Kindheit • trichohepatoenterisches Syndrom (bei neonataler Hämochromatose) • lysinurische Proteinintoleranz, s. Hyperammonämie • Zöliakie, Lambliasis • Kuhmilchproteinintoleranz • Postenteritis-Syndrom, eosinophile Gastroenteritis • Autoimmunenteropathie, Immundefekte (z. B. IPEX-Syndrom) • M. Whipple • bakterielle Fehlbesiedlung des Dünndarms • HIV-Enteropathie (Zottenatrophie, aber keine vertieften Krypten) • tropische Sprue, schwere Malnutrition • Graft-versus-Host-Reaktion, Z. n. Strahlentherapie • kollagene Sprue, enteropathieassoziiertes T-Zell-Lymphom • fokale Zottenatrophie, z. B. bei Rotavirus-Enteritis

Tab. 19.7 Mit Zöliakie assoziierte Zustände/Erkrankungen.

Indikationen zum serologischen Screening
• Verwandte 1. Grades (10 %) • Turner-Syndrom (8–10 %) • Down-Syndrom (7 %) • selektiver IgA-Mangel (3–11 %) • Autoimmunthyreoiditis Hashimoto (2–5 %) • Diabetes mellitus Typ 1 (2–4 %) • primär biliäre Zirrhose, primär sklerosierende Cholangitis, chronische Autoimmunhepatitis • Dermatitis herpetiformis Duhring, Alopecia areata • Epilepsie mit okzipitalen Verkalkungen

Merke M!

Beim **Shwachman-Syndrom** kann sich die Funktion des exokrinen Pankreas – im Gegensatz zur CF – im Laufe der Zeit normalisieren, sodass auch ohne Enzymsubstitution normale Stühle beobachtet werden können.

Tab. 19.8 Häufige Erreger der akuten, enteralen Gastroenterokolitis.

Erreger	Typische Erregerspezies und Befunde
Viren	
	• Rotaviren* (häufigste Ursache, ca. 60 %, bes. in den Wintermonaten, Säuglinge und Kleinkinder, Inkubationszeit: 1–3 Tage, **Cave:** Hospitalismuskeim-Impfung! • Adenovirus 31, 40, 41 (nach Rotaviren mit 15 % am zweithäufigsten) • Coronavirus (Typ OC43) • Astroviren • Enteroviren: ECHO- und Coxsackie-Virus, fakultativ Durchfall • Masern und Influenza, fakultativ Durchfall • Norovirus-Brechdurchfälle, bes. im Winter, Kinder < 5 Jahre, ältere Menschen, Personen in Gemeinschaftseinrichtungen, Inkubationszeit: 1–2 Tage • Zytomegalie-Virus (CMV), z. B. bei HIV-Patienten
Parasiten	
	• Entamoeba histolytica • Girardia lamblia • Cryptospori dium parvum (Protozoon, chronischer Verlauf bei AIDS) • Blastocystis hominis (Protozoon) • Isospora belli (Protozoon, Erreger der Kokzidiose) • Plasmodien (z. B. „importierte" Malaria): Fieber, Durchfall, Erbrechen
Bakterien	

Ruhr-Typ	• Pathogenese: Mukosainvasion
	• Lokalisation: Dickdarm (und Dünndarm)
	• Diarrhö: oft blutig-schleimig
	• typische Erreger
	  ∘ Shigellen
	  ∘ Salmonellen
	  ∘ Campylobacter jejuni (Pseudo-Appendizitis)
	  ∘ E. coli (z. B. EHEC)
	  ∘ Clostridium difficile (Toxin-A-,Toxin-B-Stamm)
	  ∘ Klebsiella oxytoca

Cholera-Typ	• Pathogenese: Enterotoxine
	• Lokalisation: vorwiegend Dünndarm
	• Diarrhö: meist wässrig
	• typische Erreger
	  ∘ Vibrio cholerae
	  ∘ Salmonellen
	  ∘ E. coli (ETEC, s. u.)
	  ∘ Clostridium difficile (je älter die Kinder, umso häufiger, vorangegangene Antibiotikagabe!)
	  ∘ Staphylococcus-aureus-Toxin (toxisches Schocksyndrom)

D

D

19.2.2 Erworbene Durchfallerkrankungen

Infektiös/enteral

Merke M!

Das **Rotavirus** ist bei Kindern unter 5 Jahren weltweit für 29 % der **Todesfälle** an Durchfallerkrankungen verantwortlich. Die Inzidenz von schweren Verläufen ist am höchsten bei Kindern im Alter von 3–36 Monaten. In Europa sind 5 Genotypen für die Mehrzahl der Rotavirusinfektionen verantwortlich; am häufigsten ist der Genotyp G1P(8), Impfung wichtig! Selten kommt es nach einer Rotavirusimpfung zu **Invaginationen** und extrem selten zu protrahierten Durchfällen. Bei Letzteren ist ein **SCID** auszuschließen.

19.2.3 Häufige bakterielle Erreger von Durchfallerkrankungen

- Salmonellen der Enteritisgruppe, s. „Merke"
- Campylobacter jejuni (Bauchschmerzen, Pseudo-Appendizitis; wässrig-schleimige, auch blutige Durchfälle, Fieber, Übertragung durch nicht durchgegarte Lebensmittel, Tierkontakt, Schmierinfektion möglich
- enteropathogene Varianten von E. coli (▸ Tab. 19.9)
- Clostridium difficile (wässrige Durchfälle, selbstlimitierend, pseudomembranöse, blutige Kolitis unter Antibiotikagabe (oft letal) bei Verabreichung von Protonenpumpenhemmern sowie Clostridienenterokolitis bei Mukoviszidose (monströs verdicktes Kolon); seltenere Erreger bei **Antibiotika-assoziierter** Diarrhö: Clostridium perfringens, Klebsiella oxytoca (Toxin)
- Yersinia enterocolitica, bes. bei Säuglingen und Kleinkindern auch fieberhafte, z. T. blutige Durchfälle)

Tab. 19.9 Klinisch bedeutsame, enteropathogene Varianten von E. coli.

Variante	Klinik
EPEC	enteropathogene E.-coli-Stämme, bei Säuglingen und Kleinkindern, früher wesentlich häufiger, Hospitalismus!
ETEC	enterotoxische E.-coli-Stämme, wichtigste Ursache der Reisediarrhö
EIEC	enteroinvasive E.-coli-Stämme, Diarrhö mit blutigen Durchfällen
EHEC	enterohemorrhagische E.-coli-Stämme, hämorrhagische Kolitis, EHEC-Serogruppe 0157 spielt in der Pathogenese des HUS eine wichtige Rolle
EAEC	enteroadhärente E.-coli-Stämme, kindliche Durchfallerkrankungen, Reisediarrhö in Nordafrika
EAggEC	enteroaggregative E.-coli-Stämme, evtl. persistierende Durchfälle bei Kleinkindern, Entwicklungsländer!

- Yersinia pseudotuberculosis bei älteren Kindern; **DD:** Appendizitis (Pseudo-Appendizitis), s. Bauchschmerzen

Cave ⚠

Yersinia pseudotuberculosis: Hackfleisch!

- M. Whipple, s. „Merke"

Merke M!

Salmonellen der Enteritisgruppe: Im Sommer für ca. 95 % der akuten Enteritiden verantwortlich – neben Campylobacter-jejuni- und enterotoxischen E.-coli-Stämmen (ETEC). Übertragung durch Nahrungsmittel, aber auch durch Haustiere wie Hamster und Reptilien möglich.

Cave ⚠

Salmonellen der Enteritisgruppe

Bakteriämie bei Salmonellenerkrankung: Osteomyelitis, Pankreatitis, eitrige Meningitis (auch neonatal), Milzabszess.

Merke M!

M. Whipple

Erreger: Tropheryma whippelii; chronischer Durchfall bei Dünndarmbefall mit Steatorrhoe, enteraler Proteinverlust, Ödeme, Arthralgien, Polyserositis, LK-Schwellungen, evtl. ZNS-Beteiligung; Histologie: typ. Einschlüsse in den Makrophagen der Lamina propria mit Spezialfärbung nachweisbar, bei erstem Kontakt im Kindesalter auch akute Gastroenteritis möglich, s. Gelenk-/Knochenschmerzen.

Infektiös/parenteral

- Im Rahmen von Otitis, Pneumonie, Pyelonephritis; auch Infektionen durch das Masern- oder Influenza-Virus können im Kindesalter mit Durchfall einhergehen.

Merke M!

Ein Sonderform der akute Gastroenterokolitis mit ungünstiger Prognose ist die **hyperpyretische Toxikose** (hypernatriämische Dehydratation), gekennzeichnet durch Hyperpyrexie (über 41 °C, komatöses Zustandsbild, zerebrale Krämpfe, Schock, drohendes Hirnödem und **Hypernatriämie** im Serum (Na > 145 mmol/l, Serumosmolarität > 295 mOsmol/l). Turgor kaum vermindert, eher teigige Beschaffenheit der Haut, s. Hypernatriämie; differenzialdiagnostisch ist an eine Enzephalitis zu denken.

Nicht infektiös bedingte Durchfallerkrankungen

Entzündlich-allergisch

- M. Crohn (auch ohne Durchfälle verlaufend), Colitis ulcerosa, Colitis indeterminata, s. Bauchschmerzen
- Purpura abdominalis Schoenlein-Henoch, s. Bauchschmerzen, Gelenk-/Knochenschmerzen, Petechien
- Kuhmilch-/Sojaproteinallergie, s. Erbrechen/Emesis
- andere IgE-vermittelte Nahrungsmittelallergien, z. B. gegen Hühnereiweiß
- eosinophile Gastroenterokolitis (z. T. KMP-induziert)
- Autoimmun-Enteropathie (Auto-AK gegen Enterozyten, IgG4 ↑)
- IPEX-Syndrom (s. o., Durchfälle ab 4. Lebensmonat)
- intestinale Graft-versus-Host-Disease (GVHD)
- Cord-Colitis-Syndrom nach Strammzelltransplanation aus Nabelschnurblut (Durchfälle sprechen u. a. auf Metronidazol an)
- kollagene Kolitis (chronische, wässrige, nichtblutige Durchfälle ohne Bauchschmerzen bzw. Gewichtsabnahme: Koloskopie negativ, Kolonhistologie zeigt verbreiterte kollagene Lamellen subeepithelial, lymphozytäre Infiltrate)
- Kawasaki-Syndrom (in ca. 30 % Durchfälle, Erbrechen), s. Fieber/Sepsis, Lymphknotenschwellungen/Lymphadenopathien
- Douglas-Abszess (klaffender Sphincter ani externus, rektal-digitale Untersuchung!)
- Durchfälle und Erbrechen beim SLE (in ca. 50 % der Fälle)

Nicht entzündlich

- proteinverlierende Enteropathie, s. Ödeme
- sekundäre Laktose-Intoleranz (▸ Tab. 19.10)

Tab. 19.10 Sekundäre Laktose-Intoleranz.

Erkrankungen
• Z. n. bakterieller bzw. viraler Gastroenteritis • Zöliakie, Lambliasis • M. Crohn des Dünndarms, M. Whipple • intestinales Lymphom • Kurzdarmsyndrom, Gastrektomie, Blind-Loop-Syndrom • schwere Malnutrition • Zytostatika, Kolchizin • Strahlentherapie

Durchfallerkrankungen mit anatomischem Substrat

- Kurzdarmsyndrom (angeboren oder nach Darmresektionen, z. B. wegen Volvulus)
- Verlust der Ileozökalklappe

> **Cave**
> Vitamin-B_{12}-Mangel, bakterielle Dünndarmüberwucherung.

- Syndrom der blinden Schlinge (Blind-Loop-Syndrom)
- Darmduplikaturen, Mesenterialzysten, Divertikel (Letztere selten bei Kindern)
- rezidivierender Volvulus bei Malrotation, s. Erbrechen/Emesis, Ödeme (Proteinverlust)
- intestinale Lymphangiektasien, s. Ödeme
- Z. n. Fontan-Operation (proteinverlierende Enteropathie)
- ileoanale Anastomose (z. B. nach totaler Kolektomie wegen Polyposis)
- intestinaler Pouch
- neuroendokrine Tumoren (NET, PET-CT), s. u.

19.2.4 Weitere Ursachen von Durchfallerkrankungen

Neuroendokrine Tumoren und Durchfall

- Somatostatinom (meist im Pankreas situiert, Diabetes mellitus, Gallensteine, Fettstühle)
- Gastrinom (Zollinger-Ellison-Syndrom, gastrinproduzierender Tumor, Ulzera in Magen, Duodenum, evtl. Jejunum, Fettstühle)
- Karzinoid-Syndrom (Flush, zu 85 % im Magen-Darm-Trakt gelegen, krampfartige Bauchbeschwerden, Chromagrin A im Serum ↑, Serotoninmetabolit, 5-Hydroxy-Indolessigsäure im Harn ↑)
- VIPom (Verner-Morrison-Syndrom, Tumor meist im Pankreas lokalisiert, Hypokaliämie durch wässrige Durchfälle), s. Hypokaliämie

Endokrinologisch-hormonell

- Hyperthyreose
- PGAS Typ I (polyglanduläres Autoimmunsyndrom, Durchfälle z. B. als Folge der Hashimoto-Thyreoiditis, auch durch Autoimmunenteropathien), s. Hypokalzämie
- Neuroblastom (auch Obstipation möglich), Ganglioneuroblastom (evtl. VIP-bildend), s. Bauchschmerzen

Funktionell

- Colon irritabile (Durchfälle vermutlich durch Überaktivität von Mastzellen bedingt), s. Bauchschmerzen, Obstipation
- Toddler-Diarrhö, s. „Merke"
- MNGIE-Syndrom (myoneurogastrointestinale Enzephalopathie, mitochondriales Depletionssyndrom, Enzephalomyopathie mit Ophthalmoplegie, Polyneuropathie, rezidivierenden Durchfällen durch „intestinale Dysmotilität", erste Symptome durchschnittlich mit 10 Jahren, Mutation im TYMP-Gen, AR)

Tab. 19.11 Aussehen, Geruch und Konsistenz der Stühle bei Durchfällen (Übersicht).

Stühle	Krankheitsbilder
blutige Durchfälle	Rotavirus-Enteritis, Salmonellen-Enteritis, Campylobacter-jejuni-Enteritis, Shigellen-Enteritis, enterohämorrhagische E.-coli-Gastroenteritis, Entamoeba-histolytica-Enteritis, Colitis ulcerosa, NEC, pseudomembranöse Clostridienkolitis, Purpura abdominalis, Kuhmilchproteinallergie, Wiskott-Aldrich-Syndrom, blutige Stühle bei Koagulopathien, Thrombopenien, Invagination
wässrige Durchfälle	kongenitaler Laktasemangel, Glukose-Galaktose-Malabsorption, kongenitale Natrium- und Chloriddiarrhö, kongenitales Kurzdarmsyndrom, Gallensäure-Malabsorption, Mikrovillusatrophie, intraktable Diarrhö mit Zottenatrophie, Acrodermitis enteropathica, Saccharose-Intoleranz, Autoimmunenteropathie, erworbenes Kurzdarmsyndrom, VIPom (beim Erwachsenen bis 8 l/Tag), Gastroenteritiden, „Reiswasserstuhl" bei Cholera, Clostridium-difficile-Kolitis, Kryptosporidien (bei Immundefekten, AIDS und unter Zytostatika oft chronischer Verlauf), „Bacterial-overgrowth"-Brainerd-Diarrhö, IPEX-Syndrom, kollagene Kolitis
schleimige Durchfälle	schleimig, oft auch blutig tingierte Durchfälle bei akuten Gastroenterokolitiden (Rotavirus, Salmonellen, Campylobacter jejuni), M. Crohn, Colitis ulcerosa, Malignome, Colon irritabile (Synonym: Colica mucosa), schleimig-wässrig u. evtl. blutig bei Kuhmilchproteinintoleranz
Gärungsstühle (süsslich riechend,Stuhl-pH um 5)	Zöliakie (symptomatischer Disaccharidasenmangel), Lambliasis, Laktoseintoleranz, Colon irritabile, Saccharase-Isomaltase-Mangel, Glukose-Galaktose-Malabsorption
übel riechende Stühle (Fäulnisstühle, Stuhl-pH um 7)	Gastroenterokolitiden, bes. Infektionen mit enteropathogenen E.-coli-Stämmen, bei CF, bei chronischer Obstipation (Überlaufkolon), auch Teerstühle meist übel riechend, schaumige, alkalische Stühle bei Enterokinasemangel
Fettstühle	Zöliakie, zystische Fibrose, Johanson-Blizzard-Syndrom, isolierte Lipasedefizienz, Pankreashypoplasie, chronische Pankreatitis, Shwachman-Syndrom, proteinverlierende Enteropathie (auch Fettverlust, z. B. über intestinale Lymphangiektasien), M. Whipple, bakterielle Dünndarmüberwucherung, Kurzdarmsyndrom (angeboren oder erworben), Gallengangsatresien/-verschlüsse, Gastrinom, Somatostatinom
himbeergeleeartiger Stuhl	Darmnekrosen, Invagination

Merke M!

Toddlers Diarrhö: Beginn zwischen **6. u. 36. Lebensmonat**. Typischerweise **normales Gedeihen**. Nachts keine Stühle, der erste Stuhl am Morgen meist noch normal geformt, erst im Verlauf des Tages weiche Stühle. Vorwiegend sehr anstrengende/eigenwillige Jungen, trinken sehr viel (s. Polydipsie). Übergänge im späteren Leben zum Colon irritabile möglich. Diagnose aus Anamnese und durch normalen Gewichtsperzentilenverlauf möglich. Spontanes Sistieren im Schulalter. **Wichtige DD!**

Medikamentös bedingte Durchfälle

- Laxanzien-Abusus, s. Hypokaliämie, Erbrechen, Essstörungen
- übermäßige Kreatin-Einnahme (Bodybuilding)

Pseudodurchfälle

- Münchhausen-by-Proxy-Syndrom (meist von der Mutter vorgetäuschte Durchfälle), s. Fieber/Sepsis
- Überlaufkolon (bei Verdacht rektal-digitale Untersuchung), s. Obstipation

20 Dys-/Odynophagie

20.1 Einführung

Definition [ ]

- **Dysphagie:** Schluckstörung
- **Oropharyngeale Dysphagie:** Speisen können nicht in den Ösophagus befördert werden (verbleiben im Cavum oris)
- **Ösophageale Dysphagie:** Passagestörung im Ösophagus (mechanisch-funktionell)
- **Odynophagie:** Schmerzen beim Schlucken

20.2 Differenzialdiagnosen

20.2.1 Organisch

Akut

- schmerzbedingt durch Bläschen, Aphthen und Ulzerationen (▶ Tab. 20.1)
- Epiglottitis (stärkste Schmerzen, sodass nicht einmal der Speichel geschluckt werden kann), s. Fieber/Sepsis, Stridor
- Tonsillitis, Pharyngitis, s. Halsschmerzen
- Peritonsillarabszess, Parapharyngealabszess, Retropharyngealabszess
- Lemierre-Syndrom, s. Halsschmerzen
- Angina Ludovici (Mundbodenphlegmone), s. Halsschmerzen

Tab. 20.1 Dysphagie.

Schmerzbedingt durch Bläschen, Aphthen und Ulzerationen (Mundhöhle, Zunge und Gingiva)
• Stomatitis aphthosa et ulcerosa, s. Halsschmerzen • Herpangina, s. Halsschmerzen • Bednar-Aphthen (Ulzeration am Gaumen und im Cavum oris durch zu forciertes Absaugen von Neonaten) • Varizellenbläschen in der Mundhöhle, s. Exantheme/Enantheme • halbseitig angeordnete Bläschen im Zungenbereich beim Herpes zoster • Hand-Fuß-Mund-Erkrankung, s. Exantheme/Enantheme • chronische Granulomatose (Gingivitis, Mundulzera, Aphthen) • CED (chronisch entzündliche Darmerkrankungen) • Neutropenien, Mukositis • Behçet-Syndrom (auch am Genitale, Iritis, Arthralgien) • bei manchen Epidermolysis-bullosa-Formen • Pemphigus vulgaris (blasenbildende Autoimmunerkrankung, meist primär oral, dann Befall des Integuments) • PFAPA-Syndrom, s. Fieber/Sepsis • SLE (chronische Ulzera im Bereich der Mundhöhle) • mukokutane Leishmaniase (Ulzerationen in Nase, Mund, Pharynx) • autoimmunpolyglanduläres Syndrom Typ I (Soor), s. Hyperkaliämie

- Seitenstrangangina (häufig nach TE)
- Dysphagie bei Glossopharyngeuslähmung durch Toxine von Clostridien (Tetanus, Säuglingsbotulismus)
- Verätzungen, Fremdkörper im Oropharynx (oft letal)
- Schilddrüsenentzündungen (eitrig, nicht eitrig), subakut: Thyreoiditis de Quervain, Schilddrüsenabszesse

Chronisch

Cavum oris, Zunge, Nasen-Rachen-Raum, Larynx

- Ankyloglossie (stark verkürztes Zungenbändchen, Saugstörung an der Brust, 2–5%)
- große Ranula (Retentionszyste meist der Glandula sublingualis)
- große Mukozele der Zunge
- Zungenfibrom, Zungenhämagiom (selten)
- Aglossie-Adaktylie-Syndrom (Hanhart-Syndrom, AD)
- Glossoptose (z. B. bei der Pierre-Robin-Sequenz), s. Dyspnoe
- Makroglossie, s. Stridor
- Lippen-, Kiefer-, Gaumenspalten
- Hypertelorismus-Hypospadie-Syndrom (Hypospadie-Dysphagie-Syndrom, X-chromosomal, ösophagolaryngotracheale Spalte, Lippen-, Kiefer-, Gaumenspalte, Dandy-Walker-Anomalie, Corpus-callusum-Hypoplasie, Vitien), s. Genitalauffälligkeiten
- CHARGE-Assoziation (durch die Choanalatresie), s. Dyspnoe
- Tonsillentumoren (im Kindesalter meist maligne Lymphome, Karzinome beim Kind extrem selten)
- manche Prozesse im Bereich des Larynx, s. Stridor, Dyspnoe

Ösophagus

- Ösophagitiden (▶ Tab. 20.2)

Tab. 20.2 Ösophagitiden.

Ätiologie
• Refluxösophagitis (▶ Tab. 20.3), gleitende Hiatushernie • Refluxösophagitis bei infantiler CP • Reflux bei systemischer Sklerose • eosinophile Ösophagitis, eosinophile Gastritis (oft durch KMP-Intoleranz, im Kindesalter häufiger als bei Erwachsenen, Ösophagusstriktur und -ringbildung möglich; ▶ Tab. 20.5) • Soor-Osophagitis (Säuglinge, immunsupprimierte Patienten, z. B. HIV-Kranke) • Ösophagitis durch Herpes simplex • CMV-Ösophagitis (bei Immunsupprimierten) • Ösophagusbeteiligung bei M. Crohn und chronischer Granulomatose • Pillenösophagitis (Speiseröhrenulkus durch Medikament, meist in Größe einer Pille) • Ösophagitis nach Passage eines Fremdkörpers; **Cave:** Nekrosen durch Knopfbatterien! • nekrotisierende Ösophagitis im Kindesalter sehr selten beobachtet (evtl. im Rahmen eines GÖR)

D

- Ösophagusstrikturen (▶ Tab. 20.3)
- angeborener ösophagealer zirkulärer Schleimhautring („oesophageal web")
- Z. n. OP einer Ösophagusatresie (z. B. nach End-zu-End-Anastomose)
- angeborene Ösophagusstenose (manchmal zusätzlich zu einer Ösophagusatresie)
- Barrett-Ösophagus (nach lang dauernder Refluxkrankheit, Präkanzerose!)
- Ösophagusdivertikel (z. B. Zenker-Divertikel), gutartige Ösophagustumoren (z. B. Leiomyome, selten)
- Plummer-Vinson-Syndrom (sideropenische Dysphagie: Eisenmangelanämie u. Dysphagie durch Schleimhautringe im oberen Ösophagus, bei Kindern selten)
- Dysphagia lusoria (Linksabgang der rechten A. subclavia)
- Eagle-Syndrom (zu langer Proc. styloideus, Halsschmerzen, Globusgefühl, Schluckstörungen)
- Struma anulare, große Zungengrundstruma, s. Stridor

Funktionell, nerval, muskulär (meist chronisch)

- Läsionen des N. glossopharyngeus (oft kombiniert mit Vaguslähmung)
- Möbius-Syndrom (neben beidseitiger Fazialislähmung multiple andere Hirnnervenlähmungen), s. Fazialislähmung
- Schluckstörungen nach längerer Sondenernährung (nach Trauma, Operationen)
- velopharyngeale Insuffizienz beim 22q11-Deletionssyndrom (velokardiofaziales Syndrom)
- Vernet-Syndrom (periphere Läsion der Hirnnerven IX, X und XI im Foramen jugulare: Dysphagie, Heiserkeit, Geschmacksstörungen), s. Heiserkeit
- Achalasie (weder Festes noch Flüssiges kann gut geschluckt werden)
- Allgrove-Syndrom („3A-Syndrom": Achalasie – M. Addison – Alakrimie; AR)
- Nussknacker-Ösophagus („Steakhouse"-Syndrom, hyperkontraktiler Ösophagus – Nahrung wird verzögert weitertransportiert)
- infantile Zerebralparese, MS, ADCA Typ I, Z. n. Apoplexie
- infantiler Parkinsonismus (z. B. bei atypischer Phenylketonurie), Dysphagie beim M. Wilson, s. Tremor, Hepatomegalie/-pathie
- Ataxia teleangiectatica (Louis-Bar-Syndrom mit oropharyngealer Dysphagie, dadurch gehäuft Aspirationen!), s. Infektanfälligkeit, Ataxie
- Guillain-Barré-Syndrom, Poliomyelitis, Enzephalitiden
- Säuglingsbotulismus, s. Stridor
- HSAN Typ 3, s. Sensibilitätsstörungen
- Cornelia-de-Lange-Syndrom (manchmal lebenslange Sondenernährung notwendig)
- Smith-Lemli-Opitz-Syndrom (Gaumenspalte, muskuläre Hypotonie)
- Prader-Willi-Syndrom im Säuglingsalter (Hypotonie), s. Adipositas; Retardierung, mentale
- Noonan-Syndrom im Säuglingsalter (schwacher Saugreflex, Erbrechen), s. Minder-/Kleinwuchs
- SMA Typ I (M. Werdnig-Hoffmann), Myasthenia gravis pseudoparalytica, s. Muskelschwäche
- andere Floppy-Infant-Syndrome, s. Muskelschwäche
- Chorea maior (Huntington) u. minor, s. Tremor, Z. n. Streptokokkeninfektion
- Glossitis (Eisenmangel: Plummer-Vinson-Syndrom, Perniziosa)
- Burning-Mouth-Syndrom (brennende Parästhesien der Mundschleimhaut, bes. der Zunge, im Kindesalter selten)
- sekundäre ösophageale Motilitätsstörungen (▶ Tab. 20.6)

Tab. 20.3 Stadieneinteilung der Refluxösophagitis.

Stadien	Befund
Grad I	einzelne, nichtkonfluierende Läsionen, Rötung mit/ohne Erosionen der Schleimhaut
Grad II	nichtzirkuläre, aber konfluierende Läsionen
Grad III	zirkuläre Läsionen ohne Strenose
Grad IV	Stenose mit/ohne Ulkus, Barrett-Ösophagus (Präkanzerose)

Tab. 20.4 Präsentation der eosinophilen Ösopahgitis* (nach Greenhawt 2011).

Symptom
• Dysphagie (16–100 %) • GÖR (5–82 %) • Bauchschmerzen (5–58 %) • Erbrechen (5–38 %) • Durchfälle (1–24 %) • Thoraxschmerzen (17–20 %) • Food Impaction (10–15 %) • Gedeihstörung (5–10 %)

*Das betroffene Kind wirkt im Gegensatz zum Erwachsenen krank.

Tab. 20.5 Ösophagusstrikturen.

Erkrankungen mit Ösophagusstrikturen
• erworbener Brachyösophagus (Hiatushernie, peptische Ösophagusstenose) • eosinophile Ösophagitis • bei Epidermolysis bullosa dystrophicans • nach Verätzungen (auch Knopfbatterien)

Tab. 20.6 Sekundäre (muskuläre) ösophageale Motilitätsstörungen.

Erkrankungen mit sekundären ösophagealen Motilitätsstörungen
• Sklerodermie, progressive u. systemische • CREST-Syndrom (Calcinosis cutis, Raynaud-Phänomen, Motilitätsstörung des Ösopahgus, Sklerodaktylie, Teleangiektasien) • Dermatomyositis, Polymyositis • Sjögren-Syndrom • MCTD („mixed connective tissue disease")

21 Dyspnoe

21.1 Einführung

Definition [ ]

- **Dyspnoe: erschwerte** oder **gestörte** Atmung, wobei die Störung die Frequenz (Tachypnoe/Bradypnoe), die Atemtiefe und/oder den Atemrhythmus betreffen kann.
- **Formen:** Man unterscheidet **Ruhedyspnoe, Belastungsdyspnoe** bzw. **Orthopnoe** (äußerste Atemnot, die nur in aufrechter Haltung und unter Einsatz der Atemhilfsmuskulatur zum Teil kompensiert werden kann), s. Stridor.

21.2 Differenzialdiagnosen

21.2.1 Neonatalperiode

Nasen-Rachen-Raum (überwiegend mechanische Hindernisse)

- Naseneingangsstenosen, Agenesie der Nase
- Rhinitis beim Neonaten und Säugling (bes. beim Saugen)
- Choanalstenose, Choanalatresie (knöchern oder membranös, Sondierung nicht möglich, isoliert, aber auch bei Chromosomenanomalien, CHARGE-Assoziation, Pierre-Robin-Sequenz)
- geburtstraumatische Verletzungen der Nase (Septumhämatom)
- Lues connata (Coryza syphilitica, eitrige Rhinitis)
- Mittelgesichtshypoplasie, Retrognathie, Mikrognathie (z. B. Nager-Syndrom, Treacher-Collins-Syndrom, Hallermann-Streif-Syndrom)
- Enzephalozele, Meningoenzephalozele
- nasale Obstruktion durch Dermoide, Gliome
- angeborene dentoalveoläre Zyste, große Ranula
- Lippen-Kiefer-Gaumen-Spalten
- Makroglossie, Übersicht s. Stridor
- Glossoptose (z. B. Nager-Syndrom, Pierre-Robin-Sequenz), s. Stridor
- Zungengrundstruma, Thyreoglossuszyste
- Laryngozele (Erweiterung des Morgangnii-Ventrikels, auch erworben möglich)
- Thornwaldt-Zyste (Bursa pharyngea)

Atemwege

- neonatale Struma (▸ Tab. 21.4)
- „tracheal web", angeborene Trachealstenosen
- Hauptbronchusstenose, Hauptbronchusmalazie
- bronchogene Zysten (▸ Tab. 21.6)
- Ösophagotrachealfistel (auch isoliert, ohne Ösophagusatresie)

Lunge/Mediastinum

- neonatales RDS (durch Lungenunreife, Tachypnoe > 60/min; **wichtige DD:** Sepsis durch B-Streptokokken – bei Early-Onset-Streptokokkensepsis in über 80 % RDS, auch Listerieninfektionen, selten: Wilson-Mikity-Syndrom)
- RDS bei reifen Neugeborenen (bei einer Alveolarproteinose [▸ Tab. 21.3] bzw. einer primären Ziliendyskinesie)
- persistierende Tachypnoe des Säuglings (▸ Tab. 21.3)
- Mekoniumaspiration (meist reife oder übertragene Neugeborene, 0,2–0,5 % aller Lebendgeborenen betroffen)
- Oligohydramnion-Sequenz (mit Lungenhypoplasie einhergehend)
- Wet-Lung-Syndrom (transitorische Tachypnoe des Neugeborenen, z. B. nach Sektio)
- neonatale Pneumonie (Erreger: s. ▸ Tab. 21.8)
- neonataler Chylothorax (oft postoperativ nach Herz-/Lungen-OPs)
- asphyxierende Thoraxdysplasie (Jeune-Syndrom, TPPS: Thorax-Pelvis-Phalangen-Syndrom, hypoplastische Lungen, AR), s. Skelettanomalien/-deformitäten
- Pneumomediastinum (Mediastinalemphysem, bes. bei beatmeten Neonaten, „Spinnakersegel" durch Thymusabhebung im Thoraxröntgen, Hautemphysem möglich); **DD:** zystische Masse im Bereich des oberen Mediastinums
- interstitielle plasmazelluläre Pneumonie (früher bei Frühgeburten häufiger, s. u.)

Tab. 21.1 Dyspnoe.

Symptome

• Lufthunger
• Beklemmungsgefühl im Brustkorb
• Angst, zu ersticken
• zusätzliche Symptome bei **Neugeborenen** und jungen **Säuglingen:**
  ○ Stöhnen
  ○ interkostale Einziehungen
  ○ Nasenflügeln
  ○ Schaukelatmung (Thorax/Abdomen)
• Schaumpilz vor dem Mund (Neugeborenenperiode)

Tab. 21.2 Atemfrequenz (Ruheatmung) in Abhängigkeit vom Alter.

Alter	Atemfrequenz (Atemzüge/min)
Neugeborene	35–60
Säuglinge/Kleinkinder	20–40
Grundschulalter	15–30
ältere Kinder/Adoleszenten	15–20

- alveolokapilläre Dysplasie (assoziiert mit pulmonaler Hypertonie)
- kongenitale zystische adenomatoide Malformation (▶ Tab. 21.6)
- Zwerchfellhernie mit Lungenhypoplasie, angeborene Lungenfehlbildungen (▶ Tab. 21.6).
- Zwerchfelleventration (Relaxatio diaphragmatica, Unterentwicklung des muskulären Zwerchfellanteils mit Diaphragmahochstand auf der betroffenen Seite; **DD:** Zwerchfellhernie, diese aber zu 90 % links)
- Zwerchfelllähmung (N. phrenicus aus Plexus cervicalis, C3–C5, z. B. durch geburtstraumatische Schädigung, paradoxe Zwerchfellbeweglichkeit)
- neonatales pulmonales Air-Leak-Syndrom (Luft außerhalb des normalen pulmonalen Luftraums; ▶ Tab. 21.5)
- Lungenerkrankung beim Down-Syndrom (durch defiziente Alveolisierung)

Tab. 21.3 RDS beim reifen Neugeborenen.

Pathogenese der pulmonalen Alveolarproteinose
• Surfactant-Protein-B-Defizienz (letal, AR) • Surfactant-Protein-C-Defizienz (Verlauf variabel, AD, evtl. AR) • ABCA-3-Transporter-Defekt (häufig letal, evtl. chronisch)

Tab. 21.4 Struma und Dyspnoe.

Neonatal
• massiv ausgeprägt bei Jodotyrosindejodinasedefekt (mit Hypothyreose) • Thyreoglobinsynthese-Defekte • Natrium-Jod-Symporter-Defekte • Pendred-Syndrom, s. Hörstörungen (Schwerhörigkeit)

Tab. 21.5 Neonatales pulmonales Air-Leak-Syndrom.

Erscheinungsformen
• pulmonales interstitielles Emphysem (Luftübertritt von Alveole ins Interstitium, in die Lymphe oder den subpleuralen Raum, meist nach Beatmung, fokal oder generalisiert) • Pneumothorax, s. u. • Pneumomediastinum • Pneumoperikard • subkutanes Empysem

Merke M!

Herztöne rechts auskultierbar:

- Zwerchfellhernie (80–90 % der Hernien sind links situiert)
- Spannungspneumothorax links
- Dextrokardie, Dextroversio cordis
- Situs inversus, z. B. beim Ivemark-Syndrom (auch Asplenie) sowie bei primär ziliärer Dyskinesie (PCD)

Merke M!

- **Komplikation** des **RDS** bzw. der **Beatmung:** Pneumothorax, Pneumomediastinum, Pneumoperitoneum, Lungenblutung, persistierendes pulmonales interstitielles Emphysem (PPIE), bronchopulmonale Dysplasie: schwere Form/neuere, milde Form, seit Surfactant-Gabe und Beatmung mit niedrigeren Drücken
- **Komplikationen** der **Mekoniumaspiration:** Pneumothorax, Pneumomediastinum, Pneumoperikard, persistierende pulmonale Hypertension, bakterielle Superinfektion

21.2.2 Postneonatalperiode

Akut

- Laryngitis acuta, Epiglottitis, s. Stridor
- herditäres Angioödem, s. Stridor

Tab. 21.6 Angeborene Lungenfehlbildungen*.

Fehlbildung	Befund
Lungenhypoplasien	doppelseitig, z. B. beim Potter-Syndrom (Anhydramnion bei beidseitiger Nierenagenesie, faziale Dysmorphie), beim Short-Rib-Syndrom, Scimitar-Syndrom (rechtsseitige Lungenhypo-/-aplasie), allgemein bei Oligohydramnion; einseitige, angeborene Lungenhypoplasie, unilaterale hypoluzente Lunge, oft assoziiert mit Vitien
Zwerchfellhernie (Bochdalek-Hernie, Morgagni-Hernie)	zu 80–90 % links (Bochdalek-Hernie), Herztöne rechts! Lungenhypoplasie, Verlagerung abdomineller Organe in den Thoraxraum (Darm, Leber)
Lungensequestration • intralobär • extralobär (z. B. subdiaphragmal)	oft großer intrapulmonaler Shunt, abnorme Gefäßversorgung (z. B. aus Aorta), meist linker Unterlapppen betroffen extralobär: evtl. assoziierte Fehlbildungen, Stiel zum Mediastinum
kongenital-zystisch adenomatoide Malformation (CCAM)	5 Typen, einzelne oder multiple Zysten, ausgekleidet mit kubischem oder Zylinderepithel, Zilien nachweisbar, CT!
Hybridformen zwischen CCAM und Lungensequestration	
lobäres Emphysem	meist li. Oberlappen, häufig begleitende Fehlbildungen (Niere, Herz, Skelettsystem)
bronchogene Zysten	intrapulomal, mediastinal

*5–19 % aller angeborenen Fehlbildungen.

- Zurücksinken der Zunge bei bewusstlosen Patienten, s. Zyanose, Stridor
- Bronchiolitis (meist durch RSV, aber auch durch humane Rhinoviren (HRV) und Kombinationen von viralen Erregern)
- Status asthmaticus, s. Husten
- Pertussis, s. Husten (Stakkato), Erbrechen, Stridor
- Pneumonie (Erreger ▶ Tab. 21.8, ▶ Tab. 21.9, ▶ Tab. 21.10), Pleuritis exsudativa (evtl. tuberculosa), Pleuraempyem
- beatmungsassoziierte Pneumonie (VAP: „ventilator-associated pneumonia", Erreger u. a. Staphylococcus aureus, Pseudomonas, E. coli, Enterobacter spp., Klebsiella spp.)
- Pleuratranssudat (nephrotisches Syndrom, maligne Pleuratumoren)
- interstitielle plasmazelluläre Pneumonie (bei abwehrgeschwächten Individuen – Immunsuppressiva, Zytostatika, HIV, Erreger: Pneumocystis jiroveci)
- akute interstitielle Pneumonie (AIP, eine idiopathische interstitielle Pneumonie)
- Tachypnoe bei SIRS-Leukozytose, Leukopenie, Tachykardie, Fieber
- bronchialer Fremdkörper, Aspirationspneumonie, s. „Merke"
- Bronchitis plastica (Bronchialausgüsse, gehäuft nach Fontan-OP)
- Spannungspneumothorax, Hämatothorax (bei perforierenden Thoraxverletzungen)
- Pneumomediastinum (bei Asthma bronchiale, beim Valsalva-Manöver, auch bei Fremdkörperaspiration)
- Lungenembolie (Inzidenz im Kindesalter 0,73–4,2 %), s. Thorax-/Brustschmerzen
- „acute chest syndrome" bei Sichelzellerkrankung, s. Thorax-/Brustschmerzen
- Lungenkontusion, s. Zyanose, Hämoptyse, Synkope/Kollaps, Schock
- ARDS (der Diagnose muss eine identifizierbare, nichtkardiale Ursache zugrunde liegen; ▶ Tab. 21.7)

Merke **M!**

7 % der **Todesfälle** durch Unfälle von Kindern < 4 Jahren sind laut US-Studien durch Aspirationen bedingt.

Merke **M!**

RS-Viren sind vermutlich die Haupterreger von Infektionen der Luftwege im Kleinkindalter mit vielfältigem klinischem Erscheinungsbild: Rhinitis, Laryngitis acuta, Tracheobronchitis, obstruktive Bronchitis, lebensbedrohliche Bronchiolitis, Pneumonie – auch Krampfanfälle möglich!

Tab. 21.7 Ätiologie ARDS (akutes respiratorisches Distress-Syndrom).

Art der Lungenschädigung	Ätiologie
direkt	• Peumonie (auch superinfizierte Viruspneumonien) • Virusinfektionen wie EBV, Adenovirus (bes. bei Immunsupprimierten), Influenza-Viren (z. B. H1N1), auch ohne bakterielle Superinfektion • Inhalation von toxischen Gasen (z. B. Rauchgas) • Aspiration von Mageninhalt • „Near drowning" sowie „sekundäres" Ertrinken • Lungenkontusion (durch Thoraxtrauma)
indirekt	• Sepsis, Malaria tropica (P. falciparum) • Polytrauma, Schock • Verbrennungen • Verbrauchskoagulopathie • Drogenintoxikation

Tab. 21.8 Bakterielle Erreger der Pneumonie nach Lebensalter.

Lebensalter	Bakterielle Erreger
1. Lebenswoche	Streptokokken Gruppe B „early onset"), E. coli, Listerien, Enterokokken, Chlamydia trachomatis, Ureaplasma urealyticum
beatmete Kinder (VAP s. o.)	Staphylococcus aureus, auch Enterobacter, Klebsiellen, Pseudomonas, E. coli
2. Lebenswoche bis 2. Lebensmonat	Chlamydien, Streptokokken Gruppe B („late onset")
3. Lebensmonat bis 1. Lebensjahr	Pneumokokken, Haemophilus influenzae Typ b
ältere Kinder	Pneumokokken (**Cave:** „SP-HUS"), Haemophilus influenzae Typ b, Mykoplasmen, Chlamydia pneumoniae, Moraxella catarrhalis (ab dem 3. Lj. gehäuft)
nosokomiale Erreger	E. coli, K. pneumoniae, andere Enterobacteriaceae, S. aureus (MRSA) u. epidermidis, P. aeruginosa, Burkholderia cepacia, MRSA

Tab. 21.9 Viral bedingte Atemwegsinfektionen/Pneumonien im Kindesalter.

Häufige Erreger
• RSV, s. „Merke" • humane Metapneumoviren (ähnliche Symptome wie RSV) • Adenoviren (Pneumonien mit hohem Fieber möglich, CRP ↑, Leukozytose, **DD:** bakterielle Pneumonie) • Rhinoviren (bes. Gruppe C, bisher 7 Serotypen) • Influenza-A- und -B-Viren • Parainfluenza-Virus Typ 1, 2 u. 3 • Herpes-Virus-Gruppe: Herpes-simplex-Virus, Varizella/Zostervirus, Zytomegalie-Virus, EBV • Coronaviren (z. B. im Rahmen einer Laryngitis acuta, aber auch Erreger von SARS, auch gastrointestinaler und ZNS-Befall möglich) • humanes Bocavirus (ein Parvovirus, „pertussoider" Husten) • Masernvirus (Laryngitis, Pneumonie, evtl. konsekutive Bronchiektasien) • Picornaviren (bes. Rhinoviren der Gruppe A, B u. C, oft für Exazerbation eines Asthma bronchiale verantwortlich)

Tab. 21.10 „Atypische" Pneumonie bzw. Atemwegsinfektionen.

Erreger
• Mycoplasma pneumoniae, s. u. • Chlamydia pneumoniae (auch chronischer Verlauf möglich) • Legionella pneumoniae (Legionärskrankheit, Letalität 15–20 %) • Pneumocystis jiroveci, s. u. • Ureaplasma urealyticum (perinatale Übertragung durch Mutter: Pneumonie, Meningitis) • Clamydia psittaci (nur aviäre Stämme sind humanpathogen: Pneumonie, Myokarditis) • Coxiella burnettii (Q-Fieber, „Pneumorickettsiose") • Francisella tularensis (Tularämie, pulmonale Form) • Aspergillus fumigatus (Aspergillose, Aspergillom)

Cave ⚠

Raucherfamilie („second-hand smoke"): RSV-Infektion → chronisch obstruktive Bronchitis!

Merke M!

Besonderheiten von Pneumonien

- Die **Bronchopneumonie** des **Säuglings** hört man bei der Auskultation kaum, man sieht sie jedoch im Röntgenbild (Keller-Wiskott).
- Bei der **Mykoplasmen-Pneumonie** überrascht häufig die Diskrepanz zwischen radiologischem Substrat und (oft normalem) Auskultationsbefund. Meist auffällige Hilusschwellung und/oder pleurale Mitbeteiligung.
- Die **interstitielle plasmazelluläre Pneumonie** (Pneumocystis **jiroveci,** früher P. carinii) ist oft die Erstmanifestation einer zellulären Abwehrschwäche, wird aber auch unter immunsuppressiver Therapie beobachtet.
- Die primär **abszedierende Pneumonie** (Koagulase-positive Staphylokokken, aber auch Pneumokokken) mit Pleuraempyem, Abszess- oder Zystenbildung (Pneumatozelen) und der Indikation zur Bülau-Drainage bzw. evtl. späteren Dekortikation ist heute selten geworden, jedoch durch MRSA-Stämme wieder im Zunehmen begriffen.
- **Pneumatozelen** werden oft auch nach Pneumonien beim Hyper-IgE-Syndrom (Hiob-Syndrom) gefunden.
- **MRSA** (methizillinresistente Staphylokokken) sind zunehmend auch im Kindesalter ein Problem.
- **Nekrotisierende Pneumonie** bei immunkompetenten Jugendlichen (z. B. durch Staphylococcus aureus mit positivem Nachweis des pvl-Gens mittels PCR, Leukopenie, Hämoptoe, schlechte Prognose)
- Hinter **rezidivierenden Pneumonien** verbirgt sich häufig eine übersehene **Fremdkörperaspiration.**

Cave ⚠

Mykoplasmen-Pneumonie: DD: Tbc!

21.2.3 Postnatalperiode: chronische/rezidivierende Dyspnoe

Nasopharynx, Larynx

- Fremdkörper im Nasengang, s. Fötor/Gerüche
- ausgeprägte Tonsillenhyperplasie, stark vergrößerte Adenoide („facies adenoidea"), s. Apnoe/Atemlähmung (Schlafapnoe-Syndrom)
- allergische Rhinitis, nichtallergische Rhinitis mit Eosinophilie (NARES)
- ausgeprägte Septumdeviation
- juveniles Nasen-Rachen-Fibrom (gutartig, vorwiegend männliche Jugendliche betroffen)
- Tumoren im Nasenbereich bzw. Nasopharynx (Lymphome, Hamartome Chordome – von Schädelbasis ausgehend, Teratome, Kraniopharyngiome)
- Stimmband-Dysfunktion („vocal cord dysfunction": isoliert, aber auch bei Asthma bronchiale vorkommend), s. Stridor

Trachea, Bronchien, Lunge

- Tracheo-/Bronchomalazie, s. o.
- obstruktive (asthmoide) Bronchitis, Asthma bronchiale
- zystische Fibrose (CF, Mukoviszidose; ▶ Tab. 21.11, ▶ Tab. 21.12), s. Durchfall/Diarrhö, Gedeihstörung/Dystrophie

Tab. 21.11 Respiratorische Manifestationen der CF.

Klinik
• Polyposis nasi, chronische Sinusitis • rezidivierender bzw. chronischer anfänglich pertussoider Husten, evtl. mit Hervorwürgen von zähem Schleim • Superinfektion anfänglich durch S. aureus, H. influenzae, später Pseudomonas, Burkholderi cepacia, atypische Mykobakterien (MOTT) • akute transiente Superinfektionen durch MRSA-Srämme können die Lungenfunktion um 30 % verschlechtern • putrides, später evtl. grünliches Sputum (Pseudomonas) • Giemen, bei Bronchiektasien RGs an umschriebener, gleichbleibender Stelle (**DD:** Fremdkörper) • Volumen pulmonum auctum („Fassthorax") • Dyspnoe/Tachypnoe, mangelhafte körperliche Belastbarkeit • Uhrglasnägel, Trommelschlegelfinger
Komplikationen der CF nach Organsystemen, s. Husten.

Tab. 21.12 CF.

DD
• primäre Ziliendyskinesie (s. o.) • pulmonale Alveolarproteinosen des Kindesalters • Asthma bronchiale, obstruktive Bronchitis, „asthmatische Granulomatose" • AK-Mangelsyndrome • chronischer bronchialer Fremdkörper • Bronchiektasien (nicht CF-bedingt) • anfänglich Pertussis-ähnlich

- primäre ziliäre Dyskinesie (PCD), s. u.: idiopathische Formen
- humorale/zelluläre Abwehrschwäche (etwa ab dem 3.–4. Lebensmonat (Leihimmunität ↓), bakterielle Infektionen wie rezidivierende Bronchitiden, Pneumonien, aber auch Sinusitiden, Otitiden, Erkrankungen des Gastrointestinaltrakts:, s. Infektanfälligkeit
- Tuberkulose, atypische Mykobakteriosen
- Aspergillose (allergische bronchopulmonale Aspergillose, z. B. bei CF, s. u.), Aspergillom (oft in präformierten Höhlen wie Kavernen oder Bronchiektasien)
- Bronchiektasien, u. a. bei CF; Ziliendyskinesie, chronische Fremdkörper, Louis-Bar-Syndrom, Aspergillom, s. Husten
- Fremdkörper, Atelektasen, Mittellappensyndrom (z. B. durch bronchialen LK-Einbruch bei Tbc)
- Lungenmanifestationen bei chronischer Granulomatose (▶ Tab. 21.14)

21.2.4 Interstitielle (parenchymatöse) Lungenerkrankungen im Kindesalter

Cave ⚠

Übergang in Lungenfibrose (bindegewebiger Umbau des Lungengerüsts mit Vermehrung des Kollagens in den Alveolarsepten, Belastungs-, später Ruhedyspnoe).

Tab. 21.13 Anamnestische und klinische Hinweise auf primäre ziliäre Dyskinesie (PCD).

Hinweise	Befund
Anamnese	• Atemnotsyndrom beim Reifgeborenen • Ausschluss anderer ähnlicher Erkrankungen wie CF etc. • Indexfall in der Familie
obere Atemwege	• chronische Rhinosinusitis • Polyposis nasi
untere Atemwege	• rezidivierende Pneumonien • Bronchiektasien • Atelektasen
andere Symptome	• Situs inversus (etwa 50 %) • Infertilität bei Männern • Hydrocephalus internus (selten)

Tab. 21.14 Chronische Granulomatose.

Lungenmanifestionen.
• Granulome • (abszedierende) Pneumonien • tuberkulose- bzw. sarkoidoseähnliche Manifestationen (DD!) • der exogen allergischen Alveolitis ähnliche Zustandsbilder, Übergang in Lungenfibrose möglich

Idiopathische Formen

- Chronische, idiopathische interstitielle Lungenerkrankungen:
  - Usual interstitial Pneumonitis (UIP, kryptogene fibrosierende Alveolitis)
  - Nonspecfic interstitial Pneumonia (NSIP, nichtspezifische interstitielle Pneumonie)
  - Cryprogenic organising Pneumonia (COP, kryptogene organsierende Pneumonie)
  - Desquamative interstitial Pneumonia (DIP, desquamative interstitielle Pneumonie)
  - Lymphoid interstitial Pneumonia (LIP, lymphoide interstitielle Pneumonie)
- IgG4-assoziierte interstitielle Pneumonie, s. Bauchschmerzen (Autoimmunpankreatitis)

Merke M!

Die respiratorische Bronchiolitis mit interstitieller Lungenerkrankung wurde bisher nur bei rauchenden Erwachsenen beschrieben.

Symptomatische Formen

- pulmonale Alveolarproteinosen des Kindesalters (z. B. bei Surfactant-Protein-C-Defizienz oder beim ABCA3-Defekt; ▶ Tab. 21.3)
- bronchopulmonale Dysplasie, s. o.
- exogen-allergische Alveolitis (Taubenzüchterlunge, Vogelhalterlunge, Farmerlunge (Schimmelpilze), allergische Aspergillose (CF!), gefürchtete Komplikationen: sekundäre Lungenfibrose!)
- Sarkoidose (M. Boeck, nicht verkäsende Granulome, Hiluslymphknotenschwellungen bds., retikuläre Lungenzeichnung, Gefahr der Lungenfibrose)
- Erkrankungen der Lungen bei Kollagenosen/Autoimmunkrankheiten, s. o.
- Vaskulitiden und Dyspnoe (▶ Tab. 21.16)
- Speicherkrankheiten mit pulmonaler Mitbeteiligung und Dyspnoe (M. Gaucher, M. Niemann-Pick, Gangliosidosen Typ I und II, M. Pompe: hier kardiale Symptomatik eher im Vordergrund)
- idiopathische Lungenhämosiderose (Assoziation mit Kuhmilchallergie: Heiner-Syndrom und Zöliakie möglich)

Cave ⚠

Lungenfibrose bei idiopathischer Lungenhämosiderose.

- Lungenbefall bei M. Behçet (Infiltrate, Kavernenbildung, Knoten), s. Halsschmerzen: rezidivierende Ulzera im Cavum oris
- Löffler-Syndrom (flüchtiges eosinophiles Lungeninfiltrat, chronischer Verlauf möglich)
- Bronchiolitis obliterans (irreversible Atemwegsobstruktion, nach Transplantationen, postinfektiös, andere

Ursachen wie Medikamente, Bestrahlung, Autoimmun- und Bindegewebserkrankungen)
- Swyer-James-Syndrom (erworbene „einseitig helle Lunge" vermutlich nach Bronchiolitis obliterans, z. B. durch Adenoviren, Mykoplasmen u. a., zunehmende Dyspnoe)
- Malignome der Lunge, s. Husten
- neuroendokrine Zellhyperplasien der Lunge
- Lungenbefall bei Histiozytosis X (M. Abt-Letterer-Siwe)
- Lymphangioleiomyomatose (bes. bei jungen Frauen, isoliert oder bei M. Pringle, zunehmende Dyspnoe)
- alveoläre Mikrolithiasis (intraalveoläre Ablagerung von Kalziumphosphat und -karbonat, zusätzlich meist interstitielle Fibriose, Ätiologie?)
- medikamentös bedingte Pneumopathien (z. B. durch Furadantin, Bleomycin, MTX)
- Strahlenschäden der Lunge

D

21.2.5 Verdrängende Prozesse im Pleura-, Lungen- und Zwerchfellbereich

- Zwerchfellhernie (meist linksseitig, nicht nur in der Neonatalperiode, oft auch erst später diagnostiziert), Bochdalek-Hernie, Morgagni-Hernie, s. Thorax-/Brustschmerzen, Tachykardie
- Zwerchfelleventration (s. o.; angeboren oder traumatisch), Zwerchfellruptur, Phrenikusparese
- enterogene intrathorakale Zyste, intralonäre Lungensequestration

Tab. 21.15 Kollagenose/Autoimmunerkrankungen.

Mit möglichem Übergang in Lungenfibrose
• JIA • SLE (Pleuritis, Lungenfibrose möglich) • systemische Sklerose: Belastungsdyspnoe durch Lungenfibrose, pulmonale Hypertonie) • Dermatomyositis, Polymyositis (Lungenfibrose, bes. bei Anti-Jo-1-positiven Patienten) • Goodpasture-Syndrom (IgG-Auto-AK gegen Kollagen der glomerulären und alveolären Basalmembran, Hämaturie, Hämoptoe) • Sharp-Syndrom (MCTD, Pleuritis, Lungenfibrose) • Graft-versus-Host-Disease (bes. nach Knochenmarkstransplantationen)

Tab. 21.16 Dyspnoe und Vaskulitiden.

Vaskulitiden
• Wegener-Granulomatose (Vaskulitis, Lungengranulome), s. Hämaturie • Churg-Strauss-Syndrom (nekrotisierende Vaskulitis kleiner und mittelgroßer Gefäße, Lungeninfiltrate, Eosinophilie, asthmaähnliche Beschwerden), s. Hämaturie, Husten • Periarteriitis nodosa

- Upside-down-Magen, s. Erbrechen/Emesis
- Lungentumoren (z. B. Adenokarzinome, die gutartigen Lungenhamartome stellen meist einen Zufallsbefund dar)
- Verdrängung der Lunge durch Chylothorax, Hämatothorax
- Pneumothorax, Spannungspneumothorax (einseitig hypersonorer Klopfschall und einseitig abgeschwächtes Atemgeräusch, Herztöne bei der Auskultation evtl. rechts)

Cave

Pneumothorax, Spannungspneumothorax: akute Lebensgefahr, rezidivierende Pneumothoraces (▶ Tab. 21.18).

- Pleuraergüsse: Pleuritis (entzündlich), Pleuraempyem (Staphylokokken, zunehmend aber auch Pneumokokken! **DD:** Transsudat/Exsudat: ▶ Tab. 21.17), Pleuratranssudat
- Pleuratumoren (z. B. Pleuramesotheliom)
- Aszites (Dyspnoe durch Zwerchfellhochstand), s. Aszites
- Kyphoskoliose, s. Skelettanomalien/-deformitäten

Tab. 21.17 DD Pleuratranssudat vs. Pleuraexsudat.

Sudat	Laborparameter
Transsudat	• Eiweiß < 30 g/l (< 50 % des Serumeiweißes) • LDH < 200 U/l • Zytologie (z. B. Nachweis von Tumorzellen)
Exsudat	• Eiweiß > 30 g/l • LDH > 200 U/l • Zytologie, Kultur und Resistenz • PCR

Tab. 21.18 Komplikationen des Pneumothorax.

Erkrankung
• rezidivierende Pneumothoraces (▶ Tab. 21.19) • Spannungspneumothorax • Haut-Mediastinal-Emphysem • Hämatopneumothorax, Pyopneumothorax • Atelektasen • Reexpansionslungenödem (unilateral)

Tab. 21.19 Rezidivierende Spontanpneumathoraces im Jugendalter.

Erkrankung
• CF • Marfan-Syndrom • pulmonale Lymphoangioleiomyomatose (bes. jüngere Patientinnen mit und ohne M. Pringle) • interstitielle Lungenerkrankungen • katamenialer Pneumothorax bei adoleszenten Mädchen (in den ersten 3 Tagen der Menstruation, Endometriose)

21.2.6 Verdrängende mediastinale Prozesse

Vorderes Mediastium

- 3-T-Regel
  - Thyreoidea (retrosternale Struma)
  - Thymom (75 % mit paraneoplastischem Syndrom, wie z. B. Myasthenia gravis, Good-Syndrom, s. Infektanfälligkeit
  - Teratom
- außerdem:
  - Perikardzysten
  - Pleurazysten

Mittleres Mediastinum

- M. Hodgkin, malignes Lymphom (bes. T-Zell-Lymphom/ Leukämie)
- bronchogene Zysten
- Hiatushernie, Achalasie

Hinteres Mediastinum

- Neuroblastom, Ganglioneuroblastom
- Ganglioneurom, Neurofibrom, Schwannom
- enterogene Zyste

> **Merke** M!
>
> **Verdrängende mediastinale Prozesse**
> **Symptomatik:** Neben Dyspnoe und Zyanose besteht oft ein Vena-cava-superior-Syndrom. Häufig resultieren Komplikationen bei **Extubation!**

21.2.7 Kardiovaskuläre Ursachen einer Dyspnoe

- Myokarditis, s. Thorax-/Brustschmerzen
- Perikarditis (bei Kindern < 18 Monate fehlendes Perikardreiben! Erreger: z. B. Staphylococcus aureus, Neisseria meningitidis, s. „Merke"), Perikarditis beim rheumatischen Fieber, bei M. Still, bei SLE, bei Urämie, Pleuroperikarditis u. a.
- Herzbeuteltamponade, s. Thorax-/Brustschmerzen
- Vitien, Kardiomyopathien (s. Thorax-/Brustschmerzen), Endokardfibroelastose, persistierender Ductus arteriosus Botalli (PDA), kardiale Tumoren (z. B. Rhabdomyome, oft assoziiert mit tuberöser Sklerose; Myxome beim Carney-Komplex), s. Fieber/Sepsis, Tachykardie
- toxische, durch Anthrazykline bedingte Kardiomyopathie
- paroxysmale Tachykardie, s. Tachykardie
- akute Linksherzinsuffizienz bei hypertensiver Krise, bei Sepsis, im Rahmen einer Addison-Krise
- fibromuskuläre Dysplasie mit pulmonaler Hypertonie
- Schock, Aneurysmablutung ins Mediastinum (s. Schock), periphere arteriovenöse Shunts, pulmonaler arteriovenöser Shunt
- pulmonale AV-Malformationen bzw. Fisteln (Anstrengungsdyspnoe meist erst im Erwachsenenalter, z. B. beim Osler-Rendu-Syndrom, in 19 % beidseitig)
- pulmonale Hypertonie (▸ Tab. 21.20)

> **Merke** M!
>
> **Formen der Menigokokkenperikarditis**
> - Perikarditis im Rahmen einer Menigokokkensepis
> - isolierte Menigokokkenperikarditis
> - reaktive Menigokokkenperikarditis (ca. 6–16 Tage nach Beginn der antibiotischen Therapie, vermutlich durch zirkulierende Immunkomplexe bedingt)

> **Merke** M!
>
> Bei lang dauernder portaler Hypertension (z. B. Warten auf Organspende) kann sich eine progressive pulmonalarterielle Hypertension entwickeln: **„portopulmonale Hypertension"**. Symptome: zunehmende Anstrengungsdyspnoe, neu aufgetretenes Herzgeräusch, Synkopen.

21.2.8 Dyspnoe bei zentralen bzw. neuromuskulären Erkrankungen

- ZNS-Prozesse (Meningitis, Enzephalitis, ZNS-Tumor)
- Neuropathien (Guillain-Barré-Syndrom, akute disseminierte Enzephalomyelitis [ADEM], Poliomyelitis)
- Louis-Bar-Syndrom (Neuropathie, Schluckstörungen, Immundefizienz, Bronchiektasien), s. Ataxie
- Zwerchfellparesen (N.-phrenicus-Parese, paradoxe Zwerchfellbeweglichkeit)
- Myopathien (z. B. M. Duchenne), Myasthenia gravis (z. B. durch rezidivierende Atelektasen)

Tab. 21.20 Pulmonale Hypertonie im Kindes- bzw. Jugendalter.

Ursachen
• primäre pulmonale Hypertonie (PPH, sporadisch, familiär) • PFC-Syndrom (Persistenz des fetalen Rechts-links-Shunts), Synonym: persistierende pulmonale Hypertension (PPHN) • alveolokapilläre Dysplasie (Sonderform der PPHN) • chronische Linksherzinsuffizienz, z. B. bei linksventrikulären Klappenerkrankungen • interstitielle Lungenerkrankungen, s. o. • Schlafapnoe-Syndrom, s. Apnoe/Atemlähmung • portopulmonale Hypertension, s. „Merke" • Lungenembolie (im Kindesalter, z. B. beim nephrotischen Syndrom), s. Thorax-/Brustschmerzen • chronische thromboembolische pulmonale Hypertension (im Kindesalter selten) • pulmonalkapilläre Hämangiomatose • pulmonale Venenverschlusskrankheit • zentrale alveoläre Hypoventilationssyndrome, s. Apnoe/ Atemlähmung

D

Metabolisch/toxisch

- Hypoxie, Anämie (Blutverlust)
- diabetische Ketoazidose (typisch Kussmaul'sche Azidoseatmung), s. Bauchschmerzen; andere Stoffwechselkrisen, s. Laktazidosen
- Methämoglobinämie, s. Zyanose
- Vergiftungen, z. B. CO-Vergiftung, Salizylatvergiftung (Azidoseatmung)
- anaphylaktoide Reaktionen
- „chest wall rigidity“ nach Fentanylmedikatiom s. Zyanose

Traumatisch

- instabiler Thorax („flail chest“, z. B. bei Serienrippenfrakturen)
- Lungenkontusion
- ZNS-Traumata

Funktionell

- bronchialer Fremdkörper
- „mucoid impaction“, s. „Merke“

Merke M!

„Mucoid impaction“: Obturation eines Bronchus durch Schleimpfropf (z. B. bei CF, Asthma bronchiale); kann zur Überblähung oder Atelektase führen und wird oft erst durch die bronchoskopische Absaugung vom Fremdkörper unterschieden.

Psychogen

- Hyperventilationssyndrom
- Panikattacken, Angstzustände

22 Enuresis

22.1 Einführung

Definition

- **Enuresis nocturna:** nächtliches Einnässen mindestens 2 × im Monat (andere Definition: 3 × /Woche) bei Kindern ab dem 5. Lj. mit unauffälligem Miktionsverhalten tagsüber; 15 % Spontanremission/Jahr.
- **Monosymptomatische Enuresis nocturna:** keine zugrunde liegende organische oder psychische Erkrankung; keine zusätzliche Harninkontinenz am Tag
- **Enuresis nocturna et diurna**
- **Primäre Enuresis:** kein „trockenes" Intervall > 6 Monate
- **Sekundäre Enuresis:** „trockenes" Intervall > 6 Monate
- **Harninkontinenz:** unwillkürlicher Urinverlust am Tag und/oder in der Nacht

Merke M!

Diagnostisches Vorgehen bei Enuresis nocturna

- **Miktionsprotokoll** für zu Hause über 48 h (Wochenende!): Erfassung der einzelnen Harnportionen mit Uhrzeit und Volumen (Messbecher), wobei die Kinder nachts zweimal oder öfter geweckt werden müssen
- **Beurteilung: Tagesharnmenge : Nachtharnmenge** = 2 : 1 (ungefährer Richtwert)
- **Blasenkapazität** (Berechnung mit größter Einzelharnportion): geforderte Mindestmenge (ml) = Alter (Jahre) × 30

Tab. 22.1 Häufigkeit der Enuresis nocturna (nach Lettgen 2003).

Alter (Jahre)	Häufigkeit (%)
5	10–15
10	5–7
15	1

22.2 Differenzialdiagnosen

22.2.1 Monosymptomatische Enuresis nocturna

Merke M!

Enuresis nocturna (monosymptomatisch): Diese ist eine genetisch determinierte **Aufwachstörung** (familiäre Häufung) mit hoher Spontanheilungsrate. Jungen sind häufiger betroffen als Mädchen. 75 % der Kinder mit Enuresis weisen eine rein nächtliche Symptomatik auf (15 % Enuresis nocturna et diurna, 1 % Enuresis diurna). Bei einem Teil der Enuretiker fehlt der nächtliche **Vasopressinanstieg**; dies führt zum Überschreiten der Blasenkapazität und zum Einnässen. Eventuell spielt auch eine verzögerte physiologische Reflexreifung eine Rolle.

Funktionelle Blasenstörungen

- Miktionsaufschub (▸ Tab. 22.2)
- Dranginkontinenz („unreife Blase", s. ▸ Tab. 22.2)
- Detrusor-Sphinkter-Dyskoordination (z. B. gehäuft beim Williams-Beuren-Syndrom)
- hypokontraktiler Detrusor (Lazy Bladder)
- Stressinkontinenz (bei Husten bzw. Niesen) und Lachen, im Kindesalter eher selten vorkommend

Merke M!

Überaktive Harnblase (Overactive-Bladder-Syndrom, OAB): Drangsymptomatik mit oder ohne Inkontinenz, üblicherweise mit Pollakisurie und Nykturie und ohne Infektion oder pathologischen Prozess. Meist bei älteren Patienten, aber auch bei Jugendlichen und Kindern vorkommend.

Tab. 22.2 DD Enuresis nocturna vs. funktionelle Blasenstörungen.

	Hauptsymptomatik	Nebenbefunde	Diagnostik/Befunde
monosymptomatische Enuresis nocturna	Tiefschlaf (schwer erweckbar), Familiarität	keine	Anamnese; Miktionsprotokoll (MP), Harn o. B., Sonografie o. B.
Miktionsaufschub	Jungen > Mädchen; Harninkontinenz am Tag	evtl. abgeschwächter Harnstrahl, verlängerte Miktionszeit, evtl. Enkopresis	MP: geringe Miktionsfrequenz, große Harnportionen; Sonografie: große Blase, Restharnbildung
Dranginkontinenz	Mädchen > Jungen; Harninkontinenz am Tag, aber auch nachts möglich	explosionsartiger Miktionsbeginn, perigenitale Dermatitis, Vulvovaginitis, HWI	MP: hohe Miktionsfrequenz, kleine Harnportionen; Sonografie: Blasenwandverdickung, Restharn

Uropathien

- Harnwegsinfekte, s. Miktionsbeschwerden
- Meatusstenose der Urethra, extreme Phimose, Labiensynechien
- Urethralstenose, Urethralklappe (vordere, hintere), Ureterozele
- vesikoureteraler Reflux (Grad I–V)
- ektop mündender Ureter (bei Mädchen 3- bis 4-mal häufiger als bei Jungen, Doppelnierenanlage!)
- Blasendivertikel, inkontinente Epispadie, Blasenekstrophie, s. Genitalauffälligkeiten

Polydipsie/-urie (s. dort)

- Diabetes mellitus („sekundäre Enuresis nocturna"), s. „Merke"
- Diabetes insipidus neurohormonalis, Diabetes insipidus renalis
- Tubulopathien, renale tubuläre Azidosen, s. Azidose
- Hyperkalzurie, s. Hyperkalzämie
- beginnende chronische Niereninsuffizienz
- Hyperthyreose (bedingt durch gesteigerte glomeruläre Filtration, bes. Nykturie)
- psychogene Polydipsie, s. Polydipsie/-urie

Merke M!

Wenn ein bereits „trockenes" Kind wieder **einzunässen** beginnt, ist unbedingt auch an eine Erstmanifestation eines Diabetes mellitus zu denken.

Chronische Obstipation und Enuresis

- Folge: verminderte Blasenkapazität und evtl. Blasenüberaktivität

Tab. 22.3 Spina bifida.

Formen
• Spina bifida occulta, manchmal mit Tethered-Cord-Syndrom, nicht selten bei Analatresie • Spina bifida aperta, oft mit Tethered-Cord-Syndrom vergesellschaftet • Meningozele • Meningomyelozele (in 20 % primär mit Tethered-Cord-Syndrom, auch sekundär nach OP einer Meningomyelozele)

Tab. 22.4 Entzündliche bzw. autoimmune ZNS-Erkrankungen und Enuresis.

Erkrankungen
• MS, ADEM, s. Lähmungen • Guillain-Barré-Syndrom, transverse Myelitis • Diabetes mellitus Typ 1 (durch Polyneuropathie) • CIDP (chronisch inflammatorische demyelinisierende Polyneuropathie)

Neurologische Erkrankungen

Merke M!

- **Überlaufblase, Auslaufblase:** Schädigungsort: S2–S4
- **Reflexblase:** Leitungsunterbrechung oberhalb von S2

- Spina bifida (▸ Tab. 22.3)
- entzündliche bzw. Autoimmunerkrankungen des ZNS (▸ Tab. 22.4)
- Tumoren (▸ Tab. 22.5)
- urofaziales Syndrom (Ochoa-Syndrom, neurogene Blase, konsekutive Hydronephrose, beim Versuch, zu lachen, verziehen die Patienten die mimische Muskulatur wie zum Weinen)
- Querschnittsverletzungen, Bandscheibenvorfall, s. Rückenschmerzen/juvenile Osteoporose
- kaudales Regressionssyndrom (mütterlicher Diabetes mellitus)
- neurogene Arthrogryposis

Psychisch-mentale Erkrankungen (primär, nicht als Folge der Enuresis)

- ADHS (sehr häufig mit Enuresis assoziiert)
- Erkrankungen mit schwerem mentalem Entwicklungsrückstand, z. B. Angelman-Syndrom
- manchmal bei infantiler Zerebralparese
- psychische Belastungssituationen (Geburt eines Geschwisters, Wiederaufnahme der Berufstätigkeit durch die Mutter etc.)

Andere Erkrankungen, oft kombiniert mit Enuresis

- nächtliche – nicht erkannte – zerebrale Anfälle
- obstruktives Schlafapnoe-Syndrom
- kongenitales zentrales Hypoventilationssyndrom, s. Apnoe/Atemlähmung
- AV-Block III, s. Bradykardie
- chronische, organische Erkrankungen, z. B. bei CF bis zu 40 % Enuresis nocturna, Sichelzellanämie u. a.

Tab. 22.5 Tumoren.

Mit konsekutiver Blasenfunktionsstörung
• Rückenmarkstumoren (gut- oder bösartig), s. Lähmungen • thorakoabdominale Neuroblastome bzw. Neurinome durch Einwuchern in den Rückenmarkskanal • intrapelvines Steißbeinteratom

23 Epistaxis

23.1 Einführung

Definition

Epistaxis (Nasenbluten) ist in etwa 80 % durch eine Läsion eines Gefäßes im vorderen Abschnitt der Nasenscheidewand (**Locus Kiesselbachi,** ein kapillärer Plexus am Übergang von Nasenvorhof zur Nasenhöhle gelegen) bedingt. Seltener liegt die Blutungsquelle im hinteren oder oberen Abschnitt der **Nasenscheidewand** oder im Bereich der **Nasennebenhöhlen.**

Merke M!

Nur in ca.10 % von Nasenbluten lässt sich keine Ursache eruieren = „idiopathische" Epistaxis.

23.2 Differenzialdiagnosen

23.2.1 Lokale Ursachen des Nasenblutens

- Gefäßverletzung im Bereich des Locus Kiesselbachi, z. B. durch „Nasenbohren", meist durch Borken (Membranen-)Bildung bei Rhinitis sicca; begünstigende Faktoren: ▶ Tab. 23.3)
- Entzündungen der Nasenschleimhaut im Rahmen einer viralen (Influenza, Rhinoviren, Masern, Dengue-Fieber), bakteriellen oder allergischen Rhinosinusitis, hier meist nur geringfügige Epistaxis
- Traumata wie Frakturen des Nasenseptums, der Nasenbeine oder der Schädelbasis, Z. n. Operationen im Nasen- bzw. Nebenhöhlenbereich, iatrogene oder entzündliche Perforation der Nasenscheidewand
- physikalische bzw. chemische Schädigungen der Nasenschleimhaut (Arsen- und Chromsalze)
- Nasenfremdkörper, s. Fötor/Gerüche; Rhinolith (mit Kalksalzen inkrustierter, lange nicht entdeckter Nasenfremdkörper)
- plötzlicher Druckanstieg im Nasen-Rachen-Raum („nasale venöse Hypertension" durch Schneuzen, Niesen, Husten bei Pertussis, CF; s. auch Polypen)
- rupturierte, isolierte Angiodysplasien im Nasenschleimhautbereich (nicht im Rahmen des M. Osler)
- Medikamente wie NSAR, Azetylsalizylsäure, Kumarine (auch Intoxikationen!), Zytostatika
- Kokainabusus

Cave ⚠

Nasenseptumperforation bei Kokainabusus.

- Rhinosklerom (chronische Entzündung mit übel riechender Borkenbildung, knotiger Verdickung der Mukosa; Erreger: Klebsiella rhinoscleromatis, evtl. auch andere Schleimhäute der oberen Atemwege betreffend, bes. in Osteuropa beobachtet)
- Tumoren (▶ Tab. 23.2)

Epistaxis als Teilsymptom einer Allgemeinerkrankung

Merke M!

Eine chronisch hypertrophische Rhinitis kann in eine **Rhinitis sicca** und eine **Rhinitis atrophicans** (Borkenbildung, damit gehäuft Epistaxis) übergehen (▶ Tab. 23.4, ▶ Tab. 23.5), s. Anosmie.

Tab. 23.1 Einteilung der Epistaxis.

Nach der Blutungsquelle
• vordere Nasenhöhle (meist kaudales Septum): Locus Kiesselbachi • hintere Nasenhöhle: A. sphenopalatina (aus A. maxillaris) • obere Nasenhöhle: Aa. ethmoidales ant. et post. (aus A. opthalmica) • diffus: z. B. bei Gerinnungsstörungen

Tab. 23.2 Tumoren, die zur Epistaxis führen können.

Tumorwachstum	Tumor
gutartig	• Leiomyom • juveniles Nasen-Rachen-Fibrom, bes. bei männlichen Jugendlichen, s. Hörstörungen, Anosmie • Hämangiome • Nasenpolypen in den Nebenhöhlen, in der Nasenhöhle, z. B. gehäuft bei CF, s. Husten
bösartig	Rhabdomyosarkome (der Nasenhöhle, aber auch in den Sinus bzw. in der Orbita vorkommend)

Tab. 23.3 Nasenbluten.

Begünstigende Faktoren
• trockene Raumluft, vor allem im Winter, Klimaanlagen, Staub • Septumsporn, Septumdeviation (dadurch Störung des nasalen „Airflows" mit konsekutiver Austrocknung der Nasenschleimhaut) • topische Nasensprays, bes. Steroide (z. B. bei allergischer Rhinitis) • zu lang dauernde und zu häufige Anwendung von abschwellenden (vasokonstriktorischen) Nasentropfen

Tab. 23.4 Lokalisation der Blutung.

Lokalisation	Ursache(n)
Blutungen aus dem kaudalen Septum	• häufigste Lokalisation einer Epistaxis • bei Bluthochdruck-Krisen • bei chronischen Rhinitiden (Rhinitis sicca anterior) • bei akuten Erkältungen, bes. bei Kindern • M. Osler (hereditäre Teleangiektasie)
Nasenhöhle posterior	• bei arterieller Hypertonie meist kräftige (spontane) Blutungen aus der A. sphenopalatina • bei mechanischen Irritationen (Septumsporn drückt auf Nasenmuschel) • mechanische Manipulationen (Nasebohren, iatrogen durch instrumentelle Untersuchung)
Nasenhöhle superior (Nasendach)	• insgesamt selten • meist Manifestation einer arteriellen Hypertonie • Folge einer Antikoagulanzientherapie oder Manifestation einer Gerinnungsstörung • bei Frakturen des Nasenbeins • postoperative Komplikation bei Nasennebenhöhlen-OP
diffuses Nasenbluten	• Störungen und Erkrankungen des Gefäß- und Gerinnungssystems, s. Blutungsneigung

Cave

Bei **Epistaxis** bei **Säuglingen** und **Kleinkindern** stets an **Battered-Child-Syndrom** denken (Ganzkörperuntersuchung, Fundi, Skelettröntgen).

Weitere Allgemeinerkrankungen mit gehäuft auftretender Epistaxis (nicht auf dem Boden einer chronischen Nasenschleimhautentzündung)

- Gefäßerkrankungen mit Epistaxis, s. u.
- Gerinnungsstörungen, s. u.
- Polycythaemia vera, Polyglobulien, s. jeweils dort
- Vitamin-C-Mangel (Skorbut), s. Knochen-/Gelenksschmerzen (Möller-Barlow-Erkrankung)
- arterielle Hypertonie, hypertensive Krise (Poststreptokokkennephritis, HUS, Phäochromozytom), s. Hypertonie
- Migräne, s. „Merke“

Merke

Kinder, die an **Migräne** leiden, haben eine **höhere Inzidenz** an rekurrierender Epistaxis. Vermutlich ist der Kiesselbach-Plexus, der zum trigeminovaskulären System gehört, in die Pathogenese der Migräne miteinbezogen.

Tab. 23.5 Allgemeinerkrankungen gehäuft mit Epistaxis.

Erkrankungen	Krankheitsbilder
granulomatöse Entzündungen	Wegener-Granulomatose, s. Hämaturie, Husten Sarkoidose, s. Husten, Lymphknotenschwellungen/Lymphadenopathien Tuberkulose, s. Husten, Lymphknotenschwellungen/Lymphadenopathien Lepra (Entwicklungsländer)
weitere Systemerkrankungen, die zur Rhinitis atrophicans führen können	SLE: Epistaxis auch begünstigt durch evtl. Thrombopenie und renalen Hypertonus Sjögren-Syndrom, s. Augenauffälligkeiten/-erkrankungen, Dys-/Odynophagie M. Behçet, s. Halsschmerzen (Ulzera) rezidivierende Polychondritis, s. Ohrenschmerzen/Otalgien selten (evtl. Entwicklungsländer): luetische Rhinitis bereits beim Neugeborenen (eitrig, blutig; wie bei Nasendiphtherie)
GÖR	bei Säuglingen mit konsekutiver chronischer Entzündung der Nasenschleimhaut

Tab. 23.6 Gefäßerkrankungen und Epistaxis.

Erkrankungen
• M. Osler (Osler-Weber-Rendu-Syndrom): angiomatöse Teleangiektasien, AD, s. Blutungen gastrointestinale; Hämoptoe/Hämoptyse • M. Schoenlein-Henoch, s. Petechien • Panarteriitis nodosa, s. Proteinurie, Hämaturie, Hypertonie • Angiodysplasien, s. o.

Tab. 23.7 Gerinnungsstörungen und Epistaxis.

Gerinnungsstörungen

• Thrombopenien (z. B. ITP, Leukämien, EVANS-Syndrom, ALPS), s. Petechien
• Thrombopathien (z. B. Bernard-Soulier-Syndrom, Glanzmann-Nägeli-Syndrom), s. Petechien
• Koagulopathien, s. Blutungsneigung:
  ○ angeboren: Van-Willebrand-Syndrom, Hämophilie A u. B
  ○ erworben: Vitamin-K-Mangelblutungen, Hepatopathien (durch Faktor-II-, -VII-, -IX-, -X-Mangel)

24 Erbrechen/Emesis

24.1 Einführung

Definition

Pathomechanismus des Erbrechens: vom **Brechzentrum** in der **Medulla oblongata** (Formatio reticularis) gesteuerter komplexer Vorgang, wobei nach Verschluss des Pylorus und Relaxation von Magenfundus und Kardia durch Kontraktion der Bauch- und Zwerchfellmuskulatur der Mageninhalt nach außen entleert wird.

Merke M!

Stimulation des Brechzentrums
- bei gastrointestinalen Erkrankungen (Stenosen bzw. Atresien im Magen-Darm-Trakt können zum „Überlauferbrechen" führen)
- bei erhöhtem intrakraniellem Druck
- bei Infekten (Pyelonephritis, Meningitis, Pertussis)
- durch induziertes Erbrechen, s. Essstörungen
- durch Medikamente (Emetika, Zytostatika)
- durch psychogenes Erbrechen, s. u.
- bei Intoxikationen (z. B. Alkohol)

24.2 Differenzialdiagnosen

24.2.1 Neonatalperiode

Ösophagus, Magen

- Erbrechen (Spucken) von verschlucktem Fruchtwasser (i. d. R. harmlos)
- verschlucktes mütterliches Blut (Nachweis durch den Apt-Test bzw. eine HbF-Färbung)
- M. haemorrhagicus neonatorum (frühe Vitamin-K-Mangelblutung, Hämatemesis)
- blutendes Ulcus ventriculi (neonatales Stressulkus)
- Ösophagusatresie („Schaumpilz vor Mund", Polyhydramnion, häufigste Fehlbildung des Gastrointestinaltrakts, 1:3000–1:4000 Lebendgeborene, in ca. 90% obere Atresie mit Blindsack und unterer Fistel, Typ IIIb nach Vogt), assoziierte Malformationen (▶ Tab. 24.1)
- angeborene Ösophagusstenose (selten, 1:25 000–1:50 000, bedingt durch fibromuskuläre Verengung oder durch tracheobronchiale Reste oder durch Membranen), peptische Ösopahgusstenose des älteren Kindes, s. u.
- Pylorusatresie (z. B. kombiniert mit Epidermolysis bullosa junctionalis = Carmi-Syndrom)
- Feingold-Syndrom (MODED, **M**ikrozephalie-**O**kulo-**D**igito-**E**sophago-**D**uodenal-Syndrom mit Ösophagusatresie, Duodenalatresie, Mutationen im MNYC-Gen, AD)
- Magenstenose, Mikrogastrie (Reflux!)
- Upside-down-Magen („Thoraxmagen", auch respiratorische Symptome möglich)
- Duplikaturen von Ösophagus und Magen (auch in Kombination auftretend, auch Spätmanifestationen möglich)

Dünndarm

- Duodenalatresie (1:7000, gehäuft bei Trisomie 21, hier z. B. im Rahmen eines Pancreas anulare, Distension des Oberbauches, eingesunkener Unterbauch, Abdomenübersichtsröntgen im Hängen zeigt typischen Doppelspiegel – „double bubble", 80% galliges Erbrechen bei Verschluss distal der Papilla duodeni maior, 20% nicht gallig)

Tab. 24.1 Mit Ösophagusatresie assoziierte Malformationen (in ca. 40–50%).

Malformation
• VACTERL-Assoziation • CHARGE-Assoziation • Chromsomenanomalien (Trisomie 18, 21) • DiGeorge-Syndrom • Feingold-Syndrom, s. o. • Herzfehler, urogenitale Missbildungen und andere nichtsyndromale Fehlbildungen

Tab. 24.2 Mit Analatresie bzw. Analstenose assoziierte Syndrome/Erkrankungen.

Erkrankungen bzw. Syndrome
• Cat-Eye-Syndrom (Iriskolobom, präaurikuläre Anhänge) • VACTERL-Assoziation • Johanson-Blizzard-Syndrom, s. Hörstörungen, Pankreasinsuffizienz • Townes-Brocks-Syndrom (triphalangealer Daumen, Ohrmuscheldysplasien, Nierenfehlbildungen, AD), s. Uro-/Nephropathien; Skelettanomalien, angeborene • klinisch ähnlich ist das Okihiro-Syndrom (radiale Fehlbildungen, Duan-Schielen, Ohrmuschelfehlbildungen u. a., AD) • FG-Syndrom, s. Retardierung mentale; Obstipation • kaudales Regressionssyndrom, s. Skelettanomalien/-deformitäten • kloakale Ekstrophie, s. Genitalanomalien/-auffälligkeiten • 13q-Syndrom (Gesichtsdysmorphien, Analatresie, ZNS-Fehlbildungen, Urogenitalfehlbildungen, Anfallsleiden)

Tab. 24.3 Verzögerter bzw. fehlender Mekoniumabgang beim Neonaten (DD des Mekoniumileus).

Ursachen
• Mekoniumpfropfsyndrom (Rektum) • Mekoniumileus (CF, terminales Ileum) • Megacolon congenitum (M. Hirschsprung) • Megazystis-Mikrokolon-Hypoperistaltik-Syndrom • Atresien (anorektal, Kolon, Ileum), s. Obstipation • Analatresie (z. B. bei VATER-Assoziation, Cat-Eye-Syndrom, Sirenomelie) • Hypoplasie des linken Kolon („Small-left-colon"-Syndrom) • Hypothyreose • mütterliche Medikamente (Opiate, Magnesiumsulfat)

- Duodenalstenose (innere Obstruktion mit membranösem Septum, aber auch von außen, z. B. Pancreas anulare)
- Ladd-Ligament (peritoneales Band, vom unvollständig deszendiertem Zökum zur subhepatischen Region ziehend, das Duodenum vollständig oder partiell obstruierend)
- intramurales traumatisch bedingtes Duodenalhämatom, Duodenalruptur)
- Dünndarmvolvulus (auch intermittierend möglich), bei Malrotation
- Omphalozele (evtl. in Kombination mit Malrotation), s. Nabelauffälligkeiten/Bauchwanddefekte
- gastroduodenale Duplikaturen (oft erst im späteren Kindesalter entdeckt!)
- Mekoniumileus bei CF (betrifft terminales Ileum)

Cave

Mekoniumperitonitis.

- Atresien und Stenosen von Jejunum und Ileum (verzögerter bzw. fehlender Mekoniumabgang, oft mit Polyhydramnion assoziiert)

Kolon

- Mekoniumpfropfsyndrom (Mekonium-Plug-Syndrom, im Gegensatz zum Mekoniumileus meist im Rektum situiert)
- Morbus Hirschsprung (1 : 5000, gehäuft bei Trisomie 21, in 60 % das Rektosigmoid betreffend; Sonderformen: ultrakurzes, enges Segment bzw. totale Aganglionose = Zueller-Wilson-Syndrom), s. Obstipation
- Kolonatresie (selten, **DD:** M. Hirschsprung)
- segmentale Dilatation des Kolons (oder auch anderer Darmabschnitte)
- neonatales Small-left-Colon-Syndrom (kein Mekoniumabgang innerhalb 24–36 h, häufig mütterlicher Diabetes)
- viszerale Neuropathien (häufig familiär)
- sporadische Hypoganglionosen, s. Obstipation
- Megazystis-Mikrokolon-Hypoperistaltik-Syndrom (galliges Erbrechen, fehlender Mekoniumabgang, Megazystis, funktionell bedingt), s. Obstipation, Miktionsstörungen/Dysurie
- nekrotisierende Enterokolitis (NEC), s. „Merke“
- **DD zur NEC:** isolierte Ileumperforation

Merke M!

NEC ist die häufigste Ursache eines **akuten Abdomens** beim Neugeborenen.

- **Allgemeinsymptome:** Temperaturlabilität, Apnoen, Apathie, Trinkschwäche, verfallenes Aussehen
- **Lokalsymptome:** Abdomen aufgetrieben, drucksackschmerzhaft, sichtbare Darmschlingen/-steifungen, fehlende Peristaltik, galliges Erbrechen, blutig-schleimige Stühle, Flankenrötung (bedingt durch Peritonitis, auch bei Mekoniumperitonitis zu beobachten), Pneumatosis intestinalis

Anal- und Rektumatresie

Merke M!

Bei diesen Atresien sind Fistelbildungen vom Rektum nach perineal, in die Urethra, Vagina oder auch ins Skrotum möglich. Eventuell entleert sich Mekonium über die Fistel.

- hohe Atresie (40 %), Blindsack oberhalb des M. levator ani
- tiefe Atresie (60 %), Blindsack unterhalb des M. levator ani

Tab. 24.4 Erechen im Guss: DD: Pseudohypoaldosteronismus Typ 1 (multiple Form) vs. Adrenogenitales Salzverlustsyndrom (21-Hydroxylase-Mangel) vs. hypertrophische Pylorusstenose*.

	Pseudohypoaldosteronismus Typ1 (multiple Form)	AGS mit Salzverlust (21-Hydroxylase-Mangel)	hypertrophische Pylorusstenose
Beginn des Erbrechens	neonatal	junges Säuglingsalter	junges Säuglingsalter
äußeres Genitale	unauffällig	Jungen: evtl. dunkel pigmentiertes Skrotum Mädchen: intersexuelles Genitale (Prader-Stadien!)	unauffällig
Blutgasanalyse	metabolische Azidose	metabolische Azidose	metabolische Alkalose
Serum-Na	↓	↓	↓
Serum-K	↑	↑	↓
Schweißelektrolyte	↑	N	N
17-α-Hydroxyprogesteron (Screening)	N	↑	N

*Die Sonografie des Pylorusmuskels kann zu Beginn der Symptomatik nach eigenen Erfahrungen noch durchaus normale Werte ergeben und sollte bei Weiterbestehen der entsprechenden Klinik nach 1–2 Wochen erneut kontrolliert werden.
↑: erhöht, ↓: erniedrigt, N: normal.

Merke M!

Der **spontane Mekoniumabgang** sollte innerhalb der ersten 24 bis maximal 48 Stunden erfolgen. Etwa 10 % der Patienten mit CF weisen einen **Mekoniumileus** auf (vermutlich im Zusammenhang mit der vorliegenden Genmutation). Betroffen ist das distale Ileum, beim Gastrografin-Einlauf zeigt sich das typische Bild des Mikrokolons. **DD: totale Aganglionose** (äußerst selten). Das **Trypsinscreening** auf CF kann beim Mekoniumileus negativ ausfallen.

Andere Ursachen

- Pseudohypoaldosteronismus Typ 1, **DD:** ▶ Tab. 24.4
- transienter Pseudohypoaldosteronismus bei obstruktiven Uropathien
- Harnstoffzyklusdefekte (Erbrechen, Durchfälle, Apathie, Koma, Krampfanfälle), s. Hyperammonämie
- Galaktosämie, gehäuft mit Coli-Sepsis einhergehend, s. Ikterus, Hepatomegalie/-pathie
- Tyrosinämie Typ I (akute Form, Leberversagen), s. Hepatomegalie/-pathie, Hypoglykämie
- CDG Ib (Erbrechen oft zyklisch! Durchfälle, exsudative Enteropathie), s. Ödeme
- Drogenentzug beim Neonaten

24.2.2 Säuglinge und Kleinkinder

Gastrointestinaltrakt

- angeborener ösophagealer zirkulärer Schleimhautring („esophageal web“, meist erst symptomatisch bei Zufütterung von Breimahlzeiten)
- mit gastroösophagealem Reflux (GÖR, Langzeitfolge: peptische Ösophagusstenose, Barrett-Ösophagus) assoziierte Erkrankungen (▶ Tab. 24.5)
- eosinophile Ösophagitis (Erbrechen bei bis zu 38 % der betroffenen Kinder), s. Dys-/Odynophagie
- Hiatushernie (Hiatusgleithernie, paraösophageale Hernie, 15 % der Zwerchfellhernien sind Spätmanifestationen), s. Anämie/Blutarmut
- Hiatushernie beim Galloway-Mowat-Syndrom (früh beginnendes nephrotisches Syndrom, ZNS-Malformationen (Rindenatrophie, neuronale Migrationsstörungen), Hiatushernie, s. Schädelauffälligkeiten (Mikrozephalus)
- Ösophagusachalasie (mangelhafte Erschlaffung des unteren Ösophagussphinkters beim Schluckakt), s. Dys-/Odynophagie
- eosinophilie Ösophagitis, s. Dys-/Odynophagie
- eosinophile Gastritis (Hämatemesis, oft KMP-induziert)
- hypertrophe Pylorusstenose (80 % Jungen, fakultativ bei partieller Trisomie 9q, gehäuft auch beim Smith-Lemli-Opitz-Syndrom; vermutlich Gen NOS1, s. „Merke“
- Roviralta-Syndrom (Assoziation von hypertrophischer Pylorusstenose und Hiatushernie)
- zunehmende Magenausgangsstenose als Komplikation der chronischen Granulomatose (steroidsensibel!)
- Magenvolvulus (evtl. Komplikation einer paraösophagealen Hiatushernie, akut meist bei Kindern < 5 Jahren, chronisch bei Kindern < 1 Jahr)
- Bezoar des Magens (z. B. Trichobezoar, Laktobezoar, Letzteres häufiger im Ileum als im Magen, Phytobezoar aus pflanzlichen Bestandteilen bestehend), s. Alopezie/Haaranomalien

Tab. 24.5 GÖR.

Häufig mit GÖR assoziierte Erkrankungen
• CF • Asthma bronchiale • infantile Zerebralparesen • operierte Ösophagusatresie • Cornelia-de-Lange-Syndrom • Kollagenosen • Myopathien • **Typ 1B der hereditären sensorisch-autonomanen Neuropathie (HSAN):** assoziiert mit paroxysmalem Husten und GÖR, s. Sensibilitätsstörungen

Tab. 24.6 DD Kuhmilchallergie vs. Kuhmilchproteinintoleranz (KMP: Kuhmilchprotein).

	Kuhmilchallergie	KMP-Intoleranz* (KMP-induzierte Enteropathie)
Ursache	IgE-vermittelten anaphylaktoide Reaktion: Minuten nach der ersten (?) kuhmilchhaltigen Flasche (**Cave:** Nachtfläschchen auf der Entbindungsstation!)	vermutlich T-Zell-mediiert
Symptome	Lippenschwellung, Urtikaria, Laryngospasmus, Erbrechen, (evtl. blutiger) Durchfall (Latenz von 2–6 h möglich), Bronchospasmus; später Ekzeme, asthmoide Bronchitis	Gedeihstörung, Durchfall, seltener Erbrechen, Hypoproteinämie, enteraler Eiweißverlust, Eisenmangelanämie, fokale bzw. partielle Zottenatrophie (ähnliche Symptomatik u. a. bei Sojaprotein-Intoleranz*)
besondere Verläufe		• KMP-Proktitis • KMP-Enterokolitis-Übergangsformen: kuhmilchinduzierte allergische eosinophile Ösophagitis, eosinophile Gastritis, eosinophile Enterokolitis

*KMP-Intoleranz und Sojaprotein-Intoleranz sind Beispiele für das Food-Protein-Induced-Enterokolitis-Syndrom – FPIES. Neben den vermutlich im Zentrum der Inflammation stehenden T-Zellen spielen in pathogenetischer Hinsicht sowohl ein Defizit des TGF β1 (transforming growth factor β1) als auch die vermehrte Aktivität des TNF α eine wichtige Rolle.

- intramurales Duodenalhämatom (nach stumpfem Bauchtrauma, z. B. durch Sturz auf Rollerlenker)
- Kuhmilchallergie bzw. Kuhmilchprotein-Intoleranz; **DD:** ▶ Tab. 24.6; andere Nahrungsmittelallergien
- Zöliakie (Übelkeit, Erbrechen in etwa 40% der Patienten), s. Gedeihstörung/Dystrophie, Durchfall/Diarrhö
- Invagination, s. Bauchschmerzen
- inkarzerierte Leisten- oder Femoralhernien (Femoralhernie selten, diese häufiger rechts, **DD:** Torsion eines ektopen Hodens
- chronische Pseudo-Obstruktion bei Myopathien und Neuropathien, s. Bauchschmerzen, Obstipation
- Appendizitis im Säuglingsalter, s. „Merke"

Merke M!

Die Gabe von Makroliden (z. B. Erythromycin) in den ersten 14 Lebenstagen ist mit einem deutlichen Anstieg des Auftretens einer Pylorusstenose vergesellschaftet.

Merke M!

Die **akute Appendizitis** sollte stets bei Erbrechen im **Säuglingsalter** differenzialdiagnostisch bedacht werden; in dieser Altersgruppe wird sie nicht selten erst nach der Perforation, d. h. intraoperativ, diagnostiziert.

Infektionen

- gastrointestinale Infektionen durch Viren (Rota-, Adeno-, Noro-Viren)
- bakterielle Infektionen (aber auch Toxine, z. B. Staphylokokkentoxin!), s. Bauchschmerzen, Durchfall/Diarrhö
- andere Infektionen wie Pyelonephritis, Meningitis, Enzephalitis
- Pertussis (im Stadium convulsivum nach Hustenparoxysmus typischerweise Erbrechen)

Stoffwechselerkrankungen

- adrenogenitales Salzverlustsyndrom (beim AGS in 95% Defekt des Enzyms CYP21 = 21-Hydroxylasemangel, selten CYP11B1-Defekt = 11-β-Hydroxylasemangel); **DD:** ▶ Tab. 24.6; s. Hyperkaliämie; Azidose, metabolische; Genitalanomalien/-auffälligkeiten
- **DD:** DAX1-Mutationen (Nebennierenhypoplasie u. a. hypogonadotroper Hypogonadismus), Aldosteron-Synthetase-Mangel, s. Hyperkaliämie
- organische Azidurien, Hyperammonämien
- Hyperglyzinämie, Hyperlysinämie, Hypervalinämie, intermittierender Verlauf einer Ahornsiruperkrankung
- Hypoglykämie, s. dort
- Fruktose-Intoleranz (Erbrechen, Hypoglykämie, Hepatopathie, Koagulopathie nach Umstellung von Muttermilch oder Säuglingsanfangsnahrung auf fruktosehaltige Nahrungsmittel)

Cave ⚠

Fruktose- bzw. sorbithaltige Infusionen.

- MELAS, s. Schlaganfall/Apoplexie
- CDG-Syndrome (rezidivierendes Erbrechen, Gedeihstörungen)
- Reye-Syndrom, s. Hypoglykämie

Merke M!

Bei Säuglingen und Kleinkindern, die im Rahmen einer ansonsten nicht lebensbedrohlichen Erkrankung plötzlich „verfallen", sollte stets eine **Stoffwechselkrise** in Erwägung gezogen werden.

Erkrankungen des ZNS

- intrakranielle Drucksteigerung („Druckpuls", u. a. durch Hirntumor, Hydrozephalus, Chiari-Malformation, Shunt-Insuffizienz bei Hydrozephalus, Commotio cerebri, Schütteltrauma, epidurales Hämatom), s. Bewusstseinsstörungen
- Sinusvenenthrombose

Cave ⚠

Thrombophilie.

- Panayiotopoulos-Syndrom (gutartige Form einer kindlichen Epilepsie, Erbrechen im Vordergrund; imitiert u. U. Enzephalitis, Synkope, Migräne, Schlafstörungen und Gastroenteritis), s. Krampfanfälle, Kopfschmerzen
- Intoxikationen, z. B. durch Medikamente, pflanzliche Gifte (Herbstzeitlose, Seidelbast, Engelstrompete, Tollkirsche, Eisenhut; ▶ Tab. 24.8), s. „Merke"
- Alkohol (Intoxikationen auch im Kleinkindesalter möglich)

Merke M!

Bei unklaren, plötzlich auftretenden Symptomen wie Erbrechen, verwaschene Sprache, Gleichgewichtsstörungen (Torkeln), Halluzinationen, extreme Müdigkeit (freiwilliges Hinlegen tagsüber bei Kleinkindern!), Bewusstseinstrübung, Koma, Krampfanfälle und Foetor ex ore auch immer an eine **Intoxikation** denken!

Cave ⚠

Zu Hause offen herumliegende Tabletten, giftige Pflanzen u. a. Bei Jugendlichen nach Einstichstellen suchen!

Psychogen bedingtes Erbrechen

- Rumination (▶ Tab. 24.7)
- gestörte Interaktion zwischen Mutter und Säugling, s. „Merke"

Merke M!

Gestörte Interaktion Mutter – Säugling: Säugling erbricht sofort nach dem Füttern die noch nicht angedaute Nahrung, z. T. sogar im Guss, nachdem ihm die Mutter (Bezugsperson) das Fläschchen gegeben hat. Beim Füttern durch fremde Personen (z. B. Kinderkrankenschwester) kein Erbrechen. Ausschluss organischer Ursachen; oft innere Ablehnung des Kindes durch die Mutter (ungewollte Schwangerschaft) oder andere psychische Problematik.

Andere Ursachen des Erbrechens beim Säugling

- Überfütterung
- Aerophagie (z. B. zu großes Saugerloch)

24.2.3 Schulkinder und Jugendliche

Gastrointestinaltrakt

- akute Gastroenterokolitiden
- Mallory-Weiss-Syndrom, s. „Merke"
- Boerhaave-Syndrom (durch Emesis bedingte Ösophagusruptur)
- peptische Ösophagusstenose (unteres Ösopohagusdrittel betroffen), s. GÖR
- Ulcus ventriculi (ca. 75 % assoziiert mit H.-pylori-Infektion)

Tab. 24.7 Erbrechen: DD Rumination vs. GÖR.

Rumination	GÖR
lustbetontes Hervorwürgen („Wiederkäuen") von Nahrung, oft durch willkürliche Bewegungen der Zunge oder Hineinstecken der Hand in den Mund, wobei ein Teil der Nahrung peroral ausläuft oder wieder geschluckt wird	im frühen Säuglingsalter sehr häufig, i. d. R. ohne Therapiebedarf: „Speikinder sind Gedeihkinder"
mögliche Ursachen: gestörte Interaktion zwischen Mutter und Kind (zu wenig Zuwendung)	insuffizienter Kardiaverschluss, gleitende Hiatushernie
hellwacher Blick der Säuglinge, im Schlaf kein Spucken	Spucken im Schlaf, im Liegen mehr als sonst (24-h-pH-Metrie!)
führt im Extremfall zu schwerer Gedeihstörung	bei größeren Kindern: Refluxösophagitis mit Blutungsanämie und Strikturen der Speiseröhre mit Brachyösophagus (retrosternale Schmerzen!), Barrett-Ösophagus (Schleimhautmetaplasie)

Cave ⚠

Ulcus ventriculi: Perforation; in 10 % hämorrhagisches Erbrechen.

- funktionelle Oberbauchbeschwerden (Dyspepsie, Übelkeit, Erbrechen, Völlegefühl), s. Bauchschmerzen
- Gastroparese (z. B. bei Diabetes mellitus, auch postviral, z. B. nach Rotavirus-Infektionen),
- bes. präpylorisch gelegene Magenpolypen (u. a. bei Langzeit-Omeprazol-Therapie sowie bei der familiären Polyposis)
- Magenausgangsstenose (z. B. bei chronischer Granulomatose, durch Tumoren)
- Trichobezoar des Magens, s. Alopezie/Haaranomalien (Trichotillomanie)
- Appendicitis acuta (bis zu 75 % der Patienten mit akuter Appendizitis leiden unter Übelkeit und Erbrechen), s. Bauchschmerzen
- akute Pankreatitis, s. Bauchschmerzen
- Ileus (mechanisch, z. B. Bridenileus, inkarzerierte Hernien, Tumoren – funktionell: meist entzündlich, z. B. im Rahmen einer Enterokolitis, Appendizitis, Pankreatitis), s. u.
- Regurgitation unverdauter Nahrung (Achalasie, Allgrove-Syndrom), s. Hyperkaliämie
- sekundäre Achalasie (z. B. im Rahmen der CHAGAS-Krankheit, Erreger: Trypanosoma cruzi)
- bakterielle Lebensmittelvergiftung (Staphylokokken-Toxin, wird durch Kochen nicht zerstört)
- Scombroid-Vergiftung (durch bakterielle Umwandlung von Histidin in Histamin – nach Verzehr von Thunfisch, Makrele), s. Urtikaria

Merke M!

Mallory-Weiss-Syndrom: durch heftiges Erbrechen verschiedenster Ursachen, z. B. Intoxikationen, bedingte längsverlaufende, blutende Schleimhautrisse am ösophagogastralen Übergang, anfänglich Magensaft, dann frisches Blut, später kaffeesatzartiges Erbrechen.

Stoffwechsel, ZNS, andere Ursachen

- diabetische Ketoazidose, s. Bauchschmerzen, Azidose
- Late-Onset-Formen von Hyperammonämiesyndromen (z. B. OCT-Defizienz, mit Kopfschmerzen, Ataxie, Lernproblemen)
- akute intermittierende Porphyrie, **DD:** Appendizitis, s. Bauchschmerzen
- hereditäres Angioödem (HAE), erworbenes Angioödem (AAE, rezidivierende Attacken von Bauchschmerzen in ca. 50 % mit Übelkeit, Erbrechen bedingt durch Ödem der Darmwand, Pseudoobstruktion möglich), s. Bauschmerzen, Stridor
- Schwartz-Bartter-Syndrom (SIAD-Syndrom, hyponatriämische Hyperhydratation), s. Hyponatriämie
- Migräneanfall, s. Kopfschmerzen

E

- hypertensive Krise, s. Hypertonie, Kopfschmerzen
- Glaukomanfall, s. Kopfschmerzen
- M. Menière, s. Schwindel
- „gaming sickness" (durch „Action"-Computerspiele), s. Schwindel
- Insolatio, s. Kopfschmerzen, Bewusstseinsstörungen
- Pseudotumor cerebri (vorwiegend Mädchen betroffen), s. Adipositas
- zyklisches Erbrechen, s. „Merke"; **DD:** ▶ Tab. 24.9
- Hodentorsion, s. Hodenschmerzen/-schwellung, Bauchschmerzen (vom Hoden ausstrahlend)
- Histamin-Intoleranz (Mangel an DAO), s. Bauchschmerzen
- Intoxikationen (▶ Tab. 24.8)
- Medikamente (wie Zytostatika)
- Schwangerschaft (bei jedem Mädchen in und nach der Pubertät ist ein Schwangerschaftserbrechen differenzialdiagnostisch abzuklären)
- Reiskrankheit, s. u.

> **Info** i
>
> **Zyklisches Erbrechen:** rezidivierendes, heftiges Erbrechen verbunden mit Übelkeit; selbstlimitierend; Dauer der Episoden: Stunden bis Tage; beim einzelnen Kind immer gleichförmiger Ablauf; **Auslöser:** emotionaler Stress, Infekte, (Fasten), eiweißreiche Mahlzeiten; bevorzugtes Alter 5–15 Jahre. Die Brechattacken verschwinden meist in der Adoleszenz. Aber auch Erwachsene können betroffen sein. Das „zyklische" Erbrechen dürfte mit dem **„azetonämischen" Erbrechen** der deutschsprachigen Literatur identisch sein. Möglicherweise handelt es sich dabei um eine besondere Form der **Migräne** (Abdominalmigräne).

Psychogene Ursachen des Erbrechens

- psychogenes (antezipiertes) Erbrechen, s. „Merke"
- induziertes Erbrechen, z. B. bei Bulimia nervosa, s. Hypokaliämie, Essstörungen
- Übelkeit und Erbrechen bei üblen Gerüchen

Tab. 24.8 Häufige, mit Erbrechen einhergehende Intoxikationen.

Ursachen
• Medikamente: z. B. Ketamin-induziertes Erbrechen, Zytostatika • Alkohol (Binge Drinking = „Komatrinken"), andere Drogen • organische Lösungsmittel, s. Sniffer-Niere, Hämaturie, Fötor/Gerüche • pflanzliche Halluzinogene aus der Natur, Garten (z. B. Engelstrompete) oder Blumentopf • Knollenblätterpilzvergiftung, s. Ikterus, Durchfall/Diarrhö • Suizidversuch durch Medikamente, Insulin

> **Merke** M!
>
> **Antizipiertes Erbrechen:** Kleinkinder (aber auch Schulkinder) mit Leukämie oder Malignomen, die auf Zytostatikagaben mit Erbrechen reagieren; erbrechen oft schon auf dem Weg ins Krankenhaus bzw. bereits vor der Zytostatika-Infusion.

Reisekrankheit (Kinetosen)

- bes. im Kindesalter auftretend; Ursache: rezidivierende Stimulation des Vestibularisapparats (Auto, Schiff, Flugzeug)

24.2.4 Ileus/Subileus

Beim Neonaten

- Duodenalatresie („double bubble" im hängenden Nativröntgen), Atresien von Jejunum und Ileum („Spiegelbildungen" im Oberbauch)
- Mekoniumileus (betrifft Ileum), Mekoniumpfropfsyndrom (Pfopf meist im Rektum)

In allen Altersklassen

- Dünndarmvolvulus, s. „Merke"
- arteriomesenterialer Duodenalverschluss (z. B. bei Mesenterium commune, Magenatonie)
- Girdle-Syndrom (paralytischer Ileus bei Sichelzellerkrankung, durch Infarkte der Mesenterialgefäße), s. Bauchschmerzen
- Invagination, inkarzerierte Hernie, s. „Merke"
- perforierte Appendizitis, Peritonitis, s. Bauchschmerzen
- Adhäsionsileus (Bridenileus), paralytischer Ileus, z. B. bei Gastroenteritis
- Megacolon congenitum, Small-left-Colon-Syndrom, Hypoganglionose, viszerale Neuropathien
- MNGIE-Syndrom (rezidivierende Episoden von Durchfällen und/oder Erbrechen durch veränderte Darmmotilität)
- abdominelle Attacken des hereditären oder erworbenen Angioödems täuschen häufig eine intestinale Obstruktion vor.

Tab. 24.9 Zyklisches Erbrechen.

DD
• ketotische Hypogkykämie (häufigste Hypoglykämieform jenseits des Säuglingsalters) • intermittierende Form der Ahornsiruperkrankung (Aminosäurewerte im Intervall o. B.) • CDG-Ib-Syndrom: enteraler Proteinverlust, Hypoglykämie, zyklisches Erbrechen, keine mentale Retardierung • Migräne, s. Kopfschmerzen • Panayiotopoulos-Syndrom (fokales Anfallsleiden mit Hauptsymptom Erbrechen, Kopfschmerzen; **DD:** Migräne)

Merke M!

Ein kompletter **Volvulus** kann innerhalb einer Stunde zu Ischämie und **Nekrose** des Dünndarms führen. Malrotation und Volvulus bei älteren Kindern sind oft schwer zu diagnostizieren, da die Patienten meist im Schock und bewusstseinsgetrübt sind. Eine Abdomenübersichtsaufnahme im Stehen ist daher oft nicht möglich, eine Röntgenaufnahme im Liegen bei seitlichem Strahlengang kann jedoch Spiegelbildungen zur Darstellung bringen. Mittels Farbdoppler-Untersuchung lässt sich eventuell das **Whirlpool Sign** nachweisen (bedingt durch die Drehung der Oberbauchgefäße um die eigene Achse).

Merke M!

Findet sich eine schmerzhafte, nichtreponible Schwellung **unterhalb** des Leistenbandes, so ist neben einer Lymphadenitis auch an eine **inkarzerierte Femoralhernie** zu denken. Diese ist zwar selten, neigt aber besonders zur Inkarzeration. Bei Mädchen findet sich im Rahmen von **Leistenbrüchen** meist das Ovar als Bruchinhalt. Repositionsversuche sind mit größter Vorsicht und nur vom Erfahrenen durchzuführen. Doppelseitige Leistenhernien bei „Mädchen“ sind stets suspekt und weisen auf eine **testikuläre Feminisierung** hin.

Tab. 24.10 Art des Erbrochenen bzw. des Erbrechens.

Art	Ursachen
Hämatemesis (blutiges Erbrechen/Hämatinbeimengungen)	verschlucktes mütterliches Blut, M. haemorrhagicus neonatorum, blutendes Ulcus ventriculi und duodeni, z. B. durch Helicobacter pylori, selten durch Helicobacter heilmannii (Katzenkontakt!), GÖR mit Refluxösophagitis, Hiatushernie; Mallory-Weiss-Syndrom, eosinophile Gastritis, Erbrechen von verschlucktem Blut, Ösophagusvarizen/Fundusvarizenblutung, erosive Gastritis bei portal hypertensiver Gastropathie, Intoxikationen: z. B. Eisenpräparate, Münchhausen-by-Proxy-Syndrom (HbF-Färbung, Apt-Test!)
Erbrechen von Magensaft /Nahrungsresten	Ösophagusatresie (beim 1. Fütterungsversuch), Pylorusatresie, Magenvolvulus, Gastroparese, Magenbezoar, Magenausgangsstenose (z. B. bei chronischer Granulomatose), Pseudohypoaldosteronismus Typ 1, adrenogenitales Salzverlustsyndrom, hypertrophische Pylorusstenose, Ösophagusachalasie, GÖR, Rumination, Stoffwechselerkrankungen, Reye-Syndrom, Kuhmilchallergie, Zöliakie, Gastroenteritis, Appendizitis, Hodentorsion, Migräne, zyklisches Erbrechen, intrakranielle Drucksteigerung, Infektionen wie Pyelonephritis, Meningitis, Pertussis im Stadium convulsivum, Intoxikationen, beginnendes Mallory-Weiss-Syndrom, Überfütterung, gestörte Interaktion zwischen Mutter und Kind
galliges Erbrechen (Atresien und Stenosen unterhalb der Papilla Vateri führen zu galligem Erbrechen)	Duodenalatresie, -stenose, Stenosen bzw. Atresien in Jejeunum und Ileum, Mekoniumileus, Mekoniumpfropf-Syndrom, Dünndarmvolvulus (evtl. intermittiernd), Arteria-mesenterica-superior-Syndrom, Megacolon congenitum, „Small-left-colon“-Syndrom, Megazystis-Mikrokolon-Hypoperistaltik-Syndrom, Pseudoobstruktion bei Myopathien und Neuropathien, nekrotisierende Enterokolitis, perforierte Appendizitis, Invagination, inkarzerierte Leistenhernie, Adhäsionsileus, arteriomesenterialer Duodenalverschluss, zyklisches Erbrechen
Erbrechen im Guss	hypertrophische Pylorusstenose, AGS mit Salzverlust, Pseudohypoaldosteronismus-Typ-1-Stoffwechselerkrankungen, Kuhmilchallergie, Gastroenteritis, Mallory-Weiss-Syndrom, zyklisches Erbrechen, Intoxikationen, gestörte Mutter-Kind-Interaktion
schlaffes Erbrechen (atonisches Erbrechen)	Ösophagusatresie, Magenatresie, Hiatushernie, GÖR, Achalasie, Gastroparese, Gastroenteritis, Reye-Syndrom; Infektionen: Pyelonephritis, Meningitis, Pertussis (im Stadium convulsivum), Migräne, Hirndrucksteigerung, Zöliakie, Nahrungsmittelallergien, Laktose-Intoleranz, Gastritis, Ulcus ventriculi und duodeni, Hodentorsion, psychogenes Erbrechen
Spucken oder Speien („Herausrinnenlassen“ der Nahrung)	GÖR, Rumination, quantitative und qualitative Überfütterung
Regurgitation unverdauter Nahrung („Zurückströmen von Speisen in die Mundhöhle“)	Achalasie, Allgrove-Syndrom (Achalasie – NNR-Insuffizienz – Alakrimie, AR)

25 Erytheme

25.1 Einführung

Definition [ ]

Erythem: entzündliche **Rötung** der **Haut** durch **Hyperämie.**

25.2 Differenzialdiagnosen

25.2.1 Lokalisierte Erytheme

- Schmetterlingserythem im Gesicht bei SLE sowie diskoidem LE, initial auch bei Ringelröteln
- Erythema anulare Leiner (Synonyme: E. rheumaticum, E. marginatum; flüchtige, blassrötliche, z. T. kreisrund angeordnete Erythemstreifen; vorwiegend am Stamm, sehr diskret, am besten sichtbar nach dem Bad, kein Juckreiz), Gelenksbeschwerden (Jones-Kriterien)
- Erythema nodosum (Immunkomplexeinlagerungen im subkutanen Fettgewebe, Ursachen: s. „Merke" u. ▶ Tab. 25.1)
- **DD:** Pseudorheumaknötchen (subkutanes Granuloma anulare, indolent, im Bereich von Tibia und Okziput lokalisiert, rezidivierend, typische Histologie, kein Zusammenhang mit rheumatischen Erkrankungen)
- nekrolytisches migratorisches Erythem im Rahmen eines Glukagonoms, s. Polydipsie/-urie, Diabetes
- Erythromelalgie (anfallsweise Rötung durch Hyperämie, Schmerzen, erhöhte Hauttemperatur an den distalen Extremitäten, „rote Socken", manchmal nur an einer Extremität, AD oder symptomatisch (z. B. bei myeloproliferativen Erkrankungen), evtl. RR ↑, s. Hypertonie
- palmare (sowie plantare) Erytheme; Ursachen (▶ Tab. 25.2)
- ringförmige Erytheme; Übersicht (▶ Tab. 25.7)
- irritative periorale Dermatitis („Schnullerdermatitis")

Tab. 25.1 Erythema nodosum.

Mögliche Ursachen
• Streptokokken-Infektionen • Tuberkulose • M. Crohn • Yersinien-Infektionen • Katzenkratzkrankheit, Toxoplasmose • Infektionen mit Chlamydia pneumoniae u. Chlamydia psittaci • Ornithose, Q-Fieber • Kokzidiomykose, Histoplasmose • Erythema chronicum migrans • medikamentös • idiopathisch

Merke M!

Klinik des **Erythema nodosum:** Teigige, sehr schmerzhafte kutan-subkutane, gering erhabene, rötliche, bis walnussgroße Knoten. Haut über den Knoten überwärmt. Prädilektionsstellen: Unterschenkelstreckseiten, Oberschenkel, selten auch an den Armen. Schubweiser Verlauf, allgemeines Krankheitsgefühl, Fieber.

Lokalisiert/direkte bakterielle bzw. parasitäre Einwirkung

- Erythema chronicum migrans (lokalisiertes Frühstadium der Lyme-Borreliose, Borellia burgdorferi, s. „Merke"
- Erysipel (kleine Hautverletzung als Eintrittspforte der Erreger, hohes Fieber, Schüttelfrost; schmerzhafte, scharf begrenzte, ödematöse Rötung mit flammenförmigen Ausläufern und zentraler Rückbildungstendenz; Ätiologie: GABS)
- erysipelartiges Erscheinungsbild initial bei nekrotisierender Fasziitis, s. „Merke"
- Erythem im Rahmen einer Tinea corporis (Trichophytia corporis superficialis)
- Erythema autumnale (Trombidiose, Heukrätze, heftig juckende Quaddeln/Papeln durch Milibenlarven), s. Pruritus/Juckreiz

Merke M!

Erythema chronicum migrans: 1–3 Wochen nach **Zeckenbiss** an der Bissstelle livid-rötliche Verfärbung. Zentrifugale Ausbreitung, zentrales Abblassen. Manchmal erhöhte Temperatur und Kopfschmerzen, Rezidive und multilokuläre Ausbreitung möglich.

Tab. 25.2 Palmare bzw. plantare Erytheme.

Erythem	Ursache
akut	• Kawasaki-Syndrom • Sepsis (z. B. durch Meningokokken) • aquagene Palamoplantarkeratose s. Ödeme
chronisch	• Hyperthyreose • Lebererkrankungen • Kollagenosen • M. Cuhing, Cushing-Syndrom • länger dauernde Steroidtherapie • zirkumskripte palmoplantare Hypokeratose (**Cave:** maligne Entartung möglich)

> **Merke** M!
>
> **Nekrotisierende Fasziitis:** anfangs typisch **„pain out of proportion“**, AZ ↓, sich rasch ausbreitendes Erythem ohne Demarkation, Schwellung, lokale Nekrose des subkutanen Gewebes, evtl. der Muskulatur (Streptokokkenmyositis). **Ätiologie:** GABS, evtl. Mischinfektion. **DD:** anfänglich Erysipel, Gasbrand; im Stadium der Nekrose: Purpura-fulminans-Meningokokken, Hyperkoagulabilität (z. B. Protein-C-, Protein-S-Mangel), Hautnekrosen bei Kryoglobulinämie.

> **Cave** ⚠
>
> Sepsis, Multiorganversagen bei nekrotisierender Fasziitis.

Lokalisiert/physikalische Ursachen

- Erythema gluteale („diaper dermatitis“, Durchfall, Soor)
- aquagene chronische Palamoplantarkeratose (nach Eintauchen der Hände/Füße in kaltes Wasser Ödeme, Juckreiz, weißliche Papel, evtl. mit CF assoziiert)
- Erythema ab igne (retikulär, Hyperpigmentierungen, z. B. Wärmflasche zu lange am Abdomen)
- Erythem nach Verbrühung, Verbrennung (Grad 1 mit Läsion der Epidermis, narbenlose Abheilung)
- Erythema solare (Dermatitis solaris)

> **Cave** ⚠
>
> Erythema solare: besonders im Kindesalter wegen späterer Melanomentstehung.

- farnförmig verästelte Figuren durch kapilläre Hyperämie im Bereich des Integuments nach Blitzschlag („Lichtenberg-Figuren“, verschwinden nach einigen Stunden)

Tab. 25.3 SSSS.

Symptome
• Fieber • generalisiertes Erythem • makulöse Effloreszenzen, sich rasch ausbreitend und in Blasen umwandelnd • positives Nikolski-Phänomen • durch Ablösung der z. T. großen Blasen entsteht das Bild einer zweitgradigen Verbrühung • keine Schleimhautmitbeteiligung • DD: ▶ Tab. 25.4

Tab. 25.4 DD staphylogenes vs. medikamentös bedingtes Lyell-Syndrom.

	Staphylogen	Medikamentös
Ätiologie	Toxin von Staphylokokken der Phagengruppe II (bes. Typ 71)	Verabreichung von Allopurinol, Antibiotika (auch Penizilline), Pyrazolone, Hydantoine, Barbiturate
bevorzugtes Alter	Säuglinge, Kleinkinder	ältere Kinder und Erwachsene
Histologie	intraepidermale Trennung, Blasendecke enthält keine Basalmembran	subepidermale Trennung an der Basalmembran, gesamte Epidermis abgelöst
Therapie	staphylokokkenwirksame Antibiotika	Steroide

25.2.2 Generalisierte Erytheme

- Staphylococcal scaled Skin Syndrome (SSSS, staphylogenes Lyell-Syndrom; ▶ Tab. 25.3)
- medikamentöses Lyell-Syndrom (Symptome wie beim staphylogenen Lyell-Syndrom; **DD:** ▶ Tab. 25.4; klinische Unterscheidung nicht sicher möglich)
- toxisches Schocksyndrom, s. Schock
- Erythema exsudativum multiforme majus (Stevens-Johnson-Syndrom; ▶ Tab. 25.5)

> **Cave** ⚠
>
> Superinfektion.

- Erythema exsudativum multiforme minus (▶ Tab. 25.5)
- Erythrodermia desquamativa Leiner
- akute Graft-versus-Host-Reaktion
- Comel-Netheton-Syndrom (wandernde Erytheme an Stamm und Extremitäten, mit doppeltem Schuppensaum, AR), s. Alopezie/Haaranomalien
- Kawasaki-Syndrom, s. Fieber/Sepsis, Exantheme/Enantheme

Tab. 25.5 Unterschiede und Gemeinsamkeiten zwischen Erythema exsudativum multiforme majus und minus.

	Majus-Form	Minus-Form
Morphe	münzgroße, runde, zentral bläuliche, am Rand hellrote, kokardenförmige Herde, z. T. mit zentraler Blase, durch Konfluenz girlandenförmig	wie Majus-Form
Prädilektionsstellen der Effloreszenzen	Gesicht, Extremitätenstreckseiten, Handrücken, auch palmar und plantar (Typus inversus)	wie Majus-Form
Schleimhautbefall	schmerzhafte bullöse hämorrhagisch-ulzeröse Veränderung in Mund, Rachen, Nase, Konjunktiven	o. B.
Allgemeinsymptome	hohes Fieber, evtl. Mitbeteiligung von Lunge, Nieren und Gastrointestinaltrakt, z. B. „Vanishing bile-duct“-Syndrom	o. B.
Ätiologie	Medikamnete wie NSAR, Hydantoine, Allopurinol, Sulfonamide u. a.), Infektionen, z. B. duch Mykoplasmen	Medikamente, HSV-1-Infektionen, Mykplasmeninfektion

E

Tab. 25.6 Erythrodermie bei Neugeborenen und Säuglingen.

Syndrome
• Staphylococcal scaled Skin Syndrome (SSSS) • Omenn-Syndrom, s. Infektanfälligkeit • kongenitale ichthyosiforme Erythrodermie • Erythrodermia desquamativa Leiner • Netherton-Syndrom, s. Alopezie/Haaranomalien • Graft-versus-Host-Reaktion (bei Immundefizienz) • neonatales toxisches Schocksyndrom • kongenitale kutane Kandidiasis • Conradi-Hünermann-Syndrom (Chondrodystrophia punctata), s. Minder-/Kleinwuchs • multiple Carboxylase-Defizienz (frühmanifeste Form)

Tab. 25.7 Ringförmige Erytheme bzw. Läsionen.

Verlauf	Erythem bzw. Läsion
akut	• Erythema exsudativum • Erythema infectiosum (Ringelröteln) • Erythema anulare Leiner (rheumaticum) • Seidlmayer'sche Kokardenpurpura • Erythema anulare centrifugum Darier („Ringelfleck", auch chronischer Verlauf möglich) • Urtikaria (auch chronisch rezidivierender Verlauf möglich)
chronisch/ rezidivierend	• Erythema migrans (Borreliose) • Tinea corporis (Trichophytia corporis superficialis) • Pityriasis rosea (Röschenflechte) • Granuloma anulare (Ätiologie unklar) • Immunvaskulitis mit ringförmiger Morphe • eoinophiles annuläres Erythem (meist am Stamm lokalisiert, rekurrierend) • Hautläsionen bei Lepra (Hansen's disease)

26 Exantheme/Enantheme

26.1 Einführung

Definition

- **Exanthem:** entzündliche Hautveränderung auf großen Bereichen des Integuments, oft mit regelhaftem zeitlichem Ablauf, wie z. B. retroaurikulärem Beginn, aus **einzelnen Effloreszenzen** („Hautblüten") bestehend.
- **Enanthem:** entzündliche Veränderungen („Ausschlag") im Bereich der Schleimhäute (▶ Tab. 26.8).

26.2 Differenzialdiagnosen (altersbezogen)

26.2.1 Exantheme der Neonatalperiode

Infektiöse/entzündliche Ursachen

Blasenbildend bzw. papulovesikulär

- neonatale Varizellen, s. „Merke"; konnatale Varizellen (▶ Tab. 26.1)
- Pemphigoid gestationis (beim Neonaten; betrifft 5–10 % der Neugeborenen von Müttern, die von dieser Autoimmunerkrankung betroffen sind; selbstlimitierende Bläschen beim Neonaten)
- bullöse Impetigo contagiosa (Pemphigoid des Neugeborenen; kleine, rasch platzende Bläschen u. U. über den ganzen Körper verteilt; streptogen bedingt – bei älteren Kindern größere, schlaffe Blasen, staphylogen bedingt)
- Herpes simplex (gruppenbildende Vesikel an allen Körperteilen möglich)
- Dermatitis exfoliativa neonatorum (neben kleinen Blasen großlamelläre Abschilferung der Epidermis, sodass das gerötete Korium freiliegt, Nikolski-Phänomen positiv; Ursache: Toxin koagulaser-positiver Staphylokokken, Sepsisgefahr; Neugeborenenform des SSSS-Syndroms)
- Lues connata (disseminiertes makulopapulöses bzw. vesikulopapulöses Exanthem, auch Palma und Planta betreffend; Ikterus, Hepatosplenomegalie, Knochenbefall, Lymphknotenvergrößerung)

Tab. 26.1 Konnatale Varizellen.

Symptomatik
• Hautnarben • Augenbeteiligung: Chorioretinitis, Mikrophthalmie, Optikusatrophie, Katarakt, Anisokorie • ZNS-Veränderungen: kortikale Atrophie, Hydrocephalus internus, Hirninfarkte, später mentale Retardierung • Extremitätenhypoplasien, Kontrakturen, Klumpfuß, Bauchmuskelhypoplasie • kalzifizierende Nekrosen (in Leber, Lunge, Milz)

- kongenitale Kandidiasis (papovesikuläre, oft intertriginöse, schuppende Effloreszenzen des Neonaten bei vaginaler Kandidiasis der Mutter), s. „Merke"

Merke M!

Neonatale Varizellen: vereinzelte, bläschenförmige Effloreszenzen bis typischer „Sternenhimmel", perinatale Varizelleninfektion der Mutter, mehr als **5–21** Tage **vor** Geburt: gutartiger Verlauf beim Neonaten. Bei Ausbruch der mütterlichen Varizellen **4**(**–7**) Tage **vor** und bis **2** Tage **nach** der Geburt: schwerer bis letaler Verlauf, hämorrhagische Effloreszenzen, Befall von Leber, Lunge und Gehirn.

Merke M!

Die chronische **mukokutane Kandidiasis** mit T-Zell-Defekt und Endokrinopathien (Hypoparathyreoidismus, M. Addison etc., APECEDI) sowie die rezidivierende Kandidiasis beim **Myeloperoxydase-Defekt** entwickeln sich erst im späteren Kindesalter.

Nicht blasenbildend

- konnatale Varizellen (Varizellenembryofetopathie, bei 2–5 % von Kindern, deren Mütter im 1. oder 2. Trimenon Varizellen durchgemacht haben; ▶ Tab. 26.1)
- Listeriose (Granulomatosis infantoseptica, papulöse Effloreszenzen,Meningoenzephalitis)
- Blueberry-Muffin-Spots (dunkel-blaurote Knötchen der Haut, bedingt durch extramedulläre kutane Blutbildung; Ursachen: pränatale Infektionen (TORCH), schwere, meist hämolytische Anämien, z. B. schwere Mikrosphärozytose, aber auch Neoplasien (Rhabdomyosarkom, Neuroblastom)
- CINCA-Syndrom (chronisch-infantiles neurokutaneoartikuläres Syndrom, Synonym: NOMID, „neonatal onset multisystemic inflammatory disease") s. „Merke", Urtikaria
- neonataler SLE, s. „Merke"
- neonatale, kutane Graft-versus-Host-Reaktion (bei Neugeborenen mit schwerem Immundefekt durch mütterliche T-Lymphozyten)

Merke M!

CINCA-Syndrom: Rasch wechselnde **urtikarielle** Exantheme, bereits bei Geburt oder in der ersten Lebenswoche auftretend; rezidivierende, seröse Meningitiden, Arthropathien, Fieberschübe, Hepatospenomegalie, LK-Vergrößerung, erhöhte Entzündungsparameter, s. Fieber/Sepsis, Gelenk-/Knochenschmerzen

E

Tab. 26.2 DD Erythema toxicum neonatorum vs. transiente neonatale pustulöse Melanose.

	Erythema toxicum	Pustulöse Melanose
Häufigkeit	> 50 % der Neonaten	> 1 %, häufiger bei Dunkelhäutigen
Manifestationsalter	12–48 h post partum	bei Geburt vorhanden
Verteilung	generalisiert, nicht palmoplantar	generalisiert, palmoplantar
Morphe	auf erythematösem Grund Papeln und Vesikel bzw. Pusteln	platzende Vesikopusteln, im weiteren Verlauf monatelange Hyperpigmentierung
Färbung des Bläschenabstriches	eosinophile Granulozyten	neutrophile Granulozyten

Merke M!

Mütterlicher **SLE** ist oft nicht bekannt, evtl. fetale Bradyarrhythmie. Die Hautveränderungen können denen des Erwachsenen-SLE ähneln; aber auch multiforme Exantheme sind möglich. Befund: Hepatopathie, Leuko-/Thrombopenie, hämolytische Anämie, AV-Block 3. Grades, Anti-SSA- und/oder Anti-SSB-Antikörper bei Mutter positiv. Abklingen aller Symptome mit Ausnahme der kardialen Manifestationen nach ca. 6 Monaten, s. Bradykardie.

Nicht infektiös bedingt

Blasenbildend bzw. papulovesikulär

- Erythema toxicum neonatorum (Neugeborenenexanthem), s. o.
- transiente neonatale pustulöse Melanose, s. o.
- Bloch-Sulzberger-Syndrom (Incontinentia pigmenti), s. „Merke"
- Epidermolysis bullosa simplex (Blasen rasch abheilend, kein Schleimhautbefall, AZ nicht beeinträchtigt)
- Epidermolysis bullosa dystrophica (Ulzera, Narbenbildung, Keloide, Nagelausfall, Schleimhautbefall, AZ stark beeinträchtigt)
- zahlreiche andere hereditäre bullöse Epidermolysisformen (Differenzierung aufgrund genetischer, struktureller und immunhistochemischer Befunde)
- kongenitale Ichthyosen (lamellär-bullös, kombiniert mit anderen Syndromen, wie z. B. Conradi-Hünermann-Syndrom)
- Kindler-Syndrom (kongenitale bullöse Poikilodermie, neben der Blasenbildung im Neugeborenenalter auch Hypo- bzw. Hyperpigmentierungen des Integuments, Fotosensibilität, Mutationen im KIND1-Gen, AR)

Merke M!

Bloch-Sulzberger-Syndrom: bei Geburt oder kurz nachher erythematöse Streifen und Bläschen in linearer Anordnung, bevorzugt an den Extremitäten, aber auch am Stamm. Nach verukösem Übergangsstadium fleck- oder streifenförmige, „hirschgeweihartige" Hyperpigmentierungen im Bereich der ehemaligen Läsionen, zudem Zahn- und Nagelanomalien, Alopezie, Krampfanfälle, s. Pigmentanomalien, Krampfanfälle.

Nicht blasenbildend

- Acne neonatorum (betroffen meist Stirn, Nase und Wangen, durch mütterliche Hefepilze bedingt, begünstigt durch diaplazentare Sexualhormone; im Gegensatz zur Acne vulgaris auch keine Komedonen)
- Milien bei Neugeborenen (stecknadelkopfgroße subepitheliale Zysten aus versprengtem Epithel)

26.2.2 Exantheme des Säuglings- und Kleinkindalters

Infektiöse/entzündliche Ursachen

- Dreitagefieber (Exanthema subitum, Fieber ohne fassbares Substrat, oft initialer Fieberkrampf, Auftreten des makulopapulösen Exanthems beim Abfiebern an Nacken und Stamm, weniger das Gesicht betreffend; Ätiologie: Infektion mit HHV 6B (oder HHV 7, bes. bei Kindern älter als 2 Jahre und bei rezidivierendem Verlauf); bei Säuglingen oft vorgewölbte Fontanelle, s. auch „Merke"
- infektiöse Lymphozytose, s. Lymphknotenschwellungen
- Exantheme durch Enteroviren (sehr variable Morphe, ähnlich Masern/Röteln, Auftreten bevorzugt in den Sommer- und Herbstmonaten, z. B. durch Coxsackie A5, A9, B9; ECHO 4, 9, 16; EV 71 – häufig Meningitiden!)
- Gianotti-Crosti-Syndrom (▸ Tab. 26.3)
- Handschuh-Socken-Syndrom (▸ Tab. 26.3)
- halbseitenbetontes Thoraxexanthem (laterothorakales bzw. periflexurales Exanthem; ▸ Tab. 26.3)

Merke M!

Rund **95 % der Bevölkerung** sind bis zum 2. Lj. von HHV-6 befallen, das vornehmlich CD4-T-Lymphozyten infiziert. Nach der Primärinfektion entsteht ein lebenslanger **Latenzzustand**, wobei das Virus z. B. bei Immunsupprimierten (HIV, Transplantierten), aber auch bei Immunkompetenten reaktiviert werden kann (Enzephalitiden, Krampfanfälle).

Tab. 26.3 Synopsis „neuerer“ Exantheme des Säuglings und Kleinkindes.

	Gianotti-Crosti-Syndrom	Handschuh-Socken-Syndrom	Halbseitenbetontes Thoraxexanthem
Ätiologie	Infektionen mit: Hepatitis-B-Virus, EBV, Zytomegalie-Virus, HSV-6, Coxsackie- und Adenoviren, nach Impfungen	Infektionen mit: Parvo-B19-Virus, Hepatitis-B-Virus, Zytomegalie-Virus, Coxsackie-B6-Virus	postinfektiös?
Morphe der Einzeleffloreszenzen	Papeln, Papulovesikel	makulöses bis papulös, rötlich-livide	morbilliforme Maculae bis flache Papulae
Lokalisation	Wangen, Extremitäten, palmoplantar und gluteal, Stamm ausgespart	akral (Hände, Füße) betont, auch palmar und plantar	einseitig axillanah oder inguinal beginnend, in der 1. Woche zentrifugale Ausbreitung, in der 2. Woche evtl. die Mittellinie überschreitend
Besonderheiten	Juckreiz	LK-Schwellungen, Arthralgien, Juckreiz	am Ende der 2. Woche Schuppung, axilläre und inguinale LK-Schwellungen, Juckreiz, Jungen > Mädchen

Tab. 26.4 Klassische Exantheme/„Kinderkrankheiten“.

Erkrankung/Ätiologie/Inkubationszeit	Prodromi	Exanthem (Morphe/Verteilung)	DD
Masern/Masernvirus (Paramyxovirus)/8–14 Tage	katharralische Erscheinungen (3–5 Tage) mit Rhinitis, trockenem Husten, Konjunktivitis (Lichtscheu); hohes, zweigipfeliges Fieber, Kopliks, Misslaunigkeit! Reduzierter AZ	makulopapulös, rot bis dunkelrot, evtl. hämorrhagisch, retroaurikular beginnend, auf Gesicht, Stamm und Extremitäten übergreifend, betroffen auch Handinnenflächen, starke Konfluenzneigung, Abblassung in derselben Reihenfolge	• halbseitenbetontes Thoraxexanthem • Impfmasern • Kawasaki-Syndrom • Röteln • Infektionen durch EBV und Enteroviren • HHV-6 • Adenoviren • Aminopenizillinexanthem • andere Arzneimittelexantheme • Denque-Fieber
Röteln/Rötelvirus (Togavirus)/14–21 Tage	evtl. leichte katarrhalische Erscheinungen, Schwellung, Druckempfindlichkeit der peripheren, bes. der nuchalen und retroaurikulären Lymphknoten	diskrete, makulopapulöse blassrote, runde bis ovale, nichtkonfluierende Effloreszenzen (< als bei Masern, > als bei Scharlach) im Gesicht, dann am Hals, über Rumpf auf die Extremitäten übergreifend, geringfügig beeinträchtigter AZ	• Masern • HHV-6 • Adenovirus und EBV-Infektionen • Enteroviren • Arzneimittelexantheme
Scharlach/pyrogene Toxine von Streptococcus pyogenes/2–5 Tage	hohes Fieber, Hals-, Bauch- und Kopfschmerzen	Enanthem, Tonsillitis mit eitrigen Stippchen, zervikale und anguläre schmerzhafte LK-Schwellung, anfangs dick weißlich belegte Zunge, dann Erdbeerzunge, periorale Blässe, inguinal und axillär betontes, aber auch den Rumpf betreffendes Exanthem aus stecknadelkopfgroßen, hellroten Papeln, später großlamelläre Desquamation	• Kawasaki-Syndrom • streptogenes toxisches SS • EBV-und Adenovirus-Infektionen • Arzneimittelexantheme
Erythema infectiosum (Ringelröteln, Megalerythem)/Parvo-B19-Virus/4–14 Tage	keine, Allgemeinbefinden nicht beeinträchtigt	livides Schmetterlingserythem im Gesicht mit perioraler Blässe; anschließend an den Streckseiten der Extremitäten, girlandenartiges bzw. landkartenförmiges, im Zentrum abblassendes Exanthem, Intensität rasch wechselnd, manchmal stärker, dann wieder weniger intensiv ausgeprägt, der Stamm bleibt frei	• diskoider LE • Erythema exsudativum mutiforme minus • Erythema anulare • Rubeolen • Parainfluenza-Viren • Arzneimittelexantheme

Tab. 26.5 Komplikationen bei Masern*.

Komplikation	Häufigkeit
Otitis media	7–9 %
Pneumonie	1–6 %
Durchfall	ca. 8 %
akute postinfektiöse Enzephalitis	0,6–1:1000
Einschlusskörperchen-Enzephalitis (MIBE)	sehr selten
SSPE (subakute sklerosierende Panenzephalitis)	1:10 000, bei Infektion in den ersten 12 Lebensmonaten 1:5 000
SSPE bei Geimpften	0
Thrombozytopenie	1:6000

*Zahlen für die – früher gefürchtete – Masernlaryngitis liegen nicht vor.

Tab. 26.6 DD Masern vs. Röteln.

Parameter	Masern	Röteln
Inkubationszeit	8–14 Tage	14–21 Tage
Übertragung	Tröpfcheninfektion	Tröpfcheninfektion
Kontagiosität	hoch, ca. 95 %, kontagiös bereits 1–2 Tage vor Prodromalstadium	relativ gering, kontagiös 2–4 Tage vor Exanthemausbruch
Nestschutz	+	+
Prodromi	ausgeprägt, Fieber 3–5 Tage, Rhinitis, Bronchitis, Konjunktivitis, Misslaunigkeit, Kopliks (in > 70 %), Enanthem, Abfiebern und neuerlicher, starker Fieberanstieg mit Auftreten des Exanthems	leichte katharrhalische Erscheinungen, nuchale und retroaurikuläre LK, Temperatur etwa um 38 °C
Exanthem		
• Beginn	retroaurikulär	im Gesicht
• Morphe	dunkelrot, makulopapulös, größer als bei Rubeolen, konfluierend, manchmal hämorrhagisch	blassrot, makulopapulös, nicht konfluierend, Einzeleffloreszenz kleiner als bei Morbilli
• Dauer	Abblassen nach 4–6 Tagen mit (oft kritischem) Abfiebern	Abblassen nach 2–3 Tagen
Komplikationen	An-/Hypergie mit konsekutiver Infektanfälligkeit (▸ Tab. 26.7)	Thrombopenie, Arthralgien, akute Enzephalitis (selten), progressive Rötelnenzephalitis („slow virus infection“); **Cave:** Infektion von Schwangeren

Nicht infektiös bedingt

- Erythrodermia desquamativa Leiner, s. „Merke“
- Ichthyosis vulgaris (etwa nach dem 3. Monat auftretend, leichteste Ichthyosisform, AD, Gendefekt die Profilaggrin- und Filaggrinsynthese betreffend, AR-vererbte Ichthyosisformen, auch durch Mutationen im PLPLA1-Gen (Laggrin, s. Ekzem, Pruritus/Juckreiz)
- Urticaria pigmentosa (gelblich-braune, meist am Stamm lokalisierte Flecken oder Papeln, nach mechanischer Irritation durch Histaminausschüttung aus Mastzellen, die die Effloreszenzen aufbauen, urtikarieller Aspekt)
- Dermatitis herpetiformis Duhring (herpesartig gruppierte Bläschen, erythematöse, urtikarielle und pruriginöse Veränderungen, schubweiser Verlauf; starker, brennender Juckreiz; granuläre Ablagerung von IgA-Antikörpern an der Basalmembran, Assoziation mit Zöliakie), s. Durchfall/Diarrhö
- lineare IgA-Dermatos (pralle Blasen im Abdominal-, Gesäß- und Perianalbereich sowie im Gesicht, Mitbeteiligung der Schleimhäute, Blasen oft ringförmig um ein Erythem angeordnet, lineare Ablagerungen von IgA (und C3) in den dermalen Papillen)
- Pityriasis lichenoides et varioliformis acuta (PLEVA, T-Zell-mediierte Autoimmunerkrankungen, **DD:** Varizellen; schwerste Variante: febrile ulzeronekrotisierende Mucha-Habermann-Erkrankung)
- generalisierte pustulöse Psoriasis

Merke M!

Erythrodermia desquamativa Leiner: Zu Beginn des 2. Lebensmonats Auftreten von roten, sich schälenden Hautflecken, konfluierend und rasch, nach Art eines akuten Exanthems den ganzen Körper betreffend. Typisch groblamelläre, fettige Schuppen; die darunterliegende Haut ist trocken, glänzend. **Kein** Juckreiz. Durchfälle und Hypoproteinämie möglich. **DD** zum Säuglingsekzem, s. Pruritus/Juckreiz.

26.2.3 Exantheme des Kindergarten- und Schulalters

Merke M!

Wundscharlach, z. B. bei durch streptokokkeninfizierten Verbrühungen und streptogener Impetigo, ist typischerweise ohne Enanthem.

Merke M!

Bei Infektionen mit dem **Parvo-B19-Virus** in der Schwangerschaft besteht die Gefahr des nichtimmunologisch bedingten **Hydrops fetalis** bzw. bei Patienten mit chronisch hämolytischen Anämien der **aplastischen Krise**. Bei Immundefizienz (z. B. SCIDS) nach Transplantation bzw. bei Immunsupprimierten kann sich durch das Parvo-B19-Virus eine chronische **Erythoblastopenie** („pure red cell aplasia") entwicklen, auch renale, kardiale, pulmonale oder neurologische Komplikationen sind bei dieser Patientengruppe möglich, daneben auch chronische Thrombozytopenien, Granulozytopenien und Panzytopenien. Bei Auftreten des typischen Exanthems ist ein Patient nicht mehr ansteckend.

- Windpocken (Varizellen, Exanthem: Makulae → Papeln → Vesikel, typisch schubweiser Verlauf: „Sternenhimmel", auch Befall von Mundschleimhaut und Kapillitium, Juckreiz)

26.2.4 Andere Virusexantheme

- Hand-Fuß-Mund-Krankheit (Ulzera und Bläschen der Mundschleimhaut, kleine elliptische Vesikel mit rotem Hof an Handinnenflächen und Füßen; Ätiologie: Infektion durch Coxsackie-A16-Viren, seltener andere Coxsackie-Serotypen, aber auch ECHO-Viren und Enterovirus Typ 71 (seltene Komplikationen: Meningoenzephalitis, Myokarditis, Lungenödem)
- Pfeiffer-Drüsenfieber (infektiöse Mononukleose, hohes Fieber, Angina lacunaris, Lymphadenitis colli, Hepatosplenomegalie, Enanthem; morbilliformes oder rubeoliformes, flüchtiges Exanthem in 5–10 %; Ätiologie: EBV-Infektion)
- Herpes zoster generalisatus (z. B. bei Immunsuppresion; **DD:** Sweet-Syndrom: Hautinfiltrate durch Neutrophile, s. Leukozytose)
- Ekzema herpeticatum (HSV-1-Infektion auf geschädigter Haut – atopisches Ekzem, Verbrühungen)

Tab. 26.8 Komplikationen bei Varizellen*.

Komplikationen	Erkrankungen/Veränderungen
bakterielle Sekundärinfektionen	• (Pleuro-)Pneumonien • Impetiginisierung der Effloreszenzen (Narbenbildung; **Cave:** Ekzemkinder!) • Abszesse, Phlegmonen • nekrotisierende Fasziitis, toxisches Schocksyndrom • Sepsis
neurologische Komplikationen	• Zerebellitis (Ataxie), 1:4000, gute Prognose • Enzephalitis 1:25 000, schlechte Prognose • Meningitis serosa, Myelitis, ADEM • Vaskulitis (Postvarizellenangiopathie, nach Monaten) mit Hemiplegie, Krämpfen, s. Schlaganfall/Apoplexie
weitere mögliche Komplikationen	• Thrombozytopenie • Hepatitis, Myokarditis, Glomerulonephritis • Otitis, Arthritis
Komplikationen bei Immunsupprimierten	• hämorrhagische, nekrotisierende Varizellen • Organbeteiligungen (Lunge, Leber, Zerebrum) • Schock, Verbrauchskoagulopathie (hohe Letalität)

*Bei 5–6 % der Erkrankten (bes. betroffen Säuglinge, Patienten > 16 Jahre und Immunsupprimierte).

Tab. 26.7 DD Kawasaki-Syndrom vs. Scharlach vs. toxisches Schocksyndrom.

Symptom	Kawasaki-Syndrom	Scharlach	Toxisches Schocksyndrom
konjunktivale Injektion	+	–	+
akrale Rötung und Schwellung	+	–	–
Rötung und Schwellung der Lippen	+	–	–
Himbeerzunge	+	+	–
Enanthem	+	+	(+)
hohes Fieber	> 5 Tage, kein Ansprechen auf Antibiotika	Fieber, Ansprechen auf orale Penizilline und Makrolide	Fieber > 38,9 °C, Ansprechen auf staphylokokken- bzw. streptokokkenwirksame Antibiotika
Exanthem	polymorph, Beginn perianal	kleinpapulös, axillär, inguinal beginnend	diffuse Erythrodermie, evtl. skarlatiniformes Exanthem
Schuppung	groblamelläre palmare und plantare Schuppung	Schuppung an Finger- und Zehenkuppen	palmoplantare Schuppung
Komplikationen	Koronaraneurysmen, Arthritis, Meningitis	Otitis, Myokarditis, rheumatisches Fieber, Poststreptokokkennephritis	s. Schock (Hypotension, Organversagen)

+: vorhanden, (+): kann vorhanden sein, –: nicht vorhanden.

Cave

Ekzema herpeticatum: schweres, bedrohliches Krankheitsbild.

- „Herpes gladiatorum" (Herpesbläschen HSV 1 durch engen Körperkontakt, z. B. beim Ringen, bei Judo – Kopf, Nacken, Schultern, Extremitäten

Cave

„Herpes gladiatorum": Keratitis.

- Eczema vaccinatum (früher nach Pockenschutzimpfung, bis 30% Letalität!)

26.2.5 Weitere bakteriell bedingte Exantheme

- „Whirlpool-Dermatitis" sowie „Hot-Foot-Syndrom" (durch Pseudomonas aeruginosa),s. Pruritus/Juckreiz
- bullöse Form der Impetigo contagiosa (staphylogen, seltener streptogen; für die nicht bullöse Form hingegen sind die honiggelben Krusten typisch)
- Ekthyma (ulzerative Pyodermie der Haut durch Staphylokokken bzw. Streptokokken)
- staphylogenes Lyell-Syndrom, s. Erytheme
- Psoriasis guttata, z. B. nach Streptokokkenangina, s. Halsschmerzen

26.2.6 Exantheme durch Pilze und bei Epizoonosen

- Pityriasis versicolor alba (durch Pityrosporum ovale, im Sommer kaum sichtbare Maculae an Brust und Rücken, im Herbst als weißliche Flecken auf der noch sonnengebräunten Haut imponierend)
- Mykide, s. „Merke"
- Trombidiose („Heukrätze" und Papeln, bes. an Stellen, wo Kleider eng anliegen, verursacht durch Milbenlarven), s. Pruritus/Juckreiz
- Skabies, Skabid, s. Pruritus/Juckreiz

Merke M!

Mykide: Bei Trichophytie oder Epidermophytie plötzliches Aufschießen von u. U. den ganzen Körper, oft aber auch nur die Handflächen betreffenden, lichenoiden oder dyshidrotischen Effloreszenzen; in diesen sekundären Hautveränderungen kein Erregernachweis möglich, offenbar allergische Reaktion (**DD:** Hand-Fuß-Mund-Erkrankung, Handschuh-Socken-Erkrankung, dishydrotisches Ekzem).

Tab. 26.9 Exanthematische Vaskulitis im Kindesalter.

Syndrome
• **Kawasaki-Syndrom:** in 20% morbilliformes Exanthem am Stamm, s. Fieber/Sepsis, Lymphknotenschwellungen/Lymphadenopathien • **Purpura rheumatica Schoenlein-Henoch:** allergische Vaskulitis mit Ablagerung von IgA-haltigen Immunkomplexen in den kleinen Gefäßen, kleinfleckiges hämorrhagisches Exanthem, häufigste Vaskulitis des Kindes), s. Petechien, Bauchschmerzen, Gelenksbeschwerden, Hämaturie • **akutes hämorrhagische Ödem** des Säuglings bzw. Kleinkindes (infantile/frühkindliche Verlaufsform des M. Schoenlein-Henoch, eine leukozytoklastische Vaskulitis) • **Seidlmayer'sche Kokardenpurpura:** postinfektiöse Immunkomplexvaskulitis • **Urtikaria-Vaskulitis** (Quaddeln mit Einblutungen bes. an Streckseiten der Extremitäten, z. T. Nierenbeteiligung, C3 ↓)
Auch die Panarteriitis nodosa (leukozytoklastische Vaskulitis) zeigt neben Fieber und Myalgien oft ein meist mukalopapulöses Exanthem (zudem Livedo racemosa und schmerzhafte subkutane Knötchen).

26.2.7 Varia (nicht altersgebunden)

Medikamentös induziert

- medikamentös-toxisches Arzneimittelexanthem (meist symmetrisches, rubeoliformes, morbilliformes oder urtikarielles, auch lichenoides oder acneiformes Erscheinungsbild einige Tage nach Applikation eines Medikaments; **DD:** Virusexanthem, jedoch kein geregelter zeitlicher Ablauf, z. B. nicht retroaurikulär beginnend; öfters Juckreiz, nicht IgE-mediiert)
- allergische Arzneimittelreaktion (allergische Reaktion wie Urtikaria, Bronchospasmus bis zum anphylaktoiden Schock, meist innerhalb von Minuten bis maximal 2 Stunden nach Medikamentenexposition; IgE-vermittelt, Latex-Allergie, gehäuft bei Kindern mit Spina bifida
- Urtikaria (akut, chronisch; physikalisch, IgE-vermittelt, Medikamente, Nahrungsmittel, Viren, Mykoplasmen), s. Pruritus/Juckreiz; urtikarielle Exantheme auch bei CINCA-Syndrom, MWS, FCAS, s. Fieber/Sepsis
- Aminopenicillin-Exanthem, s. „Merke"
- fixes Arzneimittelexanthem, s. „Merke"
- Baboon-(Pavian-)Syndrom (fixes Exanthem im Bereich der Glutealregion und Rima ani, zusätzlich an Händen, Beinen und inguinal beschrieben; Auslöser: Aminopenizillin, Amoxizillin, Heparin, Allopurinol, Quecksilber (Dämpfe) u. a.; durch Gabe der verantwortlichen Noxe an selber Stelle reproduzierbar; vermutlich T-Zell-vermittelte Typ-IV-Reaktion)
- fototoxische Arzneimittelreaktionen (selten im Kindesalter, durch UV-Strahlung ausgelöst bei Verwendung Chromophor-enthaltender Medikamente wie Doxyzyklin, Gyrasehemmer, aber auch Naproxen, Thiazid-Diretika, Imipramin, Amitryptilin u. a.)

Tab. 26.10 Ätiologie von Enanthemen.

Ätiologie	Erkrankung
viral	• Herpesviren: Varizellen, EBV, Stomatitis aphthosa • Coxsackie-Viren: Herpangina, Hand-Fuß-Mund-Erkrankung • Myxoviren: Influenza-Viren • Paramyxovirus: Masern • Togaviren: Röteln • Parvoviren: Erythema infectiosum • Adenoviren
bakteriell	• Scharlach • Streptokokkenangina • evtl. toxisches Schocksyndrom • staphylogenes Lyell-Syndrom • Lues
ungeklärt	• Kawasaki-Syndrom
Arzneimittel-enantheme	

Merke M!

Aminopenizillien-Exanthem: beobachtet bei 5–10% aller Patienten, die Aminopenizillin/Amoxicillin erhalten, und bei 80–100%, die es im Rahmen einer infektiösen Mononukleose bekommen; nach 4–10 Tagen Auftreten eines nicht allergischen, makulopapulösen, morbilliformen Exanthems ohne Schleimhautbeteiligung, starke Konfluenzneigung der Effloreszenzen, Ausbreitung anders als beim Masernexanthem, vom Stamm aus beginnend; Exanthem auch nach vorherigem Absetzen des Aminopenizillins möglich.

Merke M!

Fixes Arzneimittelexanthem: bevorzugt im Genital- und Palmoplantarbereich, auch an Schleimhäuten, 6–12 Stunden nach Exposition auftretende, ovaläre, 1–3 cm große, schieferfarbene Makula, meist singulär, selten multifokal, aber nicht symmetrisch. Bei wiederholter Gabe des auslösenden Medikaments neuerliches Aufflammen an identischer Stelle, vermutlich durch lokale Persistenz sensibilisierter T-Zellen bedingt. **DD:** Erythema exsudativum multiforme minus, das aber symmetrisch angeordnet ist.

Nicht medikamentös bedingt

- phytofototoxische Dermatitis (nach Kontakt mit dem Stengelsaft des Riesenbärenklaus bzw. mit Wiesenbärenklau, Sonnenexposition und feuchter Haut: Schmerzen, Juckreiz, kleine Vesikel und größeren Bullae, im Bereich der Kratzstellen linear angeordnete Bläschen; phytofototoxische Reaktionen auch nach Kontakt mit Bergamotte-Öl möglich)
- Graft-versus-Host-Hauterscheinungen (nach allogenen hämatopoetischen Stammzellentransplantationen, vom makulopapulösen Exanthem bis zur generalisierten Erythrodermie reichend)

27 Fazialisparese

27.1 Einführung

Definition [ ]

Fazialisparese: Lähmung des **VII. Hirnnerven** (Nervus facialis), meist einseitig. Bei der **peripheren** Fazialisparese sind Stirnast, Augenast und Mundast betroffen, bei der Läsion einer kortikobulbären Bahn **(zentrale Fazialisparese)** bleibt die Funktion des Stirnastes i. d. R. erhalten.

Merke M!

Intakte Tränensekretion, erhaltener Geschmack und Speichelfluss sprechen für eine Schädigung des N. facialis im **Foramen stylomastoideum**, z. B. bei Parotistumoren, Traumata.

Merke M!

Wichtige DD der zentralen Fazialparese im Säuglings- und Kleinkindalter ist das **„schiefe Schreigesicht“**, bedingt durch die Hypoplasie des (mimischen) M. depressor anguli oris. Das schiefe Schreigesicht ist ein möglicher Hinweis auf **assoziierte Fehlbildungen**, speziell des kardiovaskulären Systems, z. B. beim 22q11-Syndrom (**„Cayler-Syndrom“**, kardiofaziales Syndrom).

27.2 Differenzialdiagnosen

27.2.1 Entzündlich

Viren bzw. Bakterien

- Meningoenzephalitis (Herpes-simplex-Virus, Varizella-zoster-Virus, FSME)
- Zoster oticus (Ramsay-Hunt-Syndrom, z. B. gehäuft bei HIV)
- EBV, HHV-1, Poliovirus, HIV, FSME, andere neurotrope Viren
- Neuroborreliose, Bannwarth-Syndrom: beidseitige Fazialisparese möglich (▶ Tab. 27.2), s. „Merke“
- bei Diphtherie
- Meningitis purulenta (otogen, oft Pneumokokken)
- tuberkulöse Meningitis
- Otitis media, Mastoiditis
- Zahnwurzelabszess (odontogene Fazialisparese)

Merke M!

Die **Neuroborreliose** (Borrelia burgdorferi) ist die **häufigste** Ursache einer **peripheren Fazialislähmung** im Kindesalter, speziell in den Sommer- und Herbstmonaten, bedingt durch die in dieser Jahreszeit häufige Zahl von Zeckenbissen. Sie ist sehr oft mit einer **lymphozytären Meningitis** kombiniert, die sich aber nicht unbedingt klinisch äußern muss. Nach den Enterovirusinfektionen und der Mumpsmeningitis ist die Neuroborreliose in unseren Breiten die dritthäufigste Ursache einer **serösen Meningitis** im Kindesalter.

Neurologische Erkrankungen

- multiple Sklerose
- Guillain-Barré-Syndrom (auch beidseitige Fazialisparese möglich), s. Lähmungen
- Miller-Fisher-Syndrom, s. Lähmungen (schlaffe)
- postiktale (Todd-)Parese
- familiäre infantile Bulbärparalyse (Hirnstammsymptomatik, auch andere Gehirnnerven betroffen, AR, selten)
- im Rahmen einer infantilen Zerebralparese
- Kleinhirnbrückenwinkelsyndrom (u. a. N. VII, N. VIII u. a., evtl. Hemiataxie)

Andere Erkankungen

- Sarkoidose (Uveoparotitis Heerfordt)
- M. Still
- SLE, Wegener-Granulomatose (oft beidseitig)
- Kawasaki-Syndrom (manchmal mit Fazialisparese verlaufend)
- Melkersson-Rosenthal-Syndrom, s. „Merke“

Tab. 27.1 Fazialisparese.

Typische Symptomatik
• fehlender Lidschluss, Bell-Phänomen • verstrichene Nasolabialfalte • Stirnrunzeln nicht möglich (Ausnahme: zentrale Lähmung; DD: „schiefes Schreigesicht“ s. u.) • Mundspitzen, Pfeifen, Zähnezeigen nicht möglich • Keratoconjunctivitis e lagophthalmo, s. Augenauffälligkeiten/-erkrankungen • Störungen der Tränen-, Nasen-, Speichelsekretion • Geschmacksstörungen (Chorda tympani), s. „Merke“ • Lärmüberempfindlichkeit (M. stapedius)

Tab. 27.2 Erkrankungen nach Zeckenbiss.

Ursachen
• Borreliose • FSME • humane, granulozytäre Ehrlichiose, s. Leukopenie • Rickettsiosen • Rocky Mountain Spotted Fever • Tularämie (Übertragung auch durch Katzenbiss möglich) • selten: bei Babesiose (vorwiegend nach Splenektomie) • Fieber, Thrombozytopenie, Durchfälle durch ein „neues“ Bunyavirus (2011)

> **Merke** M!
>
> **Melkersson-Rosenthal-Syndrom**
> Symptome: Lippenschwellung, rezidivierende, periphere Fazialislähmung, Lingua plicata, Lingua geographica, Wangen- u. Lidschwellungen (nicht alle Symptome treten simultan auf).

27.2.2 Nicht entzündlich

Im Rahmen von Syndromen

- einseitig angeboren mit Ohr- bzw. Gehörgangsmissbildungen (z. B. Goldenhar-Syndrom)
- CHARGE-Assoziation (Kolobome, Choanalatresie, Ohrmissbildung, Taubheit, andere Hirnnervenausfälle)
- Möbius-Syndrom (beidseitige angeborene Lähmung u. a. des N. facialis, „Leben ohne Lächeln", oft kombiniert mit Abduzensparese, Ophthalmoplegia externa, evtl. Extremitätenmissbildungen wie Klumpfuß, vermutlich Mutation im HOXB1-Gen)
- Garcin-Syndrom (Halbbasis-Syndrom, halbseitige Lähmung, der an der Schädelbasis austretenden Hirnnerven V–XII; Ursache: Tumoren, entzündliche Prozesse)

Tumoren/Leukämie

- Akustikusneurinom, Fazialisneurinom (im Felsenbeinbereich)
- Gliome, Meningeome, ZNS-Lymphome
- epitheliale Tumoren der Speicheldrüsen (Parotismischtumoren)
- Meningosis leucaemica, s. Kopfschmerzen (stärkste)
- Cholesteatome

Traumatisch/mechanisch

- geburtstraumatische Fazialisparese (peripher, früher häufiger z. B. nach Forzeps-Entbindung)
- Schädeltrauma, z. B. bei Felsenbeinfraktur
- postoperativ z. B. nach Entfernung von Parotistumoren, nach Mastoidektomie, auch nach Eingriffen am Mittelohr
- Osteopetrose (Marmorknochenkrankheit), s. Gelenk-/Knochenschmerzen (erhöhte Knochenbrüchigkeit), Hörstörungen
- Apoplexie, s. Schlaganfall
- Aneurysmen der A. basilaris, Dissektion der A. carotis interna oder der A. vertebralis

Andere Ursachen

- als Folge einer Neuropathie bei Diabetes mellitus
- manchmal Hinweis auf arterielle Hypertonie, s. „Merke"
- Medikamente wie Vinca-Alkaloide (neurotoxisch), Ciclosporin A
- Thalidomid (durch Thalidomideinnahme zwischen 34. u. 38. Tag nach letzter Regelblutung, daneben Fehlen der Ohrmuschel)
- selten nach Impfungen (z. B. Hepatitis-B-Vakzine)

> **Merke** M!
>
> Obwohl die Fazialisparese im Rahmen einer **Hypertension** selten ist, sollte doch bei jeder akut aufgetretenen Gesichtsnervenlähmung auch im Kindesalter eine **Blutdruckmessung** vorgenommen werden.

F

28 Fieber/Sepsis

28.1 Einführung

Definition [ ]

▶ Fieber
- **Säuglinge:** < 3 Monate: über 38 °C rektal
- **Kinder:** über 38,5 °C rektal bzw. über 38 °C axillär

Körpertemperaturen über 41 °C bezeichnet man als **Hyperthermie** oder **Hyperpyrexie** (z. B. bei Enzephalitiden oder im Rahmen einer „hyperpyretischen Toxikose").

F

Merke M!

Etwa **50–60 %** der mit Fieber einhergehenden Erkrankungen sind **infektiös** bedingt. Als Erreger kommen Viren, Bakterien und andere Mikroorganismen wie Protozoen und Pilze (speziell bei Immunsupprimierten), wie z. B. Histoplasmen, Blastomyzeten, Kokzidioides, in Betracht (s. u.).

28.2 Differenzialdiagnosen

28.2.1 Infektiös

Systemisches inflammatorisches Response-Syndrom

Merke M!

Systemisches inflammatorisches Response-Syndrom (SIRS)
Das SIRS ist eine generalisierte Entzündungsreaktion ohne Nachweis eines auslösenden Erregers mit 2 oder mehr der in ▶ Tab. 28.2 angegebenen Symptome.

Sepsis

Merke M!

Sepsis ist eine SIRS mit Nachweis eines Erregers mit konstanter oder periodischer Aussaat.

Cave ⚠

Septischer Schock, s. Schock, Multiorganversagen.

Merke M!

Zur raschen DD zwischen SIRS und Sepsis kann die Bestimmung des **Prokalzitonins** im Serum beitragen.

Häufige bakterielle Erreger bei Kindern

Respirationstrakt

- S. pneumoniae (Pneumokokken, Lobärpneumonie)
- Haemophilus influenzae Typ b (Epiglottitis, Meningitis purulenta, Sinusitis, Pneumonie, Otitis media mit Erguss, Arthritis)
- Mycoplasma pneumoniae (atypische Pneumonien, Hilusschwellung, **DD:** Tbc! Pleuraergüsse, hartnäckige Tracheobronchitiden)
- Moraxella catharralis (bes. bei Kindern Sinusitis, Bronchitis, Pneumonie, Otitis media)
- Pseudomonas aeruginosa (bei CF), Burkholderi cepacia (CF)
- Staphylococcus aureus, s. „Merke"
- Chlamydia pneumoniae (meist chronische Infektionen der Atemwege, Pneumonien)
- β-hämolysierende Streptokokken der Gruppe A (GABS): Racheninfekte, Lymphadenitiden
- β-hämolysierende Streptokokken der Gruppe B (Streptococcus agalctiae: Early-Onset-Infektion: Sepsis, Pneumonie)
- rekurrierendes Fieber bei Borreliosen

Merke M!

Methicillin-resistente Staphylokokken **(MRSA)** gewinnen auch im Kindesalter (u. a. bei CF) immer mehr an Bedeutung (z. B. Haustiere, Pferde sind häufig kolonisiert). Daneben werden auch im Kindesalter Infektionen mit **ESLB**-Bildnern (Extended-Spektrum-β-Laktamase-Bildner, z. B. Klebsiella pneumoniae und E. coli; Reservoir: Darm) immer häufiger beobachtet.

Cave ⚠

Neonatologiestationen! Neuerdings Resistenzen durch **NDM-1-produzierende** Bakterien (Metallo-β-Laktamase produzierend).

Gastrointestinaltrakt

- s. „Merke", Durchfall/Diarrhö

Merke M!

Ätiologie: Salmonellen der Enteritosgruppe, Campylobacter jejuni, enteropathogene E.-coli-Stämme, Shigellen, Toxine von Staphylokokken, Clostridium difficile, Klebsiella oxytoca

ZNS-Infektionen

- s. „Merke", Meningismus/(Enzephalo-)Meningitis

Tab. 28.1 Pathognomonische Lokalbefunde bei Fieber.

Lokalisation der Schmerzen	Lokalbefunde
Ohrenschmerzen	Otitis media (Besserung nach Perforation), Gehörgangsabszess (Tragusdruckschmerz), Mastoiditis (Komplikation der Otitis), Zellulitis-Adenitis-Syndrom, Gradenigo-Syndrom, Parotitis epidemica, ausstrahlende Schmerzen bei Zahnwurzelabszess
Halsschmerzen	Epiglottitis (septisches Zustandsbild), Herpangina, Streptokokkenangina,Tonsillitis bei Scharlach, Diphtherie, Pfeiffer-Drüsenfieber und Agranulozytose, bei zyklischer Neutropenie, Peritonsillitis, Peritonsillarabszess, Retropharyngealabszess, virale/bakterielle Pharyngitis (z. B. epidemisches Pharyngokonjunktivalfieber durch Adenoviren, Serotypen 3, 4, 7), Fieberschübe beim PFAPA-Syndrom
Kopfschmerzen	Influenza, grippale Infekte, Sinusitiden (Sinus frontales, ca. ab dem 6. Lj. nachweisbar), Meningitis serosa und purulenta, Meningitis tuberculosa (schleichender Verlauf), Meningoenzephalitiden, Enzephalitis, septische Sinusvenenthrombose, Mastoiditis, Hirnabszess (z. B. bei Immunsupprimierten), subdurales Empyem (Wiederauffiebern unter Meningitisbehandlung), Arteriitis temporalis, Insolation
Husten	bakteriell superinfizierte Bronchiolitis, Tracheobronchitis, infektgetriggertes Asthma bronchiale, Bronchitis plastica, Pneumonien, Pleuraempyem, Pleuritis exsudativa, Tuberkulose, Pleuritis tuberculosa, Brochiektasien, Superinfektion bei CF, Pel-Ebstein-Fieber bei M. Hodgkin
Bauchschmerzen	Gastroenterokolitis, Lymphadenitis meseraica, M. Crohn, toxisches Megakolon (z. B. bei Colitis ulcerosa), Appendizitis, perityphilitischer Abszess, Douglas-Abszess, Cholangitis, Cholangiohepatitis (Hepatitis A, B, C, in der Regel ohne Fieber), Cholezystitis, Pankreatitis, Leberabszess, Milzabszess, Peritonitis, Pneumokokkenperitonitis, subphrenischer Abszess, Adnexitis
Knochen-/Gelenkschmerzen/Schmerzen im Bereich der Extremitäten	Osteomyelitis, s. Gelenk-/Knochenschmerzen (DD: Osteosarkom, Ewing-Sarkom); septische Arthritis, akutes rheumatisches Fieber, Still-Syndrom, Kawasaki-Syndrom, familiäres Mittelmeerfieber, Hyper-IgD-Syndrom, CINCA-Syndrom, MWS, Kollagenosen, systemische Vaskulitis-Syndrome, M. Crohn, Colitis ulcerosa, M. Schoenlein-Henoch, Leukämie, malignes Lymphom, Neuroblastom, Histiozytosis X, postinfektiöse Arthritis (subfebrile Temperaturen), Sarkoidose, Tuberkulose (oft nur subfebril), Phlegmone, nekrotisierende Fasziitis (pain out of proportion), akute „Knochenkrisen“ bei M. Gaucher
Flankenschmerzen	Pyelonephritis, fokal bakterielle Nephritis (oft normaler Harnbefund!), Nieren-Tbc, peri- und paranephritischer Abszess, Hanta-Virus-Nephritis, SLE-Nephritiden, Spondylitiden

Tab. 28.2 Alterstypische SIRS-Symptome.

Alter	Körpertemperatur	Herzfrequenz (min^{-1})	Atemfrequenz (min^{-1})	• Differenzialblutbild
< 1 Monat	> 38 °C oder < 36 °C	> 190	> 60	• Leukozytose > 12 000 mm³
1–11 Monate		> 160	> 45	• oder Leukopenie < 4000 mm³
1–2 Jahre		> 140	> 40	• oder > 10 % unreife neutrophile Granulozyten
3–5 Jahre		> 130	> 35	
6–12 Jahre		> 120	> 30	
13–15 Jahre		> 100	> 25	
> 15 Jahre		> 90	> 20	

Merke M!

Ätiologie: Meningokokken, S. pneumoniae, H. influenzae Typ b, Borrelien; bei Neugeboren und jungen Säuglingen: Streptokokken der Gruppe B (Late-Onset-Form), Listerien, E. coli, auch Salmonellen, Pseudomonas aeruginosa.

Häufige virale Erreger bei Kindern

Respirationstrakt

- s. Husten, Dyspnoe
- RS-Virus (häufigste Ursache von Atemwegserkrankungen bei Säuglingen und Kleinkindern

Cave

Brochiolitis.

- Adenovirus (zweithäufigste Ursache, ca. 15 %)
- Rhinovirus (oft für Asthma-bronchiale-Exazerbation verantwortlich)
- Influenza-Virus, Parainfluenza-Viren

> **Cave**
>
> Bakterielle Superinfektion, z. B. mit Methicillin-resistenten Staphylokokken, s. o.

- Herpes-simplex-Virus, Masernvirus (Otitis, Pneumonie, Laryngitis), s. Exantheme/Enantheme
- humane Coronaviren (Coronaviren können in zunehmendem Maße bei Laryngitis acuta nachgewiesen werden), s. Stridor, Husten
- Metapneumovirus (ähnlich dem RSV, für ca. 15 % der Brochiolitiden verantwortlich)
- humanes Bocavirus (ein „neues" Parvovirus, pertussisähnlicher Husten)

Gastrointestinaltrakt

- s. Durchfall/Diarrhö
- Rotavirus (Wintermonate, Hospitalismus, Impfung!)
- Norovirus (früher „Norwalk-Agens", Brechdurchfälle in Gemeinschaftseinrichtungen, bes. betroffen Kinder und Senioren)
- Adenoviren (Gastroenteritis, mesenteriale Lymphadenitis; **DD:** Appendizitis), s. Bauchschmerzen
- Coronaviren, s. o.
- ECHO-Viren
- Cosackie-Viren
- Zytomegalie-Virus (bes. bei Immunsupprimierten)

Tab. 28.3 Sepsis.

Spezielle Formen
• Lenta-Sepsis (am häufigsten durch Staphylococcus aureus bedingt, neben Streptococcus viridans und Enterokokken), Osler-Knötchen (Fingerkuppen, Zehen, transient), Petechien • Meningokokkensepsis, Waterhouse-Friderichsen-Syndrom, s. Petechien, Schock, Verbrauchskoagulopathie • Pneumokokkensepsis, z. B. bei Splenektomierten (OPSI-Syndrom), bei Sichelzellanämie (funktionelle Asplenie), bei Malignomen • Sepsis durch Haemophilus influenzae (meist im Rahmen einer Epiglottitis, Pneumonie, Meningitis, Arthritis) • Ventilsepsis bei AV-Shunt (oft Koagulase-negative Staphylokokken), Kathetersepsis (ZVK) • Yersininensepsis bei Hämoglobinopathien • Sepsis nach Operationen, Verletzungen • Urosepsis (Neugeborene, junge Säuglinge; Erreger: E. coli > 50 %, Klebsiella, Proteus, Enterobacter) • Neugeborenensepsis (oft Untertemperatur, Trinkschwäche; Keime: β-hämolysierende Streptokokken der Gruppe B (Early-Onset-Form), Staphylokokken, gramnegative Keime wie E. coli, Klebsiellen, Pseudomonas; **Cave:** Listerien! • Coli-Sepsis im Neugeborenenalter, gehäuft bei Galaktosämie, s. Ikterus • **DD** der Neugeborenensepsis: Infektionen mit HSV2, Hyperammonämien (sepsisähnliches Bild, nach unauffälliger Gravidität, innerhalb der ersten 72 Stunden beginnend), andere Stoffwechselkrisen • bei septischem Zustandsbild ohne Ansprechen auf Antibiotika an Hämophagozytosesyndrom denken! • septisches Zustandsbild auch bei neonataler Hämochromatose (Ferritin!), s. Ikterus • Kandidasepsis bei immunsupprimierten Kindern, bei HIV

ZNS-Infektionen

- s. Meningismus/(Enzephalo-)Meningitis
- Mumpsvirus
- Enteroviren wie Coxsackie und ECHO-Viren (bes. in den Sommermonaten)
- humanes Parechovirus, bes. Genotyp 3 (Meningitis bei jungen Säuglingen und sepsisartiges Zustandsbild)
- Herpes-simplex-Virus (speziell Herpesenzephalitis), s. Bewusstseinsstörungen
- FSME-Virus (Frühsommer-Meningoenzephalitis)
- Masernvirus, s. Exantheme/Enantheme

Virusinfektionen nach Transplantationen solider Organe

- CMV, EBV, BK-Virus (humanes Polyomavirus 1), Adenoviren, Varizella-zoster-Virus
- Fieber, Kopfschmerzen, Exantheme durch das Usutu-Virus (ein Flavivirus, „Amselsterben")

Fieber durch Protozoen

- Leishmania (Leishmaniasen, z. B. viszerale L. = Kala Azar)
- Trypanosoma (z. B. Chagas-Krankheit, Südamerika, bes. betroffen Kinder und Jugendliche, akute Phase mit Hepatosplenomegalie, LK-Schwellungen, Bauchschmerzen, evtl. Myokarditiden, bes. bei Säuglingen)
- Amöben (Amöbenruhr), s. Durchfall/Diarrhö
- Cryptosporidium (Kryptosporidiose, Durchfälle), s. Durchfall/Diarrhö

> **Cave**
>
> HIV bei Cryptosporidien.

- Toxoplasma gondii, s. Splenomegalie, Lymphknotenschwellungen/Lymphadenopathien
- Babesia (Babesiose), s. Fazialisparese

> **Cave**
>
> Babesia: splektomierte Patienten, Erkrankungen durch Zeckenbiss.

- Plasmodien (Malaria, im Kindesalter meist bes. schwere Verläufe; ▶ Tab. 28.4)

Mykosen mit potenzieller Generalisierungstendenz

- Kandida-Spezies (Kandidasepsis bei Immunsuppression, ZNS-Infektionen)
- Aspergillus-Spezies (z. B. A. fumigatus, Atmungsorgane, s. CF; Hustengeneralisierung möglich)
- Kryptokokkus-Mykose (Atmungsorgane, ZNS, Generalisierung möglich)

- Blastomyces-, Coccidioides-, Histoplasma-Mykosen (Atmungsorgane, Haut, Generalisierung möglich)

Merke M!

Fieber bei **immunkompromittierten** Kindern (Leukämien, Malignome, Z. n. Transplantation etc.) kann nicht nur bakteriell, durch Pilzinfektionen und Protozoen bedingt sein, sondern auch **viral** (z. B. Zytomegalie-Virus oder HHV-6B – durch Virus-Reaktivierung!).

Tab. 28.4 Malaria und humanpathogene Erreger.

Malariaarten
• P. falciparum (M. tropica) • P. vivax, P. ovale (M. tertiana) • P. malariae (M. quartana) • **P. knowlesi** (5. humanpathogener Malariaerreger, tägliche Fieberschübe!)

Tab. 28.5 Typische Symptome fieberhafter Erkrankungen. Nur in Ausnahmefällen lässt sich von der Klinik auf die Ätiologie des Fiebers schließen.

Symptom	Erkrankung
Koplik-Flecken	Paramyxo-Viren (Masern) in > 70 %, vereinzelt aber auch bei Parvovirus B19 und Enteroviren (Coxsackie-Virus A9)
Enanthem des Rachens	Streptokokken (GABS), Adenoviren, EBV, Kawasaki-Syndrom, s. auch Exantheme (▶ Tab. 28.9)
Himbeer-(Erdbeer-)Zunge	Scharlach, Streptokokkenangina, Kawasaki-Syndrom
Herpangina	Coxsackie-Viren (seltener: Adenoviren)
Hand-Fuß-Mund-Erkrankung	Coxsackie-A16-Viren, seltener andere Coxsackie-Serotypen, aber auch ECHO-Viren und Enterovirus Typ 71
Stomatitis aphthosa	HSV-1-Infektion; **DD:** HIV
Roseolen	Typhus, Paratyphus B
akute Epiglottitis	Haemophilus influenzae Typ b (Hib), selten durch Streptococcus pneumoniae
Purpura, Petechien, Nekrosen, evtl. Schock	Meningokokken
Erythema migrans	Borrelia burgdorferi
Osler-Knötchen (an Fingerkuppen und Zehen)	infektiöse Endokarditis, s. Sepsis
typischer Fieberverlauf	• Dreitagefieber: HV-6, HHV-7 • Malaria (M. tertiana durch P. vivax und P. ovale; M. quartana durch P. malariae): periodisches Fieber; **DD:** Rückfallfieber • zyklische Neutropenie: Fieberschübe alle 19–21 Tage
typische Exantheme	s. Exantheme/Enantheme

28.2.2 Nicht infektiös

Entzündlich

Periodisch, hereditär bedingtes Fieber

- familiäres Mittelmeerfieber (FMF, häufigstes periodisches Fiebersyndrom, AR), s. Bauchschmerzen (AR, Mutationen im Gen für Marenostrin/Pyrinrin, ein Protein, das in Granulozyten, Monozyten und Eosinophilen exprimiert wird)
- Hyper-IgD-Syndrom (HIDS, früher als Etiocholanolon-Fieber bezeichnet, Fieberschübe bereits im Kleinkindesalter beginnend, Polyarthralgien, zervikale LK-Schwellungen, durch Mutationen im MVK-Gen partieller Mevalonatkinase-Mangel, AR)
- Mevalonazidurie (totale Mevalonatkinase-Defizienz, AR) s. „Merke“, Ataxie; Retardierung, mentale (psychomotorische)
- Tumornekrosefaktor-Rezeptor-1-assoziiertes periodisches Syndrom (TRAPS, Bauchschmerzen, Myalgien, familiär-AD, „hibernian fever“)
- PAPA-Syndrom (pyogene sterile Arthritis, Pyoderma gangraenosum, Akne-Beginn im Säuglingsalter, AD), s. Gelenk-/Knochenschmerzen
- zyklische Neutropenie (ZN, in 25 % AD), s. Leukopenie
- CIAS-1-Syndrome, s. u.

Merke M!

Mevalonazidurie-Mutationen im MVK-Gen: AR-ähnliche Symptome wie bei M. Still, Hepatosplenomegalie während der rezidivierenden Fieberschübe, Gelenkbeschwerden, LK-Schwellungen, zusätzlich aber schwere neurologische Ausfälle wie progrediente zerebelläre Ataxie, psychomotorische Retardierung, Krampfanfälle sowie Katarakt).

Periodisch, nicht hereditär

- PFAPA-Syndrom (Marshall-Syndrom, evtl. hereditäre Fälle? Eventuell pos. Effekt einer Adenotonsillektomie?), s. Halsschmerzen
- zyklische Neutropenie (ZN, in 75 % der Fälle nicht hereditär)

Tab. 28.6 CIAS*-1-Syndrome.

Syndrome
• CINCA-Syndrom (NOMID-Syndrom, tägliche intermittierende Fieberschübe, AD, AR?), s. Exantheme/Enantheme, Gelenk-/Knochenschmerzen • Muckle-Wells-Syndrom (MWS, urtikarielle Exantheme, Arthritis, Amyloidose, zunehmende Innenohrschwerhörigkeit, AD) • familiäres kälteinduziertes autoinflammatorisches Syndrom (FCAS, AD, Urtikaria)

*Cold-induced-autoinflammatory-Syndrome-1-Gen-assozierte Syndrome.

Tab. 28.7 Alter zu Beginn, Fieberdauer und -intervalle einiger periodischer Fiebersyndrome*.

	PAPA	FMF	TRAPS	HIDS	ZN
Alter (Jahre) zu Beginn	meist < 5	meist < 5	meist < 5	meist < 1	meist < 1
durchschnittliche Fieberdauer (Tage)	5	2	2	5	3
Intervall zwischen den Schüben	21–42 Tage	Wochen/Monate	Wochen/Monate	Wochen/Monate	21 Tage

Tab. 28.8 Fiebersyndrome.

Synopsis

- **fixiertes Intervall** zwischen den Schüben bei ZN, PFAPA
- **variables Intervall** bei FMF, Hyper-IgD-Syndrom, TRAPS, MWS, FCAS
- **Ansprechen auf Steroide:** PFAPA und TRAPS sprechen dramatisch auf eine Steroid-Einzeldosis an
- **Amyloidose** tritt gehäuft bei M. Still, FMF, TRAPS und MWS-Syndrom auf, selten beim FCAS

- systemische juvenile idiopathische Arthritis (M. Still, „septische" Temperaturen), s. Gelenk-/Knochenschmerzen

Nicht periodisches Fieber

- Kawasaki-Syndrom („mukokutanes Lymphknoten-Syndrom", s. Exantheme/Enantheme, Lymphknotenschwellungen/Lymphadenopathien

Cave

Inkomplettes Kawasaki-Syndrom v. a. im Säuglings- und frühen Kleinkindesalter ohne typische Symptomatik, aber mit Koronaraneurysmen.

- akutes rheumatisches Fieber, s. Gelenk-/Knochenschmerzen
- Still-Syndrom (sepsisartiger Verlauf), s. Gelenk-/Knochenschmerzen, Bauchschmerzen
- infektiöse Endokarditis (durch Streptococcus virdans, Streptococcus bovis, Staphylococcus aureus, Staphylococcus albus, Enterokokken u. a.)
- SLE (und andere Kollagenosen, wie z. B. das Sharp-Syndrom)
- systemische Vaskulitis-Syndrome wie das Churg-Strauss-Syndrom, lange Zeit als Fieber unbekannten Ursprungs eingestuft, s. Hämaturie, Husten
- Caffey-Syndrom (infantile kortikale Hyperostose), s. Lähmungen („Scheinlähmungen")
- M. Crohn, s. Bauchschmerzen
- chronische Granulomatose (Granulombildungen, Hepatosplenomegalie, LK-Schwellungen, Phagozytose intakt, Mikrobizidie defekt); **DD:** ▶ Tab. 28.9
- hämophagozytische Lymphohistiozytose (HLH, primär; M. Farquhar, sekundäre Formen), s. „Merke", Splenomegalie, Lymphknotenschwellungen
- M. Fabry (intermittierende Fieberschübe), s. Hämaturie, Parästhesien

Tab. 28.9 Chronische Granulomatose.

Wichtige DD

- Lungentuberkulose
- primär abszedierende Pneumonien durch Staphylococcus aureus
- Infektionen mit atypischen Mykobakterien (MOTT, bes. Lymphknoten betreffend)
- Sarkoidose (Lunge, Lymphknoten)
- Lungenfibrose, exogen allergische Alveolitis
- bronchopulmonale Aspergillose (ohne Vorliegen einer CF)
- M. Crohn (Granulome vom Ösophagus bis Analregion möglich, auch perianale Fisteln!)
- obstruktive Uropathie durch Granulome
- Osteomyelitiden anderer Ätiologie
- Tumoren (vorgetäuscht durch Granulome)
- Leberabszesse anderer Ursache

- M. Gaucher (starke Knochen- und Gelenkschmerzen, krisenhaft, mit hohem Fieber, Gaucherzellen, saure Serumphophatase ↑), s. Splenomegalie
- Vorhofmyxom (z. B. beim Carney-Komplex, intermittierendes Fieber: Interleukin-6-Serumspiegel ↑)
- M. Behçet (orale Aphthen, Uveitis, genitale Ulzera), s. Dys-/Odynophagie
- Kikuchi-Fujimoto-Erkrankung, s. Lymphknotenschwellungen/Lymphadenopathien
- Castleman-Syndrom (lokalisierte oder generalisierte LK-Schwellung, Fieber in 20 % [lokalisierte Form] bis 69 % [generalisiere Form]
- M. Whipple, s. Durchfall/Diarrhö, Arthralgien
- viszerale Leishmaniose (Trias: Fieber, Panzytopenie, Splenomegalie), **DD:** malignes Lymphom), s. Splenomegalie
- Resorptionsfieber (z. B. nach Operationen durch Resorption von Hämatomen bzw. Wundsekreten, große Hämatome bei Hämophilie)

Merke M!

Hämophagozytische Lymphohistiozytose (HLH): Fieber mit Spitzen > 38,5 °C über mehr als 7 Tage, Splenomegalie, übermäßige Aktivierung und Vermehrung von Lymphozyten und Makrophagen. Viren oder andere Trigger können sowohl die **angeborene** Form (mutierte Gene, u. a. PRF1, UNC13D, STX11, AR) als auch die **erworbenen** Formen auslösen.

Nicht entzündlich

Hereditär

- maligne Hyperthermie (nach Inhalationsanästhetika, Succinylcholin: Rhabdomyolyse, AD), s. Myopathien
- anhidrotische (hypohidrotische) ektodermale Dysplasie (Christ-Siemens-Touraine-Syndrom, X-chromosomal rezessiv), s. Hypo-/Anhidrose
- hereditäre sensorisch-autonome Neuropathie (HSAN Typ 3, Typ 4, Anhidrose, Schmerzunempfindlichkeit, AR), s. Sensibilitätsstörungen
- Diabetes insipidus neurohormonalis (z.T. nicht hereditär) und renalis, s. Polydipsie/-urie
- akute „Knochenkrisen" mit Schüttelfrost und Fieber bei M. Gaucher (AR), s. Splenomegalie
- Crisponi-Syndrom (Trismus, Hypersalivation nach Stimulation des Gesichts, maligne Hyperthermie, AR)
- familiäre hämophagozytische Histiozytose („hämophagozytische Lymphohistiozytose", Beginn bereits in den ersten 12 Lebensmonaten möglich), s. Hepatomegalie/-pathie (Hepatosplenomegalie)
- lamelläre Ichthyose (Neigung zu Hyperthermie, AR)
- medikamentös beim Glukose-6-phopshat-Dehydrogenase-Mangel (Fieber u. Hämolyse), s. Ikterus, Anämie/Blutarmut

Nicht hereditär

- Leukämien (> 38,5 °C, bei ALL in ca. 60 % initial Fieber)
- Langerhans-Zell-Histiozytose,
- virale hämophagozytische Histiozytose (z.B. durch EBV)
- Neuroblastom, Non-Hodgkin-Lymphome, M. Hodgkin (B-Symptomatik!)
- zentrales Fieber (Enzephalitis, ZNS, Traumata, Hydrozephalus, manche Patienten mit Prader-Willi-Syndrom, Angelman-Syndrom!)
- Neugeborenenhyperthyreose (mütterl. M. Basedow, kardiale Insuffizienz, Durchfälle)
- Durstfieber (bei Exsikkose bzw. Dehydratation)
- Hitzschlag (Temperatur rektal > 40 °C, ZNS-Symptome wie Kopfschmerzen, Schwindel)

Fieber durch Medikamente

- Fieber (bzw. erhöhte Temperatur) beim Neugeborenen ohne Infektion im Rahmen einer Epiduralanästhesie der Mutter
- Drug Fever (Arzneimittelfieber, nach 7–10 Tagen ab Beginn der Arzneimittelgabe)
- Topiramat-Therapie (Anhidrose und rezidivierendes Fieber), s. Hypo-/Anhidrose
- NMS („neuroleptic-malignant syndrome") durch Antipsychotika, Haloperidol, Dopaminantagonisten (Symptome ähnlich wie bei maligner Hyperthermie)
- Serotonin-Syndrom (Kombination von SSRI mit MAO-Hemmern bzw. trizyklischen Antidepressiva, Fieberbeginn nach 4–6 Wochen)
- atropinhaltige Präparate, Anticholinergika

Andere Ursachen

- Reaktionen auf Impfungen (häufigste Ursache des nichtinfektiös und nichtentzündlich bedingten Fiebers), Bluttransfusionen
- Intoxikationen (Tollkirsche, LSD, Strychnin, trizyklische Antidepressiva, MAO-Hemmer, Amphetamine, z.B. Ecstasy, Kokain)
- Fiebersimulation (z.B. um den Schulbesuch zu umgehen)
- Münchhausen-by-Proxy-Syndrom, s. „Merke"

Merke M!

Beim **Münchhausen-by-Proxy-Syndrom**, bei dem Fieber nur eines der mannigfaltigen Erscheinungsbilder sein kann (andere Erscheinungsformen: Apnoe, Anfälle, Durchfälle, Gedeihstörungen, vorgetäuschte Blutungen, „Hämaturie" etc.), ist in etwa 90 % der Fälle die **Mutter** die Verursacherin der vielfältigen Symptomatik.

Merke M!

Dentition: Hohes Fieber gehört nicht zur normalen Zahnung außer bei Zahnkeim-Osteomyelitis oder Abszessbildung (Dentitio difficilis). Bei Fieber im Rahmen des **Zahnens** (Rötung und Schwellung der Gingiva, vermehrter Speichelfluss, evtl. periorale Rötung) ist nach einer Infektion (Otitis media, Meningits, HWI etc.) zu suchen. Meist werden hier nur subfebrile Temperaturen beobachtet. Die Diagnose **„Zahnfieber"** ist eine Verlegenheitsdiagnose (G. Fanconi). Andererseits sind die Kinder in diesem Lebensalter durch das allmähliche Abklingen der mütterlichen Leihimmunität (IgG-AK) besonders infektanfällig, was oft fälschlicherweise auf die Zahnung bezogen wird. Die ersten Zähne (Milchzähne) brechen meist zwischen dem 5. und 8. Lebensmonat durch.

29 Fötor/Gerüche

29.1 Einführung

Merke M!

Obgleich der Geruchssinn beim Menschen im Vergleich zu anderen Spezies wenig entwickelt ist, kann ein **charakteristischer Geruch** (aus Mund, Lunge etc.) in manchen klinischen Situationen eine wertvolle **diagnostische Hilfe** sein.

29.2 Differenzialdiagnosen

F

29.2.1 Akuter Foetor ex ore

Faulig

- Gingivitis, Stomatitis aphthosa („Mundfäule")
- Noma (gangränöse Stomatitis, „Wangenbrand" durch Fusobakterien, Spirochäten, Borrelien, in Entwicklungsländern begünstigt durch Unterernährung)
- Mukositis (z. B. durch Zytostatika)
- Infektionen im Nasen-Rachen-Raum wie Sinusitis, Tonsillitis, Pharyngitis, putride Rhinitis
- verminderter Speichelfluss (Xerostomie, z. B. beim Sjögren-Syndrom)
- Fremdkörper im Nasengang (bes. bei Krabblern, z. B. Kugel, Legostein, nach längerer Zeit: faulig riechendes, eitriges Sekret), s. „Merke"

Süßlich-faulig

- Diphtherie (Corynebacterium diphtheriae)
- Angina Plaut-Vincenti (durch Fusobacterium nucleatum in Kombination mit Treponema vincentii)

Merke M!

Bei jeder einseitigen, chronisch eitrigen Rhinitis ist im Kleinkindesalter an einen **Fremdkörper** im Nasengang zu denken. Besonders gefährlich sind – wegen einer drohenden Septumperforation – **Knopfbatterien.** In seltenen Fällen kann es durch einen lange übersehenen Fremdkörper zur Bildung eines **Rhinolithen** kommen („Rhinolithiasis").

29.2.2 Chronischer Foetor ex ore (Halitose)

- Ozäna (Rhinitis atrophicans) oft mit Anosmie kombiniert (Patient riecht seinen üblen Fötor nicht), s. Anosmie
- mangelnde Mundhygiene (Plaque)
- Entzündungen des Zahnhalteapperates (Parodontitis, parodontale Taschen)
- schlechter Zahnstatus (Karies, Wurzelreste)
- Hypopharynxdivertikel (Zenker'sches Divertikel), Ösophagusdivertikel (Speisereste)
- Refluxösophagitis

Merke M!

Erkrankungen des **Magens** spielen im Gegensatz zur Volksmeinung bei der Halitose im Kindesalter kaum eine Rolle.

29.2.3 Foetor ex pulmone

- obstähnlich-süßlich: Azetongeruch der Ausatmungsluft (diabetische Ketoazidose, ketotische Hypoglykämie, ketoazidotische Krisen bei der intermediären Form der Ahornsiruperkrankung, „Hungerazeton", z. B. bei Anorexia nervosa)
- Erdgeruch bzw. Geruch wie „rohe Leber" (Foetor hepaticus, bei Leberversagen)
- urinartiger Geruch der Ausatmungsluft (Foetor uraemicus, Niereninsuffizienz)
- fauliger Fötor bei Bronchiektasien, Lungenabszessen
- Intoxikationen: mit Benzin, paraffinhältigen Lampenöle aus Petroleumdestillaten (werden über die Alveolen ausgeschieden: „chemische Pneumonitis")
- Genussmittel: Alkoholfötor (Intoxikationen – „Komatrinken"), Nikotin, Knoblauch („Allium sativum", wird auch über Haut und Nieren ausgeschieden), Knoblauchgeruch auch bei Phosphorvergiftung
- Sniffing (missbräuchliche Verwendung von flüchtigen chemischen Substanzen als Suchtgiftersatz), s. „Merke"

Merke M!

Sniffing: Da aufgrund der Vielzahl der verwendeten Mittel eine Zuordnung zu einer bestimmten Substanz meist nicht möglich ist, spricht man allgemein vom **„chemical odor on breath"** – bei jedem bewusstlosen Kind/Jugendlichen ist darauf zu achten.

Cave ⚠

Nierenschädigung, s. Hämaturie.

29.2.4 Fötide Otorrhö

- chronische Fremdkörper im Gehörgang
- Cholesteatom, s. Hörstörung, Otitis

29.2.5 Auffallender Harngeruch

- mäuserurinartig bzw. pferdestallähnlich bei unbehandelter Phenylketonurie (PKU-Phenylalaninhydroxylase-Mangel, bedingt durch Phenylacetat)
- maggi- bzw. karamellartiger Ahornsirupgeruch des Urins (unbehandelte Ahornsiruperkrankung)
- obstartig-süßlich durch Azeton im Harn
- ammoniakalischer Geruch (entsteht durch bakterielle Zersetzung von Harnstoff), s. „Merke“
- fauliger Geruch: Eiweißzersetzung, z. B. bei Malignomen

Merke M!

Wenn beim Öffnen der **Windel ammoniakalischer** Geruch wahrnehmbar ist, könnte dies ein Zeichen für mangelnde Pflege bzw. Vernachlässigung sein.

29.2.6 Auffallender Stuhlgeruch

- süßlich: Gärungsdyspesie: saurer Stuhl-pH (z. B. Rotavirus-Enteritis, primärer oder sekundärer (z. B. Zöliakie) Disaccharidasenmangel, s. Durchfall/Diarrhö
- übelriechend-faulig: alkalischer Stuhl-pH (Fäulnisstühle, z. B. bei CF, s. „Merke“; andere Formen der exokrinen Pankreasinsuffizienz, Zersetzungsprozesse im Darm (CA), s. Durchfall/Diarrhö
- besonders unangenehmer Stuhlgeruch bei Obstipation (Enkopresis, dadurch oft soziale Isolation des Kindes, u. a. durch Skatol und Indol bedingt (bakterielle Abbauprodukte des Tryptophans), s. Obstipation
- Blutgeruch bei Teerstuhl, frisches Blut, s. Blutungen, gastrointestinale
- Durchfälle durch Infektion mit enteropathogenen E.-coli-Stämmen (EPEC), s. Durchfall/Diarrhö (bei Säuglingen und Kleinkindern, charakteristischer, scharf-fauliger Geruch; in unseren Breiten rückläufig, nicht aber in den Entwicklungsländern)

Merke M!

Der Geruch des Stuhles bei **CF** wird durch die hoch dosierte Pankreasenzymsubstitution noch intensiviert.

29.2.7 Auffallender Schweiß-/Körpergeruch

- chronische Isovalerianazidämie (Störung im Leuzinabbau: „Schweißfußgeruch“)
- Bromhidose (Sonderform der Hyperhidrose, vermehrtes Wachstum von Mikrokokken am Integument, Abbau von kurzkettigen Fettsäuren und Aminen, muffig, ranzig, säuerlicher Geruch – psychisch für den Betroffenen und seine Umgebung sehr belastend)
- Trimethylaminurie („Fischgeruchkrankheit“, Mutationen im FMO3-Gen, AR; Ursache: das u. a. über Schweiß, Atem u. Urin ausgeschiedene Trimethylamin, aus dem Cholin und Karnitin der Nahrung stammend. Dieses wird durch einen Enzymdefekt der Leber nicht zu einem geruchlosen Metaboliten oxidiert. Auch passager durch Leberunreife bei Frühgeburten beobachtet)

F

30 Gedeihstörung/Dystrophie

30.1 Einführung

Definition [ ]

Gedeihstörung: ist eine auf das Alter bezogene **zu geringe Gewichtszunahme**, bedingt durch eine zu geringe Kalorienzufuhr, eine gestörte Nahrungsmittelabsorption bzw. Digestion oder durch einen erhöhten Kalorienbedarf.

Merke M!

Da das Gesicht lange relativ rundlich bleibt (**Bichat-Wangenfettpfropf**), ist immer eine Ganzkörperuntersuchung (vollständig entkleidet!) durchzuführen, da sonst das Tabaksbeutelgesäß bzw. der Fettgewebsschwund im Adduktoren- und Axillarbereich der klinischen Beobachtung entgeht.

30.2 Differenzialdiagnosen

30.2.1 Unterernährung durch Protein-Energie-Malnutrition

- Die Protein-Energie-Malnutrition (PEM) ist vor allem ein Problem in der Dritten Welt, s. Unterernährung

30.2.2 Malabsorption, Maldigestion

- Zöliakie, s. „Merke“, Bauchschmerzen, Durchfall/Diarrhö (atypische Verläufe)
- Mukoviszidose (CF, CFTR-Gen), s. „Merke“
- Pankreasinsuffizienz (klinisch manifest bei Unterschreitung der exokrinen Leistung < 10%; Suchtest: Elastase 1 im Stuhl; ▸ Tab. 15.2)
- Kuhmilchproteinallergie (IgE-vermittelt), s. Durchfall/Diarrhö
- Kuhmilchproteinintoleranz (kuhmilchproteininduzierte Enteropathie), andere Nahrungsmittelintoleranzen (FPIES: Food Protein-Induced Enterocolitis Syndrome, z. B. Sojaprotein); **DD** zwischen KMP-Allergie vs. KMP-Intoleranz, s. Erbrechen
- CED (chronisch entzündliche Darmerkrankungen), s. Bauchschmerzen; Blutungen, gastrointestinale
- eiweißverlierende Enteropathie, s. Ödeme
- intraktable Diarrhö, s. Durchfall/Diarrhö
- SCID, s. Infektanfälligkeit
- HIV-Enteropathie (Zottenatrophie, aber keine vertieften Lieberkühn’schen Krypten), s. Durchfall/Diarrhö (DD der Zottenatrophie)
- Autoimmun-Enteropathien, s. Durchfall/Diarrhö
- hypertrophische, (zu) spät diagnostizierte Pylorusstenose
- Hiatushernie, Refluxösophagitis, s. Erbrechen
- angeborenes bzw. erworbenes Kurzdarm-Syndrom (z. B. nach OP einer NEC oder eines Volvulus)
- intermittierender Dünndarmvolvulus (Folge u. a. proteinverlierende Enteropathie)
- rezidivierender M. Schoenlein-Henoch (Purpura abdominalis), s. Bauchschmerzen, Hämaturie
- Fruktosemalabsorption (Bauchschmerzen nach Fruktose, Sorbit, evtl. mit Gedeihstörung)
- Parasitenbefall mit Lamblien, Tänien u. a.

Tab. 30.1 Typen der Gedeihstörung.

Typ	Beschreibung
I	zuerst sistiert das Gewicht bzw. sinkt unter die 3. Perzentile, dann die Länge und schließlich der Kopfumfang; Ursachen: zu geringe Kalorienzufuhr, durch Vernachlässigung, elterliche Ignoranz, erhöhten Kalorienbedarf
II	Gewicht und Länge sind gleichermaßen betroffen, nicht jedoch der Kopfumfang; Ursachen: genetisch bedingter Kleinwuchs, KEV, endokrine Störungen
III	von Geburt an sind alle 3 Parameter nicht im Normbereich; Ursachen: intrauterine Dystrophie, genetische Störungen

Merke M!

Typische Klinik der Zöliakie: Gedeihstörung; Tabaksbeutelgesäß, vorgewölbtes Abdomen (teilweise durch Aszites); Misslaunigkeit, Bauchschmerzen, Erbrechen; massige, voluminöse, saure (pH-Wert im Stuhl bei 5), fettglänzende Stühle; Wachstumsverzögerung. Nicht selten oligosymptomatische Verläufe (Eisenmangel, Pubertas tarda, Amenorrhö) oder atypische Verläufe (Alopezie), s. Durchfall/Diarrhö. Typische Veränderungen der Dünndarmschleimhaut (**MARSH-Kriterien**).

Merke M!

Die **Gedeihstörung** bei **CF** ist nicht nur durch Maldigestion und Anorexie bedingt, sondern v. a. auch durch die chronische pulmonale Erkrankung (u. a. gesteigerte Atemarbeit). Bei Säuglingen evtl. auch durch eine chronische hypochlorämische Alkalose: NaCl-Verlust über den Schweiß, s. Alkalose.

Merke M!

Im Erwachsenenalter wird bei ca. 50% der Typ-I-Diabetiker und bei 32% der Typ-II-Diabetiker eine begleitende, eher mild verlaufende exokrine Pankreasinsuffizienz beobachtet.

30.2.3 Dysphagien

- z.B. bei eosinophiler Ösophagitis bis 19% Gedeihstörung, s. Dys-/Odynophagie

30.2.4 Andere chronische Erkrankungen

- Asthma bronchiale (häufigste chronische Erkrankung im Kindesalter!)
- Tuberkulose, s. Dyspnoe, Husten
- chronische interstitielle Lungenerkrankungen, u.a. pulmonale Alveoleolarproteinosen, s. Dyspnoe, Husten
- Stoffwechselerkrankungen (bes. mit muskulärer Hypotonie im Neugeborenen- und Säuglingsalter), s. Muskelschwäche, Krampfanfälle; Retardierung, mentale
- Immundefekte, z.B. IPEX-Syndrom, s. Infektanfälligkeit
- LAD (Leukozytenadhäsionsdefekte) I–III, s. Infektanfälligkeit
- HIV, s. Infektanfälligkeit, Fieber/Sepsis
- chronische Herzerkrankungen (durch Trinkschwäche sowie Stauungsgastritis)
- Urämie, Dialyse, renale tubuläre Azidose (Typ I bis IV), s. Minder-/Kleinwuchs
- chronische Lebererkrankungen, z.B. Gallengangsatresie, s. Ikterus
- chronisch entzündliche Darmerkrankungen (CED, M. Crohn, Colitis ulcerosa, Colitis indeterminata), s. Durchfall/Diarrhö
- familiäre adenomatöse Polyposis, s. Blutungen, gastrointestinale
- Kollagenosen (SLE, einschl. Schluckstörungen bei Sklerodermie, Sjögren-Syndrom, Dermato-/Polymyositis, MCTD = mixed connective tissue disease), s. Anorexie, Dys-/Odynophagie
- infantile Zerebralparese (Trinkschwierigkeiten, gastroösophagealer Reflux)

Tab. 30.2 Exokrine Pankreasinsuffizienz im Kindesalter.

Nicht CF-bedingte Ursachen
• Shwachman-Diamond-Syndrom (Neutropenie) • hereditäre Pankreatitis (Mutationen am kationischen Trypsinogen-Gen, AD, DM Typ I; Cave: später Pankreaskarzinom möglich) • Autoimmunpankreatitis (ca. 2%, oft erhöhtes Ig4, AK gegen Carboanhydrase II und Laktoferrin, „Pseudotumor" des Pankreaskopfes) • Sjögren-Syndrom (AK gegen Ro[SS-A] und La[SS-B]) • Johanson-Blizzard-Syndrom, s. Durchfall/Diarrhö; Retardierung, mentale • Kwashiorkor, s. Unterernährung • Pankreashypoplasie/-aplasie, Mutation im pdx1-Gen, AR, z.T. mit Diabetes mellitus, Agenesie des dorsalen Pankreas • Pankreas divisum (Erschöpfung des Pankreas, vermutlich durch gehäufte Pankreatitiden) • isolierte Enzymdefekte, wie z.B. Lipase/Kolipase-Defizienz, Trypsinogenmangel, s. Durchfall/Diarrhö

- neurometabolische Erkrankungen, s. Retardierung, mentale; Krampfanfälle
- Endokrinopathien wie Diabetes mellitus Typ I (schlecht eingestellt), Hyperthyreose (Hashimoto-Toxikose, M. Basedow, Schilddrüsenhormonresistenz), M. Addison, HVL-Insuffizienz
- chronische Hyperkalzämiesyndrome, z.B. Hypophosphatasie, s. Hyperkalzämie
- Malignome, Hämoblastosen (Appetitlosigkeit, Erbrechen durch Zytostatika, Tumorwachstum)
- dienzephales Abmagerungssyndrom durch Tumor (z.B. beim hypothalamischen Astrozytom)

30.2.5 Syndrome

- CDG-Syndrome, s. Retardierung, mentale (psychomotorische); Muskelschwäche (Muskelhypotonie)
- Cornelia-de-Lange-Syndrom (manchmal – lebenslange – Sondenernährung nötig, GÖR)
- Pierre-Robin-Sequenz (durch Trinkschwäche, gesteigerte Atemarbeit)
- Kabuki-Syndrom, s. Minder-/Kleinwuchs; Retardierung, mentale
- Costello-Syndrom (schwere Gedeihstörung im Säuglingsalter), s. Augenauffälligkeiten/-erkrankungen (Ptose); Retardierung, mentale
- Louis-Bar-Syndrom (Ösophagusmotilitätsstörungen)

30.2.6 Problematisches Umfeld, psychische Störungen

- Außenseiterdiäten wie Veganer
- Fehlernährung, „alternative" Ernährungsformen
- Nahrungsentzug im Rahmen von Kindesmisshandlungen, beim Münchhausen-by-Proxy-Syndrom, s. Fieber/Sepsis, Hämaturie u.a.
- schwere Rumination
- Anorexia nervosa, Bulimie, Athletinnen-Trias, s. Anorexie

Merke M!

Eine Gedeihstörung bei einem vollgestillten Säugling kann einfach auch durch einen Mangel an **Muttermilch** bedingt sein. Ausnahmsweise das Baby vor und nach dem Trinken abwiegen.

Cave ⚠

Hypernatriämische Dehydratation bei unzureichend gestillten jungen Säuglingen (verstärkter Ikterus, abgeschwächter Saugreflex, Fieber), s. Hypernatriämie.

G

31 Gelenk-/Knochenschmerzen

31.1 Einführung

Definition

Bei **Gelenkentzündungen** (Arthritiden) finden sich typischerweise Rubor, Tumor, Calor, Functio laesa und Dolor. Bei **Arthralgien** kommt meist nur eine schmerzhaft eingeschränkte Funktion vor. Schmerzen durch **gelenksnahe Knochenprozesse** (z. B. Osteosarkom, Kniegelenksnähe) werden häufig in den **Gelenkbereich projiziert**, weswegen in diesem Zusammenhang auch Knochenläsionen besprochen werden.

Merke

Bei Gelenkschmerzen müssen unbedingt auch das benachbarte **proximale** Gelenk sowie das nächstgelegene **distale** klinisch und ggf. apparativ untersucht werden. Vergleichsaufnahmen (bzw. -untersuchungen) der kontralateralen Seite sind angezeigt.

G

31.2 Differenzialdiagnosen

31.2.1 Entzündlich

Formenkreis der juvenilen idiopathischen Arthritis

- juvenile idiopathische Arthritis (JIA, AK gegen CCP [zyklische zitrullinierte Peptide] zur evtl. Frühdiagnose der JCA [Subtypen: ▸ Tab. 31.1.])
- Still-Syndrom (sepsisähnliche, systemische Verlaufsform der JIA, früher Subsepsis allergica Wissler genannt)
- juvenile Arthritis psoriatica (häufig Fingerend- und Zehenmittelgelenke betroffen (Daktylitis), Tüpfelnägel, Onycholyse (▸ Tab. 31.1)
- Enthesitis-assoziierte Arthritis (▸ Tab. 31.1)

Cave

Juvenile Arthritis psoriatica: Uveitis, Iridozyklitis.

Direkte bakterielle Gelenkinvasion

- septische/bakterielle Arthritis (Pyarthros, Fieber, stärkste Schmerzen; Erreger: Haemophilus influenzae, Staphylococcus aureus; Gonokokken-Arthritis, diese ist auch beim Neonaten zu beobachten)

Cave

Immundefekte.

- Lyme-Arthritis (Borreliose im Stadium III, meist das Kniegelenk betreffend, chronische Ergüsse, PCR auf Borrelien-DNA in Synovialflüssigkeit positiv)
- Knochen- bzw. Gelenktuberkulose (Spondylitis, Gonarthritis, Tumor albus)
- M. Whipple (Tropheryma whippelii in Synovia nachweisbar, Arthralgien und Gewichtsverlust), s. Durchfall/Diarrhö

Merke

Eine wichtige, wenn auch seltene **DD** der **JIA** ist die durch Gelenkknorpelschwellung bedingte **nicht**entzündliche progressive pseudorheumatoide Arthropathie im Kindesalter (**PPAC**), eine spondylo-epiphysäre Dysplasie mit progressiver Arthropathie, die zwischen dem 3. u. 8. Lj. beginnt und eine JIA imitieren kann, AR.

Primärer Knochenbefall

- bakterielle Osteomyelitis (meist hämatogen bedingt, evtl. fortgeleitet; ▸ Tab. 31.2)
- nicht bakteriell bedingte Osteomyelitis (NBO, Osteitis; ▸ Tab. 31.3)

Sekundärer Gelenk- bzw. Knochenbefall (als Begleitsymptom)

- Coxitis fugax (toxische Synovitis, Hüftgelenkschnupfen, para- bzw. postinfektiöser transienter Hüftgelenkerguss, häufigste Ursache von Hüftschmerzen zwischen 3 u. 10 Jahren)
- para-, periinfektiöse Arthritiden bzw. Arthralgien sowie Muskelschmerzen bei Viruserkrankungen (Parvo-B19-Infektion mit akuten Gelenkentzündung durch Immunkomplexablagerungen vornehmlich in den Finger- und Sprunggelenken bzw. Arthralgien, auch Chronifizierung möglich, Influenza, grippale Infekte, Hepatitiden, Dengue-Fieber, Chkungunya-Fieber – hier monatelang nach Abklingen des Exanthems persistierende Arthralgien möglich; u. a.)
- akutes rheumatisches Fieber (Jones-Kriterien: 2 Hauptkriterien oder 1 Haupt- und 2 Nebenkriterien sowie Nachweis einer Streptokokkeninfektion zur Diagnose nötig (▸ Tab. 31.4)
- **DD:** postinfektiöse Arthritis nach Infektion mit β-hämolysierenden Streptokokken der Gruppe A (protrahierter verlaufend; kürzeres Intervall zum primären Streptokokkeninfekt als beim rheumatischen Fieber, Jones-Kriterien nicht erfüllt)

Tab. 31.1 Juvenile idiopathische Arthritis (JIA) – Subtypen.

Form	Subtyp	Befund
Systemische Form		
	Still-Syndrom (systemische juvenile idiopathische Arthritis)	„septische" Fieberschübe, anfänglich Arthralgien, später Arthritiden, Exantheme, Hepatosplenomegalie, Lymphknotenschwellungen, Husten, Bauchschmerzen, Iridozyklitis, Rheumafaktor negativ, ANA negativ, relative Häufigkeit ca. 6 %
Nicht systemische Formen – juvenile idiopathische Arthritiden (JIA)		
oligoartikulär: asymmetrischer Befall < 5 Gelenke	Typ I (Early-Onset-)Oligoarthritis (Kleinmädchenform)	Mädchen > Jungen, < 6 Jahre; Schwellung der großen Gelenke (Gonarthritis) Rheumafaktor negativ, ANA 80 % positiv; später polyartikulärer Verlauf möglich; **Cave:** Uveitis (20–50 %)
	Typ II (Late-Onset-)Oligoarthritis	meist Jungen (90 %), Alter > 6 Jahre; v. a. Hüft- und Iliosakralgelenke betroffen, Rheumafaktor negativ, HLA-B27 bei 75 % positiv; später Spondylarthritis möglich
polyartikulär: symmetrischer Befall > 5 Gelenke	seronegative Polyarthritis	Mädchen > Jungen, alle Altersstufen; Befall aller Gelenke möglich; oft keine Gelenkschwellung, Morgensteifigkeit, Rheumafaktor negativ, ANA in 40–60 % positiv; **Cave:** Uveitis (5–10 %)
	seropositive Polyarthritis	Mädchen > Jungen, > 8 Jahre; Rheumafaktor positiv, ANA 40–60 % positiv; Befall aller Gelenke möglich, schwere deformierende Gelenkveränderungen möglich (50 %).
weitere Subtypen der JIA	Psoriasisarthritis	Arthritis + Psoriasis oder Arthritis + mind. 2 Zusatzkriterien: • Daktyklitis • Nageltüpfelung oder Onycholyse • Psoriasis bei Verwandten 1. Grades m : w ca. 1:2 Erkrankungsalter um das 8. Lj.
	Enthesitis-assoziierte Arthritis	Arthritis + Enthesitis oder Arthritis oder Enthesitis + 2 Kriterien: • Sakroileitis • HLA-B27-Nachweis • Arthritisbeginn bei Jungen > 6 Jahre • HLA-B27-assoziierte Erkrankungen bei Verwandten 1. Grades • Uveitis anterior • Iridozyklitis (10 %) Jungenwendigkeit

Tab. 31.2 Osteomyelitis im Kindesalter.

Klinische Erscheinungsformen
• im Säuglingsalter oft als „Fieber ohne Fokus" verlaufend, Scheinlähmungen, Entzündung beim Säugling oft ins benachbarte Gelenk penetrierend, septische Verlaufsformen der Osteomyelitis • im Kindesalter metaphysennahe Lokalisation • bei größeren Kindern oft auch als Spondylitis verlaufend • Osteomyelitis im Rahmen einer Knochen- bzw. Gelenktuberkulose (Spondylitis tuberculosa, Tumor albus) • Befall des Unterkiefers bei Hypophosphatasie • Brody-Knochenabszess (im Bereich der Epi- und Metaphysen der langen Röhrenknochen) • Salmonellenosteomyelitis gehäuft bei Sichelzellanämie

- postinfektiöse Arthritis (reaktive Arthritis, HLA B27 in 50–80 % positiv, nicht destruierend, Monate bis Jahre dauernd), s. „Merke"

Tab. 31.3 Sonderformen der Osteomyelitis (Osteitis).

Erkrankungen.
• **CRMO*** (chronisch rezidivierende multifokale Osteomyelitis, oft im Sternoklavikularbereich, **DD** zum kortikalen Hyperostose-Caffey-Syndrom oft schwierig) • **SAPHO-Syndrom** (Synoviits, Akne, Pustulosis, Hyperostose, Osteiitis bzw. Osteomyelitis, Mädchenwendigkeit, inkludiert auch CRMO, PAO [pustulotic arthro-osteitis] sowie die generalisierte pustulare Psoriasis) • **Plasmazelluläre Osteomyelitis** (meist ohne Keimnachweis)
*Mädchenwendigkeit.

- Reiter-Syndrom (Urethritis, Konjunktivitis nach Infektion mit Shigellen, Yersinien, Salmonellen, 70–90 % HLA-B27-positiv)

Tab. 31.4 Modifizierte Jones-Kriterien für das rheumatische Fieber (1992).

Hauptkriterien	Manifestationen
Karditis	Mitralklappeninsuffizienz, Aortenklappeninsuffizienz, Arrhythmien, AV-Block I, Herzinsuffizienz, selten Perikarditis mit Erguss
Polyarthritis	v. a. große Gelenke (meist zuerst die Gelenke der oberen Extremitäten) betroffen, typisch der „springende" Charakter
Chorea minor	ca. 3 Monate nach Streptokokkeninfektion plötzlich einschießende, unwillkürliche Bewegungen, bes. die distalen Extremitäten betreffend, selbstlimitierend
Erythema marginatum (Erythema anulare Leiner)	sehr diskrete, ringförmige, nicht juckende, wandernde Rötungen an Stamm und den Innenseiten der Extremitäten
subkutane Knötchen	schmerzlos, nicht gerötet, meist über den Gelenken, erst nach einigen Wochen auftretend, spontane Regression
Nebenkriterien	**Manifestationen**
Arthralgien	Gelenkschmerzen ohne Rötung, Schwellung etc.
Fieber	um 38,5–40 °C in der ersten Woche, später subfebril
erhöhte BSG	
erhöhte Akute-Phase-Proteine (z. B. CRP)	
verlängerte PQ-Zeit	
Zusatzkriterien	**Methodik**
Nachweis von Streptokokken der Gruppe A	kultureller bzw. Antigennachweis
Streptokokken-AK-Titer	erhöht oder ansteigend
Ausnahmekriterien	
Chorea minor	lassen für sich allein bereits die Diagnose eines rheumatischen Fiebers zu
larvierte Karditis	
Rezidiv eines rheumatischen Fiebers	

- Poncet-Rheumatismus (reaktive Polyarthritis bei aktiver Tbc)
- Vaskulitissyndrome mit Gelenkmanifestationen (▸ Tab. 31.5)
- M. Crohn, Colitis ulcerosa (nichtdestruierende Gelenkveränderungen, manchmal vor der intestinalen Symptomatik auftretend), s. Bauchschmerzen
- Kollagenosen, s. „Merke"
- Immundefizienz, Autoimmunerkrankungen bei selektivem IgA-Mangel, Agammaglobulinämie Typ Bruton, s. Infektanfälligkeit

Tab. 31.5 Vaskulitissyndrome.

Mit Gelenkmanifestationen.
• M. Schoenlein-Henoch, s. Petechien • Kawasaki-Syndrom, s. Fieber/Sepsis • Wegener'sche Granulomatose, s. Dyspnoe, Hämaturie • Churg-Strauss-Syndrom, s. Dyspnoe, Hämaturie • Cogan-Syndrom, s. Augenauffälligkeiten/-erkrankungen, Hörstörungen

Tab. 31.6 Postenteritisch-reaktive Arthritiden*.

Potenzielle vorausgegangene Infektionen.
• Shigella flexneri, Shigella dysenteriae (70–90 % HLA-B27-pos.), Shigella sonnei • Yersinia enterocolitica und Y. pseudotuberculosis (70–80 % HLA-B27-pos.) • Campylobacter jejuni (60–70 % HLA-B27-pos.) et coli • Salmonellenspezies Gruppe B, C, D (20–50 % HLA-B27-pos.) • Clostridium difficile • Brucella abortus • Hafnia alvei (opportunistischer Durchfallerreger aus der Familie der Enterobacteriaceae)
*20–90 % HLA-B27-assoziiert.

Tab. 31.7 Pathognomonische Antikörper bei Kollagenosen.

Erkrankung	ANA-Subsets gegen
SLE	dsDNA, Histone, Sm, Ro, La
Sjögren-Syndrom	Ro, La
limitierte kutane systemische Sklerose (lcSSc)	Zentromerprotein B
diffuse kutane systemische Sklerose (dcSSc)	Sci-70
Polymyositis	Jo-1
MCTD (Sharp-Syndrom)	U1RNP

- infantile Sarkoidose, s. Dyspnoe
- Behçet-Syndrom (Arthralgien in ca. 50 % mit Befall von Händen, Knie- und Sprunggelenken), s. Halsschmerzen (Aphthen), Dys-/Odynophagie
- Gelenkbeschwerden/Knochenschmerzen bei CF: episodische Arthritis (um 11. Lj. auftretend) sowie hypertrophische pulmonale Osteoarthropathie (um das 15. Lj. beginnend)

Merke M!

Gelenkbeschwerden bei Kollagenose:

- SLE (symmetrische Polyarthrtis in 50–80 %), s. Fieber/Sepsis
- Sharp-Syndrom (MCTD: „mixed connective tissue disease", Überlappungssyndrom, Arthralgien, Arthritiden)
- systemische Sklerose (▸ Tab. 31.7)

Tab. 31.8 Alterstypische Hüfterkrankungen.

	Säugling	Kleinkind	Jugendalter
Schmerz	• septische Koxitis • Osteomyelitis	• Coxitis fugax • M. Perthes • septische Koxitis • rheumatischer Formenkreis	• Epiphysiolysis capitis femoris • rheumatischer Formenkreis, para-/postinfektiös • Leukämie/Tumor • residuelle Hüftdysplasie • septische Koxitis
Bewegungseinschränkung	• Hüftdysplasie • Osteomyelitis • Arthrogryposis	• Coxitis fugax • M. Perthes • septische Koxitis • rheumatischer Formenkreis para-/postinfektiös • Leukämie/Tumor	• Epiphysiolysis • Formenkreis para-/postinfektiös • Leukämie/Tumor • residuelle Hüftdysplasie • septische Koxitis

Tab. 31.9 Schmerzen in den Fingern bzw. Fingergelenken.

Ursachen
• JIA (bei polyartikulärem Befall, s. o.) • Daktylitis bei Psoriasisarthritis • Daktylitis bei Sichelzellanämie (bereits ab 6. Lebensmonat) • Parvovirus-B19-Infektion (Immunkomplexablagerungen in Finger- und Sprunggelenken) • Sklerodaktylie (systemische Sklerose, Untergruppe CREST-Syndrom) • Tenosynovitis („trigger finger", exzessives Bedienen einer Computermaus) • Tenosynovitis de Quervain (Entzündung im Strecksehnenfach) • Winter-Finger („phalangeal microgeodic syndrome") • Perniones (Frostbeulen) • Spina ventosa (tuberkulöse Daktylitis) • Arthritis urica (im Fingerbereich eher selten)

Merke M!

HLA-B27-Positivität: In 90–100 % bei M. Bechterew, in 70–90 % pos. bei M. Reiter, in 70 % bei Typ II (Late-Onset-) Oligoarthritis der JCA, in ca. 20 % bei psoriatrischer Arthritis, bei Enthesis-assoziierter Arthritis, auch bei CED-Arthritiden u. Infektionen mit Chlamydia trachomatis, C. pneumoniae u. C. psittaci.

Tab. 31.10 Aseptische Knochennekrosen.

Lokalisation	Diagnose
untere Extremität	• M. Perthes (Femurkopf, s. o.) • Osteochondrosis dissecans (Kondylen des Femurs) • M. Sinding-Larsen (distale Patellaspitze) • M. Blount (medialer Tibiakopf), Blount disease • M. Osgood-Schlatter (Tuberositas tibiae, Adoleszentenalter, starker Wachstumsspurt) • M. Haglund/Haglundferse (Calcaneus) • M. Köhler I (tarsales Os naviculare) • M. Köhler II (Köpfchen der Metatarsalia)
obere Extremität	• M. Panner (Capitulum humeri) • M. Kienböck (Os lunatum)
Wirbelsäule	• M. Scheurmann (Deckplatte der Wirbelkörper) • M. Calvé (Wirbelkörper)
Becken	• Morbus van Neck (Os ischii, Synchondrosis ischiopubica) • Osteonekrosen (Hüft-, Knie-, Sprunggelenk) bei Leukämien, Lymphomen, während oder nach der Therapie durch Zytostatika bzw. Steroide)

Genetisch bedingte chronische Fiebersyndrome mit Gelenkbeteiligung

- Mevalonazidurie (totaler Mangel an Mevalonsäure durch Mutationen am MVK-(Mevalonsäurekinase-) Gen, AR, Polyarthralgien), s. Fieber/Sepsis
- Hyper-IgD-Syndrom („HIDS", pariller Mevalonsäuremangel durch Mutationen am MVK-Gen, AR, Polyarthritis der großen Gelenke, nichtdestruierend, AR), s. Fieber/Sepsis
- familiäres Mittelmeerfieber (FMF, Monarthritis großer Gelenke, nicht destruierend), s. Fieber/Sepsis
- TRAPS (Arthraligien, mono- oder oligoartikulär, AD), s. Fieber/Sepsis
- PAPA-Syndrom (rezidivierende Fieberschübe mit pyogener steriler Arthritis, Pyoderma gangraenosum, Akne; Beginn im Säuglingsalter, AD)
- CINCA-Syndrom (NOMID-Syndrom, Gelenkschmerzen, Schwellung bes. der Kniegelenke durch Knorpel-/Knochenwucherungen, Pleozytose im Liquor, Mutationen im CIAS1-Gen), s. „Merke", Fieber/Sepsis
- Muckle-Wells-Syndrom (MWS, Arthralgien, Urtikaria, Konjunktivitis, Taubheit, Amyloidose), s. „Merke", Fieber/Sepsis
- familiäres kälteinduziertes autoinflammatorisches Syndrom (FCAS, Arthralgien, Urtikaria, Konjunktivitis), s. „Merke", Fieber/Sepsis

Merke M!

CINCA-Syndrom: MWS und FCAS sowie das Schnitzler-Syndrom sind **Cryopyrin-assoziierte,** autoinflammatorische Fiebersyndrome. Cryopyrin ist ein Bestandteil des Inflammasoms in Makrophagen und Neutrophilen.

31.2.2 Nicht entzündlich

Nicht traumatisch

- M. Perthes (ischämische Hüftkopfnekrose, bes. betroffen Jungen um das 5.–7. Lj., 20% beidseitig, Schmerzen oft ins Kniegelenk ausstrahlend (▶ Tab. 31.10)
- Epiphysiolysis capitis femoris („slipped capital femoral epiphysis", endokrinologische und – bei akutem Beginn – traumatische Faktoren, axiale Röntgenaufnahme der Hüftgelenke, m : w = 3 : 1, oft Adipositas)
- M. Osgood-Schlatter (Schmerzen im Bereich der Tuberositas tibiae; ▶ Tab. 31.10)
- Hämarthros bei Hämophilie („Blutergelenk"), s. Blutungsneigung
- Synovial-Hämangiom (oft mit Gelenkblutung, Hämarthros wie bei Hämophilie, DD!)
- Synovialome (z.B. malignes Synovaliom des Kniegelenks)
- juvenile Fibromyalgie (Jump Signs), s. Müdigkeit/Schlafstörungen
- Gelenkhypermobilität („joint hypermobility syndrome"), in über 70% Arthralgien (▶ Tab. 31.11)
- Camurati-Engelmann-Syndrom (symmetrische Knochenschmerzen, bes. die Diaphysen der unteren Extremitäten betreffend, Hyperostosen, Muskelschwäche, AD)
- CACP-Syndrom (Campylodaktylie-Arthropathie, durch nicht entzündliche Synoviawucherung, Coxa vara, Perikarditis, AR)
- Kniest-Syndrom (Verdickung und Bewegungseinschränkung der Gelenke bis zur Gehunfähigkeit), s. Minder-/Kleinwuchs (disproportionierter)
- Osteoidosteom (einseitige Schmerzen bes. nachts, im Röntgen kortikaler Nidus, umgebende Sklerosierung); **DD:** Wachstumsschmerzen, s. u.
- M. Fabry (starke Schmerzen und Brennen der Extremitäten, Angiokeratome, Fieber), s. Hämaturie, Fieber/Sepsis
- M. Farber (Lipogranulomatose), s. Heiserkeit
- M. Gaucher (krisenhaft starke Knochen- und Gelenkschmerzen, mit hohem Fieber), s. Splenomegalie, Rückenschmerzen/juvenile Osteoporose

Tab. 31.11 Häufigkeit typischer Frakturen beim Kind.

Lokalisation	Häufigkeit in %
distaler Vorderarm	22,7
Phalangen der Hand	18,9
Karpal-Metakarpal-Bereich	8,3
Klavikula	8,1
Ellenbogen	5,5
Tibia, Diaphyse	5,0
Tarsal-Metatarsal-Bereich	4,5
Phalangen des Fußes	3,4
Radius, Ulna, Diaphyse	3,4
suprakondyläre Region des Humerus	3,3

- Knochenschmerzen bei juveniler Osteoporose, s. Rückenschmerzen/juvenile Osteoporose
- „Wachstumsschmerzen, s. „Merke"

Merke M!

Wachstumsschmerzen: Klassischerweise **nachts** auftretende, fast immer die **untere Extremität beidseits** betreffend, besonders im Bereich der Knie und der Unterschenkel; speziell nach einem aktiven, bewegungsreichen Tag; nach einiger Zeit spontan sistierend. Nicht selten handelt es sich bei der Diagnose „Wachstumsschmerzen" um eine **Verlegenheitsdiagnose**. Diese sollte jedoch nur nach Ausschluss organischer Ursachen gestellt werden. Wenn die Beschwerden auch tagsüber auftreten, bei Belastung stärker werden oder über längere Zeit nur eine Extremität betreffen, sind weitere Untersuchungen wie Blutbild (Thrombopenie bei beginnender Leukose) und Röntgenuntersuchung, MRT bzw. Sonografie angezeigt. **DD: Restless-Legs-Syndrom**, s. Müdigkeit/Schlafstörungen.

Syndrome mit Gelenkhypermobilität (Schmerzen, Arthrosegefahr)

- Joint-Hypermobilitäts-Syndrom, s. o.
- Marfan-Syndrom
- Ehlers-Danlos-Syndrome (bes. Typ III)
- Loeys-Dietz-Syndrom Typ 1 und 2, s. Hoch-/Großwuchs
- Shphrintzen-Goldberg-Syndrom (marfanähnlich)
- Osteogenesis imperfecta (bisher 8 Formen)
- Noonan-Syndrom (in ca. 30%)
- Hyper-IgE-Syndrom
- Cohen-Syndrom, s. Adipositas
- fragiles X-Syndrom (bei Mädchen)
- Stickler-Syndrom, s. Augenerkrankungen
- Desbuquois-Syndrom (schwerer rhizomeler/mesomeler Minderwuchs)
- Costello-Syndrom (postnataler Minderwuchs, Cutis laxa)
- Langer-Giedion-Syndrom (trichorhinophalangeales Syndrom)

Merke M!

Die **Möller-Barlow'sche Erkrankung** (u. a. **subperiostale Blutungen** bei Vitamin-C-Mangel/Skorbut) ist zwar heute extrem selten geworden, aber nicht ganz verschwunden (Petechien, Ekchymosen, Purpura, Gingivitis), s. Ernährungsstörungen.

Traumatische Knochen- bzw. Gelenk-, Sehnen- und Bänderläsionen

- Osteochondrosis dissecans („Gelenkmaus", bes. Kniegelenk und oberes Sprunggelenk betroffen)
- Chassaignac-Lähmung (Subluxation des Radiusköpfchens durch Zerren am Arm eines stürzenden Kindes, Pseudoparese), s. Lähmungen
- Meniskusläsion, Bänderläsionen (Kreuzbänder oder Seitenbänder im Kniegelenk)

- Enthesopathie (auch bei JIA, oft mit Sakroileitis, HLA-B27-pos.; ▸ Tab. 31.1)
- habituelle Luxatio patellae (oft bei Patellahypoplasie), s. Skelettanomalien/-deformitäten
- Apophysenabrisse, Epiphysenfrakturen, Stauchungsfrakturen
- Ermüdungsfrakturen (Stressfrakturen, durch dauerhafte Überlastung, z. B. beim Sport, bes. betroffen Tibia, Fibula, auch an noch nicht diagnostizierte Zöliakie denken)
- Grünholzfraktur, s. „Merke"
- Kindesmisshandlung (Battered-Child-Syndrom, non-accidental injury), s. „Merke"
- Erstmanifestation einer Osteogenesis imperfecta als **DD** einer Kindesmisshandlung bei Fraktur im Säuglingsalter (speziell bei Typ IV)
- Osteoporose im Kindesalter (mit erhöhter Frakturneigung), s. Rückenschmerzen/juvenile Osteoporose
- Verteilung typischer Knochenfrakturen im Kindesalter (▸ Tab. 31.11)

Merke M!

Grünholzfraktur: eine nur im Kindesalter auftretende Fraktur der langen Röhrenknochen bei erhaltenem Periost, keine Dislokation der Bruchstücke.

Cave ⚠

Fraktur meist erst auf einer zweiten Röntgenaufnahme ein paar Tage nach der Verletzung sichtbar (Kallusbildung)!

Merke M!

Bei jeder Knochenfraktur eines Säuglings oder Keinkindes ist an eine **Misshandlung** zu denken. Bei diesem Verdacht ist beim Säugling ein Ganzkörperskeletttröntgen, beim älteren Kind eine Skelettszintigrafie (Ausnahme Schädel: Röntgen a. p. und seitlich) durchzuführen. Typisch: **Corner Fracture** und **Bucket Handle Fracture**. Femurfrakturen bei Kindern unter 36 Monaten sind meist Folge einer Misshandlung. Auf verschieden alte Hämatome am Integument achten. Fundoskopie! Schädelsonografie!

Metabolische Arthropathien

- Arthritis urica (im Kindesalter, z. B. beim Lesh-Nyhan-Syndrom, s. Retardierung, mentale)
- Xanthomatose (Arthropathie bei Hyperlipidämien, z. B. Hyperlipoproteinämie Typ II u. IV)
- Chondrokalzinose (Ablagerung von Pyrophosphat u. a. im hyalinen Knorpel)
- Ochronose (Alkaptonurie, Abbau des Tyrosins erfolgt nur bis zur Homogentisinsäure, „Pseudogicht", AD)
- Hämochromatose

Knochentumoren

Leukosen/maligne Knochentumoren

- Leukämien (in etwa 20–25 % ossäre Schmerzen, Röntgen: metaphysennahe Aufhellungsbänder, pathologische Frakturen)
- maligne Lymphome
- Langerhans-Zell-Histiozytose
- Osteosarkom, s. „Merke"
- Ewing-Sarkom, s. „Merke"
- PNET (**p**rimitiver **n**euro**e**ktodermaler **T**umor, schwierig vom Ewing-Sakrom zu unterscheiden, häufiger im thorakalen Bereich auftretend)
- Chondrosarkom (kann sich sekundär in kartilaginären Exostosen, Enchondromen, Chondroblastomen und Knochenzysten entwickeln)
- Metastasen, z. B. Neuroblastom Stadium IV

Merke M!

Der häufigste maligne Knochentumor im Kindesalter ist das **Osteosarkom**, der zweithäufigste das **Ewing-Sarkom**. Besonders das Osteosarkom – aber auch das Ewing-Sarkom – können differenzialdiagnostische Schwierigkeiten bei der Abgrenzung gegenüber einer Osteomyelitis bereiten (Rötung, Fieber). Bei beiden Tumorformen bestehen oft zum Zeitpunkt der Erstdiagnose bereits Metastasierungen. Bevorzugte **Lokalisation** des Osteosarkoms: nahe der Metaphysen (zwei Drittel um das Kniegelenk), Ewing-Sarkom: Becken (25 %). Osteosarkome gehören zu den häufigsten **Sekundärmalignomen** nach kindlichen Krebserkrankungen bzw. Bestrahlungstherapie (z. B. nach M. Hodgkin).

Benigne Knochentumoren

- Osteochondrome (kartilaginäre Exostosen am häufigsten, oft im Bereich gelenknaher Abschnitte der Beine, Schmerzen und Bewegungseinschränkung möglich)
- Osteoidosteom (kortikal gelegen), s. o.
- Osteoblastom (in Bereich der Spongiosa situiert), s. Rückenschmerzen/juvenile Osteoporose
- Chondrome (knorpeligen Ursprungs, oft an Händen und Füßen)
- Chondromyxom (gutartiger Knorpeltumor, typische Histolgie, Rezidiv nach OP-Kürettage möglich)
- desmoplastische Fibrome

31.2.3 Arthralgien

Tab. 31.12 Arthralgien*.

Ursachen
• Hämarthros bei Hämophilie • M. Perthes, Epiphysiolysis capitis femoris (oft ins Kniegelenk ausstrahlend), M. Osgood-Schlatter, Osteochondritis dissecans, andere aseptische Knochennekrosen • Synovial-Hämangiom, Synovialom • Fibromyalgie • Chassaignac-Lähmung • Meniskusläsionen, Luxatio patellae • M. Still (initial vorwiegend Arthralgien) • Borrelieninfektionen • Behçet-Syndrom, bei M. Whipple • CINCA-Syndrom • Virusinfektionen (Influenza, Hepatitis u. a.) • Poststreptokokken-Myalgie, andere Myalgien, s. Muskelschwäche

*Per definitionem ohne lokale Entzündungszeichen.

32 Genitalanomalien/-auffälligkeiten

32.1 Einführung

Info

Besprochen werden durch **Inspektion** und **Palpation** nachweisbare – meist angeborene – **Auffälligkeiten** im **Genitalbereich** bei Jungen und Mädchen. Meist erweist sich eine weitere Abklärung durch interdisziplinäre Zusammenarbeit, u. a. mit Sonografie, Endoskopie sowie endokrinologischen und genetischen Untersuchungen, als notwendig.

32.2 Differenzialdiagnosen

32.2.1 Bei Jungen

Vorzeitiges Peniswachstum

- Pubertas praecox vera (auch Hoden vergrößert, s. u.; Spermienproduktion vorhanden), s. Pubertas praecox/Pubertätsentwicklung, vorzeitige
- Pseudopubertas praecox (Hoden altersentsprechend klein), s. Pubertas praecox/Pubertätsentwicklung, vorzeitige

Makroorchidie

s. Hodenschmerzen/-schwellung

Mikropenis (Mikrophallus)

- s. „Merke" u. ▶ Tab. 32.1

Merke

Mikropenie: auffallend kleiner, aber normal geformter Penis. Die Penislänge gemessen an der dorsalen Oberfläche (Penisrücken) von der Symphyse bis zur Penisspitze liegt > 2,5 Standardabweichungen (SD) unter dem altersentsprechenden Mittelwert (entsprechende Längenkurven vorhanden). Die Inzidenz ist < 2 %.

Mikropenis bei hypogonadotropem Hypogonadismus (ca. 50 %)

- kongenitaler Hypopituitarismus, s. Minder-/Kleinwuchs
- Kallmann-Syndrom (hypogonadotroper Hypogonadismus), s. Anosmie
- Prader-Willi-Syndrom (Mangel an hypothalamischem GnRH), s. Adipositas
- Börjeson-Forssman-Lehmann-Syndrom, s. Adipositas, Pubertätsgynäkomastie
- inaktivierende Mutationen am GnRH1-Gen
- IMAGE-Syndrom (intrauterine Wachstumsverzögerung, metaphysäre Dysplasie mit verkürzten Gliedmaßen, kongenitale adrenale Hypoplasie, Genitalanomalien [u. a. Mikropenis], verschiedene Gesichtsdysmorphien, AR)

Mikropenis bei hypergonadotropem Hypogonadismus (ca. 25 %)

- Klinefelter-Syndrom (bei einem Teil der Patienten Entwicklung eines Mikropenis), s. Hoch-/Großwuchs
- Leydig-Zell-Hypoplasie (gestörte Testosteronproduktion durch partiell inaktivierende Mutationen am LH-Rezeptor-Gen, AR, Entwicklung eines hypergonadotropen Hypogonadismus im Pubertätsalter)
- Smith-Lemli-Oppitz-Syndrom (defekte Cholesterinbiosynthese, u. a. Hodenhypoplasie, Mikropenis), s. Minder-/Kleinwuchs; Retardierung, mentale
- kongenitale adrenale Hypoplasie, s. Hyperkaliämie
- kongenitale Anorchie (beidseitige intrauterine Torsion, LH und FSH ↑)
- 5-α-Reduktase-Mangel (s. intersexuelle Syndrome)

Mikropenis bei partieller Androgenresistenz (ca. 10 %)

- durch Rezeptordefekte am Zielorgan

Mikropenis und andere Leitsymptome

Mikropenis und Minderwuchs (z. T. HGH-Mangel bzw. HGH-Resistenz)

- kongenitaler Hypopituitarismus
- Wachstumshormonresistenz (z. B. Laron-Minderwuchs, bereits bei Geburt Mikropenis)
- HGH-Mangel (bei Geburt noch normale Penislänge)
- SMMC (Syndrom des einzelnen mittleren maxillären Schneidezahns, Mikropenis in ca. 10 %)
- Robinow-Syndrom (Fetalgesicht-Minderwuchs-Syndrom)
- Prader-Willi-Syndrom, s. o.
- IMAGE-Syndrom, s. o.

Tab. 32.1 Mikropenis.

DD
• **Pseudomikropenis** durch Fettschürze bei Adipositas (Buried Penis, vergrabener Penis) • **Wrapped Penis** bei **Palmure** (Ansatz des Skrotums nicht an der Radix des Penis, sondern an den vorderen ventralen Anteilen des Penisschaftes; spätere Erektionsbeeinträchtigung möglich) • **Klitorishypertrophie** (z. B. Stadium Prader V bei Mädchen mit AGS – leeres Skrotum)

Mikropenis und Adipositas

- **DD:** Buried Penis, s. u.
- Prader-Willi-Syndrom, s. Adipositas
- Börjeson-Forssman-Lehmann-Syndrom (DD zum Prader-Willi-Syndrom, Adipositas, muskuläre Hypotonie), s. Adipositas, Muskelschwäche
- Bardet-Biedl-Syndrom (auch Hypogonadismus! AR), s. Adipositas; Retardierung, mentale; Skelettanomalien (Hexadaktylie)
- MORM-Syndrom (Mental Retardation, Truncal Obesity, Retinal Dystrophy, Mikropenis, AR), s. Adipositas

Mikropenis mit anderen Begleitsymptomen

- CHARGE-Assoziation (Genitalhypoplasie, eines der Leitsymptome)
- Trisomien, s. Retardierung, mentale
- Hypomelanosis Ito, s. Pigmentanomalien, Krampfanfälle

G

Hypospadie

Info

Das Orificium urethrae externum befindet sich nicht an Spitze der Glans penis, sondern ventral (an der Unterseite) des Penis, skrotal oder im Bereich des Damms. Erschwerte Miktion, oft verstärkt durch Meatusstenose. Inzidenz: 1 : 300 bis 1 : 1000 Jungen.

Merke M!

Beim **Mädchen** spricht man von einer **Hypospadie**, wenn die Blase bzw. Urethra direkt in die Vagina und nicht ins Vestibulum vaginae mündet.

Tab. 32.2 Klassifikation und Häufigkeit der Hypospadie.

Klassifikation	Lokalisation des Meatus	Häufigkeit (%)
anteriore distale Hypospadie (Grad 1)	• glandulär • koronar • subkoronar • Penil distal (distales Drittel des Penisschaftes)	50
mittlere Hypospadie (Grad 2)	• Penil midshaft (mittleres Drittel des Penisschaftes) • Penil proximal (proximales Drittel des Penisschaftes)	30
posteriore proximale Hypospadie (Grad 3)	• penoskrotal • skrotal • perineal	20

Tab. 32.3 Hypospadie.

Komplikationen
• Penisverkrümmung nach unten (durch bindegewebige Chorda, spätere Erektionsprobleme möglich) • Meatusstenose, s. Miktionsstörung • gespaltenes Präputium, Scrotum fissum • Maldescensus testis

Tab. 32.4 Hypospadie.

Syndrome mit (möglicher) Hypospadie
• Hypertelorismus-Hypospadie-Syndrom (OPTZ-G/BBB-Syndrom, Hypospadie-Dysphagie-Syndrom, X-chromosomal, Mittelliniendefekt mit Lippen-, Kiefer-, Gaumenspalte, ösophagolaryngotracheale Spalte, Dandy-Walker-Anomalie, Corpus-callusum-Hypoplasie, Vitien) • Hand-Fuß-Genital-Syndrom (Brachydaktylie von Daumen und Großzehen, Brachymetakarparlie I), Duplikationen des weibl. Genitaltrakts, Hypospadie beim Jungen, AD, Mutationen im Gen HOXA13 • Smith-Lemli-Opitz-Syndrom, s. o. • Hypospadie bei 5-α-Reduktase-Mangel, s. o. • Hypospadie bei gemischter Gonadendysgenesie (45X,46XY), s. u. • Trisomie 13 (Pätau-Syndrom) • LEOPARD-Syndrom, s. Pigmentanomalien • Hypomelanosis Ito, s. Pigmentanomalien

Epispadie

Definition [ ]

Epispadie: Mündung des Orificium urethrae externum an der Dorsalseite des Penis, z. T. mit Inkontinenz und Schmerzen bei Erektion einhergehend.

Tab. 32.5 Epispadie.

Mögliche Lokalisationen bzw. Erscheinungsformen

• Epispadia glandis (dorsal der Spitze der Glans)
• Epispadia coronaria (im Bereich der Corona glandis)
• Epispadia penis (dorsal am Penisschaft)
• Epispadia pubis (typischerweise mit Harninkontinenz verbunden, weil auch der Blasenschließmuskel gespalten ist)
• Epispadia totalis bei Blasenekstrophie:
  ○ Fehlen der vorderen Blasenwand und der Bauchdecke vor der Harnblase
  ○ gespaltener Penis
  ○ offene Harnröhrenrinne an der Dorsalseite des Penis bzw. beim Mädchen in der Bauchdecke
  ○ gespaltene, klaffende Symphyse
  ○ m:w = 2:1
• kloakale Ekstrophie: Blasenekstrophie mit zwei Hemiblasen, die den offen liegenden Enddarm flankieren (Analatresie), Kombination mit Omphalozele und Spina bifida möglich
• Epispadie (und Hypospadie) gehäuft u. a. bei Trisomie 13 (Pätau-Syndrom)

Lageanomalien des Hodens (Maldescensus testis)

Info

3–6% der reifen Neugeborenen und etwa 30% der Frühgeborenen weisen Lageanomalien des Hodens auf.

Hodenhochstand

Formen des Hodenhochstands

- Kryptorchismus (Retentio testis abdominalis, Bauchhoden, Nachweis durch Sonografie, hCG-Test zur Stimulation evtl. vorhandener Leydig-Zellen, basaler Inhinbin-B-Spiegel zum Nachweis funktionstüchtiger Sertoli-Zellen, Laparaskopie; **DD:** Anorchie, s. u.), s. „Merke"
- Leistenhoden (Retentio testis inguinalis: Hoden im Leistenkanal tastbar, lässt sich aber nicht ins Skrotum schieben, Skrotum hypoplastisch)
- Gleithoden (lässt sich zwar ins Skrotum ziehen, schnellt aber aufgrund des zu kurzen Samenstrangs in die Leistenregion zurück, Skrotum hypoplastisch)
- Pendelhoden (Wanderhoden, Hoden abwechselnd im Leistenkanal oder im Skrotum, z. B. durch Kältereiz aufgrund des Kremasterreflexes, Skrotum normal gestaltet, Untersuchung nach warmen Bad zweckmäßig)

Merke M!

Der Terminus **Kryptorchismus** wird oft fälschlicherweise für alle Anomalien gebraucht, bei denen sich der Hoden nicht im Skrotum befindet.

Merke M!

Weitere häufig mit **Hodenhochstand** einhergehende **Syndrome/Assoziationen:** Down-Syndrom, Klinefelter-Syndrom, Greig-Syndrom, Waardenburg-Syndrom, Bardet-Biedl-Syndrom, LEOPARD-Syndrom, Cornelia-de-Lange-Syndrom, Prune-Belly-Syndrom, CHARGE-Assoziation u. a.

Tab. 32.6 Syndrome mit gehäuftem Auftreten einer Retentio testis (Auswahl).

Syndrom	Mutiertes Gen/ chromosomaler Locus
X-chromosomal	
Androgenresistenz	Xq11-12
FG-Syndrom	Xq12-q21.31
Dandy-Walker-Syndrom	Xq25-27
Aarskog-Syndrom	FDG1/Xp11.21
X-chromosomales Kallmann-Syndrom	Xp22.31
Arthrogryposis multiplex congenita	Xp11.3-q11.2
frontometaphysäre Dysplasie	Xq28
Lowe-Syndrom	OCRL1/Xq26.1
X-chromosomale Retardierung	MRX-Gene/Xp21.1.-p11.22
Juberg-Maridi-Syndrom	ATRX/Xq12-q21
Lenz-Dysplasie	Xq27-28,Xp11.4-21.2
Torticollis, renale Dysplasie, Kryptorchismus, Keloidneigung (Goeminne-Syndrom)	Xq28
X-chromosomale Ichthyose	Xp22.31
DAX-1-Mutation	DAX 1/Xp21.3
autosomal	
Prader-Willi-Syndrom	PWCR/15q11-13
Rubinstein-Taybi-Syndrom	CPB/16p13
Noonan-Syndrom	PTPN/12q24
Denys-Drash-Syndrom, WAGR-Syndrom	WT1/11p13
Fanconi-Anämie	BRIP1/3p22-p26
Zellweger-Syndrom 2	PEX/1p22-p21
Williams-Beuren-Syndrom	WBSCR/7q11.23

Hodenektopie

Definition [ ]

Hodenektopie: Der Hoden passiert normal den Leistenkanal, schlägt aber dann eine falsche Route ein.

Formen der Hodenektopie

- inguinal-epifasziale Ektopie (häufigste Form, Hoden über der Aponeurose de M. obliquus externus unter der Bauchhaut zu tasten; **DD** inguinale Ektopie: Leistenhoden)
- femorale Ektopie (unter der Haut des Oberschenkels; **DD:** Femoralhernie)
- perineale Ektopie (im Bereich des Perineums)
- penile Ektopie (Verlagerung eines Hodens in den Bereich des Penisschaftes)
- transverse Ektopie (Verlagerung eines Hodens in das Skrotalfach der Gegenseite)

Anorchie

Definition [ ]

Anorchie: ein- oder beidseitiges Fehlen von Hodengewebe oder dessen Residuen bei genetisch männlichen Individuen

Tab. 32.7 Retentio testis bzw. der Ektopia testis.

Mögliche Komplikationen
• Entartungsrisiko (Gonadoblastom): ○ Bauchhoden 5–10 % ○ Leistenhoden 1–2 % • Fertilitätsstörungen: Lageanomalien des Hodens (trotz Orchidopexie) sowie eine Varikocele testis sind vermutlich die häufigsten Ursachen der männlichen Infertilität • Torsion eines ektopen oder kryptorchen Hodens

G

Angeboren

- Beim Kryptorchismus findet sich eine Anorchie in 4 %, davon 80 % einseitig (oft fehlen auch Niere und Ureter auf der betroffenen Seite). Diese Hodenagenesie basiert auf einer fehlenden embryonalen Entwicklung. Meist sind aber embryonale Reststrukturen vorhanden.

Cave ⚠

Maligne Entartung.

Erworben

- Z. n. beidseitiger intrauteriner Hodentorsion (Vanishing-Testis-Syndrom)
- Atrophie nach Orchitis, nach Traumata
- Z. n. Orchidektomie wegen verspätet diagnostizierter Hodentorsion
- Orchidektomie wegen Hodentumor, Verletzungen

Schalskrotum

- Aarskog-Syndrom, s. Minder-/Kleinwuchs
- Mikrodeletionssyndrom 1p36, s. Retardierung, mentale

Merke M!

Die Kombination einer **Hypospadie** mit einer **Retentio testis** bei männlichem Phänotyp bzw. das Vorliegen **beidseitiger Leistenhernien** mit Gonaden als Bruchinhalt bei weiblichem Phänotyp sollte unbedingt an das Vorliegen einer sexuellen Differenzierungsstörung denken lassen.

32.2.2 Bei Mädchen

Klitorishypertrophie (isoliert)

Endokrin

- AGS mit/ohne Salzverlust (Stadium I nach Prader mit leichter Klitorishypertrophie, Stadium II mit stärker ausgeprägter Klitorishypertrophie, aber noch ohne Sinus urogenitalis, in > 90 % 21-Hydroxylase-Mangel)
- Klitorishypertrophie beim Cushing-Syndrom
- beim Ullrich-Turner-Syndrom (selten)
- androgenproduzierende Tumoren des Ovars wie das Androblastom (früher Arrhenoblastom), Leydig-Zell-Tumoren
- Gonadoblastom (bes. bei Gonadendysgenesie)
- Nebennierenrinden-Karzinome
- metastasierende Karzinosarkome der Harnblase
- exogene Androgenzufuhr an die werdende Mutter

Nicht hormonelle Ursachen

- Neurofibromatose 1 (selten bei NF 2)
- klitorale Epidermiszysten
- kongenitale generalisierte Lipodystrophie (AR)
- Naevus lipomatosus cutaneus superficialis
- idiopathisch
- zweigeteilte Klitoris bei Blasenekstrophie

Labiensynechie

Definition [ ]

Labiensynechie: sekundäre Verklebung der Labia minora, s. „Merke“

Merke M!

Eine **Labiensynechie** findet sich bei ca. 1,8 % der Mädchen im Alter von 3 Monaten bis 4 Jahren durch Östrogenmangel bzw. als Folge einer Vulvovaginitis.

Cave ⚠

Urethrovaginaler Reflux (mit Nachträufeln des Urins), s. Miktionsstörungen/Dysurie.

Hymenalatresie

Definition [ ]

Hymenalatresie: bei Geburt bereits fehlender Schleimabgang aus Vagina, Sekretstau durch mütterliche Hormone, in der Pubertät Hämatokolpos, mit monatlich rezidivierenden Bauchschmerzen, „Unterbauchtumor“, s. Amenorrhö.

Vaginalaplasie/-septen

- Diese Diagnose wird durch Sonografie und Chromosomenanalyse meist bei der Abklärung einer primären Amenorrhö durch die Jugendgynäkologin bzw. den -gynäkologen gestellt, s. Amenorrhö
- Mayer-Rokitansky-Küster-Syndrom (1:5000), s. Amenorrhö
- Bardet-Biedl-Syndrom, s. Adipositas, Skelettanomalien/-deformitäten
- McKusick-Kaufmann-Syndrom (Hydrometrokolpos bereits beim Neugeborenen durch Vaginalatresie bzw. Vaginalseptum), s. Amenorrhö
- Fraser-Syndrom (Kryptophthalmus-Syndaktylie-Syndrom)
- fakultativ beim MODY V, s. Polydipsie/-urie
- Herlyn-Werner-Wundelich-Syndrom (Uterus didelphys, durch ausbleibende Fusion der Müller'schen Gänge, Hemivaginalseptum und ipsilaterale Nierenagenesie)

Vulvatumoren, Nävi, Hämangiome

Benigne

- Hymenalpolyp des Neugeborenen
- Zysten, z.B. aus embryonalem Gewebe im Bereich der großen und kleinen Labien (**DD:** Leistenhernien)
- Pigmentnävi im Bereich der Vulva
- Hämangiome bzw. Angiome (meist im Bereich der Labia maiora; ▶ Tab. 32.8)
- Labienasymmetrie (Normvariation, CALME: Childhood asymmetric Labium maius Enlargement)

Maligne

- Sarcoma botryoides (embryonales Rhabdomyosarkom, max. bis zum 5. Lj. beoabachtet), s. Miktionsstörungen/Dysurie
- dysontogenetische Adenokarzinome (meist Säuglinge bis zum 1. Lj.)

Tab. 32.8 Vulva.

Hämangiome/Angiome
• generalisierte Hämangiomatose • Mafucci-Syndrom • Von-Hippel-Lindau-Syndrom • Blue-Rubber-Bleb-Nävus-Syndrom

32.2.3 Störungen der Geschlechtsentwicklung

Merke M!

Die neuere Bezeichnung für ein äußerlich sichtbares **intersexuelles Genitale** lautet „disorders of sex development" (DSD) und nicht mehr Hermaphroditismus, Pseudohermaphroditismus etc.

Tab. 32.9 Adrenale Enzymdefekte, klinischer Aspekt des äußeren Genitales.

Enzymdefekt	Jungen	Mädchen
21-Hydroxylase mit/ohne Salzverlust	normal, verstärkte Genitalpigmentierung	virilisiert (Stadiem I–V nach Prader)
3-β-Hydroxysteroid-Dehydrogenase (evtl. Salzverlust)	Hypospadie, Intersex	Klitorishypertrophie
11-β-Hydroxylase durch 11-Desoxicortisol (DOC) mit der Folge RR ↑	normales äußeres Genitale	Virilisierung
17-α-Hydroxylase, RR ↑, Hypokaliämie	weiblich/Intersex	normal
Oxidoreduktase	normal/Intersex	normal/Intersex
StAR-Protein, Salzverlust	weiblich/Intersex	normal

XX-DSD mit intersexuellem Genitale

- früher: Pseudohermaphroditismus femininus
- AGS mit/ohne Salzverlust (Prader-Stadium III, IV mit Sinus urogenitalis; ▶ Tab. 32.9)
- Oxidoreduktasemangel (Oxidoreduktase fungiert als Elektronendonor der 17-α-Hydroxylase und der 21-Hydroxylase, kein Salzverlust; ▶ Tab. 32.9)
- fetoplazentarer Aromatasemangel, P450, führt zu Virilisierungserscheinungen bei Mutter und Fetus (Aromatase fördert die Umwandlung, z.B. von Androstendion in Östrogene, und schützt damit den Fetus vor der virilisierenden Wirkung der plazentaren Androgene)
- mütterliche Androgene (Luteom, Androgenbehandlung der Mutter)

XY-DSD mit intersexuellem Genitale

- früher: Pseudohermaphroditismus masculinus
- inaktivierende Mutationen am LH-Rezeptor-Gen (> 20 Mutationen), s. Mikropenis ▶ S. 147
- partielle gonadale hCG- bzw. LH-Resistenz mit Leydig-Zell-Hypoplasie (LCH, Folge: verminderte Testosteronproduktion, bei partieller Resistenz: milde Form, AR = LCH Typ 2 mit Mikropenis, Hypospadie, Leistenhoden)
- 5-α-Reduktase-Mangel (Umwandlung von Testosteron zum 4-mal wirksameren Dihydrotestosteron gestört, schwere Störung der Viriliserung, pseudovaginale Hypospadie)
- Testosteron-Biosynthese-Defekte (▶ Tab. 32.10)
- partielle Androgeninsensibilität (pAIS, Junge mit perineoskrotaler Hypospadie, kleinem Penis; mangelnde pubertäre Ausbildung der männlichen sekundären Geschlechtsmerkmale, ausgeprägte Pubertätsgynäkomastie (Reifenstein-Syndrom), s. Pubertätsgynäkomastie
- kampomele Dysplasie (Mutationen im SOX9-Gen, bei 46XY-Patienten intersexuelles Genitale möglich), s. Skelettanomalien-/deformitäten

G

Tab. 32.10 Testosteron-Biosynthese-Defekte.

Mit NNR-Insuffizienz (Glukokortokoide, Mineralokortikoide sowie Testosteron/Östradiol ↓)	Ohne NNR-Insuffizienz (nur Testosteron bzw. Östradiol ↓)
• StAR-Protein-Mangel durch Mutationen im StAR-Gen (Steroidogenic acute regulatory Protein), verantwortlich für mitochondrialen Cholesterintransport • Cytochrom P450scc (Cholesterin-Monooxygenase-Mangel) • 3-β-Hydroxysteroid-Dehydrogenase-Mangel (▶ Tab. 32.2) • P450c-17-Hydroxylase-Mangel	• P450c17/17,20-Lyase-Mangel • 7-β-Hydroxysteroid-Dehydrogenase-Mangel

- DSS-Sex-Reversal (Duplikatur in Xp mit Verdoppelung des DAX1-Gens, dadurch gestörte Ausbildung der Testes mit intersexuellem Genitale, aber auch unauffälliger weiblicher Phänotyp möglich)

G

XY-DSD mit fakultativ intersexuellem Genitale und Nierenbeteiligung

- Frasier-Syndrom (evtl. intersexuelles Genitale, gehäuft Gonadoblastome, fokal-segmentale Glomerulosklerose, AD), s. Proteinurie
- Denis-Drash-Syndrom (Mutationen im WT1-Gen: bei Chromosomensatz 46XY intersexuelles Genitale möglich, AD, evtl. bilaterale Wilms-Tumoren, diffuse mesangiale Sklerose), s. Proteinurie

DSD mit Aberrationen der Geschlechtschromosomen

- gemischte Gonadendysgenesie (Mosaik aus 45X0,46XY): nach dem AGS die zweithäufigste Ursache eines intersexuellen Genitales, Müller'sche Strukturen nachweisbar; mögliche Gonadenkonstellationen (▶ Tab. 32.11).
- Gonadendysgenesie bei Chimärismus (46 XX,46XY in 20% der Fälle von „Hermaphroditismus", aber auch Chromosomensatz 46XX in 70% oder 46XY in 10% vorhanden, intersexuelles Genitale möglich, aber auch unauffälliger weiblicher oder männlicher Phänotyp beschrieben)

Tab. 32.11 Gemischte Gonadendysgenesie.

Mögliche Konstellationen
• einseitig normaler Hoden/kontralateral dysgenetischer Hoden • beidseitig dysgenetische Hoden • einseitig dysgentischer Hoden/kontralateral Stranggonade

33 Halsschmerzen

33.1 Einführung

Info

Halsschmerzen sind im Kindesalter ein **vieldeutiges Symptom**, da Kinder i. d. R. die Schmerzen kaum lokalisieren können. Durch eine behutsame Racheninspektion gelingt es meist, die Schmerzursache herauszufinden.

Cave

Bei Verdacht auf **Epiglottitis keine** Racheninspektion, s. u.

33.2 Differenzialdiagnosen

33.2.1 Entzündlich

Stomatitis, Gingivostomatitis, schmerzhafte orale Ulzera – meist viral

- Stomatitis aphthosa et ulcerosa durch HHV-1
- **DD:** akute HIV-Infektion, aber auch bei CMV-Infektion
- Herpangina durch Coxsackie-A-Viren (A2, A4, A5, A6, A8, A10, Bläschen v. a. an den Gaumenbögen)
- Hand-Fuß-Mund-Krankheit (durch Coxsackie-A16-Virus), s. Exantheme/Enantheme
- Varizellenbläschen am Gaumen, s. Exantheme/Enantheme
- Stomatitis epidemica (Maul- und Klauenseuche, MKS-Virus)

Orale Affektionen bei geschwächter Abwehr

- Kostmann-Syndrom (kongenitale Neutropenie, AR), s. Leukopenie (Granulozytopenie)
- schwere angeborene Neutropenie (u. a. Mutationen im Gen der Neutrophilenelastase ELA2, AD), s. Leukopenie
- X-gebundene, schwere angeborene Neutropenie (X-chromosomal rezessiv, aktivierende Mutation im Wiskott-Aldrich-Syndrom-Protein, WASP, s. u.)
- Neutropenie mit kardialen und urogenitalen Fehlbildungen (Mutation bei G6PC3), s. Leukopenie
- zyklische Neutropenie (Gendefekt bei Elastase 2), s. Leukopenie, Fieber/Sepsis
- Ulzera und Gingivitis bei chronischer Granulomatose, s. Fieber/Sepsis
- Soorstomatitis bei Immunsuppression, HIV-Infektion (in ca. 12 % bei akuter Infektion)
- nekrotisierende Gingivitis bei HIV-Infektion
- leukämische Gingivainfiltration, myelodysplastisches Syndrom
- orale Mukositis (als Folge einer Zytostatika- bzw. Strahlentherapie)
- Noma (gangränöse Stomatitis; Erreger: Fusobakterien und Borrelien – bei abwehrgeschwächten, unterernährten Kindern auftretend)

Autoimmunerkrankungen im Bereich des Cavum oris, z. T. bullös

- Pemphigus vulgaris (Autoantikörper gegen Desmosomen)
- Schleimhautpemphigoid (bandförmige C3, IgG- und IgA-Ablagerungen entlang der Basalmembran)
- autoimmunpolyglanduläres Syndrom Typ I (NNR-Insuffizienz-Hypoparathyreoidismus, mukokutane Kandidiasis)

Andere Ätiologien als Ursache von Halsschmerzen

- Gingivitis bei Zahndurchbruch
- chronisch rezidivierende Aphthen unbekannter Ätiologie
- chronisch bzw. rezidivierende Aphthen bei entzündlichen Darmerkrankungen (CED wie M. Crohn (bis 20 %), Colitis ulcerosa), aber auch bei Zöliakie
- systemische Vaskulitiden (z. B. M. Wegener)
- PFAPA-Syndrom, s. Fieber (rezidivierendes)
- Behçet-Syndrom (Ulzera in > 90 % – eines der vier Hauptkriterien, auch im Genitalbereich vorkommend; Hypopyon, Iritis, Chorioretinitis, Arthralgien, Thrombosen, Thrombophlebitiden sowie auch Lungenbefall möglich)
- Erythema exsudativum multiforme majus, s. Erytheme
- erosiver Lichen planus (Lichen ruber mucosae)
- chronische Gingivitis bei Skorbut
- Stomatitis durch Goldpräparate, Penicillinamin

Bakterielle Infektionen/Tonsillitiden

Info

Auch als „Anginen" bezeichnet (▸ Tab. 33.2), s. Abszesse.

Tab. 33.1 Halsschmerzen.

Begleitsymptome und indirekte klinische Hinweise
• Schluckstörungen • Nahrungsverweigerung • vermehrter Speichelfluss • dolente Lymphknotenschwellungen im submandibulären oder zervikalen Bereich • evtl. Schwellungen der Speicheldrüsen, abgehobenes Ohrläppchen bei Parotitis

H

Tab. 33.2 Angina: Erscheinungsformen und Komplikationen.

Klinische Erscheinungsformen	Akute, meist lokale Komplikationen
• Angina catarrhalis (Rötung, Schwellung der Tonsillen) • Angina lacunaris (Stippchen an den Kryptenmüdungen) • Angina follicularis (Stippchen über Lymphfollikel) • membranöse Angina (= konfluierende Beläge)	• Peritonsillitis, Peritonsillarabszess • Intratonsillarabszess • Retropharyngealabszess • Lymphadenitis meseraica (s. Bauchschmerzen)

- Streptokokkenangina duch β-hämolysierende Streptokokken der Gruppe A (GABS)
- Scharlach, s. Exantheme/Enantheme
- Anginen durch andere Bakterien wie Pneumokokken, Haemophilus influenzae, Moraxella catarrhalis
- Diphtherie (starke Rachenrötung, flächenhafte grauweißliche Pseudomembran, von den Tonsillen auf Umgebung übergreifend; Erreger: Corynebacterium diphtheriae)
- Angina Plaut-Vincent (ulzerierend, meist einseitig; Erreger: Fusobacterium nucleatum kombiniert mit Treponema vincentii)
- nekrotisierende Tonsillitis (bei Agranulozytosen), s. Leukopenie
- Angina bei Tbc-Primärherd, Angina bei Lues (selten)

Peritonsillitis, Peritonsillarabszess (meist einseitig, s. u.)

- Retro- und Parapharyngealabszess
- Angina Ludovici (Mundbodenphlegmone, häufig odontogen, Karies! Erreger: Staphylokokken, Streptokokken, Anaerobier)
- Lemierre-Syndrom, s. „Merke“

Merke M!

Lemierre-Syndrom: akute oropharyngeale Infektion, parapharyngeale **Abszessbildung**, suppurative **Thrombophlebitis** der **Vena jugularis** (Erreger meist gramnegatives Fusobacterium necrophorum), Gefahr von septischen Fernmetastasen in der Lunge, Fortleitung ins Zerebrum, drohende **Arrosion** der **A. carotis interna!** Wegbereitend oft virale Infektionen wie EBV, CMV oder Influenza A.

Epiglottitis

Info i

Die Epiglottitis ist die gefährlichste Form von Halsschmerzen (Erstickungsgefahr, Atemstillstand bei Racheninspektion), s. „Merke“, Stridor (DD).

Tab. 33.3 Komplikationen nach Streptokokkeninfekten.

Postinfektiöse (autoimmunologische)
• Poststreptokokkennephritis (auch nach streptogener Impetigo contagioasa) • Scharlachnephritis (ca. 3–4 Wochen nach Scharlach) • akutes rheumatisches Fieber (2–4 Wochen nach Infektion mit β-hämolysierenden Streptokokken der Gruppe A), Folge: Rheumatic Heart Disease (RHD) • reaktive Arthritis, z. B. nach Streptokokkeninfektion (HLA-B27-negativ) • Poststreptokokken-Polymyalgie (Myalgie, Fieber, Arthralgie – nicht Arthritis, evtl. Trismus) • Poststreptokokken-Uveitis (1–6 Wochen nach Erstinfektion, selten) • PANDAS (Pädiatrische autoimmun-neuropsychiatrische Störung nach Streptokokkeninfekt: obsessiv/kompulsive Störungen wie Zwänge, Rituale, Tics, motorische Hyperaktivität u. a.) • Chorea minor (ZNS-Autoimmunkrankheit nach Streptokokkeninfekt) • ADEM, s. Lähmungen • Psoriasis guttata nach Infektionen mit Streptokokken der Gruppe A

Merke M!

Bei geringstem Verdacht auf eine **Epiglottitis** ist der **sitzende** Patient in den Anästhesieraum zu bringen und die Racheninspektion nur in Intubationsbereitschaft vorzunehmen.

Virale Tonsillitiden

- Pfeiffer-Drüsenfieber durch EBV, evtl. bakteriell superinfiziert durch Streptokokken, s. Lymphknotenschwellungen, Splenomegalie, Dyspnoe
- Adenovirusinfektionenen (Enanthem!)
- RSV, Coronaviren, Rhinoviren (meist mit Rhinitis, Pharyngitis, s. u., und Bronchitis einhergehend)

Pharyngitiden

- viral durch Rhinoviren, Grippevirus, RS-Virus, Parainfluenzaviren, Metapneumovirus, RS-Virus, Adenovirus, s. Husten, Augenauffälligkeiten/-erkrankungen (Konjunktivitis), Fieber/Sepsis
- bakterielle Superinfektion: „Seitenstrang-Angina“ (häufig nach Tonsillektomie)

Entzündungen/Schwellungen der Speicheldrüsen

- Parotitis epidemica (Mumpsvirus, ein RNA-Virus aus der Familie der Paramyxoviridae)
- Parotitis auch bei Infektionen mit Coxsackie-Viren, HIV, EBV, CMV, Parainfluenzaviren sowie durch das Virus der LCM (lymphozytäre Choriomeningitis) möglich
- eitrig-bakterielle (meist einseitige) Parotitis, z. B. Superinfektion bei Sialolithiasis (Glandula submandibularis häufiger betroffen als die Parotis)

- idopathische, chronisch rezidivierende Parotitis im Kindesalter (nicht obstruktive Sialektasien, typischer Sonografiebefund!)
- IgG4-related sclerosing Silalenitis bei ca. einem Viertel der Fälle mit Autoimmunpankreatitis
- andere Ursachen einer rezidivierenden Parotitis (z.B. beim Sjögren-Syndrom – verminderte Speichelsekretion, Schluckbeschwerden, bei HIV-Infektion, bei Antikörpermangelsyndromen, bei C3-Mangel)
- marantische Parotitis (bei Kachexie)
- Anesthesia Mumps (einseitige Parotisschwellung nach Allgemeinnarkose)
- Parotistumoren (Parotismischtumoren, Sialoblastom, **DD:** benigne Masseterhypertrophie)

Schilddrüse und Halsschmerzen

- akute Thyreoitiden, eitrig (**DD:** infizierte mediane Halszyste), nicht eitrig, z.B. HIV-Infektion
- subakute Thyreoiditis de Quervain (Fieber, Halsschmerzen, Abgeschlagenheit, anfänglich Hyperthyreosebefunde)

Merke M!

Die **Hashimoto-Thyreoiditis** ist schmerzlos. Die Stoffwechsellage ist eu-, hyper- oder hypothyreot.

33.2.2 Nicht entzündlich bedingte Halsschmerzen

Verletzungen

- Gaumen, Mundhöhle (Verletzung durch scharfkantige Gegenstände, Sturz mit Spielzeug oder Lutscherstiel im Mund)
- Zungenbiss (z.B. bei Grand-Mal-Anfall, bei Sturzverletzungen)

Fremdkörper

- Oropharynx: Fischgräte, verschlucktes Spielzeug oder verschluckte Münze

Verätzungen/Verbrühungen

- Mundhöhle, Hypopharynx durch Trinken von Säuren, Laugen, heißen Flüssigkeiten

Allergisch

- Quincke-Ödem (im Mundhöhlenbereich), s. Stridor
- **DD:** hereditäres Angioödem (Steroide wirkungslos, auch halbseitige Zungenschwellung möglich!), s. Stridor (DD)
- Bienen- bzw. Wespenstich

Cave ⚠

Süße Getränke in dunklen Flaschen oder Dosen ohne Deckel.

- orales Allergiesyndrom (z.B. das Birkenpollen-Nuss-Obst-Syndrom mit Schwellung der Lippen und Zunge nach Obstgenuss bei Birkenpollenallergikern)
- allergische Zungenschwellung auch bei Medikation mit ACE-Hemmern möglich

Eagle-Syndrom

- zu langer Processus styloideus, Globusgefühl, Schluckstörungen, Halsschmerzen), s. Dys-/Odyniphagie

Tumoren

- nasophyaryngeale Tumoren (Karzinome, gehäuft bei Asiaten), s. Lymphknotenschwellungen/Lymphadenopathien
- oropharyngeale Plattenepithelkarzinome assoziiert mit Infektionen durch HPV (humanes Papillomavirus, Typ 16)

H

34 Hämaturie

34.1 Einführung

Definition

- **Mikrohämaturie:** > 5 Erythrozyten/µl unzentrifugierten Urins in der Zählkammer. Teststreifen (z. B. Combur 9) sind nach diesem Wert genormt, erfassen aber auch Hämoglobin und Myoglobin (weitere Fehlerquellen sind sehr konzentrierter Harn sowie Vitamin-C-Einnahme).
- **Makrohämaturie:** Blut im Urin (durch Rotbraunfärbung bereits makroskopisch sichtbar): > 50 Erythrozyten/Gesichtsfeld bei 400-facher Vergrößerung). Formen der Makrohämaturie (M):
  - **totale M.:** Urin während der gesamten Miktion rot verfärbt
  - **terminale M.:** Blut am Ende der Miktion
  - **initiale M.:** Blut zu Beginn der Miktion

H

Merke M!

Auch eine **Hämoglobinurie** (bei schwerer Hämolyse, Malaria – „Schwarzwasserfieber“, paroxysmaler nächtlicher Hämoglobinurie) oder eine **Myoglobinurie** können eine Makrohämaturie vortäuschen. Ebenso die Metabolisierung von Indikan zu **Indirubin** durch Bakterien wie P. aeruginosa sowie Klebsiella pneumoniae u. a. im alkalischen Harn Verfärbung der Windeln auch bei kongenitaler erythropoetischer **Porphyrie** (M. Günther). **Hellrote** Verfärbung der **Windel** bei jungen Säuglingen meist durch harmloses **Sedimentum lateritium** („Ziegelmehlsediment“ = Ausfällung von Uraten; Red-Diaper-Syndrom) bedingt. Im Zweifelsfall Harnuntersuchung und Ausschluss einer Hämatochezie.

Tab. 34.1 Pseudomakrohämaturien.

Nahrungsmittel	Medikamente	Pathologische Stoffwechselprodukte
Rote Rüben (Rote Bete)	Azetylsalizylsäure	Porphyrine
Brombeeren	Aminophenazon	Homogentisinsäure (Alkaptonurie)
Rhabarber	Ibuprofen	Indirubin, s. u.
Paprika	• Rifampicin • Daunorubicin • Desferrioxamin → „Vin-rose“-Urin, z. B. bei Therapie einer Eisenvergiftung • Sulfasalazin	

Merke M!

- Im Phasenkontrastmikroskop können die Erythrozyten **dysmorph** erscheinen. Besondere Bedeutung kommt den Akanthozyten zu (pathologisch > 5 %). Zusammen mit dem Auftreten von Erythrozytenzylindern spricht dies für eine **glomeruläre Hämaturie.**
- **Eumorphe** Erythrozyten sprechen für eine **nicht glomeruläre** Hämaturie.
- **Pathologische Proteinurie:** > 150 mg/1,73 m² Körperoberfläche(KO)/Tag (1,73 m² = durchschnittliche KO des Erwachsenen)

Merke M!

Falls Schwierigkeiten beim Sammeln des 24-h-Harns bestehen, empfiehlt sich die Berechnung der glomerulären Filtrationsrate **(GFR)** nach **Schwartz:**

$$\frac{\text{Körperlänge (cm)} \times \text{Faktor K}^*}{\text{Serumkreatinin (mg/dl)}} = \text{GFR (ml/min/1,73m}^2\text{ KO)}$$

*K = 0,45 im 1. Lj., *K = 0,55 ab 2. Lj.

34.2 Differenzialdiagnosen

34.2.1 Dysmorphe Erythrozyten mit Proteinurie

Hereditär

Typ-IV-Kollagen-assoziiert

- Alport-Syndrom (familiäre Hämaturie und Schwerhörigkeit, auch Myopie, Lentikonus, Katarakt möglich, 1:5000, elektronenmikroskopisch typische Veränderungen der glomerulären Basalmembran mit zunehmender Verdickung und Aufsplitterung der Lamina densa; ▶ Tab. 34.2)
- autosomal dominante, benigne familiäre Hämaturie (meist isolierte, persistierende Mikrohämaturie, evtl. kleine Proteinurie, AD, elektronenoptische Verdünnung der glomerulären Basalmembran – Thin Basement Membrane Nephropathy, Progredienz zur Niereninsuffizienz möglich (▶ Tab. 34.2)

Typ-III-Kollagen-assoziiert

- Nagel-Patella-Syndrom (▶ Tab. 34.3), s. „Merke“
- Kollagen-Typ-III-Glomerulopathie, **keine** Hämaturie, s. Proteinurie

Tab. 34.2 Kollagen-IV-assoziierte Nephropathien, genetische Varianten des Alport-Syndroms (modifiziert nach Gerok et al. 2007).

Erbgang	Genmutation	Klinik
X-chromosomal	Col IV α5	juvenile Form, Niereninsuffizienz vor 30 Lj., Innenohrschwerhörigkeit, Myopie durch Lentikonus
X-chromosomal	Col IV α5 (Splicevarianten)	Manifestation beim Erwachsenen, Niereninsuffizienz nach dem 30. Lj., leichte Innenohrschwerhörigkeit
autosomal-rezessiv	Col IV α3 od. α4 (homozygot oder compound heterozygot)	frühe Niereninsuffizienz vor 30. Lj., bei Jungen u. Mädchen, Therapie mit ACE-Hemmern
autosomal-dominant	Col IV α4 od. Col IV α (Signalpeptid)	variable Nierenfunktionseinschränkung
autosomal-dominant	Col IV α4 od. Col IV α3	Thin Basement Membrane Nephropathy, s. o.

Andere hereditäre Nephropathien

- monogene Formen der fokalen segmentalen Glomerulosklerose (FSGS, Mikrohämaturie in ca. 50 %, Mutationen; ▶ Tab. 34.3), s. Proteinurie
- Glomerulopathie mit Fibronektinspeicherung (membranoproliferative Glomerulonephritis mit subendothelialer Fibronektinspeicherung [Fibronektin = Glykoprotein], AD)
- Epstein-Syndrom (Alport-Syndrom kombiniert mit Makrothrombozytopenie), s. Petechien
- M. Fabry (X-chromosomal rezessiv, elektronenoptisch typische Zebra-Körperchen in den Glomeruli), s. Bauchschmerzen, Sensibilitätsstörungen, Fieber/Sepsis
- familiäre hyperurikämische Nephropathie, AD

Merke M!

Nagel-Patella-Syndrom (Alport-Syndrom plus nephrotisches Syndrom): Mutation des Gens für Transskriptionsfaktor LMX1B, AD; extrarenale Symptome: An-/Mikroonychie, palpable Beckenhörner, Aplasie/Hypoplasie der Patella, andere ossäre Auffälligkeiten, Minderwuchs, Glaukom, sensoneurale Schwerhörigkeit, Niereninsuffizienz (10 %); Histologie: Basalmembranverdickung, fokale bis totale Glomerulosklerose, elektronenoptisch pathognomonisch: „Moth-eaten“-Bild, s. Proteinurie

Erworbene Nephropathien/Nephritiden

- IgA-Nephritis/Nephropathie (M. Berger, häufigste Form der Glomerulonephritis beim Kind, s. „Merke“)
- M.-Schoenlein-Henoch-Nephropathie (viele Ähnlichkeiten, aber auch Unterschiede zur IgA-Nephropathie [▶ Tab. 34.4], s. „Merke“, Petechien)

Tab. 34.3 Erkrankungen der glomerulären Basalmembran.

Angeboren
• Alport-Syndrom • benigne familiäre Hämaturie • Nagel-Patella-Syndrom • Fibronektin-Nephropathie (Glomerulopathie mit Fibronektinspeicherung) • Pierson-Syndrom (nephrotisches Syndrom, AR), s. Proteinurie

Tab. 34.4 DD IgA-Nephritis vs. M.-Schoenlein-Henoch-Nephritis.

	IgA-Nephritis	M.-Schoenlein-Henoch-Nephritis
extrarenale Symptomatik	–	++
Nephritis/nephrotische Komponente	+/–	+++
Risiko des chronischen Nierenversagen	+	++
sekundäre Formen, z. B. bei Zöliakie, M. Crohn, Lymphome u. a.)	++	+/–
Größe der IgA1-enthaltenden zirkulierenden Immunkomplexe	7S–19S	> 19S

Tab. 34.5 Ätiopathogenese des HUS.

HUS-Form	Ätiopathogenese
herditäres familiäres HUS („atypisches“ HUS, 5–10 % der Fälle)	hereditäre Defekte im Komplementsystem (z. B. Faktor-H-Defekt, AR oder MCP-Defekt, AD), s. Infektanfälligkeit
infektiös bedingtes HUS	• Vero-Toxin- bzw. Shiga-Toxin-produzierende Keime: EHEC (z. B. Serogruppe O157:H7, O104:H4), Shigella • aber auch durch Pneumokokken (SP-HUS, bes. Serotyp 19A, vermutlich schwererer Verlauf als beim durchfallbedingten HUS)*
autoimmun bedingtes HUS	durch Auto-AK-Bildung gegen den Faktor H
medikamentös bedingtes HUS	z. B. durch Calcineurin-Inhibitoren

* SP-HUS: Streptococcus-pneumoniae-assoziiertes HUS.

- akute Poststreptokokkennephritis (akute postinfektiöse Glomerulonephritis, etwa 10 Tage zuvor Angina, Pharyngitis, Otitis, Impetigo durch β-hämolysierende Streptokokken der Gruppe A, bis zu 3 Wochen vorher Scharlach, Makrohämaturie, Proteinurie, arterielle Hypertonie, Oligurie, straffe Ödeme; Komplikationen: hypertensive Krisen mit Krampfanfällen oder Lungenödem), s. Hypertonie
- hämolytisch-urämisches Syndrom (HUS, Gasser-Syndrom; ▶ Tab. 34.5), s. Anämie/Blutarmut, Petechien, Anurie, Hypertonie

H

- thrombotisch-thrombozytopenische Purpura (akutes Nierenversagen, zentrale Symptomatik), s. „Merke", Petechien
- chronische Glomerulopathien (primäre Glomerulonephritiden) s. u.: histologische Gesichtspunkte
- rapid-progressive Glomerulonephritis (RPGN, in mehr als 50% der Glomeruli Halbmondbildung, progrediente Niereninsuffizienz innerhalb von 12 Wochen, bei allen akuten Glomerulopathien vorkommend, z. B. auch beim Goodpasture-Syndrom, bei SLE, Wegener-Granulomatose u. a.)
- Shunt-Nephritis (Immunkomplexnephritis bei infiziertem ventrikuloatrialem Shunt, z. B. durch Staphylococcus albus)
- LE-Nephritis (Nierenbeteiligung bei SLE in über 80%, WHO-Einteilung in 6 Typen, Nierenbiopsie!)

Merke M!

Die **IgA-Nephritis** ist die **häufigste glomeruläre** Erkrankung im **Kindesalter**. Rezidivierende Schübe von Makrohämaturie im Rahmen von Infekten, Impfungen, körperlicher Anstrengung; dazwischen weiterbestehende Mikrohämaturie. Spätere Niereninsuffizienz möglich, Assoziation mit Zöliakie.

Merke M!

Die **Pathogenese** der **IgA-Nephritis** und der **M.-Schoenlein-Henoch-Nephritis** sind sehr ähnlich. Zugrunde liegt eine **vermehrte IgA1**-Produktion, dazu kommen eine durch verminderte Glykosylierung bedingte **qualitative Veränderung** des **IgA1**-Moleküls sowie eine **gestörte RES-Clearance** der IgA-haltigen zirkulierenden Immunkomplexe. Diese werden im Glomerulus deponiert und verursachen dort eine Kaskade von schädigenden Mechanismen.

Merke M!

Auch bei der **thrombotisch-thrombozytopenischen Purpura** existieren vor allem im Kindesalter genetisch bedingte Formen durch Mutationen an einem Gen, das für eine Protease kodiert, die den Von-Willebrand-Faktor (vWF) spaltet (= kongenitale **ADAMTS-13-Defizienz**). Folge: überlanges Polymer des vWF, das sich an unverletzte Endothelzellen anlagert, eine Plättchenaggregation induziert und somit zur Mikrothrombenbildung führt. Erworbene thrombotisch-thrombopenische Purpura durch inhibierende **Anti-ADAM-13-Autoantikörper**. Sekundäre Formen durch **Medikamente** wie Ciclosporin, Tiklopidin, Mitomycin C, aber auch durch **HIV** und nach **Organtransplantationen**.

Tab. 34.6 Erworbene primäre Glomerulonephritiden (GN).

Histologische Gesichtspunkte (s. auch „Merke")
• nichtfamiliäre (primäre oder sekundäre) Formen der fokalsegmentalen Glomerulosklerose (FSGS), Variante: C1q-Nephropathie, s. Proteinurie • diffuse mesangiale Sklerose (DMS) • membranoproliferative Glomerulonephritis (MPGN, Typ I–III), Komplementerniedrigung, s. u.! • membranöse Glomerulonephritis (MGN, in 50% Mikrohämaturie, mitunter AK gegen Hepatitis B und C), s. Proteinurie

Merke M!

Glomerulushistologie: DD fokal – diffus – segmental
- fokale GN: < 80% der Glomeruli betroffen
- diffuse GN: > 80% der Glomeruli betroffen
- segmental: nur einzelne Anteile des Glomerulus betroffen (nicht der Glomerulus als Ganzes)

Tubulointerstitielle Nephritiden

- tubulointerstitielle Nephritis, s. „Merke"
- TINU (tubulointerstitielle Nephritis mit Uveitis, idiopathisch, manchmal mit Autoimmunphänomenen kombiniert, Uveitis oft erst Monate nach der Nierenerstmanifestation auftretend)
- IgG4-assoziierte tubulointerstitielle Nephritis (in etwa 35% mit Autoimmunpankreatitis assoziiert, s. Bauchschmerzen)

Merke M!

Tubulointerstitielle Nephritis: durch Analgetika, Antibiotika, Antikonvulsiva, auch virale und bakterielle Auslöser. Initial unspezifische Symptome wie Fieber, Bauchschmerzen, Müdigkeit, Anorexie, makulopapulöse Exantheme, Arthralgien, später Polyurie und Polydipsie, Mikrohämaturie, kleine Proteinurie, Zylindurie, sterile Leukozyturie, tubuläre Funktionsstörungen (Glukosurie bzw. Hyperaminoazidurie).

Andere erworbene Nephropathien/ Nephritiden (z. B. tubulointerstitielle)

- Nephropathia epidemica (Hanta-Virus-Neohritis), s. „Merke"
- Nephritis durch CMV, Hepatitis-B-, -C-Virus, HIV-Nephropathie (FSGS)
- Nierenbeteiligung bei Malaria, bei Schistosomiasis
- bakterieller Endokarditis (Nephropathie durch Mikroembolien oder im Rahmen einer Immunkomplexnephritis)
- Goodpasture-Syndrom (IgG-Auto-AK gegen glomeruläre und alveoläre Basalmembran)
- Immunvaskulitiden kleiner Gefäße (► Tab. 34.7)
- immunhistologisch negative (pauci immune) ANCA-positive Glomerulonephritis (renal limitierte Vaskulitis, meist rapid progredienter Verlauf)

Tab. 34.7 Immunvaskulitiden kleiner Gefäße.

Vaskulitis
• Wegener-Granulomatose (granulomatös, nekrotisierend, Beteiligung auch der Atemwege und des ZNS), s. Dyspnoe, Schlaganfall/Apoplexie • Churg-Strauss-Syndrom (allergische, nekrotisiernde granulomatöse Vaskulitis, auch des Respirationstrakts) • mikroskopische Polyangiitis (nekrotisierend) • M. Schoenlein-Henoch (IgA-positive Immunkomplexablagerungen), s. o.

Tab. 34.8 Glue Sniffing.

Renale Folgen
• Hämaturie (dysmorphe oder auch eumorphe Erys im Harn) und kleine Proteinurie • verschiedene Nephritisformen • Nierensteine • hepatorenales Syndrom • erworbene tubuläre Azidose • sekundäres Fanconi-Syndrom • akute Tubulusnekrose

- Nierenamyloidose (schlechteste Prognose aller chronischen Nephropathien)
- systemische Sklerose (in 20 % Nierenbeteilgung)
- Nierenschädigung als Folge des Glue Sniffing (▸ Tab. 34.8), s. Fötor/Gerüche

Merke M!

Ursachen: Puumalavirus-Infektion, Hanta-Virus-Infektion; Symptome: hohes Fieber, Schüttelfrost, Kopfschmerzen, Bauchschmerzen, Rückenschmerzen, Thrombozytopenie, Proteinurie, Mikrohämaturie, Hypertonie, akutes Nierenversagen; Wirt des Virus: Rötelmaus, Ansteckung durch Inhalation von Aerosol aus Exkrementen des Nagers, s. Fieber/Sepsis.

Hypertoniehäufigkeit bei verschiedenen Nephritisformen

Tab. 34.9 Hypertoniehäufigkeit bei verschiedenen Nephritisformen.

Häufig	Gelegentlich	Selten
Poststreptokokken-nephritis	IgA-Nephritis	interstitielle Nephritis
fokale segmentale Glomerulosklerose	membranoproliferative Glomerulonephritis (Steroidtherapie!)	membranöse Nephritis
rapid-progressive Glomerulonephritis	HIV-Nephropathie	
mesangioproliferative Glomerulonephritis		

Tab. 34.10 Nephritiden mit Komplementerniedrigung (CH 50, C3, C4).

Nephritiden
• Poststreptokokkennephritis (Komplement in der Regel nach 3 Monaten normalisiert) • SLE-Nephritis (**Cave:** genetisch bedingter C4-Mangel) • membranoproliferative Glomerulonephritis (MPGN,Typ I–III, Typ II-„dense deposit disease" – auch in Kombination mit partieller Lipodystrophie des Gesichts, der oberen Körperhälfte) • Shunt-Nephritis (Immunkomplexnephritis bei bzw. nach infiziertem VA-Shunt) • Immunkomplexnephritis bei Kryoglobulinämie (vorwiegend C4-Verbrauch) • Nierenbeteiligung bei hypokomplementämischer Urticaria-Vaskulitis (meist membranoproliferativ)

34.2.2 Dysmorphe Erythrozyten ohne Proteinurie

- Alport-Syndrom, s. o.
- benigne familiäre Hämaturie, s. o.
- IgA-Nephritis (Berger-Nephritis), s. o.
- Poststreptokokkennephritis (isolierte Mikrohämaturie bis zu 1 Jahr nach akuter Phase), s. o.

Tab. 34.11 Erkrankungen mit Urolithiasis.

Systemisch
• Hyperparathyreoidismus (Kalziumphosphatsteine) • Hyperkalzämie, Hyperkalzurie • distale renale tubuläre Azidose (AD-Typ), s. Azidose • Oxalose (Typ I u. II, Kalziumoxalatsteine) • Lesch-Nyhan-Syndrom (Hyperurikämie), s. Retardierung, mentale • Kelley-Seegmiller-Syndrom (Hyperurikämie) • juvenile Hyperurikämie • Xanthinurie, AR, Xanthinsteine (Defekt der Xanthinonoxidase, Hypourikämie, AR) • Dent-Erkrankung (Hyperkalzurie, Proteinurie, X-chromosomalrezessive Nephrolithiasis) • Kalziumoxalatsteine bei CF, chronisch entzündlichen Darmerkrankungen (CED), Kurzdarmsyndrom • langzeitige Immobilisierung

Tab. 34.12 Nephrokalzinose.

Krankheitsbilder

• medulläre Nephrokalzinose – bereits bei Frühgeburten vorkommend
• außerhalb der Frühgeburtenzeit bei:
  ○ renal tubulärer Azidose
  ○ primärer Hyperoxalurie
  ○ Hyperkalzurie bei Hyperparathyreoidismus

H

34.2.3 Eumorphe Erythrozyten mit sonografischem Substrat

- Urolithiasis (deutlicher Frequenzanstieg im Kindes/-Jugendalter in den letzten Jahrzehnten)
- systemische Erkrankungen mit Urolithiasis (▶ Tab. 34.11)
- Nephrokalzinose (▶ Tab. 34.13)
- Papillennekrose (z.B. bei Sichelzell-Hämoglobinopathie, Phenazetinabusus, interstitielle Nephritiden, Diabetes mellitus)
- Nierentumoren (z.B. Wilms-Tumor), Urethelkarzinome (extrem selten bei Jugendlichen)
- M. Pringle (renale Angiomyolipome, meist schmerzlose Hämaturie, aber evtl. Beschwerden durch Verdrängung anderer Organe)
- renale Infiltrate bei Leukämien und Lymphomen (selten primärer renaler Befall)
- Nierenvenenthrombose (meist einseitig, bevorzugt linke Niere)
- Nierenarterienembolie/Niereninfarkt (ischämiebedingte Nekrose von Nierengewebe)
- melaminverunreinigte Babynahrung (Nephrolithiasis)
- Nieren-Traumata (Ruptur, Kontusion)
- Uropathien, s. „Merke“
- Blasendivertikel, Blasenpapillom, Blasenhämangiom, Blasenkarzinom (z.B. Urothelial-Karzinom), sehr selten im Kindesalter
- Fremdkörper (in Urethra bzw. Blase)

Merke M!

Uropathien: Symptomatik von rezidivierenden Harnwegsinfekten, abdominelle Beschwerden, Gedeihstörung, Hypertonie, eventuell Steinbildung in den ableitenden Harnwegen; sonografisch z.B. Refluxnephropathie; primärer, konnataler Megaureter; ureteropelvine Stenose, z.B. durch aperistaltisches Ureterensegment; Ureterenmündungsstenose, Ureterozele, Urethralklappen, ektop mündender Ureter u.a., s. Uro- und Nephropathien (konnatale).

Zystische Nierenerkrankungen

Merke M!

Oft bereits im Säuglingsalter beidseitiger, prallelastischer Bauchtumor tastbar, Mikrohämaturie – seltener Makrohämaturie, Proteinurie, Leukozyturie, Polyurie, Polydipsie, Hypertonie, Anämie, Minderwuchs, teilweise Leber- und Milzvergrößerung, Entwicklung einer portalen Hypertension.

- ADPKD (Ziliopathie, Urolithiasis, Pyelonephritis, renaler Hypertonus, evtl. Leber-, Pankreas-, Milzzysten, Niere vergrößert), s. Hypertonie
- ARPKD (Ziliopathie, Urolithiasis, Pyelonephritis, renaler Hypertonus, Niere vergrößert, Nierenversagen evtl. im Kindesalter), s. Hepatomegalie/-pathie (Leberfibrose)
- einfache Zystenniere (ohne Hämaturie, symptomlos, Zystengröße wenige Millimeter bis 10 cm, Nierengröße normal
- Zystennieren bei genetisch bedingten Syndromen (▶ Tab. 34.13)

34.2.4 Eumorphe Erythrozyten ohne sonografisches Substrat

Lithogene Substanzen im Harn verändert

- Hyperkalziurie, s. „Merke“
- Hypozitraturie (z.B. bei distaler renaler tubulärer Azidose, bei Ureterosigmoideostomie, Topiramatmedikation – meist Calciumnephrolithiasis)
- Hyperoxalurie (Bonn-Risk-Index zur Bestimmung des Harnsteinrisikos auch im Kindesalter verwendbar): Oxalose Typ I u. II oft mit Nephrolithiasis einhergehend, sekundär Hyperoxalurie und Steinbildung, auch bei z.B.M. Crohn, CF, Kurzdarmsyndrom, Vergiftung mit Äthylenglykol)
- Zystinurie, s. Zystinsteine, s.u.
- Hyperurikosämie (z.B. Harnsäuresteine beim Lesh-Nyhan-Syndrom, s. Retardierung, mentale; und beim Kelley-Seegmiller-Syndrom, hier nur partielles Fehlen der Hypoxanthin-Guanin-Phosphoribosyltransferase 1)
- renale familiäre Hypourikämie (gestörte tubuläre Uratrückresorption)
- Xanthinurie (Typ I, II, auch Steine, daneben Myopathie, Arthropathie)

Merke M!

Hyperkalzämie bzw. **Hyperkalziurie** ist unabhängig von ihrer Ätiologie eine der **häufigsten Ursachen** der **Mikrohämaturie** im Kindesalter (oft intermittierend). Etwa 30 % der Kinder mit isolierter Hämaturie haben erhöhte Kalziumwerte im 24-h-Harn.

Cave ⚠

Ketogene Diät bei Anfallsleiden (Nierensteine!).

Entzündungen

- Harnwegsinfekte (eumorphe Erythro- und Leukozyten), s. Miktionsstörungen/Dysurie

Cave ⚠

Harnwegsinfekte: aufsteigende Pyelonephritis – Narbenbildung.

- hämorrhagische Zystitis durch Cyclophosphamid
- eosinophile Zystitis (vermutlich allergischer Natur – durch Nahrungsmittel, Medikamente, häufiger bei Kindern als bei Erwachsenen)

H

Tab. 34.13 Zystennieren.

Bei genetisch bedingten Syndromen
• Meckel-Gruber-Syndrom (eine Ziliopathie, Enzephalozele, Polydaktylie) • Jejune-Syndrom, s. Thoraxdeformitäten (asphyxierende Thoraxdystrophie) • Bardet-Biedl-Syndrom, s. Adipositas • Joubert-Syndrom, s. Ataxie • RCAD-Syndrom („renal cysts and diabetes" = MODY V), s. Polydipsie/-urie • Beckwith-Wiedemann-Syndrom (EMG-Syndrom", s. Hoch-/Großwuchs

Tab. 34.14 Hämaturie.

Medikamentös bedingt
• Makrohämaturie durch Antikoagulanzien, z. B. Heparin und Kumarine • hämorrhagische Zystitis durch Cyclophosphamid (s. o.), durch Busulfan, Ifosfamid • Mikrohämaturie durch nicht steroidale Antirheumatika (z. B. Naproxen u. a.) • Antibiotika (z. B. Chinolone wie Ciprofloxacin) • Antikonvulsiva (z. B. Carbamazepin), orale Goldpräparate, Sulfasalizin

- Polyomavirus-assozierte hämorrhagische Zystitis (bei immunsupprimierten Patienten)
- hämorrhagische Adenovirus-Zystitis, s. Miktionsstörungen/Dysurie
- Tuberkulose
- tubulointerstitielle Nephritis, TINU, s. u.
- Urethritis, z.B. beim Reiter-Syndrom, s. Gelenk-/Knochenschmerzen, Miktionsstörungen/Dysurie
- Trichomonaden, Oxyuriasis
- Mikrohämaturie im Rahmen einer Appendizitis (als Folge einer Periurethritis entstehend, Mikrohämaturie spricht somit nicht gegen eine Appendizitis!)

Varia

- Schistosomiasis des Urogenitaltrakts („Sandkornzystitis", weltweit häufigste Ursache der Hämaturie beim Kind, auch Proteinurie!)
- Gerinnungsstörungen (Thrombopenien, Thrombopathien, Koagulopathien, oft intermittierende Mikrohämaturie, auch Makrohämaturie möglich)
- renales Nussknackersyndrom (Kompression der linken Nierenvene zwischen A. mesenterica sup. und Aorta abdominalis, auch Makrohämaturie beschrieben)
- Marsch- oder Jogging-Hämaturie (symptomlose Makrohämaturie, auch Marschhämoglobinurie möglich)
- Masturbation, Münchhausen-by-Proxy-Syndrom, s. Fieber/Sepsis; Verunreinigung durch Menstruationsblut.
- Medikamente (z.T. auch nephroptoxisch wirkend, wie z.B. NSAR; ▸ Tab. 34.14)

H

35 Hämoptoe/Hämoptyse

35.1 Einführung

Definition [ ]

- **Hämoptoe*:** Aushusten größerer Blutmengen (> 50 ml), meist bei brochopulmonaler Gefäßarrosion oder -ruptur
- **Hämoptyse*:** Aushusten von blutig-tingiertem Sputum oder geringeren Blutmengen (< 50 ml)

*Oft werden beide Begriffe synonym verwendet.

Merke M!

Gastrointestinale Blutungen mit Hämatemesis bzw. Erbrechen von verschlucktem Blut kann eine Hämoptyse vortäuschen. Das Blut ist in diesem Fall aber oft kaffeesatzartig und weist einen sauren pH-Wert auf. Im Fall einer echten Hämoptyse zeigt sich aber meist hellrotes Blut und der pH-Wert ist leicht alkalisch.

Merke M!

Rotverfärbung des Sputums (ohne Hämoptoe/Hämoptyse) bei Pneumonie durch Serratia marcescens möglich!

35.2 Differenzialdiagnosen

35.2.1 Blutungen aus dem HNO-Bereich

- Epistaxis (z. B. aus dem Locus Kiesselbach, einer bes. gefäßreichen Region im vorderen Bereich des knorpeligen Nasenseptums), s. Epistaxis
- Tumoren von Pharynx und Hypopharynx, z. B. juveniles Nasen-Rachen-Fibrom, s. Hörstörungen
- M. Osler (Teleangiektasien an Nasen- und Mundschleimhaut, oft auch sublingual)
- Lemierre-Syndrom (Arrosion der A. carotis interna möglich), s. Halsschmerzen
- Z. n. TE und/oder AT
- Verletzungen, Zungenbiss, Fremdkörper

Cave ⚠

Spätblutungen bei Z. n. TE und/oder AT. Häufigkeitsgipfel: 5.–8. postoperativer Tag, somit meist nach der Entlassung aus stationärer Beobachtung.

35.2.2 Blutungen aus Bronchien und Trachea

- hämorrhagische Tracheobronchitis (z. B. als Komplikation bei Influenza)
- bei CF (durch Arrosionen der Aa. bronchiales oder durch Bronchiektasien)
- Bronchiektasien, s. Husten
- M. Osler (angiomatöse Teleangiektasien, AD), s. Epistaxis, Hämoptoe/Hämoptyse; Blutungen, gastrointestinale
- Fremdkörperaspiration, Traumata
- Bronchialzysten
- Bronchialkarzinoide
- Bronchusadenom (das Bronchialkarzinom wird im Kindesalter kaum beobachtet)
- endobronchiales Kaposi-Sarkom

35.2.3 Blutungen aus dem Lungenparenchym

- Tuberkulose (bes. bei schweren kavernösen Tuberkulosefällen)
- Legionellose (durch Legionella pneumophila, verschiedene Serotypen, hohes Fieber), s. Husten
- Lungenabszesse, Pneumonien (z. B. nekrotisierende Pneumonie), s. Dyspnoe
- Aspergillom (Infektion mit Aspergillus fumigatus in präformierter Höhle wie Lungenzyste, Kaverne, Bronchiektasien)
- allergische bronchopulmonale Aspergillose (seltener Hämoptoe als beim Aspergillom)
- idiopathische (oder symptomatische, z. B. bei Vitien) Lungenhämosiderose, s. Dyspnoe
- Lungentumoren, s. Husten
- angeborene Lungenfehlbildungen, wie z. B. die intralobäre Lungensequestration, s. Dyspnoe

Cave ⚠

Eventuell extrapulmonale Gefäßversorgung bei angeborenen Lungenfehlbildungen.

- traumatische Lungenverletzungen (z. B. durch Rippenfrakturen)
- Barotrauma (Tauchunfälle)

Kardiovaskuläre Ursachen

- Linksherzinsuffizienz
- AV-Aneurysmen der Lunge (durch Links-rechts-Shunt, Rechtsherzinsuffizienz, z. B. auch bei M. Osler), s. Zyanose
- thorakales Aortenaneurysma
- Lungenembolie, s. Thorax-/Brustschmerzen, Dyspnoe; Zyanose, zentrale
- pulmonale Hypertonie (z. B. bei Mitralstenose), s. Zyanose
- Goodpasture-Syndrom (akutes pulmorenales Syndrom), s. Hämaturie
- M. Osler, s. Blutungen, gastrointestinale; Zyanose (pulmonaler Shunt)
- Vaskulitiden und Hämoptoe wie Wegener'sche Granulomatose, mikroskopische Polyangiitis, Churg-Strauss-Syndrom

Andere Ursachen

- SLE mit Lungenbeteiligung
- Endometriose (Hämoptyse während der Menses bei heranwachsenden Mädchen)
- Koagulopathien, Thrombopenien, s. Blutungsneigung, Petechien
- Z. n. Bronchoskopie, BAL bzw. Biopsien, Pulmonalis-Katheter

Medikamente

- Beispiele: Penicillamin, Amiodaron, Antikoagulanzien (z. B. Cumarine)

H

36 Heiserkeit

36.1 Einführung

Definition

Heiserkeit ist eine **Störung** der **Phonation** mit Veränderung des Stimmklanges (raue, „belegte", „blecherne" Stimme) und Einschränkung der Stimmleistung bis zur Stimmlosigkeit (Aphonie).

Merke

Die **häufigste** Ursache einer akuten Heiserkeit bei Kindern ist die **Laryngitis acuta**, die einer chronischen Heiserkeit sind die **Schreiknötchen** (Sängerknötchen), meist symmetrische, harmlose Schleimhautverdickungen am Übergang vom vorderen zum mittleren Drittel der Stimmlippen. Auch im Kindesalter sollte jedoch bei länger dauernder **Heiserkeit** (> 3 Wochen) eine **Laryngoskopie** durchgeführt werden. Ausnahme: Heiserkeit zu Beginn des Stimmbruchs.

36.2 Differenzialdiagnosen

36.2.1 Akute Heiserkeit

- akute Laryngitis (Pseudokrupp, Laryngitis subglottica – viral bedingt), s. Stridor
- „spasmodic croup" (allergisch bedingt), s. Stridor
- diphtherischer Krupp (Pseudomembranen, süßlicher Foetor ex ore), s. Stridor, Fötor/Gerüche
- hereditäres Angioödem, s. Stridor
- akute Laryngotracheobronchitis, s. Husten
- laryngealer Fremdkörper, s. Stridor
- nach Intubation (evtl. auch chronisch durch Granulome)
- Nahrungsmittelallergien (z.B. durch Erdnuss)
- Allergien auf Medikamente, Kontrastmittel (z.B. Gadolinium)
- Heiserkeit als ein Symptom des Säuglingsbotulismus, s. Essstörungen, Dys-/Odynophagie
- exogene Noxen wie Reizgas
- nach akuter Überbeanspruchung (Schreien)
- nach Kehlkopftrauma
- psychogene Aphonie

36.2.2 Chronische Heiserkeit

Angeboren

- Mikrolaryn (u.a. bei Trisomie 5p, beim Katzenschrei-Syndrom)
- Larynxzyste, Larynxstenose
- Larynxmembran
- Larynxspalte

Cave

Larynxspalte: Kombination mit Ösophagusatresie möglich.

- kongenitales lobäres Emphsem (durch Irritation des N. recurrens), s. Dyspnoe
- unbehandelte Hypothyreose (raue, heisere, „blecherne" Stimme), s. Minder-/Kleinwuchs
- distale spinale Muskelatrophie mit Stimmbandlähmung, s. Stridor, Lähmungen
- HMNS Typ 2C (CMT2C, Muskelhypotonie in den ersten Lebensmonaten, Heiserkeit, Dysphagie), s. Lähmungen
- syndromale Erkrankungen mit Heiserkeit (▶ Tab. 36.1)

Cave

CMT2C: Zwerchfelllähmung.

Erworben

- „Schreiknötchen", s.o.
- laryngeale Papillomatose (durch HPV Typ 6, 11; perinatale Übertragung)
- benigne Larynxtumoren (Hamartome, Polypen, Hämangiom, Lymphangiom, Neurofibrom, Fibrom, Neurinom)
- maligne Larynxtumoren (Rhabdomyosarkom, Plattenepithelkarzinom, Kaposi-Sarkom (HIV!)

Tab. 36.1 Angeborene syndromale Formen von Heiserkeit.

Erkrankung	Merkmale
M. Farber	lysosomale Speicherkrankheit mit Laryngomalazie, AR; heiseres Weinen etwa ab dem 4. Lebensmonat, AR; s. Retardierung, mentale (GM2-Gangliosidosen)
Dubowitz-Syndrom	hohe, heisere Stimme, AR, s. Minder-/Kleinwuchs; Retardierung, mentale
Smith-Magenis-Syndrom	Stimme oft tief und heiser, s. Retardierung, mentale; Müdigkeit/Schlafstörungen (gestörte REM-Phasen)
Lipoid-Proteinose	Speicherung von extrazellulärem, PAS-positivem Material (Urbach-Wiethe-Syndrom), Heiserkeit ab dem frühen Kleinkindesalter, pockenähnliche Narben nach Hautläsionen, bes. im Gesicht, AR
William-Beurens-Syndrom	Stimme oft rau und heiser, s. Retardierung, mentale
Pseudo-ZS (Defekt der peroxismalen Thiolase)	Peroxisomenbiogenese-Defekt

- „vocal cord dysfunction“, s. Stridor
- CINCA-Syndrom (NOMID, durch Befall der Krikoarythenoidgelenke)
- JCA und Kollagenosen, z. B. Sjögren-Syndrom (ebenfalls als Folge des Befalls der Krikoarythenoidgelenke), s. Fieber/Sepsis
- Epidermolysis bullosa junctionalis (durch laryngeale Stenosierung), s. Exantheme/Enantheme
- einseitige Rekurrenzparese (bes. starke Heiserkeit bei simultaner Lähmung des N. laryngeus superior et inferior, z. B. bei einer Schädigung des N. vagus)
- Ortner-Syndrom (linksseitige Kehlkopflähmung durch Kompression des N. laryngeus recurrens infolge kardiovaskulärer Veränderungen, wie z. B. einer Vergrößerung des linken Atriums)
- Rekurrensschädigung durch Kapseldurchbruch maligner Schilddrüsentumoren bzw. Mediastinaltumoren
- „X“
- (nicht selten nach Ligatur eines Ductus Botalli beim Frühgeborenen)
- Phonationsstörungen bei Muskeldystrophien, z. B. bei M. Duchenne
- Aphonie bei Myasthenia gravis, Heiserkeit bei HMSN 2
- GÖR (bei Klein- und Schulkindern durch ösophagolaryngealen Reflux)
- Angioödeme verschiedener Ursache, s. Stridor
- passagere Heiserkeit während der Pubertät
- funktionelle Dysphonie (teilweise im Sinne einer Konversionsneurose zu deuten)
- Reinke-Ödem (chronische Stimmbandverdickung durch Überlastung oder Rauchen, bes. bei Frauen)

Schädelbasissyndrome

- Vernet-Syndrom (periphere Läsion der Hirnnerven IX, X u. XT im Foramen jugulare: Dysphagie, Heiserkeit, Geschmacksstörungen u. a.
- Villaret-Syndrom (einseitige Lähmung der Hirnnerven IX–XII, Stimmbandlähmung, Horner-Komplex (durch Beeinträchtigung des Halssympathikus)

Medikamente und Heiserkeit

- Therapie mit ACE-Hemmern, s. Husten
- Inhalation von Steroiden (wie Beclometason, Budenosid)
- Inhalation von Sevofluran (Inhalationsanästhetikum)
- Androgene bei Mädchen (z. B. Oxandrolon-Behandlung beim Ullrich-Turner-Syndrom)

37 Hepatomegalie/-pathie

37.1 Einführung

Definition [ ]

Die durch Palpation, Perkussion oder Sonografie festgestellte **Vergrößerung** (evtl. auch nur **Schwellung**) primär der **Leber**. Sehr häufig in Kombination mit konsekutiver Milzvergrößerung, s. Splenomegalie.

37.2 Differenzialdiagnosen

37.2.1 Stauungsleber

- Rechtsherzinsuffizienz, Myokarditis, Perikarditis
- Pericarditis constrictiva mit konsekutiver „Cirrhose cardiaque" (durch Fibrosierungsvorgänge kann sich das Organ aber auch verkleinern)
- Budd-Chiari-Syndrom (komplette bzw. inkomplette Thrombose der Lebervenen; bei Thrombophilie, durch Tumoren, Zytostatika, Strahlentherapie)

Tab. 37.1 Normwerte Lebergröße* bezogen auf das Lebensalter.

Lebensalter	Größe der Leber (in cm unter dem Rippenbogen)
Neugeborenes	2
Säugling	1,5
Klein-, Schulkind	1,5–1

*Bestimmung palpatorisch in der Medioklavikularlinie (MCL).

Tab. 37.2 Sonografischer Längsdurchmesser rechter Leberlappen (MCL) bezogen auf die Körperlänge und das Alter, Jungen und Mädchen (Konuş et al. 1998).

Körpergröße* (cm)	Alter (Monate)	5. Perzentile	95. Perzentile
47–64	1–3	48	82
54–73	4–6	53	86
65–78	7–9	70	90
71–92	12–30	68	98
85–109	36–59	63	105
100–130	60–83	77	124
110–131	84–107	90	123
124–149	108–131	83	128
137–153	132–155	95	136
143–168	156–179	94	136
152–175	180–200	104	139

*Die Körpergröße korreliert am besten mit der sonografisch ermittelten Lebergröße.

- „venoocclusive disease" der Leber (sinusoidales Obstruktionssyndrom; Ursachen: Zytostatika, bes. im Rahmen von Stammzelltransplantationen, auch in Kombination mit Immundefizienz, auch durch manche pflanzliche Teezubereitungen bedingt)

37.2.2 Leberentzündungen

Infektiös

Viral

- Virushepatitiden A–E (Hepatitis C meist durch vertikale Transmission, Hepatitis E: reiseassoziiert oder autochthon), Hepatitis-G, SEN-Virus, TT-Virus (TTV), Hepatitis-Delta-Virus-Koinfektionen mit HB-Virus), s. Ikterus
- infektiöse Mononukleose (EBV, Hepatomegalie und Splenomegalie), Herpes-simplex-Virus, HHV6
- Zytomegalie (mononukleoseähnliche Symptome)
- Erkrankungen durch Coxsackie-Virus
- Adenoviren (bes. bei kindlichen Transplantatempfängern)
- Parvo-B19-Infektionen
- Erkrankungen durch Arboviren (Gelbfieber)
- Dengue-Fieber (Auslandsreisen, oft im asiatischen Raum erworben, Kopf-, Gelenk-, Muskelschmerzen, morbilliformes Exanthem möglich, keine Splenomegalie!), s. Exantheme/Enantheme
- HIV-Infektion (HIV-Hepatopathie)

Bakteriell

- Brucellose (undulierendes Fieber, Erreger: B. melitensis, B. abortus), s. Fieber/Sepsis
- Leptospirosen (2-phasiger Fieberverlauf, Leptospirenikterus), s. Ikterus
- Q-Fieber (hohes Fieber, Kopfschmerz, Myalgien, Rickettsiose; Erreger: Coxiella burnetii), s. Bradykardie (relative)
- Salmonellosen, s. Durchfall/Diarrhö, Fieber/Sepsis
- Cholangiohepatitis (E. coli, Klebsiellen, Enterokokken)
- Leberabszess (z. B. bei Septikämie, bei Immundysfunktion, bei nicht immunkompromittierten Kindern selten), Erreger (▶ Tab. 15.2)
- Tuberkulom der Leber

Tab. 37.3 Leberabszesse*.

Erreger
• Entamoeba histiolytica • Staphylococcus aureus (bes. bei chronischer Granulomatose) • Klebsiella pneumoniae • Fusobacterium necrophorum

*Ein Leberabszess kann auch die Erstmanifestation eines hepatozellulären Karzinoms sein.

Merke M!

Bei den meisten bakteriellen Infektionen mit **Hepatomegalie** handelt es sich um **granulomatöse Entzündungen** (Ausnahmen: Bartonellose, M. Weil). Eine Infektion mit B. henselae kann auch eine **bazilläre Angiomatose** der Leber verursachen.

Parasitär

- Malaria (Hepatomegalie und Splenomegalie), s. Fieber/Sepsis
- Amöbiasis (Amöbenruhr, Leberabszess! Typisch sind zunächst dumpfe, dann heftiger werdende Schmerzen im rechten Oberbauch), s. Durchfall/Diarrhö
- Schistosomiasis (die hepatolienale Bilharziose ist eine Komplikation der intestinalen Form, bedingt durch verschiedene Schistosoma-Arten (Trematoden), z. B. Schistosoma mansoni; Folge: Leberfibrose, Urogenitalschistiosomiasis), s. Hämaturie, Darmschistosomiasis, s. Durchfall/Diarrhö
- Echinokokkuszyste (durch Finnen des Echinococcus granularis, Hydatidenzyste; serologisch in > 90 % der Patienten Echinokokkus-AK nachweisbar)
- Infektionen mit Fasciola hepatica (Leberegel, auch in unseren Breiten vorkommende Zoonose, Nutztiere!), s. Leukozytose (Eosinophilie), Urtikaria
- Capillaria hepatica (leberspezifischer Rundwurm)
- Toxokariasis (durch Larven von Toxocara canis – Hundespulwurm bzw. T. cati – Katzenspulwurm)
- Askariasis (adulte Spulwürmer [A. lumbricoides] können aus dem Darm in die Gallenwege einwandern und zu einer aszendierenden Cholangitis und zum Leberabszess führen
- Pilzerkrankungen mit potenzieller Hepatomegalie (meist bei immunsupprimierten Patienten, bei Immundefekten oder unreifem Immunsystem, z. B. Frühgeburten; ▶ Tab. 37.6)

Tab. 37.4 Hepatomegalie und Leberzellschaden bei verschiedenen bakteriellen Erkrankungen.

Bakterielle Erkrankung	Hepatomegalie	Leberzellschaden
Bartonellose	häufig	selten
Brucellose	ca. 50 %	selten
Legionellose	selten	selten
Leptospirose	bei M. Weil	häufig
Listeriose	selten	selten
Ornithose	selten	selten
Q-Fieber	häufig	häufig
Rickettsiose	häufig	häufig
Salmonellose	selten	häufig
Tuberkulose	selten	selten
Yersiniose	selten	selten

Hämophagozytische Syndrome

- hämophagozytische Lymphohistiozytosen (HLH, Fieber mehr als 7 Tage > 38,5 °C, auch Splenomegalie; ▶ Tab. 37.5)

Tab. 37.5 Hämophagozytische Lymphohistiozytosen (HLH).

Ätiologie
• infektiös (z. B. EBV) • bei Malignomen • im Rahmen einer JIA (MAS) bzw. Autoimmunerkrankungen wie SLE • genetisch bedingt (familiär mit verschiedenen Genorten bzw. im Rahmen von Immundefekten), s. Fieber/Sepsis

Nicht infektiös

- Leberzirrhose (Hepatomegalie etwa bei zwei Drittel der Patienten, Zirrhoserisiko bei chronischer Hepatitis B und D: 5–20 %, bei Hepatitis C: 15–20 %), s. „Merke"
- kongenitale hepatische Fibrose (AR, oft auch mit anderen Syndromen vergesellschaftet wie dem Meckel-Gruber-Syndrom, dem Jeune-Syndrom u. a., Diagnose evtl. mit ELF-Test)
- Leberfibrose (-zirrhose) unter Methotrexat-Therapie
- Caroli-Syndrom, ARPKD, s. Hämaturie
- Alagille-Syndrom, s. Ikterus
- Autoimmunhepatitis (Typ 1–3), s. Ikterus
- primär sklerosierende Cholangitis (Autoimmunerkrankung bes. in Zusammenhang mit M. Crohn bzw. Colitis ulcerosa beobachtet), s. Durchfall/Diarrhö, Bauchschmerzen
- Kollagenosen, M. Still

Cave ⚠

Amyloidose.

Merke M!

HNA2 (irreversibel oxidiertes Albumin) ist ein guter Biomarker für ein Leberversagen.

Tab. 37.6 Hepatomegalie.

Durch Pilzerkrankungen
• Candidiasis • Aspergillosen • Histoplasmose • Zygomykose • Penizillinose (Schimmelpilzerkrankung)

37.2.3 Speicherkrankheiten

Fettleber

- Fettleber (Leber prallelastisch bis derb), s. Adipositas
- Fettleber (fein- oder grobtropfig), s. Adipositas

H

Tab. 37.7 Nicht alkoholische Steatohepatitis (NASH).

DD
• M. Wilson (etwa ab dem 5. Lj.) • Tyrosinämie Typ I • A-β-(Hypo-)Lipoproteinämie, s. o. • Mauriac-Syndrom, s. o. • langzeitparenterale Ernährung • Fettleber u. a. auch unter Methotrexat möglich

- Fettleberhepatitis (NASH, nicht alkoholische Steatohepatitis, vermehrte Produktion von Fetuin A → Insulinresistenz, oft metabolisches Syndrom mit Hyperinsulinämie und Hypertriglyzeridämie, u. a. auch Transaminasen erhöht, Übergang in Zirrhose möglich); **DD** (▶ Tab. 37.7)
- A-β-Lipoproteinämie, familiäre Hypobetalipoproteinämie (AD)
- Kwashiorkor, s. Unterernährung
- Kurzdarmsyndrom (angeboren, erworben), s. Azidose (Laktazidose)
- Anorexia nervosa, s. Essstörungen
- Mauriac-Syndrom (Fett- und Glykogenspeicherung in der Leber bei schlecht eingestelltem Diabetes mellitus Typ 1), s. Adipositas
- Medikamente wie Parazetamol, Steroide, Tamoxifen, Salizylate, Methotrexat (z. B. bei JIA), Halothan, Valproinsäure, Sulfonamide

Fettstoffwechselstörungen

- Wolman-Krankheit (Stoffwechseldefekt der sauren Lipase, Speicherung von Cholesterinestern, Verkalkung der Nebennieren, AR)
- Cholesterinesterspeicherkrankheit (lysomale Speicherkrankheit, Diagnose durch Nachweis der verminderten lysosomalen sauren Lipase in Leukozyten, AR)
- Typ-I-Hyperlipidämie (fam. Chylomikronämie, milchiges Serum, Triglyzeride stark erhöht, Hepatosplenomegalie, AR), s. Bauchschmerzen

Cave ⚠

Pankreatitis bei Typ-I-Hyperlipidämie.

- Tangier-Syndrom (An-α-Lipoproteinämie, fam. HDL-Mangel, Mutationen im ABCA1-Gen, AR)
- Farber-Syndrom, s. Heiserkeit

Glykogenosen

- Typ I a (Puppengesicht), s. Hypoglykämie
- Typ Ib, s. Neutropenie
- Typ II b u. IV, VI, VIII, IX

Mukopolysaccharidosen

- z. B. M. Pfaundler-Hurler, **DD:** Mukolipiodose II, s. „Merke"; α-Mannosidose (eine Oligosaccharidose)

Mukolipiodosen

- Typ I, II u. III (Typ IV weist keine Hepatosplenomegalie auf), s. u.

Hämochromatose

- juvenile sowie Transfusionshämosiderose, neonatale Hämosiderose, s. u.; Symptome: Diabetes mellitus, Hypogonadismus, Herzrhythmusstörungen), s. Tachykardie, Pigmentanomalien

Amyloidose

- s. „Merke"

Merke M!

DD zwischen **Mukopolysaccharidose I** (M. Pfaundler-Hurler) und **Mukolipiodose II**: Beide ähneln einander klinisch und radiologisch sehr, bei Letzterer treten die Symptome aber früher auf, eine ausgeprägte Mukopolysaccharidurie fehlt und sie verläuft schnell und progressiv.

Merke M!

Am häufigsten beobachtet man **sekundäre** Amyloidosen im Rahmen chronischer Entzündungen, z. B. familiäres Mittelmeerfieber, rasche Zunahme der Lebergröße bei noch normalen Transaminasewerten, aber erhöhter γ-GT-Wert.

37.2.4 Andere Stoffwechselerkrankungen

- Fetopathia diabetica (Makrosomie, Kardiomyopathie)
- neonatale Hämochromatose (rasche globale Leberinsuffizienz, Sepsis, häufigste Ursache des neonatalen Leberversagens)
- α-1-Antitrypsinmangel (häufigste metabolische Lebererkrankung, 1 : 2 500–5 000, **Pi-System**, AR), s. Ikterus
- Galaktosämie (1 : 50 000, Neugeborenenscreening, AR), s. Hypoglykämie, Ikterus
- hereditäre Fruktose-Intoleranz (1 : 130 000, Fehlen der Aldolase B, auch chronischer Verlauf möglich, AR), s. Hypoglykämie
- Peroxisomenbiogenese-Defekte, z. B. Zellweger-Spektrum, infantiler M. Refsum, s. Muskelschwäche, Krampfanfälle
- zystische Fibrose (Fettleber, aber auch als fokal biliäre oder auch als multilobuläre Zirrhose verlaufend, AR), s. Husten, Dyspnoe, Durchfall/Diarrhö, Gedeihstörung

- Shwachman-Syndrom, s. Durchfall/Diarrhö, Gedeihstörung/Dystrophie, Leukopenie (Neutropenie)
- Tyrosinämie Typ I, s. u.

Cave

Tyrosinämie Typ I: hepatozelluläres Karzinom.

- M. Wilson (hepatolentikuläre Degeneration, Mutationen im ATP7B-Gen, dadurch verminderte biliäre Kupferausscheidung, AR)
- Dubin-Johnson-Syndrom (in ca. 50 % Hepatomegalie), s. Ikterus
- Mevalonazidurie, s. Fieber/Sepsis, Bauchschmerzen
- CDG-Syndrome (kongenitale Glykosylierungsstörungen, z. B. CDG-Ib, CDG-Ih, CDG-IL)
- MCAD-Mangel („medium chain acyl-CoA dehydrogenase deficiency", Pseudo-Reye-Syndrom, evtl. eine der Ursachen für SIDS), s. Hypoglykämie, Apnoe/Atemlähmung
- megaloblastäre Anämien, s. Anämie/Blutarmut
- Enzymdefekte im Harnstoffzyklus (z. B. Argininosuccinatsynthetase-Mangel), s. Hyperammonämie
- Hepatomegalie auch bei Zöliakie möglich (oft aber nur erhöhte Transaminasen/Hepatopathie)
- Louis-Bar-Syndrom (▶ Tab. 37.8), s. Ataxie

37.2.5 Stoffwechselerkrankungen durch gestörte Glukoneogenese

Info

- s. Hypoglykämie (nüchtern)

- Glukose-6-Phosphatase-Mangel
- Fruktose-1,6-Biphosphatase-Mangel
- Phosphoenolpyruvat-Cocarboxykinase-Mangel
- Alpers-Syndrom, s. o.

37.2.6 Mitochondriale Depletionssyndrome mit Hepatopathie

- Alpers-Syndrom (Mutationen im POLG-Gen, codiert für mitochondriale DNA-Polymerase, Zerebrohepatopathie, AR), s. Krampfanfälle; Retardierung, mentale; Lähmungen
- Myoklonusepilepsie plus Hepatopathie (gleichfalls Mutationen im POLG-Gen)
- hepatozerebrales Syndrom (neonataler Beginn, Mutationen im DGUOK-Gen)
- hepatozerebrales Syndrom mit peripherer Neuropathie (Beginn im Säuglingsalter, Mutation im MPV17-Gen)

37.2.7 Malignome/Infiltration durch maligne Prozesse

- Hepatoblastom (s. u., hochmaligner, embryonaler Lebertumor, Häufigkeitsgipfel zwischen 6 Monaten u. 3 Jahren, genetische Veränderungen wie Verlust der Heterozygosität am Chromosom 11q15), s. Aszites
- hepatozelluläres Karzinom (Jugendliche, meist auf Basis einer Leberzirrhose bzw. chronischer Hepatitis B bzw. C, Tyrosinämie Typ I (seltener seit NTBC-Therapie)
- Leukosen, maligne Lymphome
- M. Hodgkin, Metastasen anderer maligner Tumoren in der Leber, z. B. Neuroblastom (im Kindesalter am häufigsten)
- Langerhans-Zell-Histiozytose (Typ Abt-Letterer-Siwe, Ekzeme, Hepatosplenomegalie, Petechien, **DD:** Wiskott-Aldrich-Syndrom)
- familiäre hämophagozytische Lymphohistiozytose
- MAS (Makrophagen-Aktivierungs-Syndrom, z. B. als Komplikation bei JIA)

Tab. 37.8 α-1-Fetoprotein-Erhöhung im Serum (AFP, ein fetales, plazentagängiges Glykoprotein).

Erkrankung	Charakteristik
Hepatoblastom	bei rund 70 % erhöht, auf die altersvariablen Normwerte achten
Leberzellkarzinom	• Kinder: 75 % ↑ • Erwachsene: 95 % ↑
extrahepatische Gallengangsatresie	75 % ↑
neonatale Hepatitis	66 % ↑
akute und chronische Hepatitis B u. C	30 % ↑
Leberzirrhose	bis 15 % ↑
sezernierende Keimzelltumoren (Hoden, Ovarien-Teratome, Dottersacktumoren)	z. B. ↑ bei ca. 70 % der Nicht-seminompatienten
maligne Teratome anderer Lokalisation, z. B. vorderes Mediastinum, s. Dyspnoe	auch β-hCG bestimmen
andere Tumoren	gastrointestinale Karzinome • bis 20 % Bronchialkarzinom • 20 % Retinoblastom • 18 % Pankreatikoblastom
hereditäre Tyrosinose Typ I (AR)	in 100 % ↑
Louis-Bar-Syndrom (s. Ataxie)	ab 2. Lj. in > 95 % deutlich ↑; Norm: < 10 ng/ml
hereditäre AFP-Persistenz	selten vorkommend
Gravidität	AFP physiologisch erhöht
Gravidität und Neuralrohrdefekt beim Feten (bei Anenzephalie in 88 % ↑, bei Spina bifida in 79 % ↑)	stark erhöht, abhängig von der SSW; **Cave:** Mehrlingsschwangerschaft, falsch datierte Schwangerschaft, fetales Blut im Fruchtwasser

↑: erhöht

37.2.8 Nicht maligne umschriebene Prozesse

- Leberhämatom (rezent – bei Sonografie echofrei, organisiertes Hämatom, echogene Läsion)
- Leberzelladenom (scharf abgegrenzter, benigner Tumor ohne typischen Läppchenaufbau)
- fokal-noduläre Hyperplasie (gutartiger, bindegewebiger, knotiger Tumor, 2% aller Lebertumoren im Kindesalter, nicht selten betroffen Langzeitüberlebende nach Malignomen)
- kavernöses Hämangiom, neonatale Hämangiomatose
- Hämangioendotheliom (selten maligne)
- Hamartom der Gallengänge, Hamartom der Leber (sonografisch zystoide Strukturen, **DD:** Mesenterialzyste)
- Peliosis hepatis (multiple, blutgefüllte zystoide Hohlräume, evtl. bakteriell, z.B. durch Bartonella henselae oder durch Androgene bzw. Steroide bedingt)
- Leberabszess (z.B. durch Staphylococcus aureus – im Kindesalter am häufigsten, E. coli, Entamoeba histolytica)
- Granulome bei chronischer Granulomatose (Staphylokokken, Aspergillus)
- Granulome bei Sarkoidose, bei Wegener-Granulomatose
- Parasitenbefall, z.B. Echinokokkuszysten, Hydatidenzyste (Echinococcus granulosus, Echinococcus multilocularis)
- Leberzysten (ADPKD, polyzystische Nierendegeneration), s. Hämaturie
- Choledochuszyste, s. Ikterus

37.2.9 Pseudolebervergrößerung

- Zwerchfelltiefstand bei Status asthmaticus, Bronchiolitis, Überblähung – bes. der rechten Lunge – durch Fremdkörper (Ventilmechanismus)
- Chilaiditi-Syndrom (Interposition und evtl. Torsion des Querkolons zwischen Zwerchfell und Leber, Oberbauchschmerzen, Meteorismus, Obstipation)
- DD: Pneumoperitoneum, z.B. bei perforiertem Ulkus (Abdomenübersichts-Rö im Stehen – Luftsichel!), s. Meteorismus/Blähungen

H

38 Hoch-/Großwuchs

38.1 Einführung

Definition

- **Hochwuchs:** ständiges oder temporäres Überschreiten der 97. Längenperzentile bezogen auf Alter und Geschlecht des populationsspezifischen Referenzkollektivs (bzw. > Mittelwert + 2 SD)
- **Großwuchs:** das Überschreiten der 90. Perzentile

Merke M!

Hochwuchs: Berechnung der Zielgröße*

Jungen

$$\frac{\text{Größe des Vaters} + \text{Größe der Mutter} + 13\,\text{cm}}{2} \pm 8{,}5\,\text{cm}$$

Mädchen

$$\frac{\text{Größe des Vaters} + \text{Größe der Mutter} - 13\,\text{cm}}{2} \pm 8{,}5\,\text{cm}$$

*Um dem **säkularen Trend** Rechnung zu tragen, werden von manchen Untersuchern zum Ergebnis sowohl bei Jungen als auch bei Mädchen noch **3 cm** addiert.

38.2 Differenzialdiagnosen

38.2.1 Normvarianten

- konstitutioneller Hochwuchs (▶ Tab. 38.1)
- konstitutionelle Beschleunigung von Wachstum und Entwicklung (früh beginnende normale Pubertät, akzeleriertes Knochenalter, Familiarität, Endgröße normal)
- Adiposogigantismus (vermutlich IGF-1-mediiertes akzeleriertes Längenwachstum; ▶ Tab. 38.1)

Tab. 38.1 DD konstitutioneller Hochwuchs vs. Adiposogigantismus (s. auch „Merke").

Konstitutioneller Hochwuchs	Adiposogigantismus
großwüchsige Eltern und Geschwister	vermehrte Nahrungsaufnahme, auch Eltern oft übergewichtig
altersgemäße Wachstumsgeschwindigkeit	**beschleunigte Wachstumsgeschwindigkeit**
gleichmäßiges Wachstum entlang der 97. Perzentile	Körpergröße und -gewicht > 97. Perzentile
Knochenalter entspricht dem Lebensalter	akzeleriertes Knochenalter

Merke M!

Der **konstitutionelle** Hochwuchs wird am häufigsten beobachtet, gefolgt vom Adiposogigantismus. Das Klinefelter-Syndrom ist zwar mit 1:500–1:1000 relativ häufig, aber bis zur Pubertät schwierig zu diagnostizieren.

38.2.2 Endokrine Störungen

- dienzephaler Hochwuchs (vermehrte Sekretion von GHRH, z. B. durch hypothalamische Tumoren)
- hypophysärer Hochwuchs, z. B. durch isoliertes eosinophiles Adenom des HVL
- eosinophiles Adenom im Rahmen von Syndromen, s. „Merke"
- Pubertas praecox vera (passagerer Hochwuchs, unterdurchschnittliche Erwachsenengröße)
- unbehandeltes AGS (passagerer Hochwuchs, unterdurchschnittliche Erwachsenengröße)
- andere Formen von Pseudopubertas praecox (z. B. Testotoxikose, Ovarialtumoren), s. Pubertas praecox/Pubertätsentwicklung, vorzeitige
- Hyperthyreose (auch T_3-Hyperthyreose)
- Östrogeninaktivität/-resistenz (durch Punktmutationen am Östrogenrezeptor-Gen)
- Mutationen am Aromatase-Gen (Aromatase wandelt Testosteron in Östradiol um, das bei beiden Geschlechtern den Epiphysenfugenschluss forciert)

Merke M!

Eosinophiles Adenom im Rahmen von Syndromen

- Carney-Komplex, s. Pigmentanomalien, kardiale bzw. kutane Myxome, Cushing-Syndrom, Hodentumoren)
- MEN-I-Syndrom, s. Hyperkalzämie (Hyperparathyreoidismus)

38.2.3 Genetisch bedingte Erkrankungen und Chromosomenstörungen

- Klinefelter-Syndrom, s. „Merke"
- Marfan-Syndrom (MFS), s. „Merke"
- marfanähnliche Syndrome (▶ Tab. 38.2)
- Homozystinurie (Neugeborenenscreening, AR; ▶ Tab. 38.3)
- testikuläre Feminisierung (XY, vor Diagnosestellung finden Perzentilenkurven von Mädchen Verwendung, dadurch Überschätzung der Köperlänge), s. Amenorrhö
- XYY-Karyotyp (▶ Tab. 38.3)
- Swyer-Syndrom (reine Gonadendysgenesie, weiblicher Phänotyp, XY)

H

Tab. 38.2 Marfanähnliche Syndrome.

Mit Hochwuchs	Ohne Hochwuchs
• MEN Typ 2b, s. Hyperkalzämie • Lujan-Fryns-Syndrom (geistige Retardierung und marfanoider Habitus) • Loeys-Dietz-Syndrom (Typ 1 u. 2; ▶ Tab. 38.4) • MASS-Syndrom (Mitralklappenprolaps, Aortendilatation, marfanähnliche Skelettveränderungen, Haut-(Skin-)Beteiligung	• kongenitale kontrakturelle Arachnodaktylie (Beals-Hecht-Syndrom) • Shphrintzen-Goldberg-Syndrom (SGS: ▶ Tab. 38.4) • Kallmann-Syndrom, s. Anosmie

Tab. 38.3 DD Marfan-Syndrom vs. Homozystinurie (phänotypisch sehr ähnlich).

Marfan-Syndrom (AD)	Homozystinurie (AR)
disproportionierter Hochwuchs	disproportionierter Hochwuchs
lange Extremitäten, überstreckbare Gelenke	
Arachnodaktylie	Arachnodaktylie
Thoraxdeformitäten, Skoliose	Kyphoskoliose
Mitralklappenprolaps, Aortendilatation, Aortenaneurysmen	arterielle und venöse Thrombosen
Linsenluxationen (nur bei MFS 1), Myopie, Netzhautablösungen, Glaukom	Linsenluxationen

- fragiles X-Syndrom (Martin-Bell-Syndrom, Mutation am FMR1-Gen („fragile X mental redardation 1"), vorverlegter Wachstumsspurt, jedoch durchschnittliche Endgröße), s. Retardierung, mentale
- Berardinelli-Seip-Syndrom (Lipodystrophie, akromegaloide Zeichen, vorverlegter Wachstumsspurt, Pubertas praecox, DM, AR)
- Hochwuchs-Kraniosynostose-Arthrogryposis, AR
- Aspartylglykosylaminurie (exzessives Größenwachstum im Kindesalter, vorzeitiger pubertärer Wachstumsspurt, Speicherkrankheit, AR)
- Mutationen am Gen für den Melanocortin-4-Rezeptor (MC4R, frühkindliche Hyperphagie und Adipositas, beschleunigtes Wachstum, Endlänge normal, s. Adipositas
- Mikrodeletion-22q13-Syndrom (Makrozephalus, plumpe Gesichtszüge, Entwicklungsverzögerung), s. Retardierung, mentale

Merke **M!**

Klinefelter-Syndrom: Chromosomensatz XXY, auch Mosaike möglich, Pubertas tarda; Körperendlänge etwa 10 cm über der Zielgröße, bei etwa 25 % über der 97. Perzentile; 1 : 500–1 : 1000 Männer; Aufmerksamkeitsdefizite und Lernschwierigkeiten möglich; evtl. Osteoporose (bei fehlender Testosteronsubstitution).

Tab. 38.4 DD Loeys-Ditz-Syndrome vs. SGS.

	Loeys-Ditz 1*	Loeys-Ditz 2*	SGS*
mutierte(s) Gen (Gene)	TGFBR 1, TGFBR 2	TGFBR 1 oder TGFBR 2	FBN 1
Kraniosynostose	(+)	–	+
Hypertelorismus	+	–	+
Gaumenspalte/ Uvula bifida	+	–	–
Aortenaneurysma	+	+	(+)
Arterienschlängelung	+	+	–
Hochwuchs	+	+	–
Thoraxverformung	+	–	+
Arachnodaktylie	+	–	+
Überstreckbarkeit der Gelenke	+	+	+

*Weder bei MFN 2 noch bei einem der marfanähnlichen Syndrome findet sich eine Linsenektopie.
+: vorhanden, (+): kann vorhanden sein, –: nicht vorhanden.

Merke **M!**

Marfan-Syndrom: MFS Typ 1, Mutationen im Fibrillin-1-Gen (FBN1-Gen) und MFS 2 (u. a. durch Mutationen am TGFBR-*2*-Gen (TGFBR: „transformig growth factor β-receptor"). Zwischen Typ 1 und 2 kann klinisch nur sehr schwer unterschieden werden. Die **DD** zwischen **MFS 1** und **MFS 2** ist aber wegen der bei Letzterem wesentlich **früher** auftretenden Aortendissektion von großer Bedeutung. Häufigkeit1/10 000–1/20 000.

38.2.4 Kongenitaler Hochwuchs (Fehlbildungssyndrome mit Übergröße)

- Makrosomie bei Kindern diabetischer Mütter
- Exomphalos-Makroglossie-Gigantismus-Syndrom (EMG-Syndrom, neonataler Hyperinsulinismus, Viszeromegalie, gekerbtes Ohrläppchen, normale Erwachsenengröße, meist Neumutationen, aber auch AD, AR)
- Perlman-Syndrom (muskuläre Hypotonie, Enopthalmus, fetaler Aszites, Viszeromegalie, einschl. Nephromegalie, Makrozephalie, AR)
- Simpson-Golabi-Behmel-Syndrom (prä- und postnataler Großwuchs, faziale Dysmorphien, Herzfehler, Gaumenspalten, Polydaktylie, X-chromosomal rezessiv)
- Sotos-Syndrom (zerebraler Gigantismus, psychomotorische Retardierung, normale Erwachsenengröße, Mutationen im NSD-1-Gen sowie Neumutationen, AD)
- intrauterin beginnender Hyperinsulinismus (ohne mütterlichen Diabetes), s. Hypoglykämie (neonatale)
- GABA-Transaminasemangel (zerebrale Leukodystrophie, psychomotorische Retardierung, Anfälle, AR), s. Krampfanfälle

- Weaver-Smith-Syndrom (Makrozephalus, typische Fazies, breite Daumen, „Fingerkuppenpolster", überdurchschnittliche Erwachsenengröße, AD)
- Marshall-Smith-Syndrom (Knochenalter bei Geburt bereits akzeleriert, Gesichtsdysmorphie, evtl. mentale Retardierung, Neumutationen, vereinzelt AD)
- Bannayan-Riley-Ruvalcaba-Syndrom (Makrozephalie, intestinale Polyposis, multiple Lipome, mentale Retardierung, AD)

38.2.5 Transienter (passagerer) Hochwuchs

Info

Zum Teil mit normaler bzw. geringerer Erwachsenengröße.

- konstitutionelle Beschleunigung von Wachstum und Entwicklung
- Adiposogigantismus
- Pubertas praecox
- Pseudopubertas praecox (z. B. AGS, Testotoxikose)
- Hyperthyreose
- EMG-Syndrom
- fragiles X-Syndrom, s. Retardierung, mentale

Tab. 38.5 DD: Klinefelter-Syndrom vs. XYY-Karyotyp.

Klinefelter-Syndrom (XXY)	XYY-Karyotyp
disproportionierter (eunuchoider) Hochwuchs mit langen Extremitäten	proportionierter Hochwuchs, schon im Kindesalter erkennbar, Erwachsenengröße mindestens über 180 cm
hypergonadotroper Hypogonadismus (kleine Hoden, kleiner Penis), Gynäkomastie, eunuchoider Habitus	muskulöser Körperbau, kein eunuchoider Aspekt
verzögerte Pubertät, Aufmerksamkeitsdefizite, Lernschwierigkeiten	Verhaltensauffälligkeiten: Passivität, psychische Labilität, Lernschwierigkeiten

Tab. 38.6 Syndrome mit erhöhter Inzidenz von Nephroblastomen (Wilms-Tumoren) bzw. anderen embryonalen Tumoren.

Mit Hochwuchs (Makrosomie)	Ohne Hochwuchs (andere Syndrome)
• Wiedemann-Beckwith-Syndrom • Sotos-Syndrom • Perlman-Syndrom • Simpson-Golabi-Behmel-Syndrom	• Denys-Drash-Syndrom, s. Proteinurie, Amenorrhö • WAGR, s. Retardierung, mentale; Augenauffälligkeiten/-erkrankungen • Bloom-Syndrom, s. Pigmentanomalien

- Berardinelli-Seip-Syndrom (AR, Mutationen im AGPAT-2- u. BSCL-2-Gen, athletische Konstitution, beschleunigte Knochenreifung)
- Mutationen am Gen für den Melanocortin-4-Rezeptor

38.2.6 Partieller Großwuchs

- Proteus-Syndrom (partieller Riesenwuchs der Hände, Füße, Hemihypertrophie, durch ein Mosaik, das Mutationen im AKT1-Gen – einem Onkogen – aktiviert)
- Akrodysostose (hyperplastische Großzehen, s. auch Rubinstein-Taybi-Syndrom, s. Retardierung, mentale)
- Klippel-Trenaunay-Weber-Syndrom (kongenitaler, unilateraler Riesenwuchs einer Extremität mit Naevus flammeus; AV-Fisteln, Lymphangiome)
- Neurofibromatose 1, s. Pigmentanomalien
- Macrocephaly-cutis-marmorata-Teleangiectatica-Syndrom (auch Makrosomie)

Tab. 38.7 Proportionierter vs. disproportionierter Hochwuchs.

Proportioniert	Disproportioniert
• konstitutioneller Hochwuchs • konstitutionelle Beschleunigung von Entwicklung und Wachstum • Adiposogigantismus • eosinophiles Adenom (vor Abschluss des Wachstums) • passagerer Hochwuchs bei Pubertas bzw. Pseudopubertas praecox • Hyperthyreose (passagerer Hochwuchs) • XYY-Karyotyp • Wiedemann-Beckwith-Syndrom	• eosinophiles Adenom (nach Beendigung des Längenwachstums, Akromegalie) • Klinefelter-Syndrom (eunuchoider Hochwuchs) • Marfan-Syndrom • marfanähnliche Syndrome, s. o. • Homozystinurie • Weaver-Smith-Syndrom • Sotos-Syndrom • Swyer-Syndrom (eunuchoider Hochwuchs möglich) • Seip-Lawrence-Syndrom (akromegaler Hochwuchs, Lipodystrophie, Insulinresistenz)

Tab. 38.8 Beschleunigte (akzelerierte) vs. normale Knochenreifung.

akzeleriert	normal
• konstitutionelle Beschleunigung von Wachstum und Entwicklung • Adiposogigantismus • Pubertas praecox • AGS (ohne Substitution bzw. ungenügende Compliance) • Hyperthyreose (unbehandelt) • EMG-Syndrom • Sotos-Syndrom • Weaver-Smith-Syndrom • Wiedemannm-Beckwith-Syndrom • Marshall-Smith-Syndrom • Mikrodeletion 22q13-Syndrom	• konstitutioneller Hochwuchs • Klinefelter-Syndrom • Marfan-Syndrom • Homozystinurie • testikuläre Feminisierung

H

Tab. 38.9 Hemihypertrophie einer Körperhälfte.

Erkrankungen bzw. Syndrome
• Russel-Silver Syndrom (Minderwuchs) • EMG-Syndrom, s. o. • Hemihypertrophie-Aniridie-Wilms-Tumor-Syndrom • Hemi-3-Syndrom (Skoliose, Thoraxasymmetrie, mentale Retardierung) • Hemihypertrophie mit Hornhauttrübung und Mesenterium commune (**Cave:** Volvulus) • Hemihypertrophie mit neonatalem Diabetes (ABCC8-Mutation) • Hemihypertrophie beim Proteus-Syndrom • Cutis marmorata teleangiectatica congenita • idiopathische Hemihypertrophie

39 Hodenschmerzen/-schwellung

39.1 Einführung

Definition [ ]

Schmerzen und Schwellungen im Bereich der Hoden können von den **Testikeln** selbst, vom **Nebenhoden**, von den **Hodenanhangsgebilden**, dem **Ductus deferens** sowie vom **Skrotum** ausgehen. Häufig werden Hodenschmerzen in den Unterbauch bzw. in die Leistenregion projiziert, sodass schwerwiegende **Fehldiagnosen** resultieren können.

Definition [ ]

Akutes Skrotum: plötzlich auftretender Schmerzzustand in einem Hodenfach (oder selten in beiden) mit Schwellung, Rötung sowie in die Leisten ausstrahlenden Schmerzen. Ursachen für das akute Skrotum sind in ▶ Tab. 39.1 gelistet.

39.2 Differenzialdiagnosen

39.2.1 Entzündlich

- Orchitis (in 85 % Mitbeteiligung des Nebenhodens = Epididymoorchitis [▶ Tab. 39.2], Komplikationen [▶ Tab. 39.3])
- Hodenabszess (z. B. durch Pneumokokken, Salmonellen)
- Fournier-Gangrän (nekrotisierende Fasziitis im Genital- bzw. Perinealbereich, oft A-Streptokokken = GABS)
- Mekoniumperiorchitis, s. o.

Tab. 39.1 Akutes Skrotum.

Ursachen
• Hodentorsion • Hydatiden • Orchitis • Epididymitis • akutes idiopathisches Skrotalödem

Tab. 39.2 Orchitis.

Ätiologie
• viral: Mumps-Orchitis, aber auch EBV, Varizellen, Coxsackie-Infektionen • bakterielle Orchitis (z. B. durch C. trachomatis, N. gonorrhoeae, Urogenital-Tbc, Brucellose, bei Sepsis, bei Harnwegsinfekten) • Mekoniumperiorchitis bei Mekoniumperitonitis (via noch offenem Proc. vaginalis peritonei) • Orchitis bei M. Schoenlein-Henoch (evtl. C3 ↑) • Orchitis bei familiärem Mittelmeerfieber, s. Fieber/Sepsis • Orchitis (aber auch Lymphödem des Skrotums) bei Filariose • poststtraumatische Orchitis • Autoimmunorchitis (asymptomatisch!)

- Epididymitis (Chlamydien- oder Gonokokkeninfektion, Filariose, Brucellose, tuberkulöse Epididymitis [Entwicklungsländer], sterile Epididymitis durch Amiodaron)
- Deferentitis via Urethritis (Gonokokken)
- Hodenschmerzen und Schwellung auch bei Periarteriitis nodosa (Fieber, Myalgien, Exantheme, s. c.-Knötchen)

39.2.2 Nicht entzündlich

Traumatisch

- Hämatozele (Blut innerhalb der Tunica vaginalis testis)
- intratestikuläres Hämatom (mit oder ohne Verletzung der Tunica albuginea)
- traumatische Epididymitis
- Skrotalverletzungen
- Skrotalhämatom beim Neonaten oft beidseitig, z. B. bei retroperitonealen Blutungen durch den noch offenen Proc. vaginalis peritonei bei z. B. Nebennierenblutungen, auch bei perinatalen Leberrupturen, s. Anämie/Blutarmut; **DD:** neonatale Hodentorsion

Tab. 39.3 Orchitis.

Komplikationen
• Hodenatrophie • Hodeninfarkt durch vaskuläre Thrombose • Hodennekrose durch Kompartment-Syndrom • Hodenabszess, Pyozele • Periorchitis, Epididymitis • Hodenruptur • mögliche Spätfolgen: Spermatozele, Malignom im atrophierten Hoden, Infertilität

Tab. 39.4 DD Orchitis vs. Hodentorsion.

Orchitis/Epidydimitis	Hoden-, Hydatidentorsion
Fieber (Grundkrankheit!)	kein Fieber
gerötetes Skrotum	ödematöses Skrotum
Hoden nicht hochstehend	hochstehender Hoden
meist beidseitig	einseitig
Cremasterreflex +	fehlender Cremasterreflex, evtl. vom Nebenhoden gut abgrenzbarer Hoden
Prehn-Zeichen positiv (Schmerzen nehmen beim Anheben des Hodens ab)	Prehn-Zeichen negativ: Schmerzen nehmen bei Hodenhochlagerung zu oder bleiben unverändert
Gefäßdoppler-Sonografie: intraparenchymatöser Durchblutungsnachweis	Gefäßdoppler-Sonografie: **kein** intraparenchymatöser Durchblutungsnachweis bei Hodentorsion
Mumps, Chlamydien- oder Gonokokkeninfekt (Fluor)	anamnestisch ähnliche Attacken

Nicht traumatisch

- Hodentorsion (für 20% des akuten Skrotums verantwortlich, s. u.; fehlender Cremasterreflex, Hoden hochstehend); **DD** (▶ Tab. 39.4), s. „Merke"
- Hydatidentorsion (Hydatide, die Appendix testis, Rest des Müller'schen Ganges, oberer Hodenpol schmerzhaft), s. „Merke"
- inkarzerierte Skrotalhernie, s. „Merke", Erbrechen/Emesis
- Hydrocele testis (Flüssigkeitsansammlung zwischen viszeralem und parietalem Blatt der Tunica vaginalis testis, indolent)
- nicht traumatisch bedingte Hodenhämatome bei Gerinnungsstörungen (z. B. durch Vitamin-K-Mangel = Prothrombinmangel bei Zöliakie)
- Hydrocele funicularis (also des Samenstrangs)
- Chylozele (bei Lymphödem, Filariasis)
- Spermatozele (zystisches Gebilde im Rete testis, Ductus deferens oder Nebenhoden, schmerzlose Schwellung im Nebenhodenbereich)
- Varikozele (selten < 10 Jahre, Grad I–III, meist links, auch an intraabdominellen Tumor denken, deswegen Abdomensonografie!)
- Hodentorsion innerhalb einer Hydrozele (sehr selten)

Merke M!

Hodentorsion: Jungen in der Pubertät geben oft nur Bauchschmerzen an (die Hodenschmerzen werden verschwiegen), sodass bei Torsion des rechten Testikels eher an eine Appendizitis gedacht wird. Daher muss auf jeden Fall eine Inspektion des Genitales erfolgen. Auch perinatale Hodentorsion möglich! Diese ist aber – im Gegensatz zum älteren Jungen – asymptomatisch, manchmal sogar bilateral! **DD:** geburtstraumatisch bedingtes Skrotalhämatom. Bei rezidivierenden Hodenschmerzen an intermittierende Hodentorsionen denken – Orchidopexie! Auch bei einem pexierten Hoden kann es (selten) zu einer Torsion kommen. Klinisch ist eine **Hydatidentorsion** relativ schwer von einer Hodentorsion zu unterscheiden. Operative Exploration.

Cave ⚠

Verlust eines Hodens bei einer Hodentorsion. Nach **4–6 Stunden** ist die Hodenfunktion **irreversibel** geschädigt.

Tab. 39.5 Primäre Hodentumoren.

Keimzelltumoren	Stromatumoren
• Dottersacktumor • Teratom • Seminom • embryonales Karzinom • Teratokarzinom	• Leydig-Zell-Tumoren, s. Pubertas praecox/Pubertätsentwicklung, vorzeitige • Sertoli-Zell-Tumor, z. B. beim Carney-Komplex, s. u. • Granulosazelltumor

Merke M!

Inkarzerierte Leistenhernie: Meist bekannte Leisten- oder Skrotalhernie; schmerzhafte, irreponible Vorwölbung des Bruchs, Erbrechen, Peritonitiszeichen, mechanischer Ileus. Die **Torsion** eines **Leistenhodens** ist klinisch nicht von einer inkarzerierten Leistenhernie zu unterscheiden. Diagnose durch operative Freilegung!

39.2.3 Onkogen

- primäre Hodentumoren (schmerzlos, **Sonografie**, α1-Fetoprotein sowie β-hCG bei Teratom und Dottersacktumoren ↑; ▶ Tab. 39.5), s. „Merke"
- (evtl. isoliertes) Hodenrezidiv oder -befall bei Leukämie
- malignes Lymphom mit Hodenbefall
- Metastasen bei Wilms-Tumor und Neuroblastom
- paratestikuläres Rhabdomyosarkom

Merke M!

Sertoli-Zell- und **Leydig-Zell-Tumoren** kommen gehäuft beim **Carney-Komplex** vor (neben Lentigines, kardialen bzw. kutanen Myxomen, Endokrinopathien wie Cushing-Syndrom, Akromegalie bzw. Hochwuchs). Weitere **Risikofaktoren für Hodentumoren:** Kryptorchismus (auch wenn orchidopexiert), Alter zwischen 15 und 35 Jahren, Gonadendysgenesie (z. B. Klinefelter-Syndrom), Down-Syndrom, positive Familienanamnese.

39.2.4 Gutartige Raumforderungen des Hodens

- Hodenfibrom
- Hyperplasie von ektopem Nebennierengewebe bei AGS-Patienten im Hoden (indolent, Pseudotumor, meist beidseitig, Sonografie!)
- benigne zystische Raumforderungen (Sonografie!; ▶ Tab. 39.6)

39.2.5 Andere Ursachen von Hodenschwellungen

- Analatresie mit skrotaler Fistel (Entleerung von Mekonium)

Tab. 39.6 Raumforderungen des Hodens.

Benigne zystisch
• tubuläre zystische Ektasie des Rete testis • zystische Dysplasie des Rete testis (Sono!) • einfache benigne intraparenchymatöse Hodenzysten • Epidermoidzysten (gutartiger, abgekapselter Hodentumor bestehend aus Epidermiszellen)

H

- idiopathisches Skrotalödem einer Skrotalhälfte (ohne Mitbeteiligung von Hoden oder Nebenhoden, Ätiologie evtl. allergisch, auch bei M. Schoenlein-Henoch, manchmal vor dem Exanthem auftretend!)
- Skrotalödem bei Nephrose
- Quincke-Ödem, hereditäres Angioödem, Insektenstich
- konnatales Lymphödem des Skrotums (angeborene Lymphgefäßerkrankung)
- erworbenes Lymphödem des Skrotums (Filariose)
- Lymphadenosis cutis benigna des Skrotum (Borrelienlymphozytom, daneben bevorzugt besonders auch Ohrläppchen und Mamillen)
- skrotale Kalzinose (Ätiologie?)

39.2.6 Vergrößerung beider Hoden (Makroorchidie)

- Ursachen (▶ Tab. 39.7), s. Genitalanomalien/-auffälligkeiten

Tab. 39.7 Makroorchidie.

Ursachen
• Pubertas praecox vera (Hodenvergrößerung bezogen auf das chronologische Alter, Messung des Hodenvolumens mittels Orchidometer nach Prader) • Testotoxikose (Pseudopubertas praecox des Jungen durch aktivierende Mutationen am LH-Rezeptor-Gen) • Martin-Bell-Syndrom (fragiles X-Syndrom, Hodenvergrößerung bei Pubertätseintritt, bei 80 % der Erwachsenen) • Syndrom Retardierung (X-chromosomale) Psychose – Makroorchidie (moderate geistige Behinderung, manisch-depressive Psychose, Pyramidenzeichen, X-chromosomal dominant, Mutationen am MECP2-Gen, s. auch Rett-Syndrom) • Makroorchidie bei Aspartylglukosaminurie (lysosomale Speicherkrankheit)

Tab. 39.8 Diaphanoskopie bei schmerzloser Hodenschwellung.

Diaphanoskopie positiv	Diaphanoskopie negativ
• Hydrocele testis • Hydrocele funiculi spermatici • Skrotalödem, z. B. bei Nephrose, Angioödem, M. Schoenlein-Henoch • Lymphödem des Skrotums, z. B. bei Filariose, bei angeborenen Erkrankungen des Lymphsystems	• Varikozele (meist linksseitig) • Hämatozele • Hodenblutungen, • Hodentumoren, s. o. • Hodenrezidiv/-befall bei Leukämie

H

40 Hörstörungen

40.1 Einführung

Merke M!

Ein herabgesetztes Hörvermögen kann bedingt sein durch **Schallleitungsstörungen** (Gehörgang, Mittelohr) oder durch **Schallempfindungsstörungen** (sensoneurale Schwerhörigkeit durch Störungen im Bereich des Innenohrs, des Hörnervs und im ZNS).

Definition [ ]

- **Hypakusis:** Verminderung des Hörvermögens (Schwerhörigkeit, Taubheit).
- **Hyperakusis:** gesteigerte Hörwahrnehmung, u. a. familiär beim Autismus, bei GM1- und GM2-Gangliosidosen, M. Krabbe, subakute sklerosierende Panenzephalitis (SSPE), Schädel-Hirn-Trauma, infantiler Zerebralparese, Sulfitoxidase-Defizienz, beim Williams-Beuren-Syndrom, bei Tinnitus, Fazialisparese u. a.

Definition [ ]

Veränderte Hörwahrnehmung

- **Parakusis:** falsche Lokalisation der Schallquelle, Störung des räumlichen Hörens
- **Diplakusis:** Doppelhören, evtl. werden die beiden Töne unterschiedlich hoch wahrgenommen: auf der gesunden Seite normal, auf dem erkranktem Ohr höher.
- **Tinnitus:** konstant, intermittierend, anfallsweise oder progredient auftretende Ohrgeräusche, die i. d.R. nur vom Betroffenen wahrgenommen werden, s. u.

Merke M!

Durch ein generelles neonatales **Hörscreening** mittels **akustisch evozierter Potenziale** oder **otoakustischer Emissionen** sollte es gelingen, angeborene oder erworbene (Risikokinder!) Hörstörungen möglichst innerhalb der ersten **3 Lebensmonate** einer Therapie (Cochlea-Implantat) bzw. Rehabilitation zuzuführen.

40.2 Differenzialdiagnosen

40.2.1 Schallleitungsschwerhörigkeit

Gehörgang (s. auch Ohrenschmerzen)

- Zerumen, Fremdkörper
- Osteome, Exostosen (zunehmende Schwerhörigkeit, rezidivierende Otitiden)
- Gehörgangsatresie (oft in Kombination mit Ohrmuscheldysplasie, z.B. Goldenhar-Syndrom,18q-Deletion = De-Grouchy-II-Syndrom)
- Gehörgangscholesteatom (Einwucherung von verhornendem Plattenepithel ins Mittelohr mit konsekutiver chronisch-eitriger Entzündung des Mittelohrs)
- Franceschetti-Syndrom (Treacher-Collins-Syndrom, aber auch Innenohr mitbetroffen, AD)
- Klippel-Feil-Syndrom, s. u.

Mittelohr (s. auch Ohrenschmerzen)

- akute oder chronische Otitis media, Mittelohrentzündungen), s. Ohrenschmerzen/Otalgien
- Gaumenspalten (rezidivierende Otitiden)
- rekurrierende Otitiden beim Ullrich-Turner-Syndrom (Ursache sind anatomische Besonderheiten, Hörverlust möglich) und beim Kabuki-Syndrom (typische Fazies, mentale Retardierung), s. Minder-/Kleinwuchs
- gehäuft Mittelohraffektionen auch bei Trisomie 21, beim Marshall- u. Kniest-Syndrom, s. Minder-/Kleinwuchs
- akuter oder chronischer Tubenmittelohrkatarrh (Ohrtrompete durch Schleimhautschwellung verlegt)
- Dysfunktion der Eustachischen Röhre gehäuft bei obstruktiver Schlafapnoe (Prävalenz ca. 30%)
- Hämatotympanon (oft nach Felsenbein- bzw. Schläfenbeinfrakturen)
- Tympanosklerose (bedingt durch unzureichend behandelte, nicht entzündliche Tubenbelüftungsstörung)
- M. Hunter (gehäuft chronischer Tubenmittelohrkatarrh, Mukopolysaccharidose Typ II, X-chromosomal rezessiv)
- Sero(muko)tympanon (Paukenerguss, z.B. gehäuft beim Cornelia-de-Lange-Syndrom, auch häufig beim Turner-Syndrom)
- Wegener'sche Granulomatose (granulomatöse Entzündung in Mittelohr und Tube)
- juveniles Nasen-Rachen-Fibrom (Tubenbelüftungsstörung, bes. betroffen männliche Jugendliche), s. Epistaxis
- Mittelohr-Cholesteatom (Ansammlung von verhornendem Plattenepithel im Mittelohr, kongenital)
- Trommelfelldefekte, -verwachsungen bzw. Z. n. Verletzung der Gehörknöchelchen)
- rezidivierende Polychondritis (auch sensoneurale Schwerhörigkeit möglich), s. Meningismus/(Enzephalo-)Meningitis
- frühzeitige Otosklerose bei Osteogenesis imperfecta (z.B. Typ I), s. Skelettanomalien-/deformitäten
- Dysostosis cleidocranialis (Fehlbildungen von knöchernen bzw. knorpeligen Strukturen auch im Mittelohr, Mutationen am RUNX2-Gen, AD), s. Skelettanomalien/ -deformitäten
- Klippel-Feil-Syndrom („kurzer" Hals durch Blockwirbelbildung, Stenosen-Atresien des äußeren Gehörgangs, aber auch Missbildungen der Schallleitungskette)

40.2.2 Schallempfindungsschwerhörigkeit

Erworbene Ursachen

Bei Risikoneugeborenen

- Frühgeburtlichkeit, Small-for-Date-Babys
- perinatale Hirnschädigung (Hypoxie, Blutungen)
- Hyperbilirubinämie, Austauschtransfusionen
- maschinelle Beatmung, extrakorporale Membranoxygenierung
- Virusinfektionen (Zytomegalie, in utero häufigste Ursache von Hörstörungen (15–20%), Zytomegalievirus-Screening mittels PCR-Assay neuerdings aus Speichel des Neonaten möglich!!), Rubeolen (in 80–90% Hörstörung bei Rötelnembryopathie), Masern
- Infektionen durch Protozoen (z.B. Toxoplasma gondii)
- Neugeborenensepsis, neonatale Meningitis
- Lues connata tarda (Hutchinson-Trias: Keratitis parenchymatosa, Innenohrschwerhörigkeit, tonnenförmige obere Inzisivi)
- potenziell ototxische Medikamente wie Gentamycin, Schleifendiuretika
- hoher Inkubatorlärmpegel (früher bei älteren Modellen)

Im Säuglings- bzw. übrigen Kindesalter erworben

- im Gefolge einer Meningitis purulenta (bes. durch Pneumokokken)
- nach Mumpsmeningitis, Meningoenzephalitis
- M. Menière (s. Schwindel), Hörsturz
- Neuritis des N. acusticus (z.B. bei MS)
- Zoster oticus (Ramsay-Hunt-Syndrom), s. Fazialisparese
- Schädel-Hirn-Traumata, intrakranielle Blutung
- TIA, Schlaganfall, s. Bewusstseinsstörungen
- Perilymphfisteln (auch angeborene wie bei der Mondini-Dysplasie), s. Meningismus/(Enzephalo-)Meningitis
- Akustikusneurinome (M. Recklinghausen Typ II), s. „Merke“
- Medikamente wie Aminoglykoside, Diuretika (Furosemid), Azetylsalizylsäure-Überdosierung (reversibel)

> **Cave**
>
> Medikamente wie Aminoglykoside: Neonatalperiode.

- Zytostatika wie Vincristin, Cisplatin (Verlust der Hochtonwahrnehmung), Carboplatin
- toxische Substanzen wie Blei, CO
- Bestrahlungsdosen von > 30 Gy (Tumoren in Kopf- und Halsbereich)
- Knalltrauma, chronischer Lärm (Diskothek, MP3-Player, bes. betroffen sind die Hochtonfrequenzen), s. auch Tinnitus

> **Merke** M!
>
> Eine einseitige progrediente Hörminderung sollte immer an ein **Akustikusneurinom** denken lassen. Oft gehen Ohrgeräusche der Gehörverschlechterung voraus.

> **Merke** M!
>
> **Hörsturz:** Eine ohne erkennbare Ursache i.d.R. **einseitige**, plötzlich auftretende **Schallempfindungsschwerhörigkeit** kochleärer Genese unterschiedlichen Schweregrades bis zur Ertaubung. Symptomatik: subjektiver Hörverlust, Tinnitus, Druckgefühl im Ohr, Schwindel, Hyper- und Diplakusis, pelziges Gefühl im Bereich der Ohrmuschel. Wird im Kindesalter eher selten beobachtet.

Genetisch bedingt

Nicht syndromal

> **Merke** M!
>
> Es sind bis heute mehr als **16 Genmutationen** an verschiedenen Genloci bekannt, z.B. DFN A1 (AD), DFN B1 (AR), DFNB6 (AR, TMIE-Gen-Mutation), die **AD, AR** oder **XLR** vererbt werden und z.T. vor dem Sprachbeginn (prälingual, wie z.B. die GJB2-Mutation, AD) teilweise nach Erlernen der Sprache (postlingual) wirksam werden.

Syndromal

Mit Augenveränderungen

- Hörstörungen mit Retinitis (Retinopathia) pigmentosa (► Tab. 15.2)
- Marshall-Syndrom (Katarakt, Myopie, Mutationen in COL11A1-Gen, AD), s. Hypo-/Anhidrose
- α-Mannosidose (Strabismus, faziale Dysmorphien, Dysostosis multiplex, Mutationen im MAN2B1-Gen, AR), s. Hypo-/Anhidrose, Stridor (Makroglossie)
- DIDMOAD-Syndrom (Optikusatrophie), s. Polydipsie/-urie

Tab. 40.1 Wichtige Krankheitsbilder mit Tinnitus.

Art des Tinnitus	Diagnose
Sausen, Brummen, Rauschen, Klingen, nicht pulssynchron	Otitis media, Tubenmittelohrkatarrh
Zischen, Pfeifen	Knalltrauma, Lärm, Innenohrerkrankungen, Akustikusneurinom, M. Menière, ototoxische Medikamente
pulssynchrones Klopfen	art. Hypertonie, Stenosen supraaortaler Gefäße, akustische Aura bei Epilepsie, Glomus tympanicum – ohne Hörverlust

H

- CHARGE-Assoziation (Kolobom), s. Dyspnoe (Choanalatresie), Minder-/Kleinwuchs, Fazialisparese
- Keratitis-Ichtyosis-Deafness (KID-Syndrom)
- Cogan-Syndrom (Keratitis parenchymatosa), s. Schwindel, Augenauffälligkeiten/-erkrankungen
- Alström-Hallgren-Syndrom (Retinopathie mit progredientem Visusverlust, Adipositas), s. Adipositas

Mit Beteiligung des Nervensystems

- Taubheit-Dystonie-Syndrom (mit kortikaler Erblindung)
- Mohr-Tranebjaerg-Syndrom (mitochondriale Erkrankung, sensoneurale Taubheit, progressive Dystonie, Spastik, Visusverschlechterung, X-chromosomal rezessiv)
- Biotinidasemangel (bei ca. 75 % Gehör betroffen), s. Ataxie, Alopezie/Haaranomalien; Retardierung, mentale
- Möbius-Syndrom, CHARGE-Assoziation, s. Fazialisparese
- MELAS-Syndrom, s. Muskelschwäche (Myopathien), Schlaganfall/Apoplexie
- Refsum-Syndrom, s. o.
- HMSN 4B, s. Lähmungen
- NKX2,1-Mutation (Hypothyreose mit frühkindlicher Choreoathetose)
- SLC16A2-Mutation (codiert für den einen neuronalen Trijodthyronintransporter MCT8, Hypothyreose, Hypotonie, Dystonie, Spastik), s. Retardierung, mentale
- α-Mannosidose (psychomotorische Regression, s. o.)
- Wildervanck-Syndrom (Klippel-Feil-Syndrom mit konnataler Abduzensparese)

Mit Nierenbeteiligung

- Alport-Syndrom (X-chromosomale Formen, Kollagen-IV-assoziiert), s. Hämaturie
- Nagel-Patella-Syndrom (AD, Kollagen-III-assoziiert), s. Hämaturie
- distale renale tubuläre Azidose mit früher bilateraler Taubheit (Mutationen am ATP6V1B1-Gen, AR)
- distale renale tubuläre Azidose mit späterer Taubheit (Mutationen am ATP6 V0A4-Gen, AR)
- Muckle-Wells-Syndrom (Missense-Mutation im NLRP3-Gen, AD, Besserung der sensoneuralen Störung durch Interleukin-1-Blockade), s. Fieber/Sepsis, Gelenk-/Knochenschmerzen
- Bartter-Syndrom Typ IV mit sensoneuraler Schwerhörigkeit, s. Hypokaliämie, Alkalose
- Townes-Brocks-Syndrom (triphalangealer Daumen, überzähliger Daumen, Analatresie, in 50 % Nierendysplasien, AD), s. Uro-/Nephropathien, Skelettanomalien
- BOR (Branchiootorenales Syndrom, Halsfistel, Halszysten, präaurikuläre Grübchen bzw. Anhängsel, Ohrmuscheldysplasien, AD), s. Uro-/Nephropathien (angeborene)
- Hypoparathyreoidismus (HPT, mit Innenohrschwerhörigkeit und steroidresistentem nephrotischem Syndrom sowie späterem Nierenversagen, AR), s. Hypokalzämie

Mit kardialer Beteiligung

- Noonan-Syndrom, s. Minder-/Kleinwuchs
- Jervell-Lange-Nielsen-Syndrom (QT-Verlängerung, AR), s. Bewusstseinsstörungen, Herzrhythmusstörungen
- LEOPARD-Syndrom (Mutation im PTPN11-Gen, AD, Reizleitungsstörungen, hypertrophische Myokardiopathie), s. Pigmentstörungen
- MIDD-Syndrom („maternally inherited diabetes and deafness“, Mitochondriopathie, Kardiomyopathien), s. Polydipsie/-urie

Mit Minderwuchs

- Noonan-Syndrom, s. Minder-/Kleinwuchs
- LEOPARD-Syndrom, s. o.
- Cockyne-Syndrom (progeroider Aspekt, mentale Retardierung)
- Osteogenesis imperfecta, s. o.
- Pendred-Syndrom (Taubheits-Kropf-Syndrom, gestörter Jodeinbau, Pendrin = ein Jodid-/Chlorid-Transporter, oft mit Hypothyreose einhergehend, 5 % der angeborenen Taubheitsfälle; Ursache: Mutationen im PDS-Gen, diese können aber auch zu nicht syndromaler Taubheit führen, AR)
- Cornelia-de-Lange-Syndrom (in > 90 % sensoneurale Schwerhörigkeit)
- Juberg-Marsidi-Syndrom (intrauteriner Minderwuchs, Gentalhypoplasie, faziale Dysmorphien, Retardierung, X-chromosomal), s. Retardierung, mentale; Genitalanomalien/-auffälligkeiten

Mit anderer Skelettbeteiligung

- Osteopetrose, s. Fazialisparese
- Osteogenesis imperfecta (Typ 1), s. Skelettanomalien/-deformitäten
- Pfeiffer-Syndrom (Kraniosynostose), s. Schädelauffälligkeiten
- Carraro-Syndrom (angeborene Taubheit mit Tibia-Hemimelie, Oligoysyndaktylie, triphalangealem Daumen), s. Skelettanomalien-/deformitäten
- Stenose bzw. Atresie des inneren Gehörgangs (z. T. mit Aplasie des N. cochlearis und auch evtl. des N. vestibularis, MRT!)

Tab. 40.2 Retinopathia pigmentosa und Hörstörungen.

Krankheitsbilder
• Usher-Syndrom: progrediente Schwerhörigkeit, auch Störungen des Tastsinns, 1:6000, AR, verschiedene Genloci, z. B. Nonsense-Mutation im USH1C-Gen • Refsum-Syndrom (Beginn oft mit Nachtblindheit), s. Ataxie, Anosmie • Alström-Syndrom, s. Adipositas • primärer Ziliendyskinesie (bestimmte Mutationen mit Retinitis pigmentosa einhergehend)

Mit Polydipsie/-urie

- DIDMOAD-Syndrom (Diabetes mellitus und insipidus, AD), s. Polydipsie/-urie
- MIDD (maternal vererbter Diabetes und Taubheit), s. Polydipsie/-urie
- TRMA-Syndrom (thiaminresponsive megaloblastäre Anämie mit Diabetes mellitus), s. Polydipsie/-urie
- Alport-Syndrom (im Stadium der Niereninsuffizienz), s. Hämaturie
- Muckle-Wells-Syndrom (Niereninsuffizienz durch Amyloidose), s. o.

Mit chronischem bzw. rezidivierendem Fieber

- Muckle-Wells-Syndrom (progressiver Hörverlust), s. Fieber/Sepsis (periodisch hereditäre Fiebersyndrome)
- CINCA-Syndrom (NOMID), s. Fieber/Sepsis (periodisch hereditäre Fiebersyndrome)
- Fabry-Erkrankung, s. Fieber/Sepsis, Hämaturie

Mit anderen Begleitsymptomen

- Syndrom Neutropenie – Monozytopenie – Taubheit (AR), s. Leukopenie
- Waardenburg-Syndrom (u. a. weiße Haarsträhne im Stirnbereich), s. Pigmentstörungen
- Honigsmark-Hollander-Berlin-Syndrom (mit atopischer Dermatitis, AR), s. Pruritus/Juckreiz, Ekzem
- Johnson-McMillin-Syndrom (Anosmie, Alopezie, Hypohidrose, AD), s. Anosmie
- Franceschetti-Syndrom (Treacher-Collins-Syndrom, Ohrmuscheldysplasie, „Fischmaul"-Aspekt, häufig Spontanmutationen, aber auch AD), s. Stridor (durch Mikro-/Retrognathie)
- Perrault-Syndrom (XX-Gonadendysgenesie, Innenohrschwerhörigkeit, AR), s. Amenorrhö
- Vourmann-Vourmann-Syndrom (präaurikuläre Fistel bzw. Halsfistel, AD)
- Johanson-Blizzard-Syndrom (mentale Retardierung, Hypoplasie der Nasenflügel, exokrine Pankreasinsuffizienz), s. Durchfall/Diarrhö; Retardierung, mentale
- Mikrodeletion-1p36-Syndrom (große vordere Fontanelle, Mikrozephalie, Krampfanfälle), s. Retardierung, mentale; Schädelauffälligkeiten

41 Husten

41.1 Einführung

Definition [ ]

Husten ist das willkürliche oder aufgrund eines Hustenreizes reflektorisch über das **Hustenzentrum** in der Medulla oblongata ausgelöste **explosionsartige Ausstoßen** von **Luft**. Dadurch können mit der Atemluft eingedrungene kleine Fremdkörper, Krankheitserreger, Schadstoffe sowie überschüssiger Brochialschleim nach außen befördert werden. Es handelt sich somit primär um einen **Schutzreflex** zur Reinigung der Atemwege, s. Dyspnoe.

Merke M!

Husten ist im Kindesalter **selten produktiv** (Ausnahme ältere Kinder mit CF und nach autogener Drainage sowie bei Bronchiektasien anderer Ursache), sondern wesentlich **häufiger trocken.** Tiefe Rachenabstriche zum Erregernachweis haben nur bedingte Aussagekraft. Wird Sekret produziert, dann wird es besonders von kleineren Kindern häufig verschluckt („Magen ist der **Spucknapf** des Säuglings"). Deswegen ist (z. B. bei der Tbc-Diagnostik oder bei der Suche nach Hämosiderophagen (Lungenhämosiderose) das Magennüchternsekret nach wie vor von Bedeutung, daneben natürlich die bronchoskopische Absaugung und die BAL.

41.2 Differenzialdiagnosen

41.2.1 Akuter Husten

Info i

Dauer < 8 Wochen (Leitlinien der Dt. Gesellschaft für Pneumologie).

Infektbedingt

- Reflexhusten bei akuter Sinusitis (Post-nasal-Drip durch vermehrte Produktion von Mukus in Nase und Nasennebenhöhlen)
- akute Laryngitis (bellender Husten, Stridor, Heiserkeit), s. Stridor (Stadien)
- akute Rhino-Laryngo-Tracheo-Bronchitis (evtl. mit spastischer Komponente, häufigster Erreger von akuten respiratorischen Infekten ist das RS-Virus, am zweithäufigsten das humane Metapneumovirus, saisonal Influenzaviren, s. u.), s. Dyspnoe
- bakterielle Superinfektion einer viralen Tracheobronchitis (z. B. durch S. pneumoniae, Haemophilus influenzae Typ b, Moraxella catharralis, Mykoplasmen (Schulalter, Jugendliche), Chlamydia pneumoniae)
- akute Episode einer rezidivierenden obstruktiven Bronchitis
- Bronchiolitis (meist RSV-bedingt), s. Dyspnoe
- Bronchopneumonie, Segment-/Lobärpneumonie, Pleuropneumonie, Pleuritis, Pleuraempyem, s. Dyspnoe
- Sonderformen wie abszedierende Pneumonie, nekrotisierende Pneumonie, s. Dyspnoe
- Maserprodromi-Masern (trockener Husten)
- Pertussis („Stakkato"-Husten im Stadium convulsivum, durchschnittliches Erkrankungsalter heute bei guter Durchimpfungsrate bei 42 Jahren!), s. Stridor
- Parapertussis (durch Bordatella parapertussis, verläuft wie „milder" Keuchhusten)
- Mykoplasmeninfektionen (M. pneumoniae, hartnäckige Tracheobronchitis, Pneumonie), s. Dyspnoe, Lymphknotenschwellungen/Lymphadenopathien, Exantheme/Enantheme

Merke M!

Rund **70 %** aller Atemwegsinfektionen sind primär **viral** bedingt und benötigen somit keine antibiotische Therapie. Dazu gehören Infektionen mit z. B. Rhinoviren, RS-Viren, humanem Metapneumovirus, Adenoviren, Influenza-A- und -B- sowie Parainfluenza-Viren, Coronavirus, humanem Bocavirus (ein Parvovirus, bevorzugt betroffen Kleinkinder < 6 Jahre, typisch der **pertussoide Husten**).

Merke M!

„Influenza-like-illness"-Symptome: plötzlicher Erkrankungsbeginn mit hohem Fieber (> 38,5 °C), trockenem Reizhusten, Muskel- und/oder Kopfschmerzen, allgemeiner Schwäche, Müdigkeit, evtl. Halsschmerzen, bei Kindern besonders auf Otitis achten! Diese Symptomenkombination genügt auf dem Gipfel einer Grippewelle zur Influenza-Diagnose (**DD:** grippaler **Infekt**).

Nicht primär infektbedingt

- Ösophagotrachealfistel (evtl. isoliert ohne Ösophagusatresie)
- „spasmodic croup" (nicht viral, sondern vermutlich allergisch bedingter Pseudokrupp, wiederholt auftretend, auch tagsüber)
- Asthma bronchiale (auch infektgetriggert, z. B. durch Rhinoviren, oft auch psychogen, Anstrengungsasthma, kalte Luft)
- „vocal cord dysfunction" (paradoxe Stimmbandadduktion; pfeifendes, meist inspiratorisches Atemgeräusch; **DD:** Exazerbation eines bekannten Asthma bronchiale), s. Stridor

Tab. 41.1 Klinische DD virale vs. bakterielle Pneumonie.

	Viral	Bakteriell
Beginn	meist schleichend	akut
Fieber	++	+++
Rhinitis, Pharyngitis	fast immer	selten
Herpes simplex labialis	selten	häufig (z. B. Pneumokokken)
Myalgien	häufig	selten
Bronchospasmus	++	–
Bronchialatmen, ohrnahe RGS	–	+++
Tachypnoe (> 40/min)	selten, Ausnahme: RSV-Infektionen	häufig
abgeschwächtes Atemgeräusch (Erguss, Atelektase, Pneumothorax)	–	+
CRP	N/↑	↑↑↑
Leukozytose	selten (Ausnahme: Adenoviren)	häufig

↑: erhöht, ↑↑↑: stark erhöht, ++: mäßig vorhanden, +++: stark vorhanden, N: normal, –: nicht vorhanden.

- Fremdkörper (bis 24% symptomfrei! Laryngeal, tracheal, bronchial), s. Dyspnoe
- Aspirationspneumonie, „chemische“ Pneumonitis (z. B. durch Ingestion von Kohlenwasserstoffen wie Benzin, Petroleum, „Öllämpchen“), s. Fötor/Gerüche
- inhalative Intoxikation (Brände mit Entwicklung von Rauch und giftigen Gasen)
- Pneumothorax, s. Dyspnoe
- ARDS, s. Dyspnoe
- Pulmonalembolie (Husten in etwa 50%, evtl. Hämoptoe), s. Thorax-/Brustschmerzen, Hämoptoe/Hämoptyse
- Bronchitis plastica (Bronchialausgüsse, Atelektasen, gehäuft nach Fontan-Operation)
- Lungenödem (z. B. kardial bei Linksherzinsuffizienz, hypertensive Krise bei akuter Glomerulonephritis)

Merke M!

Auch ein **Fremdkörper** im **Gehörgang** kann reflektorisch zum Husten führen!

41.2.2 Chronischer Husten

Definition [ ]

Dauer > 8 Wochen (Leitlinien der Dt. Gesellschaft für Pneumologie).

Merke M!

Zu den 3 **häufigsten Ursachen** eines **chronischen** Hustens im Kindesalter zählen:

- Asthma bronchiale
- Postnasal Drip (Rhinitis posterior)
- GÖR

Ursachen evtl. auch in Kombination vorkommend (bei persistierendem Husten immer auch an Mykoplasmeninfektion denken).

Bronchopulmonale/ mediastinale Ursachen

Obere Luftwege und Bronchien

- Aneinanderreihung von viralen Infekten
- Postnasal Drip (aus dem hinteren Nasenraum die Rachenhinterwand hinablaufendes Sekret, z. B. durch chronische Sinusitis, allergische Rhinitis, unspez. Rhinitis)
- sinubronchiales Syndrom (Sinusitis, Polyposis sinuum et nasi, Polyposis gehäuft bei CF und primärer Ziliendyskinesie)
- juvenile laryngotracheale Papillomatose (HPV)
- Trachealstenose, angeboren durch Knorpelfehlbildungen, Schleimhautfalten oder erworben („Säbelscheidentrachea“ bei Schilddrüsenvergrößerung, Tumor), intraluminal durch Chondrom, Papillom, Adenom, Z. n. Intubation, nach Tracheostomie, bei Fremdkörpern)
- Bronchusstenose (durch Tumor, Fremdkörper, narbige Schrumpfung nach Infektionen, z. B. LK-Einbruch bei Tbc)
- Williams-Campbell-Syndrom (angeborene Hypoplasie der Knorpelspangen der Trachea und der Bronchien, Bronchiektasien)
- Tracheo-/Bronchomalazie (primäre oder sekundäre)
- bronchogene Zysten
- chronisch obstruktive Bronchitis
- Post-RSV-Wheezing (Post-RSV-Atemwegserkrankung, nach RSV-Infektion auftretende chronisch-rezidivierende, obstruktive Atemwegsaffektionen)
- Asthma bronchiale, Churg-Strauss-Syndrom
- Bronchiektasen (zylindrisch-sackförmig oder kombiniert, angeboren oder erworben; ▶ Tab. 15.2), s. „Merke“
- Pertussis bei Jugendlichen (auch wenn als Säuglinge geimpft, chronischer Husten ohne typische Symptomatik, starke Zunahme der Fälle unter den 10- bis 19-Jährigen, Überträger!)
- primäre Ziliendyskinesie (Infertilität bei Männern, Polyposis nasi, AR, in 50% mit Situs inversus: Kartagener-Syndrom), s. Dyspnoe
- Mittellappensyndrom (chronische Mittellappenatelektase durch Fremdkörper, Fehlbildungen oder LK-Kompression, auch durch „mucoid impaction“)

H

- Bronchiolitis obliterans (postinfektiös, z.B. nach RSV, nach Mykoplasmeninfektionen, auch nach Transplantationen, dann ungünstigere Prognose, ANCA in ca. 50% positiv!), s. Dyspnoe
- Wegener-Granulomatose (Beginn bei über 90% mit Entzündung der oberen oder unteren Luftwege)

Merke M!

Bronchiektasien: oft seit Geburt chronischer Husten, bei größeren Kindern oft eitriger Auswurf, Dyspnoe, evtl. Zyanose, an umschriebener Stelle ziemlich konstant Nebengeräusche auskultierbar bzw. im Röntgen rezidivierende Pneumonien an umschriebener Stelle (**DD:** chronischer bronchopulmonaler Fremdkörper), Gedeihstörung möglich, Trommelschlägelfinger, Uhrglasnägel.

Lunge

- angeborene Fehlbildungen des Respirationstraktes (wie z.B. intralobäre Sequestration, Fehldiagnose: chronische Pneumonie, zystische adenomatoide Malformation, lobäres Emphysem, Lymphangiektasien u.a.), s. Dyspnoe
- bronchopulmonale Dysplasie, s. Dyspnoe
- zystische Fibrose (CF), Komplikationen (▶ Tab. 41.3), s. Dyspnoe, Durchfall/Diarrhö, Gedeihstörung/Dystrophie
- primäre Ziliendyskinesie (PCD), s. Dyspnoe
- humorale bzw. zelluläre Abwehrschwäche, s. Infektanfälligkeit
- Lungenhämosiderose (rezidivierende Hustenattacken), s. Hämoptyse, Anämie/Blutarmut
- alveoläre Proteinose, s. Dyspnoe, Zyanose
- chronische interstitielle Lungenerkrankungen (idiopathisch oder symptomatisch), s. Dyspnoe
- Autoimmunkrankheiten mit Lungenbeteiligung (oft stehen die Symptome der Grundkrankheit im Vordergrund), s. Dyspnoe
- allergische bronchopulmonale Aspergillose (klinische Verschlechterung bei CF oder beim Asthma bronchiale)
- exogen alllergische Alveolitis (hypersensitive Pneumonitis, allergische Reaktion der Alveolen vom Typ III und IV), s. Dyspnoe

Tab. 41.2 Bronchiektasien.

Mögliche Ursachen
• CF (Mukoviszidose) • nach Masern, nach Adenovirusinfektionen, durch Pertussis • primäre Ziliendyskinesie, Kartagener-Syndrom (s. u.) • Willams-Campbell-Syndrom (s. o.) • CVID (frühzeitig), Louis-Bar-Syndrom • rezidivierende Aspirationen bei GÖR (bes. bei Zerebralparese) • allergische bronchopulmonale Aspergillose (z. B. bei CF oder Asthma bronchiale) • Yellow-Nail-Syndrom, s. Ödeme (Lymphödeme) • endobronchiale Tuberkulose (Lymphknoteneinbruch), Traktionsbronchiektasien • nicht entdeckter bronchialer Fremdkörper

- Tuberkulose, Pleuritis tuberculosa (Mycobacterium tuberculosis, bovis u. africanum)
- Sarkoidose (nicht verkäsende epitheloidzellige Granulome)
- Swyer-James-Syndrom („Syndrom der einseitig hellen Lungen im Röntgenbild"), vermutlich Folge einer Bronchiolitis obliterans; **DD:** Lungenhypoplasie/-aplasie, Fremdkörper mit Überblähung)
- lymphoide interstitielle Pneumonie bei Kindern mit HIV (CD4-Zellzahl < 500/µl)
- Lungenemphysem, z.B. bei α-1-Antitrypsinmangel (meist ältere Patienten betroffen, bei Kindern steht eher die Hepatopathie im Vordergrund)
- Lungentumoren (Adenokarzinome), Bronchialtumoren (im Kindesalter selten), maligne Tumoren (wie z.B. das Mukoepidermoidkarzinom)
- Tuberkulom der Lunge
- Pleuratumoren, wie z.B. Pleuraendotheliom, Pleuramesotheliom, pleuropulmonales Blastom

Tab. 41.3 Häufige Komplikationen der CF.

Betroffene Bereiche	Komplikation
respiratorisch (s. Dyspnoe)	• Pansinusitis und Polyposis nasi et sinuum • pulmonale Exazerbationen (Problemkeime!) • Pneumothoraces (20 % im Erwachsenenalter) • Bronchiektasien, Atelektasen • Hämoptoe/Hämoptyse • allergische brochopulmonale Aspergillose (bei einem von 10 Patienten) • pulmonale Hypertension, Cor pulmonale • akute oder chronische respiratorischen Insuffizienz • Bronchiolitis obliterans nach Lungentransplantation • Transplantatabstoßung
gastrointestinal (s. Durchfall/Diarrhö, Obstipation)	• GÖR (bis 25 %), Refluxösophagitis • distales intestinales Obstruktionssyndrom (DIOS, bei 35 % der 20- bis 25-Jährigen) • Invaginationen, DIOS-Syndrom • Anal-/Rektumprolaps (Kinder < 5 Jahre) • Pankolitis (durch Clostridium difficile) • fibrosierende Kolonopathie (heute selten) • Leberzirrhose (24 %) • Ösophagusvarizenblutungen
andere	• CF-assoziierter DM (10–15 % der 18- bis 25-jährigen Patienten) • CF-assoziierte Osteoporose (ca. ein Drittel der Erwachsenen) • Gelenk-/Knochenschmerzen (ca. ein Drittel der Patienten) • aquagene Palamoplantarkeratose (ca. 40 %, s. Ödeme, Erytheme; auch bei Heterozygoten beobachtet)

Cave

Biologika: Tbc-Aktivierung durch lösliche Rezeptoren von TNF α bzw. Anti-TNF-α-AK; auch erhöhtes Risiko einer Infektion mit **Legionellen** unter der Medikation mit Biologica.

Mediastinale Prozesse

- Lymphom, Teratom, Thymom, Lipom, Hämangiom, s. Dyspnoe
- Castelman-Syndrom (auch hilär), s. Lymphknotenschwellungen/Lymphadenopathien
- intrathorakale Struma
- Mediastinitis (meist akut, chronisch bei Tbc oder nach Strahlentherapie)

Tab. 41.4 DD nach Hustentyp.

Hustentyp	Diagnosen	Zusätzliche Symptome
Stakkatohusten (pertussiform)	Pertussis (Stadium convulsivum), Parapertussis (eher mild verlaufend), RSV-Bronchiolitis, Infektion durch das humane Bocavirus, CF beim Säugling, Chlamydia-trachomatis-Infektion (Säugling)	Zyanose, Erbrechen nach Hustenparoxysmus, Hervorwürgen von Schleim
trockener, quälender Reizhusten ohne Expektoration	virale Tracheobronchitis (Stadium I), Masern, Mykoplasmentracheobronchitis	nachts verstärkt, Rhinitis, Konjunktivitis
lockerer, produktiver Husten	virale Tracheobronchitis (Stadium II), Pharyngitis	bei älteren Kindern Expektoration von Schleim
bellender Husten	akute Laryngitis	nachts aus dem Schlaf heraus, Besserung durch kühlende und feuchte Luft, Stridor, Heiserkeit
	„spasmodic croup"	auch tagsüber, rezidivierend; sonstige Symptome, s. akute Laryngitis; allergische Diathese (Rhinitis vasomotorica)
chronischer nächtlicher Husten	Asthma bronchiale (s. „Merke")	Husten bei körperlicher Anstrengung und kalter Luft
bitonaler Husten	Lymphome, Hilus-Tbc (Kompression großer Bronchien durch LK), Tracheomalazie (primär oder nach Verschluss einer ösophagotrachealen Fistel)	pfeifende, metallische oder krächzende Begleittöne

Kardiovaskuläre Ursachen

- chronische Linksherzinsuffizienz (Vitien, Kardiomyopathien, Endokardfibroelastose)
- Bradykardie mit AV-Block II, III, s. Bradykardie
- Endomyoperikarditis
- pulmonal arterielle Hypertonie, pulmonale ateriovenöse Fisteln
- vaskuläre Ringbildungen, s. Stridor
- Vaskulitiden (Kleingefäßvaskulitiden, ANCA-positiv, z. B. Wegener'sche Granulomatose, mikroskopische Polyangiitis, Churg-Strauss-Syndrom)

Gastroösophageale Ursachen

- GÖR (Husten durch Mikroaspirationen oder reflektorischen Vagusreiz)
- Ösophagotrachealfistel (z. B. auch bei CHARGE-Assoziation)
- gleitende Hiatushernie, s. Erbrechen/Emesis
- Assoziation von HSAN Typ1 mit paroxysmalem Husten und GÖR, s. Sensibilitätsstörungen
- Achalasie, s. Dys-/Odynophagie
- eosinophilie Ösophagitis (Strikturen möglich), s. Dys-/Odynophagie

Medikamentös bedingt

- ACE-Hemmer (trockener Reizhusten in 5–35 % durch verminderten Bradykininabbau)
- Amiodaron (Amiodaronlunge!), Methotrexat (Husten als evtl. Vorläufer einer Lungenfibrose!), β-Blocker (Husten als Asthma-Äquivalent)
- inhalative Medikamente wie Kortison, Betamimetika, Ipratropriumbromid, NaCl (hypertone Lösungen)

Durch Rauchen bedingt

Info

Im Alter von 11–20 Jahren rauchen ca. 29 % der Schülerinnen und ca. 32 % der Schüler (Morgenstern et al. 2007), wobei der Anteil der Mädchen weiter zunimmt.

Cave

Schädigung durch Passivrauchen („second-hand smoke").

Psychogen bedingt

- Räuspern (meist psychogen, aber auch allergisch, z. B. exogen allergische Alveolitis [Räusperhusten], GÖR)
- psychogener Husten (Hustentick: demonstrativ blechern, trompetenähnlich)
- „habit cough" (Gewohnheitshusten, z. B. nach viralen Infekten bzw. Pertussis, s. „Merke")

H

Merke M!

DD: Ein **psychogener Husten** bzw. „habit cough" tritt in der Regel nicht aus dem Schlaf heraus auf. Bevor ein chronischer Husten als psychogen bzw. als „habit cough" diagnostiziert wird, muss ein Tourette-Syndrom ausgeschlossen werden.

Postinfektiös bedingt

Merke M!

Als Ursachen des oft wochenlangen **Nachhustens** nach **Pertussis** werden diskutiert: eine psychogene Komponente (verstärkte Zuwendung), eine Schädigung des respiratorischen Epithels und/oder ein passager hyperreagibles Bronchialsystem. Eine gesteigerte bronchiale Hyperreagibilität findet sich auch nach einer Infektion mit Chlamydien bzw. Mykoplasmen.

Cave

Bronchiolitis obliterans.

Merke M!

Die häufigste **Fehldiagnose** des Asthma bronchiale ist die einer **chronischen Bronchitis**. Die häufigste Fehltherapie in diesem Zusammenhang ist eine **antibiotische** Behandlung.

Tab. 41.5 Expektoration.

Beschaffenheit des Auswurfs	Diagnose	Besonderheiten/ weitere Symptomatik
klar bzw. schleimig/nicht eitrig	Asthma bronchiale, virale Tracheobronchitis (Stadium II)	Expektorat im Kindesalter selten, wird meist verschluckt
gelblich	bakterielle Superinfektion eines viralen Infektes, Pneumonie	Fieber, Dyspnoe
gelblich-grünlich	zystische Fibrose, Brochiektasien anderer Ätiologien	grünliches Sputum: Pseudomonas aeruginosa, Burkholderia cepacia
blutig/ schaumig (Hämoptoe)	Lungenembolie, Lungen-Tbc, Lungenhämosiderose, Lungentumor, CF, Bronchiektasien	Thoraxschmerzen und Dyspnoe bei Lungenembolie

42 Hyperammonämie

42.1 Einführung

Definition [ ]

Hyperammonämie: ständige oder **passagere** Erhöhung des Plasma-Ammoniak-Spiegels, über dem altersentsprechenden Normbereich (Normwerte: ▶ Tab. 42.1).

Merke M!

Verlauf der Hyperammonämie

Oft im Intervall symptomlos, auch in weiterer Folge Lernschwierigkeiten, progrediente intellektuelle Einschränkung und chronische Ataxie möglich. Exazerbationen nach übermäßiger EW-Zufuhr, auch in katabolen Situationen wie Infekten, Narkose und bei parenteraler Ernährung.

Tab. 42.1 Ammoniakspiegel im Plasma.

Individuum	Ammonikaspiegel im Plasma (µmol/l)*
gesunde Neugeborene	< 110
kranke Neugeborene	110–180
Neugeborene mit Verdacht auf Stoffwechselstörung	> 200
gesunde Kinder > 4. Lebenswoche	50–80
Kinder > 4. Lebenswoche mit Verdacht auf angeborene Stoffwechselstörung	>100

*Umrechnungsfaktor: µg/dl × 0,5872 = µmol/l.

Tab. 42.2 Symptomatik der Hyperammonämien.

Alterstufe	Symptomatik
beim Neugeborenen	• sepsisähnliches Bild mit Temperaturlabilität (nach unauffälliger Gravidität, innerhalb der ersten 72 Stunden beginnend) • Tachypnoe, respiratorische Alkalose • muskuläre Hypo- bzw. Hypertonie • Trinkschwierigkeiten, Erbrechen • Lethargie, Krämpfe, Koma • Folgen: Hirnblutungen, mentale Retardierung, Anfallsleiden, spastische Paresen, oft letal endend
Manifestation im Kindesalter*	• krisenartig auftretende metabolische Enzephalopathie (mit Kopfschmerzen, Erbrechen; **DD:** Migräne, zyklisches Erbrechen) • Bewusstseinsstörungen (**DD:** Psychose), Koma • fokale neurologische Symptome wie flüchtige Hemiparesen, kortikale Blindheit • akute Ataxie, Tremor

*Im Gegensatz zum Neugeborenen bei älteren Kindern große Variabilität der Symptome; diese treten u. U. auch erst im Erwachsenenalter auf, s. „Merke".

42.2 Differenzialdiagnosen

42.2.1 Angeborene Defekte des Harnstoffzyklus

- Synopsis: ▶ Tab. 42.3
- Ornithintranscarbamylase-(OTC-)Mangel (am häufigsten vorkommend, oft respiratorische Alkalose, Glutamin stimuliert Atemzentrum, aber auch Gefahr eines Hirnödems), s. „Merke"
- Zitrullinämie Typ 1 (klassische Zitrullinämie, Argininosuccinatsynthetase-Defekt, durch erhöhtes Ammoniak meist bereits beim Säugling Apathie, Erbrechen, Krampfanfälle)
- Zitrullinämie Typ 2 (SLC25A13-Gen codiert für Citrin, einen Aspartat-Glutamat-Transporter im Harnstoffzyklus, bes. in Japan beobachtet, symptomatisch meist erst beim Erwachsenen), s. Ataxie, Krampfanfälle (Tremor: „flapping tremor")
- Carbamylphosphatsynthetase-Defekt (CPS1-Mangel)
- N-Acetylglutamatsynthetase-Defekt (NAGS-Mangel)
- Argininsuccinatlyase-Mangel (Argininbernsteinsäure-Krankheit)
- Arginase-Mangel (ARG1-Mangel, Argininämie, s. u.)
- Hyperornithinämie-Hyperammonämie-Homozitrullinurie-Syndrom (HHH-Syndrom, betroffen ist ein mitochondrialer Ornithintransporter)

Merke M!

Mit Ausnahme des X-chromosomal vererbten OCT-Mangels werden alle anderen Störungen des Harnstoffzyklus autosomal-rezessiv vererbt.

Tab. 42.3 Synopsis von Harnstoffzyklusstörungen.

Krankheit	betroffenes(r) Enzym/Transporter	Gen/Genort
OTC-Mangel	Ornithintranscarbamylase	OCT Xp21.1
Zitrullinämie Typ 1	Argininsuccinatsynthetase	ASS19 q34.1
Zitrullinämie Typ 2	Citrin (Aspartat-Glutamat-Transporter)	SLC25A13 7q21.3
CPS-1-Mangel	Carbamylphosphatsynthetase 1	CPS 12p35
NAGS-Mangel	N-Acetyl-Glutamatsynthetase	NAGS 17q21.31
Argininbernsteinsäure-Krankheit	Argininsuccinatlyase	ASL 7 q11.21
ARG1-Mangel	Arginase 1	ARG1 6q23
HHH-Syndrom (s. u.)	ORNT 1 (mitochondrialer Ornithintransporter)	SLC25A15

H

42.2.2 Hyperammonämie-Hyperornithinämie-Homozitrullinurie-Syndrom

Merke M!

Hyperammonämie-Hyperornithinämie-Homozitrullinurie-Syndrom (HHH-Syndrom)
Ursache: defekter Transport von Ornithin in die Mitochondrien. Mäßiggradige Hyperammonämie, verminderte Resorption von Lysin, Arginin und Ornithin in Dünndarm und Nieren (dadurch vermehrte Ausscheidung im Harn = Substratmangel für den Harnstoffzyklus). Klinik ähnlich den Harnstoffzyklusdefekten. Betroffen sind Neugeborene, Säuglinge, Kinder, aber auch Erwachsene.

42.2.3 Hyperinsulinismus-Hyperammonämie-Syndrom

- durch aktivierende Mutationen am Glutamatdehydrogenase-Gen), s. Hypoglykämie, neonatale

42.2.4 Transiente Hyperammonämie des Frühgeborenen

- meist mit Atemnotsyndrom, persistierender Ductus venosus Arantii, Plasma-Ammoniak bis > 1000 µmol/l

42.2.5 Organoazidopathien

- Methylmalonazidurie
- Propionazidurie
- Isovalerianazidurie (Laborleitsymptom: Ketose und/oder Laktazidose), s. Azidose

Merke M!

Bei **Organoazidopathien** entsteht die Hyperammonämie entweder durch einen Mangel an Acetyl-CoA, wodurch weniger N-Acetyl-Glutamat (NAG) synthetisiert wird, oder durch Dicarbonsäuren (diese hemmen NAGS).

42.2.6 Lysinurische Proteinintoleranz

- Defekt im Transport dibasischer Aminosäuren, bei proteinreicher Ernährung im Neugeborenenalter Erbrechen, Apathie, Koma, AR), s. Durchfall/Diarrhö, Dyspnoe (Alveolarproteinosen)

42.2.7 Störungen des Energiestoffwechsels

- (Hyperammonämie durch Mangel an Acetyl-CoA und in der Folge von NAG, z. B. Pyruvatcarboxylase-Mangel; Laborleitsymptom: Laktazidose), s. Azidose

42.2.8 Störungen der Fettsäureoxidation bzw. des Karnitinstoffwechsels

- sekundäre Hyperammonämie durch Mangel an Acetyl-CoA und Anhäufung von Dicarbonsäuren, am häufigsten ist der MCAD-Defekt (Mangel an mittelkettiger Acyl-CoA-Dehydrogenase); Laborleitsymptom: hypoketotische Hypoglykämie, freie Fettsäuren ↑, evtl. Rabdomyolyse), s. Hypoglykämie

42.2.9 Hyperammonämie bei Lebererkrankungen (▶ Tab. 15.2)

Tab. 42.4 Störungen der Leberfunktion und dadurch bedingte Hyperammonämie.

Möglich bei
• Galaktosämie • herditärer Fruktoseintoleranz • konnatalen Hepatitiden • Tyrosinämie Typ I • Reye-Syndrom • Leberversagen bei M. Wilson • Knollenblätterpilzvergiftung • fulminaten akuten Hepatitiden, Leberzirrhosen • Hepatopathie bei α-1-Antitrypsin-Mangel

*Die Leber ist nicht nur für die Ammoniakentgiftung wichtig, sondern auch für die Argininbiosynthese.

42.2.10 Medikamente, die eine Hyperammonämie induzieren können

- Antikonvulsiva, s. „Merke"
- Zytostatika, z. B. L-Asparaginase
- Diuretika, z. B. Furosemid, Hydrochlorothiazid
- Salizylate (können direkt durch mitochondriale Schädigung eine Hyperammonämie bewirken oder über die Begünstigung eines Reye-Syndroms)

Merke M!

Antikonvulsiva, die zur Hyperammonämie führen können:
- neuere Antikonvulsiva: Valproat (abhängig von CPS1-Genotyp und eventueller Komedikation), Cararbamazepin, Topiramat, Felbamat
- ältere Antikonvulsiva: Phenobarbital, Primidon, Phenytoin

42.2.11 Andere Ursachen einer Hyperammonämie

- Offenbleiben des Ductus venosus Arantii nach der Neugeborenenzeit (intermittierende Hyperammonämie-Symptomatik möglich)
- auch größere Leberhämangiome können via portosystemischem Shunt eine Hyperammonämie bedingen
- Ureterosigmoidostomie, Ileumkonduit (gestörter Abfluss bzw. bakterielle Infektion durch ureasebildende Keime)
- Infektionen mit ureasebildenden Bakterien (z. B. Proteus bei Harnwegsinfekten bzw. Sepsis)
- totale parenterale Langzeiternährung (durch Argininmangel)
- Refeeding-Syndrom (Kapazität des Harnstoffzyklus wird überfordert durch im Übermaß zugeführtes Eiweiß), s. Hypokaliämie
- vermehrte Ammoniakbildung durch verstärkte Muskelaktivität (z. B. Krämpfe)

42.2.12 DD der Hyperammonämien anhand von Laborparametern (▶ Tab. 42.5)

Tab. 42.5 DD anhand von Laborparametern.

Laborparameter	DD
Orotsäure im Urin erhöht und ...	
Zitrullin und Arginin im Plasma ↓ Glutamin und Alanin im Plasma ↑	OTC-Mangel
Zitrullin im Plasma ↑ (z. B. > 1500 µmol/l)	Zitrullinämie Typ I
Zitrullin im Plasma ↑, Argininosuccinat im Harn ↑	Argininbersteinsäure-Krankheit
Arginin ↑ > 200 µmol/l	Argininämie
vermehrte Ausscheidung von Lysin, Arginin, Ornithin im Harn	lysinurische Protein-intoleranz
Ornithin im Plasma ↑ und Homozitrullinausscheidung im Harn ↑	HHH-Syndrom
Orotsäure im Urin normal und ...	
Zitrullin und Arginin im Plasma ↓ Glutamin und Alanin im Plasma ↑	CPS-Mangel
Zitrullin und Arginin im Plasma ↓	NAGS-Mangel
Laktazidose	Energiestoffwechsel-Defekte (z. B. Pyruvat-carboxylase-Mangel)
Acylkarnitin im Plasma ↑ Hypoglykämie, nicht ketotische	Fettsäureoxidations-störungen/Karnitinzyklus-Defekte (z. B. MACD-Defekt, häufigster Defekt der β-Oxidation)
abnorme organische Säuren im Harn nachweisbar	Organoazidopathien
Glutamin/NH_3-Quotient im Plasma < 1,6	transitorische Hyper-ammonämie des Früh-geborenen

↑: erhöht, ↓: erniedrigt.

H

43 Hyperhidrose

43.1 Einführung

Definition [ ]

- Hyperhidrose bezeichnet eine generalisierte oder lokale Steigerung der Schweißsekretion.
- Unter **Hemihyperhidrose** versteht man eine einseitige (eine Körperhälfte betreffende) pathologisch gesteigerte Schweißsekretion.

43.2 Differenzialdiagnosen

43.2.1 Ohne Krankheitswert

- Hitze, zu hohe Luftfeuchtigkeit (Schweißbildung zur Aufrechterhaltung der Indifferenztemperatur bzw. Behaglichkeitstemperatur)
- bei körperlicher Anstrengung
- bei Adipositas
- in der Pubertät, bei vegetativer Labilität, bei emotionalem Stress
- gustatorisches Schwitzen (nach dem Genuss scharf gewürzter Speisen, perioral, im Stirn-/Nasenbereich)

43.2.2 Endokrin/stoffwechselbedingt

- floride Rachitis beim Säugling (nasses Kopfkissen)
- Phäochromozytom (auch Nachtschweiß), Neuroblastom, Ganglioneuroblastom
- MEN Typ 2A und 2B (Phäochromozytom, medulläres Schildrüsenkarzinom, Nebenschilddrüsenadenom: Hyperparathyreoidismus)
- Karzinoid (neuroendokriner Tumor, zu 85 % im Magen-Darm-Trakt lokalisiert (5-Hydroxyindolessigsäure in Harn ↑, Chromagrin A im Serum ↑)
- Hypoglykämie, s. Hypoglykämie
- Hyperthyreose (Hashimoto-Toxikose, M. Basedow – Produktion von TSH-Rezeptor-AK), s. Hypertonie, Tachykardie
- Tyrosinämie Typ II (okulokutaner Typ)

43.2.3 Entzündungen

- Tuberkulose (Nachtschweiß und Fieber durch Freisetzung von TNF α aus aktivierten Makrophagen)
- HIV-Infektion
- Endocarditis lenta, s. Fieber/Sepsis
- Malaria, s. Fieber/Sepsis
- akutes rheumatisches Fieber, s. Gelenk-/Knochenschmerzen (Jones-Kriterien)
- Still-Syndrom, s. Gelenk-/Knochenschmerzen, Fieber/Sepsis
- kritischer Fieberabfall (spontan oder nach Antipyretikagabe, nach Steroiden)

43.2.4 Neoplasien/Hämoblastosen

- M. Hodgkin (B-Symptomatik), s. Lymphknotenschwellungen/Lymphadenopathien
- Knochentumoren, wie z. B. Osteosarkom, Ewing-Sarkom
- verstärktes Schwitzen und Fieber bei Leukämien, s. Gelenk-/Knochenschmerzen, Petechien

43.2.5 Medikamentös-toxisch bedingt

- β-Mimetika, Theophyllin, Ephedrin, Koffein (Energy Drinks), Amphetamine (z. B. Ecstasy)
- Entzugssyndrom bei Alkohol und anderen Suchtgiften, Hyperhidrosis auch beim neonatalen Entzugssyndrom, s. Irritabilität
- nach der Einnahme von Antipyretika bei Fieber, z. B. Salizylate
- Feer-Akrodynie (Quecksilbervergiftung, s. „Merke"), s. Hypertonie

Info

Auch wenn die **chronische Quecksilbervergiftung** extrem selten geworden ist, werden heute noch Fälle der **Feer-Erkrankung/-Akrodynie** (muskuläre Hypotonie, Gewichtsabnahme, symmetrische Rötung an Nase, Händen und Füßen = **Pink Disease**, Sudamina = „Schweißfrieseln") beobachtet. Ursache: z. B. Bruch eines Hg-Thermometers oder einer Energiesparlampe in schlecht gelüftetem Kinderzimmer. Das Verschlucken des Inhalts eines Quecksilberthermometers (metallisches Hg) geht mit keiner Hg-Resorption einher.

43.2.6 Neurogen/psychogen bedingt

- Hemihyperhidrosis (z. B. nach Apoplexie auf der paretischen Seite)
- Ross-Syndrom (Anhidrose mit kompensatorischer kontralateraler Hyperhidrose, tonische Pupillenkontraktion, Areflexie)
- Harlekin-Syndrom (ähnlich dem Ross-Syndrom, dazu kompensatorische, halbseitige Gefäßdilalation)

- Querschnittsläsion, partielle Läsion peripherer Nerven (kompensatorische Hyperhidrose in anderen Hautarealen)
- Riley-Day-Syndrom (HSAN Typ III), s. Synkope/Kollaps
- Frey-Syndrom (gustatorisches Schwitzen im Wangenbereich nach Verletzungen des N. auriculotemporalis)
- lokal nach Herpes-zoster-Infektionen (in den vorher betroffenen Dermatomen)
- lokale Hyper-/Hypohydrosis bei sympathischer Reflexdystrophie (CRPS Typ I, neben sensiblen und motorischen Symptomen), s. Ödeme
- exzessives nächtliches Schwitzen im Säuglingsalter (kann auch ein Hinweis auf ein drohendes SIDS sein)
- emotionale Hyperhidrose (primäre plamoplantare Hyperhidrose), s. „Merke“

Merke M!

Emotionale Hyperhidrose: besonders in emotionalen Situationen verstärktes Schwitzen, z. B. an den Handinnenflächen: beim Händeschütteln, beim Vorstellungsgespräch, äußerst unangenehm bei feinmotorischen Tätigkeiten. Als Folge häufig **dermatologische Veränderungen (dishydrotisches Ekzem** = Pompholyx, **Mykosen**) im Bereich der Palma manus, die durch das Schwitzen zwar nicht hervorgerufen, aber begünstigt werden.

43.2.7 Kardiovaskulär bedingt

- Herzinsuffizienz (neben Dyspnoe, Tachypnoe, Trinkschwierigkeiten beim Säugling)
- Myokarditis, Kardiomyopathien, Endokardfibroelastose, Vitien (Schwitzen durch Anstrengung, z. B. beim Saugen)
- paroxysmale Tachykardien, s. Rhythmusstörungen
- hypertensive Krise, s. Hypertonie
- postinfektiöse Kreislauflabilität, s. Synkope/Kollaps
- obstruktives Schlafapnoe-Syndrom (nächtliches profuses Schwitzen), s. Apnoe/Atemlähmung

43.2.8 Andere Ursachen

- Bromhidrose, s. Fötor/Gerüche
- Trimethylaminurie, s. Fötor/Gerüche

H

44 Hyperkaliämie

44.1 Einführung

Definition

Gesamtkalium im Serum > 5,5 mmol/l.

Cave

Besonders ein rascher Kaliumanstieg im Blut (Kaliumvergiftung) kann für den Patienten unabhängig vom Kaliumspiegel lebensbedrohlich sein. Vorsicht besonders bei eingeschränkter Nierenfunktion.

Merke

Typische EKG-Veränderungen bei **Hyperkaliämie:** Hohe, spitze T-Wellen (ähnlich auch beim Short-QT-Syndrom), Verlängerung der PQ-Strecke, QRS-Komplexe schenkelblockartig verbreitert, tiefe plumpe S-Zacken, bei hochgradiger Hyperkaliämie, P-Welle nicht mehr abgrenzbar, Bradykardie.

44.2 Differenzialdiagnosen

44.2.1 Endokrin/ stoffwechselbedingt

- AGS mit Salzverlustsyndrom (häufigste Form des AGS ist der Typ 3[21-Hydroxylase-Mangel] in etwa 85 %, daneben auch 18–Hydroxylase-Mangel, 3-β-Hydroxysteroid-Dehydrogenase-Mangel), s. Erbrechen/Emesis, Azidose, Genitalanomalien/-auffälligkeiten
- kongenitale Lipoidhypertrophie der Nebenniere (AGS Typ 1, durch Transportstörung beeinträchtigte Umwandlung von Cholesterin in Steroide, Mutationen am Gen für das STAR-Protein = Steroidogenic acute regulatory Protein)
- Testosteron-Biosynthese-Störungen mit NNR-Insuffizienz, s. Genitalanomalien/-auffälligkeiten
- isolierter Hypoaldosteronismus: Aldosteronbiosynthese-Defekt (Aldosteron-Synthetase-Mangel Typ I und II)
- NNR-Hypoplasie und hypogonadotroper Hypogonadismus bei DAX-1-Mutationen
- Addison-Krise (M. Addison in etwa 70 % Autoimmunerkrankung = Autoimmunadrenalitis, selten Tbc, AIDS, Hämochromatose, Amyloidose, Metastasen)
- NNR-Insuffizienz nach Beendigung einer lang dauernden Steroidmedikation
- ACTH-Mangel (isoliert oder bei Panhypopituitarismus)
- Defekte von Transskriptionsfaktoren, s. „Merke“, Minder-/Kleinwuchs
- familiäre Glukokortikoid-Insuffizienz (ACTH-Rezeptor-Defekt, AR)
- neonatale Adrenoleukodystrophie (peroxisomale Stoffwechselerkrankung, AR)
- X-chromosomale Adrenoleukodystrophie (ADL-X)/ Adrenomyeloneuropathie, s. Lähmungen
- Addison-only-Form einer ADL-X
- Autoimmunpolyendokrinopathie Typ I (mukokutane Kandidiasis, Hypoparathyreoidismus, primärer Hypogonadismus) u. Typ II (Schmidt-Syndrom: NNR-Insuffizienz, M. Basedow oder Hashimoto-Thyreoiditis bzw. DM1; 2 der erwähnten Krankheiten werden für die Diagnose gefordert)
- Allgrove-Syndrom (Achalasie, Alakrimie, M. Addison, AR)
- Wolman-Krankheit (Verkalkungen der Nebennieren), s. Hepatomegalie, Durchfall/Diarrhö
- Karnitin-Palmitoyltransferase-II-Mangel (Muskelschwäche mit Myoglobinurie, bes. betroffen die proximalen Muskelgruppen der Extremitäten), s. Azidose mit Hyperkaliämie

Tab. 44.1 Pseudohyperkaliämie.

Ursachen
• hämolytische Blutproben bei technisch schwierigen Blutabnahmen (bei unplausiblen hohen Kaliumwerten Kontrolle notwendig) • längeres Stehen der Blutprobe vor Verarbeitung • Blutentnahme aus Vene, in die kaliumhaltige Lösung infundiert wird • erythrozytäre Membrandefekte wie **familiäre Pseudohyperkaliämie** (z. B. hereditäre Stomatozytose) • Leukozytose, Thrombozytose • Laborfehler

Tab. 44.2 Häufigkeit der Befunde und Symptome beim M. Addison (Dietel et al. 2005).

Symptom	Häufigkeit
Schwäche, Müdigeit	99 %
Pigmentierungen der Haut	98 %
Gewichtsverlust	97 %
Anorexie, Übelkeit, Erbrechen	90 %
art. Hypotension	87 %
Pigmentierungen der Schleimhäute	82 %
Bauchschmerzen	34 %
Salzhunger	22 %
Obstipation	19 %
Schwindel, Synkope	16 %

Merke M!

Defekte von Transkriptionsfaktoren mit ACTH-Mangel:

- PROP1-Gendefekt mit Mangel an ACTH, HGH, LH und FSH, Prolaktin, große Hypophyse, AR
- LHX4-Defekt: ACTH-, HGH-, TSH-Mangel, Kleinhirndysplasie, AR

Merke M!

Perinatale **Nebennierenblutungen** bzw. konsekutive **Nebennierenverkalkungen** betreffen meist das Nebennierenmark und kaum die Rindenfunktion.

44.2.2 Renal bedingt

- Nierenunreife bei Frühgeburten (nicht oligurische Hyperkaliämie, bes. bei einem Gestationsalter < 28 Wochen, hier in 30–60 %)
- Niereninsuffizienz (z. B. akut beim HUS, bei chronischer Niereninsuffizienz)
- Tubulopathien durch toxische Schädigung
- Pseudohypoaldosteronismus Typ I (isoliert renale Form oder multiple Form, Renin ↑ und Aldosteron ↑), s. Erbrechen/Emesis, Azidose
- Pseudohypoaldosteronismus Typ II (Gordon-Syndrom, AD, arterielle Hypertonie, metabol. Azidose, Renin ↓, Aldosteron ↓), s. Hypertonie, Azidose
- renaltubuläre Azidose Typ 4 (verminderte Rückresorption von Na^+ im distalen Tubulus mit konsekutivem Anstieg von H-Ionen und Kalium im Serum), s. Azidose

44.2.3 Zellzerfall

- massive Hämolyse (z. B. auch beim Ertrinkungsunfall möglich)
- Transfusion von Erythrozyten-Konzentraten
- Hyperkaliämie nach Blutaustauschtransfusionen
- Leukozytose > 50 000/mm³, Thrombozytose > 1 Mio./mm³
- Rhabdomyolyse (z. B. beim Crush-Syndrom durch Muskelverletzungen, CO-Vergiftung, Stromunfälle), bei Infektionen, nach Drogenabusus
- maligne Hyperthermie, s. Myopathien
- Propofol-Infusions-Syndrom (Propofol: ein Sedativum mit Gefahr einer Rhabdomyolyse, Myoglobinämie u. -lyse, Laktazidose, Bradyarrhythmien)
- Tumorlyse-Syndrom bei Leukämien, malignen Lymphomen unter Zytostatikatherapie mit massivem Zelluntergang, Anstieg der Harnsäure > 8 mg/dl → Harnsäurekristalle, s. Anurie (akutes Nierenversagen)
- zu abrupte Behebung einer Hypothermie, s. Untertemperatur/Hypothermie
- Verbrennungen, Elektrounfälle

44.2.4 Umverteilungsstörungen (von intrazellulär nach extrazellulär)

- diabetische Ketoazidose (durch die Azidose bedingt)
- Insulinmangel per se
- Hyperosmolarität (Hyperglykämie, Mannitol-Infusionen)
- manche Medikamente wie Succinyldicholin, β-Blocker, s. u.
- familiäre periodische hyperkaliämische Lähmung, anfallsweise Lähmungen ausgelöst durch Anstrengungen, symmetrisch von kaudal nach kranial aufsteigend, meist tagsüber auftretend

44.2.5 Medikamentös bedingt

- Spironolacton (blockert die Aldosteronbindung am Mineralokortikoid-Rezeptor), Triamteren
- ACE-Hemmer, s. „Merke“; AT-II-Rezeptor-Blocker, NSAR, Ciclosporin A, Tacrolimus, Heparin (reduzieren die Aldosteron-Sekretion)
- β-Blocker (hemmen den Kaliumeinstrom in die Zelle, β-Stimulanzien fördern hingegen den Kalium-Uptake, z. B. in die Muskelzelle)
- Succinyldicholin (Depolarisierung der Zellmembran, Herzstillstand, z. B. bei Muskeldystrophien, **DD:** maligne Hyperthermie)
- kaliumhaltige Infusionen

Cave ⚠

Nierenfunktion bei kaliumhaltigen Infusionen.

- bei Tendenz zur Hyperkaliämie kein Cotrimoxazol
- HIV-Prophylaxe bei Frühgeburten mit den Proteasehemmern Lopinavir und Ritonavir (nur unter regelmäßiger Elektrolytkontrolle)

Merke M!

Besonders gefährlich bezüglich Hyperkaliämie ist die Kombination von **Spironolacton** mit **ACE-Hemmern** bzw. **AT-II-Rezeptor-Blockern,** z. B. im Rahmen der Behandlung einer Herzinsuffizienz.

H

45 Hyperkalzämie

45.1 Einführung

Definition

Gesamtkalzium im **Serum > 2,6 mmol/l** (schwere Hyperkalzämie > 3,0 mmol/l); **Umrechnungsfaktoren** mmol/Ca in mg/Ca, s. Hypokalzämie.

Merke M!

Beurteilung der Harnkalziumkonzentration durch den Kalzium-Kreatinin-Quotienten (aus Morgenharn):

$$\frac{\text{Harn-Ca (mg/dl)}}{\text{Harn-Kreatinin (mg/dl)}} > 0{,}2 \text{ (= Hyperkalziurie)}$$

Bei Vorliegen einer erhöhten Kalzium-Kreatinin-Ratio sollte unbedingt eine quantitiative Kalziumbestimmung im 24-h-Harn erfolgen.

45.2 Differenzialdiagnosen

45.2.1 Erhöhte intestinale Kalziumresorption

Vitamin-D-abhängig

- Vitamin-D-Intoxikation (z. B. auch bei chronischer Niereninsuffizienz vorkommend, Therapie bei akuter Vergiftung: Alondrenat, Prednisolon)
- Intoxikationen durch Vitamin-D-Metaboliten wie Calcitriol, AT10 (Serum-PTH ↓)
- infantile idiopathische Hyperkalzämie („idiopathische Hyperkalzämie des Kleinkindes", AR) Ätiopathogenese, s. „Merke"; **DD** (▸ Tab. 45.3)
- endogene Vitamin-D-Überproduktion bei Lymphomen, Malignomen (z. B. vermehrte 1,25-Vitamin-D-Produktion beim M. Hodgkin)
- Sarkoidose, s. „Merke"

Merke M!

Idiopathische Hyperkalzämie: bedingt durch erhöhte Vitamin-D-Sensibilität als Folge inaktivierender Mutationen im **CYP24A1-Gen**, das für die 25–Hydroxyvitamin-D24-Hydroxylase codiert. Diese fungiert ihrerseits als Schlüsselenzym für die 1,25-Dihydroxyvitamin-D3-Degradation. Folge: Anstieg von 1,25-Dihydroxyvitamin D3, Hyperkalziurie. Klinische Erstmanifestation früher oft im Rahmen der damals geübten Vitamin-D_3-Stoßprophylaxe. **DD:** familiäre hypokalziurische Hyperkalzämie, s. u.; Williams-Beuren-Syndrom (dieses jedoch syndromal), s. u.

Merke M!

Sarkoidose: erhöhte extrarenale Aktivität von 1-α-Hydroxylase in den aktivierten Makrophagen der Sarkoidosegranulome = vermehrtes 1,25-Dihydroxy-Vitamin D, bei ca. 10 % der Patienten mit Sarkoidose resultiert eine Hyperkalzämie, aber auch Hyperkalzurie und Nephrokalzinose sind möglich.

Erhöhtes intestinales Kalziumangebot

- kalziumhaltige Medikamente
- Milch-Alkali-Syndrom (früher zur Behandlung von Magengeschwüren: reichlich Milch und kalziumhaltige Salze), s. u.

Phosphatmangel (Ca × Phosphat-Ionenprodukt!)

- Frühgeborene (PTH ↓)
- lang dauernde Muttermilchernährung ohne Phopsphatsupplementation (PTH ↓)

45.2.2 Vermehrte ossäre Kalziumfreisetzung

Parathormon-abhängig

- Hyperparathyreoidismus (▸ Tab. 45.2)
- paraneoplastische Bildung von Parathormon (PTH) bzw. PTHrP (Parathormon-assoziiertes Protein) durch Tumoren
- Lithiumtherapie (bei bipolaren Störungen, bei Neutropenie; Lithium verstärkt die PTH-Ausschüttung und vermindert die renale Kalziumausscheidung, s. u.: lithiumassoziierter Hyperparathyreoidismus)

Tab. 45.1 Symptome bzw. Folgen ausgeprägter, länger dauernder Hyperkalzämie bzw. Hyperkalziurie.

Diagnose	Symptome bzw. Folgen
Hyperkalzämie	• Appetitlosigkeit • Übelkeit, Erbrechen • Obstipation • Hypertonie • Muskelschwäche • Gedeihstörung
Hyperkalziurie	• Nephrokalzinose • Nephrolithiasis • Polyurie, Polydipsie • Hämaturie • Niereninsuffizienz, s. „Merke"

Tab. 45.2 Formen des Hyperparathyreoidismus.

Formen	Ursachen und Begleiterkrankungen
Primäre Formen*(davon 5 % hereditär)	
• isoliert ◦ sporadisch ◦ familiär (FIHP, AR, AD, teilw. bei hypokalziurischer Hyperkalzämie, s. u.)	• Adenom • Hyperplasie der Epithelkörperchen
• MEN 1 (häufigste hereditäre Form, Mutationen im MEN-1-Gen, AD)	• Hyperparathyreoidismus (> 90 %) (Hyperplasie) • Pankreasgastrinom (auch Insulinom) • HVL-Tumor (Prolactinom, HGH-produzierende Adenome)
• MEN 2A (AD)	• Hyperparathyreoidismus (Hyperplasie) • medulläre Schilddrüsenkarzinome (C-Zell-Karzinom) • Phäochromozytom
• Hyperparathyreoidismus-Kiefertumor-Syndrom (HP-JT, „hyperparathyreoidism jaw tumor")	• meist Nebenschilddrüsenkarzinom • ossifizierendes Kieferfibrom
• familiäre hypokalziurische Hyperkalzämie (FHH)	s. o.
Sekundäre Formen	
• Vitamin-D-Mangel-Rachitis • Malabsorption • Pseudo-Vitamin-D-Mangelrachitis • chronische Niereninsuffizienz • Pseudohypoparathyreoidismus • mütterlicher schlecht eingestellter Hypoparathyreoidismus oder Pseudohypoparathyreoidismus	
Tertiäre Form	
• chronische Hypokalzämie	

*Häufigste Ursachen einer Hyperkalzämie.

Parathormon-unabhängig

- Tumorhyperkalzämie, z. B. auch bei malignen Lymphomen (direkt durch Metastasen mit Infiltration des Skeletts, Erhöhung der Osteoklastentätigkeit durch Interleukine 1, 2 und TNF α, PTH ↓)
- metaphysäre Chondrodysplasie Typ Jansen (durch aktivierende PTH/PTHrP-Rezeptor-Mutationen, vermehrte cAMP-Produktion, in Relation zu hohes 1,25-Vitamin-D_3, PTH ↓)
- gesteigerte Knochenresorption durch erhöhtes 1,25-Dihydroxy-Cholecalciferol bei Sarkoidose, Tuberkulose (PTH ↓), s. o.
- Hyperthyreose (Beschleunigung des Knochenstoffwechsels bzw. der Regulation des Skelett-Remodelings durch Schilddrüsenhormone, PTH ↓)
- Immobilisierung, s. Hämaturie (Nephrolithiasis)
- erhöhte Zytokinspiegel (TNF α, Interleukin 6) führen zu einer Aktivitätssteigerung der Osteoklasten

Tab. 45.3 DD familiäre hypokalziurische vs. infantile idiopathische Hyperkalzämie.

	Familiäre hypokalziurische Hyperkalzämie (FHH)	Infantile idiopathische Hyperkalzämie
Genetik	inaktivierende Mutationen im CASR-Gen, AD	Mutationen im CYP24A1-Gen, AR
Pathomechanismus	defekter Kalzium-Sensing-Rezeptor in Parathyreoidea und Niere	verminderte Aktivität der 25-Hydroxyvitamin-D24-Hydroxylase, dadurch Anstieg von 1,25-Dihydroxyvitamin-D_3
Serum-PTH	N bis ↑	↓
Verlauf	benigne, keine Therapie nötig, aber **Cave:** Schwangerschaft – wenn das Kind nicht die FHH geerbt hat, droht durch Suppression des PTH eine Hypokalzämie!	bes. im Rahmen der Vitamin-D_3-Prophylaxe Intoxikationen mit den Symptomen Appetitlosigkeit, Übelkeit, Erbrechen, Obstipation, Polyurie, Hämaturie, Proteinurie, auch Nephrokalzinose und Niereninsuffizienz; Todesfälle sind beschrieben

↑: erhöht, ↓: erniedrigt, N: normal.

45.2.3 Inaktivierende Mutationen am Kalzium-Sensing-Rezeptor-Gen (in Niere und Nebenschilddrüse)

- Neonataler primärer Hyperparathyreoidismus (völliger Funktionsverlust des Sensors), zu hoher Parathormonspiegel
- familiäre, hypokalziurische Hyperkalzämie, s. „Merke"

Merke M!

Familiäre, hypokalziurische Hyperkalzämie bedingt durch **defekten Kalzium-Sensing-Rezeptor**: verminderte Kalziumausscheidung über die Nieren mit konsekutiver Hyperkalzämie, benigner Verlauf, PTH paradoxerweise nicht erniedrigt, bei 15–20 % sogar erhöht; **DD zum Hyperparathyreoidismus:** hier – sowie bei der idiopathischen infantilen Hyperkalzämie – jedoch erhöhte Kalziumausscheidung im Harn; AD.

Merke M!

Das Parathormon (PTH) wirkt nicht nur über eine **vermehrte Kalziumfreisetzung** aus dem Knochen, sondern bewirkt auch eine verstärkte tubuläre **Kalziumrückresorption** und fördert darüber hinaus die Bildung von **1,25-Dihydroxycholecalciferol**.

H

45.2.4 Verminderte renale Kalziumausscheidung

- familiäre, hypokalziurische Hyperkalzämie, s. o.
- Thiazid-Therapie
- manchmal bei Ceftriaxon-Therapie
- Lithium-Therapie (PTH ↓)
- Milch-Alkali-Syndrom (Burnett-Syndrom, durch Resorption großer Kalziummengen wird Parathormon supprimiert, die Folge ist eine Retention von Bikarbonat und Alkalose, weitere Kalziumzufuhr und Alkose erhöhen die Kalziumresorption im distalen Nierentubulus), s. Alkalose

45.2.5 Störung des Kalziumeinbaus in den Knochen (gestörte Mineralisation)

- Hypophosphatasie (Rathbun-Syndrom), s. „Merke"

Merke M!

Hypophosphatasie: Mutationen im ALPL-Gen, das für die Aktivität der alkalischen Phopshatase(n) codiert, AR und auch AD, 6 verschiedene Formen, erniedrigte alkalische Phosphatase, erhöhtes Vitamin B_6, erhöhtes Phosphoethanolamin im Harn, generaliserte schwere Osteopenie bis leichte rachitisähnliche Symptome, vorzeitiger Zahnverlust, blaue Skleren, erhöhte Frakturneigung (**DD:** Osteogenesis imperfecta), Gedeihstörungen im Säuglingsalter.

45.2.6 Endokrine Krankheiten und Hyperkalzämie

- M. Addison (Kortisol hemmt die intestinale Kalziumresorption, Verminderung des Kortisols führt zu vermehrter Kalziumresorption)
- Hyperthyreose, s. o.
- Phäochromozytom (auch an MEN 2A denken!), VIPom
- Akromegalie (vermutlich gesteigerter Knochen-Turnover durch erhöhtes HGH bzw. IGF-1)

45.2.7 Andere Ursachen einer Hyperkalzämie

- Williams-Beuren-Syndrom (Verlust des Elastin-Gens und benachbarter Gene, milde Hyperkalzämie, bes. in den ersten Lebensjahren, Elfengesicht, supravalvuläre Aortenstenose, Pulmonalstenosen, Distanzlosigkeit, kein Fremdeln, PTH ↓), s. Retardierung, mentale; Anorexie, Hypertonie (renovaskulär)
- Cutis marmorata teleangiectatica congenita (manchmal mit Hyperkalzämie einhergehend, auch Hemihypertrophie möglich), s. Hoch-/Großwuchs
- Adiponecrosis subcutanea (Hyperkalzämie bei jungen Säuglingen)
- Intoxikationen mit Vitamin A (PTH ↓)
- Therapie mit Retinoiden (Verstärkung der Vitamin-A-Wirkung)
- Intoxikationen mit Theophyllin, Aluminium, Beryllium
- Infektionen mit CMV, HIV (Pathomechanismus?)
- Blue-Diaper-Syndrom (durch Mutationen in Genen, die für bestimmte Aminosäurentransporter codieren, Blaufärbung der Windel, familiäre Hyperkalzämie mit Nephrokalzinose und Indikanurie, PTH ↓)
- klinisch unbedeutende Hyperkalzämie bei erhöhtem Serumalbuminspiegel

46 Hypernatriämie

46.1 Einführung

Definition

Hypernatriämie: Serumnatrium **> 145 mmol/l**; **Symptome** ab **> 150 mmol/l** (jedoch nur bei rascher Entwicklung einer Hypernatriämie, eine chronische Hypernatriämie verläuft oft asymptomatisch).

Merke

Die Hypernatriämie ist normalerweise mit einer **Hyperosmolalität** des Extrazellulärvolumens verbunden. Dies bedingt über die Osmorezeptoren im Hypothalamus einen starken **Durstimpuls**, dem jedoch besonders Säuglinge oder immobile Patienten nicht nachgeben können.

46.2 Differenzialdiagnosen

46.2.1 Hyponatriämie

Hypovolämisch

- Ursachen (▸ Tab. 46.3)

Merke

Hypertone (hypernatriämische) Dehydratation (früher: Neurotoxikose, hyperpyretische Toxikose): Bei ca. 20 % der akuten Gastroenteritiden handelt es sich unabhängig vom Erreger um eine hypertone (hypernatriämische) Dehydratation, die besonders junge Säuglinge betrifft (Durstgefühl kann noch nicht artikuliert werden). Pathogenese: Wasserverlust > Natriumverlust, Hyperosmolalität des Extrazellulärraums, Flüssigkeitsverschiebung von intrazellulär nach extrazellulär, Schrumpfung der Ganglienzellen. **Symptome:** Turgor nicht vermindert, vielmehr teigige Hautkonsistenz, Hyperthermie, Krämpfe (**DD:** Enzephalitis).

Tab. 46.1 Hypernatriämie.

Symptome
• Polydipsie • Ruhelosigkeit, Erregbarkeit, Lethargie • Muskelzittern, Muskelkrämpfe, gesteigerte Sehnenreflexe • Bewusstseinsstörungen, Koma • Krampfanfälle • Hyperthermie evtl. **Folgen:** Hirnschädigungen, Thrombosen, Sinusvenenthrombose, Subarachnoidalblutungen

Merke

Wenn **Säuglinge** bzw. **Kleinkinder** mit Diabetes insipidus (zentral, renal) ihren **Durst** noch nicht selbstständig stillen können, kann eine hypovolämische Hypernatriämie entstehen, s. Fieber/Sepsis (können sie selbstständig trinken, resultiert hingegen eine euvolämische Hypernatriämie, s. u.).

Euvolämisch

- Ursachen (▸ Tab. 46.4)

Merke

Ursache der „breast-feeding-associated hypernatriaemia“: zu wenig Muttermilch, relativ hoher NaCl-Gehalt der Muttermilch; Symptome: Apnoe, Bradykardie, Lethargie, Krämpfe, Fieber, Hypothermie, Hyperbilirubinämie; **DD:** Sepsis. Serum-Na durchschnittlich um (>) 150 mmol/l, Gewichtsverlust meist > 10 %. Oligurie, manchmal Red-Diaper-Syndrom (Ziegelmehlsediment, Uratkristalle).

Tab. 46.2 Missverhältnis von Natrium und Wasser im EZR (Extrazellulärraum), Formen der Hypernatriämie.

Na	H_2O	Typ der Hypernatriämie
↓	↓ ↓	hypovolämisch
↑	N	euvolämisch
↑ ↑	↑	hypervolämisch

↑: erhöht, ↑ ↑: mäßig erhöht, ↓: erniedrigt, ↓ ↓: mäßig erniedrigt, N: normal.

Tab. 46.3 Ursachen der hypovolämischen Hypernatriämie (s. „Merke“).

Art des Verlustes	Ursachen
gastrointestinal (Verlust hypotoner Intestinalsekrete, Urin-Na < 10 mmol/l)	• Gastroenterokolitis (hypertone Dehydratation, s. „Merke“) • Erbrechen anderer Ursache • Sonden, Fisteln
Wasserverlust über Haut, Atmung (Perspiratio insensibilis ca. 500 ml/m²/Tag, Urin-Na < 10 mmol/l)	• starkes Schwitzen, hohes Fieber • schwere Verbrennung • Beatmung • Osmodiurese: Mannit, Sorbit, diabetisches Koma, vermehrter Harnstoffanfall bei eiweißreicher künstlicher Ernährung • durch Schleifendiuretika • bei Nierenerkrankungen • postobstruktive Diurese (nach Entlastung)

Tab. 46.4 Ursachen der euvolämischen Hypernatriämie.

Art des Verlustes	Ursachen
renale Verluste (Urin-Na variabel)	• Diabetes insipidus neurohormonalis (primär oder sekundär) • Diabetes insipidus renalis (primär oder sekundär), s. Polydipsie/-urie
verminderte Flüssigkeitsaufnahme („breast-feeding-associated hypernatriaemia“, s. „Merke“)	• vollgestillte junge Säuglinge • alte, immobile Patienten • Hypernatriämie-Hypodipsie-Syndrom (im Gegensatz zum Diabetes insipidus normale Harnosmolalität) • > 800 mosmol/kg, Urin-Na variabel) • gestörte Osmoregulation (z. B. durch Tumoren), dadurch fehlendes Durstgefühl

Hypervolämisch

- Ursachen (▶ Tab. 46.5)

Tab. 46.5 Ursachen der hypervolämischen Hypernatriämie.

Art des Verlustes	Ursachen
übermäßige NaCl-Zufuhr (Urin-Na > 20 mmol/l)	• selbst zubereitete Säuglingsnahrungen • hypertone i. v.-NaCl-Lösungen (evtl. Verwechslungen) • Na-Bikarbonat-Infusionen (**Cave:** Blind-Pufferung) • Peritonealdialyse • zu viele NaCl-Tabletten (bei NaCl-Substitution) • orale NaCl-Lösung als Emetikum bei Intoxikationen • Trinken von Meerwasser
endokrine Erkrankungen (Urin-Na > 20 mmol/l)	• primärer Hyperaldosteronismus (Conn-Syndrom) • Hyperkortisolismus

47 Hypertonie, arterielle

47.1 Einführung

Definition [ ]

Eine arterielle Hypertonie (**Hypertension**) liegt vor, wenn bei **3** Blutdruckmessungen an verschiedenen Tagen **dreimal** die **systolischen** und/oder die **diastolischen Werte** der **geschlechtsspezifischen, altersentsprechenden** und **längentypischen** 95. Perzentile überschritten werden oder im Bereich der 95. Perzentile liegen. (Da der Blutdruck auch mit der Körperlänge korreliert – je größer das Kind, desto höher der Blutdruck – werden auch die Längenperzentilen [5.–95. Perzentile] miteinbezogen.)

Zwischen der 90. und 95. RR-Perzentilen spricht man von einem **prähypertensiven** Blutdruck (Prähypertonie).

Merke M!

Idealerweise sollte zur Hypertonieabklärung eine **24-h-Blutdruckmessung** durchgeführt werden (andere Normwerte!). Kinder < 10 Jahre mit Hypertonus weisen zu etwa 90% eine sekundäre Hypertonie auf; ältere Kinder und Jugendliche haben bis zu 70% bereits eine essenzielle Hypertonie. Geschätzte Prävalenz der Hypertonie bei Kindern und Jugendlichen: 2–5%.

Merke M!

Die oben erwähnten **Screeningwerte** sind deshalb von großer Bedeutung, weil ca.**75%** der Kinder und Jugendlichen mit Hypertonie und **90%** mit Prähypertonie **nicht rechtzeitig** erfasst werden. Bei Kindern unter 3 Jahren sollte nach allgemeiner Ansicht die RR-Messung fakultativ erfolgen (z. B. anamnestisch: Frühgeburtlichkeit, Herzfehler, Nierenerkrankungen, Hämaturie, Harnwegsinfekte).

Merke M!

Weißkittelhypertonie („white coat hypertension“): Knapp über der 95. Perzentile liegende Blutdruckwerte bei der Routinemessung in Praxis oder Ambulanz, bei der Messung zu Hause oder bei einer 24-h-Blutdruckmessung hingegen Normalwerte (evtl. bereits am Ende einer freundlichen, nicht schmerzhaften Untersuchung). In manchen Fällen jedoch Übergang in permanente arterielle Hypertonie möglich.

47.2 Differenzialdiagnosen

47.2.1 Primäre (essenzielle) Hypertonie

- familiär (polygenetisch, wichtige Mutationen betreffen u. a. das SLC4A5-Gen)
- alimentär bedingte Adipositas (Komorbidität mit Hypertonie ca. 30%), metabolisches Syndrom s. Adipositas
- Bewegungsmangel
- evtl. Schlafmangel? (Prähypertonie), Schlafapnoe-Syndrom

Tab. 47.1 Blutdruckgrenzwerte, die einer weiteren Evaluation bedürfen* (Kaelber u. Pickett 2009).

Alter (Jahre)	Jungen		Mädchen	
	Blutdruck (mmHg)			
	systolisch	diastolisch	systolisch	diastolisch
3	100	59	100	61
4	102	62	101	64
5	104	65	103	66
6	105	68	104	68
7	106	70	106	69
8	107	71	108	71
9	109	72	110	72
10	111	73	112	73
11	113	74	114	74
12	115	74	116	75
13	117	75	117	76
14	120	75	119	77
15	120	76	120	78
16	120	78	120	78
17	120	80	120	78
> 18	120	80	120	80

*Die Screening-Grenzwerte der alters- und geschlechtsspezifischen 90. Blutdruckperzentilen wurden den Tabellen aus der Publikation „The fourth report on the diagnosis, evaluation, and treatment of high blood pressure in children and adolescents“ (National High Blood Pressure Education Program Working Group on High Blood Pressure in Children and Adolescents, 2004) entnommen, um auch eine Prähypertension zu erfassen. Von den dort aufgelisteten 7 Längenperzentilen wurden für obige Tabelle jeweils nur die 5. Längenperzentile herangezogen, was einerseits eine 100%ige Sensitivität gewährleistet, andererseits naturgemäß bei Kindern im oberen Längenperzentilenbereich zu falsch positiven Ergebnissen führen kann.

H

47.2.2 Sekundäre Hypertonie

Renoparenchymatös (häufigste Form der sekundären Hypertonie)

Angeboren und/oder hereditär

- einseitige Nierenhypo-, -dysplasie (z. B. bei 22q11-Deletion)
- segmentale Nierenhypoplasie (Ask-Upmark-Niere)
- polyzystische Nierendegeneration (AD, AR, bereits im Säuglingsalter Hypertonie, noch vor Einschränkung der Nierenfunktion) s. Hämaturie
- Refluxnephropathie (segmentale Nierenparenchymnarben, Schrumpfniere) s. Hämaturie, Uro-/Nephropathien, angeborene
- obstruktive Uropathien (▶ Tab. 47.3)
- juvenile Nephronophthise (medullär-zystische, AR, AD)
- Alport-Syndrom s. Hämaturie
- M. Fabry (X-chromosomal rezessiv) s. Hämaturie
- Pseudohypoaldosteronismus Typ 2 (Gordon-Syndrom, hyperkaliämische Azidose, AD) s. Hyperkaliämie, Azidose
- Liddle-Syndrom (Pseudoaldosteronismus, familiäre hypokaliämische Hypertension, metabolische Alkalose, AR) s. Hypokaliämie, Alkalose
- Nephropathie bei Sichelzellanämie s. Hämaturie
- Bardet-Biedl-Syndrom (beeinträchtigte Nierenfunktion, Zystennieren) s. Adipositas, mentale Retardierung
- hereditäre Tubulopathien (z. B. nephropathische Zystinose, hypophosphatämische Rachitis, infantile idiopathische Hyperkalziurie; diese können über die progrediente Niereninsuffizienz zur Hypertonie führen)

Erworben/renal

- Glomerulonephritiden (Poststreptokokken-Nephritis, M.-Schoenlein-Henoch-Nephritis u. a.), s. Hämaturie
- HUS, s. Petechien, Ikterus, Hämaturie, Durchfall/Diarrhö
- Folgezustand nach HUS
- thrombotisch-thrombozytopenische Purpura, s. Petechien
- chronische Pyelonephritis (durch Narbenbildung)
- Kollagenosen, systemische Sklerose (maligne Hypertonie möglich, s. u.), SLE s. Fieber
- sekundäre Amyloidose (z. B. bei familiärem Mittelmeerfieber), s. Fieber/Sepsis
- diabetische Nephropathie (Kimmelstiel-Wilson-Syndrom, diabetische Glomerulosklerose) s. Proteinurie (Mikroalbuminurie)
- HIV-Nephropathie (FSGS) s. Hämaturie
- Abstoßung einer Transplantatniere

Tab. 47.2 Hypertonie.

Unspezifische Symptome (treten bei Kindern meist erst relativ spät auf)
• Kopfschmerzen • Schwindel, Übelkeit, Erbrechen • Sehstörungen (bei Dauerhochdruck Fundus hypertonicus oder krisenhafter Blutdruckanstieg bei Phäochromozytom, bei Hantavirus-Nephritis, HUS) • Nasenbluten s. Epistaxis • Gedeihstörung beim Säugling • Krampfanfälle im Rahmen einer hypertensive Krise (z. B. bei akuten Nephritiden) • Dyspnoe bei kardialer Dekompensation durch Linksherzinsuffizienz, Lungenödem • Polyurie, Nykturie

Weitere erworbene überwiegend renale Ursachen

- Nierentrauma
- perirenales Hämatom, Perinephritis
- Nierentransplantation (in der Frühphase Hypertonie durch Überwässerung möglich, später durch akute Abstoßungsreaktion bzw. durch Immunsuppressiva wie Steroide oder Ciclosporin A)
- Tumoren, z. B. Wilms-Tumor (Nephroblastom, in 10% der Fälle Hypertonie)
- Reninom, s. u.
- Neuroblastom (Hypertonie durch Druck auf Nierengefäße oder durch gesteigerte Katecholaminausschüttung) s. Bauchschmerzen (Stadieneinteilung)

Renovaskulär

- Nierenarterienstenosen/gestörte renale Durchblutung, Goldblatt-Mechanismus, zweithäufigste Form der sekundären Hypertonie, s. „Merke“
- fibromuskuläre Dysplasie der Nierengefäße (Proliferation der glatten Muskulatur und der Fibrosa von Media und Intima, s. „Merke“; DD: „middle aortic syndrome“, s. u.
- Stenosierung der Nierengefäße bei Panarteriitis nodosa, Sklerodermie
- Stenosierung bei der Takayasu-Arteriitis (Radialispulse nicht tastbar, „pulseless disease“)
- Nierenarterienthrombose, -arterienembolie, -venenthrombose, s. Hämaturie
- idiopathische arterielle Verkalkung im Kindesalter
- Kompression von Nierengefäßen durch Tumoren, z. B. Angiomyolipome (z. B. bei M. Pringle), Neuroblastom
- Verletzungen oder ein Aneurysma der A. renalis

Tab. 47.3 Obstruktive Uropathien.

Potenziell mit Hypertonie einhergehend
• subpelvine Ureterabgangsstenose • primär obstruktiver Megaureter • Uretermündungsstenose • intravesikale Obstruktion • infravesikale Obstruktion durch hintere Urethralklappe beim Jungen

Merke M!

Sowohl der renovaskuläre Hochdruck als auch die Aortenisthmusstenose gehen mit einer Aktivierung des **Renin-Angiotensin-Aldosteron-Systems** einher.

Merke M!

Die **fibromuskuläre Dysplasie** der Nierengefäße findet sich gehäuft bei der **Neurofibromatose 1**. Daneben kommen aber auch häufig **Phäochromozytome** als Ursache einer Hypertonie bei Neurofibromatose 1 in Betracht.

Kardiovaskulär

- postduktale Aortenisthmusstenose (z. B. beim Ullrich-Turner-Syndrom), s. „Merke“
- „middle aortic syndrome“ (Sonderform der fibromuskulären Dysplasie mit Einengung der Aorta thoracalis und/oder A. abdominalis, der Nieren- und Mesenterialgefäße, RR-Differenz (obere/untere Extremitäten) – nicht selten beim Williams-Beuren-Syndrom)
- Aortenklappeninsuffizienz (große RR-Amplitude, pulsus celer et altus)
- persistierender Ductus arteriosus Botalli (große RR-Amplitude, Maschinengeräusch)
- nach Herztransplantationen (unabhängig von der Grundkrankheit: De-novo-Hypertonie)
- obstruktive Schlafapnoe

Merke M!

Beim **Ullrich-Turner-Syndrom** findet sich gehäuft eine **postduktale Aortenisthmusstenose** (Systolikum mit Punctum maximum links dorsal paravertebral). Femoralispulse nicht tastbar; RR-Differenz zwischen oberer und unterer Extremität. Claudicatio intermittens möglich.

Cave ⚠

Auch Aortendilatation und Aortendissektionen werden beobachtet.

Endokrinopathien

Mineralokortikoid-Hypertonie mit erhöhtem Aldosteron

- unilaterales aldosteronbildendes Adenom (Conn-Syndrom)
- bilaterale Nebennierenhyperplasie (idiopathischer Hyperaldosteronismus)
- uni-/bilaterale primäre noduläre Nebennierenhyperplasie
- Glukokortikoid-supprimierbarer Hyperaldosteronismus (familiärer Hyperaldosteronismus Typ I)
- aldosteronbildendes Karzinom (sehr selten)

Mineralokortikoid-Hypertonie mit erniedrigtem bzw. normalem Aldosteron

- 11-β-Hydroxylase-Mangel (AGS, Hypertonie durch Erhöhung des Desoxykortikosterons)
- 17-α-Hydroxylase-Mangel (AGS mit hypokaliämischer Alkalose!!)
- Liddle-Syndrom (Pseudoaldosteronismus, s. o.)
- konstitutive Aktivierung des Mineralokortikoid-(MC-)Rezeptors (hypertensive Krisen, Eklampsie, AD)
- „apparent mineralocorticoid excess“ (AME, scheinbarer Mineralokortikoidexzess), s. „Merke“

Merke M!

„Apparent mineralocorticoid excess“ (AME): durch gestörte Konversion von Kortisol zu Kortison in der Nierenzelle, Kortisol bindet an intrazelluläre Mineralokortikoid-Rezeptoren. Dadurch schwere **Hypertonie** bereits im Säuglingsalter, **Hypokaliämie**, metabolische **Alkalose**, AD.

Hyperkortisolismus – ACTH-abhängig

- ACTH-bildendes Hypophysenadenom (M. Cushing)
- ektope ACTH-Bildung (nicht nur beim kleinzelligen Brochuskarzinom, auch beim medullären Schilddrüsenkarzinom, Phäochromozytom u.a, aber auch ektope CRH-Bildung möglich)

Hyperkortisolismus – ACTH-unabhängig (Cushing-Syndrom)

- adrenales Adenom (gehäuft beim metabolischen Syndrom auftretend)
- primär pigmentierte mikronoduläre Hyperplasie (Knotengröße 2–4 mm, vor dem 30. Lj. auftretend, meist als Teilmanifestation eines Carney-Komplexes, s. u.)
- makronoduläre adrenale Hyperplasie, z. B. durch aktivierende Mutationen des ACTH-Rezeptors der NNR-Zellen (nicht pigmentierte Adenome > 5 mm)
- makronoduläre adrenale Hyperplasie (größere, autonome NNR-Adenome, nach längerer ACTH-Stimulation auf dem Boden einer Hyperplasie auftretend, meist jedoch bei älteren Patienten)
- NNR-Karzinom (auch virilisierend)
- PCO-Syndrom (Hypertonie im Rahmen des metabolischen Syndroms)
- Carney-Komplex (Lentigines, blaue Nävi, kardiale Myxome) s. Pigmentanomalien, Hodenschwellung (tumorös)
- Hypertonie beim McCune-Albright-Syndrom (durch Cushing-Syndrom, aber auch durch andere Mechanismen, wie z. B. Hyperthyreose, Phäochromozytom, s. u.)

H

Andere Endokrinopathien mit Hypertonie

- Phäochromozytom (Tumor der chromaffinen Zellen des NN-Marks), s. „Merke"
- McCune-Albright-Syndrom (z. B. auch durch endogene Noradrenalinüberproduktion, auch ohne Phäochromozytom)
- Hyperthyreose (vorwiegend systolischer RR erhöht); Formen (▸ Tab. 47.4); s. Tachykardie, Hyperhidrose
- Hyperparathyreoidismus, s. Hyperkalzämie
- Akromegalie (Hypertonie unklarer Genese bei etwa der Hälfte der Patienten)
- Reninom (ein reninproduzierender Tumor der juxtaglomerulären Zellen der Niere, therapieresistente, schwere arterielle Hypertonie)

Merke M!

Das Phäochromozytom kann **sporadisch**, aber auch **familiär** auftreten, z. B. beim **MEN-Typ-2A/B-Syndrom**, beim **Von-Hippel-Lindau-Syndrom** und beim **M. Recklinghausen Typ 1**. Auch ein beidseitiger Befall ist möglich. Intermittierende oder kontinuierliche Katecholaminausschüttung werden beschrieben.

Phakomatosen

- M. Recklinghausen Typ 1 (fibromuskuläre Dysplasie, Phäochromozytome, s. o.) s. Pigmentanomalien
- M. Pringle (tuberöse Hirnsklerose, AD, Angiomyolipomatose der Niere(n), „white spots" bereits beim Säugling nachweisbar, s. Pigmentstörungen, Krampfanfälle; Retardierung, mentale

Neurogen bedingte Hypertonie

- erhöhter Hirndruck (z. B. bei Tumor, Blutung, Schädel-Hirn-Trauma; führt unabhängig von der Ursache manchmal zur arteriellen Hypertonie)
- Polyneuropathien, Polyradikuloneuritis, Guillain-Barré-Syndrom (transient oder persistierend), s. Lähmungen
- familiäre Dysautonomie (Riley-Day-Syndrom, sensible herdeditäre Neuropathie Typ III, Mutationen im IKBKAP-Gen, AR) s. Hyperhidrose
- akute, intermittierende Porphyrinurie (akuter Schub)
- Bauchschmerzen, Lähmungen, Bewusstseinsstörungen (psychiatrische Zustandsbilder)

Tab. 47.4 Hyperthyreose.

Formen
• M. Basedow • T_3-Hypertyreose • Hashitoxikose • toxisches Adenom der Schilddrüse • Hyperthyreose beim McCune-Albright-Syndrom • partielle hypophysäre Schilddrüsenhormonresistenz • Thyreoiditis de Quervain

Hypertonie beim Neonaten (▸ Tab. 47.5)

Tab. 47.5 Hypertonie.

Beim Neonaten (ca. 2 % auf Neugeborenen-Intensivstationen)
• Thrombosen der Nierengefäße (z. B. als Komplikation des Nabelarterienkatheterismus) • Fehlbildungen der Nieren und Nierengefäße • angeborene Nierenparenchymerkrankungen (z. B. autosomal-rezessive polyzstische Nierendegeneration, ARPKD) • erhöhter Hirndruck

Hypertonie durch Medikamente und toxische Substanzen

- Steroide (hoch dosiert oder als Langzeittherapie: Cushingoid, Cushingschwelle > 6 mg/m² KO/Tag Prednison-Äquivalenz-Dosis über längere Zeit)
- Ovulationshemmer, konjugierte Östrogene, z. B. zur Wachstumsbremsung bei hochwüchsigen Mädchen
- Kalzineurin-Inhibitoren wie Tacrolimus, Ciclosporin A
- nicht steroidale Antirheumatika (NSAR),
- Sympathikomimetika, Amphetamine
- Serotonin-Syndrom (z. B. nach SSRI, auch durch Johanniskraut, Tramal, Triptane etc.), anticholinerges Syndrom (z. B. durch Engelstrompete)
- Methylphenidat und Atomoxetin bei ADHS-Therapie

Cave ⚠

Arterielle Hypertonie durch Methylphenidat und Atomoxetin bei ADHS-Therapie, deswegen regelmäßige RR- und EKG-Kontrollen nötig.

- Feer-Erkrankung (Hg-Intoxikation)
- Erythromelagie mit Hypertonie (**DD** zur Feer'schen Akrodynie) s. Erytheme
- Einnahme von Lakritze („Bärendreck", enthält blutdrucksteigerndes Glycyrrhizin)
- Hypertonie (passager) durch Energy-Drinks (auch Krampfanfälle, Agitiertheit, Tachykardie u. a. Symptome möglich)
- vermutlich erhöht auch Passivrauchen das Hypertonierisiko

Hypertonie und Intoxikationen

- Kokainintoxikation (bes. starke Blutdruckerhöhung durch Crack und Freebase)
- Amphetamine wie Speed (Pep)
- LSD
- durch trizyklische Antidepressiva, Sympathikomimetika

Tab. 47.6 Hereditäre Hypertonie mit Veränderungen des Kalium- und Säure–Basen-Haushaltes.

Veränderungen	Ursachen
mit Hypokaliämie und metabolischer Alkalose (vermehrte Na-Resorption durch gesteigerte H- und K-Ionenausscheidung kompensiert)	• Liddle-Syndrom (AR, s.o) • Glukokortikoid-supprimierbarer Hyperaldosteronismus (AD, s.o) • apparenter Mineralokortikoidexzess (AD, s.o) • konstitutive Aktivierung des MC-Rezeptors (AD, s. o.) • 17-α-Hydroxylase-Mangel (AGS mit Hypertonie, AR, s. o.)
mit Hyperkaliämie und metabolischer Azidose (neben vermehrter Na-Resorption reduzierte K- und H-Ionensekretion)	• Gordon-Syndrom (Pseudohypoaldosteronismus Typ II, AD, s. o.)

Hereditäre Hypertonie (monogenetisch)

- Minderwuchs-Hypertension-Syndrom (Brachydaktylie Typ E, Verkürzung eines oder mehrerer Mittelhandknochen, AD) s. Skelettanomalien-/deformitäten
- 11-β-Hydroxylase-Mangel (AGS mit Hypertonie, AR, s. o.)
- manche Phäochromozytome (z. B. bei MEN 2, AD, s. o.)

Syndrome mit potenzieller Hypertonie (▸ Tab. 47.7)

Tab. 47.7 Syndrome mit potenzieller Hypertonie.

Syndrom	Ursache der Hypertonie
Williams-Beuren-Syndrom	Hypoplasie der deszendierenden Aorta
Marfan-Syndrom	Aortenklappeninsuffizienz
Neurofibromatose Typ 1	Nierenarterienstenose (fibromuskuläre Dysplasie), Phäochromozytom
Alagille-Syndrom Cornelia-de-Lange-Syndrom Widemann-Beckwith-Syndrom	einseitige multizystische Nierendysplasie
MEN-Syndrom 2	Phäochromozytom
Turner-Syndrom	postduktale Aortenisthmusstenose (s. o.)

H

48 Hypo-/Anhidrose

48.1 Einführung

Definition [ ]

Hypohidrose bezeichnet eine verminderte, **Anhidrose** eine weitgehend fehlende Schweißsekretion.

48.2 Differenzialdiagnosen

48.2.1 Angeboren

Info

Durch Hypo-, Aplasie bzw. Funktionsstörung der Schweißdrüsen.

- ektodermale Dysplasie (Christ-Siemens-Touraine-Syndrom), s. Fieber/Sepsis
- NEMO-Defekt (Mutation im Gen des NF-κB-essenziell-Modulators: Hypo-/Anhidrose sowie zusätzlich die Symptome des Hyper-IgM-Syndroms, X-chromosomal), s. Infektanfälligkeit
- Defekt des CRAC-Kanals (Kalziumkanal, Immundefekt), s. Infektanfälligkeit
- hereditäre sensorisch-autonome Neuropathie Typ 1, Typ 2 (Hypohidrose bes. distal) u. Typ 3, HSAN Typ 4 (Schweißdrüsen vorhanden, aber fehlende Innervation; fehlendes Schmerzempfinden, z. B. sogar bei Frakturen), s. Fieber/Sepsis, Sensibilitätsstörungen
- M. Fabry (An-, Hypohidrose), s. Sensibilitätsstörungen, Proteinurie, Bauchschmerzen
- α-Mannosidose (lysosomale Speicherkrankheit mit Schwerhörigkeit, zunehmender mentaler Retardierung, faziale Dysmorphien, Makroglossie, Dysostosis multiplex, Mutationen im MAN2B1-Gen, AR), s. Hörstörungen
- Adie-Syndrom (segmentale Hypohidrose, Anisokorie)
- Syringomyelie, s. Sensibilitätsstörungen
- Pallister-Killian-Syndrom (Tetrasomie 12p, typische Fazies, psychomotorische Retardierung, Epilepsie), s. Alopezie/Haaranomalien, Krampfanfälle
- Okklusion der Schweißdrüsenausführungsgänge, z. B. bei Ichthyosis
- Defekt des muskarinergen Rezeptors Subtyp 3 (auch Miktionsstörungen sowie gestörte Pupillenmotorik), s. Miktionsstörungen/Dysurie
- Mutationen am p63-Gen (oft Spalthand, Syndaktylie, Spaltfuß, Lippen-Kiefer-Gaumen-Spalten, Tränengangsstenosen, ektodermale Dysplasie-Nägel, Zähne und Schweißdrüsen betreffend; ▶ Tab. 48.1)

48.2.2 Erworben

- M. Addison
- Hyperkaliämie
- Exsikkose
- Durchfälle
- neurogener (spinaler) Schock
- Diabetes insipidus (renalis)
- Hypothyreose (unbehandelt)
- Sjögren-Syndrom s. Augenauffälligkeiten, Dysphagie
- Ross-Syndrom (s. auch Hyperhidrose)
- Harlekin-Syndrom (s. auch Hyperhidrose, auch neonatal)
- bleibende Schweißdrüsenschäden, z. B. nach durchgemachtem Lyell-Syndrom, nach Verbrennungen
- Anhidrose und Hyperthermie durch Topiramat (Antikonvulsivum, vermutlich bedingt durch Hemmung eines Isoenzyms der Carboanhydrase in den Schweißdrüsen)
- lokale Anhidrose im betroffenen Gesichtsteil beim Horner-Komplex s. Augenauffälligkeiten

Tab. 48.1 Mutationen am p63-Gen.

Klinische Manifestationen
• EEC-Syndrom (EEC: Ektrodaktylie-Ektodermale Dysplasie-Clefting) • Limb-Mammary-Syndrom (Brustdrüsen-, Mamillenhypoplasie) • Rapp-Hodgkin-Syndrom (anhidrotische ektodermale Dysplasie) • AEC-Syndrom (AEC: Ankyloblepharon-Ektodermale Dysplasie-Clefting)

Tab. 48.2 Unklare Fieberschübe (Fieber unbekannter Ursache).

Durch Störungen der Schweißsekretion/-bildung
• anhidrotische und hypohidrotische ektodermale Dysplasie • hereditäre sensorisch-autonome Neuropathien HSAN Typ 4 u. 3, s. Sensibilitätsstörungen • Diabetes insipidus (renalis) occultus • M. Fabry (Schmerzen in den Extremitäten, wegen positiver Entzündungsparameter schwierige DD zum rheumatischen Formenkreis) • Therapie mit Topiramat, s.o

Tab. 48.3 Temporär oder dauerhaft erhöhte Schweißelektrolyte (Cl > 60 mmol/l Schweiß).

Krankheitsbilder
• zystische Fibrose (CF), s. „Merke“ • Pseudohypoaldosteronismus Typ 1 (multiple Form) • renaler Diabetes insipidus • M. Addison (unbehandelt) • Hypothyreose (unbehandelt) • Hypopituitarismus • Hypoparathyreoidismus • Glykogenspeicherkrankheit • Mukopolysaccharidosen, Fukosidose • hypohidrotische ektodermale Dysplasie (Christ-Siemens-Tourraine-Syndrom) • Topiramat-Therapie • Rapp-Hodgkin-Syndrom (anhidrotische ektodermale Dysplasie) • Pankreatitis • Exsikkose, Malnutrition, Anorexia nervosa

Merke M!

CF: Sehr häufig ist bei verminderter Schweißproduktion der **Kochsalzgehalt** im **Schweiß** erhöht, sodass u. a. die Differenzialdiagnose „zystische Fibrose“ in Erwägung gezogen werden muss. Die entsprechende klinische Symptomatik und die Untersuchung der δ-F-508-Mutation (p.Phe508del bzw. anderer Mutationen) sollten differenzialdiagnostisch weiterhelfen. Verminderte Schweißproduktion auch beim Neugeborenen, weswegen die Pilokarpin-Ionotophorese meist erst später praktikabel ist.

H

49 Hypoglykämie

49.1 Einführung

Definition

Hypoglykämie ist die Verminderung der Glukosekonzentration im Blut **unter** einen dem jeweiligen Lebensalter entsprechenden **Grenzwert** mit oder ohne klinische Symptomatik (▶ Tab. 49.1).

Merke

Bezüglich der **Definition** der Hypoglykämie gibt es je nach Autor verschiedene Grenzwerte. Die angegebenen und darunterliegenden Werte müssen nicht unbedingt mit klinischen Symptomen einhergehen. Andererseits kann ein sehr rascher **Abfall** des Blutzuckers (z. B. von 210 mg/dl auf 70 mg/dl) beim **Diabetiker** hypoglykämische Symptome auslösen, ohne dass per definitionem eine Hypoglykämie vorliegt.

Tab. 49.1 Altersentsprechende Blutzuckergrenzwerte.

Lebensalter	Blutzuckerwert (mg/dl)
Frühgeborene (1. Lebenswoche)	20 (1,1 mmol/l)
Frühgeborene (nach der 1. Lebenswoche)	40 (2,2 mmol/l)
Neugeborene (in den ersten 3 Lebenstagen)	30 (1,7 mmol/l)
Neugeborene (ab dem 4. Lebenstag)	40
Säuglinge	40
Kleinkinder	40
Schulkinder, Jugendliche	50 (2,8 mmol/l)

Tab. 49.2 Allgemeine Begleitsymptome der Hypoglykämie.

Lebensalter	Symptome
Neugeborene und Säuglinge	• Trinkschwäche, Blässe, muskuläre Hypotonie • Hyperexzitabilität, Zittern; anhaltendes, z. T. schrilles Schreien • Irritabilität • Hypothermie, Tachypnoe, Apnoeanfälle • Apnoe • Zyanoseattacken, Krampfanfälle, Koma
ältere Kinder	• Kopfschmerzen morgens, in den ersten Schulstunden (fehlendes Frühstück) • Konzentrationsstörungen, Verhaltensauffälligkeiten • kalter Schweiß, Heißhunger • Übelkeit, Erbrechen, Bauchschmerzen, Kopfschmerzen • Kreislaufstörungen mit Schwindel, Kollapszustände • Krampfanfälle, Koma

Merke

Bei jedem **bewusstseinsgetrübten, bewusstlosen** oder **krampfenden Kind** müssen **Blutproben** und **Harn** für zusätzliche Untersuchungen asserviert werden. Sollte sich als Ursache der zentralen Störung eine Hypoglykämie herausstellen, so sind neben der obligatorischen Blutgasanalyse in den Proben Laktat, freie Fettsäuren, β-Hydroxybuttersäure, Ammoniak und Acylkarnitine zu bestimmen sowie ggf. **Insulin** (bzw. C-Peptid) und die **gegenregulatorischen Hormone** wie HGH, ACTH, Kortisol, evtl. Glukagon und Adrenalin. Der Harn sollte auf Ketonkörper und organische Säuren (Organoazidurien, Störungen der β-Oxidation, Mitochondriopathien) untersucht werden.

49.2 Differenzialdiagnosen

49.2.1 Neonatale Hypoglykämie

Tansienter neonataler Hyperinsulinismus

Tab. 49.3 Transienter neonataler Hyperinsulinismus.

Ursachen
• mütterlicher Diabetes, Glukoseinfusionen an die Mutter vor der Geburt (länger als 4 Stunden) • Eklampsie, Präeklampsie • Medikation der Mutter wie orale Antidiabetika, β-Mimetika (z. B. zur Tokolyse) • fetale Erythroblastose • EMG-Syndrom (Wiedemann-Beckwith-Syndrom) s. Hochwuchs • HNF-4α-Hyperinsulinismus (mutiertes Gen HNF 4α [hepatic nuclear factor 4 alpha], Makrosomie, auch persistierende Verläufe möglich, s. u.

Persistierender neonataler Hyperinsulinismus

- intrauterin beginnender, evtl. über das Neugeborenenalter hinaus persistierender Hyperinsulinismus (▶ Tab. 49.4)

Merke

Die **fokale** und **diffuse Form** (KATP-HI – fokal/diffus, s. o.) des schweren persistierenden Hyperinsulinismus sind klinisch nicht zu unterscheiden. Differenzierung durch **L-Dopa**-Positronenemissionstomografie **(PET)** möglich. Die diffuse Form wurde früher als **Nesidioblastose** bezeichnet.

Tab. 49.4 Persistierender neonatal beginnender Hyperinsulinismus (HI).

Form des Hyperinsulinismus	Ursache und Charakterisierung
KATP-HI – diffus (s. „Merke")	diffuse Hyperplasie der Inselzellen: Mutationen an den Genen für den Sulfonylharnstoff-Rezeptor (SUR1-Protein) oder des Inward-Rectifier-Kaliumkanals (Kir6.2-Protein), beides Bestandteile des K-ATP-Kanals der B-Zelle des Pankreas; schwere Hypoglykämien, kein Ansprechen auf Diazoxid, das als Kaliumkanalöffner wirkt; meist AR, selten AD
KATP-HI – fokal (s. „Merke")	fokale Form des Hyperinsulinismus (fokale adenomatöse Hyperplasie des Pankreas), Verlust maternaler Allele in den betroffenen Regionen und Demaskierung väterlicher rezessiver Allele, z. B. für SUR1-Mutationen; deswegen kein Ansprechen auf Kaliumkanalöffner
GDH-HI	aktivierende Mutationen am Glutamat-Dehydrogenase-Gen (Hyperinsulinismus-Hyperammonämie-Syndrom), milderer Verlauf, Ansprechen auf Diazoxid; früher: leuzinsensible Hypoglykämie; Hypoglykämie nach eiweißreichen Mahlzeiten, AD
GCK-HI	aktivierende Mutationen am Glukokinase-Gen (ohne Hyperammonämie, Hypoglykämie bei Fasten und postprandial, gutes Ansprechen auf Diazoxid, AD)
SCHAD-HI	Mutationen am Gen für Short-Chain-3-Hydroxyacylcoenzym-A-Dehydrogenase: gutes Ansprechen auf Diazoxid, AR
HNF-4α-HI	s. o.

Verminderte Leberglykogenspeicher

- Frühgeburt, Small-for-Date-Babys

49.2.2 Angeborene Stoffwechseldefekte

Gestörter Glykogenabbau

- Glykogenosen Typ I, III, VI, IX (▶ Tab. 49.5), s. Hepatomegalie/-pathie, Muskelschwäche (Myopathie)

Gestörte Glykogensynthese bzw. Glukoneogenese

- Glykogensynthetase-Mangel (**DD:** ketotische Hypoglykämie!)
- Fruktose-1,6-Biphosphatase-Mangel (Glukoneogenese bei Mangel dieses Enzyms gestört, Unterzuckerung bei fehlender Nahrungsaufnahme)

Tab. 49.5 Typische Laborbefunde bei verschiedenen Glykogenosen.

Parameter	Typ Ia, Ib	Typ III	Typ VI, IX
Hypoglykämie	++	++ bis (+)	(+)
Laktat im Blut ↑	++	–	–
Nüchternketonurie	–	++	+
Hyperlipidämie	++	++	+
Transaminasen ↑	– bis +	++	+
Hyperurikämie	+	–	–
Neutropenie < 1500 µl	+ (bei Typ 1b)	–	–

+: vorhanden, (+): kann vorhanden sein, ++: mäßig ausgeprägt, –: nicht vorhanden.

49.2.3 Weitere Stoffwechselerkrankungen mit Hypoglykämie

- Galaktosämie (3.–4.Tag nach Beginn der Milchfütterung), s. Ikterus, Hepatomegalie/-pathie, Erbrechen/Emesis
- hereditäre Fruktose-Intoleranz (Beginn der Symptome nach Zufütterung von Beikost bzw. Saccharose)
- Tyrosinämie Typ I (akute Form in den ersten Lebenswochen, Leberversagen), s. Ikterus, Hepatomegalie/-pathie
- CDG-Ib-Syndrom, s. Durchfall/Diarrhö (Proteinverlust), Hepatomegalie/-pathie, Blutungsneigung
- Alpers-Syndrom (typischerweise Nüchternhypoglykämie), s. Hepatomegalie/-pathie, Krampfanfälle
- mitochondriale DNA-Depletion (hepatozerebrale Form), s. Azidose (Laktazidose)

Störungen der Fettsäureoxidation

- Karnitindefizienz
- Defekt der Mittelketten-Acyl-CoA-Dehydrogenase (MACD-Mangel)
- Defekt der Kurz- und Langketten-3-Hydroxyacyl-CoA-Dehydrogenase, s. o.
- Karnitinpalmitoyltransferase-Mangel Typ I und II

Störungen beim Abbau von Aminosäuren

- gestörter Abbau von Leuzin, Isoleuzin, Valin, z. B. bei der Ahornsiruperkrankung, s. Fötor/Gerüche
- 3-Hydroxy-3-Methylglutaryl-CoA-Lyase-Mangel (Reye-artiges Zustandsbild durch gestörten Leuzinabbau)

Merke M!

Typische Befundkonstellation bei Störungen der Fettsäureoxidation: freies Karnitin ↓, Acylkarnitine ↑, Ammoniak ↑, Neugeborenenscreening durch Tandemmassenspektrometrie).

H

49.2.4 Organischer Insulinismus

- isoliertes Inselzelladenom (sehr selten im Alter < 5 Jahre)
- MEN 1 (Mutationen am MEN-1-Gen, oft multiple Pankreasadenome, AD)
- Hyperkalzämie (Hyperparathyreoidismus)

Merke M!

Die **supprimierte Ketogenese** ist ein empfindlicher Hinweis für einen Hyperinsulinismus.

Merke M!

Insulin-Glukose-Quotient zur Diagnostik des Hyperinsulinismus:

$$\frac{\text{Insulin } (\mu \cdot \text{U/ml})}{\text{Glukose (mg/dl)}} > 0{,}5^{*}$$

*spricht für einen Hyperinsulinismus.

Vermehrte Insulinausschüttung bei körperlicher Anstrengung

- exercise-induced hyperinsulinism (Mutationen am Gen SLC16A1, Synkopen, familiär, AD, s. Synkope/Kollaps)

Fehlen von gegenregulatorischen Hormonen

- HGH-Mangel (**DD:** ketotische Hypoglykämie), s. Minder-/Kleinwuchs
- Panhypopituitarismus, isolierter ACTH-Mangel, s. Ikterus (Cholestase)
- Fehlen von Transkriptionsfaktoren (PIT1-, PROP1-, LHX3-, LHX4-, PTX2-Gendefekt u. a.), s. Minder-/Kleinwuchs
- M. Addison, familiäre Glukokortikoid-Defizienz (AR), Allgrove-Syndrom (AR), s. Pigmentanomalien
- Mutationen am POMC-Gen (fehlende Aktivierung des Nebennieren-MC2-Rezeptors, mangelhafte Pigmentierung, frühmanifeste Adipositas), s. Adipositas
- Glukagonmangel (evtl. bei Schädigungen des Pankreas, meist kompensiert durch vermehrte Adrenalinausschüttung und verminderte Insulinsekretion)
- hypoadrenerge Hypoglykämie (Broberger-Zetterström-Syndrom, ungenügende Adrenalinausschüttung, z. B. nach neonataler beidseitiger Nebennierenmarkblutung)

Tab. 49.6 Hepatopathien.

Mit (potenzieller) Hypoglykämie
• Reye-Syndrom (Z. n. Virusinfekt und zusätzlicher Einnahme von Azetylsalizylsäure) • Hepatitiden, Stauungsleber, Leberzirrhose • Galaktosämie, Fruktose-Intoleranz, Tyrosinämie Typ I • Alpers-Syndrom (psychomotorische Regression, Krämpfe, Hepatopathie mit Nüchternhypoglykämie, AR), s. Retardierung, mentale; Krampfanfälle

49.2.5 Postprandiale Hypoglykämie

- aktivierende Mutationen am Glutamat-Dehydrogenase-Gen (GDH–HI, s. o.: Hypoglykämie nach eiweißreichen Mahlzeiten, leuzinsensibel)
- Fruktose-Intoleranz (nach fruktosehaltigen Nahrungsmitteln, nicht nach Muttermilch bzw. Säuglingsanfangsnahrungen)
- Dumping-Syndrom mit postprandialer Hypoglykämie (z. B. nach Fundoplicatio)
- Gastroparese (z. B. bei Diabetes mellitus Typ I, nach gastrointestinalen Infektionen)
- Inselzelladenom, s. o.
- aktivierende Mutationen am Glukokinase-Gen (dadurch forcierter Glukosemetabolismus), s. o.

49.2.6 Weitere Ursachen einer Hypoglykämie

- Hepatopathien (▶ Tab. 49.6)
- Sepsis (mit Multiorganversagen)
- chronisches Nierenversagen
- Hypoglykämie bei Malaria tropica
- NICT („non-islet cell tumors" = extrapankreatische Tumoren, mesenchymal oder epithelial, häufig retroperitoneal, Hypoglykämie, durch paraneoplastische Sekretion von IGF-II-ähnlichen Peptiden [„big" IGF-2!] bedingt (selten im Kindesalter, z. B. Fibrosarkome, Rhabdomyosarkome u. a., typischerweise Nüchternhypoglykämie)
- Dopamin-β-Hydroxylase-Mangel (Mangel an Noradrenalin), s. Synkope/Kollaps, Untertemperatur/Hypothermie
- renale Glukosurie (milde Hypoglykämie möglich, Mutationen im SLC5A2-Gen)
- Malnutrition
- Pseudohypoglykämie durch Glukoseverbrauch in vitro durch Leukozyten bei starker Leukozytose (zu langes Stehen der Probe)
- Hepatopathien und Hypoglykämien (▶ Tab. 49.6)
- medikamentös toxische bedingte Hypoglykämien (▶ Tab. 49.7)

Tab. 49.7 Hypoglykämien.

Medikamentös/toxisch bedingt
• orale Antidiabetika • Propanolol (z. B. zur Hämangiombehandlung, nicht auf leeren Magen verabreichen!) • ACE-Hemmer • Salizylate, hier aber auch Hyperglykämie möglich • Clonidin (z. B. beim HGH-Stimulationstest) • Insulinüberdosierung (teilweise auch in suizidaler Absicht, Insulin i. v. beim Wachstumshormonstimulationstest) • Alkoholintoxikation (durch Glykogendepletion der Leberzellen) • Knollenblätterpilzvergiftung

Merke M!

Die **idiopathische ketotische Hypoglykämie** (Substratmangel) ist die häufigste Hypoglykämieform jenseits des Säuglingsalters. Sie stellt aber eine **Ausschlussdiagnose** dar (▶ Tab. 49.8). Betroffen sind meist ehemalige Frühgeborene, Small-for-Date-Babys oder schmächtige Kleinkinder (geringe Muskelmasse!); auslösend wirken Infekte oder eine längere Nahrungskarenz (wesentlich könnte ein Mangel an Alanin sein, eine für die Glukoneogenese wichtige Aminosäure). Mit zunehmender Muskelmasse verschwinden die hypoglykämischen Krisen.

49.2.7 Hypoglykämie und Gerinnungsstörungen

- Reye-Syndrom, Leberversagen anderer Ursache
- Galaktosämie, Fruktoseintoleranz
- CDG-Ib-Syndrom
- Intoxikationen, z. B. bei Knollenblätterpilzvergiftung

49.2.8 DD der Hypoglykämie anhand metabolischer Parameter (▶ Tab. 49.8, ▶ Tab. 49.9)

Merke M!

Hypo(non)**ketotische** Hypoglykämieformen wie Hyperinsulinismus oder Störungen der Fettsäureoxidation sind besonders **gefährlich**, weil im Zustand der Hypoglykämie für das Gehirn keine **alternativen Energiequellen** in Form von Ketonkörpern vorhanden sind. Bei einem BZ < 40 mg/dl sollte die Serum-β-Hydroxybuttersäure-Konzentration > 2,5 µmol/l betragen.

Tab. 49.8 Hypoglykämie **mit** metabolischer Azidose.

Veränderung	Ursachen
Ketonkörper ↑	• ketotische Hypoglykämie • Glykogenose Typ III, VI u. IX (Nüchternketose) • Fruktose-1,6-Biphosphatase-Mangel • Pyruvatkarboxylase-Mangel • Glykogensynthetase-Mangel (**Cave:** Morgenstunden) • Hypopituitarismus (Fasten) > 1. Lj. • Organoazidopathien
Laktat und Ketonkörper ↑	• Fruktose-1,6-Biphosphatase-Mangel • Pyruvatcarboxylase-Mangel • Organoazidopathien • Atmungskettendefekte
Laktat ↑	• Glykogenose Typ Ia und Ib • Phopshoenolpyruvat-Carboxykinase-Defizienz (PEPCK-Mangel) • hereditäre Fruktose-Intoleranz

Tab. 49.9 Hypoglykämie **ohne** metabolische Azidose.

Veränderung	Ursachen
Ketonkörper ↓, FFS im Plasma ↓ oder N	• Hyperinsulinismus • NNR-Insuffizienz • Hypopituitarismus < 1. Lj.
Ketonkörper ↓, FFS im Plasma ↑	• Glykogenose Typ I • Störungen der Fettsäureoxidation • Störungen der Ketogenese • Karnitinmangel • multipler Acyl-CoA-Dehydrogenase-Mangel (Glutarazidurie Typ II) • Organoazidopathien

↑: erhöht, ↓ erniedrigt, N: normal

H

50 Hypokaliämie

50.1 Einführung

Definition

Gesamtkalium im Serum < 3,6 mmol/l: Das **intrazelluläre** Kalium sinkt bei Kaliummangel erst wesentlich später ab als das Serumkalium und ist speziell bei chronischen Formen der Hypokaliämie vermindert. Gemessen werden kann das intrazelluläre Kalium als Erythrozytenkalium; indirekte Hinweise auf eine intrazelluläre Hypokaliämie liefert das EKG, s. u.

Merke M!

EKG bei Hypokaliämie: QT-Strecken-Senkung, Abflachung der T-Wellen, Auftreten von U-Wellen, T-U-Verschmelzungswellen.

Merke M!

Säure-Basen-Haushalt und Kalium: Die zelluläre Kaliumaufnahme wird durch eine **Alkalose** gesteigert (z. B. hypertrophische Pylorusstenose), sodass die Serumkaliumwerte nicht den Gesamtkaliumgehalt des Körpers widerspiegen. Es wird also ein zu hohes Kaliumdefizit vorgetäuscht. Andererseits führt eine **Azidose** durch Kaliumaustritt aus der Zelle dazu, dass ein Kaliummangel verschleiert werden kann. Erst bei Ausgleich der Azidose (z. B. Therapie der diabetischen Ketoazidose) wird die vorhandene Hypokaliämie manifest. Eine Blut-pH-Änderung um 0,1 bewirkt bei Azidose eine Anhebung, bei Alkalose eine Absenkung des Kaliumspiegels um 0,4–0,5 mval/l.

50.2 Differenzialdiagnosen

50.2.1 Akute Hypokaliämie

Kaliumverlust

- akute Gastroenterokolitis
- hypertrophische Pylorusstenose (nicht nur oraler, sondern auch renaler K-Verlust im Austausch gegen H-Ionen zur Kompensation der metabolischen Alkalose), Pylorusatresie, s. Erbrechen/Emesis
- Duodenalatresie, Duodenalstenose, Pankreas anulare, Volvulus, Ladd'sches Ligament; allgemein: Erbrechen bei Ileus
- Erbrechen anderer Ursache, z. B. zyklisches Erbrechen, Stoffwechselkrisen, Intoxikationen
- polyurische Phase nach Nierenversagen
- Kaliumverlust (neben Magnesiumverlust) durch starkes Schwitzen in heißen Klimata, s. Hypomagnesiämie

Hypokaliämie durch veränderte Verteilung

- diabetische Ketoazidose (Kaliumabfall v. a. unter der Insulin-Therapie durch Verschiebung des Kaliums nach intrazellulär)
- Bikarbonat-Therapie (Kaliumverschiebung in den Intrazellulärraum)
- Refeeding-Syndrom (bei dystrophen Kindern oder bei Patienten mit Anorexia nervosa, bes. zu Beginn parenteraler Ernährung: Hypophosphatämie, Hypokaliämie, Hypomagnesiämie, Retention von Natrium und Flüssigkeit)
- posthyperkapnische Alkalose (bei Korrektur einer respiratorischen Azidose durch Beatmung, Serumchlorid ebenfalls vermindert)

Verminderte Kaliumzufuhr

- kaliumfreie Infusionen
- fehlerhafte Dialysat-Zubereitungen

50.2.2 Chronische Hypokaliämie

Verminderte Kaliumzufuhr/chronischer gastroenteraler Kaliumverlust

- Hungerzustände, Anorexia nervosa, Bulimie (Pseudo-Bartter-Syndrom)
- angeborene Clorid-Diarrhö (AR), s. Alkalose, Durchfall/Diarrhö
- chronische Darmerkrankungen, enterale Fisteln, z. B. bei M. Crohn
- schwere Durchfälle bei Neuroblastom
- villöses Adenom (meist im Enddarm lokalisiert), s. Alkalose
- übermäßiger, regelmäßiger Konsum von Soft-Drinks (z. B. colahaltige Getränke, durch Fruktose-Überschuss oder osmotische Diarrhö durch Sorbit)
- ausgeprägte Geophagie (Lehm bindet Kalium)
- Kaliumverlust durch Sondenableitungen (Galle, Dünndarm, Pankreas)
- Kaliumverlust über Ureterosigmoidostomie

Endokrin bedingte Hypokaliämien

- primärer Hyperaldosteronismus, z. B. Conn-Syndrom, s. Hypertonie
- sekundärer Hyperaldosteronismus (▶ Tab. 50.1)
- Cushing-Syndrom, M. Cushing, s. Hypertonie: ektope ACTH-Produktion (paraneoplastisches Syndrom)
- Hyperthyreose (thyreotoxische Krise)
- VIPom (meist maligner, neuroendokriner Pankreastumor mit massiven wässrigen Durchfällen)

Tab. 50.1 Sekundärer Hyperaldosteronismus.

Krankheitsbilder
• kardiale Insuffizienz • Leberzirrhose • nephrotisches Syndrom • Aortenisthmusstenose • Nierenarterienstenose • CF (durch Chlorid- und Volumendepletion)

Tab. 50.2 Salzverlust-Tubulopathien (hereditäre).

Mit Hypokaliämie
• pränatales/infantiles Bartter-Syndrom (Polyhydramnion, Hyperkalziurie, Natriumverlust, später auch Hypokaliämie, zugrunde liegend meist Typ I, II u. IV; ▶ Tab. 50.3) • klassisches Bartter-Syndrom (hyperkaliurische Hypokaliämie, Alkalose, Chloridverlust, meist Genotyp III, evtl. Typ IV, V; ▶ Tab. 50.3) • Gitelman-Syndrom (Hypokalziurie, Hypokaliämie, Hypomagnesiämie, Mutationen im SNC12A3-Gen) • Pseudo-Bartter-Syndrom bei längerer Prostaglandin-E1-Gabe an den Neonaten (s. auch Hyperostose), bei CF, bei Bulimie

Tab. 50.3 Genotypen des Bartter-Syndroms.

Typ	Gen	Codiertes Protein	Vererbung, Besonderheit
I	SLC12A1	NKCC2 (Na-K-Cl-Kotransporter)	AR
II	KCNJ1	ROMK (Kaliumkanal)	AR
III	CLNCKB	CLNCKb (Chloridkanal der Basolateralmembran)	AR
IV	BSND	Barttin (Untereinheit des Chloridkanals)	AR, Innenohrschwerhörigkeit
V	CASR	CaR (Kalziumrezeptor)	AD, Hypokalzämie

- 17-α-Hydroxylasemangel (AGS mit hypokaliämischer Alkalose, AR), s. Pubertät, Amenorrhö (verzögerte), Hypertonie, Genitalanomalien/-auffälligkeiten

Renal bedingte Hypokaliämie

- hereditäre Salzverlust-Tubulopathien (mit Hypokaliämie; ▶ Tab. 50.2, ▶ Tab. 50.3)
- renal-tubuläre Azidose, s Minder-/Kleinwuchs
- interstitielle Nephritis, s. Hämaturie
- Liddle-Syndrom (Hypertonie, metabolische Alkalose, kein Hyperaldosteronismus), s. Hypertonie
- „apparent mineralocorticoid excess" (AME, mit metabolischer Alkalose, Hypertonie bereits im Säuglingsalter, AD), s. Hypertonie
- Dialyse

Tab. 50.4 Hypokaliämie und Begleitsymptome.

Begleitsymptom	Erkrankungen
Durchfälle und Hypokaliämie	angeborene Chlorid-Diarrhö, akute Gastroenterokolitis, M. Crohn, Colitis ulcerosa, VIPom, Neuroblastom, enterale Fisteln und Sondenableitungen, CF, Hyperthyreose, Laxanzienabusus
Erbrechen und Hypokaliämie	akute Gastroenterokolitis, Intoxikationen, hypertrophische Pylorusstenose, Pylorusatresie, Duodenalstenose, -atresie, Volvulus, Ileus anderer Ursache, Pankreatitis, zyklisches Erbrechen, diabetische Ketoazidose, Bulimie
Hypertonie und Hypokaliämie	Cushing-Syndrom, Conn-Syndrom, (ektop) ACTH-produzierende Tumoren, reninproduzierende Tumoren, 17-α-Hydroxylase-Mangel, Nierenarterienstenose, renoparenchymatöse Erkrankungen (z. B. chronische interstitielle Nephritiden), Liddle-Syndrom
metabolische Alkalose und Hypokaliämie	hypertrophische Pylorusstenose, Pylorusatresie, Duodenalatresie, Bartter-Syndrom (auch Hypochlorämie), Gitelman-Syndrom, Liddle-Syndrom, Pseudo-Bartter-Syndrom bei CF, 17-α-Hydroxylase-Mangel, M. Cushing, Cushing-Syndrom, Langzeit-Steroidtherapie, Conn-Syndrom, Bulimie

Merke M!

- **renaler** K-Verlust = Harn-Kalium **>** 15 mmol/l
- **extrarenaler** K-Verlust = Harn-Kalium **<** (bzw. =) 15 mmol/l

Medikamentös bedingte Hypokaliämien

- Laxanzienabusus (Laxanzien-Nachweis im 24-h-Harn)
- Langzeittherapie mit Steroiden ohne Kaliumsubstitution
- β-2-Agonisten (z. B. unter Salbutamol-Therapie), Dobutamin
- Thiaziddiuretika, Furosemid
- Ampicillin, Carpenicillin, hoch dosiertes Penicillin
- Substanzen, die mit Magnesiumdepletion einhergehen wie Aminoglykoside, Cisplatin, Amphotericin B
- Lakritze, Succus Liquiritiae

Chronischer Salzverlust über den Schweiß

- Pseudo-Bartter-Syndrom bei CF, s. Alkalose, Hypokaliämie

H

Scheinbare Hypokaliämie (Pseudohypokaliämien)

- Leukämien mit Zellzahlen > 100 000 (Verschiebung von Kalium in die Leukämiezellen, normales EKG ohne Hypokaliämiezeichen!)

50.2.3 Chronisch rezidivierende Hypokaliämie

- familiäre periodische hypokaliämische Lähmung (anfallsweise schlaffe Lähmungen vor dem morgendlichen Erwachen aus dem Schlaf; der Patient ist bewegungsunfähig, kann aber atmen, sprechen und schlucken)
- sporadisch periodische hypokaliämische Lähmung auch bei Thyreotoxikose möglich (bes. bei jungen Asiaten beobachtet)

51 Hypokalzämie

51.1 Einführung

Definition

Gesamtkalzium im Serum < 2 mmol/l (Normwert: 2,1–2,6 mmol/l; Normwert für ionisiertes Kalzium: 0,9–1,36 mmol/l): Kalzium liegt im Körper zu 55 % als ionisiertes Kalzium vor. Die restlichen 40 % sind an Eiweiß und 5 % an organische Säuren gebunden. Beim **Neugeborenen** sind daher die Normwerte für das Gesamtkalzium aufgrund des niedrigeren Eiweißgehaltes etwas niedriger. Nach Möglichkeit bei Messung des Serumkalziums daher auch **Gesamteiweiß** bzw. **Albumin** (sowie Magnesium) im Serum mitbestimmen.

Merke M!

Änderung des Serumalbumins um **1 g/dl** = gleichsinnige Änderung des Gesamtkalziums um **0,17 mmol/l.**

Merke M!

Umrechnungsfaktoren Kalziumkonzentration (mmol/l → mg/dl bzw. mg → mmol):

- Kalzium (mg/dl) × 0,2493 = Kalzium (mmol/l)
- Kalzium (mmol/l) × 4,01 = Kalzium (mg/dl)

Merke M!

Säure-Basen-Haushalt und Kalziumstoffwechsel: Eine **Azidose** führt zu einer Zunahme, eine **Alkalose** zu einer Abnahme des ionisierten Kalziums (**Cave:** Tetanie!). Von Bedeutung für die Aufrechterhaltung des Gleichgewichts im Organismus ist das **Kalzium-Phosphat-Ionenprodukt:** Ein Anstieg des Phosphatgehalts führt zu einem Absinken des Kalziumgehalts, während eine Abnahme des Phosphatgehalts einen Kalziumzunahme bewirkt. Folgende Hormone bzw. hormonähnliche Substanzen sind für die Kalziumhomöostase verantwortlich: Parathormon, Calcitonin, Calcitriol (1,25-Dihydroxycholecalciferol = 1,25-Dihydroxy-Vitamin-D_3). Vitamin-D-Mangel ist definiert als ein 25-Hydroxy-Vitamin-D-Spiegel < 20 ng/ml.

Merke M!

EKG-Veränderungen bei Hypokalzämie: Verlängerte QT-Zeit (QTc-Intervall > 450 ms); bei **Long-QT-Syndrom** auch immer Serumkalzium bestimmen!

51.2 Differenzialdiagnosen

51.2.1 Hypoparathyreoidismus

Neonatal

Frühtyp

Info i

Zum Teil mit Hypomagnesiämie gekoppelt, oft asymptomatisch verlaufend.

- **Pathogenese:** Die Versorgung mit Kalzium (und Magnesium) ist intrauterin durch die Plazenta über die Geburt hinaus bis zum 2. oder 3. Lebenstag gewährleistet. Die kindliche Parathyreoidea nimmt deshalb erst 2–3 Tage postnatal ihre Funktion auf.

Spättyp (nach dem 7. Lebenstag)

- **Pathogenese:** Kann durch einen Hyperparathyreoidismus der Mutter bedingt sein, aber auch durch erhöhte Phosphatzufuhr (Kuhmilch). Auch Gentamycin dürfte diese Form der Hypokalzämie mitverursachen. Ebenso kann eine nicht bekannte familiäre hypokalziurische Hyperkalzämie der Mutter durch Suppression des kindlichen PTH zum neonatalen Hypoparathyreoidismus (HPT) führen. **DD:** späte Neonataltetanie bei Vitamin-D-depletierter Mutter, s. u.

Andere Ursachen

- Vitamin-D-Mangel der Mutter in der Schwangerschaft (vorwiegend Immigrantinnen, mangelnde Sonnenexposition, Kleidung; Hypokalzämie [einschl. Krämpfen] beim Neonaten möglich)
- maligne Osteopetrose (AR, Hypokalzämie bevor noch Zeichen einer Knochenmarkinsuffizienz mit kompensatorischer extramedullärer Blutbildung (Hepatospleno-

Tab. 51.1 Vitamin D.

Formen
• Vitamin D_3 (Cholecalciferol, wird in der Haut gebildet, dieses deckt 80 % des Bedarfs) • Vitamin D_2 (Ergocalciferol), wird mit Nahrung – Fisch, Eigelb – zugeführt, deckt die restlichen 20 % des Bedarfs) • 25-Hydroxy-Vitamin-D (Calcidiol, in der Leber hydroxylierte Speicherform) • 1,25-Dihydroxy- Vitamin-D (Calcitriol, in der Niere, aber auch anderen Organen, durch 1-α-Hydroxylase gebildete, aktive Form) • Alfacalcidol (eine andere Vorstufe, die unabhängig von der Niere in aktives Vitamin D umgewandelt werden kann)

H

megalie) und Kompression des N. opticus auftreten), s. Petechien, Minder-/Kleinwuchs
- Hypomagnesiämie, s. Hypomagnesiämie
- unter Fototherapie (neonatale Hypokalzämie häufiger zu beobachten)
- Hypalbuminämie

Jenseits der Neonatalperiode

Primär

Isoliert

- nicht hereditär
- hereditär: AR, XR (XLHPT mit Agenesie der Epithelkörperchen), AD (autosomal dominante Hypokalzämie, ADH)

Syndromatisch

- DiGeorge-Syndrom (Aplasie oder Hypoplasie der Glandula parathyreoidea, evtl. bereits neonatale Hypokalzämie; Symptome: Vitien, Malformationen der großen Gefäße, T-Zell-Defekt, Tetanie, Dysmorphiezeichen, Entwicklungsrückstand)
- velokardiofaziales Syndrom (Shprintzen-Syndrom, veopharygeale Insuffizienz, Gaumenspalte, Vitien (in 85 %)
- Conotruncal-anomaly-Face-Syndrom (Deletion 22q11, 20–40 %, Hypokalzämie oft nur transitorisch)
- Kearns-Sayre-Syndrom (sporadisch, externe Ophthalmoplegie, Retinopathie, kardiale Erregungsleitungsstörungen), s. Bradykardie, Augenauffälligkeiten/-erkrankungen (Ptose)
- Kenny-Caffey-Syndrom (intrauteriner Minderwuchs, diaphysäre Verdickung langer Röhrenknochen, Makrozephalus, Mikrophthalmie, AD)
- APECED-Syndrom Typ 1 (APECED: Autoimmune Polyendokrinopathie – Candidiasis – ektodermale Dystrophie, mit Alopezie, M. Addison, Hypogonadismus u. a., AR, zahlreiche Mutationen am ATRE-Gen, vermutlich beeinträchtigte Immuntoleranz)
- MELAS-Syndrom, s. Schlaganfall/Apoplexie
- HPT mit Innenohrschwerhörigkeit und Nierendysplasie (HDR: „hypoparathyreoidism, deafness, renal dysplasia“, Mutationen im GATA3-Gen, AD)
- HPT mit Innenohrschwerhörigkeit und steroidresistentem nephrotischem Syndrom sowie späterem Nierenversagen (AR)
- HPT mit kongenitalem Lymphödem, Nephropathie, Mitralklappenprolaps, Brachytelephalangie (Dahlberg-Borer-Newcomer-Syndrom, AR, XR)
- HPT mit ausgeprägtem Minderwuchs und Entwicklungsverzögerung, Gesichtsdysmorphie, evtl. Skelettveränderungen, T-Zellmangel (meist AR)

> **Merke** M!
>
> Fakultativ wird ein HPT auch beim Dubowitz-, Silver-Russel- und beim Hallermann-Streiff-Syndrom gefunden.

Sekundär

- postoperativ, z. B. nach Strumektomie
- Schädigung der Epithelkörperchen (Bestrahlung im Halsbereich, z. B. beim zervikalen M. Hodgkin)
- Infiltration der Parathyreoidea durch Tumoren, bei Hämosiderose, M. Wilson, Thalassämie (polytransfundierter)
- bei Hypomagnesiämie, s. Hypomagnesiämie

Autoimmunbedingt

- Autoimmun-Parathyreoiditis (isoliert sehr selten, meist polyglanduläre Symptomatik, s. u.)
- polyglanduläres Autoimmunsyndrom Typ 1 (Autoimmun-Polyendokrinopathie, chronische Kandidiasis (Nägel, Mundschleimhaut, Haut), Hypoparathyreoidismuszeichen nach dem 3. Lj., NNR-Insuffizienz nach 6. Lj., Alopezie, Vitiligo, Steatorrhoe, Hashimoto-Thyreoiditis, AR)
- APECED, s. o.

51.2.2 Andere Ursachen der Hypokalzämie

Fehlendes Ansprechen auf Parathormon (Pseudohypoparathyreoidismus, ▶ Tab. 51.2)

Tab. 51.2 Formen des Pseudohypoparathyreoidismus (PTH normal bzw. ↑; s. auch „Merke“).

Typ	Pathomechanismus
Ia (mit Albright-Osteodystrophie)	Reduktion des Guanin-Nukleotid-bindenden Proteinanteils im PTH-Rezeptor-Komplex (Mutation oder Imprintingfehler am GNAS1-Gen, Chromosom 20); beim Typ Ia auch auf begleitende Resistenzen gegen andere Hormone (TSH, GH-Releasing-Hormon, FSH, LH) achten!
Ib	Defekt im PTH-Rezeptor
Ic (mit Albright-Osteodystrophie)	Defekt der Adenylzyklase (katalysiert die Bildung von cAMP aus ATP) (Typ Ia–Ic: kein cAMP-Anstieg nach Parathormon bzw. erniedrigte bis normale cAMP/Kreatinin-Ratio)
II	intakter Rezeptor, fehlende intrazelluläre Antwort auf cAMP (kreatininbezogene cAMP-Ausscheidung ↑)

Merke M!

Symptome des Pseudohypoparathyreoidismus (Typ Ia, Ic): Minderwuchs, gedrungener Körperbau, Adipositas, Brachymetakarpalia IV und V, mentale Retardierung, subkutane Verkalkungen, Deformierung der langen Röhrenknochen, Exostosen (**DD:** Pseudopseudohypoparathyreoidismus ohne Störung des Kalziumstoffwechsels).

Verminderte Vitamin-D_3-Zufuhr/-Bildung (Vitamin-D_3-Mangelrachitis)

- Symptome, s. „Merke"; Laborbefunde (▶ Tab. 51.3)
- fehlende oder fehlerhafte Prophylaxe (z. B. Vitamin D_3 ins Fläschchen statt in den Mund)
- Spucken, Erbrechen
- unzureichende Beikost
- unzulängliche Sonnenexposition
- „Immigrantenrachitis", s. „Merke"
- zu kurze Vitamin-D-Prophylaxe (die Vitamin-D_3-Prophylaxe sollte in unseren Breiten 18 Monate lang durchgeführt werden, wenn das 3. Lebenshalbjahr in die Wintermonate fällt)

Merke M!

Klinik der Vitamin-D-Mangelrachitis sowie der Pseudomangelrachtitis Typ I und II: Kraniotabes, Hinterhauptsglatze beim Säugling, Caput quadratum, rachitischer Rosenkranz, Glockenthorax, Harrison'sche Furche, aufgeworfener Rippenbogen, aufgetriebene Metaphysen, Crura vara, muskuläre Hypotonie, Froschbauch (Myopathia rachitica), erhöhte Infektanfälligkeit (Vitamin D stimuliert u. a. die Differenzierung von Monozyten zu Makrophagen sowie den Toll-like-Rezeptor), gesteigerte Reflexe, Krampfbereitschaft.

Merke M!

Immigrantenrachitis: einerseits Ernährung mit faserreicher Kost, wie z. B. mit Getreide und Hülsenfrüchten. Dies hemmt die Absorption von Vitamin-D-Metaboliten im Darm. Dazu auch mangelnde Zufuhr von Phosphat- und Vitamin-D-haltigem Fleisch und Fisch. Andererseits Wegfall der kompensatorischen Vitamin-D-Bildung über die Haut wie im sonnenreichen Herkunftsland. Kleidung!

Tab. 51.3 Vitamin-D_3-Mangelrachitis.

Typische Laborkonstellation
• Serumphosphat ↓ • Parathormon ↑ (sekundärer Hyperparathyreoidismus) • alkalische Phosphatase ↑ • Serum-Kalzium normal, evtl. zu Beginn einer Vitamin-D_3 Therapie ↓ („hungry bones syndrom", s. u.)

Gestörte Resorption von Vitamin D

- Maldigestion bei Pankreasinsuffizienz wie CF, Shwachman-Syndrom
- Gallengangsatresie
- chronisch entzündliche Darmerkrankungen (CED)
- Malabsorption, z. B. Zöliakie

Erhöhter Abbau von Vitamin-D-Metaboliten

- Rachitis antiepileptica (durch Antiepileptika Induktion von Cytochrom P450 in der Leber, dadurch gesteigerter Abbau von 25-Hydroxycholecalciferol)

Vermindertes Ansprechen auf Vitamin D_3

- Vitamin-D-resistente Rachitis (Pseudomangelrachitis; ▶ Tab. 51.4)

Aktivierende Mutationen im Kalzium-Sensing-Rezeptor-Gen

- Bartter-Syndrom Typ V (autosomal dominante Hypokalzämie, inadäquat niedrige Parathormonspiegel, Hyperkalziurie)

Cave ⚠

Nephrokalzinose, Nierensteine, Niereninsuffizienz, s. Hypokaliämie, Alkalose.

Verminderte Kalziumzufuhr

- Laktose-Intoleranz
- Anorexia nervosa, Athletinnen-Trias

Tab. 51.4 Formen der Vitamin-D-resistenten Rachitis.

Typ	Ursache
I	genbedingter Mangel (CYP27B1) der renalen 1α-Cholecalcferol-Hydroxylase (dadurch zu wenig 1,25-Dihydroxy-Vitamin-D)
II	durch Mutation am VDR-(Vitamin-D-Rezeptor-)Gen bedingte Endorganresistenz von Knochen (und Darm) gegenüber 1,25-Dihydroxy-Vitamin-D (Calcitriol), s. Alopezie/Haaranomalien

H

Störung der Kalziumresorption aus dem Darm

- Antiepileptika wie Phenytoin, Barbiturate, Primidon, evtl. Carbamazepin
- Kortikosteroide (hemmen die intestinale Kalziumresorption, werden deswegen auch bei Hyperkalzämie eingesetzt)

Primäre Hyperphosphatämie (s. Kalzium-Phosphat-Ionenprodukt)

- chronische Niereninsuffizienz
- überhöhte Phosphatzufuhr (durch Kuhmilch, auch durch phosphathaltige Klysmen bzw. Einläufe)
- durch Zytostatika bedingtes Tumorlyse-Syndrom (vermehrter Anfall von Nukleoproteinen)
- Rhabdomyolyse

Kalzium-Verteilungsstörungen

- Hungry-Bones-Syndrom (zu rasche Kalziumeinlagerung in das osteoide Gewebe zu Beginn einer Vitamin-D_3-Therapie bei Rachitis oder bei Hypoparathyreoidismus, s. o.)
- akute Pankreatitis (durch Fettgewebsnekrosen bedingt, bei schweren Verläufen, nicht jedoch bei Mumpspankreatitis)
- Alkalose (sowohl respiratorische als auch metabolische), s. Alkalose

Primäre Hypomagnesiämie mit sekundärer Hypokalzämie

- intestinaler Mg-Absorptionsdefekt (u. a. Krämpfe in der Neugeborenenperiode)
- Gitelman-Syndrom (Hypomagnesiämie und Hypokalzämie) s. Hypokaliämie, Alkalose

Hypokalzämie bei Hypalbuminämie

- nephrotisches Syndrom
- proteinverlierende Enteropathie
- Eiweißverlust bei Verbrennungen, bei Erythrodermien
- Albuminsynthese-Störungen bei Leberfunktionsstörungen, s. „Merke“

Merke M!

Die Hypokalzämie bei **Hypalbuminämie** verläuft i. d. R. asymptomatisch, weil sie nicht das funktionell bedeutsame ionisierte Kalzium betrifft.

Kalzipenische Rachitisformen

- Übersicht (▶ Tab. 51.5)

Tab. 51.5 Kalzipenische Rachitisformen.

Übersicht
• renale Osteopathie (Serumkalzium: ↓, N) • Vitamin-D-resistente Rachitis Typ 1 (Serumkalzium ↓) • Vitamin-D-resistente Rachitis Typ 2 (Serumkalzium ↓) • proximale renale tubuläre Azidose (und Fanconi-Syndrom) (Serumkalzium ↓, N) • Beim Vitamin-D_3-Mangel ist nur anfänglich oder während der Therapie (Einlagerung von Kalzium in das osteoide Gewebe) das Serumkalzium vermindert (rachitogene Tetanie). Normalerweise liegt aber das Serumkalzium im Normbereich (Serumkalzium ↓, N).

↓: erniedrigt, N: normal.

Hypokalzämie nach Pamidronat-(Bisphosphonat-)Infusionen

- vor und nach der Infusion QTc-Zeit bestimmen!

Andere Erkrankungen mit eventueller Hypokalzämie

- Rhabdomyolyse, s. o.
- Sepsis
- toxisches Schocksyndrom

52 Hypomagnesiämie

52.1 Einführung

Definition [ ]

Serum-Magnesium < 0,65 mmol/l (Ausnahme: Früh- und Neugeborene; ▶ Tab. 52.1).

Merke M!

Nur 2 % des Magnesiums finden sich extrazellulär, 98 % **intrazellulär** (Knochen, Muskulatur). Die Mg-Resorption erfolgt im **Dünndarm** normalerweise passiv zwischen den Darmepithelzellen. Die Mg-Ausscheidung geschieht durch **glomeruläre** Filtration mit Rückresorption von 15–20 % im **proximalen** Tubulus (Ausnahme Neugeborene), 65–75 % in der **Henle'schen Schleife**, 5–10 % im **distalen** Tubulus und in geringem Ausmaß in den **Sammelrohren**.

Tab. 52.1 Magnesiumkonzentration im Serum und im Urin – Normwerte.

Alter	Normwerte
Magnesium im Serum	
Frühgeborene	0,65–1,10 mmol/l
Neugeborene (0–6 Tage)	0,48–1,05 mmol/l
Säugling, Kleinkind, Kind	0,65–1,00 mmol/l
Magnesium im Urin	
1 Monat bis14 Jahre	0,04–0,22 mmol/kg/d

Tab. 52.2 Hypomagnesiämie.

Symptome*
• Parästhesien, Muskelkrämpfe • tetanische Zustände (Chvostek, Trousseau positiv) • Verwirrtheitszustände • zerebrale Krampfanfälle (z. B. neonatal) • Konzentrations- und Schlafstörungen im Schulalter • choreiforme bzw. athetoide Bewegungsmuster • kardiale Symptome (▶ Tab. 52.3)
*Die Symptome von Hypokalzämie und Hypomagnesiämie sind ähnlich, deshalb ist bei entsprechender Symptomatik eine simultane Bestimmung beider Parameter sinnvoll.

Tab. 52.3 Hypomagnesiämie.

Mögliche kardiale Komplikationen
• verlängertes PR- und QT-Intervall, Abflachung der ST-Strecke • Extrasystolen, Torsade de pointes u. a. • atriale Tachykardien • dilatative Kardiomyopathie (bei chronischem Mg-Mangel)

52.2 Differenzialdiagnosen

52.2.1 Angeborene Hypomagnesiämie

Intestinale Mg-Verluste

- Hypomagnesiämie mit sekundärer Hypokalzämie (durch intestinale, aber auch renale Mg-Resorptionsstörung; ▶ Tab. 52.4)

Renale Störungen der Mg-Homöostase

- autosomal dominante primäre Hypomagnesiämie, kombiniert mit verminderter renaler Kalziumexkretion und Chondrokalzinose (Ursache: Mg-Resorptionsstörung im distalen Tubulus, in der Regel nur gering ausgeprägte Hypomagnesiämie, Manifestation im Kindesalter, FXYD2-Gen)
- autosomal-rezessive primäre Hypomagnesiämie (im Gegensatz zur dominanten Form fehlt eine Hypokalzurie, s. u.; Manifestation im Kindesalter, Gendefekt noch unbekannt)
- familiäre Hypomagnesiämie mit Hyperkalzurie und Nephrolithiasis, s. „Merke"
- Hypoparathyreoidismus (Kleinkindesalter), s. Hypokalzämie
- Gitelman-Syndrom (Mutationen am SLC12A3-Gen), s. Hypokaliämie, Alkalose
- klassisches Bartter-Syndrom (gelegentlich Hypomagnesiämie, CLCNKB-Gen), s. Hypokaliämie, Alkalose
- Hyperprostaglandin-E-Syndrom/antenatales Bartter-Syndrom (hypokaliämische Alkalose mit Nephrokalzinose; 2 Genotypen: ROMK, NKCC2)
- MODY 5 (Mutationen am HNF-1β-Gen), s. Polyurie/-dipsie; Uro-/Nephropathien (konnatale)
- Hypomagnesiämie mit schwerer Myopathie (Mitochondriopathie mit Enzephalopathie und Kardiomyopathie, Tubulopathie)

Tab. 52.4 Hypomagnesiämie mit sekundärer Hypokalzämie.

Befunde und Symptomatik
• Serum-Mg-Spiegel im Mittel ca. 0,24 mmol/l (↓ ↓ ↓), Normalisierung auch des Kalziumspiegels unter entsprechender Mg-Therapie • Manifestationsalter: Säuglinge • Symptome: Tetanie, Krämpfe • Ursache: Mutationen im TRPM6-Gen durch Störung zellulärer Transportmechanismen, AR

H

Merke M!

Familiäre Hypomagnesiämie mit Hyperkalzurie und Nephrolithiasis: neben stark erhöhter Mg-Ausscheidung im Harn auch ausgeprägte Hyperkalzurie, **Nephrokalzinose,** rezidivierende HWI, beginnendes Nierenversagen, distale tubuläre Azidose (auch Augenveränderungen wie Iriskolobom, Nystagmus, starke Myopie), Manifestation im frühen Kindesalter, Plasmamagnesium um 0,59 mmol/l ↓ ↓, Mutation im CLDN16-Gen bzw. CLDN19-Gen).

52.2.2 Erworbene Hypomagnesiämie

Perinatal erworben

- diabetische Fetopathie bei mütterlichem DM/Hyperglykämie (neben Atemstörungen, Hypoglykämie, Hypokalzämie, Hypomagnesiämie, Hyperbilirubinämie, Polyglobulie)
- mütterliche Hypomagnesiämie in der Gravidität (ohne DM der Mutter)
- nach Austauschtransfusionen (Komplexbildung zwischen Mg-Ionen und Citrat)

Gestörte enterale Resorption bzw. mangelhafte Zufuhr

- Malnutrition, parenterale Ernährung
- einseitige Diätformen, Anorexia nervosa
- chronische Diarrhoe (Zöliakie, andere Malabsorptionssyndrome, M. Crohn, Kurzdarmsyndrom)
- exokrine Pankreasinsuffizienz (z. B. CF)
- Laxanzienabusus
- Mg-Verlust bei starkem Schwitzen (Mg-Gehalt des Schweißes (Mittelwerte): 0,08 mmol/l bei Kindern, 0,13 mmol/l bei Erwachsenen)

Renaler Verlust

- Diuretikatherapie (Schleifendiuretika, Thiazide)
- Tubulusschäden durch Aminoglykoside, Cisplatin, Ciclosporin A
- chronische Nierenerkrankungen (polyurische Phase), Tubulopathien
- Polyurie nach (operativer) Beseitigung einer Harnwegsobstruktion
- nach Nierentransplantation (Calcineurin-Inhibtoren wie Ciclosporin A, Reperfusionsschaden)
- Hypoparathyreoidismus (verminderte PTH-Wirkung/-Sekretion)
- Diabetes mellitus (durch Glukosurie, Osmodiurese/Polyurie)
- Hyperthreose (durch vermehrte glomeruläre Mg-Ausscheidung)

Tab. 52.5 DD der Magnesium-/Kalzium-Homöostase bei angeborenen Hypomagnesiämieformen.

Form der Hypermagnesiämie	Serum-Mg	Serum-Ca	Urin-Mg	Urin-Ca
Hypomagnesiämie mit sekundärer Hypokalzämie	↓ ↓ ↓	↓	N/ ↓	n/ ↓
primäre Hypomagnesiämie (AD)	↓	N	↑	↓
primäre Hypomagnesiämie (AR)	↓	N	↑	N
Hypoparathyreoidismus	↓ /N	↓	↑	↑
familiäre Hypomagnesiämie mit Hyperkalzurie und Nephrolithiasis	↓ ↓	N/ ↓	↑	↑ ↑
Gitelman-Syndrom	↓	N	↑	↓
Bartter-Syndrom*	N/ ↓	N	N/ ↑	N/ ↑

*Die bisher bekannten 5 Genotypen des Bartter-Syndroms, s. Hypokaliämie.
↑: erhöht, ↑ ↑: mäßig erhöht, ↓ erniedrigt, ↓ ↓ mäßig erniedrigt, stark erniedrigt, N: normal.

Veränderungen der Mg-Verteilung

- „Hungry-Bones-Syndrom“, s. Hypokalzämie
- Refeeding-Syndrom, s. Anorexie, Hypokaliämie
- Korrektur einer metabolischen Azidose, Therapie einer diabetischen Ketoazidose
- Behandlung mit Katecholaminen

Volumenexpansion

- Hyperaldosteronismus (primär, z. B. Conn-Syndrom; sekundär, z. B. Nierenarterienstenose), s. Hypertonie
- SIAD, s. Hyponatriämie

53 Hyponatriämie

53.1 Einführung

Definition

- **Serum-Natrium** < 130 mmol/l, häufigste Elektrolytstörung!
- **Symptome** in der Regel ab Serum-Natriumspiegel < 125 mmol/l bzw. bei sehr raschem Abfall des Serumnatriums. Oft keine Symptome bei chronischer Hyponatriämie.

Merke

Das **Serum-Natrium** repräsentiert den **Wasserstatus** und nicht den Kochsalzstatus des Körpers. Es besteht auch **keine Relation** zwischen dem Serum-Natrium und der Natriumausscheidung im Harn.

53.2 Differenzialdiagnosen

53.2.1 Pseudohyponatriämie

Merke

Plasmaosmolalität ↑ oder normal.

- bei Hyperglykämie bzw. diabetischer Ketoazidose (Plasmaosmolalität ↑)
- im Rahmen von Mannitol- bzw. Sorbitinfusion
- bei starker Erhöhung der Serumlipide bzw. der Serumproteine (Plasmaosmolalität normal)

53.2.2 Echte Hyponatriämie

Info

Stets mit Hypoosmolalität einhergehend.

- hypovolämische Hyponatriämie (▸ Tab. 53.2)
- euvolämische Hyponatriämie (▸ Tab. 53.3)

Tab. 53.1 Hyponatriämie.

Symptome und Komplikationen
• Übelkeit, Erbrechen • Schwindel, zunehmende Schwäche • Adynamie, verlangsamte Sprache • Somnolenz • Krampfanfälle, Koma • weitere mögliche Komplikation: Rhabdomyolyse

Tab. 53.2 Hypovolämische Hyponatriämie (Extrazellulärflüssigkeit vermindert).

Urin-Na > 20 mmol/l = renaler Na-Verlust	Urin-Na < 10 mmol/l = extrarenaler Na-Verlust

• M. Addison*
• Hypoaldosteronismus
• AGS mit Salzverlust
• Erbrechen, Hyperkaliämie
• zerebrales Salzverlust-Syndrom (CSWS), s. u.
• Nierenerkrankungen („Salzverlustniere") wie:
  ◦ interstitielle Nephritis
  ◦ Nephronophthise
  ◦ Zystennieren
• obstruktive Uropathien beim Neugeborenen, bes. nach entlastenden Maßnahmen
• Urin-Aszites (neben Hyponatriämie ansteigendes Serumkreatinin)
• Pseudohypoaldosteronismus, s. Erbrechen
• Diuretika (Thiazide)
• osmotische Diurese
	• Erbrechen, Durchfall
	• Peritonitis (Verschiebung des Natriums in den extravasalen Raum)
	• Pankreatitis
	• Verbrennungen
	• Rhabdomyolyse
	• Na-Verlust bei Säuglingen mit CF (über den Schweiß bei starker Hitze, bei Fieber)
	• Alkalose
	• Na-Verlust bei Sportlern (z. B. Skilang-/Marathonläufer)

*Die beim Hypopituitarismus gefundene Hyponatriämie könnte auch durch ein SIAD-Syndrom bedingt sein, s. u.

Tab. 53.3 Euvolämische Hyponatriämie (Extrazellulärflüssigkeit normal, evtl. leicht vermehrt, keine Ödeme)

Urin-Na> 20 mmol/l = renaler Na-Verlust	Urin-Na < 10 mmol/l
• SIAD, s. u. • exogenes ADH (Therapie der Enuresis mit DDAVP) • postoperatvie Hyponatriämie (vermutlich durch vermehrte ADH-Sekretion über Barorezeptoren, bei ca. 5 % der Patienten) • Hypothyreose (durch nicht osmotisch bedingte ADH-Freisetzung) • ACTH-Mangel (Kortisolmangel)	• primäre Polydipsie (exzessive Wasseraufnahme, evtl. bei psychisch Kranken) • Beer potomania = exzessiver Biergenuss (Bier enthält nur < 5 mmol Na/l) – durchaus auch bei Jugendlichen zu beobachten

- SIAD (Syndrom der inadäquaten Adiuretin-Ausschüttung, Schwartz-Bartter-Syndrom, in Relation zum Natriumgehalt zu hohe ADH-Werte (▸ Tab. 53.4)
- CWSS (Cerebral-Salt-Wasting-Syndrom); **DD** zum SIAD-Syndrom (▸ Tab. 53.5)
- hypervolämische Hyponatriämie (▸ Tab. 53.6)

Merke M!

Pathophysiologische Grundlagen der ADH-Ausschüttung: **Osmorezeptoren** im Hypothalamus setzen bei Wassermangel (Durst) ADH aus der Neurohypophyse frei. ADH bewirkt in den Sammelrohren der Niere eine Resorption von Wasser (membranständige Rezetoren → Aquaporine). Ein weiterer Stimulus für die ADH-Ausschüttung ist ein Volumenmangel im arteriellen System, der über **Barorezeptoren** (re. Vorhof, Aortenbogen) registriert wird. Außerdem existiert eine **ektope** ADH-Bildung (z. B. durch Malignomzellen, s. u.)

Merke M!

DD zwischen SIAD und zerebralem Salzverlustsyndrom- (CSWS, Cerebral-Salt-Wasting-Syndrom): Beide Erkrankungen können die gleiche Ätiologie (Schädel-Hirn-Traumata, Subarachnoidalblutungen, ZNS-Operationen, basale Meningitiden) aufweisen und präsentieren sich klinisch nahezu identisch. Die **DD** zwischen beiden Syndromen (▶ Tab. 53.5) ist aber von entscheidender Bedeutung, weil sie unterschiedliche **Prognosen** aufweisen und verschiedene **Therapien** erfordern.

Cave ⚠

Falls eine Korrektur einer vorliegenden Hyponatriämie überhaupt nötig ist, sehr vorsichtiges Vorgehen, um nicht durch zu schnelle Korrektur eine **zentrale pontine Myelinolyse** zu verursachen (MRI), s. Koma; Lähmungen, spastische.

Tab. 53.4 Ätiologie des SIAD.

Ätiologie	Beschreibung
intrathorakal	• Pneumonien (bakteriell, viral, Mykoplasmen) • ARDS • obstruktive Lungenerkrankungen • Sarkoidose • PEEP
zentral	• Meningitis, bes. Tbc-Meningitis, Enzephalitis • Hydrozephalus • intrakranielle Blutungen, Schädel-Hirn-Trauma • Hirntumoren
Medikamente	• Zytostatika wie Vincristin, Cyclophosphamid • Antikonvulsiva: Carbamazepin (Stimulation der ADH-Freisetzung), Trileptal • Psychopharmaka: Phenothiazine, trizyklische Antidepressiva • MAO-Hemmer • NSAR (durch Verstärkung der renalen ADH-Wirkung)
ektope ADH-Bildung	• mediastinale Tumoren (M. Hodgkin, Thymom) • kleinzellige Bronchuskarzinome • Pankreaskarzinom • Lymphosarkome, Leukämien

Tab. 53.5 DD CSWS vs. SIAD.

	CSWS*	SIAD
Na-Serum	↓	↓
Na-Urin	↑↑	↑
Urin-Menge	↑	↓
Osmolarität – Urin	↑/N	↑↑
Osmolarität – Serum	↓/N	↓
Plasmavolumen	Hypovolämie	Eu-/Hypervolämie
Kreatinin/Harnstoff	↑	↓
Hämatokrit	↑	↓
zentr. Venendruck	< 5 cm H_2O	N
ADH	↑/N	↑↑

*Die Pathogenese des CSWS ist noch nicht völlig geklärt (Störung der zentralen Regulation des Natriumhaushaltes mit paradox hoher renaler Na-Ausscheidung, evtl. durch natriuretische Peptide).
↑: erhöht, ↑↑: mäßig erhöht, ↓ erniedrigt, N: normal.

Tab. 53.6 Hypervolämische Hyponatriämie (Extrazellulärflüssigkeit vermehrt, mit Ödemen).

Urin-Na > 20 mmol/l = renaler Na-Verlust	Urin-Na < 10 mmol/l = extrarenaler Na-Verlust
• akute und chronische Niereninsuffizienz	• Herzinsuffizienz • Zirrhose • nephrotisches Syndrom • andere Eiweiß-Mangelzustände

Tab. 53.7 Erhöhter ADH-Spiegel.

Erkrankungen
• Erbrechen, Durchfall • Blutungen • Harnflut (z. B. nach Beseitigung einer urologischen Obstruktion) • Thiaziddiuretika • Herzinsuffizienz • Zirrhose • SIAD (inadäquate ADH-Erhöhung), manchmal auch CWS • endokrinologische Ursachen: ◦ NNR-Insuffizienz (Mineralokortikoidmangel) ◦ Hypothyerose (vermutlich durch vermindertes Glomerulumfiltrat)

H

54 Ikterus

54.1 Einführung

Definition

Gelbfärbung von **Skleren, Schleimhäuten** (Konjunktiven) und **Haut** bedingt durch eine **Erhöhung** des **indirekten** und/oder des **direkten Bilirubins** im Serum. Ab einer Gesamtbilirubinkonzentration von etwa 2 mg/dl ist eine Gelbfärbung der Skleren und Konjunktiven erkennbar; erst ab einer **Bilirubinerhöhung** von **3–4 mg/dl** tritt auch eine Gelbfärbung des **Integuments** auf.

Merke M!

Pseudo-Ikterus: Gelbfärbung der Haut, aber nicht der Skleren, z. B. durch reichliche Karottenbeinahrung bei Säuglingen **(„Karottenikterus“)**. Bei größeren Kindern z. B. durch reichlichen Orangengenuss **(„Orangenikterus“)**. Beide Formen sind durch eine vermehrte Einlagerung von β-Karotin in die Haut bedingt; der Harn ist unauffällig. Gestörter Abbau von β-Karotin auch bei **Hypothyreose** (z. B. bei nicht gescreenten Kindern, bei sekundärer bzw. tertiärer Hypothyreose oder Autoimmunhypothyreose). **Bronze-Baby-Syndrom:** graubraune Hautverfärbung beim Neugeborenen durch Fototherapie bei (auch) erhöhtem direktem Bilirubin.

54.2 Differenzialdiagnosen

54.2.1 Hämolytischer Ikterus (indirekte Hyperbilirubinämie)

Definition

Hämolytischer Ikterus: Gesteigerter Erythrozytenabbau, vermehrter Anfall von Hämoglobin und damit von indirektem Bilirubin, Retikulozytenanstieg und bei intravasaler Hämolyse vermindertes Haptoglobin.

Angeborene hämolytische Anämien

- Membrandefekte (Veränderungen des Zytoskeletts wie bei kongenitaler Mikrosphärozytose, 1/5000 Kinder, hereditäre Elliptozytose u. a.), s. „Merke“, Anämie/Blutarmut
- enzymopenisch, z. B. Glukose-6-phosphat-Dehydrogenase-Mangel, Glutathion-Reduktase-, Pyruvatkinase-, Hexokinase-Mangel, s. Anämie/Blutarmut
- Hämoglobinopathien wie Thalassämien, Sichelzellanämie, s. Anämie/Blutarmut

Merke M!

Bei einer Mikrosphärozytose oder anderen hämolytischen Anämien kommt es nicht selten zur Bildung von **Gallensteinen**. Durch ein Konkrement im Ductus choledochus ist daher auch ein zusätzlicher Anstieg des direkten Bilirubins möglich.

Erworbene hämolytische Anämien

Erworbener Membrandefekt

- paroxysmale nächtliche Hämoglobinurie (erworbenene Genmutation, GPI-Defizienz, intravasale Hämolyse)

Isoantikörper (Alloantikörper)

- M. haemolyticus neonatorum (Rh-, AB0-Unverträglichkeit, Inkompatibilitäten auch im Kell- bzw. Kidd-System möglich)
- Transfusionszwischenfälle

Autoantikörper

- idiopathisch (Autoimmunhämolyse durch Wärme- und Kälteantikörper), s. Anämie/Blutarmut
- symptomatisch (▸ Tab. 15.2)

Mechanisch-toxisch bedingte Hämolyse

- HUS (hämolytisch urämisches Syndrom), thrombotische Mikroangiopathie, Fragmentozyten – Eierschalenformen), s. Petechien, Hämaturie, Hypertonie
- thrombotisch-thrombozytopenische Purpura (Moschcowitz-Syndrom, Symptome ähnlich dem HUS, aber auch zentrale Manifestationen, anderer Pathomechanismus als beim HUS, s. Hämaturie)
- mütterliches HELLP-Syndrom (HELLP: „hemolysis, elevated liver functions test, low platelet count“)
- direkte Erythrozytenschädigung bei Malaria, s. Fieber

Tab. 54.1 Symptomatische Autoantikörperbildung und Hämolyse.

Bei folgenden Erkrankungen möglich
• M. Hodgkin, malignen Lymphomen • Virusinfektionen mit EBV, CMV, Mykoplasmeninfektionen • Autoimmunerkrankungen wie SLE (Hämolyse manchmal Erstmanifestation) • Evans-Syndrom, s. Petechien • ALPS (autoimmunes lymphoproliferatives Syndrom), s. Petechien • CVID, s. Infektanfälligkeit • IPEX-Syndrom, s. Infektanfälligkeit, Durchfall/Diarrhö • Medikamente (Immunhämolyse), s. u.

- M. Wilson (Schädigung der Erythrozytenmembran durch massive Kupferfreisetzung aus der Leberzelle), s. Hepatomegalie
- Herzklappen (Hämolyse durch mechanische Alteration der Erythrozyten)
- akute Bleivergiftung, Schlangengifte, Spinnenbisse

Medikamente, die eine Immunhämolyse auslösen können

- Cephalosporine, Penicillin, Rifampicin
- Diclofenac
- α-Methyl-Dopa, L-Dopa
- Cisplatin
- Hydrochlorothiazid

Angeborene Störungen der Konjugation des indirekten Bilirubins

- M. Gilbert-Meulengracht (▶ Tab. 54.2), s. „Merke", Bauchschmerzen
- Crigler-Najjar-Syndrom (völliges Fehlen der Glucuronyltransferase beim Typ I, bei Typ II < 10 %; ▶ Tab. 54.2)

> **Merke** M!
>
> **M. Gilbert-Meulengracht**: Mutation im UGT1A1-Gen, dadurch Aktivität der **Glukuronyltransferase** auf **30–40 %** der Norm vermindert. Mit einer Häufigkeit von 7 % die häufigste Form eines klinisch erfassten Subikterus, besonders verstärkt bei **Nahrungskarenz** im Rahmen von Infekten oder Durchfallerkrankungen und deshalb von differenzialdiagnostischer Bedeutung, ansonsten ohne stärkere Beeinträchtigung der Betroffenen. Manchmal **Oberbauchbeschwerden**, AR (▶ Tab. 54.2).

Andere Ursachen einer indirekten Hyperbilirubinämie

Beim Neugeborenen und jungen Säugling

- physiologischer Neugeborenenikterus (Unreife der Glukuronyltransferase, vermehrter neonataler Erythrozyten-Umsatz), s. „Merke"
- Still-Ikterus (Frühform: 2.–5. Lebenstag, Spätform: 5.–10. Lebenstag), s. „Merke"
- intestinale Obstruktion (z. B. Mekoniumileus, intestinale Atresien, durch vermehrte enterale Rückresorption von Bilirubin beim Neonaten)
- unzureichende Ernährung (verminderte Peristaltik, vermehrte enterale Bilirubin-Rückresorption)
- Hyperbilirubinämie bei Breast-Feeding-Hypernatriämie, s. Hypernatriämie
- Polyglobulie des Neugeborenen, s. Polyglobulie/-zythämie
- kongenitale erythropetische Porphyrie, s. u.: Shunthyperbilirubinämien
- größere Hämatome (auch Kephalhämatome), Organblutungen (intrakraniell, Leber, Milz, dadurch vermehrter Anfall von indirektem Bilirubin beim Neonaten)
- Medikamente, die Bilirubin aus seiner Albuminbindung drängen, dadurch Gefahr des Kernikterus bei Neonaten (▶ Tab. 54.3)

> **Merke** M!
>
> Dauer des **Neugeborenenikterus:** Bei reifen Neugeborenen durchschnittlich **7** Tage, bei Frühgeborenen maximal **14** Tage.

Tab. 54.3 Bilirubin.

Medikamente, die Bilirubin aus der Albuminbindung verdrängen
• Salizylate • Furosemid • Gentamycin • Sulfonamide (z. B. Sulfomethoxazol) • Dicloxacillin • Ceftriaxon • Ibuprofen

Tab. 54.4 Icterus prolongatus (= Ikterus > 14 Tage andauernd).

Ursachen
• Still-Ikterus (Spätform) • Hypothyreose • Hypopituitarismus (Mangel an TSH, ACTH-Kortisol, HGH?) • Galaktosämie, Fruktose-Intoleranz • Mukoviszidose • Syndrom der eingedickten Galle (nach immunologisch bedingtem Neugeborenenikterus, nach Hypoxie, durch Dehydrierung) • bei M. Down • bei neonataler Hepatitis

Tab. 54.2 Synopsis genetisch bedingter indirekter Hyperbilirubinämien (Mangel an UDP-Glukoronyltransferase).

	Bilirubinspiegel	Enzymaktivität	Klinik	Inzidenz
M. Gilbert, AR	bis 3 mg/dl intermittierend	30–40 %	Bauchschmerzen, verstärkter Neugeborenenikterus	16 % homozygot
Crigler-Najjar-Syndrom Typ I, AR	15–50 mg/dl	< 1 %	**Cave:** Bilirubinenzephalopathie	1/1 Mio.
Crigler-Najjar-Syndrom Typ II, AR	10–20 mg/dl	1–10 %	Taubheit, Sprachstörungen, Athetose	1/1 Mio.

Merke M!

Stillikterus: Die **95. Perzentile** für das transkutan gemessene **Bilirubin** bei reifen, exklusiv gestillten Neugeborenen beträgt mit 24 h **8,2** mg/dl, erreicht am 4. Tag **12,2** mg/dl und fällt am 12. Tag auf **8,5** mg/dl ab (Draque et al. 2011).

Merke M!

Verstärkter Neugeborenenikterus: Eine Kugelzellanämie und andere angeborene **hämolytische Anämien** können auch Ursache eines – nicht immunologisch bedingten – verstärkten Neugeborenenikterus sein, ebenso wie ein **M. Gilbert-Meulengracht.**

Indirekte Hyperbilirubinämie in allen Altersstufen

- dyserytropoetische Anämien, z. B. HEMPAS (Splenomegalie, Gallensteine), s. Anämie/Blutarmut
- Shunt-Hyperbilirubinämie, Formen: s. „Merke"

Merke M!

Formen der Shunt-Hyperbilirubinämie

- **Primär:** vermehrter Abbau von Ery-Vorstufen im Knochenmark
- **Sekundär:** bei Perniziosa, Thalassämien, Malaria, Porphyrien – ebenfalls durch gesteigerten Abbau unreifer Vorstufen der Erythropoese.

Merke M!

DD zu erworbenen **hämolytischen Anämien:** Nach Exazerbation einer **Lungenhämosiderose** kann es als Folge der alveolären Blutung zur Erhöhung des indirekten Bilirubins und durch gesteigerte Erythrozytenregeneration zum Retikulozytenanstieg kommen (evtl. mit Leber-, Milzvergrößerung).

54.2.2 Hepatozellulärer Ikterus (durch Zerstörung von Hepatozyten)

Entzündlich

- Hepatitis A–E (Hepatitis C häufig durch vertikale Transmission bedingt!), Hepatitis-Delta-Virus (auf HBV als Helfer-Virus angewiesen), s. Hepatomegalie
- „neue" hepatotrope Viren wie das Hepatitis-G-Virus, SEN-Virus, TT-Virus
- Hepatitis als Begleiterkrankung bei Infektionen (EBV, Zytomegalie, Rubella, Toxoplasmose, HSV-1, Parvo B19, Adenoviren u. a.)
- Autoimmunhepatitiden (AIH Typ I–III, z. B. auch de novo AIH nach Lebertransplantation; ► Tab. 54.6), s. u.
- Leptospirose (nur in 10 % Ikterus, schwerer Verlauf – M. Weil)
- Listeriose (vorwiegend Meningitis, seltener septisches Bild mit Hepatosplenomegalie)
- „Reisemitbringsel" wie Malaria, Dengue-Fieber, Rickettsiose, Salmonellosen, Hepatitis A

I

Tab. 54.5 DD des erhöhten indirekten Bilirubins (unkonjugierte Hyperbilirubinämie) anhand von Retikulozyten und Coombs-Test.

Hämolyse mit Retikulozytenvermehrung		Retikulozyten o. B.
positiver Coombs-Test	**negativer Coombs-Test**	
Rhesus- und AB0-Unverträglichkeit	enzymopenische hämolytische Anämien (z. B. Glukose-6-phosphat-Dehydrogenase-Mangel)	physiologischer Neugeborenenikterus
Autoimmunerkrankungen wie SLE	Hämoglobinopathien (z. B. Sichelzellanämie)	Still-Ikterus (Früh- und Spätform)
hämolytische Anämien durch Wärmeautoantikörper	Strukturanomalie der Erythrozytenmembran (z. B. Kugelzellanämie)	M. Gilbert-Meulengracht (Glukoronyltransferase 30–40 %; ► Tab. 54.2)
medikamentös induziert (Penizilline, Zephalosporine)	HUS, thrombotisch -thrombozytopenische Purpura (Fragmentozyten)	Crigler-Najjar-SyndromTyp I (Glukoronyltransferase fehlend),Typ II (► Tab. 54.2)
lymphatische Leukämie, Malignome	künstliche Herzklappen	Hypothyreose
Evans-Syndrom, s. Petechien	M. Wilson (Hämolyse durch Kupferfreisetzung	hypertrophische Pylorusstenose
ALPS (autoimmunes lymphoproliferatives Syndrom), s. Petechien	paroxysmale nächtliche Hämoglobinurie	vermehrte enterale Bilrubinrückresorption, z. B. Mekoniumileus, intestinale Atresien
IPEX-Syndrom, s. Durchfall/Diarrhö, Infektanfälligkeit	Malaria, Babesiose	innere Hämatome, z. B. Ventrikelblutungen, subkapsuläre Leberblutungen
paroxysmale Kältehämoglobinurie	mütterl. HELLP-Syndrom	
CVID (Hämolyse inkonstant), s. Infektanfälligkeit		

- Fitz-Hugh-Curtis-Syndrom (Perihepatitis als Folge einer Salpingitis durch Chlamydia trachomatis bzw. durch Gonokokken, selten)

Stoffwechselerkrankungen

- Fruktose-Intoleranz (Fruktosämie, Aldolase-B-Mangel), s. Hypoglykämie
- Galaktosämie (Typ I–III, bei Typ III Katarakt oft als einziges Symptom, Neugeborenenscreening!)
- Tyrosinämie Typ I (mit hypophosphatämischer Rachitis bei chronischem Verlauf)
- M. Wilson (auch Hämolyse durch Kupferfreisetzung)
- α-1-Antitrypsin-Mangel (nur ein Teil der homozygoten ZZ-Träger entwickelt Hepatopathie: **DD:** Gallengangsatresie)
- zystische Fibrose (CF, neonatale Cholestase, fokal biliäre Zirrhose in 25–50 %)
- NASH mit Übergang in Zirrhose, s. Adipositas
- mitochondriale Hepatopathien (primär oder sekundär, z. B. Reye-Syndrom, Valproinat-Toxizität, Bakterien-Endotoxine; ▸ Tab. 54.7), s. „Merke"
- Niemann-Pick-Syndrom Typ C
- neonatale Hämochromatose (vermutlich Alloimmunerkrankung durch diaplazentare AK gegen fetale Hepatozyten?, sepsisähnliches Zustandsbild, Ferritin ↑ ↑ ↑)
- Porphyrinurien, s. Anämie/Blutarmut, Bauchschmerzen, Bewusstseinsstörungen

Merke M!

Typisch für **Mitochondriopathien** ist im Allgemeinen, dass mehrere Organsysteme betroffen sind, wie etwa Herz, Augen, ZNS, Ohren, Nieren und Leber.

Tab. 54.6 Autoimmunhepatitiden (3 Subklassen, ca. 80 % weisen Autoantikörper auf).

Subklasse	Charakterisierung
Typ I – meist junge Frauen	in 70 %: ANA, SMA (AK gegen glattes Muskelaktin), erhöhte Gammaglobuline
Typ II – Kinder (ca. 50 %) und junge Erwachsene	in 1–3 %: LKM (AK gegen Antigene des endoplasmatischen Retikulums)
Typ III – klinisch wie Typ I	in 20 %: SLA (AK gegen lösliches Leberantigen)

Tab. 54.7 Hepatozellulärer Ikterus bei Mitochondriopathien.

Mitochondriopathie
• Atmungskettendefekte • Komplex-I-, -III-, -IV-Mangel, multiple Komplex-Mängel • mitochondriale DNA-Depletionssyndrome • Fettsäureoxidationsstörungen (z. B. mittelkettiger Acyl-CoA-Dehydrogenase-Defekt) • Karnitinstoffwechsel-Defekte • Harnstoffzyklusdefekte, s. Hyperammonämie

Andere Ursachen

- Leberzirrhose, s. Hepatomegalie
- Intoxikationen wie Knollenblätterpilzvergiftung (durch Amanitin), Vergiftung durch Organophosphate, Alkoholintoxikation u. a.
- „German/Indian childhood disease" (exogene Kupferintoxikation, Leberzirrhose)

Medikamente, die Leberparenchymschäden mit Ikterus auslösen können

- Lebervenenverschlusserkrankung („veno-occlusive disease", z. B. durch Zytostatika), s. Hepatomegalie
- NSAR wie Naproxen, Ibuprofen
- Analgetika: Azetylsalizylsäure (Reye-Syndrom, selten mit Ikterus), Paracetamol
- Psychopharmaka (Imipramin), Benzodiazepine (Diazepam)
- Antikonvulsiva, z. B. Carbamazepin, Valproinsäure (Leberversagen, Pankreasschädigung), Lamotrigen
- Trimethoprim-Sulfametrol (meist Cholestase im Vordergrund), Rosiglitazon, Missbrauch von Anabolika

54.2.3 Cholestatischer Ikterus

- Laborbefunde (▸ Tab. 54.8)

Tab. 54.8 Cholestase.

Wichtige Laborparameter
• direktes Bilirubin erhöht • erhöhter Gallensäurespiegel • erhöhte γ-Glutamyltranspeptidase (γ-GT) • erhöhte alkalische Phophatase (altersentsprechende Normwerte beachten) • LP-X-Test > 2 g/l • INR verlängert (Quick vermindert)

Intrahepatische Cholestase

Hereditäre Erkrankungen

- α-1-Antitrypsinmangel (neonatale Cholestase, Prävalenz 1 : 2500–5000), s. Hepatomegalie
- zystische Fibrose (CF, neonatale Cholestase, später Zirrhose möglich in etwa 25–50 %, Prävalenz 1 : 2000), s. Durchfall/Diarrhö, Husten, Dyspnoe, Gedeihstörung/Dystrophie
- Alagille-Syndrom (arteriohepatische Dysplasie, AD, Pulmonalarterienstenose, progrediente intrahepatische Gallengangshypoplasie, Gesichtsdysmorphie, 1 : 10 000)
- Hardikar-Syndrom (neontale Cholestase, Hydronephrose, intestinale Obstruktion, Lippen-/Gaumenspalten, evtl. zum Formenkreis des Alagille-Syndroms gehörend), s. Dys-/Odynophagie

- Aagenaes-Syndrom (neonatales Cholestase-Lymphödem-Syndrom, AR), s. Ödeme
- Caroli-Syndrom (kongenitale Leberfibrose, Ektasie der intrahepatischen Gallenwege, vermutlich AR)
- neonatale Hämochromatose (hohes Ferritin! Intrauteriner Beginn, vermutlich AR)

Cave

Andere Formen der Hämochromatose.

- Leberfibrose bei zystischer Nierenerkrankung (ARPKD), s. Hämaturie
- Gallengangshypoplasie (z.B. Mutationen am TCF2-Gen mit Nierendysplasie, Minderwuchs, MODY 5), s. Polydipsie/-urie
- Niemann-Pick-Typ C (Hepatosplenomegalie, AR)
- Wolman-Krankheit (Hepatosplenomegalie, Verkalkung der Nebennieren, Speicherung von Cholesterin bzw. Cholesterinestern, AR), s. Durchfall/Diarrhö
- Arginasemangel (Harnstoffzyklusstörung, AR)
- chromosomale Erkrankungen wie Trisomie 21, 13, 18, Turner-Syndrom
- mitochondriale Hepatopathien, s.o.
- benigne rekurrierende intrahepatische Cholestase (Summerskill-Walshe-Tygstrup-Syndrom, Mutationen im ATP8B1-Gen, häufig AR, Juckreiz und Steatorrhoe während der Cholestase-Episoden), s. Durchfall/Diarrhö, Pruritus/Juckreiz
- progrediente familiäre intrahepatische Cholestase (PFIC, Byler-Syndrom, 3 Typen: Typ 1–3; ▶ Tab. 54.9)

Weitere Gallensäuresynthesestörungen durch Enzymdefekte

- Zellweger-Syndrom (Stoffwechselstörung der Peroxisomen in Leber, Gehirn, Niere, AR), s. Retardierung, mentale: Hypotonie, muskuläre
- zerebrotendinöse Xanthomatose (Katarakt, Xanthome der Achillessehne (Pubertät), neurolog. Ausfällle ab der 2–3. Lebensdekade, AR)
- angeborene Defekte der Gallensäuren-Biosynthese (z.B. 3-β-Hydroxy-Delta-5-C27-Steroid-Dehydrogenase/Isomerase-Defizienz; Anfall von toxischen Intermediärprodukten der Gallensäuresynthese, AR)

Andere Ursachen einer intrahepatischen Cholestase

- neonatale Hepatitis („Riesenzellhepatitis" durch Viren wie Rubella, Zytomegalie, Röteln, Parvo B19, EBV)
- ARC-Syndrom (Arthrogryposis – renale Dysfunktion – intrahepatische Cholestase, Ichthyosis)
- primär biliäre Zirrhose (frühes Auftreten einer Cholestase)
- Hypothyreose, TSH-Mangel, ACTH- bzw. Kortisolmangel, HGH-Mangel (neben Hypoglykämie), Panhypopituitarismus (z.B.bei septooptischer Dysplasie) mit Icterus prolongatus (sowohl TSH, HGH als auch Kortisol sind auf unterschiedliche Weise an der Galleproduktion bzw. -exkretion beteiligt)
- Sepsis (Endotoxine führen zu vermindertem Galle-fluss), Pyelonephritis, fetale Arrhythmien (Cholestase nicht obligat)
- PNALD (Parenteral Nutrition-Associated Liver Disease, durch langzeitparenterale Ernährung, bes. betroffen Frühgeburten < 750 g Geburtsgewicht)
- fetales Alkoholsyndrom, s. Retardierung, mentale
- Vanishing-Bile-Duct-Syndrom (nach allogener Knochenmarktransplantation, aber auch nach Medikamenten (Iboprufen, Carbamazepin), manchmal auch in Zusammenhang mit einem Stevens-Johnson-Syndrom), s. Exantheme/Enantheme
- Posttransplantations-Cholestase, wie z.B. im Rahmen einer Graft-versus-Host-Reaktion

Tab. 54.9 Familiäre Cholestasesyndrome (PFIC).

Typ	γ-GT	Gallensäuren (im Serum)	Mutiertes Gen
PFIC 1 (M. Byler)	N	↑	ATP8B1
PFIC 2 (M. Byler)	N	↑	ABCB11*
PFIC 3 (M. Byler)	↑	↑	ABCB4* (▶ Tab. 54.10)
PFIC 4 Gallesäuren-synthese-Defekte (Typ 1–4)	N	N (bis ↓)	HSD3B7, AKR1D1, CYP7B1, AMACR
Alagille-Syndrom	↑	↑	JAG1, NOTCH2

*Andere Erkrankungen mit Mutationen in der Gruppe der ABC-Gene sind u.a.das Dubin-Johnson-Syndrom (s.u.), der M. Tangier und der ABCA3-Transporter-Defekt bei der pulmonalen Alveolarproteinose, s. Dyspnoe.
↑: erhöht, ↓: erniedrigt, N: normal.

Tab. 54.10 Mutationen an einem oder zwei Allelen des ABCB4-Gens*.

Erkrankungen
• PFIC 3 (s.o.) • intrahepatische Scwangerschaftscholestase • transiente neonatale Cholestase • medikamentös induzierte Cholestase • adulte biliäre Fibrose • Leberzirrhose (bes. bei Erwachsenen mit Cholestase und Duktopenie)

*Dieses codiert für ein Transportprotein zur Ausscheidung des hepatotoxischen Phosphatidylcholins über die Galle. Bei Patienten mit cholestatischen Lebererkrankungen unklarer Ätiologie sollte unabhängig vom Alter nach Mutationen im ABCB4-Gen gefahndet werden.

I

Extrahepatische Cholestase

- Gallengangsatresie (1:10000–12000, in ca. 15% mit anderen Fehlbildungen assoziiert; ▶ Tab. 54.11), s. auch „Cave“, Pruritus/Juckreiz, Blutungsneigung (Vitamin-K-abhängige Gerinnungsfaktoren), Dystrophie
- Choledochuszysten, s. „Merke“
- Cholangiolithiasis, Choledochusstenose, pankreatikobiliäre Ganganomalien
- papillärzystischer Pankreastumor (hauptsächlich junge Mädchen betroffen! **DD:** Pankreaskopfkarzinom)
- primär sklerosierende Cholangitis (intra- und extrahepatische Cholestase, evtl. mit Colitis ulcerosa assoziiert, auch bei Immundefekten zu beobachten), s. „Merke“
- Caroli-Syndrom (angeborene Leberfibrose mit Erweiterung der großen Gallengänge, s. o.)
- Autoimmunpankreatitis (erhöhte IgG4-Spiegel, evtl. in Assoziation mit anderen Autoimmunerkrankungen, z. B. Sjögren-Syndrom)

Merke M!

Choledochuszyste: In ca. 80% werden die Patienten innerhalb der ersten 10 Lj. klinisch auffällig: Tumor im rechten Oberbauch, Oberbauchschmerzen, Fieber, Ikterus – Gefahr einer späteren sekundären biliären Zirrhose bzw. einer malignen Entartung, Assoziationen mit Pankreasfehlbildungen, Vitien, Anomalien des Urogenitaltrakts sowie der familären adenomatösen Polypose u. a.

Cave ⚠

Gallengangsatresie: Wegen der Gefahr der irreversiblen Leberschädigung muss die **Differenzialdiagnose** zwischen der intrahepatischen (meist neonatale Hepatitis bzw. Gallengangshypoplasie oder α-1-Antitrypsin-Mangel) und der extrahepatischen Cholestase (Gallengangsatresie) innerhalb von **4 bis 6 Wochen** (also spätestens nach 42 Tagen) gestellt sein. Patienten mit einer **γ-GT** von **> 180 U/l** sollten einer Leberbiopsie und beim Vorliegen einer duktulären Proliferation einer explorativen Laparoskopie bzw. ERCP unterzogen werden. Die Behandlung der extrahepatischen Gallengangsatresie erfolgt durch eine Operation nach Kasai.

Merke M!

Die **primär sklerosierende Cholangitis** zählt gemeinsam mit den Autoimmunhepatitiden und der primär biliären Zirrhose zu den **Autoimmunerkrankungen** der Leber. Übergang in biliäre Zirrhose und Cholangiokarzinom möglich. ANA und SMA positiv (AK gegen glatte Muskulatur), IgG ↑, Diagnose: MR-Cholangiografie, **DD:** Autoimmunhepatitis.

Tab. 54.11 Fehlbildungen.

Häufig mit Gallengangsatresie assoziierte Fehlbildungen
• Polysplenie, Asplenie, Doppelmilz • Situs inversus, Malrotation • Gefäßanomalien (Aplasie der V. cava inf., präduodenale Pfortader) • Vitien (wie ASD, VSD, hypoplastisches Linksherz) • Pankreasfehlbildungen, wie z. B. Pancreas anulare

54.2.4 Genetisch bedingte Störungen der Bilirubinaufnahme, -speicherung bzw. -ausscheidung (ohne Verletzung der Hepatozytenintegrität)

- Dubin-Johnson-Syndrom (durch Mutationen am ABCC2-Gen gelangt das konjugierte Bilirubin nicht in die Gallekanälchen, konjugiertes und unkonjugiertes Bilirubin mäßig erhöht, Erhöhung von Koproporphyrinogen-I-Isomer > Isomer III im Urin; keine Darstellung der Gallenblase durch orale Cholezystografie, AR), s. „Merke“

Cave ⚠

Hormonale Kontrazeption.

- Rotor-Syndrom (ähnlich dem Dubin-Johnson-Syndrom, konjugierte Hyperbilirubinämie, aber Darstellung der Gallenblase durch orale Cholezystografie möglich, keine Pigmentierung der Leberzellen wie beim Dubin-Johnson-Syndrom, Koproporphyrinogen-III-Isomer > Isomer I im Urin, AR) s. „Merke“

Merke M!

Weder beim **Dubin-Johnson-Syndrom** noch beim **Rotor-Syndrom** wird **Juckreiz** beobachtet.

55 Infektanfälligkeit

55.1 Einführung

Definition

Von **erhöhter Infektanfälligkeit** wird gesprochen, wenn im Kleinkind- bzw. Vorschulalter mehr als **8** Infekte pro Jahr (Dokumentation!) auftreten (▶ Tab. 55.1). Außerdem gilt als erhöhte Infektneigung, wenn eine Infektion **trotz adäquater Therapie** über mehrere Wochen **nicht ausheilt**.

Merke

Im Säuglings- und frühen Kleinkindalter besteht beim Abklingen der **mütterlichen Leihimmunität** bis zum Aufbau körpereigener Immunmechanismen eine **physiologische Abwehrschwäche**. Diese potenziert sich, wenn Geschwister in Kindergarten und Schule mit den verschiedensten bakteriellen und viralen Erregern konfrontiert werden und diese – erkrankt oder als Keimträger – mit nach Hause bringen.

Tab. 55.1 Primärer Immundefekt (nach Wahn et al. 2005).

Anamnestisch-klinische Hinweise
• positive Familienanamnese für angeborene Immundefekte • 8 oder mehr eitrige Otitiden/Jahr • 2 oder mehr schwere Sinusitiden/Jahr • 2 oder mehr Pneumonien innerhalb eines Jahres • indizierte antibiotische Behandlung über 2 Monate oder länger ohne Erfolg • Impfkomplikationen bei Lebendimpfungen, z. B. generalisierte BCG-Infektion, Polioimpfung (Sabin) oder Rotavirus-Impfung (persistierende Durchfälle) • Gedeihstörungen im Säuglingsalter mit und ohne chronische Durchfälle • rezidivierende tiefe Haut- oder Organabszesse • persistierende Kandida-Infektionen an Haut oder Schleimhaut jenseits des 1. Lj. • 2 oder mehr schwere Allgemeininfektionen wie Meningitis, Zellulitis, Osteomyelitis, septische Arthritis, Sepsis • rezidivierende systemische Infektionen mit atypischen Mykobakterien • akute oder chronische Graft-versus-Host-Reaktion, z. B. unklare Erytheme oder Ekzeme bei jungen Säuglingen

Tab. 55.2 Infektanfälligkeit.

Immunologische Notfälle
• SCID, s. u. • schwere angeborene Neutropenie, s. Leukopenie • Hämophagozytose-Syndrome, s. u. • Agammaglobulinämie, s. u.

55.2 Differenzialdiagnosen

55.2.1 Primäre Immundefekte

Kombinierte Immundefekte

Info

Kombinierte Immundefekte = SCID, „severe combined immunodeficiency".

Varianten des SCID

Einteilung aufgrund immunologischer Phänotypisierung, Beispiele

- **T – B + NK + SCID** (T-Zell-Funktion bzw. -Zahl beeinträchtigt, B-Zellen und NK-Zellen vorhanden)
  - IL-7Ra-Defekt (Mutation im Gen für den Interleukin-7-Rezeptor α, IL-7 ist essenziell für die Differenzierung der T-Zellen, AR)
  - CD3-Defekte (Mutationen in den CD3ε-, CD3δ- u. CD3ζ-Genen, AR)
  - CD45-Defekt (Mutation im CD45-Gen, normale Anzahl an γδ-T-Zellen, AR)
- **T – B – NK + SCID**
  - RAG-1/RAG-2-Defekt (Mutationen im RAG1/2-Gen, „recombination activating gene", dadurch gestörte Rekombination bei Mutationen, AR)
  - DCLRE1C-(Artemis-)Defekt (Mutationen im DCLRE1C-Gen, erhöhte Sensitivität gegenüber ionisierenden Strahlen
- **T – B + NK – SCID**
  - Jak3-Defekt (Janustyrosinkinase 3, Mutationen im JAK3-Gen, dadurch Instabilität der mRNA, auch NK-Zellen stark vermindert, AR)
  - X-chromosomal (γc-Defekt, Mutationen in γ-Kette der IL-2-, -4-, -7-, -9-, -15- u. -21-Rezeptoren)
- **T – B – NK – SCID**
  - Adenosindesaminase-Mangel (ADA-Mangel, T- und B-Zell-Defekt durch Anhäufung toxischer Metaboliten, auch die NK-Zellen fehlen, AR; weitere Symptome: s. „Merke")
  - Purin-Nukleosid-Phosphorylase-Mangel (PNP-Mangel, neurologische Symptome sowie Autoimmunphänomene wie hämolytische Anämie, AR), s. „Merke", Anämie/Blutarmut, Ataxie

Merke

Bei beiden oben erwähnten Enzymdefekten ist eine Bestimmung der Enzymaktivität aus den Erythrozyten möglich.

Tab. 55.3 SCID.

Häufige Symptome bzw. Erkrankungen
• Gedeihstörung mit/ohne Durchfälle • hartnäckiger Kandidabefall von Haut und Schleimhäuten • oft „Ekzeme“: Graft-versus-Host-Reaktion durch mütterliche Zellen • keine palpablen Lymphknoten trotz dermatologischer Veränderungen • Pneumonien durch Pneumocystis jiroveci • im Röntgen kein Thymusschatten zu erkennen* • Zytomegalie- und EBV-Infektionen (häufig persistierend) • Infektion mit Toxoplasmen • Infektionen mit Kryptokokken, Aspergillus • Infektionen mit Bakterien, die sich intrazellulär vermehren (z. B. Tbc, Listeriose)
*Ausnahme: Coronin-1A-Defekt: Thymus vorhanden, aber kein Output von T-Zellen.

Weitere kombinierte Immundefekte

Syndromatisch

Mit Minderwuchs

- Omenn-Syndrom (Mutationen im RAG1/2-Gen, Defekte von Artemis und IL-7Ra, metaphysäre Chondrodysplasie, Ekzem, Durchfälle, Alopezie, Thymushypoplasie, keine Lymphopenie! Tastbare Lymphknoten – somit Ausnahme bei T-Zell-Defekten! AR), s. „Merke“
- Roifman-Melamed-Syndrom (spondylometaphysäre Dysplasie, schwerer kombinierter Immundefekt, autoimmune Prozesse wie Vitiligo, Thyreoiditis, Thrombozytopenie), s. Minder-/Kleinwuchs, Petechien
- STAT5b-Mangel (Defekt im STAT5b-Gen, HGH-refraktärer Minderwuchs, Dysmorphiezeichen, Ekzem, schwere respiratorische Infekte, AR), s. Minder-/Kleinwuchs
- Cernunnos/XLF-Mangel (intrauteriner Minderwuchs, s. u.)

Merke M!

Bei Patienten mit normalen Lymphozytenzahlen und trotzdem bestehendem Verdacht auf SCID ist die Bestimmung des TCRV-β-Profils (TCRV: thymus-cell receptor V-β) für die Diagnose essenziell.

Mit ektodermalen Auffälligkeiten

- Omenn-Syndrom (s. o.), s. Alopezie/Haaranomalien
- Defekt des CRAC-Kanals (Ca-Kanal, Mutation bei Orai-1, einem Bestandteil des Kalziumkanals, Autoimmunität, anhidrotische Ektodermaldysplasie, Myopathie, AR), s. Hypo-/Anhidrose
- Winged-Helix-Nude-Defekt (Mutationen im FOXN1-Gen, abnormes Thymusepithel, angeborene Alopezie, AR), s. Alopezie/Haaranomalien

Mit mentaler Retardierung bzw. neurologischer Symptomatik

- ADA-Mangel (Entwicklungsverzögerung, Bewegungsstörung, AR), s. o.
- PNP-Mangel (muskuläre Hypotonie, Tremor, Ataxie, Spastik, AR), s. o.

Mit Mikrozephalie/fazialer Dysmorphie

- Mutationen der DNA-Ligase IV (dadurch defekte VDJ-Rekombination, Radiosensitivität, Mkrozephalie, faziale Dysmorphie, AR)
- Cernunnos/XLF-Mangel („XRCC4-like-factor“, Mikrozephalie, intrauterine Wachstumsretardierung, Radiosensitivität)

Nicht syndromatisch

- retikuläre Dysgenesie (defekte Reifung von T- und B-Zellen sowie der myeloischen Reihe – Stammzellendefekt, Granulozytopenie, Thrombopenie, AR), s. Leukopenie, Petechien
- SCID mit defekter Expression von MHC-I/II-Genprodukten (bei MHC-I-Mutationen im TAP-1-, TAP-2- oder TAPBP-Gen bzw. für MHC II in Transkriptionsfaktorgenen für MHC-Klasse-II-Moleküle, AR)
- CD40-Ligand-Mangel (Mutationen im CD40-Ligand-Gen, X-chromosomales Hyper-IgM-Syndrom, Neutropenie, Thrombozytopenie, hämolytische Anämie, Leberbeteiligung)
- CD40-Mangel (Mutationen im CD40-Gen, Neutropenie, opportunistische Infektionen, Leber- und gastrointestinale Beteiligung, AR)
- CD-25-Mangel (Defekt der IL-α-Kette, CD4 normal oder leicht vermindert, AR)
- ZAP-70-Defekt (Mutationen im ZAP70-Kinase-Gen, ZAP = Zeta-assoziiertes Protein, T– B + NK + SCID, AR)
- ITK-Defekt (Mutation im ITK-Gen, EBV-assoziierte Lymphoproliferation wie bei XLP, s. u.; AR)

Merke M!

Vor allem die Zahl der **kombinierten Immundefekte** ist für den Nichtspezialisten nahezu unüberschaubar. Wichtig ist, bei den oben angeführten Symptomen (▶ Tab. 55.1) im jungen Säuglingsalter an das Vorliegen eines SCID zu denken, auf keinen Fall eine Bluttransfusion zu verabreichen und den Patienten umgehend in ein Zentrum, das eine eventuell notwendige Knochenmark- bzw. Stammzellentransplantation durchführt, zu überweisen.

Immundefekte, bei denen der AK-Mangel dominiert

Starke Reduktion aller Immunglobulin-Isotypen

- X-chromosomal vererbte Agammaglobulinämie (XLA, Bruton-Syndrom, Mutationen im btk-Gen, schwere bakterielle Infektionen)
- μ-Schwerketten-Mangel (Mutationen bei der μ-Schwerkette, schwere bakterielle Infektionen, AR)
- λ5-Mangel (Mutationen bei λ5, schwere bakterielle Infektionen, AR)
- Igα-Mangel (Mutationen bei Igα-Gen, schwere bakterielle Infektionen, AR)
- Igβ-Mangel (Mutationen im Igβ-Gen, schwere bakterielle Infektionen, normale Anzahl von Pro-B-Zellen, AR)
- BLNK-Mangel (B-Zell-Linker-Protein, Mutationen bei BLNK, schwere bakterielle Infektionen, AR)
- Good-Syndrom („Thymom und Hypogammaglobulinämie", alle Isotypen betroffen, aber auch T-Zell-Defekte, oft inverse CD4/CD8-Ratio, verminderte Anzahl von Pro-B-Zellen, Auftreten sporadisch, mögliche „red pure cell aplasia"), s. Anämie/Blutarmut
- Myelodysplasie (Gruppe von Knochenmarkerkrankungen, bei denen die Hämatopoese von genetisch veränderten Stammzellen ausgeht, Genetik variabel, verminderte Anzahl von Pro-B-Zellen)

Starke Reduktion von mindestens zwei Ig-Isotypen (meist IgG, IgA), B-Zellzahl variabel

- „common variable immunodeficiency syndrome" (CVID, zweithäufigster Immundefekt nach dem IgA-Mangel), s. „Merke"
- ICOS-Defizienz (Mutationen bei ICOS-induzierbarem Ko-Stimulator an der Oberfläche von T-Zellen, IgA u. IgG vermindert, IgM kann normal sein, schwere bakterielle Infektionen, AR)
- CD19-Mangel (Mutationen bei CD19, IgA u. IgG vermindert, IgM kann normal sein, schwere bakterielle Infektionen)
- X-chromosomales lymphoproliferatives Syndrom (XLP1/2, alle Isotypen können vermindert sein, getriggert durch EBV-Infektion, Lymphomentstehung möglich, XL, s. auch Immundysregulation)

Merke M!

CVID: Mangel an TACI („**t**ransmembrane **a**ctivator and **c**alcium modulator and cyclophilin ligand **i**nteractor") sowie C19 und BAFFR (ein Rezeptor des **B**-Zell-Aktivator-Faktors der TNF-Familie). IgA und IgG vermindert, IgM kann normal sein, Verebung variabel, 10 % familiär, Beginn im **2. Lebensjahrzehnt**, selten in früher Kindheit („early onset"), bakterielle Atemwegsinfektionen, frühzeitige Bronchiektasien, nicht verkäsende Granulome („sarcoid like"), lymphoproliferative Komplikationen, Autoimmunphänomene, manche Kinder mit IgA-/IgG2-Mangel bei SLE können ein CVID-Syndrom entwickeln, s. Anämie/Blutarmut (hämolytische), Petechien (Thrombozytopenie), Durchfälle (CED).

Verminderung von IgG und IgA bei normalem oder erhöhtem IgM

Info i

HIGM-Syndrom; ▶ Tab. 55.4, s. „Merke".

Merke M!

Hyper-IgM-Syndrome (HIGM): gestörter Immunklassenwechsel (Switch) von IgM zu IgG, IgA und IgE, z. T. kombiniert mit einer Störung der somatischen Hypermutation; Synopsis (▶ Tab. 55.4).

- CD40-Ligand-Mangel (HIGM1, Mutationen bei CD40L, IgG u. IgA vermindert, IgM normal oder erhöht, oppurtunistische Infektionen, Neutropenie, Autoimmunität, B-Zellen normal oder erhöht, XL), AID-Mangel (AID: „activation-induced Cytidin deaminase", HIGM2, Mutationen im AID-Gen, IgG u. IgA erniedrigt, vergrößerte Lymphknoten mit vergrößerten Keimzentren, AR)
- CD40-Mangel (HIGM3-Mutationen bei CD40, IgG u. IgA vermindert, IgM normal bzw. erhöht, B-Zellen normal oder erhöht, opportunistische Infektionen, Neutropenie, AR)
- UNG-Mangel (Uracil-DNA-Glykosylase, Mutationen im UNG-Gen, IgG u. IgA vermindert, vergrößerte Lymphknoten mit vergrößerten Keimzentren, AR)
- auch der NEMO-Defekt zählt phänotypisch zu den HIGM-Syndromen, s. unter „innate immunity"

Isotyp-oder Leichtkettenmangel mit normalen B-Zellzahlen

- Defekt der schweren Immunglobulinkette (IgG1 oder IgG2 und IgG4 nicht vorhanden, in einigen Fällen IgE und IgA1 oder IgA2 fehlend; erhöhte Infektneigung, aber auch symptomlose Verläufe, AR)
- κ-Ketten-Defekt (Igκ erniedrigt, Antikörperreaktionen normal oder vermindert, teilweise asymptomatisch, AR)

Tab. 55.4 Synopsis der Hyper-IgM-Syndrome (HIGM).

HIGM-Syndrom	Gen	Vererbung	Art des Immundefektes
HIGM1	CD40L	X-rezessiv	kombiniert*
HIGM2	AID	AR	humoral
HIGM3**	CD40	AR	kombiniert*
Uracil-DNA-Glykosylase-Mangel	UNG	AR	vermutlich humoral
NEMO-Defekt	NF-κB-Essential-Modulator	X-rezessiv	kombiniert*

*Damit auch opportunistische Infektionen wahrscheinlich; außerdem erhöhtes Malignomrisiko
**HIGM4 derzeit noch wenig erforscht (humoraler Immundefekt)

- IgG-Subklassendefekt (meist IgG2 und IgG4 betroffen, oft kombiniert mit IgA-Mangel, Genetik variabel, rezidivierende Infektionen möglich)
- selektiver IgA-Mangel (1:700, vereinzelt durch Mutationen von TACI – einem Mitglied der TNF-Rezeptor-Familie, s. CVID; Genetik variabel, s. u.: auch erworbene Form durch D-Penicillamin und Sulfasalazin beschrieben), s. „Merke"

Merke **M!**

Der selektive **IgA-Mangel** ist der häufigste primäre Immundefekt (1:700, monogene Vererbung, AD, AR). Er verläuft oft klinisch stumm. Nicht selten ist er mit einem **IgG2-** (und **IgG4-**)Mangel kombiniert, wobei der Gesamt-IgG-Spiegel normal sein kann. Die Symptomatik dieser Immunmangelzustände ähnelt oft der der Agammaglobulinämien, mit gehäuften, meist **bronchopulmonalen bakteriellen** Infektionen durch Haemophilus influenzae und Pneumokokken, jedoch mit mitigierterem Verlauf. IgA-Mangel ist häufig assoziiert mit **Autoimmunerkrankungen** sowie **Zöliakie**.

Antikörpermangel mit normalen oder erhöhten Immunglobulinen

- selektive Unfähigkeit zur Bildung von Polysaccharid-AK, z. B. verminderte Immunantwort nach Haemophilus-influenzae-b-Vakzine, nicht jedoch auf Protein-Antigene wie Diphtherie oder Tetanustoxoid

Transitorische Hypogammaglobulinämie des Säuglings

- IgG- u. IgA-Fraktion vermindert, verspätete Reifung der T-Helfer-Zellen, evtl. familiär? Häufiger in Familien mit anderen Immundefekten!

Tab. 55.5 Wichtige DNA-Reparatur-Defekte.

Übersicht

- **Ataxia teleangiectatica** (Louis-Bar-Syndrom, inaktivierende Mutationen im ATM-Gen, IgA-Mangel, IgG- und IgG2-Subklassen-Mangel möglich, oft keine Impfantwort nach Polysaccharid-Vakzine, aber auch zelluläre Immunität beeinträchtigt, AR, konjunktivale Teleangiektasien, Bronchiektasien, α1-Fetoprotein ↑), s. Ataxie
- **Ataxia-ähnliches-Syndrom** (Mutationen im Mre11-Gen, **keine** Teleangiektasien, AR)
- **Nijmegen-Chromosomenbrüchigkeit-Syndrom** (Defekt in NBS1, AR), s. Mikrozephalus, Minder-/Kleinwuchs
- **Bloom-Syndrom** (Mutationen im BLM-Gen, AR), s. Pigmentanomalien
- **ICF-Syndrom** (Mutation bei DNMT3B, dadurch defekte DNA-Methylierung, AR; Symptome: s. u.)
- **PMS-Defekt** (Mutation bei PMS, Hyper-IgM-Phänotyp, AR)

Andere gut definierte Immundefekt-Syndrome

- Wiskott-Aldrich- Syndrom (Mutationen im WASP-Gen; IgM-Mangel, s. „Merke"; zellulärer Immundefekt, XL), s. Petechien, Pruritus/Juckreiz (Ekzem), Blutungen, gastrointestinale (Jungen)
- DNA-Reparatur-Defekte (erhöhte Malignomrate; ▶ Tab. 55.5)

Merke **M!**

IgM-Mangel: Die Blutgruppen-Isoagglutinine (Isohämagglutinine Anti-A und Anti-B) gehören der IgM-Fraktion an. Entsprechende Titer sind etwa ab dem 1. Lj. nachweisbar (Blutgruppe A, B und 0), IgM-Mangel z. B. bei Wiskott-Aldrich-Syndrom, M. Bruton und CVID.

Thymusdefekte

- DiGeorge-Syndrom (velokardiofaziales Syndrom, Conotruncal-Anomaly-Face-Syndrom-22q11-Deletion, neben T-Zell-Defekt auch B-Zell-Defekte möglich, Mutation beim Transskriptionsfaktor TBX1), s. Hypokalzämie
- FOXN1-Defizienz (Fehlen des Thymus, totale Alopezie, Nageldystrophie)
- Good-Syndrom, s. o.

Immunoossäre Dysplasien

- Immunoossäre Dysplasie Schimke (Mutation bei SMARCALI, spondyloepiphysäre Dysplasie, nephrotisches Syndrom, AR), s. Proteinurie, Minder-/Kleinwuchs, Schlaganfall
- Knorpel-Haar-Hypoplasie (Mutation bei RMRP, Minderwuchs, Anämie/Blutarmut, Neutropenie, AR)
- Omenn-Syndrom, s. o.
- Roifman-Melamed-Syndrom, s.o

Hyper-IgE-Syndrome (▶ Tab. 55.6)

Weitere Syndrome mit Immundefekt

- chronische mukokutane Kandidiasis (Mutation bei CARD9, spezifischer T-Zell-Defekt gegen Kandida, evtl. kombiniert mit M. Addison, Hypoparathyreoidismus; **DD:** keine ektodermale Dysplasie; AR, AD, sporadisch)
- Immundefekt mit venookklusiver Erkrankung der Leber (Mutation bei SP110, Hepatosplenomegalie, Thrombopenie, AR)
- Høyeraal-Hreidarsson-Syndrom (X-chromosomale Dyskeratosis congenita, Mutationen beim Dyskerin-DKC1, intrauteriner Minderwuchs, Mikrozephalie, Panzytopenie, Reduktion und gestörte Funktion der NK-Zellen, XL)

Tab. 55.6 Übersicht über Hyper-IgE-Syndrome.

Syndrom	Merkmale
AD-Hyper-IgE-Syndrom	Hiob-Syndrom, AD-HIES, STAT3-Mutationen; Ekzeme, Staphylodermien, Pneumonien mit konsekutiven Pneumatozelen; grobe Gesichtszüge, hypermobile Gelenke
AR-Hyper-IgE-Syndrom	AR-HIES, im Vergleich zum AD-HIES selten, ausgeprägte Eosinophilie, keine Skelettdysplasien, keine Bindegewebsauffälligkeiten, DOCK8- u.TYK2-Mutationen)
AR-Hyper-IgE-Syndrom mit gehäuften Virusinfekten und Vaskulitis	ZNS-Blutungen (Ursache dieser Form noch unbekannt)
hohes IgE auch beim Omenn-Syndrom	s. o.

- Comèl-Netherton-Syndrom (Mutation bei SPINK5, kongenitale Erythrodermie, Bambushaar, Allergien, Juckreiz, beeinträchtigte antimikrobielle Prozesse im Epithel, gestörte Differenzierung der T-Zellen im Thymus, AR), s. Alopezie/Haaranomalien (hereditäre), Pruritus/Juckreiz
- ICF-Syndrom (Immundefekte variabler Ausprägung, zentromere Heterochromatininstabilität, faziale Dysmorphien wie Mikro-, Retrognathie, Makroglossie, Makrozephalie, schwere respiratorische und gastrointestinale Infekte, Verminderung von IgG, IgM und/oder IgA, Reduktion der T-Zellen, B-Zell-Zahl vermindert oder erhöht, AR)

Defekte der angeborenen Immunität („innate immunity")

Störungen in den Signalwegen von Interferon-γ und Interleukin-12

Merke M!

Dadurch erhöhte Empfindlichkeit gegenüber Mykobakterien, disseminierte oder rezidivierende Infektionen durch BCG-Erreger bzw. MOTT, teilweise auch durch Salmonellen.

- IFN-γR1- u. IFN-γR2-Defekte (disseminierte Erkrankungen nach BCG-Impfung, Infektionen durch MOTT, aber auch Zytomegalie u. a., AR)
- STAT1-Defekte (bei bestimmten Untergruppen auch schwer verlaufende virale Infektionen, s. u.; AR)
- IL-12Rβ1-Defekt (BCG-Komplikationen, auch schwere und rezidivierende Salmonelleninfektionen möglich)
- IL-12p40-Defekt (BCG-Komplikationen, bei etwa der Hälfte der Patienten Salmonellosen)

Defekte der MyD88- und IRAK-4-abhängigen Signalwege der Toll-like- und Interleukin-1-Rezeptoren

Merke M!

Dadurch invasive Infektionen mit Staphylokokken, Pneumokokken.

- Mangel an IL-1-Rezeptor-assoziierter Kinase (IRAK4-Defekt, Störung des Toll-like- und IL-1-Signalwegs, invasive bakterielle Infektionen durch grampositive Erreger wie S. pneumoniae, S. aureus, S. pyogenes u. a., weniger häufig durch gramnegative Erreger wie P. aeruginosa, N. meninigitidis u. a., AR)
- NEMO-Defekt ohne ektodermale Dysplasie (durch Mutation im NEMO-Gen, das eine wichtige Rolle innerhalb des TLR-Signalweges (TLR: Toll-like-Rezeptoren) spielt, bes. anfällig gegenüber bekapselten Bakterien wie S. aureus, S. pneumoniae, H. influenzae, Viren der Herpesgruppe, atypischen Mykobakterien)
- NEMO-Defekt mit anhidrotischer Ektodermaldysplasie mit Immundefizienz (XR, X-chromosomal dominant bei Incontinentia pigmenti), s. Hypohidrose, Exantheme/Enantheme – Bloch-Sulzberger-Syndrom)
- MyD88-Defekt (Synthesestörung des Proteins MyD88, das für die Weiterleitung des Signals der meisten Toll-like- und IL-1-Rezeptoren verantwortlich ist; ähnliche Symptomatik wie IRAK4-Defekt, AR)

Defekte der TLR3/UNC93B-abhängigen Signalwege

Merke M!

Mit gehäuftem Auftreten von Herpesenzephalitis.

- AD- und AR-verebte, verschiedene Gendefekte bei Herpes-simplex-Meningoenzephalitis durch Mutationen in Genen, die für UNC-93B, den TLR3, aber auch den Transkriptionsfaktor STAT-1 und NEMO codieren.

WHIM-Syndrom

- Zytokinrezeptordefekt, multiple Warzen durch HPV, Hypogammaglobulinämie (IgG ↓), rezidivierende virale und bakterielle Infektionen, Myelokathexis, AD, s. Leukopenie

Pulmonale Alveolarproteinose

- Mutationen im CSF2RA-Gen, GM-CSF spielt u. a. eine entscheidende Rolle bei der Differenzierung der alveolären Makrophagen und der Surfactant-Homöostase, s. Dyspnoe

> **Merke** M!
>
> Manche der Erkrankungen aus dem Formenkreis der „innate immunity" werden wegen der selektiven Anfälligkeit gegenüber nur wenigen Erregern bzw. nur einem Erreger oft nicht (rechtzeitig) als Immundefizienzsyndrome erkannt.

Erkrankungen bei Immundysregulation

Immundefekte mit Albinismus/ Hypopigmentierung (▶ Tab. 55.7)

Tab. 55.7 Immundefekte und Pigmentmangel.

Syndrome
• **Chediak-Higashi-Syndrom** (Mutationen im LYST-Gen, okulokutaner Albinismus, Hepatosplenomegalie, Funktionsstörungen der Granulozten, Mangel an NK-Zellen und zytototoxischen T-Zellen (CD8⁺-T-Zellen), AR, s. Pigmentanomalien • **Griscelli-Syndrom Typ 2** (Mutationen im MYO5A- und RAB27A-Gen, partieller Albinismus, Mangel an NK-Zellen und zytototoxischen T-Zellen, evtl. Enzephalopathie, Zellen; **Cave:** Hämophagozytose bei Mutationen im RAB27A-Gen, AR), s. Pigmentanomalien • **Hermansky-Pudlak-Syndrom Typ 2** (Mutationen im AP3B1-Gen, Fotophobie, Mangel an NK-Zellen und zytotoxischen T-Zellen, Thrombopathie, AR, s. Pigmentanomalien, Petechien

I

Familiäre hämophagozytierende Lymphohistiozytosen

- Perforinmangel (Mutationen im PRF1-Gen, AR)
- UNC-13-D-Defekt (Mutationen im UNC 13-D-Gen, AR)
- Syntaxin-11-Defekt (Mutationen im STX11-Gen, AR)

> **Merke** M!
>
> **Familiäre hämophagozytierende Lymphohistiozytosen (FHLH)**
> - **Symptome:** undulierendes Fieber, Hepatosplenomegalie, Lymphadenopathie (bei 30 %), neurologische Symptome (z. B. Krämpfe, Koma)
> - **Pathogenese:** Mangel an NK-Zellen und zytototoxischen T-Zellen (CD8⁺-T-Zellen), sodass hier auch das Chediak-Higashi- und das Griscelli-2-Syndrom subsumiert werden könnten

X-chromosomale lymphoproliferative Syndrome

- XLP1 (XLP: X-chromosomales lymphoproliferatives Syndrom; Defekt bei SH2D1A, einem Protein zur Regulation intrazellulärer Signale, XL)
- XLP2 (Defekt bei XIAP, einem Inhibitor der Apoptose, XL, Symptome bei XLP1/2: getriggert durch EBV-Infektionen, Splenomegalie, Hepatitis, aplastische Anämie, Lymphome, Hämophagozytose, s. Splenomegalie, Fieber
- ITK-Defekt (Mutationen bei ITK, EBV-assoziierte Lymphoproliferation, AR)

Syndrome mit Immundysregulation und Autoimmunität

- autoimmunes lymphoproliferatives Syndrom (ALPS, nur teilweise als Immundefekt anzusehen), s. „Merke", Petechien
- CD95 (AD, evtl. AR) und CD95-Ligand-Mangel (Mutationen in einem Gen für den Apoptoserezeptor bzw. dem Liganden für die Apoptose, Lymphadenopathie, Splenomegalie, Autoimmunzytopenien, gestörte Apoptose, doppelt negative T-Zellen vermehrt), s. „Merke"
- Caspase-8-Defekt (AD) und Caspase-10-Defekt (AR; Mutationen bei Genen, die u. a. am Signalweg für die Apoptose beteiligt sind; Lymphadenopathie, Splenomegalie, gestörte Lymphozytenapoptose und Aktivierung, rezidivierende bakterielle und virale Infekte)
- aktivierender N-Ras-Defekt (Defekt bei einem NRas-codierenden Protein mit Signalfunktion, Lymphadenopathie, Splenomegalie, Leukämien, Lymphome, gestörte Lymphozytenaktivierung nach IL-2-Entzug, Lymphadenopathie
- Autoimmunpolyendokrinopathie mit Kandidiasis und ektodermaler Dysplasie (APECED, Defekt bei AIRE, einem Transskriptionsfaktor für die Ausbildung der Selbsttoleranz im Thymus, u. a. auch Zahn- und Zahnschmelzhypoplasie, AR), s. Hypokalzämie, Hyperkaliämie
- IPEX-Syndrom (Defekt bei FOXp3, einem Transskriptionsfaktor für regulatorische T-Zellen, Folge: Autoimmunphänomene wie Hämolyse, Thrombopenie, Polyendokrinopathie, Enteropathie, XL), s. Durchfall/Diarrhö, Anämie/Blutarmut (Coombs-positiv)
- IPEX-like, CD25-Mangel (Defekt der IL-2Ra-Kette, Lymphoproliferation, Autoimmunität, gestörte T-Zell-Proliferation, AR)
- CD40-Ligand-Mangel, s. o.
- Roifman-Melamed-Syndrom, s. o.
- Purin-Nukleosid-Phosphorylase-Mangel, s. o.

> **Merke** M!
>
> **ALPS, CD95-** und **CD95-Ligand-Mangel** erinnern abgesehen von der Lymphomneigung klinisch sehr an das **Evans-Syndrom**, s. Petechien, Anämie, Neutropenie. Bei Letzterem lässt sich aber keine gesteigerte Apoptose und keine Vermehrung der doppelt negativen („double negative") T-Zellen nachweisen.

Komplementdefekte (überwiegend autosomal-rezessiv verebt)

- C1-Esterase-Inhibitor-Mangel, s. Stridor (**DD** der Angioödeme), Ödeme, Bauchschmerzen, Erbrechen/Emesis
- C1q-, C1r-Defekt (SLE, erhöhte Infektneigung)
- C4-Mangel (familiärer SLE, erhöhte Infektneigung, AR)
- C2-Defekt (SLE, Vaskulitis, Polymyositis)

- C5–C9-Mangel (gehäuft Infekte mit Meningokokken, bakterielle Hautinfekte, mit Ausnahme von C5 und C9 auch SLE, AR)
- Faktor-D-Defekt, Faktor-I-Defekt (gehäuft Infektionen mit Neisseria bzw. bekapselten Erregern)
- Faktor-H-Defekte, s. „Merke"
- MCP-Defekt (Membran-Kofaktor-Protein [CD46], „atypisches" = familiäres HUS, also nicht durch Toxine von EHEC ausgelöstes HUS; Glomerulonephritis, AD)
- Properdin-Defekt (einziger X-chromosomal vererbter Komplementdefekt, ungewöhnlich schwerer Verlauf von Meningokokkeninfektionen, XR)
- MAC-Inhibitor-Defekt („membrane attack complex", CD59, komplementvermittelte Hämolyse, Thromboseneigung, AR)
- paroxysmale nächtliche Hämoglobinurie (somatische Genmutation, die Komplement-Regulationsproteine CD55 und CD59 können nicht an der Oberfläche der Erythrozyten exprimiert werden, was zur Hämolyse durch das körpereigene Komplementsystem führt), s. Anämie/Blutarmut, Ikterus
- Ficolin-3-Defekt (schwere Atemwegsinfekte, Lungenfibrose, Hirnabszess, AR)

Merke M!

Faktor H-Defekte
- **Homozygotie:** AR, rezidivierende bakterielle Infektionen, membranoproliferative Glomerulonephritis Typ II, familiäres HUS, s. Hämaturie, Petechien
- **Heterozygotie:** familiäres HUS, s. u.

Mangel an Mannose-bindendem Lektin

- MBL im Blut, AR; s. „Merke"

Merke M!

MBL, ein in der Leber gebildetes Akute-Phase-Protein, dessen Mangel durch Polymorphismen am Mannose-Binding-Lektin-Gen besonders im frühen Kindesalter (nach Abklingen der Leihimmunität) eine verminderte Resistenz gegenüber Bakterien (Pneumokokken, Meningokokken), Protozoen und Pilzen (Candida albicans) bedingt. Normalerweise bindet MBL an der Oberfläche der erwähnten Erreger (Opsonierung) und löst dadurch eine antikörperunabhängige Aktivierung des Komplementsystems aus.

Granulozytopenien

- s. Leukopenien

Tab. 55.8 Synopsis der Leukozytenadhäsionsdefekte (LAD).

LAD-Typ	Merkmale
LAD I	Mutation bei INTG2, AR, verzögerter Nabelschnurabfall, Omphalitis, Ulzera, nekrotisierende bakterielle und Pilzinfektionen, Hepatosplenomegalie, Gedeihstörung, Leukozytose; Ursache: gestörte Adäsion an das Endothel und gestörte Einwanderung ins Gewebe; betrifft: Phagozyten, $CD8^+$-Zellen sowie NK-Zellen
LAD II	milder verlaufende Infektionen als bei LAD I, Mikrozephalie, mentale Retardierung, Leukozytose, gestörtes „rolling" der Granulozyten am Endothel und beeinträchtigte Chemotaxis, AR)
LAD III	(Mutation bei KINDLIN3, ähnlich Typ I, aber zusätzlich Blutungsneigung, AR), s. Blutungsneigung

Funktionsdefekte der Granulozyten/Makrophagen

- Leukozytenadhäsionsdefekte (LAD I–III; ▸ Tab. 55.8), s. Leukozytose, Nabelauffälligkeiten/Bauchwanddefekte
- Migrationsstörungen der Leukozyten (Störungen im Aufbau des Aktins, Klinik ähnlich LAD I–III, jedoch keine Eiterbildung), s. „Merke"
- gestörte intrazelluläre Bakterienabtötung (gestörtes Killing) bei chronischer Granulomatose (durch Defekte des NADPH-Oxidase-Komplexes keine O_2-Bildung, s. „Merke"), s. Fieber, Lymphknotenschwellungen/Lymphadenopathien, Hepato- und Splenomegalie

Merke M!

Leukozytenmigrationsstörungen
- **RAC-2-Defizienz:** Mutation der GTPase RAC 2, Leukozytose, verzögerte Wundheilung, AD)
- **β-Aktin-Defizienz:** Mutation von ACTB, mentale Retardierung, Minderwuchs, AD

Merke M!

Chronische Granulomatose

Formen:
- X-chromosomale chronische Granulomatose (ca. 70 %, Mutationen des CYBB-Gens, Untereinheit des Enzyms: gp91phox)
- AR-vererbte chronische Granulomatose (CYBA, p47phox, p67phox, p22phox)

Weitere Funktionsdefekte der Granulozyten/Makrophagen

- spezifischer Granula-Mangel (Neutrophile mit doppelt gelappten Kernen: gestörte Chemotaxis, AR)
- P14-Mangel (Mutationen bei MAPBPIP, partieller Albinismus, Hypogammaglobulinämie, Minderwuchs, CD8-Zytotoxizität vermindert, AR)

- hereditärer Myeloperoxidase-Defekt (systemische rezidivierende Kandidiasis, aber auch symptomlose Probanden)
- Neutrophilen-Glukose-6-phosphat-Dehydrogenase-Defekt (Klinik ähnlich der chronischen Granulomatose, hämolytische Anämie, XL), s. Anämie/Blutarmut
- isolierte juvenile Peridontitis (Mutation des FPR1-Chemokinrezeptors, gestörte Chemotaxis, AR)
- Papillon-Lefèvre-Syndrom (Störung im CTSC-Gen, dadurch beeinträchtigte Aktivierung von Serinproteasen, Peridontitis, plamoplantare Hyperkeratose, AR)
- IgG2-Rezeptor-Defekt (Störung der Phagozytose von IgG2-opsonierten Bakterien, Mutation im Fc-γ-Rezeptor, rezidivierende eitrige Luftwegsinfekte, Otitiden, Sinusitiden)
- Interleukin-12-, -23- u. -12p40-Rezeptor-Defekt (alle AR vererbt, mit erhöhter Anfälligkeit gegenüber Salmonellen und Mykobakterien)
- Interferon-γ-Rezeptor-1-Defekt (AR, AD) und Interferon-γ-Rezeptor-2-Defekt (AR, fehlende Aktivierung von Makrophagen, schwer verlaufende Infektionen mit Mykobakterien bzw. Salmonellen)
- STAT-2-Defekte, s. „Merke“

Merke M!

STAT-2-Defekte

- **AR:** erhöhte Anfälligkeit gegenüber Viren, Mykobakterien, Salmonellen, gestörtes Interferon-αβγ-Signaling
- **AD:** erhöhte Anfälligkeit gegenüber Mykobakterien, Salmonellen, gestörtes INF-γ-Signaling

Merke M!

Die **Leitsymptome** der **Phagozytosedefekte** sind bakterielle Infektionen durch Staphylococcus aureus, Salmonellen und Mykobakterien sowie Pilzinfektionen durch Kandida- und Aspergillus-Spezies.

Fehlende oder gestörte Funktion der Milz

- Splenektomie (nach Trauma, andere Indikationen wie hämolytische Anämie, chronische ITP), s. Splenomegalie

Cave ⚠

Im Kindesalter: Pneumokokkensepsis, OPSI-Syndrom.

- angeborene (evtl. familiäre) Asplenie, Asplenie gehäuft bei Gallengangsatresie, Asplenie beim Ivemark-Syndrom
- funktionelle Hyposplenie/Asplenie (z. B. bei Sichelzellanämie, nach allogener Knochenmarktransplantation mit Graft-versus-Host-Reaktionen, bei M. Crohn, Colitis ulcerosa (20 %), SLE, Milzvenenthrombose

Merke M!

Asplenie: Die Diagnose der funktionellen Asplenie bzw. Hyposplenie beruht auf dem Nachweis von **Howell-Jolly-Körperchen** im peripheren Blut und der fehlenden Milzdarstellung in der **Leber-Milz-Szinitigrafie**.

55.2.2 Sekundäre Immundefekte

Generalisiert

- HIV-Infektion (▸ Tab. 55.9), s. „Merke“
- proteinverlierende Enteropathie (Verlust vor allem von IgG)
- große Proteinurie beim nephrotischen Syndrom (Infektanfälligkeit oftmals verstärkt durch die Steroidmedikation!)
- Proteinverlust bei Verbrühungen, Verbrennungen, Erythrodermien, Epidermolysis
- Malnutrition (Malabsorption, Maldigestion, Akrodermatitis enteropathica (gestörte T-Zell- und Granulozytenfunktion, Kandidiasis), s. Gedeihstörung/Dystrophie,
- floride Vitamin-D-Mangel-Rachitis (Vitamin D_3 stimuliert über spezifische Rezeptoren die Makrophagen)
- maligne Lymphome, andere Malignome, Hämoblastosen
- Chemotherapie, Strahlentherapie, Z. n. Thymektomie (z. B. im Rahmen von Herzoperationen, Folge: prämature Immunoseneszenz)
- Medikamente wie Steroide, Immunsuppressiva, TNF-α-Hemmer (**Cave:** Reaktivierung einer Tbc!)

Merke M!

Nachweis einer **HIV-Infektion** bei Kindern von HIV-infizierten Müttern:

- Kind **<** 18 Monate: HIV in zwei unabhängig von einander abgenommenen Proben (PCR) positiv → HIV-Infektion bewiesen
- Kind **>** 18 Monate: HIV-Antikörper persistieren über den 18. Monat → HIV-Infektion bewiesen

Tab. 55.9 HIV-Infektion.

Begleitsymptome
• persistierendes Fieber (über einen Monat) • chronische Durchfälle • oropharyngeale Kandidiasis • Leber-, Nierenmitbeteiligung • Kardiomyopathie, Karditis • Zytomegalievirusinfektion • Toxoplasmose (< 2. Lebensmonat) • schwere Verläufe von Varizellen-, Zosterinfektionen • Pneumozystis-jirovecii-Infektion • opportunistische Infektionen: z. B. Nokardiose • Lymphadenopathie-Syndrom (mindestens 2 Regionen, > 8 Wochen), s. Lymphknotenschwellungen/Lymphadenopathien • Tuberkulose (oft resistente Mykobakterien)

56 Irritabilität

56.1 Einführung

Info

Der **irritable Säugling oder** das irritable **Kleinkind** schreit und weint und ist nicht zu beruhigen. Eine Ursache dieses Verhaltens ist den Eltern und häufig auch dem beigezogenen Arzt nicht erklärlich. Trotz genauer klinischer Untersuchung gelingt es nur in ca. **der Hälfte** der Fälle, ein **organisches Substrat** zu eruieren (immer auch den Harn untersuchen). Wichtig ist es aber, einerseits lebensbedrohliche oder gefährliche Erkrankungen auszuschließen bzw. andererseits die entnervten Eltern zu beruhigen.

Merke

Exzessives Schreien (eines jungen Säuglings) liegt vor bei Schreien:

- länger als **3** Stunden täglich
- mehr als **3** Tagen pro Woche
- länger als **3** Wochen.

Der Höhepunkt des Schreiens bzw. der Irritabilität findet sich in etwa um die **6. Lebenswoche** und klingt nach der 12.–16. Woche ab. Erst später auftretende sowie zunehmende Irritabilität ist immer auf einen organischen Prozess zurückzuführen. „Schreikinder“ sind besonders im jungen Säuglingsalter bezüglich Kindesmisshandlungen gefährdet (s. Schütteltrauma = **Shaken-Baby-Syndrom**), s. Bewusstseinsstörungen. Eine Vorstellung in einer „Schreiambulanz“ ist manchmal angezeigt.

56.2 Differenzialdiagnosen

56.2.1 Auffallend schrilles Schreien („cry cerebrale“, „high-pitched cry“)

Beim Neugeborenen

- intrakranielle Blutung, s. Bewusstseinsstörungen
- neonatale Stoffwechselkrisen, s. u.
- Bilirubinenzephalopathie (Kernikterus), s. Ikterus, Hörstörungen, Lähmungen
- Ahornsirupkrankheit (Ausscheidung von Ketonsäuren, dadurch an Ahornsirup erinnernder Harngeruch)
- Zellweger-Syndrom (zerebralhepatisches renales Syndrom, schrill klingendes Weinen), s. mentale Retardierung
- neonataler M. Basedow (transplazentare mütterliche TSHR-S-AK, der IgG-Klasse angehörend)
- Molybdän-Kofaktor-Mangel (1.–2.Tag post partum therapieresistente Krämpfe, Nahrungsverweigerung, schrilles Schreien), s. Krampfanfälle
- Hypoglykämie, Hypokalzämie, Hypomagnesiämie, s. Krampfanfälle, Hypoglykämie, Hypokalzämie, Hypomagnesiämie
- neontales Entzugssyndrom (Suchtgifte, auch bei Methadonsubstitution der Mutter, Nikotin; Einnahme von SSRI-selektiven Serotoninbindungshemmern durch die Mutter)
- schriller (aber auch schwacher) Schrei beim Cornelia-de-Lange-Syndrom sowie beim Bloom-Syndrom, s. Minder-/Kleinwuchs.

Tab. 56.1 Akute Stoffwechselerkrankungen beim Neugeborenen und jungen Säugling.

Klinische Leitsymptome
• Trinkunlust • Erbrechen/Emesis • sepsisähnliches Zustandsbild • muskuläre Hypotonie • Apathie, Somnolenz • schrilles Schreien • Apnoe (auch anfallsartig), evtl. Anfallsäquivalent • Singultus (z. B. bei nicht ketotischer Hyperglyzinämie) • Krampfanfälle, Koma • Gehirn-, Ventrikelblutungen beim Reifgeborenen

Tab. 56.2 Neugeborenenscreening auf Stoffwechselerkankungen (s. „Merke“).

Methode	Stoffwechselerkankung
Konventionelle Labormethoden	
	• Hypothyreose (TSH) • AGS (17-α-Hydroxyprogesteron) • Biotinidasedefizienz (Biotinidase) • klassische Galaktosämie (Gesamtgalaktose) • CF (Trypsin-RIA)
Tandem-Massenspektrometrie	
• Aminoazidopathien	• PKU, Hyperphenylalaninämie • Ahornsiruperkrankung
• Organoazidurien	• Glutarazidurie Typ I • Isovalerianazidämie
• Fettsäureoxidationsdefekte	• Medium-Chain-Acyl-CoA-Dehydrogenase-Mangel • Long-Chain-3-OH-Acyl-CoA-Dehydrogenase-Mangel • Very-long-Chain-Acyl-CoA-Dehydrogenase-Mangel • Karnitinzyklusdefekte • Karnitin-Palmitoyl-Transferase-I- und -II-Mangel • Karnitin-Acylkarnitin-Translokase-Mangel

Merke M!

Durch ein **neonatales Screening-Programm** lassen sich viele Stoffwechselerkrankungen frühzeitig erkennen (Erweiterung des Neugeborenenscreenings durch die Tandem-Massenspektrometrie bzw. vermutlich durch Next-Generation-Sequencing), z. T. medikamentös oder diätetisch behandeln und durch Entwicklungsanregung (Frühförderung von bestimmten, auf die evtl. Defizite des Kindes abgestimmten Bereichen) bessern.

Beim Säugling

- Meningitis purulenta, Enzephalitis, s. Meningismus/(Enzephalo-)Meningitis (gespannte Fontanelle)
- Hirndruck, z.B. Shunt-Dysfunktion, intrakranielle Blutungen, Tumoren
- Schädel-Hirn-Trauma (Schütteltrauma, Kindesmisshandlung), s. Bewusstseinsstörungen
- Spätform der Vitamin-K-Mangelblutung, s. Bewusstseinsstörungen
- floride Rachitis, s. Hypokalzämie
- akute Otitis media (Ohrzwang!), s. Ohrenschmerzen/Otalgien
- Hinweis auf eine schwere Infektion (Yale Observation Scale), s. „Merke"
- Zellulitis-Adenitis-Syndrom (Late-Onset-Form einer B-Streptokokkeninfektion: Otitis media, zervikale suppurierende Lymphadentis, Fieber, Bakteriämie)
- hyperpyretische Toxikose, s. Bauchschmerzen, Hypernatriämie
- nach Impfungen, s. u.
- drohender Hitzschlag bei Säuglingen (z. B. im geparkten Auto!)
- infantile kortikale Hyperostose (Caffey-Syndrom, Fieber, Weichteilschwellungen, Durchschnittsalter bei Beginn: 9.–10. Woche)
- neurologische Erkrankungen wie M. Krabbe (nach dem 3. Lebensmonat)
- Cri-du-Chat-Syndrom, s. „Merke"
- einer von vielen Hinweisen auf möglicherweise drohendes SIDS, s. „Merke"
- Hinweis auf ein eventuelles, späteres ADHS

Merke M!

Ein **schrilles Schreien** kann auch als eines der Risikozeichen für den plötzlichen Säuglingstod **(SIDS)** bei scheinbar gesunden Säuglingen bezeichnet werden. Der „high-pitched cry" gilt auch als Hinweis auf eine **schwere Infektion**. Schrilles Schreien (oft stundenlang, manchmal nur Aufschreien) kann innerhalb von 48 Stunden nach einer **Pertussisimpfung** vorkommen, Häufigkeit ca. 1:500 nach Impfung mit azellulärem Pertussisimpfstoff, Ätiologie unbekannt; vermutlich keine klinischen Folgen.

Merke M!

Cri-du-Chat-Syndrom: dem Miauen einer Katze ähnliches, **hohes, z. T. schrilles Schreien (DD!)** beim Neugeborenen und jungen Säugling, mit gleichbleibender Tonhöhe, auffallend monoton, verlängerte Ausatmung; vermutlich durch Mirkrolarynx bedingt (Wachstumsretardierung, Mikrozephalie, antimongoloide Lidachsen; flache, breite Nasenwurzel), s. Retardierung, mentale.

Irritabilität (Reizbarkeit) bei älteren Kindern/Jugendlichen

- ZNS-Erkrankungen (Enzephalitiden, Tumoren, neurodegenerative Erkrankungen)
- Hyperthyreose
- ADHS
- Autismusspektrum, s. Bewusstseinsstörungen
- Depression (oftmals andere Symptome im Vordergrund als beim Erwachsenen)
- Nebenwirkungen verschiedener Medikamente, z. B. Antikonvulsiva, Interferon-α
- übermäßiger Konsum von Energy Drinks (Koffein)
- Entzugsymptomatik (z. B. Cannabis)
- Schlafapnoe-Syndrom, s. Apnoe/Atemlähmung

56.2.2 Weitere Ursachen (verschiedene Altersstufen betreffend)

- Nabelkoliken, s. Bauchschmerzen
- Aerophagie, s. Meteorismus/Blähungen
- Zahnung (Beginn des Durchbruchs durchschnittlich um den 6.–8. Monat)
- GÖR (Refluxösophagitis), s. Erbrechen/Emesis
- Migräne-Äquivalent (bes. bei Kleinkindern)
- Schmerzen durch perianales Eythem und/oder Darmspasmen bei Durchfallerkrankungen
- inkarzerierte Hernie, s. Erbrechen/Emesis
- Invagination, s. Bauchschmerzen
- (intermittierender) Volvulus, s. Bauchschmerzen
- Hodentorsion, s. Hodenschmerzen/-schwellung, Bauchschmerzen
- Kuhmilchprotein- und andere Nahrungsmittelallergien
- Zöliakie (auffallende Misslaunigkeit), s. Bauchschmerzen
- Harnwegsinfekte (unbedingt den Harn untersuchen, Harsackerl kleben), s. Miktionsstörungen/Dysurie
- Eczema chronicum infantum, Skabies u. a., s. Pruritus/Juckreiz
- „hair thread tourniquet syndrome", s. „Merke"

Merke M!

„Hair thread tourniquet syndrome“: Betroffen sind Kinder unter 2 Jahren, unklare Schreiattacken; durch unglücklichen Zufall oder bei Kindesmisshandlung: **feste Abschnürung** eines Körperteils durch Haar oder Faden (Finger, Zehe, Penis), zunehmend starke Schmerzen, Ödem, Gewebsnekrose bis zur Autoamputation.

57 Kopfschmerzen

57.1 Einführung

Info

Kopfschmerzen

Prävalenz: Bis zum 12. Lj. haben ca. **90 %** der Kinder **Kopfschmerzerfahrung**, etwa **60 %** kennen **Spannungskopfschmerzen**, bis zu **12 %** leiden an **Migräne**. Schon im Vorschulalter sind 20 % der Kinder von Kopfschmerzen betroffen und im Grundschulalter mehr als 50 % der Kinder. Im **Kindesalter** liegt in ca. 35 % der Fälle eine **Mischform** von Spannungskopfschmerzen und Migräneepisoden vor. Übelkeit und Erbrechen sprechen u. a. für Migräne. Bemerkenswert ist auch der kontinuierliche **Anstieg** der **Prävalenz** von Kopfschmerzen im Kindesalter in den letzten Jahrzehnten.

57.2 Differenzialdiagnosen

57.2.1 Primäre (idiopathische) Kopfschmerzen

Halbseitenkopfschmerz

- Formenkreis Migräne (▸ Tab. 57.2)
- Clusterkopfschmerz (▸ Tab. 57.2)

Tab. 57.1 Kopfschmerz im zeitlichen Raster des Schmerzbeginns.

Plötzlich eintretend (Sekunden bis Minuten)	innerhalb von Minuten bis Stunden eintretend	Schleichend
Subarachnoidalblutung, traumatische Ruptur eines Aneurysmas	Migräne	Spannungskopfschmerz
zerebraler Gefäßverschluss, intrazerebrale Blutung: Insult	Clusterkopfschmerz	Sinusvenenthrombose
hypertensive Krise	Meningits purulenta, Enzephalitis, Hirnabszess	Hirntumoren
primärer „thunderclap headache" („Donnerschlag-Kopfschmerz"): im Kindesalter selten, Ätiologie?	Sinusitis	Hydrozephalus, Ventilinsuffizienz

Merke M!

Migränekomplikationen

- **Status migraenosus:** oft tagelang dauernd, vegetative Begleitsymptome, im Kindesalter eine Rarität; **DD:** Enzephalitis oder hirnorganischer Prozess
- **migränebedingte Hemiplegie,** s. o.
- **„acute confusional migraine":** Verwirrtheitszustände, Stupor, Desorientierung; **DD:** Intoxikationen

Tab. 57.2 Halbseitenkopfschmerz.

Krankheitsbild	Symptome
Migräne **ohne** Aura	positive Familienanamnese, rezidivierende Kopfschmerzen, kürzere Dauer beim Kind als beim Erwachsenen, oft nur 1–2 Stunden, beim Kind auch nicht immer einseitig, pulsierender Schmerzcharakter; vegetative Symptome: Blässe, Schweißausbruch, Übelkeit, Erbrechen, Lichtscheu; freiwillige Bettruhe! Hinweis auf Migräne: Red-Ear-Syndrom, s. Ohrenschmerzen/Otalgien
Migräne **mit** Aura	etwa 1 Stunde vor der Schmerzattacke Flimmerskotome, Paraesthesien, Hemihypästhesie, danach freies Intervall; manchmal veränderte Wahrnehmung (Alice-im-Wunderland-Syndrom); **DD:** visuelle Aura bei Epilepsie mit okzipitalen Paroxysmen
migräneartige Störungen	migräneartige Kopfschmerzen beim Kind mit oder ohne Aura, aber nur von kurzer Dauer oder auch diffuser Schmerz: Die klassischen Migränekriterien sind (noch) nicht erfüllt; oft später Übergang in klassische Migräne
hemiplegische Migräne	sensorische und motorische Ausfälle, Sprachstörungen im Prodromalstadium, **DD** Apoplexie und „alternierende Hemiplegie des Kindesalters"
familiär hemiplegische Migräne	Lähmungen regelmäßig auf der gleichen Seite
ophthalmoplegische Migräne	Migräneanfall mit Ophthalmoplegie auf gleicher Seite wie Kopfschmerz
Clusterkopfschmerz	Schmerzen anfallsweise, streng einseitig, im Bereich von Schläfe und Auge, Perioden starker Häufung, dazwischen längere Pausen, evtl. Rötung des Auges und der betroffenen Gesichtshälfte, vermehrter Tränenfluss und Sekretion aus der Nase; im Kindesalter selten
paroxysmale Hemikranie	ähnlich dem Clusterkopfschmerz, kürzere Dauer, minimal 5×/Tag auftretend, beim Kind selten

Nicht einseitige Kopfschmerzen (▶ Tab. 57.3)

Merke M!

Chronischer Spannungskopfschmerz ist auch im Kindesalter häufig assoziiert mit Angstzuständen, Depressionen und psychosomatischen Problemen.

Tab. 57.3 Nicht einseitige Kopfschmerzen.

Krankheitsbild	Symptome
migräneartige Störungen im Kindesalter	unter Umständen diffuser Kopfschmerz, s. o.
Basilarismigräne	pochende Schmerzen im Hinterkopf, Ataxie, Hirnnervenparesen, Schwindel, Nystagmus, Doppelbilder; **DD:** Tumor der hinteren Schädelgrube, MELAS-Syndrom, CADASIL-Syndrom, besimmte Epilepsieformen
Spannungskopfschmerz (s. „Merke“)	nach 15. Lj. häufigste Kopfschmerzform, „Ring um den Kopf“, häufig episodisch (< 15 Attacken/Monat) oder chronisch (> 15 Attacken/Monat); diffuser, vom Hinterkopf zur Stirn oder in die Schultern ausstrahlender dumpfer, drückender Schmerz durch Verspannung der Nackenmuskulatur, durch langes Sitzen in der Schule, ungeeignete Sitzmöbel (Computer); im Gegensatz zur Migräne fehlen vegetative Symptome!

Periodische Syndrome der Kindheit

Info i

Meist Vorläufer einer späteren Migräne (▶ Tab. 57.4).

Tab. 57.4 Periodische Syndrome der Kindheit.

- abdominelle Migräne
- zyklisches Erbrechen (evtl. Migränevorläufer), s. Erbrechen/Emesis; **DD:** Panayiotopoulos-Syndrom, s. Erbrechen/Emesis, Krampfanfälle
- gutartiger paroxysmaler Tortikollis
- gutartiger paroxysmaler Schwindel (benigner paroxysmaler Vertigo; **DD:** intermittierende Stoffwechselkrisen, s. Schwindel, Hyperammonämie

57.2.2 Sekundäre (symptomatische) Kopfschmerzen

Akut

Entzündlich

- Infektionen wie Influenza, grippale Infekte u. a., Meningitis, Enzephalitis, s. u.
- Pharyngitis, Otitis media, Sinusitis maxillaris (bakteriell, evtl. mit Empyem, viral, durch Pilze, nicht selten dentogen)
- Mastoiditis, Gradenigo-Syndrom, s. Ohrenschmerzen/Otalgien
- Pott's puffy Tumor (subperiostaler Abszess des Stirnbeins)
- Hirnabszess, septische Sinusvenenthrombose, s. Meningismus/(Enzephalo-)Meningitis

Nicht entzündlich

- Shuntinsuffizienz (bei ventrikuloperitonealem sowie ventrikuloatrialem Shunt, lebensbedrohlich, oft kein Papillenödem!

Cave ⚠

Konsekutive Hirnschäden bei Shuntinsuffizienz.

- Slit-Ventricle-Syndrom (überfunktionierendes Ventilsystem bei geshuntetem Hydrozephalus)
- Schädel-Hirn-Traumata
- Hirnblutungen (traumatisch, Gerinnungsstörungen), s. Bewusstseinsstörungen
- Schlaganfall, TIA, Dissektion der A. vertebralis
- nicht septische Sinusvenenthrombose

Cave ⚠

Thrombophilie bei nicht septischer Sinusvenenthrombose.

- Hypoliquorrhoe-Syndrom (spontane, intrakranielle Hypotension, z. B. bei Infekten)
- postpunktionelles Syndrom (Kopfschmerzen beim Aufstehen nach Lumbalpunktion)
- Meningosis leucaemica, intrakranielle Metastasen
- hypertensive Krise (z. B. beim Phäochromozytom, bei akuter Poststreptokokkennephritis), posteriores reversibles Enzephalopathie-Syndrom (z. B. bei HUS), s. Hämaturie, Hypertonie
- Insolation, s. Fieber/Sepsis, Bewusstseinsstörungen
- Kältestimuluskopfschmerz (Sprung ins kalte Wasser, Ice-Cream-Headache)
- CO-Intoxikation (ab etwa 20 % CO-Hämoglobin), andere Gifte (Phenole, Alkohol, Blei)

K

Akut mit Beteiligung der Augen bzw. Orbita/Gesichtsschmerz

- Glaukomanfall (starke, frontal betonte Kopfschmerzen; Übelkeit), s. Erbrechen/Emesis
- entzündliche Orbitalerkrankungen (Orbitalphlegmone, Pseudotumor orbitae), s. Augenerkrankungen
- Sinusvenenthrombose
- Fissura-orbitalis-superior-Syndrom (durch Tumoren, Gefäßveränderungen, Augenmuskellähmungen bis zur totalen Ophthalmoplegie, massiver Kopfschmerz)
- Tolosa-Hunt-Syndrom (Orbitaspitzensyndrom, sehr starke Schmerzen hinter dem Auge, evtl. rezidivierend, im Kindesalter selten beobachtet)
- Trigemininusneuralgie (rezidivierend)
- dentogen (äußert sich häufiger als „Gesichtsschmerz" denn als Kopfschmerz)

Merke M!

Bei **geshunteten** Kindern kann nicht nur eine Ventilinsuffizienz zu **Hirndruckzeichen** führen, sondern auch – bei peritonealer Ableitung – ein geknickter bzw. dislozierter intraperitonealer Katheter sowie ein chronisch stark erhöhter intraabdomineller Druck (z. B. bei schwerer Obstipation).

Chronisch bzw. rezidivierend

Mit organischem Substrat

- Hirntumoren (Schmerz mit drückendem Charakter, morgendliche Übelkeit/Erbrechen, Nackensteife, Besserung tagsüber), s. „Merke"
- Pseudotumor cerebri (idiopathische intrakranielle Hypertension; ▶ Tab. 57.6)
- Tuberkulom des Gehirns
- Zystenbildung im Bereich des 3. Ventrikels (wie Kolloidzysten, Epidermoidzysten, Dermoidzysten, Zystizerkose)
- basales Aneurysma, s. Bewusstseinsstörungen

Cave ⚠

Basales Aneurysma: Subarachnoidalblutung.

- Hydrozephalus, Chiari-Malformation (Typ I–IV)
- juveniles Nasen-Rachen-Fibrom (bevorzugt Jungen in der Pubertät), s. Anosmie, Epistaxis
- MELAS-Syndrom, s. Bewusstseinsstörungen, Schlaganfall
- symptomatische Trigeminusneuralgie, z. B. bei MS, Akustikusneurinom
- Neuroborreliose (Liquoruntersuchung!), s. Fazialisparese, Meningismus/(Enzephalo-)Meningitis
- Skoliosen (HWS, BWS), s. Skelettanomalien-/deformitäten
- Zervikalsyndrom (selten bei Kindern, aber z. B. bei JIA durchaus zu beobachten)
- Arteriitis temporalis (einseitig temporale Kopfschmerzen, selten bei Kinden)

Funktionell bedingt

- morgendliche Kopfschmerzen beim Schlafapnoe-Syndrom, s. Apnoe/Atemlähmung
- periiktale bzw. postiktale Kopfschmerzen
- Kopfschmerz nach körperlicher Belastung („exertional headache", z. B. nach Sport)
- arterielle Hypertonie, Phäochromozytom, s. Hypertonie
- Trigeminusneuralgie (Sekunden bis Minuten dauernder, plötzlich einschießender Schmerz; meist II. oder III. Trigeminusast, idiopathisch oder symptomatisch, s. o.)
- postkommotionelle Kopfschmerzen (diese sollten etwa 3 Monate nach dem Trauma abgeklungen sein!)
- SUNA-Syndrom („short lasting, unilateral neuralgiform headache attacks with cranial autonomic symptoms", z. B. Schwitzen, nasale Kongestion bzw. Rhinorrhö); **DD:** Trigeminusneuralgie!

Tab. 57.5 Kopfschmerzen mit Fieber.

Viral u. a.	Bakteriell u. a.
virale Infekte (grippale Infekte, Influenza)	Sinusitis maxillaris, frontalis
exanthematische Infektionskrankheiten (meist viral)	Mastoiditis, Gradenigo-Syndrom, Pott's puffy Tumor
Otitis media (bakteriell: 60 %, viral: 40 %)	Meningitis purulenta, Meningitis tuberculosa (schleichender Beginn)
Meningitis serosa	septische Sinusvenenthrombose, Orbitalphlegmone
Meningoenzephalitis (bes. HSV-1-Enzephalitis)	subdurales Empyem, Hirnabszess
Hanta-Virus-Nephritis (Hypertonie)	Malaria, Salmonellosen, Leptospirosen (grippeähnliche Symptome)
nicht viral: Insolation	Erythema chronicum migrans (Borrelien, manchmal Fieber und Kopfschmerzen ohne Meningitis)

Tab. 57.6 Pseudotumor cerebri.

Ursachen	Symptomatik
• idiopathisch • Otitis, Mastoiditis • Sinusvenenthrombose • Hyperthyreose • Vitamin-A-Überdosierung • Tetrazykline (auch niedrig dosiert, z. B. bei Aknetherapie) • Retinoidsäure, Nalidixinsäure, Ciclosporin A, Steroide	• Kopfschmerzen • Visusverminderung • Stauungspapille (**Cave:** Optikusatrophie!) • Abduzensparese • Doppelbilder, evtl. Bewusstseinsstörungen • bevorzugt betroffen sind v. a. übergewichtige junge Mädchen, s. Adipositas

Tab. 57.7 Vegetative Begleitsymptome bei Kopfschmerzen.

Erkrankung	Symptome
Formenkreis der Migräne	Blässe, Schweißausbruch, Übelkeit, Erbrechen, Lichtscheu
Clusterkopfschmerz	konjunktivale Injektion, Tränenfluss, Lidödem, verstopfte Nase, unilaterale Hyperhidrose im Gesicht, Miose, Ptose
Trigeminusneuralgie	Rötung des Gesichts, Tränen und Schweißsekretion
paroxysmale Hemikranie	autonome Symptome wie beim Clusterkopfschmerz
SUNA -Syndrom	Schwitzen, nasale Kongestion bzw. Rhinorrhö
SUNCT-Syndrom	konjunktivale Injektion, Tränenfluss
virale Infekte (Masern, Influenza)	konjunktivale Injektion (Lichtscheu), Tränenfluss
Panayiotopoulos-Syndrom (Erbrechen, autonome Anfälle)	Blässe, Flush, Hypersalivation

- SUNCT-Syndrom (evtl. eine Unterform des SUNA-Syndroms, „short lasting unilateral neuralgiform headache attacks with conjunctival injection and tearing“, 5–250 s); **DD:** Trigeminusneuralgie!
- Hypoglykämie, s. Hypoglykämie
- Nahrungsmittelallergien, Diaminooxydase-(DAO-) Mangel, s. Bauchschmerzen
- Late-Onset-Formen von Hyperammonämie-Syndromen (z. B. OCT-Mangel, passagere Bewusstseinstrübung, episodenartige Krisen von Kopfschmerzen, Erbrechen und Ataxie; **DD:** persistierender Ductus arteriosus Arantii), s. Bewusstseinsstörungen, Hyperammonämie
- vasomotorischer Kopfschmerz, s. Synkope/Kollaps
- latentes oder manifestes Schielen, Sehfehler bes. bei Schülern
- Medikamente wie Tacrolimus, Kalziumantagonisten, α-Blocker, Indometazin, chronischer Analgetika-, Sumatriptan- und Ergotaminabusus
- chronische Vergiftungen (z. B. Blei, Kohlenmonoxid)

Tab. 57.8 Kopfschmerz.

Begleitsymptome wie neurologische Ausfälle und/oder Erbrechen/Übelkeit
• bei Migräne mit Aura, Migräne ohne Aura, Basilarismigräne • bei migräneartigen Störungen, Status migränosus, abdomineller Migräne, „acute confusional migraine“, hemiplegischer Migräne, retinaler Migräne • bei akutem Glaukomanfall • Hirntumor, Pseudotumor cerebri • Meningitis, Enzephalitis, Hirnabszess, subdurales Empyem • Hirndrucksteigerung bei Hydrozephalus, Shunt-Insuffizienz • bei hypertensiver Krise • bei TIA, intrakraniellem Gefäßverschluss, Riesenzellarteriitis • beim MELAS-Syndrom, bei Late-Onset-Formen von Hyperammonämie-Syndromen • Nahrungsmittelallergien, Diaminooxidase-Mangel • Alkohol, Suchtgifte, Medikamentenmissbrauch

Merke M!

Circa **80 %** der Hirntumoren im Kindesalter manifestieren sich primär mit **Kopfschmerzen.** Der **häufigste** Hirntumor beim Kind ist das **pilozytische Astrozytom** (WHO Grad I).

Psychogen und andere Ursachen

- larvierte Depression (bei Belastungs- und Konfliktsituationen), Schulangst
- Kopfschmerz als Konversionsreaktion (etwa ab dem 5. Lj., Mädchenwendigkeit)
- schulische Überforderung, Teilleistungsschwäche, Schulangst
- Fersehabusus, übermäßiges Computerspiel
- Chronic-Fatigue-Syndrom (CFS, eines der wichtigen Symptome sind Kopfschmerzen von vorher nicht dagewesener Art und Schwere), s. Müdigkeit/Schlafstörungen

Merke M!

Kopfschmerzen, die zur **Erblindung** führen können, sind auf Hirntumoren, Pseudotumor cerebri, Riesenzellarteriitis sowie akuten Glaukomanfall zurückzuführen.

58 Krampfanfälle

58.1 Einführung

Merke M!

Während die Epilepsien sensu stricto („**genuine Epilepsien**") primär durch eine zentrale Funktionsstörung bedingt sind, haben die nicht epileptischen Anfälle grundsätzlich eine andere Ätiologie, wobei das **klinische Erscheinungsbild** meist **keine Unterscheidung** zulässt.

Definition [ ]

- **Genuine Epilepsie:** chronisch rezidivierende Krampfanfälle, die durch primäre zerebrale Funktionsstörungen hervorgerufen werden. Die Epilepsiemorbidität bei Kindern beträgt ca. 0,5 %.
- **Status epilepticus:** ein Krampfanfall oder eine Serie von remittierenden Anfällen länger als 30 Minuten dauernd; oft mit Fieber einhergehend.
- **Nonkonvulsiver Status epilepticus** (Neugeborene, aber auch Kinder bzw. Jugendliche betreffend, Langzeit-EEG!)

58.2 Differenzialdiagnosen

58.2.1 Zerebrale Anfälle, die nicht unter symptomatischer oder genuiner Epilepsie subsumiert werden können

Fieberkrämpfe

- 4–5 % aller Kinder erleiden einen meist einmaligen Gelegenheitskrampf, am häufigsten einen Fieberkrampf, s. „Merke" ; **DD** unkompliziert vs. kompliziert (▶ Tab. 58.1)

Merke M!

Unkomplizierter Fieberkrampf: rasch ansteigendes Fieber, wobei nicht die Höhe der Temperatur an sich, sondern der rasche Anstieg wesentlich ist. Oft wissen die Eltern gar nicht, dass das Kind fiebert. Betroffen sind v. a. Kinder im Alter zwischen 6 Monaten und 6 Jahren mit einem Gipfel zwischen dem 14. und 18. Monat.

- **1. Phase:** Bewusstseinsverlust, tonische Muskelstarre, Dauer bis 30 Sekunden, dabei können die Atembewegungen sistieren
- **2. Phase:** generalisierte klonische Krämpfe, Dauer < 15 min, postparoxysmaler Dämmerzustand, keine postiktalen neurologischen Ausfälle
- initialer Fieberkrampf häufig beim **Dreitagefieber** noch vor Auftreten des Exanthems, s. Exantheme/Enantheme

Tab. 58.1 DD unkomplizierte vs. komplizierte Fieberkrämpfe.

Parameter	Unkompliziert	Kompliziert
Häufigkeit	ca. 80 %	ca. 20 %
Bevorzugtes Alter	6 Monate bis 6 Jahre	< 6 Monate, > 6 Jahre
Dauer	< 15 min	> 15 min
Frequenz	1 Anfall während eines fieberhaften infekts	2 oder mehrere Anfälle während eines fieberhaften Infekts
Erscheinungsform	primär generalisiert	fokal, sekundäre Generalisierung möglich
postiktale (passagere) Parese	keine	möglich
Epilepsierisiko	gering (2,5–3,2 %)	13–49 %

Tab. 58.2 DD der Fieberkrämpfe.

DD	Merkmal
Dravet-Syndrom	Krämpfe am Beginn der Erkrankung mit Fieber, später ohne Fieber; Mutationen u. a. im SCN1A-Gen, bei Mädchen auch im PLC-β-1-Gen, AD mit variabler Penetranz, auch Neumutationen beschrieben
GEFS + Syndrom („generalized epilepsy with febrile seizers-plus context")	Fieberkrämpfe über das 6. Lj. hinaus und/oder verschiedene andere, afebrile Anfallstypen, Natriumkanalmutationen
FIRES („febrile infection responsive epilepsy syndrome")	2–14 Tage nach banalem fieberhaftem Infekt Status epilepticus, später apallisches Syndrom oder therapierefraktäre Epilepsien, Gedächtnis- oder Verhaltensstörungen; betroffen sind Kinder im Schulalter, vermutlich autoimmune Enzephalopathie
genuiner oder symptomatischer **epileptischer Anfall**	getriggert durch Fieber (s. u.)

Tab. 58.3 Weitere Krampfanfälle.

Mit Fieber einhergehend*
• epileptischer Anfall getriggert durch Fieber • Krampfanfälle im Rahmen von Meningitiden, Enzephalitiden • durch Fieber ausgelöste Stoffwechselkrisen (z. B. mit Hypoglykämie), Hypernatriämie • Insolation • zerebrale Malaria
*Allgemein gilt, dass durch Fieber die Krampfschwelle bei allen Anfallsleiden erniedrigt wird.

K

Respiratorische Affektkrämpfe

Info

Respiratorische Affektkrämpfe werden bei etwa 5 % der Kinder zwischen 6 Monaten und 5 Jahren beobachtet. Man unterscheidet zwischen den häufigeren zyanotischen und den selteneren blassen Affektkrämpfen (▶ Tab. 58.4).

Blutzucker- bzw. Elektrolytentgleisungen

- Hypoglykämien, s. Hypoglykämie
- Hypokalzämie, Hypomagnesiämie (z. B. primäre Hypomagnesiämie mit sekundärer Hypokalzämie), s. Hypokalzämie, Hypomagnesiämie
- Hyponatriämie bzw. Überwässerung (Hirnödem z. B. unter Desmopressin-Therapie), s. Hyponatriämie
- Schwartz-Bartter-Syndrom (hyponatriämische Hyperhydration), s. Hyponatriämie
- Hypernatriämie s. „Merke“, Hypernatriämie

Merke M!

Hypernatriämie
- frühe hypernatriämische Dehydratation bei gestillten Neugeborenen („breast-feeding-associated hypernatriemia“)
- „hyperpyretische Toxikose“, s. Durchfall/Diarrhö, Hypernatriämie

Tab. 58.4 DD zyanotischer vs. blasser Affektkrampf.

Art des Affektkrampfes	
zyanotisch	Kleinkind zwischen 1.–4. Lj., das nach Bagatelltrauma, Wegnehmen des Spielzeugs usw. zornig weint und schreit, die Luft anhält, zyanotisch und dann bewusstlos wird, zu Boden stürzt, schlaff auf dem Boden liegt; evtl. Auftreten von Myoklonien und selten tonisch-klonischen Krämpfen, Symptome verschwinden schnell nach tiefer Inspiration
blass	sehr kurze oder fehlende Schreiphase, Blässe statt Zyanose, Bewusstseinsverlust, ausgeprägte Bradykardie, kurzer tonisch-klonischer Anfall **Cave: DD:** Long-QT-Syndrome, s. Synkope/Kollaps

Tab. 58.5 Peroxisomenbiogeneasedefekte.

Beispiele

- Zellweger-Syndrom (ZS, zerebrohepatorenales Syndrom)
- neonatale Adrenoleukodystrophie, s. Hyperkaliämie
- infantiler M. Refsum, s. Hepatomegalie
- Pseudo-ZS (Defekt der peroxismalen Thiolase), s. Heiserkeit

Metabolisch bedingte Anfälle (Anfälle als Leitsymptom)

Monogene Neurotransmitterdefekte

- nonketotische Hyperglyzinämie (hartnäckiger Singultus, Ratio Glycin Liquor/Plasma > 0,04; Glycin fungiert als Neurotransmitter, AR), s. Apnoe/Atemlähmung, Muskelschwäche (Muskelhypotonie)
- GABA-Transaminase-Mangel (GABA: γ-Aminobuttersäure, ebenfalls ein Neurotransmitter)
- Neugeborenenkrämpfe durch Folinsäure-Mangel
- pyridoxinabhängige Krämpfe (sprechen auf kein zurzeit bekanntes Antikonvulsivum an, nur auf Vitamin B_6, Pipecolinsäure im Serum ↑, AR), s. „Merke“
- Pyridoxinmangel auch durch Medikamente (z. B. INH)
- Pyridoxalphosphat-abhängige Krämpfe (Pyridoxal, Aldehyd des Pyridoxins, Homovanillinmandelsäure und Hydroxyindolessigsäure ↓)
- Kreatinmangel-Syndrom (behandelbar durch Kreatin-Supplementation sowie Arginin-Restriktion)

Merke M!

Vitamin-B_6-, Pyridoxalphosphat- und Folinsäure-abhängige Krämpfe (auch die damit verbundene psychomotorische Retardierung) lassen sich durch regelmäßige **Substitution** des entsprechenden Kofaktors ausreichend behandeln.

Andere metabolisch bedingte Anfälle

Info

Teilweise im Neugeborenenscreening erfasst.

- Phenylketonurie (Neugeborenenscreening, AR), s. Retardierung, mentale; Mikrozephalie, Pigmentarmut
- Biotinidasemangel (Neugeborenenscreening, AR), s. Ataxie, Alopezie
- Molybdän-Kofaktor-Mangel (therapieresistente Krampfanfälle beim Neugeborenen, Harnsäure in Serum und Harn ↓, Sulfittest im Urin positiv, Hypotonie, Mikrozephalie), s. Irritabilität
- Pyruvatdehydrogenasedefekt (häufigste Form der Laktazidose im Neugeborenenalter, mit muskulärer Hypotonie, Krämpfen, Mikrozephalie), s. Azidose (Laktazidose)
- DEND-Syndrom (Sonderform des KATP-Diabetes, DEND: „developmental delay-epilepsy-neonatal diabetes“, auch Krampfanfälle bei 6 % des KATP-Diabetes), s. Polydipsie/-urie (Neugeborenendiabetes)
- Peroxisomenbiogenease-Defekte (▶ Tab. 58.5), s. Muskelschwäche (Muskelhypotonie), Retardierung, mentale; Krampfanfälle (neonatale)
- Ahornsiruperkrankung (Neugeborenenscreening, AR), s. Muskelschwäche (Muskelhypotonie), Erbrechen/Emesis

- Karnitin-Acylkarnitin-Translokase-Mangel (Hypotonie, Kardiomyopathie), s. Hypoglykämie (hypoketotische)
- Serinbiosynthesedefekte (behandelbar durch Serin-/Glycin-Supplementation)
- Hyperammonämie-Syndrome, s. Hyperammonämie, Bewusstseinsstörungen
- CDG-Syndrome (z. B. CDG Ia, spätinfantile Form), s. Ataxie
- Glut-1-Defekt (Glukose-1-Transporter-Defekt, AD oder sporadisch, Liquorzucker ↓, Liquorlaktat ↑, Ratio Liquorzucker/Blutzucker < 0,45)
- Alpers-Syndrom (Zerebrohepatopathie mit Verlust mitochondrialer DNA), s. Hepatomegalie, Hypoglykämie, Lähmungen
- Menkes-Syndrom (X-chromosomale rezessiv vererbte Kupferstoffwechselstörung bei Jungen), s. Alopezie/Haaranomalien, Pigmentanomalien, Mikrozephalus, Minder-/Kleinwuchs
- neuronale Ceroid-Lipofuszinosen (NCL 1–3, infantil, spätinfantil oder juvenil, Visusverlust, Verlust psychomotorischer Fähigkeiten, AR)
- Leigh-Syndrom (subakute nekrotisierende Enzephalomyelopathie, Mitochondriopathie), s. Myopathie, Laktazidose
- Hashimoto-Enzephalopathie, s. „Merke"

Merke M!

Die Diagnose der Hashimoto-Enzephalopathie (Krämpfe, Verwirrtheit, Halluzinationen, Ataxie) durch entsprechende Autoantikörper-Untersuchungen im Rahmen ätiologisch unklarer Krämpfe ist deshalb von großer Bedeutung, weil sie typischerweise gut auf **Prednisolon** anspricht.

Kardiovaskulär bedingte Anfälle

- kardial bedingte Anfälle (▸ Tab. 58.6)
- Synkopen, s. Bewusstseinsstörungen
- hypertensive Krise, z. B. beim Phäochromozytom, im Rahmen der akuten Poststreptokokkennephritis, s. Hämaturie, Hypertonie, Dyspnoe (Lungenödem)

Andere Ursachen von „Anfällen"

- Pavor nocturnus, s. Bewusstseinsstörungen
- „migraine accompagnée" mit fokaler Symptomatik, s. Kopfschmerzen
- psychogene Anfälle („vor Publikum", Prolaktinbestimmung!), s. Bewusstseinsstörung

Tab. 58.6 Anfälle.

Kardial bedingt
• Long-QT-Syndrome • Short-QT-Syndrom • Brugada-Brugada-Syndrom • katecholaminerge polymorphe ventrikuläre Tachykardie • Adam-Stokes-Anfall

- Stereotypien (normales „iktales" EEG)
- Opsoklonus-Myoklonus-Syndrom (unregelmäßige Augenbewegungen, Myoklonien der Extremitäten)

Cave ⚠

Neuroblastom.

- nervöse Tics
- Tourette-Syndrom (motorische und vokale Tics, Dauer > 1 Jahr, evtl. durch zentrale Dopaminhypersensitivität bedingt), PANDAS (Zweitkrankheit nach Streptokokkeninfekt!), s. Halsschmerzen
- Medikamente wie Theophyllin, trizyklische Antidepressiva, Tofranil, Ciprofloxacin, Imipenem, Penicillin G-Na, Tacrolimus
- Suchtgifte, Koffein (Energy Drinks)
- Injektion von Lokalanästhetika (bes. bei Neugeborenen), Drogenentzug (neonataler), Entzug von Methadon beim Neonaten
- Serotoninsyndrom, s. Hypertonie

Dystonien

Definition [ ]

Extrapyramidale Bewegungsstörung mit lang anhaltenden, unwillkürlichen tonischen Muskelkontraktionen.

Idiopathische (primäre) Dystonien

- generalisierte Torsionsdystonie (Mutationen am DYT1-Gen)
- paroxysmale, nicht kinesiogene Dystonie (DYT8)
- Choreoathetose, Spastizität und episodische Ataxie (DYT9)
- paroxysmale, kinesiogene Dystonie (DYT10)

Dystonie-plus-Syndrome

- doparesponsive Dystonie (AD: Segawa-Syndrom/DYT5, auch andere AR-verebbare Form)
- Myoklonusdystonie (DYT11)
- Rapid-Onset-Dystonie-Parkinsonismus (DYT12)
- Dystonie-Parkinsonismus (DYT3)
- juveniler Parkinsonismus

Andere Dystoniesyndrome

- Dystonie bei heredodegenerativen Erkrankungen wie Chorea Huntington, M. Wilson, Louis-Bar-Syndrom, Vitamin-E-Mangel, Lesh-Nyhan-Syndrom, Rett-Syndrom, Dystonie-Taubheits-Syndrom, M. Pelizaeus-Merzbacher, MERF, MELAS, M. Leigh u. v. a.
- Sandifer-Syndrom (bei gleitenden Hiatushernien)
- Spasmus nutans (Kopfzwangshaltung, feinschlägiger Nystagmus)
- benigner paroxysmaler Torticollis

Medikamentös/toxisch bedingte Dystonien

- hyperton-dyskinetisches Syndrom als Idiosynkrasie auf Metoclopramid; **DD:** Tetanus!
- Neuroleptika, Kalziumkanalblocker, Carbamazepin, Amphetamine, Thallium, CO, Ethylenglykol, Zyanide

58.2.2 Symptomatische epileptische Anfälle mit organischem Substrat

Definition

Anfälle, deren Ätiologie durch herkömmliche Untersuchungstechniken (z. B. Lumbalpunktion) bzw. bildgebende Verfahren (Schädelröntgen, Angiografie, CT, MRT, PET) geklärt werden können.

Angeboren

- zerebrale arteriovenöse (AV) Malformationen (Krampfanfälle mit und ohne Blutung), s. „Merke"
- Kavernom des Gehirns
- neuroektodermale Erkrankungen (▸ Tab. 58.7), s. Pigmentanomalien

Tab. 58.7 Neuroektodermale Erkrankungen mit potenziellen Krampfanfällen.

Erkrankung	Merkmale
M. Pringle	tuberöser Sklerose-Komplex (TSC), Phakomatose, AD, Mutation an den Tumor-Suppressor-Genen 1 oder 2); ZNS-Manifestationen der tuberösen Sklerose: kortikale Tubera, subependymale Knötchen, subendymales Riesenzellastrozytom (SEGA)
Sturge-Weber-Syndrom	enzephalotrigeminale Angiomatose, sporadisch, meist unilateraler Naevus flammeus bzw. Portweinnävus im Versorgungsgebiet des 1. oder/und 2. Astes des N. trigeminus, verkalkte Angiome der Meningen. **Cave:** kongenitales Glaukom, Buphthalmus
NF 1	in 15–20 % der Fälle niedriggradige Gliome
Hypomelanosis Ito	bei verschiedenen Chromosomenaberrationen, fakultativ Hemimegalenzephalus
neurokutane Melanose	kongenitaler Riesennävus mit Melaninablagerung im ZNS (mit Hydrozephalus und statomotorischer Retardierung)
Bloch-Sulzberger-Syndrom	(Incontinentia pigmenti): Mutation am NEMO-Gen, gehäuft BNS-Krämpfe, Beginn im Neugeborenenalter möglich, Schlaganfälle, Mikrozephalie, evtl. spastische Paresen

- Li-Fraumeni-Syndrom (Tumorprädispositionssyndrom: niedrigmaligne Gliome; Tumoren in Nebennieren, Knochen, Weichteilen; AD)
- Dyke-Davidoff-Masson-Syndrom (zerebrale Hemiatrophie, vergrößerte paranasale Sinus, kontralaterale Hemiplegie, evtl. durch intrauterinen A.-carotis-Infarkt)
- Lissenzephalie-Syndrome (subkortikale Bandheterotopien, neuronale Migrationsstörungen, AR), s. Retardierung, mentale
- Polymikrogyrie (s. Lissenzephalie), Hemimegalenzephalie
- Hippokampussklerose (Temporallappenepilepsie)
- MELAS-Syndrom, s. Retardierung, mentale; Azidose (Laktazidose)
- MERRF-Syndrom, s. Muskelschwäche (Myopathie, mitochondriale), Krampfanfälle (Myoklonus-Epilepsie)
- M. Alexander (sporadisch), s. Retardierung, mentale (psychomotrische Regression), Lähmungen, Schädelauffälligkeiten (Megalenzephalie, Makrozephalie)

Merke M!

AV-Malformationen

- Von-Hippel-Lindau-Syndrom (kapilläre Angiome der Retina und des Kleinhirns, AD)
- Wyburn-Mason-Syndrom (razemöse Angiome der Retina und des Gehirns)
- M. Osler, hier auch ZNS-Aneurysmen, in ca. 10 % AD, s. Epistaxis

Erworben

- perinatale Hirnschädigungen, Schädel-Hirn-Traumata, intrakranielle Blutungen
- Schütteltrauma des Säuglings (Kindesmisshandlung), s. „Merke"
- ZNS-Infektionen, z. B. Z. n. Meningitis purulenta, nach Menigoenzephalitiden, s. Meningismus/(Enzephalo-)Meningitis
- Rasmussen-Enzephalitis (auf eine Großhirnhemisphäre beschränkte Enzephalitis im Kindesalter, viral? autoimmun?), s. Meningismus/(Enzephalo-)Meningitis (Meningoenzephalitis)
- Hirntumor, s. Kopfschmerzen, Ataxie
- Schlaganfall (Krampfanfälle bei 20 % im akutem Stadium)
- Sinusvenenthrombose (Sinus-cavernosus-Thrombose, septische bzw. bei Thrombophilie, Exophthalmus), s. Augenauffälligkeiten/-erkrankungen
- schwere Malaria tropica („zerebrale Malaria" durch Hypoglykämie, zerebrale Thrombosen bzw. Embolien)
- SLE (Krampfanfälle ohne andere Ursache zählen zu den 11 Diagnosekriterien des American College of Rheumatology [ARC] für den SLE)
- hypoxämiebedingte Schädigungen, z. B. nach „near drowning", Strangulation, Intoxikationen
- okzipitale Verkalkungen im CT bei Zöliakie

K

Merke M!

Schütteltrauma des Säuglings

Symptome: Zerebrale Krampfanfälle, eingeschränktes Bewusstsein, vorgewölbte Fontanelle, oft Apnoen, Blutungen in Retina und evtl. Glaskörper, evtl. Hämatome an Oberarmen oder Thorax (s. Bewusstseinsstörungen).

Tab. 58.8 Formen epileptischer Krampfanfälle.

Einteilung	Art des Anfalls
fokal	• einfach fokale Anfälle (das Bewusstsein ist erhalten) • komplexe fokale Anfälle (mit Bewusstseinsstörung) • fokale Anfälle mit Entwicklung zu sekundär generalisierten Anfällen
generalisiert	• Absencen • myoklonische Anfälle • klonische Anfälle • tonische Anfälle • tonisch-klonische Anfälle • atonische (astatische) Anfälle
nicht klassifizierbar*	

*Anfälle, die aufgrund unzureichender oder unvollständiger Daten nicht klassifiziert werden können oder bei denen eine Zuordnung nicht möglich ist, z. B. Kombination von Absencen mit fokaler und psychomotorischer Symptomatik.

58.2.3 Epileptische Anfälle im engeren Sinn (genuine Epilepsien)

- Formen (▶ Tab. 58.8)
- altersbezogene Anfälle (▶ Tab. 58.9, ▶ Tab. 58.10)

Komplikationen epileptischer Anfälle

- Atemstillstand, Herz-Kreislauf-Stillstand, hypoxämische ZNS-Schädigungen
- Aspiration
- postiktale Paresen (passager oder permanent)
- SUDEP, s. „Merke"

Merke M!

SUDEP („sudden unexpected death in epilepsy") ist ein plötzlicher, ungeklärter Tod bei Epileptikern ohne vorangegangenem Anfall.

Tab. 58.9 Alterstypische Anfallsformen: Neugeborene und Säuglinge.

	Erstmanifestation	Anfallstyp	Besonderheiten
Neugeborene			
amorphe Neugeborenenkrämpfe	Neugeborene, Säuglinge bis 4. Woche	Atemdepression, orale Automatismen, seitliche Blickwendung, generalisierte Tonusverminderung, tonisch-klonische Krämpfe	Krämpfe mit rasch wechselnder Seitenbetonung
benigne familiäre Neugeborenenkrämpfe (BFNS)	2.–3. Lebenstag	Apnoen, seitliche Blickwendung, orale Automatismen, tonisch-klonische Krämpfe	Dauer: 1–3 min, AD, Kaliumkanalmutationen (KCNQ2, KCNQ3)
benigne Neugeborenenkrämpfe	um den 5. Lebenstag (3.–7. Lebenstag)	klonische Zuckungen, keine tonischen Krämpfe	**Cave:** Atemstillstand, keine Familiarität
Krämpfe durch Molybdän-Kofaktor-Mangel	1.–2. Tag nach Geburt	therapieresistente Krämpfe, Irritabilität, Nahrungsverweigerung	AR, Mutationen im MOCS1-, MOCS2- oder GEPH-Gen, Sulfit im frischen Spontanharn positiv
Drogenentzug, Entzug von Methadon	Beginn 12–72 h p. p.	Tremor, generalisierte Krämpfe	Schwitzen, Tachykardie, Tachypnoe, Durchfälle, Trinkschwierigkeiten
Säuglinge			
West-Syndrom* (BNS-Krämpfe)	Beginn mit ca. 2 Monaten, neonataler Beginn, z. B. beim Bloch-Sulzberger-Syndrom	bltzartige Myoklonien der Extremitäten, Nickbewegungen des Kopfes, tonische Beugung von Rumpf und Extremitäten	bei zwei Drittel der Kinder primäre, schwere hirnorganische Störung; genetische Ursachen: Mutationen im ARX-, CDKL5-, STXBP1- u. PLC-β-1-Gen
benigne myoklonische Epilepsie des Kleinkindesalters	4 Monate bis 4 Jahre	kurze, generalisierte Myoklonien	normal entwickelte Kinder

*Differenzialdiagnostisch wichtig ist es, Vitamin B_6 und pyridoxalphosphatabhängige Krämpfe auszuschließen (s. o.)!

Tab. 58.10 Alterstypische Anfallsformen: Klein- und Schulkinder, Jugendliche.

	Erstmanifestation	Anfallstyp	Besonderheiten
Kleinkinder			
Lennox-Gastaut-Syndrom (1–10 % der epileptischen Anfälle)	ab 2. Lj. („peak age of onset 3–5 y")	verschiedene generalisierte Anfallsformen, insbesondere tonische Sturzanfälle	mentale Beeinträchtigung, tonische Anfälle auch während des Schlafs
Aphasie-Epilepsie-Syndrom (Landau-Kleffner)	3.–8. Lj.	im EEG nächtliche Entladungen, verschiedene Anfallsformen	Verlust der Sprachfähigkeit
ESESS (**E**lectrical **S**tatus **E**pilepticus during **S**low **S**leep)		CSWS (**C**ontinuous **S**pikes and slow **W**aves during slow **S**leep)	Rückschritte in mentaler Entwicklung, bes. Sprache betroffen, Verhaltensstörungen, Unruhe, gestörte räumliche Orientierung
Epilepsie mit myoklonischastatischen Anfällen (Doose-Syndrom)	erste 5 Lebensjahre	astatische Sturzanfälle, auch Absencen, evtl. tonisch-klonische Krämpfe	oft therapieresistent
Panayitopoulos-Syndrom	3.–6. Lj.	autonome Anfälle, auch autonomer Status (multiple Spikes in verschiedenen Gehirnregionen)	mit Erbrechen, Blässe, Kopfschmerzen. **Cave:** Herzstillstand, spontane Ausheilung möglich
Rolandeo-Epilesie (gutartige Epilepsie des Kindesalters mit zentrotemporalen Spikes)	2–12 Jahre (Gipfel: 5.–9. Lj.)	schlafgebundene Anfälle mit tonischer Verkrampfung der Gesichtsmuskulatur, Speichelfluss	Sprechstörung nach Anfall, heilt mit Abschluss der Pubertät aus
Schulkinder			
Absence-Epilepsie des Kindesalters (Pyknolepsie)	2–12 Jahre (Gipfel 3.–7. Lj.)	bis zu 100 ×/Tag, 5–10 s dauernde Absencen, 3/s; Spike-Wave-Komplexe gleichzeitig über beiden Hirnhälften, ⅓ Grand-Mal-Anfälle	Mädchenwendigkeit, Familiarität, Gen CLN8 auf 8q24, 90 % werden langfristig anfallsfrei
Epilepsie mit myoklonischen Absencen („petit mal impulsiv")	12–20 Jahre	salvenartiges Kopf-Schulter-Arm-Schleudern bei erhaltenem Bewusstsein, bes. in den Morgenstunden, evtl. mit Aufwach-Grand-Mal kombiniert, selten mit Absencen	Familiarität
FIRES („febrile infection responsive epilepsy syndrome"), s. o.	3–14 Jahre, median 6. Lj.	Status epilepticus, therapierefraktäre Epilepsien	apallisches Syndrom möglich, Gedächtnis- u. Verhaltensstörungen
Jugendliche			
Absence-Epilepsie des Jugendalters	7–17 Jahre (Gipfel 10.–12. Lj.)	weniger Absencen (oft nur 1 ×/Tag), in ca. 80 % mit Aufwach-Grand-Mal kombiniert	Jungen = Mädchen, hohe erbliche Belastung, Prognose nicht ganz so gut wie bei der kindlichen Form
Aufwach-Grand-Mal-Epilepsie	im 2. Lebensjahrzehnt, (meist um das 17. Lj.)	generalisierte tonisch-klonische Krämpfe ohne Aura, meist in den ersten Stunden nach dem Aufwachen	begünstigt durch Schlafentzug, Alkohol, Stress, gute Prognose

Tab. 58.11 Genetisch bedingte Syndrome mit Anfällen (Auswahl).

AD (variable Penetranz)	• GEFS + („generalised epilepsy with febrile seizures plus") • benigne familiäre Neugeborenenkrämpfe • nächtliche Frontallappenepilepsie • familiäre Schläflappenepilepsie • tuberöse Sklerose (tuberöser Sklerosekomplex)
AR	• Biotinidase-Mangel • Zellweger-Syndrom • Alpers-Syndrom • juvenile Myoklonusepilepsie • Muscle-Eye-Brain-Erkrankung
X-gebunden (s. auch Retardierung, mentale)	• verschiedene Lissenzephaliesyndrome (z. B. Lissenzephalie Typ 1 mit Corpus-callosum-Agenesie, Genitalanomalien) • Rett-Syndrom: X-chromosomal dominant
Anfälle bei bestimmten chromosomalen Störungen	• Angelman-Syndrom in > 80 % Anfälle (Ursache unklar) • fragiles X-Syndrom (20 %) • Trisomie 21 (6 %) • Mowat-Wilson-Syndrom, s. Retardierung, mentale • Mikrodeletion-1p36-Syndrom (in ca. 60 % Anfälle verschiedener Semiologie ab 1.–3. Lebensmonat 1:5000!)
„Reflexepilepsien", teilweise genetisch bedingt	

Tab. 58.12 Mentale Beeinträchtigung.

Aufgrund langfristiger zerebraler Funktionsstörungen
• nicht benigne Neugeborenenkrämpfe • Molybdän-Kofaktor-Mangel • BNS-Krämpfe • Lennox-Syndrom • Epilepsie mit myoklonisch-astatischen Anfällen • Epilepsie mit myoklonischen Absencen • ESESS (Electrical Status Epilepticus during Slow Sleep) • FIRES (Gedächtnisstörungen, mentale Beeinträchtigung) • sekundäre Epilesien wie bei M. Pringle • Pseudodemenz (durch ältere Antikonvulsiva)

Tab. 58.13 Anfallstyp und zugrunde liegende(s) Anfallsleiden/ Erkrankung.

generalisierte tonisch-klonische Krämpfe	primär generalisierter Grand-Mal-Anfall, sekundär generalisierter Grand-Mal-Anfall, Aufwachepilepsie, Lennox-Syndrom, juvenile Absencen-Epilepsie, Petit mal impulsiv, Aphasie-Epilepsie-Syndrom, Epilepsie mit anhaltenden Spike-Wave-Entladungen im synchronisierten Schlaf (im Nicht-REM-Schlaf), symptomatische Epilepsieformen nach Traumata, bei M. Pringle
Absencen	Absence-Epilepsie, kindliche und juvenile Absence-Epilepsie, myoklonisch-astatische Anfälle, Petit mal impulsiv, Epilepsie mit Spike-Wave-Entladungen im Schlaf, Aphasie-Epilepsie-Syndrom (Landau-Kleffner-Syndrom)
schlafgebundene bzw. mit der Aufwachphase verbundene Anfälle	Rolando-Epilepsie, Aufwachepilepsie, Epilepsie mit anhaltenden Spike-Wave-Entladungen im synchronisierten Schlaf
Lachanfälle bzw. häufiges bzw. unmotiviertes Lachen (gelastische Epilepsie)	Angelman-Syndrom, bei Hamartomen des Tuber cinereum, s. Pubertas praecox/ Pubertätsentwicklung, vorzeitige

Tab. 58.14 Mentale Komorbiditäten bei epileptischen Krampfanfällen im Kindesalter.

Nach Prävalenz gelistet
• Depressionen • Anxiety • ADHS • Verhaltensstörungen • Entwicklungsverzögerung • Autismus/Autismus-Spektrum

K

59 Lähmungen

59.1 Einführung

Definition

Oberbegriff für die Minderung (Parese) oder den Ausfall (Paralyse, Plegie) der motorischen oder/und sensiblen Funktion eines Nervs. Man unterscheidet **zentrale** (spastische) Lähmungen von **peripheren** (schlaffen) Lähmungen (▶ Tab. 59.1).

Tab. 59.1 DD spastische vs. schlaffe Lähmung.

	Spastisch	Schlaff
Lokalisation der Schädigung	1. motorisches Neuron: Hirnrinde, Pyramidenbahn, motorische Hirnnervenkerne, Vorderhorn des Rückenmarks	2. motorisches Neuron: Vorderhornzellen des Rückenmarks, vordere Wurzeln, peripherer Nerv → motorische Endplatte
Ruhetonus der Muskulatur	hyperton	hypoton
Sehnenreflexe	gesteigert	abgeschwächt bis erloschen
Muskelatrophie	–	+
pathologische Reflexe (Babinski-Gruppe)	+	–
unwillkürliche Mitbewegungen der gelähmten Muskeln	+	–
Entartungsreaktion	+	–
Lähmungstyp	Hemi-, Para-, Tetraspastik	segmental, radikulär, Nervenplexus, Einzelnerven

+: vorhanden, –: nicht vorhanden.

Tab. 59.2 Scheinlähmungen.

Erkrankung	Ätiologie
Parrot-Pseudoparalyse (Arm)	Epiphysenlösung bei Lues connata
• Säuglingsosteomyelitis • Caffey-Syndrom (infantile kortikale Hyperostose)	schmerzbedingte Schonhaltung
Geburtstrauma	Epiphysenlösungen, Frakturen
Möller-Barlow-Krankheit	subperiostale Blutungen bei Vitamin-C-Mangel
Chassaignac-„Lähmung“	Subluxation des Radiusköpfchens, s. Gelenkschmerzen
psychogene Lähmungen	meist nur eine Extremität betroffen, Reflexstatus o. B.

59.2 Differenzialdiagnose spastischer Lähmungen

59.2.1 Neonatal/frühkindlich

Infantile Zerebralparese – spastische Form

- spastische Hemiplegie (32 %): Halbseitenlähmung
- spastische Tetraplegie (Quadriplegie, 2 %): Lähmung aller 4 Extremitäten (meist mit sehr niedrigem APGAR-Score assoziiert)
- spastische Diplegie (40 %), alle 4 Extremitäten betroffen, die Beine aber wesentlich stärker
- spastische Paraplegie: 2 gegenüberliegende Extremitäten – meist die Beine – spastisch gelähmt
- selten: spastische Monoplegie bzw. spastische Triplegie

Merke M!

Infantile Zerebralparese (ICP)

Bei den infantilen Zerebralparesen (ICP) handelt es sich um Folgezustände von prä-, peri- oder postnatalen **Hirnschäden ohne Progredienz**, meist durch Asphyxie, z. T. durch zerebrale Blutungen bedingt. Die Prävalenz der CP steigt mit fallendem Geburtsgewicht. Spastische Formen werden mit 90 % am häufigsten beobachtet; seltener die dyskinetische CP (6 %, Untergruppen: dystone CP und choreoathetoide CP) sowie als 3. Form die ataktische CP (4 %). Mischformen sind möglich. **Begleitsymptome** der CP: Sprach-, Hör- und Sehstörungen, Anfallsleiden, Inkontinenz, Kontrakturen (Spitzfuß), Hüftgelenk(sub)luxationen.

Enzephalitis/Neugeborenenmeningitis

- z. B. durch Herpes-simplex-Virus Typ 2 (sepsisähnlicher Verlauf), Zytomegalie, Röteln, Toxoplasmose
- Listeriose, Meningitis durch Streptokokken der Gruppe B, durch Bacterium coli commune, Pseudomonas aeruginosa und Klebsiellen

Neurodegenerative Erkrankungen

Degeneration der weißen Substanz

- M. Krabbe (Globoidzell-Leukodystrophie, Beginn im Alter von etwa 6 Monaten, evtl. Krämpfe, Opisthotonushaltung, Tetraspastik, im Endstadium Tonusverlust und bulbäre Symptomatik, AR)
- metachromatische Leukodystrophie (spätinfantile Form, Beginn im Alter von 15–24 Monaten, Sprachstörungen, Verlust der Gehfähigkeit, zunehmende Spastik, aber auch abgeschwächte Reflexantworten; Krankheitsdauer 1–7 Jahre, AR)

L

- M. Canavan (spongiöse Degeneration des ZNS, AR)
- M. Pelizaeus-Merzbacher und spastische Paraplegie (diffuse Hirnsklerose, verschiedene Erbgänge)
- Alexander-Syndrom (Astrozytendegeneration, AR, Makrozephalus oder Hydrozephalus), s. Schädelauffälligkeiten
- M. Aicardi-Goutieres (Leukodystrophie, kalzifizierende Basalganglien-Enzephalopathie, Lymphozytose im Liquor, AR)
- nicht klassifizierbare („neue") Leukodystrophien
- progressive multifokale Leukenzephalopathie (PML, durch Reaktivierung des Polyoma-JC-Virus, bei Immunsuppression, AIDS, evtl. im Rahmen einer Anti-CD20-Therapie)

Degeneration der grauen Substanz

- Alpers-Syndrom (progrediente, sklerosierende Poliodystrophie, AR oder mitochondrialer Erbgang)
- lysosomale Speicherkrankheiten (z. B. Gangliosidosen: Tetraspastik, Sphingolipioidosen, M. Gaucher, M. Farber)

Tab. 59.3 DD der infantilen Zerebralparese (ICP).

Krankheitsbild	Merkmale
Segawa-Syndrom (doparesponsive Dystonie durch Neurotransmittermangel)	im Kleinkindesalter auftretende zunehmende, beinbetonte dystone Bewegungsstörung bei normaler Intelligenz und unauffälligem MRT des Gehirns
familiäre spastische Paraplegie	AR, AD, reine oder komplexe Form, X-chromosomal
CRASH-Syndrom, s. u.	s. Retardierung, mentale
metachromatische Leukodystrophie	spätinfantile Form, anfänglich schlaffe Lähmung, dann Spastizität
Louis-Bar-Syndrom	Choreoathetose, bereits vor Auftreten der Teleangiektasien mit etwa 3–5 Jahren
Arginasemangel	Harnstoffzyklusdefekt (Zehenspitzengang), s. Hyperammonämie
atypische Phenylketonurie	infantiler Parkinsonismus: Choreoathetose, Rigor, Schluckbeschwerden
neuronale Zeroidlipofuszinosen	z. B. infantile Form, Gehunfähigkeit, Choreoathetose), s. Krampfanfälle; Retardierung, mentale
Dyke-Davidoff-Masson-Syndrom	Hemiparese (auf kontralateraler Seite), s. Krampfanfälle
Pyruvatdehydrogenase-komplex-Defizienz (PDHA)	spastische Di- bzw. Tetraplegie möglich, s. Krampfanfälle, Ataxie, Azidose (Laktazidose), Schädelauffälligkeiten (Mikrozephalus)
Choreoathetose, Spastizität und episodische Ataxie	idiopathische Dystonieform durch Mutation am DYT9-Gen

Medikamente und Lähmungen

- spastische Lähmungen (v. a. Diplegien) unter Interferon-α

59.2.2 Spätere Kindheit/Jugendalter

Hereditär

- hereditäre spastische Spinalparalyse (familiäre spastische Paraplegie, Armmuskulatur nicht betroffen, ein Häufigkeitsgipfel vor dem 6. Lj., AD)
- CRASH-Syndrom (spastische Paraplegie, Mutation im L1CAM-Gen, u. a. X-chromosomal gebundener Hydrozephalus), s. Retardierung, mentale
- Adrenomyeloneuropathie (mildere und später auftretende Form der ADL-X)
- metachromatische Leukodystrophie (juvenile/adulte Form, die adulte Form wird oft als juvenile Schizophrenie fehlgedeutet, AR)
- Mukopolysaccharidose III (Sanfilippo, Typ A–D, Tetraspastik, AR)
- Sjögren-Larsson-Syndrom (Ichthyosis, mentale Retardierung, zunehmende spastische Di- bzw. Paraplegie, AR)

Erworben

Entzündlich

- Z. n. Enzephalitis, nach Meningitis purulenta
- multiple Sklerose (3–5 % erkranken vor dem 16. Geburtstag, primär meist schlaffe Lähmungen, in Schüben verlaufend; ▶ Tab. 15.2), s. „Merke"
- ADEM (auch nach Streptokokkeninfekten, monophasischer Verlauf)
- transverse Myelitis (parainfektiös, autoimmun, vaskulär, auch bei MS)
- chronisch progrediente Paraparese bei HTLV-1-Virus-Infektionen (selten bei Kindern)
- Spondylodiszitis, WK-Osteomyelitis, Spondylitis tuberculosa, Epiduralabszess, s. Rückenschmerzen/juvenile Osteoporose
- demyelinisierende Prozesse (MS-ähnlich bei Einsatz von TNF α, z. B. im Rahmen einer schwere JCA)

Nicht entzündlich

- Schädel-Hirn-Traumata
- traumatisch bedingtes Querschnittssyndrom, s. u.
- Brown-Sequard-Syndrom (halbseitige Querschnittsläsion des Rückenmarks), s. dissoziierte Sensibilitätsstörung
- zerebrale vaskuläre Prozesse wie Myoamoya-Syndrom, Phospholipidsyndrom, Sneddon-Syndrom (Livedo racemosa), s. Schlaganfall, Bewusstseinsstörungen
- Rückenmarkstumoren, s. Rückenschmerzen/juvenile Osteoporose

- spastische Quadriplegie bei zentraler pontiner Myolyse (durch zu rasche Behebung einer Hyponatriämie), s. Hyponatriämie
- Vergiftungen: Suizidversuch (medikamentös), Hypoxie (durch „near drowning", Strangulation)

Merke M!

Bei **MS** im **Kindesalter** dauert es länger bis zum Zustand der irreversiblen Behinderung (Rollstuhl) als beim Erwachsenen.

Schubdefinition bei MS:

- neu aufgetretene neurologische Defizite
- Dauer der Symptome > 24 h
- Zeitintervall zum letzten Schub > 30 Tage

Merke M!

DD des **Zehenspitzengangs:** idiopathischer Zehenspitzengang (90 %, verstärkt bei Aufregung oder Müdigkeit), Syndrom der verkürzten Achillessehnen, Spastik z. B. bei infantiler Zerebralparese, bei neuromuskulären bzw. neurodegenerativen Erkrankungen, beim Arginasemangel

Auch beim **idiopathischen** Zehenspitzengang kann es zu einer sekundären Verkürzung der Achillessehne kommen.

Tab. 59.4 DD der MS.

Im MRT (Plaques im Bereich der weißen Substanz)
• Vaskulitiden des ZNS • infektiös: Neuroborreliose, ADEM (evtl. nach Infektionskrankheiten, monophasischer Verlauf), AIDS-Enzephalopathie • entzündlich: zentraler SLE, Sarkoidose, Sjögren-Syndrom, M. Beçet • genetisch bedingt: Adrenoleukodystrophie, metachromatische Leukodystrophie, CADASIL-Syndrom, Mitochondriopathien, lysosomale Speicherkrankheiten • metabolisch: Vitamin-B_{12}-Mangel • ZNS-Lymphome, paraneoplastische Syndrome

Tab. 59.5 Menigomyelozele.

Symptome
• Spina bifida, Vorwölbung von Rückenmark oder Meningen meist lumbosakral, entweder gedeckt mit Rückenmarkshaut oder freiliegende Neuralplatte • schlaffe Paresen der unteren Extremitäten • paralytische Fußdeformitäten (Spitz-, Hacken-, Klumpfuß) • Blasen-Mastdarm-Lähmung, rezidivierende HWI • Gefahr der Entwicklung eines Hydrozephalus (durch begleitendes Arnold-Chiari-II-Syndrom) • sekundäres Tethered-Cord-Syndrom (ca. 20 % postoperativ)

Querschnittslähmung (komplett/inkomplett)

- traumatisch bedingtes Querschnittssyndrom (anfänglich schlaffe Lähmung, unterhalb der vom geschädigten Rückenmarksbezirk versorgten Muskulatur, später Spastik)
- Rückenmarkstumoren, Neuroblastom, s. Rückenschmerzen/juvenile Osteoporose
- akute transverse Myelitis (viral, bakteriell, mykotisch, postinfektiös, postvakzinal)
- Myelitis beim Behçet-Syndrom
- Myelitis bei chronischen entzündlichen ZNS-Erkrankungen wie MS, Neuroborreliose
- Durchblutungsstörung der A. spinalis
- spinale Blutungen, epidurale oder subdurale Blutungen, subarachnoidale Blutungen
- AV-Durafisteln, intramedulläre AV-Angiome, Kavernome, Aneurysmen
- Kaudasyndrom (Reithosenparästhesie), s. Miktionsstörungen
- epiduraler, subduraler Abszess bzw. Spondylodiszitis, Wirbelkörperostomyelitis (mit Rückenmarkskompression)
- Bandscheibenmassenprolaps
- Landry-Paralyse (Polyradikuloneuropathie, an den Beinen beginnend, rasch bis zur schlaffen Tertraplegie fortschreitend)
- Tethered-Cord-Syndrom (tief stehender Conus medullaris durch Adhäsion des Filum terminale an der Dura, dadurch gestörte Aszension des Rückenmarks, primär isoliert und bei 20 % der Patienten mit Menigomyeloze le, sekundär nach OP); indirekte Hinweis auf Tethered-Cord-Syndrome: ▸ Tab. 59.6)
- lumbosakrale (Menigo-)Myelozele, s. u.
- kaudales Regressionssyndrom (bei mütterlichem DM)
- akute intermittierende Porphyrinurie (Störung der Häm-Biosynthese), s. Bauchschmerzen, Bewusstseinsstörungen (Psychosen), Anämie/Blutarmut
- subakute Myelo-Otiko-Neuropathie (SMON durch Chloroquinol)

Tab. 59.6 Spinale Dysraphie.

Klinische Hinweise
• mediane Masse (Vorwölbung) am Rücken mit häutiger Überdeckung • mediane Hautveränderungen am Rücken (meist lumbosakral): sakrale Grübchen (> 5 mm, > 2,5 cm Distanz vom Anus); **DD:** harmloser Pilonidalsinus an der Steißbeinspitze, Hämangiom, Nävus, Haarbüschel, Hautdefekt, lumbale Hautanhängsel, sekretsezernierender Dermalsinus oberhalb der Glutealfalte • Fußdeformitäten • Parese oder Atrophie der unteren Extremitäten, Gangstörungen, Beinlängendifferenz • neurogene Blasen- bzw. Mastdarmfunktionsstörung (z. B. chronische Obstipation, Überlaufblase) • Analatresie, kloakale Malformation

59.3 Differenzialdiagnose schlaffer Lähmungen

59.3.1 Akute zentrale, schlaffe Lähmung

- s. Schlaganfall/Apoplexie (Insult)

59.3.2 Infantile Zerebralparese (schlaffe Form)

Merke M!

Infantile Zerebralparese (ICP, schlaffe Form)
Die **choreoathetoide Form** (s. „Merke“ unten) der **dyskinetischen CP** und besonders die **ataktische CP** gehen mit vermindertem Muskeltonus einher (s. u.). **DD:** nicht progrediente Choreathetose nach dem 2. Lj. bei **NKX2.1**-Gendefekt (mit konnataler Hypothyreose und respiratorischen Problemen). **Chorea minor** nach Streptokokkeninfekten: 6.–13. Lj., **Chorea Huntigton:** Beginn ca. ab dem 30 Lj. (Degeneration der Basalganglien).

Merke M!

DD: Athetose vs. Pseudoathetose

- **Athetose:** Erkrankung des extrapyramidalen Systems (Striatum) mit bizarr geschraubten Bewegungen, bes. der distalen Extremitätenabschnitte (als Folge perinataler Asphyxie, Kernikterus, Apoplexie). Auch Hemiathetose möglich. Fließende Übergänge zu den Dystonien (s. Krampfanfälle) und choreatischen Bewegungsstörungen
- **Pseudoathetose:** athetoide Bewegungen der ausgestreckten Hände bei Augenschluss infolge gestörter Propiozeption (somit keine extrapyramidale Störung)

Merke M!

Die Verabreichung von Valproat im 1. Trimenon der Schwangerschaft kann zu Spina bifida, Gaumenspalten, Herzfehlern sowie Extremitäten- und Gesichtsdysmorphien führen: fetales Valproat-Syndrom.

Info i

Hämangiome des Lumbosakralbereichs können mit verschiedenen anogenitalen Missbildungen bzw. mit Lipomyelomeningozelen verknüpft sein wie das PELVIS- bzw. das SACRAL-Syndrom.

59.3.3 Schädigung der motorischen Vorderhornzellen

Viral

- Poliomyelitis (bevorzugt rumpfnah, Sensibilitätsstörungen, Berührungsempfindlichkeit, Muskelzuckungen, vorübergehende Blasen-Mastdarm-Lähmungen)
- Impfpoliomyelitis (Vakzine-assoziierte paralytische Poliomyelitis nach Lebendvakzine, Lähmungen für mindestes 6 Wochen, bei Geimpften und Kontaktpersonen, 1 Fall auf 3,3 Mio. Impfungen

Cave ⚠

Immunsupprimierte.

- andere Virusinfektionen wie z. B. Coxsackie-, ECHO-Viren, Virus der lymphozytären Choriomeningitis

Andere Ätiologien

- schlaffe, aufsteigende Lähmungen auch bei Botulismus möglich!
- Tollwut (Enzephalitis, Myelitis)
- spinale progressive Muskelatrophie Werdnig-Hoffmann, s. Muskelschwäche (Muskelhypotonie)
- juvenile spinale Muskelatrophie Kugelberg-Welander, s. Muskelschwäche (Muskelhypotonie)

Tab. 59.7 Erscheinungsformen der spinalen Dysraphie.

Erscheinungsformen	Unterform
Dysraphien **mit** einer Vorwölbung am Rücken **ohne** häutige Bedeckung	• Myelozele • Myelomeningozele
Dysraphien **mit** einer Vorwölbung am Rücken **mit** häutiger Bedeckung	• Lipomyelozele • Lipomyelomeningozele • Myelozystozele • posteriore Meningozele
Dysraphien **ohne** Vorwölbung am Rücken (okkulte spinale Dysraphien)	• Diastematomyelie (angeborene Spaltbildung des Rückenmarks in zwei ungleiche Teile mit getrennten Meningen) • dorsaler Dermalsinus • intradurales Lipom • kaudales Regressionssyndrom • Hydromyelie (lokale, flüssigkeitsgefüllte Erweiterung des Rückenmarkkanals) • anteriore sakrale Meningozele • isoliertes Tethered-Cord-Syndrom (z. B. durch „tight filum terminale“)

59.3.4 Radikuläre und Plexusschädigungen, Mononeuritiden

- komplette Armplexuslähmung (der Wurzeln C5–Th1)
- Erb-Lähmung (obere Plexuslähmung, C5–C6 (evtl. C7))
- Klumpke-Lähmung (untere Plexuslähmung, C8–Th1, manchmal kombiniert mit Horner-Syndrom)
- Halsrippensyndrom, Skalenus-Syndrom (Kompression des Plexus brachialis)
- isolierte periphere Nervenlähmung durch Traumata und Druck (z. B. Tarsaltunnelsyndrom/N. tibilalis, Karpaltunnelsyndrom/N. medianus)
- Mononeuritis multiplex (asymmetrische und zu verschiedenen Zeitpunkten beginnende Neuritis einzelner peripherer Nerven, z. B. bei DM1)
- hereditäre Neuropathie mit Neigung zu Drucklähmungen, s. u.
- Mono- und Polyneuropathien bei Arteriitis nodosa
- Mononeuritis und Polyneuritis beim Churg-Strauss-Syndrom, s. Dyspnoe

59.3.5 Polyneuropathische Lähmungen

- Guillain-Barré-Syndrom (akute, entzündliche, demyelinisierende Polyradikuloneuropathie), s. „Merke“
- Miller-Fisher-Syndrom (Variante des Guillain-Barré-Syndroms mit externer Ophthalmoplegie, Ataxie, vorwiegend sensible Nerven betreffend)
- Polyneuropathie durch bakterielle Infektionen: Diphtherie, Mycoplasma pneumoniae, durch Virusinfektionen, z. B. EBV, Mumpsvirus, Masernvirus, VZV, Grippeviren
- metabolisch-toxische Schädigung (▸ Tab. 59.8)
- Säuglingsbotulismus

Cave ⚠

Bienenhonig beim Säuglingsbotulismus.

- Kollagenosen: SLE, Periarteriitis nodosa
- Vergiftungen durch Schwermetalle, Kohlenwasserstoffe
- Medikamente wie Nitrofurantoin, INH, Vincristin u. a.

Tab. 59.8 Polyneuropathische Lähmungen.

Durch metabolisch-toxische Schädigung
• Diabetes mellitus (distal beinbetonte, symmetrische sensomotorische Neuropathie) • Urämie • akute Porphyrinurie • Amyloidose

Merke M!

Guillain-Barré-Syndrom: häufigste Ursache einer akuten schlaffen Lähmung im Kindesalter, 1:100 000, symmetrisch aufsteigend, nach manchmal langem Intervall zu einer Vorkrankheit (viral: CMV, bakteriell: Campylobacter jejuni, Mykoplasmen), Sensibilitätsstörungen, Parästhesien, Blasen-Mastdarm-Lähmung, u. U. zur Atemlähmung führend), „dissociation albuminocytologique“, s. u.

59.3.6 Hereditäre motorisch sensorische Neuropathien (HMSN)

- HMSN Typ I (Charcot-Marie-Tooth-Erkrankung = CMT, demyelinisierende, neuronale Form, peroneal betonte atrophische Paresen, Tremor der Hände, Hohlfuß, Beginn im 1.–2. Lebensjahrzehnt, zahlreiche genetisch verschiedene Formen, AR, X-chromosomal dominant, AD, s. Sensibilitätsstörungen
- HMNS Typ II (axonale oder neuronale Form, 1.–2. Lebensdekade, distale Muskelschwäche, milde Sensibilitätsausfälle, zahlreiche verschiedene Genmutationen, AD, AR, X-chromosomal rezessiv (Sonderform: HMNS Typ 2C = CMT2C, Muskelhypotonie in den ersten Lebensmonaten, Heiserkeit, Dysphagie)

Cave ⚠

Zwerchfelllähmung.

- HMSN Typ III (hypertrophische Neuropathie Déjerine-Sottas, Beginn beim Neugeborenen bzw. im 1. Lj., Muskelhypotonie, verzögerte motorische Entwicklung, später Ataxie, 5 genetisch verschiedene Typen, AR, evtl. auch AD), s. Sensibilitätsstörungen
- HMSN Typ IV (Refsum-Syndrom), s. Ataxie, Anosmie
- HMSN Typ V mit spastischer Paraplegie, s. o.)
- HMSN Typ VI und VII mit Optikusatrophie bzw. Retinitis pigmentosa
- kongenitale Hypomyelinisierung, AD, AR)
- distale spinale Muskelatrophien (z. B. mit Stimmbandparese, AD, infantile Form mit Dyspnoe, AR, kongenitale Form mit nicht progredienten Kontrakturen u. a., AD)
- Sonderformen:
  - hereditäre Neuropathie mit Neigung zu Drucklähmungen (HNPP nach minimalen Traumata peripherer Nerven, sensomotorische Ausfälle, reversibel, AD)
  - rezidivierende Armplexusneuritiden
  - Syndrom kongenitaler Katarakt, faziale Dysmorphie (Mutationen am CTDP1-Gen, AR)

59.3.7 Muskuläre schlaffe Lähmung

- Floppy-Infant-Syndrom, s. Muskelschwäche (Muskelhypotonie)
- familiäre periodische hypokaliämische Lähmung, s. „Merke“, Hypokaliämie
- familiäre periodische hyperkaliämische Lähmung, s. Hyperkaliämie
- thyreotoxische periodische hypokaliämische Lähmung (familiär, sporadisch), s. Hypokaliämie
- Myasthenia gravis pseudoparalytica, s. Muskelschwäche (Myopathien)

Merke M!

Periodische hypokaliämische Lähmung: anfallsweise, meist nachts auftretende schlaffe Lähmungen, besonders der Extremitätenmuskulatur, evtl. Herzrhythmusstörungen, erschwerte Blasen- und Mastdarmentleerung, Blutdrucklabilität, Schweißausbrüche; häufig ausgelöst durch kohlenhydratreiche Mahlzeiten oder Kälte, AD.

Merke M!

Bei allen **schlaffen Lähmungen** mit **Querschnittscharakter** muss durch Lumbalpunktion sowohl eine entzündliche Ursache als auch eine mechanische Unterbrechung („Sperrliquor“) ausgeschlossen werden.

Merke M!

Bei der ersten – frühzeitig durchgeführten – Lumbalpunktion kann beim **Guillain-Barré-Syndrom,** aber auch beim **Miller-Fisher-Syndrom** der **Liquoreiweißgehalt** noch im Normbereich liegen.

Tab. 59.9 Lähmungen.

Schlaffe und/oder im Verlauf spastisch
• metachromatische Leukodystrophie (anfänglich schlaff, später zunehmend spastisch) • nach Apoplexie anfänglich schlaffe, nach Stunden bzw. Tagen spastische Lähmungen • traumatisches Querschnittssyndrom (s. o.) • spinale Dysraphien, einschl. Tethered-Cord-Syndrom • als Folge einer alternierenden Hemiplegie können als Residuen schlaffe oder spastische Lähmungen resultieren

59.4 Differenzialdiagnosen psychogene Lähmungen

Definition [ ]

Somatoforme Störungen bis zur akuten Querschnittssymptomatik reichend. Oft akuter Beginn nach psychischer Belastungssituation.

- Simulation ist im Gegensatz zur psychogenen Lähmung bewusst vorgetäuscht
- periodische Hyper- bzw. hypokaliämische Lähmungen können als psychogen fehlgedeutet werden
- nicht traumatisch bedingte Querschnttslähmungen (s. o.), aber auch Hemiparesen und Lähmungen nur einer Extremität im Rahmen psychogener Lähmungen möglich

Tab. 59.10 Deutlich erhöhter Liquoreiweiß ohne Pleozytose („dissociation albuminocytologique“).

Krankheitsbilder
• Guillain-Barré Syndrom (meist > 45 mg/dl), s. „Merke“ • Miller-Fisher-Syndrom, s. „Merke“ • Nonne-Froin-Syndrom: Sperrliquor bei Rückenmarkstumoren • M. Krabbe • metachromatische Leukodystrophie • multipler Sulfatasedefekt • Alpers-Syndrom • progressive neurale Muskeldystrophie: Déjerine-Sottas-Syndrom, Charcot-Marie-Tooth-Syndrom • Refsum-Syndrom • Zellweger-Syndrom • neonatale Adrenoleukodystrophie • Polyradikuloneuropathie: Landry-Paralyse • kongenitale Polyneuropathien • Kearns-Syndrom, MELAS- und MERF-Syndrom • L-2-Glutarazidurie

L

60 Leukopenie

60.1 Einführung

Definition

- **Leukopenie:** Verminderung der Gesamtleukozytenzahl < 4000/mm³ (< 4000/ml). Eine Leukozytopenie kann bedingt sein durch die Verminderung der Neutrophilen oder der Lymphozyten.
  Die **Referenzwerte** für die Gesamtleukozytenzahl variieren je nach Alter beträchtlich. Der untere Referenzbereich für die Gesamtleukozytenzahl bei Neugeborenen beträgt 9000/mm³, im Alter von 10 Jahren 4500/mm³. Altersspezifische Normalwerte auch für Granulozyten und Lymphozyten.
- **Neutropenie** (Granulozytopenie): Verminderung der absoluten Granulozytenwerte < 1500/mm³; schwere Neutropenie < 500/mm³
- **Lymphopenie:** Verminderung der absoluten Lymphozytenzahl < 1000/mm³ (absolute Lymphopenie)

60.2 Differenzialdiagnosen

60.2.1 Neutropenie

Hämatologische Ursachen

- Kostmann-Syndrom (kongenitale Neutropenie, AR) s. „Merke“
- schwere angeborene Neutropenie (AD, u. a. Mutationen im Gen der Neutrophilenelastase ELA2), s. „Merke“
- X-gebundene, schwere angeborene Neutropenie (X-chromosomal rezessiv, aktivierende Mutation im Wiskott-Aldrich-Syndrom-Protein = WASP)
- Neutropenie mit kardialen und urogenitalen Fehlbildungen, s. „Merke“
- zyklische Neutropenie (Gendefekt bei Elastase 2, meist sporadisch, manchmal AD, periodisches Fieber alle 19–21 Tage, Dauer 4–10 Tage; Symptome: Stomatitis ulcerosa, Osteomyelitiden, Abszesse, Sepsis), s. Fieber/Sepsis

Tab. 60.1 Neutropenie.

Allgemeine Begleitsymptome
• antibiotikaresistentes, bakteriell bedingtes Fieber (Staphylokokken, Pseudomonas, Anaerobier), Fieberschübe • bakterielle und durch invasiven Pilzbefall (Aspergillose) bedingte Pneumonien • hartnäckige und rezidivierende Stomatitis aphthosa et ulcerosa, nekrotisierende Anginen, bakterielle Otitis, Mastoiditis • Hautabszesse, nekrotisierende Fasziitis und Myositis, perianale und perigenitale, evtl. nekrotisierende Hautentzündungen (Fournier-Gangrän) • Septikämien, Pilzsepsis (Candida)

- Shwachman-Diamond-Syndrom (Mutationen im SBDS-Gen [SBDS: Shwachman-Bodian-Diamond-Syndrom], Chondrodysplasie, AR), s. Durchfall/Diarrhö (exokrine Pankreasinsuffizienz)
- aplastische Anämie, s. Anämie/Blutarmut
- Fanconi-Anämie, s. Petechien, Pigmentanomalien, Skelettanomalien/-deformitäten
- myelodysplastisches Syndrom, s. Anämie/Blutarmut, Petechien
- familiäre hämophagozytische Histiozytose, s. Fieber/Sepsis
- Verdrängung des Knochenmarks durch Leukämien, maligne Lymphome (mit Knochenmarksbefall)
- Dyskeratosis congenita (Poikilodermie, Nageldystrophie, Panmyelopathie)
- Osteopetrose, s. Petechien, Hepatomegalie/-pathie (Hepatosplenomegalie)
- beinigne familiäre Leukopenie (ca. 2000 Neutrophile/mm³, keine Infektzeichen, meist Zufallsbefund)

Merke M!

Kostmann-Syndrom: schwere angeborene Neutropenie sowie X-gebundene, schwere angeborene Neutropenie: Fieber bereits in der Neugeborenenzeit, Nabelinfektionen, Hautinfektionen (durch Staphylokokken, E. coli oder Pseudomonas), Stomatitiden, Gedeihstörung.

Cave ⚠

Die Gruppe der kongenitalen Neutropenien hat ein erhöhtes Leukämierisiko von insgesamt 12–13 %.

Merke M!

Neutropenie mit kardialen und urogenitalen Fehlbildungen: Mutation bei G6PC3, fehlende Aktivität der Glukose-6-Phosphatase, gestörte Maturation der Neutrophilen im Knochenmark, gesteigerte periphere Apoptose, venöse Ektasien an Stamm und Extremitäten, meist ASDII, aber auch andere Vitien, Kryptorchismus, Urachusfistel).

Immundefekte mit Neutropenie

- retikuläre Dysgenesie (schwerer kombinierter Immundefekt, Thymushypoplasie), s. Infektanfälligkeit, Petechien
- X-chromosomales Hyper-IgM-Syndrom, s. Infektanfälligkeit
- SCID (manche Formen, z. B. CD40-Mangel), s. Infektanfälligkeit
- Wiskott-Aldrich-Syndrom, s. Petechien, Ekzeme, Durchfall/Diarrhö
- Chediak-Higashi-Syndrom (partieller Albinismus, Hepatosplenomegalie, Lymphadenopathie, lysosomale Vaku-

L

olen in den Neutrophilen, Thrombopathie), s. Pigmentanomalien, Petechien, AR
- WHIM-Syndrom (Mutationen im Chemokin-Rezeptor-Gen CXCR4, Warzen durch humanes Papillomavirus, Hypogammaglobulinämie, Immundefizienz, Myelokathexis (gestörte Ausschwemmung der Neutrophilen aus dem Knochenmark, AD), s. Pigmentanomalien, Infektanfälligkeit
- immunoossäre Dysplasie Schimke (spondyloepiphysäre Dysplasie, Kleinwuchs, nephrotisches Syndrom), s. Proteinurie

Autoimmunerkrankungen mit Neutropenie

- Alloimmunneutropenie (mütterliche IgG-AK gegen kindliche Granulozyten, Dauer: ca. 6–10 Wochen)
- Autoimmunneutropenie (mild verlaufende Granulozytopenie) s. „Merke“
- Evans-Syndrom, s. Petechien (Immunthrombozytopenie), Anämie/Blutarmut (Immunhämolyse)
- **DD** zum Evans-Syndrom: ALPS (autoimmunes lymphoproliferatives Syndrom), s. Petechien, Anämie/Blutarmut (Immunhämolyse)
- IPEX-Syndrom (X-chromosomal), s. Durchfall/Diarrhö, Infektanfälligkeit, Anämie (Coombs-positiv)
- hämophagozytische Lymphohistiozytose (HLH), Makrophagenaktivierungssyndrom (MAS), s. Splenomegalie, Petechien, Fieber/Sepsis
- CVID (neben hämolytischer Anämie und Immunthrombozytopenie manchmal Autoimmunneutropenie), s. Infektanfälligkeit
- CD40-Ligand-Mangel (XL, IgG und IgA vermindert, opportunistische Infektionen), s. Infektanfälligkeit
- CD40-Mangel (AR, IgG, IgA vermindert, opportunistische Infektionen), s. Infektanfälligkeit

Merke M!

Autoimmunneutropenien

Formen:
- **primär:** im Alter von 5–15 Monaten auftretende Symptomatik, Granulozytenantikörper der IgG-Klasse (Aggregationstest, Immunfluoreszenztest) nachweisbar
- **sekundär:** bei Kollagenosen (SLE, Sharp-Syndrom, Sjögren-Syndrom), aber auch bei AIDS

Metabolische Ursachen

- Vitamin-B_{12}-Mangel, Folsäuremangel, s. Anämie/Blutarmut (megaloblastäre)
- Glykogenose Typ 1b (Mutationen im Glukose-6-phosphat-Transporter-Gen, neben Granulozytopenie auch Granulozytenfunktionsstörung, Hepatomegalie, Milzvergrößerung, Hypoglykämietendenz, AR), s. Hepatomegalie, Hypoglykämie
- Transkobalamin-II-Mangel, s. Anämie/Blutarmut (megaloblastäre)
- Isovalerianazidämie, Methylmalonazidurie, idiopathische Hyperglyzinämie
- Pearson-Syndrom (Mitochondriopathie, exokrine Pankreasinsuffizienz, Knochenmarksinsuffizienz), s. Durchfall/Diarrhö, Azidose (Laktazidose)
- Barth-Syndrom (dilatative Kardiomyopathie, Myopathie, 3-Methyl-Glutakonyl-Azidurie, Minderwuchs, oft nur bei Infekten, evtl. zyklisch), s. Muskelschwäche

Neutropenie als Teilsymptom einer anderen Erkrankung

- Knorpel-Haar-Dysplasie, s. Alopezie/Haaranomalien
- Neutropenie-Monozytopenie-Taubheit (AR), s. Hörstörungen
- schwere Anorexia nervosa (durch Knochenmarkshypoplasie)
- Neutropenie durch Malnutrition
- paroxysmale nächtliche Hämoglobinurie (Neutropenie nicht obligat), s. Anämie/Blutarmut, Petechien
- Cohen-Syndrom (mentale Retardierung, faziale Dysmorphie, Myopie, Neutropenie nicht obligat)

Infektionen und Neutropenie

- Viren (Exanthema subitum, Masern, Röteln, Zytomegalie, HIV, Erkrankungen mit EBV, Parvo-B19-Virus)
- Bakterien (Typhus, Paratyphus, Sepsis durch gramnegative Keime, Tbc, Brucellose)
- SIRS, s. auch Leukozytose
- humane, granulozytäre Ehrlichiose (HGE, Zeckenbiss, Fieber, Kopfschmerzen, Myalgien, Thrombopenie, Anämie, erhöhte Transaminasen; Erreger: Rickettsien, z. B. Ehrlichia phagozytophilia)
- Protozoonosen, z. B. Leishmaniose (Kala Azar), Malaria

Splenomegalie

- Hypersplenismus = Pooling von Leukozyten in der Milz, z. B. bei:
  - M. Gaucher
  - M. Niemann-Pick
  - portaler Hypertension, s. Splenomegalie

Medikamente (durch Verminderung der Neutrophilenproduktion; ▸ Tab. 60.2)

Tab. 60.2 Medikamente mit potenzieller Neutropenie.

- Antibiotika (Metronidazol, Carbenicillin, Dicloxacillin, Vancomycin, Trimethoprim-Sulfamethoxazol)
- Antikonvulsiva wie Carbamazepin, Hydantoine
- atypische Neuroleptika wie Clozapin (Leponex)
- Antirheumatika wie Ibuprofen, Indomethazin
- Diuretika wie Hydrochlorothiazid
- Herz-Kreislauf-Medikamente, z. B. Captopril, Propanolol
- weitere Medikamente (Sulfonamide: Chinin, Allopurinol, D-Penicillamin u. a.)
- **Cave:** Metamizol (Agranulozytose möglich)

Strahlen- bzw. Chemotherapie, nach Kolchizin-Intoxikation (Herbstzeitlose!)

60.2.2 Lymphopenie

T-Zell-Defekte

Angeborene T-Zell-Defekte (s. Infektanfälligkeit)

- kombinierter Immundefekt mit vorwiegendem T-Zell-Defekt
- SCID
- SCID mit Adenosindesaminase-Mangel
- SCID mit retikulärer Dysgenesie
- „bare lymphocyte syndrome“

Syndrome mit T-Zell-Defekt (s. Infektanfälligkeit)

- DiGeorge-Syndrom, s. Hypokalzämie, Infektanfälligkeit
- Wiskott-Aldrich-Syndrom, s. Petechien, ekzematöse Hautveränderungen, Durchfälle
- Louis-Bar-Syndrom (Ataxia teleangiectatica), s. Ataxie, Infektanfälligkeit
- Bloom-Syndrom, s. Pigmentanomalien, Infektanfälligkeit

Erworbene T-Zell-Defekte

- HIV-Infektion

Tab. 60.3 Primäre T-Zell-Defekte

Häufige Begleitsymptome (s. Infektanfälligkeit)
• Beginn der Symptomatik um den 6. Lebensmonat • Gewichtsverlust, Gedeihstörung, Durchfälle • rezidivierende respiratorische Infekte • Pneumozystis-jirovecii-Pneumonie • Zytomegalievirus-Infektionen (Pneumonien, Durchfälle) • generalisierte Kandidiasis

Begleitlymphopenie (meist ohne klinische Folgen)

- akute bakterielle Infektionen: z. B. Lentasepsis
- absolute Lymphopenie (< 1000 mm³) bei M. Hodgkin, Sarkoidose, Myasthenia gravis, Urämie
- relative Lymphopenie bei Infektionskrankheiten wie Influenza, aviäre Influenza, SARS (Coronavirus), Masern, Gelbfieber, auch bei Scharlach in der Akutphase
- SLE (sehr konstante Lymphopenie)
- Dermatomyositis
- M. Cushing, Cushing-Syndrom
- MS, Guillain-Barré-Syndrom
- Proteinmangelernährung
- Traumata, Verbrühungen, Verbrennungen

Lymphozytenverdrängung/-verlust

- Leukämien, maligne Lymphome
- proteinverlierende Enteropathie, intestinale Lymphangiektasien, s. Durchfall/Diarrhö
- M. Whipple, s. Durchfall/Diarrhö

Medikamente/Strahlentherapie

- Steroide (lymphoklastische Wirkung), ACTH
- Immunsuppressiva (z. B. Ciclosporin A), Zytostatika
- Radiatio

61 Leukozytose

61.1 Einführung

Definition [ ]

Physiologische oder pathologische **Vermehrung** der **Gesamtleukozytenzahl**. Da diese altersabhängig ist, müssen zur Beurteilung die altersentsprechenden **Referenzwerte** herangezogen werden. Dies gilt auch für die neutrophilen, eosinophilen und basophilen Granulozyten.

Merke M!

Für eine **bakterielle** Leukozytose sprechen toxische Veränderungen der Neutrophilen wie pyknotische Kerne, toxische Granulationen, Plasmavakuolen und Döhle-Einschlusskörperchen.

Linksverschiebung: Auftreten unreifer (z. B. stabkerniger) neutrophiler Granulozytenvorstufen im Differenzialblutbild bei Infekten, bei chronisch myeloischer Leukämie und bei Osteomyelosklerose.

DD zu Stabkernigen: **Pelger-Huet-Anomalie**, AD-vererbte Ausreifungsstörung von funktionell intakten Granulozyten (meist Hantelform der Granulozytenkerne), **Pseudo-Pelger-Formen:** bei schweren Infektionen und Leukämien.

61.2 Differenzialdiagnosen bei neutrophiler Leukozytose

61.2.1 Physiologische Leukozytose

- Verdauungsleukozytose
- körperliche Arbeit, Sport, Stress

61.2.2 Pathologische Leukozytose

Nikotinabusus

- = Raucherleukozytose

Bakterielle Infektionen (s. Fieber/Sepsis)

- z. B. Otitis purulenta, (Streptokokken)angina, Epiglottitis, bakterielle Pneumonie, Pyelonephritis, Urosepsis, Meningitis purulenta, Salmonellosen, Cholezystitis; akute, bakterielle Cholangitis; akute Appendizitis, Adnexitis, Peritonitis u. v. a. Ausnahmen: s. „Merke“

Merke M!

Bakterielle Infektionen mit Leukopenie
Typhus, Miliar-Tbc, Septikämien mit gramnegativen Erregern.

SIRS (systemisches inflammatorisches Response-Syndrom)

- generalisierte Entzündungsreation ohne Nachweis eines auslösenden Erregers, s. Fieber/Sepsis, auch Leukopenie

Sepsis

- SIRS mit Nachweis eines Erregers, s. Fieber/Sepsis

Andere, nicht bakterielle Entzündungen mit neutrophiler Leukozytose

- M. Still (Gesamtleukozytenzahl > 10 G/l, davon > 80 % Neutrophile), s. Gelenk-/Knochenschmerzen, Fieber/Sepsis
- Kawasaki-Syndrom (auch Thrombozytose), s. Fieber/Sepsis
- akutes rheumatisches Fieber (Leukozytose inkonstant), s. Gelenk-/Knochenschmerzen

Stoffwechselerkrankungen

- Ketoazidosen, Laktazidosen, s. Azidose
- Urämie

Krampfanfälle

- epileptische Anfälle (iktal oder postiktal)
- Anfälle bei Hypoglykämie, Hypokalzämie
- Anfälle bei hypertensiven Krisen

Akuter Blutverlust

- beim Neugeborenen, z. B. bei fetomaternaler bzw. fetofetaler Transfusion, subgalealer Blutung, M. haemorrhagicus neonatorum, s. Anämie/Blutarmut (Blutungsanämie)
- schwere Epistaxis bei Gerinnungsstörungen, s. Epistaxis
- Ösophagusvarizenblutungen, blutendes Ulcus ventriculi/duodeni, s. Anämie/Blutarmut
- blutendes Meckel-Divertikel, Invaginationen, Purpura abdominalis Schoenlein-Henoch, s. Blutungen, gastrointestinale; Anämie/Blutarmut
- Colitis ulcerosa, s. Blutungen, gastrointestinale
- Verletzungen mit größerem Blutverlust

Endokrine Erkrankungen

- M. Cushing, Cushing-Syndrom, dabei typisch auch die Verminderung der Eosinophilen

Hämoblastosen, andere Bluterkrankungen, Malignome

- akute myeloische Leukämie (AML, 15 % aller Leukämien im Kindesalter, häufigste Leukämiform bei Neugeborenen; **DD:** transientes myeloproliferatives Syndrom bei Trisomie 21
- chronisch myeloische Leukämie (ca. 5 % der Leukämien beim Kind, Leukozytose durchschnittlich 250 G/l, Philadelphia-Chromosom positiv

Cave

Chronisch myeloische Leukämie: Hyperurikämie, Nierenversagen.

- klonale myeloproliferative Erkrankung mit extramedullärer Blutbildung in Leber und Milz (Thrombopoese, Granulopoese)
- (oft) transitorisches myeloproliferatives Syndrom bei Trisomie 21
- Polycythaemia vera, s. Polyglobulie/-zythämie
- Malignome wie Ewing-Sarkom, Rhabdomyosarkom
- Leukozytenadhäsionsdefekt (LAD I, bis 100 G/l!), s. „Merke"
- auch bei LAD II (CDG IIc) extreme Leukozytose, s. Infektanfälligkeit
- nach Splenektomie (durch verlängerte Lebensdauer der Leukozyten, auch Thrombozytose), funktionelle Splenektomie u. a. bei Sichelzellanämie

Merke M!

LAD I: Synthesedefekt eines Leukozytenadhäsionsproteins, verzögerter Abfall des Nabelschnurrestes, Omphalitis, gehäufte Infektionen durch Bakterien und Pilze bereits im jungen Säuglingsalter, trotz massiver Leukozytose nekrotisierende und ulzerierende Entzündungen, Peritonitis, dystrophische Hautnarben, Hepatosplenomegalie, rezidivierende Pneumonien, AR.

Leukozytose und Thrombozytose

- Kawasaki-Syndrom
- Z. n. Splenektomie bzw. Autosplenektomie, s. o.
- Polycythaemia vera
- klonale myeloproliferative Erkrankung, s. o.
- akute Blutungsanämie
- infektiöse Thrombozytose

Tab. 61.1 Neutrophile Leukozytose.

Exantheme/Erytheme bei neutrophiler Leukozytose
• Kawasaki-Syndrom (Leukozytose mit Eosinophilie) • Scharlach (mit Eosinophilie) • Toxic-Shock-Syndrome (TSS, scarlatiniform!) • M. Still (meist urtikarielle Exantheme) • Erysipel, Phlegmone • nekrotisierende Fasziitis (initial Exanthem) • Sweet-Syndrom (akute febrile neutrophile Dermatose, Morphe ähnlich dem Erythema exsudativum multiforme), s. Exantheme/Enantheme • Staphylococcal Scaled Skin Syndrome (SSSS) • Petechien und Nekrosen bei Meningokokkeninfektionen • akutes rheumatisches Fieber (Erythema anulare) • kleinfleckige Hämorrhagien an Fingerkuppen und Zehen (Mikroembolien) bei Endocarditis lenta

Medikamente/Intoxikationen

- Steroide, ACTH, Lithium und Zytokine
- Prostaglandin-E1-Infusion beim Neonaten
- Blei, Insektengifte

61.3 Differenzialdiagnosen bei absoluter oder relativer Lymphozytose

- virale Infektionen, wie z. B. CMV, EBV, Röteln, s. „Merke"
- andere Infektionen (Toxoplasmose, Typhus, Brucellose)
- Pertussis mit Leukozytosen von 20–50 G/l, bis zu 80 % Lymphozyten
- akute infektiöse Lymphozytose mit Leukozytosen bis zu 100 G/l, davon bis zu 85–90 % Lymphozyten
- reaktive Lymphozytose in der Rekonvaleszenz von Infektionskrankheiten
- akute lymphatische Leukämie (> 80 % der Leukämien bei Kindern, meist Commo-ALL, Gesamtleukozytenzahl aber oft normal!), s. Petechien, Anämie/Blutarmut, Gelenk-/Knochenschmerzen, Fieber/Sepsis, Infektanfälligkeit
- M. Hodgkin
- chronische lymphatische Leukämie (im Kindesalter selten)
- Impfungen (durch Aktivierung von B-Lymphozyten, aber auch von T-Zellen)

Merke M!

Eine **Viruserkrankung** kann je nach Stadium eine **Lymphozytopenie** bzw. evtl. eine **Neutropenie** (Frühstadium, bedingt durch intrazelluläre Vermehrung der Viren und Leukozytenuntergang) oder eine **Lymphozytose** bzw. Neutrophilenvermehrung (erfolgreiche Abwehr, reaktive Vermehrung) nach sich ziehen. Kinder reagieren i. d. R. mit einer wesentlich heftigeren Lymphozytose als Erwachsene.

61.4 Differenzialdiagnosen bei Eosinophilie

- Erholungsphase nach Entzündungen („Morgenröte der Genesung")
- familiäre Eosinophilie (AD)
- Allergien (allergische Rhinitis, Asthma bronchiale, Neurodermitis, Nahrungmittelallergien)
- eosinophile Ösophagitis, eosinophile Gastritis/Gastroenteritis, s. Erbrechen/Emesis, Bauchschmerzen
- parasitäre Infektionen, z. B. Trichuriasis, Askaridiasis, Toxokariasis, Tänien, Echinokokkose, Infektion mit Fasciola hepatica (Leberegel)
- Löffler-Infiltrat (Lungenpassage von Askaridenlarven, Larven von Toxocara canis), allergische Alveolitis (manche Formen)
- pulmonale Aspergillose (z. B. bei CF)
- Vaskulitiden wie Churg-Strauss-Vaskulitis, Periarteriitis nodosa
- eosinophile Fasziitis (aus dem Formenkreis der zirkumskripten Sklerodermie)
- paraneoplastisch (bei M. Hodgkin, Non-Hodgkin-Lymphomen, manchen Karzinomen)
- M. Addison, s. Hyperkaliämie
- Sarkoidose
- Eosinophilie-Myalgie-Syndrom (evtl. durch verunreinigtes L-Tryptophan?)
- Kimura-Disease, s. Lymphknotenschwellungen/Lymphadenopathien
- idiopathisches Hypereosinophiliesyndrom, s. „Merke"
- Hämoblastosen (▸ Tab. 61.2)
- Medikamente (▸ Tab. 61.3)
- Syndrome mit begleitender Eosinophilie (▸ Tab. 61.4)

Merke M!

Idiopathisches Hypereosinophilie-Syndrom: genetisch heterogene Gruppe, periphere Gesamteosinophile > 1500 G/l, > 6 Monate, Organmitbeteiligung/-schädigung (Herz, Lunge, Splenomegalie, im Kindesalter selten), Übergang in B-Zell-Lymphom möglich.

Tab. 61.2 Hämoblastosen.

Mit möglicher Eosinophilie
• akute oder chronische Eosinophilenleukämie • chronisch myeloische Leukämie • akute Myelose • myelodysplastische Syndrome • selten bei ALL

Tab. 61.3 Medikamenteninduzierte allergische Reaktionen.

Mit Eosinophilie einhergehend
• Hautveränderungen, bes. durch Antibiotika (Penizilline, Cephalosporine, Chinolone), aber auch durch Allopurinol (assoziiert mit HLA-B57-Positivität) u. a. • interstitielle Nephritis durch Goldpräparate, Allopurinol, Penizilline, Chinolone • Pneumonitis durch Nitrofurantoin, Sulfasalizin, NSAR • DRESS-Syndrom (DRESS: **D**rug **R**ash with **E**osinophilia and **S**ystemic **S**ymptoms wie Fieber, Hepatitis, Lymphadenitis) • Hepatitis/Hepatopathie durch Phenothiazine, MTX, Penizilline, Chinolone, Allopurinol • Vaskulitiden durch Phenytoin, Chinolone, Sulfonamide, Allopurinol • Asthma/Polyposis nasi durch Aspirin, NSAR, ACE-Hemmer

Tab. 61.4 Syndrome mit erhöhter Infektneigung, „Ekzem", erhöhtem IgE und Eosinophilie.

Syndrom	Merkmale
Hyper-IgE-Syndrom	grobe Gesichtszüge, IgE stark erhöht, AD
Omenn-Syndrom	Sonderform des SCID, aber mit Lymphadenopathie, AR
Wiskott-Aldrich-Syndrom	Ekzem und Petechien, X-chromosomal rezessiv
IPEX-Syndrom	s. Durchfall/Diarrhö, Infektanfälligkeit, Anämie/Blutarmut
Comel-Netherton-Syndrom	Ekzem, ichtyosiforme Dermatose, Bambushaar, s. Alopezie/Haaranomalien

62 Lymphknotenschwellungen/Lymphadenopathien

62.1 Einführung

Definition

Lymphknotenvergrößerung unterschiedlicher Ätiologie bzw. Pathogenese. Außer im Inguinalbereich sind Lymphknoten normalerweise nicht palpabel und auch nicht sonografisch detektierbar. Vergrößerte Lymphknoten sind hingegen sonografisch bereits ab einer Größe von < 1 cm nachweisbar, aber erst ab einer Größe von 1–1,5 cm palpabel.

Merke

Eine sichere Unterscheidung zwischen **gutartigen** und **malignen** Lymphknotenvergrößerungen ist weder klinisch noch sonografisch sicher möglich. Im Zweifelsfall sollte daher unbedingt eine **Exstirpation** mit **histologischer** Untersuchung erfolgen.

62.2 Differenzialdiagnosen

62.2.1 Lokalisiert

Info

Befall eines einzelnen oder eines benachbarten Lymphknotens. Es ist aber durchaus möglich, dass eine **regionäre Lymphknotenstation** – zumindest tastbare LK betreffend – übersprungen wird und erst die übernächste Station anschwillt. Andererseits können z. B. bei einem entzündlichen Prozess am Unterarm neben den kubitalen auch die axillären LK vergrößert sein.

Entzündlich/infektiös

Bakteriell

- akute, häufig bakterielle Entzündungen (bes. im Bereich der Extremitäten, Gesicht) im zugehörigen Lymphabflussgebiet als Folge von Abszessen, Furunkeln, Phlegmonen, Erysipeln, Ekzemen (oft superinfiziert, z. B. durch Staphylococcus aureus), s. Exantheme/Enantheme, Pruritus/Juckreiz
- regionäre LK-Schwellungen bei Anginen (β-hämolysierende Streptokokken, Scharlach, Plaut-Vincent-Angina, Rachendiphtherie, s. Halsschmerzen, Dys-/Odynophagie
- Zellulitis-Adenitis-Syndrom durch B-Streptokokken (GBS, Late-Onset-Typ, zervikale, suppurierende Lymphadenitis, Otitis media, Fieber, Bakteriämie, Trinkschwäche), s. Ohrenschmerzen/Otalgien
- Katzenkratzkrankheit (durch Bartonella henselae, persistiert 4–6 Wochen bis 1 Jahr, gehäuft bei AIDS-Patienten), s. Splenomegalie
- Tuberkulose, atypische Mykobakterien (MOTT, in 90 % einseitig, Alter meist < 5 Jahren, s. u.)
- nach BCG-Impfung (je nach Impfstelle inguinal oder axillär, Einschmelzung möglich)
- Lymphogranuloma inguinale (durch Chlamydien)
- aktinomykose (Bakterien aus der Gruppe der Aktinomyzeten, am häufigsten zervikofazial)
- luetisches Primärstadium

Tab. 62.2 Sonografische Differenzierung von Lymphknoten bzgl. deren Dignität*.

Veränderung	Sonografische Darstellung
Entzündung	zentrales echoreiches Areal
Lymphome	echoarm
Metastasen	echoreich

*Naturgemäß gibt die Sonografie keine absolute Sicherheit bzgl. der Dignität.

Tab. 62.1 Differenzialdiagnose entzündliche vs. maligne Lymphknotenschwellungen mithilfe klinischer Parameter.

	Vermutlich entzündlich	Vermutlich maligne
Druck-/Spontanschmerz	(meist) ja, Ausnahmen: Tbc, HIV-Lymphadenopathie, Lues, Toxoplasmose	(meist) nein
Konsistenz	eher weich	i. d. R. hart
Beweglichkeit	i. d. R. gut verschieblich, Ausnahmen: Fistelbildung, Abszedierung	häufig mit der Unterlage verbacken
Dauer der Entstehung	wenige Tage	langsam wachsend, Wochen bis Monate
Verlauf	Rückbildung meist nach 2–3 Wochen	keine Rückbildungstendenz, Übergreifen auf andere LK-Stationen

Pilze

- Tinea capitis, LK-Schwellungen bevorzugt zervikal, s. u.

Anfangsstadium von Viruserkrankungen

- wie Rubeolen (okzipital), EBV, CMV, HIV, generalisiert, s. u.

Andere entzündliche Ätiologien

- Sarkoidose (periphere LK in etwa 30 % befallen, **DD** u. a. chronische Granulomatose, s. Fieber/Sepsis), SLE
- PFAPA-Syndrom (zervikal), s. Fieber/Sepsis
- Hyper IgD-Syndrom (zervikal)), s. Fieber/Sepsis
- Kawasaki-Syndrom (zervikal > 1,5 cm), s. Exantheme/Enantheme, Fieber/Sepsis
- chronische Granulomatose (Lymphknotenabszesse in 60–80 %, meist durch Staphyloccocus aureus)
- **IgG4-assoziierte Lymphadenopathie**, s. Autoimmunpankreatitis, Bauchschmerzen

Onkogen

- ALL (in ca. 50 % LK-Schwellungen)
- M. Hodgkin (Stadium I, initial am häufigsten zervikal/supraklavikular), Non-Hodgkin-Lymphome (Stadium I, s. „Merke")
- Rhabdomyosarkom (zervikal), Neuroblastom
- Metastasen beim Schilddrüsenkarzinom, s. „Merke"
- nasopharyngeales Karzinom (evtl. EBV-induziert, bevorzugt bei Asiaten auftretend, auch retropharyngeale Metastasierung möglich, MRT)

Merke M!

Hochmaligne **Non-Hodgkin-Lymphome** im Kindesalter zeigen einen **kurzen, symptomarmen Verlauf**, ein **M. Hodgkin** wird dagegen oft erst nach **längerer Zeit** klinisch manifest.

Merke M!

Das **Schilddrüsenkarzinom** ist das **häufigstes** Karzinom des Kindesalters (papillär, follikulär, medullär – Kalzitoninbestimmung! MEN 2a,selten anaplastisch). Oft Erstmanifestation mit therapieresistenter **zervikaler Lymphadenopathie** (oder/und mit intrathyreoidalem Knoten). Zunahme der Inzidenz durch Strahlentherapie (malignes Lymphom, M. Hodgkin) sowie durch Reaktorunfälle (z. B. 1986).

Pseudo-Lymphadenitiden im lateralen Halsdreieck

- laterale Halszyste (evtl. infiziert, Residuen des 2. Kiemenbogens, am vorderen Rand des M. sternocleidomastoideus, wenn nicht infiziert oder indolent, s. auch branchiootorenales Syndrom (BOR), s. Uro-/Nephropathien, angeborene
- Hygroma colli (zervikales Lymphangiom, evtl. ins Mediastinum reichend)
- zervikale Thymuszysten (eher selten)
- Dermoide bzw. Teratome der Halsregion

Fistelbildungen, Abszedierung

- tuberkulöser Primärkomplex, z. B. zervikal
- BCG-Impfung (axillär oder inguinal, je nach Impfstelle)
- MOTT (atypische Mykobakterien, z. B. Mycobacterium avium, meist zervikal)
- andere einschmelzende Lymphadenitiden, z. B. durch Staphylococcus aureus
- Einschmelzung beim neonatalen Zellulitis-Lymphadenitis-Syndrom durch GBS
- Aktinomykose (Erreger: Actinomyces israelii, Hauptform: zervikofaziale Aktinomykose von der Mundhöhle ausgehend)
- chronische Granulomatose, s. o.
- Lymphogranuloma inguinale (Erreger: Chlamydia trachomatis, oberhalb bzw. unterhalb des Leistenbandes, evtl. bei älteren Jugendlichen)
- Tularämie (Erreger: Francisella tularensis, kutanglanduläre Form mit schmerzhafter Lymphadenitis)

62.2.2 Generalisiert

Info i

Befall von zwei oder mehr Lymphknotenregionen.

Entzündlich

Bakteriell

- Tuberkulose (Skrofulose, Halsdrüsengeschwulst, z. B. bei Immigrantenkindern)

Tab. 62.3 Seltenere, aber zur DD wichtige LK-Erkrankungen.

Erkrankung	Merkmale
Kikuchi-Fuimoto-Erkrankung	nekrotisierende Lymphadenitis, meist im hinteren Halsdreieck, aber auch generalisiert, meist jüngere asiatische Frauen
Kimura-Disease	schmerzlose, chronisch-entzündliche, einseitge zervikale Lymphadenopathie bzw. subkutane, tumorähnliche Infiltrate meist im Kopf- und Halsbereich, Eosinophilie, IgE-Erhöhung
Rosai-Dorfman'sche Erkrankung	Sinushistiozytose mit massiver Lymphadenopathie, Phagozytose von Lymphozyten durch Histiozyten, meist zervikal, extranodale Manifestationen möglich: Haut, ZNS, Auge, Respirationstrakt
Castleman-Syndrom (HHV-8)	Giant Lymphe Node Hyperplasia, lokalisierte Form, Fieber, in ca. 20 %, HIV-assoziierter multizentrischer M. Castleman

- Brucellose (axillär und zervikal)
- Tularämie („Hasenpest", zervikal und retroaurikulär, auch inguinal)
- Lymphadenitis meseraica (**DD:** akute Appendizitis durch Yersinien, A-Streptokokken, aber auch durch Adenoviren), s. Bauchschmerzen
- M. Whipple (mesenteriale und retroperitoneale LK-Vergrößerungen), s. Bauchschmerzen, Gelenk-/Knochenschmerzen
- Listeriose (oft unter mononukleoseähnlichem Krankheitsbild verlaufend, außer bei Neugeborenen)
- Lues (im Sekundärstadium)
- Infektion durch Mycoplasma pneumoniae (generalisierte LK-Schwellungen möglich)

Tab. 62.4 Typische LK-Lokalisationen bei pädiatrisch wichtigen Krankheitsbildern.

Lokalisation	Erkrankung
okzipital	inzipiente Rubeolen, Parvovirusinfektion, Impetigo der Kopfhaut, Trichophytie des Kapillitiums, Pediculosis capitis
retroaurikulär	Otitis externa, auch Otitis media, Gehörgangsekzem, Parvovirusinfektion
präaurikulär	Konjunktivitis (z. B. durch Adenoviren), Parinaud-Konjunktivitis (einseitig), z. B. Katzenkratzkrankheit, MOTT (15 %)
angulär	Tonsillitis, Pharyngitis, Peritonsillitis, Peritonsillarabszess, M. Pfeiffer, Rachendiphtherie
submandibulär	MOTT (60–70 %, atypische Mykobakterien, sehr hartnäckig, u. U. fistelnde Lymphadenitiden), Nasenfurunkel, Zahnherde, Stomatitis
zervikal	MOTT, **DD:** chronische Granulomatose, Fistel-Abszedierung! Stomatitis, Epiglottitis, Zellulitis-Lymphadenitis-Syndrom, Diphtherie (Cäsarenhals), Tularämie, Malaria, M. Hodgkin Stadium I, Meta von Nasopharyngeal Carcinoma, Kawasaki-Syndrom, PFAPA-Syndrom, CFS, Hyper-IgD-Syndrom, Kikuchi-Lymphadenitis, Rosai-Dorfman'sche Erkrankung, Bartonella henselae,Tinea capitis
axillär	Verletzungen am Oberarm, BCG-Impfung am Oberarm, Mastitis neonatorum, Metastasen bei Mamma-Ca, Katzenkratzkrankheit (s. o.), Whirlpool-Dermatitis, s. Pruritus/Juckreiz
kubital	Katzenkratzkrankheit, Entzündungen und Verletzungen von Hand und Fingern wie Panaritium, Paronychie, Herpes digitalis
supraklavikulär	Metastasen von Malignomen des Magens, Mediastinums und der Lunge
inguinal	Verletzungen am Bein, Fußmykosen, venerische Erkrankungen, Tularämie (z. B. Zeckenbiss am Bein), nach BCG-Impfung gluteal; Metastasen von Tumoren an der unteren Extremität (z. B. Melanom)

Viral

- infektiöse Mononukleose, s. Splenomegalie
- Rubeolen, auch nach Rötelnimpfung, Zytomegalie
- Lymphocytosis infectiosa, Coxsackie- und Adenoviren, Influenza
- HIV-Lymphadenopathie (> 8 Wochen), s. Infektanfälligkeit

Parasitär

- Protozoen wie Toxoplasmose (Lymphadenitis toxoplasmotica, auch Leber und Milzbefall)

Weitere Erkrankungen entzündlicher Natur

- M. Still, Felty-Syndrom, s. Gelenk-/Knochenschmerzen
- familiäres Mittelmeerfieber, s. Fieber/Sepsis
- SLE (in 30 %), Sjögren-Syndrom
- Sarkoidose (z. B. Stadium I: hiläre LK-Vergrößerungen ohne sichtbare Lungenherde)
- chronische Granulomatose (Lymphknotenabzesse – oft im Halsbereich, Staphylokokken (30 %) > Serratia > Candida > Klebsiellen, charakteristisch für die chronische Granulomatose ist das Auftreten eines diskoiden Lupus erythematodes bei der Mutter des betroffenen Patienten)
- hämophagozytische Lymphohistiozytose (HLH), MAS, s. Fieber/Sepsis
- generalisiertes Säuglingsekzem (atopisches Ekzem, speziell bei Superinfektion)
- Omenn-Syndrom (Sonderform des SCID, LK-Schwellung im Gegenatz zu anderen zellulären Immundefektsyndromen), s. Infektanfälligkeit
- AID-Mangel (AID: „activation-induced cytidin deaminase", IgG u. IgA erniedrigt, vergrößerte Lymphknoten mit vergrößerten Keimzentren, AR), s. Infektanfälligkeit
- UNG-Mangel (UNG: Uracil-N-Glykosylase, AR, IgG u. IgA vermindert, vergrößerte Lymphknoten mit vergrößerten Keimzentren), s. Infektanfälligkeit

Speicherkranheiten

- M. Niemann-Pick, s. Splenomegalie
- M. Gaucher, s. Splenomegalie

Tab. 62.5 Katzenkontakt.

Mögliche Erkrankungen nach Katzenkontakt
• Katzenkratzkrankheit (Erreger: Bartonella henselae) • Toxoplasmose (Erreger: Toxoplasma gondii; **Cave:** rohes Fleisch, Katzenkot, Gravidität) • Pasteurella multocida (schmerzhafte lokale Entzündungen, selten Generalisierung) • Katzenpockeninfektion

L

Medikamentös

- Antikonvulsiva wie Hydantoine, Carbamazepin (Pseudolymphom-Syndrom mit Fieber, Exanthemen, evtl. Hepatosplenomegalie)
- Allopurinol, Ciclosporin A
- DRESS-Syndrom (Fieber, Hepatopathie), s. Leukozytose (Eosinophilie), Fieber/Sepsis

Onkogen

- Leukämien (LK-Vergrößerungen bei ALL in etwa 50%), s. Splenomegalie, Petechien
- chronische lymphatische Leukämie (sehr selten im Kindesalter)
- M. Hodgkin (nicht selten Sekundärmalignome, Stadien und Histologie: ▶ Tab. 62.6)
- Non-Hodgkin-Lymphome, Untergruppen (▶ Tab. 62.7)
- postransplantationelle lymphoproliferative Erkrankung
- LK-Metastasen (z. B. metastasierendes Schilddrüsenkarzinom, s. o.)
- Histiozytosis X (Langerhans-Histiozytose, Typ Abt-Letterer-Siwe), s. Petechien, Hepatomegalie/-pathie (Hepatosplenomegalie), Ekzem
- Castleman-Syndrom (generalisierte Form, Hepato-/Splenomegalie, Fieber in ca. 70%, neoplastische Transformation in malignes Lymphom oder Kaposi-Sarkom möglich)
- Sézary-Syndrom (kutanes T-Zell-Lymphom mit Erythrodermien, Pruritus, oft Alopezie, Hyperkeratose, Nagelveränderungen), s. Pruritus/Juckreiz

Tab. 62.6 Stadien des M. Hodgkin.

Stadium	Merkmale
I	s. o.
II	≥ 2 LK-Regionen auf der gleichen Zwerchfellseite
III	LK-Regionen auf beiden Zwerchfellseiten
IV	diffuser Befall von extralymphatischen Organen mit oder ohne LK-Beteiligung
• A-Symptomatik	ohne Gewichtsverlust, Fieber und Nachtschweiß
• B-Symptomatik	mit den genannten Symptomen, z. B. Stadium IIIB, Histologie, s. u.

Tab. 62.7 M. Hodgkin.

Histologie (wichtig für Prognose!)
• noduläre Sklerose (60–80% der Fälle) • gemischtzellig (ca.15%) • lymphozytenreich (3–4%) • lymphozytenarm (1–2%)

Tab. 62.8 Untergruppen der Non-Hodgkin-Lymphome (NHL) – hochmaligne Formen.

Untergruppe	Charakteristik
B-Zell-Lymphome	• diffuses großzelliges B-NHL • Burkitt-Lymphome* (onkogenes Virus: EBV bei endemischem Burkitt-Lymphom)
T-Zell-Lymphome	• anaplastisches T-NHL • lymphoplastisches T-NHL • immunoplastisches T-NHL

*Der am schnellsten wachsende menschliche Tumor.

L

63 Meningismus/(Enzephalo-)Meningitis

63.1 Einführung

Definition

Schmerzhafte **Nackensteife** bei Erkankungen der **Meningen selbst** oder bei Reizung der Hirnhäute durch **Nachbarorgane**. Klinisch ist ein nicht durch eine Meningitis bedingter Meningismus kaum von einem Begleitmeningismus zu trennen. Bei komatösen Patienten oder nach der Verabreichung von antikonvulsiven Medikamenten (z. B. Benzodiazepinen beim Krampfanfall) kann der Meningismus gänzlich fehlen, ebenso im Säuglingsalter.

Bei Säuglingen ist die gespannte bzw. **pulsierende Fontanelle** ein deutlicherer Hinweis auf eine Meningitis als die Nackensteife (Ausnahme: als Folge einer Exsikkose eingesunkene Fontanelle).

Tab. 63.1 Klinische Zeichen.

Zeichen	Befund
Brudzinski-Zeichen	passives Beugen des Kopfes im Liegen bewirkt Beugung in Hüft- und Kniegelenken
Dreifußphänomen	im Sitzen Abstützen mit den Armen hinter dem Rumpf
Kernig-Zeichen	schmerzhafter Widerstand beim Versuch der passiven Streckung der gebeugten Kniegelenke bei gebeugten Hüftgelenken
Kniekussphänomen	Berührung der gebeugten Knie mit den Lippen im Sitzen nicht möglich
bombierte Fontanelle (beim Säugling, s. u.)	pulsierende, vorgewölbte große Fontanelle

Merke M!

Eine **gespannte** (bombierte) **große Fontanelle** spricht für einen erhöhten intrakraniellen Druck bei: Meningitis, subduralem Hygrom/Empyem; intrakraniellen Blutungen, z. B. nach Schütteltrauma; Hydrozephalus, postpunktionell; Vitamin-A-Überdosierung, unkomplizierte **HHV-6**-Infektion (in > 20 %), intrakraniellem Tumor (dieser jedoch selten bei noch offener Fontanelle), bei Shuntinsuffizienz.

63.2 Differenzialdiagnosen

63.2.1 Direkte Reizung der Meningen bzw. Wurzelirritation

Infektiös

Bakteriell/Protozoen/Pilze

- Meningitis purulenta, Meningokokkenmenigitis,-sepsis (▸ Tab. 63.3), s. Fieber/Sepsis, Petechien
- nach Operationen am ZNS, z. B. infizierter ventrikulärer Shunt, Kochlea-Implantate
- Meningitis tuberculosa (typisch schleichender Verlauf, oft mit Vaskulitis, s. „Merke“), s. Schlaganfall/Apoplexie
- Borrelienmeningitis, Borrelienmeningoenzephalitis, Bannwarth-Syndrom (lymphomonozytare Meningoradikuloneuritis durch Bottelia burgdorferi)
- Polyradikuloneuritis anderer Ätiologie, s. Lähmungen
- Meningitis durch Kryptokokken (Cryptococcus neoformans), bes. bei HIV-Kranken

Tab. 63.2 Symptomatik von Meningitiden/Meningoenzephalitiden unterschiedlicher Genese.

Symptome		
Bakterielle Meningitis	**Virale Meningitis**	**Meningoenzephalitis**
hohes Fieber	Fieber	hohes Fieber
Meningismus	Meningismus (eher mäßig)	Meningismus
Krampfanfälle, Koma		Vigilanzstörungen, Krampfanfälle, Koma
starke Kopfschmerzen	Kopfschmerzen	Kopfschmerzen
Übelkeit, Erbrechen	Übelkeit, Erbrechen	Übelkeit, Erbrechen
Hörstörungen (bei Pneumokokken oft bereits initial vorhanden)	bei Mumpsmenigitis Hörstörungen	kognitive Störungen: Aphasie, Apraxie, Hörstörungen
Verwirrtheit		Delirien
Lichtscheu, Irritabilität, Trinkschwäche (Säuglinge)	Lichtscheu, Lärmscheu	Irritabilität, Trinkschwäche (Säuglinge)
	Myalgien	Paresen, Hirnnnervenausfälle
Petechien, Hautblutungen, Nekrosen (Meningokokken)	Exantheme	Exanthem (z. B. Masernenzephalitis, 3.–9. Tag nach Exanthembeginn)
Herpes labialis, bes. bei Pneumokokken-Meningitis	Parotis-/Submandibularisschwellung, Orchitis (Mumps)	Herpes labialis oder Stomatitis aphthosa bei HSV-1-Enzephalitis

- Meningoenzephalitis durch Toxoplasmen (Neonatalperiode, HIV)
- Hirnabszess (meist lokal fortgeleitet von Sinusitis, Otitis, Mastoiditis, hämatogen z. B. bei Endokarditis, offene Schädel-Hirn-Traumata, Liquorfistel)
- subdurales Hygrom bzw. Empyem

Cave

Subdurales Hygrom bzw. Empyem: Wiederauffiebern nach/bei Meningitis purulenta.

Viral (▶ Tab. 63.3)

- Menigoenzephalitis (viral, wie z. B. Herpes-simplex-Enzephalitis, autosomal-dominante akute nekrotisierende Enzephalopathie nach Virusinfekten), s. Bewusstseinsstörungen
- **DD** der Enzephalitiden: FIRES, s. Krampfanfälle
- Meningitis serosa, s. Fieber/Sepsis
- Poliomyelitis, s. Lähmungen
- ADEM-Syndrom (getriggert durch Virusinfektionen oder Impfungen, jedoch autoimmune Mechanismen), s. Lähmungen

Nicht infektiös

- Neurotoxikose (hyperpyretische Toxikose, keine Pleozytose im Liquor), s. Fieber/Sepsis, Durchfall/Diarrhö, Hypernatriämie
- Subarchnoidalblutung (typische Trias: Vernichtungskopfschmerz – Meningismus – Übelkeit/Erbrechen), s. Kopfschmerzen
- Epi- und Subduralblutung (s. Bewusstseinsstörungen), Tumoren (Meningosis carcinomatosa)
- Insolation, s. Fieber/Sepsis, Kopfschmerzen
- postpunktionelles Syndrom nach Lumbalpunktion (einige Tage dauernd, Besserung im Liegen), s. Kopfschmerz
- Opisthotonus bei Spastizität, s. Lähmungen
- Opisthotonus bei Prozessen in der hinteren Schädelgrube, z. B. Arnold-Chiari-Malformation, s. Schädelauffälligkeiten

Onkogen

- Meningosis leucaemica (stärkste Kopfschmerzen, evtl. Fazialisparese), s. Kopfschmerzen, Fazialisparese
- Tumor im Zervikalmarkbereich
- Tumor mit Aussaat in den Liquorraum wie primärer Hirntumor, Metastasen anderer Tumoren

Tab. 63.3 Häufige Meningitis-, Meningoenzephalitis-Erreger.

Bakterielle Erreger	Virale Erreger	Für Mitteleuropa relevante virale Erreger
Pneumokokken (Streptococcus pneumoniae)	Coxsackie-Viren A7, A9, B2, B4, B5	Coxsackie-Viren
Meningokokken (Neisseria meningitidis)	FSME-Virus, Masernvirus, CMV	FSME-Virus
Haemophilus influenzae (Typ b)	Mumpsvirus	Mumpsvirus
Borrelien (Borrrelia burgdorferi)	HIV, Lassa-Virus	HIV
Listerien (Listeria monocytogenes)	HSV, VZV, Adenoviren (Typen 3, 5–7, 2, 32)	HSV, VZV, VZV sine herpete, Adenoviren
Leptospiren	Enterovirus 71	Enterovirus 71
Mycobacterium tuberculosis	ECHO-Viren 4, 6, 9, 30, Parechoviren	Toskana-Virus (Sandfly-fever – Mittelitalien, Urlaub)
Mykoplasmen (Meningoenzephalitis)	EBV, Rötelnvirus, Rabies	EBV
	Polioviren	
	Parvo-B19-Virus	Parvo-B19-Virus
	Hantaviren, HHV-6	Hanta-Viren, HHV-6
	Influenza-, Parainfluenza-Viren	
	LCM-Virus (**Cave:** pränatale Infektion)	

M

Merke M!

Die **FSME** verläuft im Kindesalter meist als **seröse Meningitis**, wenngleich oft mit so starkem Meningismus, dass an eine Meningitis purulenta gedacht wird. Je älter die Patienten sind, umso eher tritt eine **Menigoenzephalitis** mit konsekutiven Spätschäden wie Hörverlust, Paresen und zerebralen Anfällen auf. Die **Mumpsmeningitis** ist durch die Schutzimpfung heute seltener geworden. Sie ist jedoch durch relative hohe Liquorzellzahlen und einen anfänglich relativ hohen Anteil an neutrophilen Granulozyten gekennzeichnet, sodass sich speziell, wenn die Parotitis bereits im Abklingen ist oder bei einem „Mumps sine parotitide", differenzialdiagnostische Schwierigkeiten gegenüber einer bakteriellen Meningitis ergeben können. Eine mit einem – evtl. fokalen – **Anfall** beginnende Menigoenzephalitis bzw. bei Vorliegen zentraler Ausfälle sollte primär als **HSV-1-Infektion** (hämorrhagisch nekrotisierende **Temporallappenenzephalitis**) aufgefasst und dementsprechend behandelt werden, auch wenn sich initial im MRT noch keine Läsionen im Bereich der **Temporalregion** zeigen. Nach Prodromalstadium: progrediente neurologische Symptomatik mit fokalen epileptischen Anfällen, Wesensveränderungen, Hemiparesen, Geruchshalluzinationen, Aphasie, Bewusstseinsstörungen, Hirnnervenausfällen. Genetische Prädisposition wahrscheinlich.

Merke M!

Die **tuberkulöse** Meningitis zeigt einen eher schleichenden Beginn mit Spielunlust, Wesensveränderungen, unklarem Fieber, Kopfschmerzen, Erbrechen und neurologischen Ausfällen. Ihre Inzidenz nimmt aufgrund der steigenden HIV-Infektionen wieder zu. Zum Ausschluss einer Tb-Meningitis sollte die **Liquor-ADA** (Adenosin-Deaminase) bestimmt werden. Eine erhöhte ADA-Aktivität spricht für eine tuberkulöse Meningitis.

Cave ⚠

Multiresistente Tuberklulose-Stämme (MDR-Tbc).

Tab. 63.4 Neugeborenenmeningitis: Symptome und Erregerspektrum.

Symptome oft untypisch, kein Meningismus	Erreger

• Temperaturlabilität
• schrilles Schreien
• Untertemperatur
• Trinkschwäche
• Irritabiliät
• Apnoeanfälle
• Zyanose
	• Enterobacteriaceae (70 %)
	  ○ E. coli, Klebsiella
	  ○ Serratia marcescens
	  ○ Salmonellen
	• Streptokokken der Gruppe B (20 %)
	  ○ Streptococcus agalactiae
	• Listerien (10 %)
	  ○ Listeria monozytogenes

Merke M!

Liquor-Pleozytose bei Neugeborenen und jungen Säuglingen

Normalwerte (Kestenbaum et al. 2010):

- 95. Perzentile, 28 Tage: 19/µl
- 95. Perzentile, 29–56 Tage: 9/µl

Tab. 63.5 AIDS und Meningitis/Meningoenzephalitis.

Ursachen
• direkt durch das HIV-Virus, **DD:** AIDS-Enzephalopathie • Meningtis tuberculosa • Kryptokokkenmeningitis • Meningitis durch Histoplasmen • Enzephalitis durch Toxoplasmen • Zytomegalievirus-Infektionen des ZNS

Tab. 63.6 Meningitiden/Enzephalitiden bzw. Pleozytosen.

Sonderformen
• postvakzinale Meningitis durch Polio-Lebendimpfstoff, auch nach Masernimpfung • Meningitis (aseptische) und Meningoenzephalitis durch Mykoplasma pneumoniae • Meningosis leucaemica (mononukleäre, evtl. atypische Zellen) • Meningitis concomitans bei Hirntumoren oder Hirnabszessen • ADEM (mononukleär) • Mollaret-Syndrom (rezidivierende abakterielle Meningitis, bis zu 15 Attacken mononukleärer Meningitiden, selbstlimitierend, vermutlich durch Herpes-2-Virus (PCR) • progressive chronische Meningitis beim CINCA-(Nomid-) Syndrom (Neutrophile und Eosinophile!), s. Fieber/Sepsis • Meningitis beim Kawasaki-Syndrom (aseptische Meningitis mit geringer Pleozytose) • Meningitis bei Sarkoidose • aseptische Meningoenzephalitis beim Sjögren-Syndrom, hier auch Pachymeningitiden beschrieben • aseptische Meningitis bzw. Meningoenzephalomyelitis bei M. Behçet • aseptische Meningitis bei anikterischer Leptospirose • lymphozytäre Meningitis beim Aicardi-Goutieres-Syndrom (intrathekale INF-α-Erhöhung), s. Lähmungen • aseptische Menigitis beim Vogt-Koyanagi-Harada-Syndrom, s. Pigmentanomalien, Vitiligo • Hashimoto-Enzephalopathie: diskrete Pleozytose möglich • rezidivierende Perichondritis: aseptische, monozytäre Meningitis möglich, s. Ohrenschmerzen/Otalgien, Hörstörungen • Anti-N-Methyl-D-Aspartat-Rezeptor-Enzephalitis (Anti-NMDAR-Enzephalitis, autoimmun, evtl. paraneoplastische Teratome, z. B. Ovar, lymphozytäre Pleozytose) • chronische Menigoenzephalitis bei Agammaglobulinämie durch ECHO 6, 9, 11 und 18 sowie durch andere Viren • limbische Enzephalitis (leichte lymphozytäre Pleozytose, DD: Herpes-simplex-Enzephalitis) s. Bewusstseinsstörungen, Krampfanfälle

M

Tab. 63.7 (Enzephalo-)Meningitiden.

Medikamentös bedingt (meist polynukleäre Pleozytose)
• i. v.-Immunglobuline • Cotrimoxazol, Cephalosporine • Ibuprofen, Azathioprim • Lamotrigin • NH • OKT-3-Antikörper

Tab. 63.8 Meningitiden bzw. Enzephalitiden.

Akute und chronische Komplikationen
• inadäquate ADH-Sekretion; **Cave:** Überwässerung • intravasale Gerinnung (DIC), Kapillarlecksyndrom, Schock (Waterhouse-Friderichsen-Syndrom), Multiorganversagen • Sinusvenenthrombose • subdurales Hygrom bzw. Empyem (neuerlicher Fieberanstieg) • Innenohrschwerhörigkeit, Taubheit: bakteriell (Pneumokokken), viral (Mumps) 7–19 % • Menigokokkenperikarditis, reaktive Menigokokkenperikarditis (vermutlich durch zirkulierende Immunkomplexe, 6–16 Tage nach Therapiebeginn) • mentale Beeinträchtigung (10–15 %) • Paresen, z. B. Hemisyndrom, Hirnnervenstörungen (2–10 %) • konsekutives Anfallsleiden (4–7 %) • Sehstörungen (2–4 %) • Hydrozephalus (1–2 %)

Tab. 63.9 Ursachen rezidivierender Meningitiden.

Ursachen	Bemerkung
Z. n. Splenektomie	**Cave:** Pneumokokken, Hämophilus
funktionelle Asplenie	Sichelzellanämie, Z. n. Milztorsion
Asplenie	Ivemark-Syndrom (Jolly-Körperchen +)
AK-Mangel-Syndrome	B-Zell-Defekte, kombinierte B- und T-Zell-Defekte, HIV, s. Infektanfälligkeit
Komplementdefekte C5–C7	**Cave:** Neisseria meningitidis
Mangel an mannosebindendem Lektin (MBL) (5.–18. Lebensmonat)	Meningokokken-, Pneumokokkenmenigitis, s. Infektanfälligkeit
übersehene frontobasale Schädelfrakturen	Leitsymptom Liquorrhö!
Mondini-Dysplasie (auch beim Pendred-Syndrom vorkommend – Hypothyreose, Struma)	kongenitale Innenohrmalformation, sensoneurale Schwerhörigkeit, Liquorfistel ins Mittelohr, Liquorrhinorrhö, Otorrhö
neuroenteritische Fisteln	Verbindung Darm – Epiduralspalt
Meningoenzephalozelen	z. B. transethmoidale mit Liquorrhoe
sakraler Dermalsinus*, selten: nasaler oder okzipitaler Dermalsinus	**Cave:** gramnegative Stäbchen

*DD: Sakraler Dermalsinus vs. Fossa coccygica (Pilonidalsinus): Letztere ohne Verbindung (= von Epithel ausgekleidete Fistel) zum Lumbalkanal.

63.2.2 Indirekte Reizung der Meningen

- hochfieberhafte Infektionen
- Oberlappenpneumonie
- Tonsillitis acuta
- Peritonsillitis, Pertonsillarabszess, Retropharyngealabszess
- zervikale Lymphadenitis

63.2.3 Prozesse der Halswirbelsäule, der Wirbelgelenke und der Halsmuskulatur

Angeboren

- Klippel-Feil-Syndrom (Blockwirbelbildung Halswirbelsäule)
- gestörte Kopfrotation bei LHX3-Defekten (kurzer, gedrungener Hals), s. Minder-/Kleinwuchs (Transkriptionsfaktoren)

Erworben

- Verletzungen wie Peitschenschlagtrauma, Frakturen der HWK
- Entzündungen der Intervertebralgelenke, z. B. JIA (Rotation oder Flexion der HWS oft unmöglich), s. Gelenk-/Knochenschmerzen
- Spondylitis im Bereich der HWS
- Bandscheibenvorfall im HWS-Bereich
- Muskelverspannungen („Hartspann"), s. Rückenschmerzen/juvenile Osteoporose
- Torticollis, Ätiologie (▶ Tab. 63.10)
- Sandifer-Syndrom (bei Hiatushernie), s. Krampfanfälle
- Metoclopramid-(Paspertin-)Idiosynkrasie (hypertondyskinetisches Syndrom); **DD:** lokaler Tetanus im Hirnnervenbereich
- Tetanus (Trismus, Risus sardonicus, Opisthotonus, meist afebril); **DD:** Strychninvergiftung
- Stiff-Man-Syndrom (auch mit passagerem Trismus und Risus sardonicus; **DD:** Tetanus), s. Rückenschmerzen/juvenile Osteoporose

Tab. 63.10 Torticollis.

Mögliche Ursachen
• Zerebralparese • Myositis der Halsmuskulatur • bei entzündlichen Prozessen, Gefäßmissbildungen bzw. Tumoren der HWS oder der hinteren Schädelgrube • Pseudotumor des M. sternocleidomastoideus • Syndrom Torticollis – renale Dysplasie – Kryptorchismus (Xq28) • Grisel-Syndrom (infektiös bedingter Torticollis, z. B. nach Racheninfekt, erhöhte Neigung zum Grisel-Syndrom beim Patienten mit Marfan-Syndrom) • Subluxation des Atlantookzipitalgelenks, bes. bei Trisomie 21 zu beobachten

64 Meteorismus/Blähungen

64.1 Einführung

Definition [ ]

Übermäßige **Ansammlung** von **Gas** im **Verdauungstrakt**, besonders im Dickdarm (Meteorismus intestinalis), seltener im Magen. Zu einem Abgang von Darmgasen (Flatulenz) kommt es dabei in der Regel nicht. Freilich werden im klinischen Alltag Meteorismus und Flatulenz manchmal synonym verwendet.

64.2 Differenzialdiagnosen

64.2.1 Aerophagie

- Aerophagie beim Säugling, s. „Merke"
- Aerophagie bei älteren Kindern und Erwachsenen (hastige Nahrungsaufnahme, oft auch mit neurotischem Hintergrund)

Merke M!

Arerophagie beim Säugling:
- zu großes Saugerloch
- zu hastiges Trinken
- Ungelduld beim Füttern (zu wenig aufstoßen lassen)

64.2.2 Organische Ursachen

- Dünndarmatresie/-stenose (geblähter Oberbauch, eingesunkener Unterbauch), s. Erbrechen/Emesis
- nekrotisierende Enterokolitis (typischerweise Pneumatosis intestinalis!), s. Blutungen, gastrointestinale
- toxisches Megakolon (mit Perforation, z. B. beim Megacolon congenitum, bei Colitis ulcerosa
- perforiertes Ulcus ventriculi, seltener U. duodeni (Steroide, NSAR, Stressulkus auch beim Neonaten, akuter Trommelbauch, Luftsichel bei Abdomenübersichtsaufnahme im Hängen)
- Ileus, paralytischer (verminderte Gasresorption aus dem Darm)

Tab. 64.1 Meteorismus.

Pathogenese
• vermehrte Gasbildung durch Bakterien infolge unverdauter Nahrungsbestandteile im Dickdarm • Aerophagie • Passagehindernisse in Richtung Analkanal • verminderte Resorption von Gasen im Dickdarm

- Briden nach vorangegangener Laparatomie bzw. Stenosen (intramural und extramural gelegen, dadurch verhinderte Passage in den Enddarm)
- intermittierender Volvulus, s. Bauchschmerzen, Durchfall/Diarrhö (proteinverlierende Enteropathie)
- Kurzdarmsyndrom (angeboren oder postoperativ), s. Durchfall/Diarrhö
- Dumping-Syndrom (nach Magenresektion, zu kurze Verweildauer der zu verdauenden Nahrung, diese gelangt unverdaut in den Dickdarm), s. Hypoglykämie
- Z. n. Fundoplikatio (Gas-Bloat-Syndrom, Magengase gelangen nicht bzw. nur erschwert über den Ösophagus nach außen)
- Flexura-coli-lienalis-Syndrom (Knickbildung, behinderte Passage Richtung Enddarm)
- Chilaiditi-Syndrom (Position des Colon transversum zwischen Leber und Zwerchfell)
- Pneumoperitoneum, s. „Merke"

Merke M!

Pneumoperitoneum, d. h. **Luft oder Gasansammlung im Peritonealraum** (im Abdomen-Übersichtsröntgen im Stehen bzw. Hängen zeigt sich ein typisches **subdiaphragmales Luftsichel-positives Rigler-Zeichen**).

Ursachen:
- Magen-Darm-Perforationen, s. o.
- postoperativ nach intraabdominellen Eingriffen
- nach laparaskopische Eingriffen (Insufflation von CO_2)

64.2.3 Funktionelle Ursachen

- Spastik bei Colon irritabile, s. „Merke"
- Begleitsymptom bei Gastroenterokolitiden (z. B. paralytischer Ileus)
- Begleitsymptom bei chronischer Obstipation
- Laktose-Intoleranz (Laktasemangel), s. Durchfall/Diarrhö (osmotische Diarrhö), Bauchschmerzen

Tab. 64.2 Meteorismus.

Symptome
• Druck- und Völlegefühl im Abdomen • evtl. kolikartige Schmerzen („Nabelkoliken", jedoch nicht allein durch Meteorismus bedingt) • rumorende Darmgeräusche • Verstärkung einer Dyspnoe bei Säuglingen (z. B. bei Bronchiolitis oder Pneumonie durch Zwerchfellhochstand) • Roemheld-Syndrom (funktionelle Herzbeschwerden durch Oberbauchmeteorismus, im Kindesalter selten)

M

- Fruktosemalabsorption (bakterielle Zersetzung im Dickdarm, dadurch Entstehung von Gasen wie Methan, CO_2 u.a.), s. Durchfall/Diarrhö, Bauchschmerzen
- Intoleranzen von Zuckerersatzstoffen wie Sorbit, Inosit, Xylit
- Maldigestion (CF, chronische Pankreatitis, gestörte Kohlenhydratdigestion durch Amylasemangel)
- Malabsorption (Zöliakie, Lambliasis, häufig mit sekundärer Disaccharidintoleranz, z.B. Laktasemangel einhergehend)
- bakterielle Überwucherung des Dünndarms (z.B. beim Blind-Loop-Syndrom)
- nach Antibiotikagaben (durch Überwucherung der autochthonen Darmflora durch gasbildende Bakterien)
- Lebererkrankungen mit portaler Hypertension (verminderte Gasresorption aus Darm, im Vorstadium der Aszitesbildung – „zuerst der Wind, dann der Regen")
- Rechtsherzinsuffizienz (verminderte Gasresorption aus dem Darm)

Merke **M!**

Bei **Colon irritabile** besteht oft gar keine vermehrte Gasansammlung im Magen-Darm-Trakt, sondern oft ist nur die **Sensitivität** gegenüber einem keineswegs stärker ausgebildeten Gasvolumen erhöht.

64.2.4 Andere Ursachen

- blähende Speisen (Kohl, Zwiebel, Hülsenfrüchte wie Bohnen etc., faserreiche Nahrung)
- kohlensäurehaltige Getränke
- Einnahme von Laktulose (synthetisches Disaccharid aus Galaktose und Fruktose zur Behandlung der Obstipation)
- α-Glukosidase-Hemmer (z.B. Acarbose, ein orales Antidiabetikum, kann u.U. bis zur intestinalen Pneumatose führen)

M

65 Miktionsstörungen/Dysurie

65.1 Einführung

Definition [ ]

Dysurie (oder Dysuresie) ist **erschwerte** und/oder **schmerzhafte** Harnentleerung (Miktion); oft in Kombination mit Pollakisurie. Dysurische Beschwerden können i. d. R. erst im Vorschul- oder Schulalter artikuliert werden.

Merke M!

Bis zum Alter von **3 Monaten** haben **Jungen** häufiger **Harnwegsinfekte** als Mädchen.

65.2 Differenzialdiagnosen

65.2.1 Blasenbedingte Miktionsstörungen

- bakterielle Zystitis, Zystopyelitis (durch E. coli, grampositive Kokken, Ureaplasmen)
- **DD:** chronisch interstitielle Zystitis (Painful-Bladder-Syndrom, abakteriell, Dysurie, Pollakisurie, Harndrang; selten im Kindesalter, evtl. bei Mädchen nach der Pubertät, oft kombiniert mit Reizdarmsyndrom)
- hämorrhagische Zystitis (z. B. durch Endoxan, Zystitis nach Strahlentherapie, durch Adenoviren)
- mit Polyoma-BK-Virus (ein DNA-Virus) assoziierte, hämorrhagische Zystitis (z. B. bei Transplantierten durch Immunsuppression)
- Zystitis bei Immunsupprimierten (durch best. Adenovirustypen, aber auch durch CMV)
- SLE-Zystitis (durch Immunkomplex-mediierte Vaskulitis)
- Blasenstein (z. B. bei Zystinurie, Brand'sche Probe!)
- Fremdkörper in der Blase
- Bilharziose der Blase (Blut im Urin, Präkanzerose)
- chronische Granulomatose (Blasengranulome mit evtl. obstruktiver Uropathie bzw. Miktionsbeschwerden)

Tab. 65.1 Miktionsstörungen.

Allgemeine Begleitsymptome
• Pollakisurie, Nykturie • Dysurie (Blasentenesmen), Obstipation • evtl. Urge-Symptomatik: Dranginkontinenz • Stottermiktion (bes. bei Blasensteinen) • Mikro-, Makrohämaturie bei hämorrhagischer Zystitis, Konkrement • i. d. R. kein Fieber, kein Flankenschmerz • Druckschmerz über der Symphyse, im Unterbauch • evtl. hochstehende Blase • Druckschmerz bei rektal-digitaler Untersuchung bei Douglas-Abszess

- Sarkoma botryoides (u. a. auch in der Vagina vorkommend; malignes, embryonales Rhabdomyosarkom), s. Genitalanomalien/-auffälligkeiten
- Blasenpapillom, Urothelkarzinom der Blase
- Miktionsstörungen bei Defekt des muskarinergen Rezeptors Subtyp 3 (auch Pupillenmotorik und Schweißdrüsensekretion gestört), s. Hypo-/Anhidrose
- Miktionsstörungen bei hereditärem Angioödem, s. Ödeme, Stridor
- Blasenfunktionsstörungen beim MIDD-Syndrom (maternaler Diabetes, Mitochondriopathie), s. Polydipsie/-urie, Hörstörungen
- Medikamente (Anticholinergika, Neuroleptika)
- Megazystis (▸ Tab. 65.2)

Merke M!

Je jünger die Kinder mit einer Pyelonephritis sind, umso uncharakteristischer ist die Symptomatik. Im Neugeborenenalter und beim jungen Säugling oft **Urosepsis** mit Fieber/Untertemperatur, verfallenem Aussehen, Zyanose, gespanntem Abdomen. Ältere Säuglinge und Kleinkinder haben neben Fieber uncharakteristische Bauchschmerzen, Erbrechen, Obstipation. Bei jedem **unklaren fieberhaften Infekt**, aber auch bei ungeklärten **Bauchschmerzen** sollte daher an eine Harnwegsaffektion gedacht werden und eine **Urinuntersuchung** erfolgen.

65.2.2 Urethrale Miktionsstörungen

- Phimose („Knopflochstenose"), sekundär bei Lichen sclerosus, narbiger Phimose nach wiederholten Entzündungen; früher nach mechanischer „Dehnung" der Phimose)
- Balanoposthitis (Entzündung der Glans und des inneren Präputialblattes)
- Meatusstenose (angeboren, aber auch bei Lichen sclerosus et atrophicans)
- Hypospadie (oft kombiniert mit Meatussteose), s. Genitalanomalien/-auffälligkeiten
- Balanitis xerotica obliterans beim Lichen sclerosus (autoimmun?)

Tab. 65.2 Megazystis.

Vorkommen
• bei akuter Harnverhaltung • bei Urethralklappen, z. B. auch beim Prune-Belly-Syndrom (s. o.), bei Harnröhrenagenesie • beim Typ IV des Ehler-Danlos-Syndroms (Desmose), s. Obstipation • Megazystis-Mikrokolon-Hypoperistaltik-Syndrom (Desmose, Harnentleerung nur über Katheter möglich), s. Obstipation • Megazystis ohne Obstruktion beim Diabetes insipidus (Harnvolumina!)

M

- Urethritis (Erreger: Gonokken, Trichomoanden, Enterobacteriaceae, Streptokokken, Adenoviren u.a.)
- Fremdkörper in der Urethra
- Reiter-Trias (Konjunktivitis, Urethritis, reaktive meist HlA-B27-positive (Oligo-)Arthritis, s. Gelenkschmerzen
- Urethralstenose (idiopathisch, bei Hypospadien, nach unsachgemäßem Katheterismus)
- Kindler-Syndrom (Urethralstenosen und Phimosen), s. Exantheme/Enantheme
- Urethralklappe (bei beiden Geschlechtern,häufiger aber bei Jungen, bes. in der Pars prostatica vorkommend)
- Prune-Belly-Sequenz, s. „Merke"
- Urethralprolaps (gehäuft bei Mädchen zwischen 4 und 8 Jahren sowie in der Menopause)
- (evtl. transurethral prolabierende) Ureterozele (bei ektop in die Urethra mündendem Harnleiter)
- posttraumatische Strikturen (nach „Rittlingstrauma", Zystoskopie, Katheterismus)
- genitaler Herpes (im Kindesalter meist HSV 1, bei Missbrauch HSV 2)
- Condylomata acuminata, s. Pruritus/Juckreiz
- Behçet-Syndrom (Ulzera!), s. Halsschmerzen

Tab. 65.4 DD des Flankenschmerzes (bzw. eines klopfschmerzhaften Nierenlagers)*.

Symptom	Akute Pyelonephritis	Steinleiden	Niereninfarkt
Übelkeit	+	++	++
Erbrechen	(+)	+	+
Bauch-schmerzen	(+)/+	+	+
Fieber	++	–	+
RR ↑	(+)	–	++

*Vertebragener Schmerz seltener mit Flankenschmerz einhergehend.
**Uteropelvine Stenosen können intermittierende Flankenschmerzen verursachen.
(+): kann vorhanden sein, +: vorhanden, ++: mäßig ausgeprägt, –: nicht vorhanden.

Tab. 65.5 Ursachen eines Fluors aus der Urethra/Vagina.

Bakterien/Viren	• Gonokokken: **Cave:** Gonoblennorrhö des Neonaten, „Bonjour-Tröpfchen" (bei längerem Verlauf), s. auch Arthritis-Streptokokken der Gruppe A und B: Infektion des Neugeborenen mit Streptokokken der Gruppe B, Staphylokokken • HPV 6 und 11 (Condylomata accuminata) • Herpes-simplex-Virus 2 (**Cave:** sepsisartiges Zustandsbild beim Neonaten bei Herpes genitalis der Mutter; Missbrauch) • EBV-assoziiertes Ulcus vulvae acutum (Fieber, Schmerzen, betroffen vorwiegend junge Mädchen)
Pilze/Parasiten	• Kandida-Infektionen • Chlamydia trachomatis: auch neonatale Einschlusskörperchen-Konjunktivitis und Pneumonie • Mykoplasmen, Trichomonaden, Ureaplasma urealyticum: Infektionen des Neugeborenen • Oxyuren (bes. nächtlicher Juckreiz)
Fremdkörper	

Tab. 65.3 DD der Harnwegsinfektionen (HWI).

Parameter	Pyelonephritis (oberer HWI)	Zystitis (unterer HWI)	Asymptomatische Bakteriurie
Bakteriurie, Spontanharn 10^5/ml	+	+	+
Leukozyturie	+	+	–
Leukozytenzylinder	+	–	–
Mikrohämaturie	+	+	–
kleine Proteinurie	+		–
BSG	> 25 mm/h	< 25 mm/h	N
CRP*	+	–	–
klinische Symptome	Flankenschmerz, ausstrahlende Schmerzen in Lendenregion, Bauchschmerzen, „Sepsis" beim Säugling	Dysurie, Pollakisurie, Harndrang, Wiedereinnässen bei Kleinkindern	asymptomatisch
Fieber	> 38,5 °C	< 38,5 °C	–
Nierensonografie	Nierenvolumen oft ↑	o. B.	
konsekutive Narbenbildung	bei 10–15 % der Risikokinder z. B. VUR nach 1–2 Jahren, RR ↑ bei 10 %	–	

*CRP-positiv (+): ≥ 1,0 mg/dl.
↑ : erhöht, ↓ : erniedrigt, N: normal
+: vorhanden, –: nicht vorhanden, o. B.: ohne Befund.

M

Merke M!

Prune-Belly-Sequenz
Primäre Störung: Urethralklappen oder Prostata-Agenesie. Symptome: passagerer Verschluss der Urethra, Riesenblase, Hydronephrose, evtl. Nierendysplasie (oder -agenesie), Atrophie der Bauchwandmuskulatur (Pflaumenbauch, mechanische behinderter Descensus testis).

65.2.3 Prozesse im kleinen Becken bzw. im Genitalbereich

- Vulvovaginitis, s. „Merke“

Cave

Diabetes mellitus.

- Vaginaltumoren (Sarkom, Melanom)
- Tumoren im kleinen Becken wie Neuroblastom, Ovarialtumoren, -zysten, präsakrales Steißbeinteratom, Tumoren vom Beckenknochen ausgehend
- Douglas-Abszess (Miktionsbeschwerden, Tenesmen, ständiger Stuhldrang, Abgang von Schleim oder weichem Stuhl, Stuhlinkontinenz, Fieber), s. Bauchschmerzen
- Labiensynechie, s. Genitalanomalien/-auffälligkeiten
- Hämatometrokolpos (nach undiagnostizierter Hymenalatresie), s. Genitalanomalien/-auffälligkeiten

Cave

Kindesmissbrauch, speziell bei Erregern wie Gonokokken, Chlamydien etc.

Cave

Ausschluss eines intraurethralen oder intravaginalen Fremdkörpers.

Tab. 65.6 Vulvitis bei kleinen Mädchen.

Ätiologie
• Bakterien: in über 90 % E. coli, ferner Enterokokken, β-hämolysierende Streptokokken A u. a. • Pilze wie Candida albicans (bes. nach antibiotischer Behandlung, bei Diabetes mellitus) • Vulvovaginitis herpetica • unspezifische Vulvovagintis (durch äußere Irritation mit Seifen, Sprays, Unterwäsche) • Vulvovaginitis bei Lichen sclerosus

Neurogene/psychogene Ursachen von Miktionsstörungen

- Myelomeningozele (z. B. durch Folsäuremangel während der Gravidität, Blasen-Mastdarm-Störungen in 90 %), s. Lähmungen
- Spina bifida occulta: z. B. mit Tethered Cord (meist auch Mastdarmsymptomatik), s. Lähmungen
- anorektale Fehlbildungen, kaudales Regressionssyndrom (Gestationsdiabetes!)
- MS (Detrusor-Hypo- bzw. -Hyperreflexie, Detrusor-Sphinkter-Dyssynergie), s. Lähmungen
- diabetische Neuropathie, s. Sensibilitätsstörungen, Lähmungen
- Adrenomyeloneuropathie, s. Sensibilitätsstörungen, Lähmungen
- Guillain-Barré-Syndrom, s. Lähmungen, Sensibilitätsstörungen
- Poliomyelitis, s. Lähmungen
- Neuroborreliose, s. Lähmungen, Fazialisparese
- Rückenmarkstumoren, s. Lähmungen, Rückenschmerzen/juvenile Osteoporose
- (sakrale) Rückenmarksverletzungen
- Kauda-Syndrom (schlaffe Paresen, „Reithosenparästhesie“), s. Lähmungen
- Defekt des muskarinergen Rezeptors Subtyp 3 (gestörte Schweißproduktion und Pupillenmotorik), s. Hypo-/Anhidrose
- psychogene Ursachen (z. B. funktionelle Somatisierungsstörungen)

Merke M!

Als Folge einer erschwerten Miktion ist eine **Miktionssynkope** möglich, s. Synkope/Kollaps.

66 Minder-/Kleinwuchs

66.1 Einführung

Definition [ ]

Minder-/Kleinwuchs: Körperlänge **unter** der geschlechts- und altersspezifischen **3. Perzentile** bzw. **mindestens 2 SD** unter dem altersentsprechenden Mittelwert und/oder eine **Wachstumsgeschwindigkeit** unter der 25. Perzentile des populationsspezifischen Referenzkollektivs. Suchtest: IGF-I und IGFBP-3 ≤ 2SD bezogen auf das chronologische Alter, s. „Merke“.

Merke M!

IGFBP-3-Bestimmung ab 1. Lj. sinnvoll, **IGF-1** ab 5. Lj., wenn vermindert, dann **HGH**-Stimulationstests.

Definition [ ]

Weitere Begriffe

- **Wachstumsgeschwindigkeit:** Differenz zweier Messungen der Körperlänge im Abstand von 6–12 Monaten (cm/Jahr)
- **genetische Zielgröße**, s. Hochwuchs
- **disproportionierter Minderwuchs:** Missverhältnis zwischen Rumpf und Extremitätenlänge (Armspannweite, Sitzhöhe)
- **Unterlänge:** Höhe des Symphysenoberrandes
- **Oberlänge:** Gesamtkörperlänge minus Unterlänge

66.2 Differenzialdiagnosen

66.2.1 Normvarianten

- konstitutioneller Minderwuchs (▶ Tab. 66.1), s. „Merke“
- konstitutionelle Entwicklungsverzögerung (KEV; ▶ Tab. 66.1), s. „Merke“
- Kombination aus beiden Formen

Merke M!

Die häufigsten Minderwuchsformen sind der **konstitutionelle** Minderwuchs und die konstitutionelle Entwicklungsverzögerung (**KEV**, konstitutionelle Verzögerung von Entwicklung und Wachstum). Die KEV ihrerseits ist der häufigste Anlass zur Abklärung einer Pubertas tarda.

Tab. 66.1 DD konstitutioneller Minderwuchs vs. konstitutionelle Entwicklungsverzögerung (KEV)

Parameter	Konstitutioneller Minderwuchs	KEV
Elterngröße	kleine Eltern: ≤ 3. Perzentile	normal
Pubertätseintrit (Eltern)	normal	verspätet
Knochenalter	alters-entsprechend	retardiert
Pubertätseintritt (betroffenes Kind)	normal	Pubertas tarda
Endgröße	klein (Zielgröße)	normal (Zielgröße)

66.2.2 Endokrin

Hypophysär-dienzephal

HGH-Mangel (s. „Merke“)

- genetisch bedingter HGH-Mangel (▶ Tab. 66.2)
- Hypo-, Aplasie der Hypophyse, „empty sella“ (Fehlen auch anderer Hypophysenhormone, Panhypopituitarismus)
- GH-RH-Rezeptor-Defekt
- neurosekretorische Dysfunktion (verminderte nächtliche Spontansekretion des HGH bei erhaltener pharmakologischer Stimulierbarkeit durch Insulin, Arginin, Clonidin etc.)
- mediane Spaltbildungen (z. B. Lippen-Kiefer-Gaumen-Spalte, auch Diabetes insipidus neurohormonalis möglich)
- Mittelliniendefekte des Gehirns (▶ Tab. 66.3)
- manche Fälle von Pseudohypoparathyreoidismus Typ 1a (Ursache ist eine GH-Releasing-Hormon-Resistenz und dadurch bedingter HGH-Mangel)
- Tumoren wie Kraniopharyngeom (postoperativ in ca. 75 %), Dysgerminome, Pinealistumoren
- ZNS-Bestrahlung (Tumoren, Leukosen)
- ZNS-Blutungen, z. B. Z. n. Forzeps-Entbindung
- Traumata (nach Schädel-Hirn-Traumata, bei Kindern und Jugendlichen ist das HGH das am häufigsten betroffene Hypophysenhormon)
- Autoimmunerkrankungen mit hypophysärer Beteiligung (z. B. M. Basedow mit lymphozytärer Hypophysitis, meist jedoch bei Frauen post partum)
- granulomatöse Erkrankungen (Langerhans-Zell-Histiozytose, Wegener'sche Granulomatose)
- psychosozialer Minderwuchs (passagerer HGH-Mangel, s. „Merke“)
- Prader-Willi-Syndrom (s. u., evtl. mit HGH-Mangel einhergehend)
- Noonan-Syndrom (s. u., HGH-Mangel beim Genotyp SHOC2)

M

- Defekte von Transkriptionsfaktoren (sind wichtig für die Entwicklung der Adenohypophyse; ▶ Tab. 66.4)

Merke M!

Klinik des HGH-Mangels: normale Länge bei Geburt, puppenhaftes Gesicht, relatives Übergewicht (stammbetont), Akromikrie (zartgliedrige Hände und Füße), unbehandelt liegt die Erwachsenengröße bei maximal 140 cm.

Merke M!

Psychosoziale Deprivation kann zu einer passageren Störung der HGH-Ausschüttung und bei längerer Dauer zum **psychosozialen Minderwuchs** führen. Bei Milieuwechsel normalisiert sich die HGH-Produktion jedoch sehr rasch, sodass ein Aufholwachstum resultiert.

HGH-Resistenz

Genetisch bedingt

- GH-Rezeptor-Defekte, s. „Merke"
- STAT5b-Mutation, s. „Merke", Infektanfälligkeit
- ALS-Mutation (ALS: „acid labile subunit", wichtig zur Stabilisierung von IGF-1/IGFBP-3)
- IGF-1-Genmutation (dadurch IGF-1-Synthesestörung in der Leber)
- IGF-1-Rezeptor-Mutation

Merke M!

GH-Rezeptor-Defekte

- **autosomal rezessiver Laron-Minderwuchs:** schwerer Minderwuchs, GH ↑, IGF-1 ↓, IGFBP-3 ↓, s. Adipositas
- **dominant negative Form:** mildere Präsentation des Minderwuchses, GH ↑, IGF-1 ↓, IGFBP-3 ↓ bis normal.

Tab. 66.2 Formen des genetisch bedingten HGH-Mangels.

Typ	Erbgang
IA	autosomal rezessiv (AR) vererbter kompletter HGH-Mangel (Deletion des HGH-Gens)
IB	autosomal rezessiv (AR, Genmutation)
II	autosomal dominant (AD)
III	X-chromosomal, mit Hypogammaglobulinämie

Tab. 66.3 Mittelliniendefekte des Gehirns.

Defekte
• septooptische Dysplasie (typisch: „Pendelnystagmus", AD) • rhinobasale Enzephalozele • SMMCI-Syndrom (Syndrom des einzelnen, maxillären, mittleren Schneidezahns, zahlreiche andere assoziierte Fehlbildungen wie Holoprosenzephalie,VACTERL-Assoziation), s. Anosmie

Merke M!

STAT5b-Mutation (STAT5b: „**s**ignal **t**ransducers and **ac**tivators of **t**ranscription 5b"): STAT5-Proteine spielen sowohl im Signalweg für HGH als auch für IL-2 eine wichtige Rolle, deswegen auch Immundefekt mit rekurrierenden schweren bronchopulmonalen Infekten, darüber hinaus Ekzeme, faziale Dysmorphie (mit Sattelnase, prominenter Stirn), chronische Durchfälle, s. Infektanfälligkeit.

Sekundäre Formen des IGF-1-Mangels (erworbene HGH-Resistenz)

- erworben durch Unterernährung, Schilddrüsenhormonunterfunktion, Steroidtherapie, Alagille-Syndrom (▶ Tab. 66.5)

66.2.3 Andere Erkrankungen mit Minderwuchs

- primäre Hypothyreose (Inzidenz: 1:3500, häufigste Endokrinopathie im Kindesalter; ▶ Tab. 66.6), s. Adipositas
- zentrale Hypothyreose (Mangel an Transkriptionsfaktoren wie PIT1, LHX3, LHX4, s. o.; isoliert: Mutationen am β-TSH-Gen)

Tab. 66.4 Defekte von Transskriptionsfaktoren.

Transkriptionsfaktor	betroffene Hormone
PIT1	HGH-, TSH-, Prolaktinmangel, Hypoplasie der Hypophyse, AD, AR
PROP1	HGH-, ACTH-, LH-, FSH- u. Prolaktinmangel, große Hypophyse, AR
LHX3	mit Ausfällen aller Hypophysenhormone, außer ACTH; Rotationseinschränkung der HWS (statt 180 Grad nur 90 Grad), „kurzer Hals", AR
LHX4	betroffen HGH, TSH, ACTH, Kleinhirndysplasie, AR
PTX2*	betroffen HGH, TSH, LH, FSH, Prolaktin

*Mutationen im PTX2-Gen wurden auch beim Rieger-I-Syndrom, bei Irishypoplasie und beim Peters-plus-Syndrom (s. u.) gefunden.

Tab. 66.5 Verhalten von GH, IGF-1 und IGFB-3 bei erworbener HGH-Resistenz.

Krankheitsbild	HGH	IGF-1	IGFBP-3
Malnutrition	↑	variabel	variabel
Diabetes mellitus	↑	↓	↑
Nierenerkrankungen	N	N	↑
Lebererkrankungen	↑	↓	N
GH-inhibierende Antikörper	nicht nachweisbar	↓↓	↓

↑: erhöht, ↓: erniedrigt, N: normal.

M

- M. Cushing, medikamentöses Cushingoid, s. Hypertonie, Adipositas
- Cushing-Syndrom (ACTH-produzierendes HVL-Adenom)
- Pubertas praecox und Pseudopubertas praecox (verminderte Endlänge), s. Pubertät
- unbehandelter Hypoparathyreoidismus, s. Hypokalzämie
- DiGeorge-Syndrom (velokardiofaziales Syndrom, Conotruncal-Anomaly-Face-Syndrom, Deletion 22q11), s. Hypokalzämie, Infektanfälligkeit
- Pseudohypoparathyreoidismus (neben Resistenz gegenüber PTH auch Resistenzen gegenüber TSH, GH-Releasing-Hormon und Gonadotropinen möglich), s. Hypokalzämie, Adipositas
- schlecht eingestellter Diabetes mellitus Typ I (Mauriac-Syndrom; s. ▶ Tab. 66.5), s. Hepatomegalie
- Leprechaunismus, s. Polydipsie/-urie, Insulinresistenz

Merke M!

Durch das **neonatale Hypothyreose-Screening** (erhöhtes TSH spricht für Hypothyreose) wird die primäre Hypothyreose meist rechtzeitig erkannt und therapiert. Ausnahmen: zentrale Hypothyreosen (s. o.) und evtl. primäre Hypothyreosen bei Immigrantenkindern, die vor der Emigration geboren wurden (möglicherweise kein Screening). Hypothyreote Stoffwechsellage später auch bei **Hashimoto-Thyreoiditis** möglich. Hypothyreose auch bei **Trisomie 21** gehäuft. Auch große **Hämangiome** können mit Hypothyreose assoziiert sein (durch intramurale Synthese von Jodthyronin-Dejodase).

66.2.4 Alimentär/chronische Erkrankungen mit konsekutivem Minderwuchs

Gastrointestinal bedingt

- Zöliakie (in der Regel zuerst Verlassen der Gewichtsperzentilenkanals, erst später der Längenperzentile), s. Gedeihstörung/Dystrophie, Durchfall/Diarrhö
- zystische Fibrose (CF), Shwachman-Diamond-Syndrom, s. Durchfall/Diarrhö, Gedeihstörung/Dystrophie
- M. Crohn, Kurzdarmsyndrom, s. Gedeihstörung/Dystrophie, Durchfall/Diarrhö
- MNGIE-Syndrom (Mitochondriopathie, Durchfälle, Pseudoobstruktion)
- Malnutrition, Vernachlässigung durch Eltern (evtl. in Kombination mit psychosozialem Minderwuchs)

Kardial bedingt

- Vitien (Wachstums- und Gedeihstörung durch das Vitium an sich oder im Rahmen von Syndromen; ▶ Tab. 66.6)
- Kardiomyopathien

Nephrogen bedingt (▶ Tab. 66.5)

- polyzystische Nierenerkrankungen, s. Hämaturie
- Nephronophthise (juvenile, adoleszente), s. Polydipsie/-urie
- Tubulopathien, bei der renal tubulären Azidose (Wachstumsverzögerung initial oft einziges klinisch fassbares Symptom)
- Nagel-Patella-Syndrom, s. Hämaturie
- Gitelman-Syndrom, s. Hypokaliämie
- chronische Niereninsuffizienz, Dialyse

Tab. 66.6 Formen der primären Hypothyreose.

Formen	Mutiertes Gen/zusätzliche Symptome
Anlagedefekte (80 % wie Athyreose, Hypoplasie, Ektopie, Zungengrundstruma)	• Deletion oder Heterozygotie am TTF1-Gen: choreiforme Bewegungsstörungen, rezidivierende pulmonale Infekte • TTF2-Gen: Choanalatresie, Gaumenspalte, stachelige Haare • PAX8-Gen: Hetrozygotie, evtl. Nierenfehlbildungen • TSH-Rezeptor-Gen (inaktivierend): kleine Schilddrüse
Hormonsynthesedefekte (15–20 %, meist mit Struma)	• **Thyreoglobulinwerte ↑** ◦ TPO-Gen (TPO: Thyreoperoxidase): Struma, AR ◦ SLC26A4-Gen-Mutationen: Pendred-Syndrom mit Innenohrschwerhörigkeit und Struma (diese meist nicht neonatal) ◦ ARNIS-Gen: NIS = Natriumjodsymporter: Hypothyreose ◦ THOX2-Gen: Struma, evtl. transiente Hypothyreose • **Thyreoglobulinwerte ↓ ↓** ◦ TG-Gen (TG: Thyreoglobulin): Struma
seltene Ursachen (5 %)	• Mutationen im Schilddrüsenhormonrezeptor-β-Gen (THR-β-Gen): Schilddrüsenhormonresistenz, hypo- oder hyperthyreot, Konstellation: fT_3 ↑, fT_4 ↑, TSH nicht supprimiert, AD • Mutationen eines Gens für den Thyreoidhormonrezeptor α (TR-α) • SLC16A2-Gen (codiert für den neuronalen Trijodthyronintransporter MCT8, Schilddrüsenhormonresistenz): Hypotonie, später Spastik, Dystonie, Hörstörungen, mentale Retardierung • Gsα (PHP1a): Pseudohypoparathyreoidismus mit latenter Hypothyreose • SECISBP-2: niedrige T_3-Werte, durch verminderte Aktivität der Dejodase 2

Weitere chronische Erkrankungen und Minderwuchs

- schweres Asthma bronchiale (häufigste chronische Erkrankung des Kindesalters)
- M. Still, JIA (Ursache des Minderwuchses: chronische Entzündung und Steroide)
- Kollagenosen, wie z. B. Dermatomyositis
- Leberinsuffizienz (Synthese von IGF-1 gestört; ▶ Tab. 66.5)
- Duchenne-Muskeldystrophie, andere Muskeldystrophien bzw. Myopathien, s. Muskelschwäche
- CHARGE-Assoziation (normale Geburtslänge, Ernährungsschwierigkeiten, Vitium)
- präpubertäre Form der Anorexia nervosa
- Depressionen

66.2.5 Intrauteriner Minderwuchs

Info

Geburtsgewicht/-länge < 3. Perzentile (bzw. < 2 SD) bezogen auf das jeweilige Gestationsalter (SGA: „small for gestational age“, betrifft ca. 5 % der Neugeborenen), s. „Merke“.

Tab. 66.7 Kardiale Mitbeteiligung bei Minderwuchs.

Krankheitsbild/Syndrom	Häufiges Vitium/Gefäßanomalie
Alkoholembryofetopathie	Vorhofseptumdefekt (ASD)/ Ventrikelseptumdefekt (VSD)
Gregg-Syndrom	VSD, Ductus Botalli apertus
Ullrich-Turner-Syndrom	Aortenisthmusstenose (9 %), bikuspidale Aortenklappe (12 %), Aortenklappenstenose, Dilatation der Aorta (Cave: Disseketion)
Noonan-Syndrom	Pulmonalstenosen (20–50 %), periphere Pulmonalstenosen, ASD, VSD, hypertrophe Kardiomyopathien
Down-Syndrom	meist kompletter atrioventrikulärer Septumdefekt, ASD
Trisomie 13 (Pätau-Syndrom)	linksventrikuläre Obstruktionen, Fallot-Tetralogie
Trisomie 18 (Edwards-Syndrom)	ASD, VSD, AV-Kanal
DiGeorge-Syndrom	Anomalien des Aortenbogens, verschiedene Vitien
William-Beurens-Syndrom	supravalvuläre Aortenstenose, periphere Pulmonalarterienstenosen
Ellis-van-Creveld-Syndrom	ASD/VSD
CHARGE-Assoziation	Fallot-Tetralogie und andere Vitien
VACTERL-Assoziation	VSD

Tab. 66.8 Intrauteriner Minderwuchs.

Häufige Ursachen

- Plazenta-Insuffizienz
- pränatale Infektionen: z. B. Röteln (Gregg-Syndrom: intrauterine Wachstumsretardierung bzw. Dystrophie in 50–85 %)
- Alkoholembryofetopathie, s. „Merke“, Retardierung, mentale
- Kokainembryopathie, mütterlicher Abusus von Nikotin, Cannabis, Marihuana, Amphetaminen
- mütterliches HELLP-Syndrom, EPH Gestose

Tab. 66.9 Syndrome mit intrauterinem Minderwuchs.

Syndrom	Symptome (evtl. Blickdiagnose bei primordialem Minderwuchs)
Seckel-Syndrom (Mutationen am CEP152-Gen)	Vogelgesicht-Minderwuchs (**DD:** Bloom-Syndrom, s. u.), Mikrozephalie, Osteoporose
Russel-Silver-Syndrom	Dreiecksgesicht, Körperasymmetrie
Cornelia-de-Lange-Syndrom	buschige Augenbrauen mit Synophrys
Dubowitz-Syndrom	Mikrozephalie, Gesichtsdysmorphie (**DD:** Alkoholembryofetopathie)
Wolf-Hirschhorn-Syndrom	Hypertelorismus, prominente Glabella („Kriegerhelmfazies“)
Smith-Lemli-Opitz-Syndrom (Cholesterin-Biosynthesestörung)	Mikrozephalus, Epikanthus, Ptose; breite, aufwärts gerichtete Nase
Bloom-Syndrom	Teleangiektasien, typische Fazies (flaches Mittelgesicht, Vogelgesicht **DD!**), Kahnschädel, s. Infektanfälligkeit
Kenny-Syndrom	proportionierter Minderwuchs, ausladender Hinterkopf, s. Hypokalzämie
3-M-Syndrom (3 M: Namen der 3 Erstbeschreiber)	typische faziale Dysmorphie, („gloomy faces“), keine mentale Retardierung, proportionierter Minderwuchs
Leprechaunismus (Insulinresistenz), s. Polydipsie/-urie	Elfen-(Faun-)Gesicht
Ellis-van-Creveld-Syndrom (chondroektodermale Dysplasie)	Polydaktylie, Vitien, schmaler Thorax, verkürzte Extremitäten
Hutchinson-Gilford-Syndrom	Progerie
Lenz-Majewski-Syndrom	hyperostotischer Kleinwuchs
Menkes-Syndrom, s. Haaranomalien, Pigmentanomalien	intrauterine und postnatale Wachstumsverzögerung, Mikrozephalie
ICF-Syndrom und Hoyeraal-Hreidarsson-Syndrom	s. Infektanfälligkeit

Merke M!

Circa 90 % der **SGA-Kinder** holen ihren Wachstumsrückstand bis zur Vollendung des **3. Lj.** auf, 10 % bleiben klein (**SGA-Kleinwuchs,** evtl. HGH-Therapie). Neben dem Minderwuchs haben SGA-Babys im späteren Leben ein erhöhtes Risiko für ein **metabolisches Syndrom**.

Merke M!

Die **Alkoholembryofetopathie** ist mit 1:500 eine häufige Form des intrauterinen Minderwuchses. **30–90 g** reinen **Alkohols** gelten als kritische Grenze für die Entwicklung dieser vermeidbaren Erkrankung. Die Wachstumsstörung betrifft auch die postnatale Phase.

- Syndrome mit intrauterinem Minderwuchs (▶ Tab. 66.9)

66.2.6 Genetisch bedingt/weitere Syndrome mit Minderwuchs

Mit mentaler Retardierung

- Trisomien zeigen sowohl prä- als auch postnatalen Minderwuchs, z. B. Trisomie 13, 18, 21, s. Adipositas; Retardierung, mentale
- Cri-du-Chat-Syndrom (Katzenschrei-Syndrom, partielle Monosomie 5p), s. Irritabilität; Retardierung, mentale
- Wolf-Hirschorn-Syndrom (Monosomie 4p, Mikrozephalus, Hypertelorismus, faziale Dysmorphie)
- Prader-Willi-Labhart-Syndrom (evtl. auch HGH-Mangel, durchschnittlich 14 cm kleiner als die Geschwister), s. Adipositas (stammbetont); Retardierung, mentale; Muskelschwäche (muskuläre Hypotonie im Säuglingsalter)
- Bardet-Biedl-Syndrom, s. Adipositas, Skelettanomalien/-deformitäten (Polydaktylie)
- Cohen-Syndrom, s. Adipositas, Schädelauffälligkeiten (Mikrozephalie), Gelenk-/Knochenschmerzen (Gelenküberbeweglichkeit)
- Rubinstein-Taybi-Syndrom (Papageiennase, breiter Daumen), s. Retardierung, mentale
- Kabuki-Syndrom (typische Fazies, progrediente postnatale Wachstumsstörung, mentale Retardierung, AD, aber auch oft sporadisch)
- Williams-Beuren-Syndrom (mit 9–11 Jahren < 3. Perzentile), s. Hyperkalzämie
- Marinesco-Sjögren-Syndrom, s. Ataxie, Augenauffälligkeiten/-erkrankungen (Katarakt)
- septooptische Dysplasie, s. o.
- Costello-Syndrom (postnataler Minderwuchs, Cutis laxa = „Waschfrauenhände“, Makrozephalus), s. Schädelauffälligkeiten
- Menkes-Syndrom, s. o.
- IBDIS-Syndrom, s. Alopezie/Haaranomalien

Mit Augenveränderungen (im weitesten Sinne)

- Bardet-Biedl-Syndrom (Retinitis pigmentosa, Hexadaktylie), s. Adipositas; Retardierung, mentale
- Cockayne-Syndrom (disproportionierter Minderwuchs, Mikrozephalus, Retinopathie, Taubheit), s. Hörstörungen
- Hallermann-Streiff-Syndrom (Mikrognathie, schnabelförmige Nase, Katarakt)
- Weill-Marchesani-Syndrom (Kugellinse, Mikrophakie, Linsenektopie, Glaukom, Brachydaktylie, Gelenksversteifung), s. Augenauffälligkeiten/-erkrankungen
- Peters-plus-Syndrom (Peters-Syndrom plus Minderwuchs, Hornhauttrübungen, sekundäres Glaukom, Gesichtsdysmorphie, Gaumenspalte)
- septooptische Dysplasie (fehlendes Septum pellucidum, Optikusatrophie, Hornhauttrübungen, s. o.)
- CHARGE-Assoziation (Kolobom), s. Dyspnoe (durch Choanalatresie); Retardierung mentale (psychomotorische)
- Kniest-Syndrom (Gelenksschwellungen, Myopie, Netzhautablösung, evtl. Katarakt, Schwerhörigkeit, Platyspondylie), s. Gelenk-/Knochenschmerzen, Hörstörungen
- Marinesco-Sjögren-Syndrom (Katarakt), s. Ataxie, Augenauffälligkeiten/-erkrankungen

Minderwuchs und erhöhte Infektanfälligkeit (Minderwuchs syndromimmanent)

- immunoossäre Dysplasie Schimke (T-Zell-Defekt, fokal-segmentale Glomerulosklerose, spondyloepiphysäre Dysplasie, AR), s. Proteinurie, Infektanfälligkeit, Skelettanomalien/-deformitäten
- DiGeorge-Syndrom, s. Hypokalzämie
- Nijmegen-Chromosomenbrüchigkeit-Syndrom (AR), s. Mikrozephalus (vogelähnliches Gesicht, **DD:** Seckel-Syndrom)
- chronische Granulomatose, s. Fieber/Sepsis, Infektanfälligkeit, Hepatomegalie (Hepatosplenomegalie, **DD:** M. Crohn)
- P14-Mangel (partieller Albinismus, Hypogammaglobulinämie, CD8-Zytotoxizität vermindert, AR), s. Infektanfälligkeit, Pigmentanomalien
- STAT5b-Mangel (kombinierter Immundefekt, AR), s. Infektanfälligkeit
- ICF-Syndrom (intrauteriner Minderwuchs, variabler Immunglobulinmangel, AR), s. Infektanfälligkeit
- Hoyeraal-Hreidarsson-Syndrom (Dysceratosis congenita, intrauteriner Minderwuchs, XL), s. Infektanfälligkeit
- Barth-Syndrom (dilatative Kardiomyopathie, Myopathie, 3-Methyl-Glutakonyl-Azidurie, Neutropenie, evtl. zyklisch), s. Muskelschwäche
- Knorpel-Haar-Hypoplasie, s. Infektanfälligkeit
- Roifman-Melamed-Syndrom (spondylometaphysäre Dysplasie, schwerer kombinierter Immundefekt, autoimmune Prozesse wie Vitiligo, Thyreoiditis, Thrombozytopenie, AR), s. Petechien

M

Speichererkrankungen und Minderwuchs

- Mukopolysaccharidosen (meist disproportionierter Minderwuchs wie M. Pfaundler-Hurler (Gargoylismus), M. Morquio, MPS 4A und B, MPS 6)
- Sphingolipidosen wie M. Gaucher, M. Fabry
- Lipidosen (z. B. Fukosidose, Wolman-Krankheit)
- Glykogenosen, z. B. Typ 1 (von Gierke), s. Hepatomegalie, Hypoglykämie, Muskelschwäche
- M. Farber, s. Heiserkeit

Minderwuchs und andere Begleitsymptome

- gonosomale Aberration (Turner-Syndrom: Körperlänge ohne HGH-Therapie um das Schulalter < 3. Perzentile, etwa 143 cm), s. Amenorrhö
- Noonan-Syndrom (▶ Tab. 66.10), s. „Merke“
- Aarskog-Syndrom (faziogenitodigitales Syndrom u. a. typische Fazies, Schalskrotum, Mutationen im FDG1-Gen, X-chromosomal rezessiv; **DD:** Schalskrotum auch beim Mikrodeletionssyndrom 1p36 vorkommend), s. Retardierung, mentale
- Bloom-Syndrom, s. Pigmentanomalien
- MELAS-Syndrom (Mitochondriopathie), s. Bewusstseinsstörungen, Kopfschmerzen, Krampfanfälle, Muskelschwäche
- Minderwuchs-Hypertensions-Syndrom (Brachydaktylie und Hypertonie, AD), s. Hypertonie, Skelettanomalien/-deformitäten

Tab. 66.10 Noonan-Syndrom, Geno-/Phänotyp-Korrelationen.

Gen	Klinik
PTPN-Gen („protein tyrosine phophatase non-receptor type 11 gene)	Minderwuchs, niedrigere IGF1-Spiegel, keine oder nur geringe kognitive Beeinträchtigung; Pulmonalstenose, aber weniger hypertrophe Kardiomyopathien
KRAS	häufiger kognitive Beeinträchtigung
SOS 1	niedrigere Prävalenz von Minderwuchs und kognitiver Beeinträchtigung
RAF 1	höhere Prävalenz hypertropher Kardiomyopathien
SHOC 2	höhere Prävalenz von Mitralklapppenprolaps, Septumdefekten, Wachstumshormonmangel, ekzematös-ichthyosiforme Hautveränderungen, dünnes Haar
NRAS	noch zu wenig Fälle

Merke M!

Noonan-Syndrom: Minderwuchs in 50–70 % abhängig vom Genotyp (s. u.), Inzidenz: 1:1000–1:2500, typische Fazies, Pulmonalstenosen, Pterygium, Retentio testis. In 50 % **Missense-Mutationen** im **PTPN11-Gen.** Diese Patienten haben signifikant niedrigere IGF-1-Spiegel und damit eine höhere Inzidenz von Minderwuchs. Andere Mutationen, z. B. *SOS1*-Mutation, besitzen eine geringere Prävalenz für Minderwuchs, s. u.). **DD:** Noonan-like-Face, s. Augenauffälligkeiten/-erkrankungen (Ptose).

66.2.7 Osteochondrodysplasien

Info

In der Regel disproportionierter Minderwuchs.

66.2.8 Stoffwechselbedingt

- Vitamin-D-resistente Rachitis Typ 1 u. 2, s. Hypokalzämie
- Phosphatdiabetes (hypophosphatämische Rachitis, verschiedene genetisch bedingte Formen; ▶ Tab. 66.11)
- De-Toni-Debré-Fanconi-Syndrom, s. Skelettanomalien/-deformitäten
- sekundäre Fanconi-Syndrome (▶ Tab. 66.12)
- Hypophosphatasie (Rathbun-Syndrom), s. Hypokalzämie

Tab. 66.11 Hypophosphatämie.

Hereditäre Ursachen
• XLH (X-gebundene Hypophopshatämie, häufigste Form), s. Skelettanomalien-/deformitäten • ADHR (AD, kindliche Form: Symptome wie XLH, pubertäre Form: Osteomalazie mit Schwäche, Müdigkeit, Knochenbrüchigkeit, aber nicht minderwüchsig • ARHR („AR-hypophosphatemic rickets“): Manifestation in der Kindheit mit Rachitiszeichen, Zahndeformitäten, aber auch osteosklerotischen Veränderungen • HHRH („herditary hypophophatemic rickets with hypercalciuria“), ausnahmsweise erhöhte 1,25(OH)$_2$-Vitamin-D$_3$-Spiegel (**Cave:** Therapie mit 1,25-Dihydroxycholecalciferol) • McCune-Albright-Syndrom und fibröse Dysplasie (Hypophosphatämie)

Tab. 66.12 Fanconi-Syndrome.

Sekundäre
• Zystinose • Tyrosinämie Typ I (bei chronischem Verlauf) • Lowe-Syndrom (okulozerbrorenales Syndrom) • Dent-Erkrankung (progressive proximale renale Tubulopathie mit Hyperkalzurie) • hereditäre Fruktose-Intoleranz • Galaktosämie • M. Wilson • Fanconi-Bickel-Syndrom (eine Glykogenose) • Cytochrom-C-Oxidase-Mangel, s. Skelettanomalien/-deformitäten

M

Chondroosteogen

Rhizomelische Verkürzung (Oberarme, Oberschenkel)

- Achondroplasie (Chondrodystrophie, häufigste Form der Osteochondrodystrophien, AD, langer Rumpf, kurze Extremitäten, großer Hirnschädel, eingezogene Nasenwurzel, Dreizackhand, Endlänge 130 ± 10 cm) s. „Merke", Makrozephalus
- Hypochondroplasie (normale Rumpflänge, Verkürzung der proximalen Extremitäten, normale Schädelgröße, AD), s. „Merke"
- Chondrodysplasia punctata (rhizomele Form: AR, Conradi-Hünermann-Syndrom: XL-dominant, Störung der peroxismalen Biogenese)
- Atelosteogenesis (Mittelgesichtsdysplasie, Gaumenspalte, Neumutationen, AD)
- Achondrogenesis (verschiedene Typen, oft letal), s. Schädelauffälligkeiten (Makrozephalus)
- Jansen-Typ der metaphysären Dysplasie, s. Hyperkalzämie
- spondyloepiphysäre Dysplasien (verzögerte Ossifikation, Myopie, Klumpfüße, AD)
- Kniest-Syndrom, s. o.
- thanatophore Dysplasie (Erscheinungsbild ähnlich der Achondroplasie, aber schmaler, enger Thorax mit verkürzten Rippen, Tod durch respiratorische Insuffizienz)

> **Merke** M!
>
> Achondroplasie und Hypochondroplasie werden **autosomal dominant** vererbt und durch unterschiedliche Mutationen am **FGFR3-Gen** (FGFR3: „fibroblast-growth-factor-receptor 3") auf Chromosom 4 verursacht. Bei ca. 80 % Neumutationen des entsprechenden Gens.

Mesomelische Verkürzung (Verkürzung bzw. Verbiegung von Unterarmen und Unterschenkeln)

- mesomelische Dysplasie Typ Langer (Madelung-Deformität möglich, s. u.; Unterkieferhypoplasie, SHOX-Gen-Defekt, AR, s. „Merke")
- mesomelische Dysplasie Typ Nievergelt (Tibia rhombusfömig, verminderte Beweglichkeit der Ellenbogengelenke, AD)
- Leri-Weill-Syndrom (mesomeler Minderwuchs mit Madelung-Deformität, „Bajonettstellung" der Ulna, AD, Mutationen am SHOX-Gen, s. „Merke")
- Robinow-Syndrom (Fetalgesicht-Minderwuchs-Syndrom, AR, AD)
- Reinhardt-Pfeiffer-Syndrom (kurze Unterarme, ulnare Deviation der Hände)
- Kurzrippen-Polydaktylie-Syndrom (mesomele Brachymelie, Thoraxdystrophie), s. Skelettanomalien/-deformitäten

> **Merke** M!
>
> **SHOX-Gen** („short stature homeobox-containing gene" am X- oder Y-Chromosom): Mutationen am SHOX-Gen finden sich nicht nur beim Leri-Weill-Syndrom (Dyschondroosteose, Endlänge ca. 135 cm) und der mesomelischen Dysplasie Typ Langer, sondern auch bei etwa 2 % der Probanden mit **idiopathischem** Minderwuchs. Natürlich fehlt ein SHOX-Gen auch beim **Turner-Syndrom**.

Andere Osteochondrodysplasien

- Osteogenesis imperfecta (manche Formen), s. Skelettanomalien/-deformitäten
- infantile, maligne und intermediäre Osteopetrose (Marmorknochenkrankheit, Verdrängung der Hämatopoese, erhöhte alkalische Phosphatase, evtl. auch mit renaler tubulärer Azidose einhergehend, AR), s. Petechien, Hypokalzämie
- Pyknodysostose (verkürzte und sklerosierte Röhrenknochen, Akroosteolyse der distalen Phalangen, AR)
- Ellis-van-Creveld-Syndrom (schmaler Thorax, Vitien, Polydaktylie, AR; **DD:** Jeune-Syndrom), s. Skelettanomalien/-deformitäten
- spondylometaphysäre Dysplasie (Typ congenita und tarda, Platyspondylie, zunehmende Beinverkrümmung)
- spondyloepimetaphysäre Dysplasie (gedrungener Rumpf, kurze Beine, mehrere Formen)
- epiphysäre Dysplasien (Pseudoachondroplasie, mit normalem Schädelwachstum, aber verkürzten Beinen)
- metaphysäre Chondrodysplasie (mit/ohne Hypotrichose)
- metaphysäre Dysostose beim Shwachman-Syndrom (exokrine Pankreasinsuffizienz, Neutropenie), s. Durchfall/Diarrhö, Gedeihstörung/Dystrophie
- IMAGE-Syndrom (intrauterine Wachstumsverzögerung, metaphysäre Dysplasie, kongenitale adrenale Hypoplasie, Genitalanomalien u. a., Mikropenis, AR), s. Genitalanomalien/-auffälligkeiten
- immunoossäre Dysplasie Schimke (Kleinwuchs mit Hyperlordose durch epiphysäre Dysplasie der Wirbelköper, T-Zell-Defekt, nephrotisches Syndrom durch fokal segmentale Glomerulosklerose, AR), s. Proteinurie, Infektanfälligkeit

66.2.9 Andere Erkrankungen

- Mevalonazidurie, s. Fieber/Sepsis
- Barth-Syndrom (kardioskelettale Myopathie, Neutropenie, X-chromosomal rezessiv), s. Leukopenie
- Thalassämie, Fanconi-Panmyelopathie, s. Anämie/Blutarmut

M

66.2.10 Medikamentös bedingter Minderwuchs

- Therapie mit hoch dosierten, systemischen Steroiden (Aufholwachstum nach Therapieende)
- Zytostatika, Ganzkörperbestrahlung
- Methylphenidat (bei ADHS in höherer Dosierung, Wachstumsgeschwindigkeit ↓, aber Aufholwachstum nach Absetzen der Medikation)
- pegyliertes Interferon alpha 2 (passagerer Minderwuchs, z. B. bei chronischer Hepatitis C)

Tab. 66.13 Knochenalter und Minderwuchs.

Knochenalter	Minderwuchs
retardiert*	KEV, kleinwüchsige SGA-Kinder, Alkoholembryopathie, Kokainembryopathie, HGH-Mangel, Laron-Syndrom, Hypothyreose, M. Cushing, Cushing-Syndrom, Langzeit-Steroidbehandlung, alimentär-chronische Erkrankungen, Muskeldystrophien, Rachitiden, manche Osteochondrodystrophien, Seckel-Syndrom, Russel-Silver-Syndrom, Robinow-Syndrom, Cornelia-de-Lange-Syndrom, Dubowitz-Syndrom, Aarskog-Syndrom, Noonan-Syndrom (bei einem Teil der Patienten), Cri-du-Chat-Syndrom, Kenny-Syndrom, STAT5b-Mangel
normal	konstitutioneller Minderwuchs, Turner-Syndrom, Prader-Willi-Syndrom, manche Osteochondrodysplasien
akzeleriert**	Pubertas praecox, Pseudopubertas praecox, fetaler bzw. neonataler M. Basedow

*Mehr als 2 SD unter dem chronologischen Alter.
**Mehr als 2 SD über dem chronologischen Alter.

66.2.11 Proportionierter vs. disproportionierter Minderwuchs (▶ Tab. 66.14, ▶ Tab. 66.15)

Tab. 66.14 Proportionierter Minderwuchs.

Pränataler Beginn	Postnataler Beginn
• Plazenta-Insuffizienz • Infektionen • Teratogene • Dysmorphiesyndrome • Chromosomenaberrationen	• KEV • endokrine Minderwuchsformen • alimentär (CF, CED, Zöliakie) • chronische Erkrankungen (kardiopulmonal, renal u. a.) • psychosozialer Minderwuchs

Tab. 66.15 Disproportionierter Minderwuchs.

Meist Skelettdysplasien sowie bestimmte Syndrome
• Achondroplasie (häufigste Form des disproportionierten Minderwuchses, s. o.) • Hypochondroplasie, s. o. • spondyloepiphysäre Dysplasien (z. B. Typ Schimke) • spondylometaphysäre Dysplasie (auch mit Immundefekt) • spondyloepimetaphysäre Dysplasien • metaphysäre Chondrodysplasie, z. B. Shwachman-Syndrom (exokrine Pankreasinsuffizienz) oder auch Typ Jansen, s. Hyperkalzämie • Chondrodysplasia punctata (unsymmetrische Verkürzung der Gliedmaßen, Skoliose) • Leri-Weill-Syndrom (SHOX-Gen, s. o.) • Ellis-van-Creveld-Syndrom, Jejune-Syndrom, s. Skelettanomalien/-deformitäten (Skelettdysplasien, „schmaler" Thorax • Ullrich-Turner-Syndrom

M

67 Müdigkeit/Schlafstörungen

67.1 Einführung

Definition

Müdigkeit ist ein **Symptom** zahlreicher Erkrankungen. Von Bedeutung ist vor allem die **chronische**, über Wochen oder Monate anhaltende körperliche und/oder geistige Erschöpfung, die den Patienten hindert, seine früher gewohnten körperlichen und/oder geistigen Tätigkeiten in vollem Umfang weiterzuführen. Beim Kleinkind äußert sich dies oft in **Spielunlust** und **Misslaunigkeit**, bei größeren Kindern in **schulischen Problemen** oder **Nachlassen** der **körperlichen** Leistungsfähigkeit. Ein vermutlich eigenständiges Krankheitsbild ist das **Chronic-Fatigue-Syndrom** (s. u.).

67.2 Differenzialdiagnosen

67.2.1 Chronisches Schlafdefizit mit konsekutiver Tagesmüdigkeit

- Richtwerte für das durchschnittliche Schlafbedürfnis (▶ Tab. 67.1)

Merke M!

Gestillte Babys weisen in der Regel mehr Schlafunterbrechungen auf als Säuglinge, die mit dem Fläschchen ernährt werden.

67.2.2 Psychische Ursachen der Müdigkeit

- Einschlaf- bzw. Durchschlafstörungen (Insomnie, auch organische Ursachen möglich, Prävalenz im Kindesalter ca. 25 %, s. „Merke“)
- psychosomatische Störungen, Burn-out-Syndrom (auch bereits bei Jugendlichen zu beobachten)
- aufregende (Gewalt-)TV-Sendungen bzw. Computerspiele vor dem Einschlafen

Tab. 67.1 Orientierende Richtwerte: Schlafbedürfnis bezogen auf das Lebensalter.

Lebensalter (in Jahren)	Schlafdauer (in Stunden)
1–4	12
5–6	11,5
7–9	11
10–11	10,5
12–13	10
14–16	9

- psychiatrische Erkrankungen wie larvierte Depressionen (Insomnie, evtl. morgendliches Früherwachen), generalisierte Angststörung, Psychosen

Merke M!

Etwa eines von fünf Kindern im **Vorschulalter** hat gravierende oder langwierige **Schlafprobleme**, die sich aber im Laufe der Entwicklung spontan bessern. Besonders im Alter von 3 bis 4 Jahren findet man verstärkt Einschlafprobleme; oft verbergen sich dahinter (unbewusste) **Trennungsängste**. Im Alter von 2 bis 5 Jahren sind Albträume nicht selten Ursache einer Schlafunterbrechung, s. Bewusstseinsstörungen (Pavor nocturnus).

Organische Ursachen

- obstruktives Schlafapnoe-Syndrom (OSAS, bei Adipositas, Tonsillenhypertrophie, Makroglossie, Trisomie 21, Prader-Willi-Syndrom, neuromuskulären Erkrankungen), s. Apnoe/Atemlähmung
- gehäuft beim PCO-Syndrom (mit extremer Tagesmüdigkeit, in Abhängikeit vom BMI), s. Apnoe/Atemlähmung, Adipositas, Amenorrhö
- kongenitales, zentrales Hypoventilationssyndrom, s. Apnoe/Atemlähmung
- nächtliche Atemnot mit gestörtem Schlaf (z. B. allergische Rhinitis, Asthma bronchiale, CF, pulmonale Hypertension, bronchopulmonale Dysplasie)
- nächtlicher Juckreiz beim Ekzem, bei allergischer Rhinitis (Tagesmüdigkeit), Wurmbefall (Oxyuriasis)
- Eisenmangelanämie, andere Anämien, z. B. Sichelzellanämie, s. Anämie/Blutarmut
- Leukämien (in ca. 30 % ist die Müdigkeit Leitsymptom), Malignome
- Magnesium- bzw. Kalziummangel, s. Hypomagnesiämie, Hypokalzämie
- Kaliummangel (z. B. Bartter-Syndrom mit ausgeprägter arterieller Hypotonie), s. Hypokaliämie
- kardiale Erkrankungen wie angeborenene und erworbene Vitien, Kardiomyopathien, Myokarditis, permanente Form der junktionalen Reentry-Tachykardie, atriale ektopische Tachykardie
- Autoimmunerkrankungen (z. B. Sjögren-Syndrom, SLE), Autoimmunthyreopathien (Hashimoto-Toxikose, M. Basedow)
- Myopathien, neurologische Erkrankungen (z. B. MS, Z. n. Schädel-Hirn-Trauma)
- Kreislaufregulationsstörungen (bes. im Rahmen des pubertären Wachstumsspurts)
- postinfektiöse Müdigkeit (bes. nach Virusinfekten, oft Wochen dauernd, Myokarditis ausschließen!)
- Epilepsie (morgendliche Müdigkeit im Gefolge nächtlicher Anfälle), Enzephalitiden

- Z.n. OP eines Kraniopharyngeoms (niedrige nächtliche Melatoninspiegel)
- Trypanosomiasis, west- oder ostafrikanische Form, durch Trypanosomen (Protozoen) verursacht, durch die Tsetse-Fliege übertragen (Schlafkrankheit)
- andere chronische Erkrankungen (▶ Tab. 67.2)
- endokrine Erkrankungen (▶ Tab. 67.3)

Cave

Ein besonderes Warnzeichen ist eine vorher nicht beobachtete rasche **Ermüdbarkeit** bei Anstrengungen.

Cave

Exercise-induced-Asthma, erworbene kardiale Erkrankungen, Anämie, Hämoblastosen, Hepatitis (bei Kindern oft anikterisch).

Tab. 67.2 Müdigkeit.

Bei chronischen Erkrankungen
• JIA • Tbc (neben Husten, Gewichtsverlust, Nachtschweiß) • chronische, aber auch akute Hepatitis, andere Hepatopathien, Nierenerkrankungen • Borreliose (nur Liquoruntersuchung bei Neuroborreliose beweisend) • HIV-Infektion • chronische intestinale Erkrankungen wie Zöliakie, CF, M. Crohn, Colitis ulcerosa, massiver Askaridenbefall, s. Bauchschmerzen

Tab. 67.3 Gehäuftes Auftreten von Müdigkeit.

Bei endokrinen Erkrankungen
• M. Addison (Müdigkeit in 99 % Leitsymptom) • Hypothyreose (z. B. hypothyreote Hashimoto-Thyreoiditis) • M. Cushing • Diabetes mellitus (einschl. Hypoglykämie) • Hypopituitarismus (z. B. auch nach Schädel-Hirn-Traumata) • Hyperkalzämiesyndrome, s. Hyperkalzämie

Tab. 67.4 Konzentrationsschwäche bzw. Unaufmerksamkeit in der Schule (s. auch „Merke).

Bei folgenden Erkrankungen/Veränderungen
• Schwerhörigkeit, Refraktionsanomalien • Schlafapnoe-Syndrom • Eisenmangel • Absencen, nach nächtlichen Krampfanfällen, bei Narkolepsie • bei Diabetikern mit unerkannten Hypoglykämien • ADHS („Zappelphilipp"/„Träumelieschen", hier deutliche Mädchenwendigkeit), psychosomatische Störungen, Depressionen, Klinefelter-Syndrom (Aufmerksamkeitsdefizite, Lernschwierigkeiten)

Merke M!

Aufmerksamkeitsdefizite und Konzentrationsschwächen bei vorher unauffälligen Kindern können auch Zeichen einer beginnenden **neurologischen** Erkrankung (Erbkrankheit, Hirntumor, Pseudotumor cerebri, Enzephalitiden) sein.

67.2.3 Spezielle Krankheitsbilder (mit Schlafstörungen bzw. ausgeprägter Tagesmüdigkeit)

- juveniles Fibromyalgie-Syndrom (▶ Tab. 67.5)
- chronisches Müdigkeitssyndrom (Chronic-Fatigue-Syndrom, CFS; ▶ Tab. 67.6)
- ME/CFS (myalgische Enzephalomyelitis/Chronic-Fatigue-Syndrom, im Vordergrund stehen exzessiven Erschöpfungszustände, von der WHO als neurologische Erkrankung eingestuft, Ätiopathogenese?)
- Hypersomnie bei Narkolepsie (mit/ohne Kataplexie), s. „Merke"
- Non-REM-Hypersomnie (familiär vermehrte Tagesschläfrigkeit, verlängerter Nachtschlaf, morgendliche Schlaftrunkenheit)
- Hypersomnie beim Kleine-Levin-Syndrom (rezidivierende Hypersominie über Tage bis Wochen, Hyperphagie, gesteigerter Sexualtrieb, AD)

Tab. 67.5 Juveniles Fibromyalgie-Syndrom.

Symptome
• chronische Schmerzen in Muskulatur und Gelenken, bes. Hand, Knie und Sprunggelenke • keine Bewegungseinschränkung, doch Gefühl der Morgensteife • vegetative Symptome, Erschöpfungszustände • Entzündungsparameter und apparative Diagnostik normal • typische druckschmerzhafte Punkte („jump signs") • kein Ansprechen auf nicht steroidale Antirheumatika (NSAR) • 90 % Mädchen

Tab. 67.6 Chronic-Fatigue-Syndrom (CFS).

Symptome

• schwere chronische Müdigkeit bzw. Erschöpfung, 6 Monate oder länger andauernd
• Ausschluss organischer Erkrankungen, welche die Müdigkeit erklären könnten, normale Laborwerte
• dazu **4** oder **mehr** der folgenden Symptome:
  ◦ Beeinträchtigung des Kurzzeitgedächtnisses bzw. der Konzentrationsfähigkeit
  ◦ schmerzhafte, weiche Halslymphknoten
  ◦ Muskelschmerzen
  ◦ multiple Gelenkschmerzen ohne Rötung oder Schwellung
  ◦ Kopfschmerzen von vorher nicht da gewesener Art und Schwere
  ◦ Schlafstörungen: „unrefreshing sleep"
  ◦ nach körperlichen Anstrengungen über 24 Stunden dauernde Schmerzen bzw. Unbehagen

- Smith-Magenis-Syndrom (Mikrodeletionssyndrom, typisch sind Ein- und Durchschlafstörungen, Tagesmüdigkeit), s. Retardierung, mentale
- Angelman-Syndrom (Durchschlafstörungen, vermindertes Schlafbedürfnis), s. Retardierung, mentale
- Rett-Syndrom (häufig auch mit Schlafstörungen einhergehend, reduzierte REM-Phasen)
- fragiles X-Syndrom
- ADHS häufig mit Schlafproblemen einhergehend
- Restless-Legs-Syndrom (Prävalenz bei Kindern 1 %, oft kombiniert mit ADHS, verminderte Schlafqualität, Tagesmüdigkeit)
- „periodic limb movement disorder" (neurologisches Zustandsbild, das zu unregelmäßigen, unwillkürlichen Bewegungen der oberen und unteren Extremitäten führt, sowohl im Schlaf als auch im Wachzustand
- Thoracic-Outlet-Syndrom (durch Druck auf Plexus brachialis bzw. Gefäße)
- Insomnie bei Tic-Störungen
- Schlafstörungen beim Tourette-Syndrom
- Katzenkratzkrankheit (Müdigkeit bei einem Drittel der Patienten), s. Lymphknotenschwellung/Lymphadenopathien
- Wachstumsschmerzen (vorwiegend nächtliche Symptomatik), s. Gelenk-/Knochenschmerzen
- Osteoid-Osteom (typischerweise nächtliche Knochenschmerzen, normalerweise nur eine Extremität betreffend)
- Spielunlust und Misslaunigkeit bei unbehandelter Zöliakie, s. o.
- ADHR („autosomal dominant hypophosphatemic rickets", pubertäre Form der hereditären Hypophosphatämie: Osteomalazie mit Schwäche, Müdigkeit; Knochenbrüchigkeit, aber kein Minderwuchs)
- nicht diagnostizierte MCAD-Defizienz (MCAD: Mittelketten-Acyl-CoA-Dehydrogenase, schlechte körperliche Belastbarkeit, Übergewicht)

Merke M!

Narkolepsie: exzessive Tagesschäfrigkeit, oft erstes Symptom, typisch ist die Kataplexie (affektiver Tonusverlust), Mangel an Orexinen (Neuropeptide). Krankheit mit der höchsten HLA-Assoziation; 98 % HLA-DRB1*1501. DQB1*0602-Typ (aber geringe Spezifität, da auch bei 25–30 % der Normalbevölkerung nachweisbar). AD, aber auch nach Impfung mit bestimmtem Schweinegrippe-Impfstoff gehäuft auftretend.

Merke M!

DD juveniles Fibromyalgie-Syndrom vs. Chronic-Fatigue-Syndrom (CFS): Das Fibromyalgie-Syndrom und das chronische Müdigkeitssyndrom haben viele klinische **Gemeinsamkeiten.** Beim Fibromyalgie-Syndrom stehen die Schmerzen im Vordergrund, beim CFS die schwere Müdigkeit. Beide Syndrome treten gehäuft beim weiblichen Geschlecht auf. Die **Ätiologie** ist in beiden Fällen noch ungeklärt. Beim CFS wird das Parvo-B19-Virus als Auslöser vermutet, bei Adoleszenten eine evtl. vorangegangene EBV-Infektion.

67.2.4 Medikamentös-toxische Ursachen abnormer Müdigkeit

- Medikamente wie Antikonvulsiva (speziell ältere), Laxanzien, Antihypertensiva (β-Blocker), manche Antihistaminika, Dexamethason (bei der Induktionstherapie von Leukämien oft Schlafstörungen, Müdigkeit), Montelukast (auch Albträume)
- Missbrauch von zentralen Stimulanzien wie Amphetaminen u. a. (REM-Hypersomnie), anderen Suchtgiften, Koffein (Energy Drinks), Alkohol (bes. am Wochenende – Montagsmüdigkeit!), Kombinationen verschiedener Substanzen
- chronische Intoxikationen mit Blei, Quecksilber, CO und Schwefelwasserstoffen

68 Muskelschwäche

Info

Im Folgenden werden **Muskeldystrophien, Myopathien** und **muskuläre Hypotonie** gemeinsam besprochen, weil sie besonders im Neugeborenalter zahlreiche klinische Ähnlichkeiten aufweisen (Floppy Infant). Aber auch bei älteren Kindern ist die Muskelschwäche meist das führende Symptom der erwähnten Krankheitsbilder. Auch die **Polymyositis**, die durchaus eine Myopathie imitieren kann, wird aus Gründen der Differenzialdiagnose hier erwähnt.

68.1 Muskeldystrophien

68.1.1 Einführung

Definition

Muskeldystrophien: Es handelt sich dabei um **genetisch** determinierte Krankheiten, die zu einer fortschreitenden Schwäche und Lähmung der betroffenen Muskeln führen, wobei nicht ausschließlich die Skelettmuskulatur betroffen sein muss. **Histologisch** beobachtet man neben atrophierenden auch sich regenerierende (hypertrophe) Muskelfasern mit sehr unregelmäßigem Faserdurchmesser, zentralständigen Kernen und mit vermehrtem Bindegewebe. Bei den kongenitalen Muskeldystrophien fehlen die Regenerationsherde, stattdessen findet sich eine ausgeprägte Proliferation von Fett- und Bindegewebszellen.

68.1.2 Differenzialdiagnosen

Kongenitale Muskeldystrophien

Info

Kongenitale Muskeldystrophien (CMD)
Auch Floppy-Infant-Symptomatik, s. Muskelschwäche (Muskelhypotonie)

Tab. 68.1 Verhalten der CK bei Muskelerkankungen.

CK-Wert	Muskelerkrankung
CK ↑	bei progressiven Muskeldystrophien erhöht*, aber auch bei manchen kongenitalen Muskeldystrophien, bei Myopathien, bei Dermato-/Polymyositis, Rhabdomyolyse, bei Muskelverletzungen, unbehandelter Hypothyreose (s. u.), bei manchen Formen der mitochondrialen DNA-Depletion (s. u.), bei Behandlung mit Statinen
CK normal	bei bereits stark verminderter Muskelmasse evtl. auch normal

*CK-Erhöhung oft Zufallsbefund noch vor klinischen Manifestationen einer Muskeldystrophie/Myopathie.

- Merosinopathien (ähnlich Typ Duchenne, nur angeboren und AR, Mutationen an verschiedenen Genen, z. B. CMD mit Merosinmangel = MDC1A, CMD mit sekundärem Merosinmangel = MDC1B, MDC1C und MDC1D, manche mit Kontrakturen u. respiratorischer Insuffizienz)
- Fukuyama-CMD (bisher nur bei Japanern beobachtet, progredient, Muskel- und Hirnveränderungen wie Lissenzephalie, Hydrozephalus, Augenfehlbildungen, AR)
- Muscle-Eye-Brain-Disease (mehrere molekular definierte Formen, mit Lissenzephalie, Augenfehlbildungen, Krampfanfällen, CK-Erhöhung, AR), s. Retardierung, mentale; Krampfanfälle
- Walker-Warburg-Syndrom (Muskel-, Hirn- evtl. neben Lissenzephalie auch Enzephalozele und Augenveränderungen, AR)
- Rigid-Spine-Muskeldystrophie (Versteifung der Wirbelsäule), s. Rückenschmerzen/juvenile Osteoporose
- kongenitale Muskeldystrophie Typ Ullrich (proximale Kontrakturen, distale Überstreckbarkeit der Gelenke, 3 Unterformen)
- CMD mit Integrin-Defekt (Symptome wie Typ Ullrich)

Merke

Verlauf der CMD: Viele Patienten bleiben relativ stabil, andere zeigen über die Zeit eine funktionelle Besserung. Andererseits kann die Erkrankung aufgrund der respiratorischen Insuffizienz (Zwerchfellbeteiligung) mit dem Risiko einer bakteriellen Superinfektion einen progredient fulminanten Verlauf nehmen.

Nicht kongenitale progressive Muskeldystrophien (▶ Tab. 68.3)

- Dystrophinopathie Typ Duchenne-Erb (Beckengürtelform)
- Dystrophinopathie Typ Becker-Kiener (Beckengürtelform)

Tab. 68.2 Kongenitale Muskeldystrophien.

Symptome (s. „Merke“)
• Floppy-Infant-Symptomatik • Arthrogryposis • Saug- und Schluckschwierigkeiten • respiratorische Probleme • verzögerte motorische Entwicklung bei Erkrankungsbeginn im Säuglingsalter
Zusatzsymptome
• intellektuelle Retardierung, wie z. B. beim Fukuyama-Typ • Hüftluxation, sekundäre Deformitäten (Skoliosen) • Hydrozephalus und Fundusveränderungen („muscle-eye-brain disease“) • Kardiomyopathien

M

Tab. 68.3 Synopsis der nicht kongenitalen progressiven Muskeldystrophien.

Typ	Häufigkeit/Vererbung	Manifestationsalter/Klinik	Prognose
Duchenne	1:3000–1:6000 Neugeborene (Jungen) X-chromosomal rezessiv	2.–5. Lj. verspätetes Gehenlernen, watschelnder Gang, Hyperlordose, positives Gower-Zeichen, prox. Muskelschwäche Beine > Arme, „Gnomenwaden", Scapulae alatae, positives Bonhoeffer-Zeichen, Pes equinovarus, Skoliose, Beugekontrakturen	gehunfähig, mit 8.–15 Lj., dilatative Kardiomyopathie, respiratorische Insuffizienz, Lebenserwartung (16–25 J.)
Becker-Kiener	1:20 000 X-chromosomal rezessiv	5.–25. Lj. ähnliche Symptome wie M. Duchenne, nur weniger rasch progredient, geringer ausgeprägt	gehunfähig mit 30.–50. Lj.
Emery-Dreifuss	keine Daten X-chromosomal rezessiv	erste 10 Lj. Schwierigkeiten beim Gehen und Laufen, Rigidität der Wirbelsäule, Nacken-/Rumpfbeugung ↓ Spitzfuß, Beugedeformität der Ellenbogengelenke, fokale Muskelatrophie (Mm. biceps brachii und triceps), sowie M. gastrocnemius, Fußheber)	langsam progredient
Gliedergürteldystrophien	ca. 1:30 000 AD, AR	1.–4. Lebensjahrzehnt Schwierigkeiten beim Gehen, abnormes Gangbild, Muskelkrämpfe, Hyperlordose, positives Gower-Zeichen, keine kardiale Mitbeteiligung, nach Verlust der Gehfähigkeit Deformierungen wie bei M. Duchenne	langsam progredient
Gliedergürteldystrophie (distaler-juveniler Typ)	keine Daten AR	1.–2. Lebensjahrzehnt primär Befall der distalen Muskelgruppen	langsam progredient
Landouzy-Déjerine-Syndrom	1:100 000 AD	2. Lebensjahrzehnt Schwäche der Schultergürtel- und Gesichtsmuskulatur, „Tapirlippe", „Terrassenstellung" der Schultern bei Abduktion der Arme, evtl. Schwäche der Beckengürtelmuskulatur, Hyperlordose, evtl. Taubheit, Fundusveränderungen	langsam progredient, kardiale Rhythmusstörungen, nächtliche Hypoventilation

- Typ Emery-Dreifuss (humeroperoneale Form)
- Gliedergürteldystrophien (heterogene Gruppe von Myopathien, AD, AR), s. „Merke"
- distaler juveniler Typ der Gliedergürteldystrophie
- Landouzy-Déjerine-Syndrom (fazioskapulo-humerale Form)

Merke M!

Die **Gliedergürteldystrophien** (LGMD, „limb girdle muscular dystrophy") werden nach genetischen Gesichtspunkten in **autosomal-dominante** (bisher 7 Untergruppen, **LGMD 1A–1G**) oder **autosomal-rezessive** Formen (bisher 9 Untergruppen, **LGMD 2A–2I**) eingeteilt. Die Diagnose der LGMD ist v. a. von **prognostischer** Bedeutung. Bei den AD-vererbten Muskeldystrophien vom Gliedertyp ist die CK meist nur gering, bei den AR-vererbten Formen häufig stark erhöht. Zu Letzteren gehören auch die sog. **Sarkoglykanopathien** (Sarkoglykan, ein dystrophinassoziiertes Protein der Muskelfasermembran).

68.2 Myopathien

68.2.1 Einführung

Definition [ ]

Myopathien stellen eine **heterogene Gruppe** von Erkrankungen dar, die durch **strukturelle, histochemische** oder **stoffwechselbedingte Störungen** der Muskulatur gekennzeichnet sind und nicht zur Gruppe der Muskeldystrophien, Myositiden oder Muskelhypotonien gehören (Myopathien sensu stricto). Kardiale Mitbeteiligung bei Myopathien, s. Bradykardie.

68.2.2 Differenzialdiagnosen

Kongenitale Myopathien

Info i

Floppy-Infant-Symptomatik, meist geringe Progredienz, meist gefähig, Diagnose histologisch.

- Central-Core-Disease (Schwäche der Hüft- und Oberschenkelmuskulatur

> **Cave**
>
> Hüftluxationen, maligne Hyperthermie, AD.

- Multi-Minicore-Disease (Schwäche und Steifigkeit der Rumpfmuskulatur)

> **Cave**
>
> Maligne Hyperthermie! AR.

- nemaline Myopathie (verzögerte motorische Entwicklung, AR, AD)
- myotubuläre Myopathie (X-chromosomal, Schwäche der Atemmuskulatur, Gefahr der frühen respiratorischen Insuffizienz, AD: langsam fortschreitend)
- Desminopathien Typ I–III (heterogene Gruppe, vorwiegend distale Myopathien, Kardiomyopathie und intestinale Pseudo-Obstriktionen möglich)
- kongenitale Fasertypendisproportion (Schwäche der Schultergürtel- und Rumpfmuskulatur, Hüftluxationen möglich)
- EMARDD (Eearly onset myopathy, areflexia, respiratory distress and dysphagia, u. a. durch Zwerchfellschwäche, Dysphagie, Mutationen im MEGF10-Gen, einem Regulator der Satelliten-Myogenese)

Mitochondriale Myopathien (z. T. als Enzephalomyopathien verlaufend, s. „Merke")

- Leigh-Syndrom (subakut nekrotisierende Enzephalomyelopathie, häufigste Mitochondriopathie im Kindesalter), s. Ataxie, Krampfanfälle
- MILS („maternal inherited Leigh syndrome")
- Kearns-Sayre-Syndrom (Ptose, Retinopathia pigmentosa, AV-Block)
- MERRF-Syndrom, s. Krampfanfälle (Myoklonus-Epilepsie)
- MELAS-Syndrom, s. Azidose (Laktazidose), Schlaganfall/Apoplexie
- MNGIE-Syndrom (myoneurogastrointestinale Enzephalopathie, Opthalmoplegie, Polyneuropathie, rezid. Durchfälle, AR
- NARP-Syndrom (Neuropathie, Ataxie, Retinitis pigmentosa, Beginn bei jungen Erwachsenen mit Muskelschwäche, Sensibilitätsstörungen)
- BARTH-Syndrom (Neutropenie, Kardiomyopathie, Muskelhypotonie)
- mitochondriale DNA-Depletion (▶ Tab. 68.4), s. „Merke"
- Koenzym-Q10-Mangel-Defekte (primär myopathische Form, multisystemische Form)

> **Merke** M!
>
> Beim Vorliegen einer **„Muskelerkrankung"** und zusätzlicher Beteiligung von 2 anderen **Organsystemen** (ZNS, Herz, Nieren, Leber, Pankreas, blutbildendes System, Augen etc.) besteht der dringende Verdacht auf eine **mitochondriale** Erkrankung.

> **Merke** M!
>
> **Mitochondriale DNA-Depletion:** heterogene Gruppe, primäre Depletion von mitochondrialen DNA-Kopien in differenten Geweben, verschiedene Gruppen wie hepatozerebrale Form, enzephalomyopathische Formen (s. u.), gastrointestinale Enzephalopathie (MNGI-Syndrom) sowie Enzephalonephropathie.

Tab. 68.4 Mitochondriale Depletionssyndrome/(Enzephalo-) Myopathien.

Klinik	Gendefekt	Substrat
Enzephalomyopathie im Säuglingsalter, Dystonie, Taubheit, Methylmalonazidurie	SUCLA2	Succinat-CoA-Ligase, β-Untereinheit
Enzephalomyopathie im Säuglingsalter, Hepatopathie, Methylmalonazidurie	SUCLG1	Succinat-CoA-Ligase, α-Untereinheit
(Enzephalo-)Myopathie, Beginn im Säuglingsalter	TK2	Thymidinkinase
Enzephalomyopathie mit Tubulopathie und Niereninsuffizienz (Beginn beim Neugeborenen bzw. Säugling)	RRM2B	Ribonukleotidreduktase

Tab. 68.5 Glykogenosen mit Muskelbeteiligung.

Glykogenose	Klinische Merkmale	Weitere betroffene Organe/Symptome
Typ II (Pompe)	• schwere Form: generalisiert, ähnelt schwerer SMA • leichte Form (adulte, „late onset"), M. Pompe ähnelt Gliedergürteldystrophie	• Herz, ZNS, Niere • Respirationstrakt (Zwerchfell!)
Typ III (Forbes)	infantile Hypotonie, leichte Muskelschwäche	Leber (Ketose, Hypoglykämie)
Typ III (Andersen)	leichte Muskelschwäche, manchmal Atrophie	Hepatomegalie (Zirrhose)
Typ V (McArdle)	Muskelkrämpfe bei Anstrengung	Myoglobinurie
Typ VII (Tarui)	Muskelkrämpfe, Ermüdbarkeit	kompensierte Hämolyse durch Phosphofruktokinase-Mangel, Myoglobinurie

Metabolische Myopathien

- Carnitinpalmitoyltransferase-Mangel, s. „Merke“
- Myoadenylat-Desaminase-Mangel (MAD-Mangel, Enzym des Purinnukleotid-Zyklus der Muskelzelle)
- Glykogenosen mit Beteiligung der Muskulatur (▶ Tab. 68.5)

Merke M!

Carnitinpalmitoyltransferase-Mangel
- schwere Nüchternhypoglykämie, Kardiomyopathie, Muskelschwäche im Säuglingsalter
- mildere Form ohne Hypoglykämie, nur episodisch auftretende Muskelschmerzen, Rhabdomyolysen, Myoglobinurie

Periodisch auftretende Lähmungen

- familiäre hypokaliämische Lähmung (Kalziumkanalerkrankung), s. Hypokaliämie
- hypokaliämische thyreotoxische periodische Paralyse, s. Hypokaliämie
- familiäre hyperkaliämische Lähmung (Natriumkanalerkrankung, mit und ohne Myotonie), s. Hyperkaliämie

Endokrine Myopathien

- M. Cushing, s. Adipositas
- Kortisonmyopathie (durch lang dauernde Steroidmedikation, oft als „Quadrizepsmyopathie“ imponierend)
- Hyperthyreose (thyreotoxische Myopathie)
- unbehandelte Hypothyreose (Kocher-Debre-Semelaigne-Syndrom, Hoffman-Syndrom, CK in beiden Fällen erhöht)

M

Myotonien

- Myotonia congenita Becker-Thomsen (Chloridkanalerkrankung, Mutationen im CLCN1-Gen, AR Typ Becker, AD Typ Thomson), s. „Merke“
- myotonie Dystrophie Typ I Curschmann-Steinert (Floppy-Infant-Symptomatik möglich, Muskelschwäche, Ptose, Klumpfuß, Greifmyotonie bei Mutter, AD)
- myotone Dystrophie Typ II (proximale myotone Myopathie, proximale Muskelschwäche, Myotonie, kardiale Symptome, Katarakt, keine Fälle im Kindesalter beschrieben, AD)
- Paramyotonia congenita Eulenburg (Natriumkanalerkrankung, bes. nach Kälteexposition)
- familiäre hyperkaliämische Lähmung mit Myotonie, s. o.
- Isaacs-Syndrom (erworbene Neuromyotonie); **DD:** Stiffman-Syndrom, s. Rückenschmerzen/juvenile Osteoporose

Merke M!

Myotonia congenita Becker-Thomsen: Auftreten nach der Geburt, im Säuglings- oder Kleinkindalter, **verzögerte Relaxation** nach anhaltender Muskelkontraktion (nach Faustschluss oder Händedruck), nach Lidschluss, beim Blick zur Seite, aber auch bei kaltem Wetter, beim Aufwachen; beim schreienden Kleinkind bleiben die Augen anhaltend geschlossen, Perkussionsmyotonie der Zunge und peripherer Muskeln, Muskelkraft nicht beeinträchtigt.

Myasthenie-Syndrome

- Myasthenia (neonatale, transiente: 10–20 % der Kinder von Müttern mit Mysthenia gravis, Antikörpernachweis: z. B. AK gegen AChR oder MuSK, s. „Merke“)
- kongenitale (infantile) neonatale Manifestationen der Myasthenie (mehrere Formen, meist AR), bulbäre Symptomatik, respiratorische Insuffizienz, Arthrogryposis, krisenhafte Verschlechterung (Apnoen) bei Infekten
- juvenile Myasthenie

Merke M!

Myasthenie-Syndrome: Ptosis, Ophthalmoplegie, Schwäche anderer Muskelgruppen, einschließlich der Gesichts-, Kiefer-, Schluck-, Sprech- und Atemmuskulatur; bei der **neonatalen Form** (transplazentare Antikörper gegen Azetylcholinrezeptoren bei mütterlicher Myasthenie), Floppy-Infant-Syndrom mit spontaner Besserung, nach ca. 3 Wochen keine Antikörper bei der autosomal-rezessiv vererbten kongenitalen/infantilen Form, wohl aber bei der juvenilen Form, Symptomverschlechterung im Tagesverlauf, Thymom!

Andere Myopathien

- Camurati-Engelman-Syndrom (Muskelschwäche bzw. Atrophie, Knochenschmerzen, „Entengang“, AD), s. Gelenk-/Knochenschmerzen
- Statin-induzierte Myopathien

Cave ⚠

Statin-induzierte Myopathien: CK-Anstieg bei Therapie der Hypercholesterinämien.

- maligne Hyperthermie (▶ Tab. 68.6), s. „Merke“

Cave ⚠

Maligne Hyperthermie: Narkose mit Inhalationsanästhetika, Verabreichung von Succinylcholin → Hyperthermie, gesteigerter Muskeltonus, Muskelkrämpfe, Rhabdomyolyse, Tachykardie, Tachypnoe, Azidose, ventrikuläre Arrhythmien, positive Familienanamnese, s. Fieber/Sepsis.

Tab. 68.6 Hereditäre Ursachen und DD der malignen Hyperthermie.

Hereditäre Ursachen	DD
• Central-Core-Disease, s. o. • Multi-Minicore-Disease, s. o. • familiäre maligne Hyperthermie • King-Denborough-Syndrom (Myopathie, Ptose, Pterygium; **DD:** Noonan-Syndrom, Kyphoskoliose, Mutationen am RYR1-Gen, codiert für den Ryanodin-Rezeptor) • Myotonia congenita, Muskeldystrophien (z. B. M. Duchenne, M. Becker), s. o.	• Propofol-Infusionssyndrom, s. Hyperkaliämie • „neuroleptic malignant syndrome" (auch durch Ondansetron hervorgerufen)

68.3 Muskelhypotonie

68.3.1 Einführung

Definition [ ]

Muskelhypotonie: angeborene oder erworbene Verminderung des Muskeltonus unterschiedlicher Pathogenese (Floppy-Infant-Symptomatik).

Merke M!

Prognose bei muskulärer Hypotonie: bei manchen Krankheitsbildern spontane Besserung möglich (z. B. Prader-Willi-Syndrom), bei anderem gleichbleibendem Zustandsbild bzw. sogar progrediente Verschlechterung (z. B. beim Zellweger-Syndrom, bei neonataler myotoner Dystrophie Typ I Curschmann-Steinert, spinale Muskelatrophie Werdnig-Hoffmann, beim Lesch-Nyhan-Syndrom (Übergang in Spastizität).

68.3.2 Differenzialdiagnosen

Konnatale Muskelhypotonie (Floppy Infant)

ZNS, periphere Nerven

- bestimmte CP-Formen (z. B. ataktische CP, als Folge einer hypoxisch-ischämischen Enzephalopathie), s. Lähmungen
- Geburtsverletzung des Rückenmarks
- spinale Muskelatrophie (Werdnig-Hoffmann-Syndrom, auch mit Zwerchfelllähmung – diaphragmale Form; ▶ Tab. 68.8)
- Joubert-Syndrom 1 (u. a. Hypoplasie des Kleinhirnwurmes, Mutationen in den Genen NPHP1 und JBTS1, AR), s. Apnoe/Atemlähmung (Tachypnoe), Ataxie
- kongenitale Polyneuropathien

Tab. 68.7 Floppy Infant.

Anamnese und Symptome
• anamnestische Hinweise auf mangelnde Kindsbewegungen: z. B. Prader-Willi-Syndrom, Polyhydramnion (durch intrauterine Schluckstörung), Beckenendlage • „Froschhaltung" der Beine, „Henkelstellung" der Arme, Head Drop beim Hochziehen, verminderter Widerstand gegen passive Bewegungen und abnorme Gelenkbeweglichkeit • Arthrogryposis: häufig myogen bzw. neurogen bedingt, Hauteinziehungen („dimples") über den Streckseiten großer Gelenke (Ellenbogen, Knie), typisch für Arthrogryposis • externe Opthalmoplegie: aufgehobenes Puppenaugenophänomen, Ptosis • zeltförmiger Mund, faziale Hypotonie, kraftloses Schreien/Weinen • Trinkschwäche/Schluckstörungen, Speichfluss, Aspirationsgefahr • Zungenfaszikulationen, Fingertremor • perinatale Ateminsuffizienz, RDS • Kardiomyopathie, -megalie bei M. Pompe, CDG-Syndrom Ia, bei Atmungskettendefekten • Hepatomegalie bei M. Pompe, CDG-Syndrom I, Zellweger-Syndrom • Ataxie, Gangstörung, Chorea-Athetose bei älteren Kindern

Tab. 68.8 Spinale Muskelatrophie.

Verlaufsformen
• **spinale progressive Muskelatrophie Werdnig-Hoffmann:** Floppy Infant bereits ab Neugeborenenalter möglich, Erkrankungsbeginn mit 0–12 Monaten, vorwiegend betroffen: proximale Muskelgruppen; faszikuläre, symmetrische Muskelzuckungen (Zunge!), Areflexie, Sensibilität o. B., Erkrankungsbeginn des intermediären Typs bis 2 Jahre • **spinale Muskelatrophie Typ Kugelberg-Welander (s. u.):** juveniler Typ der spinalen Muskelatrophie mit Erkrankungsbeginn 3.–18. Lj., ähnliche Symptomatik wie beim Werdnig-Hoffmann-Syndrom; vorwiegend betroffen der Beckengürtel

Chromosomale Aberrationen mit muskulärer Hypotonie

- Trisomie 21, s. Adipositas; Retardierung, mentale; Minder-/Kleinwuchs
- Prader-Willi-Syndrom (rumpfbetonte muskuläre Hypotonie, reduzierte Spontanbewegungen, Trinkschwäche im Säuglingsalter, Minderwuchs, mentale Retardierung mit IQ um 60–70), später Adipositas, s. dort
- Wolf-Hirschhorn-Syndrom (Deletion eines kurzen Armes am Chromosom 4), s. Retardierung mentale; Minder-/Kleinwuchs
- DiGeorge-Syndrom (velokardiofaziales-Syndrom, Conotruncal-Anomaly-Face-Syndrom, Deletion 22q11), s. Hypokalzämie, Infektanfälligkeit
- Phelan-McDermid-Syndrom (Mikrodeletion 22q13), s. Retardierung, mentale
- Mikrodeletionssyndrom 9q34, s. Retardierung mentale, Mikrozephalus
- Pallister-Killian-Syndrom (Tetrasomie 12p), s. Retardierung, mentale (schwere); Alopezie/Haaranomalien

M

Stoffwechselerkrankungen

- Peroxysomenbiogenese-Defekte (Peroxisomen sind enzymhaltige Vesikel im Zytoplasma der Zellen; ▶ Tab. 68.9)
- CDG-Syndrome, z.B. CDG Ia, CDG If, CDG Il, CDG IId, CDG IIe, CDG IIg, s. Retardierung, mentale (psychomotorisch)
- nicht ketotische Hyperglyzinämie (Apnoen, Singultus, im EEG Burst-Supression), s. Apnoe/Atemlähmung, Irritabilität
- Biotinidasemangel (mentale Retardierung, Alopezie, ekzematöse Hautveränderungen, Juckreiz), s. Krampfanfälle, Alopezie/Haaranomalien
- Molybdänkofaktormangel, s. Krampfanfälle (Neugeborenenkrämpfe), Gedeihstörung/Dystrophie, Schädelauffälligkeiten (Mikrozephalie)
- Smith-Lemli-Opitz-Syndrom (7-Dehydrocholesterinreduktase-Mangel), s. Retardierung mentale; Mikrozephalie
- Glykogenose Typ II (M. Pompe, Mangel an saurer Maltase, Kardiomegalie)
- Lesch-Nyhan-Syndrom (Hyperurikämie, anfänglich Hypotonie, Tendenz zur Selbstverletzung.), s. Retardierung, mentale
- Ehlers-Danlos-Syndrom Typ VI (Kyphoskoliose-Typ), s. Skelettanomalien/-deformitäten
- Barth-Syndrom (dilatative Kardiomyopathie, zyklische Neutropenie, Minderwuchs, Myopathie, X-chromosomal rezessiv)

Weitere Ursachen einer Muskelhypotonie

- Verabreichung von Medikamenten wie Midazolam an die Gebärende
- Hypothyreose
- Bilirubinenzephalopathie (Hypotonie oft Erstmanifestation), s. Hörstörungen
- Achondroplasie, s. Minder-/Kleinwuchs
- Allan-Herndon-Dudley-Syndrom (Schilddrüsenhormonresistenz, Mutationen im SLC16A2-Gen, codiert für MCT8, neonale Hypotonie, später Übergang in Spastik), s. Retardierung, mentale; Hörstörungen
- Kabuki-Syndrom, s. Retardierung, mentale
- Joubert-Syndrom, s. Apnoe/Atemlähmung

Tab. 68.9 Peroxysomenbiogenese-Defekte.

Mit Muskelhypotonie
• Zellweger-Syndrom (ZS), s. Krampfanfälle; Retardierung, mentale • atypisches ZS • neonatale Adrenoleukodystrophie (NALD), s. Hyperkaliämie • infantiler M. Refsum (IR) • Rhizomelia chondrodysplasia puctata, s. Skelettanomalien/-deformitäten

Im späteren Säuglings- und Kleinkindalter zunehmende Muskelhypotonie

- Pelizaeus-Merzbacher-Krankheit, s. Retardierung, mentale
- metachromatische Leukodystrophie (anfänglich schlaff, später spastisch), s. Retardierung, mentale; Lähmungen
- Louis-Bar-Syndrom (Ataxia teleangiectatica, Teleangiektasien etwa ab 5. Lj., Rollstuhl mit etwa 10 Jahren notwendig), s. Ataxie, Infektanfälligkeit
- spinale Muskelatrophien (SMA, distale und proximale Formen, meist AR oder AD, z.B. Kugelberg-Welander-Syndrom (▶ Tab. 68.8), s. Lähmungen (schlaffe)
- Rett-Syndrom (Stereotypien wie waschende, knetende Handbewegungen), s. Retardierung, mentale
- Chorea Huntington (extrapyramidale Symptomatik, Hyperkinesien etwa ab 30. Lj., AD)
- M. Wilson, s. Ikterus, Hepatomegalie, Anämie/Blutarmut (hämolytische)
- Ehlers-Danlos-Syndrom Typ I u. II
- GLUT-1-Defekt, s. Krampfanfälle
- Leigh-Syndrom (Optikusatrophie), s. Krampfanfälle
- Late-Onset-Pompe-Disease (Manifestationsalter 1 Jahr und älter)
- Hypokaliämie, s. Hypokaliämie
- Kleinhirn-, Rückenmarkstumoren, s. Ataxie
- Säuglingsbotulismus (Schluckbeschwerden, Ptose, Somnolenz, z.B. durch Bienenhonig – enthält manchmal Sporen von Clostridium botulinum)

68.4 Dermatomyositis, Polymyositis

68.4.1 Einführung

Definition

Dermatomyositis, Polymyositis: den Kollagenosen zugeordnete Autoimmunerkrankungen. Nehmen oft einen **pseudomyopathischen** Verlauf, wodurch besonders die Polymyositis (ohne sichtbare dermatologische Veränderungen) von differenzialdiagnostischer Bedeutung gegenüber den Muskeldystrophien ist.

68.4.2 Differenzialdiagnosen

- Dermatomyositis, s. „Merke“
- Polymyositis (Symptomatik, s. Dermatomyositis, jedoch ohne – makroskopisch sichtbare – Hautveränderungen)
- Pyomyositis (Erreger oft Staphylococcus aureus, aber auch Streptococcus pyogenes, betroffen meist große Muskeln, wie z.B. M. quadriceps femoris, M. psoas maior, M. biceps brachii, oft nach Museklträumata, auf Abszessbildung achten)

- Myositis bei nekrotisierender Fasziitis (durch GABS), s. Erytheme
- seltenere Polymyositisformen (▶ Tab. 68.10)

Merke M!

Dermatomyositis: Muskelschwäche, oft an eine Muskeldystrophie erinnernd, mit positivem Gower-Zeichen, entzündliche Hautveränderungen, Lila Face, lila-rote Papeln (Gottron-Zeichen) über den Streckseiten der Fingergelenke, evtl. später exulzerierend, im Bereich der Knie, Ellenbogen und Sprunggelenke, Calcinosis cutis möglich, Arthralgien, evtl. kardiale Mitbeteiligung (Myo-, Perikarditis).

Tab. 68.10 Polymyositis.

Seltenere Formen
• Einschlusskörperpolymyositis (Histologie: eosinophile, zytoplasmatische Einschlüsse; **DD:** distale Myopathie) • D-Penicillamin-induzierte Polymyositis • paraneoplastische Polymyositis • Myositis bei C2-Komplement-Defekt (SLE, Vaskulitis, Polymyositis), s. Infektanfälligkeit • benigne Myositis bei H1N1-Influenza-A-Virus-Infektionen (**DD:** Myalgien) • HIV-Polymyositis • orbitale Polymyositis: idiopathisch oder durch Borrelien (Borrelienmyositis); **DD:** Orbitalphlegmone (MRT!)

M

69 Myalgien

69.1 Einführung

Definition [ ]

Myalgien: diffuse oder lokalisierte Muskelschmerzen, z. B. gehen Myositiden häufig mit Myalgien einher (s. Muskelschwäche). Darüber hinaus werden Muskelschmerzen bei zahlreichen Allgemeinerkrankungen als wichtiges Symptom beobachtet.

Tab. 69.1 Infektiöse Ursachen von Myalgien.

Viral, bakteriell und parasitär
• Influenza, grippale Infekte, Hepatitiden • Myalgia-epidemica-Bornholmer-Krankheit (Coxsackie B1–B6, ECHO 6, 9) • Myalgien/Neuralgien bei Lyme-Borreliose • Poliomyelitis anterior (Myalgie-führendes Initialsymptom) • Dengue-Fieber (Flavi-Virus); **DD:** Chikungunyafieber (Toga-Virus) • Leptospirosen • Tetanus • Rattenbiss-Fieber („Sodoku“, Erreger Spirillum minus, Streptobacillus moniliformis) • Fleckfieber (Rickettsiose) • Trichinose • Zystizerkose (auch Augenbefall, ZNS-Komplikationen) • Poststreptokokken – Polymyalgie s. Halsschmerzen

Tab. 69.2 Nicht infektiöse Ursachen von Myalgien.

- Kollagenosen (evtl. auch mit Myositis), z. B. SLE, systemische Sklerose, Sjögren-Syndrom, Sharp-Syndrom
- Polyarteriiitis nodosa (Myalgien oder Druckschmerzhaftigkeit der Muskeln)
- Fibrodysplasie (Myositis) ossificans progressiva, s. Rückenschmerzen/juvenile Osteoporose, Skelettanomalien/-deformitäten (Daumen-/Großzehenhypoplasien)
- proximale myotone Myopathie
- Fibromyalgie-Syndrom (typische Druckpunkte), s. Müdigkeit/Schlafstörungen
- metabolische Myopathien mit Myalgien
  - Glykogenosen: McArdle-Syndrom (Typ V), Glykogenose Typ VII (M. Tauri),Typ VIII, IX, X, XI
  - Fettstoffwechselstörungen, z. B. Carnitinpalmitoyltransferase-Mangel
- endokrine Myopathien mit Myalgien
  - Hypothyreose, Hyperthyreose
  - Hyperparathyreoidismus
- nächtliche Muskelkrämpfe (Crampi nocturni)
- Tibialis-anterior-Syndrom (vaskulär bedingt, Überlastung)
- Muskelverletzungen
- chronische Fehlhaltung (Verspannung)
- Statine: Schmerzen, bes. im Bereich der unteren Extremitäten

M

70 Nabelauffälligkeiten/Bauchwanddefekte

70.1 Einführung

Info

Anomalien oder andere Erkrankungen der Nabelregion können die Nabelschnur oder den Bauchnabel selbst betreffen. Die **gefährlichste** Ursache einer Nabelschnuranomalie ist die **Omphalozele**, die bedrohlichsten Erkrankungen des Nabels sind der **Nabeltetanus** und die **Nabelsepsis**. Die häufigste Anomalie des Nabels ist die Hernia umbilicalis (Nabelringbruch).

70.2 Differenzialdiagnosen

70.2.1 Nabelschnuranomalien, -komplikationen

- Nabelschnurknoten, -umschlingung

Cave

Asphyxie.

- Nabelschnurabriss (neonatale Anämie, Schock)
- Nabelschnurbruch (Omphalozele), s. „Merke"
- Pentalogie nach Cantrell (supraumbilikale Mittellinien-defekte der Bauchwand, Fehlen der vorderen Zwerchfellanteile, Defekte des zwerchfellnahen Perikards, Defekte des unteren Sternums, Vitien)
- verzögerter Abfall des Nabelschnurrestes (nach dem 10. Lebenstag, evtl. mit Omphalitis, an Leukozytenadhäsionsdefekt LAD I und LAD III denken!), s. Leukozytose, Infektanfälligkleit
- Nabelschnurtumoren wie das Angiomyxom (ein Hamartom), Teratom
- Nabelschnur mit singulärer A. umbilicalis (nicht selten kombiniert mit Chromosomenanomalie (Trisomie 18), Herzfehlern, Nierenfehlbildungen, ZNS-Fehlbildungen, Analatresie, auch bei der VATER-Assoziation beschrieben)
- tief inserierende Nabelschnur (manchmal assoziiert mit Hydrozephalus, Sonografie!)
- Katheterismus von Nabelgefäßen, s. „Merke"

Merke

Omphalozele (Nabelschnurbruch): Vorfall von Baucheingeweiden (Dünndarm, Dickdarm, Teile der Leber) durch den Nabelring in den Nabelschnuransatz; die Nabelhäute dienen als Bruchsack, der in die Nabelschnur übergeht: z. B. beim Wiedemann-Beckwith-Syndrom **(EMG)**. Sie ist häufig mit **anderen Missbildungen** (Vitien, Urogenitalfehlbildungen, Lageanomalien des Darms, Mittelliniendefekten der Bauchwand, Chromosomenanomalien) kombiniert. Cantrell-Pentalogie, s. o. Bei der Geburt besteht die Gefahr, dass der Bruchsack rupturiert. Die Rückverlagerung der Eingeweide durch den Kinderchirurgen gestaltet sich durch die in der Größenentwicklung zurückgebliebene Bauchhöhle schwierig und muss oft in mehreren Schritten vorgenommen werden.

Cave

Peritonitis.

Merke

Ein **Nabelarterienkatheter** kann durch Thrombose oder durch Gefäßspasmen zu einer **Durchblutungsstörung** im Bereich der unteren Extremitäten führen, außerdem sollte an die Entwicklung einer NEC gedacht werden. Daneben besteht die Gefahr einer Infektion (Kathetersepsis). Als Folge eines **Nabelvenenkatheters** kann sich später, bedingt durch eine Pfortaderthrombose, eine **portale Hypertension** entwickeln.

Tab. 70.1 DD der angeborenen vorderen Bauchwanddefekte.

	Omphalozele	Gastroschisis	Ekstrophie der Blase
Hülle/Sack	ja	nein	möglich
Lokalisation	umbilikal	rechts vom Nabel	unterhalb des Nabels
Symphyse	normal	normal	klaffend
Genitale	normal	normal	Epispadie, zweigeteilte Klitoris, klaffende Labien
assoziierte Fehlbildungen	häufig z. B. Cantrell-Pentalogie oder EMG-Syndrom, Malrotation	selten, Assoziation mit Kurzdarmsyndrom	häufig z. B. anorektale Fehlbildungen (Analatresie)

N

70.2.2 Nabelauffälligkeiten/ -erkrankungen

- Omphalitis des Neugeborenen (z. B. auch bei Isoimmunneutrozytopenie und Kostmann-Syndrom), s. Leukopenie
- Nabelsepsis (z. B. durch E. coli, Pseudomonas)
- nekrotisierende Fasziitis Typ 1 (polymikrobiell)
- Omphalitis durch Piercing-Komplikationen (▶ Tab. 70.2)
- Nabeltetanus (▶ Tab. 70.2), s. „Merke"
- Gastroschisis (paraumbilikaler Defekt der Bauchwand – meist rechts – neben der normal inserierenden Nabelschnur, vorwiegend sind Darmschlingen prolabiert; ▶ Tab. 70.1), s. „Merke"
- Nabelhernie, DD (▶ Tab. 70.3)
- blutender Nabel (▶ Tab. 70.4)
- nässender Nabel (▶ Tab. 70.5)
- Cullen-Zeichen (periumbilikale bläuliche Ekchymosen bei akuter Pankreatitis)

Merke M!

Nabeltetanus: Werdende Mütter, die nicht gegen Tetanus geimpft sind (Impfgegner oder aus anderen Gründen nicht geimpfte Mütter) können dem Neugeborenen keine Leihimmunität gegen Clostridium tetani mitgeben. Durch **Verunreinigung** der Nabelwunde kommt es zwischen dem 3. und 10. Tag post partum zu Saug- und Schluckstörungen, Trismus, Opisthotonus, generalisierten, spastischen, offenbar sehr schmerzhaften Muskelkontraktionen, ausgelöst durch geringste Berührungen, Geräusche und Lichtreize. **Letalität** des unbehandelten Tetanus neonatorum bei fast 100 %.

Merke M!

Neben verschiedenen Herzfehlern werden eine Gastroschisis (und Spina bifida) gehäuft nach Opiateinnahme in der Frühschwangerschaft beobachtet.

Merke M!

Nabelbruch: Im Alter von einem Jahr weisen 3 % aller weißen und 25 % aller dunkelhäutigen Säuglinge einen Nabelbruch auf. Bis zu einer Größe von 1,5 cm kommt es i. d.R. zu einem Spontanverschluss bis zum 5. Lj. Nabelpflaster und -verbände sind sinnlos bzw. sogar schädlich (allergische Hautreaktionen!).

Tab. 70.2 Nabel-Piercing.

Komplikationen
• Kontaktdermatitis • Nickelallergie • bakterielle Infektionen, Endokarditis (Trikuspidalis)* • 2 bekannte Fälle von Nabeltetanus durch Piercing
Cave: Piercing bei Vitien; auch Infektionen mit atypischen Mykobakterien (MOTT) möglich!

Tab. 70.3 Hernien im Nabelbereich.

Formen und DD
• **Nabelhernie** (Nabelringbruch, Hernia umbilicalis: gehäuft bei Frühgeborenen, bei Hypothyreose, Trisomie 21, EMG-Syndrom, Mukopolysaccharidosen; Inkarzeration und Strangulation extrem selten) • **supraumbilikale Lücke/Hernie** (mit Bruchsack und Bruchinhalt, liegt oberhalb des Nabelrings) • **supraumbilikale Raphe** beim PHACES-Syndrom • **epigastrische „Hernie"** (kein Bruchsack, sondern prolabiertes, epiperitoneales Fett, keine Reposition möglich, evtl. schmerzhaft, kein Spontanverschluss) • **Hautnabel** (meist spontane Rückbildung) • **Nabelzyste** (Roser'sche Zyste, versprengtes Epidermisgewebe in Subkutis) • **Nabelmetastase** (Sister Mary Joseph's Nodule, Hinweis für gastrointestinalen oder ovariellen Primärtumor, selten bei Kindern)

Tab. 70.4 Blutender Nabel.

Ursachen
• „frühe" Vitamin-K-Mangelblutung: M. haemorrhagicus neonatorum, s. Blutungsneigung • Faktor-XIII-Mangel (in 80 % Blutungsneigung aus dem Nabel), s. Blutungsneigung • Faktor-V-Mangel (AR), s. Blutungsneigung • neonatale Thrombopenie, s. Petechien • Cruveilhier-von-Baumgarten-Syndrom (Rekanalisation der Nabelvene = Umgehungskreislauf bei Leberzirrhose)

70.2.3 „Nässender Nabel"

Merke M!

Das Sekret einer **Urachusfistel** (Harn) müsste sauer, das eines offenen **Ductus omphaloentericus** alkalisch reagieren. In praxi lässt sich aber meist so wenig Sekret gewinnen, dass eine Untersuchung, z. B. mit einem pH-Streifen, kaum möglich ist.

Tab. 70.5 DD des nässenden Nabels.

nicht sichtbares Nabelgranulom am Nabelgrund	oft pilz- oder knopfförmige Wucherung durch überschießendes Granulationsgewebe im Rahmen der Epithelialisierung des Nabelgrunds
Urachusfistel/Urachusgang	nicht obliterierte embryonale Verbindung vom Blasenscheitel zum Nabelring, Harnträufeln über den Nabel, Mazeration der umgebenden Haut, deszendierende Infektionen der Blase; bei teilweiser Obliteration Zystenbildung (Urachuszyste) an der Innenseite der Bauchwand möglich
fehlende Obliteration des Ductus omphaloentericus (Verbindung Ileum – Nabel), s. „Merke“	Prolaps möglich; in 30 % kombiniert mit Malrotation, Harnwegsfehlbildungen, Strangulationsileus der Dünndarmschlingen. Varianten des offenen Ductus omphaloentericus (d. h. der vollständigen Nabelfistel): unvollständige Nabelfistel, Nabelzyste, verödeter Duktusrest (Lig. terminale), polypoide Masse im Nabelbereich, Meckel-Divertikel, s. Bauchschmerzen
Omphalitis	zusätzlich zur Sekretion periumbilikale Rötung, Schwellung, Exulzeration; **Cave:** beginnende Nabelsepsis, nekrotisierende Fasziitis

N

71 Obstipation

71.1 Einführung

Definition [ ]

- **akute Obstipation:** Stuhlretention infolge unzureichender Stuhlentleerung mit weniger als 3 Defäkationen pro Woche
- **chronische Obstipation:** unzureichende Stuhlentleerungen über mehr als 3 Monate

Merke M!

Beim **vollgestillten** Säugling schwankt die Stuhlfrequenz zwischen **10-mal täglich** und **1-mal in 14 Tagen**.

Merke M!

Eine Folge einer chronischen Obstipation kann der **Rektumprolaps** sein (Vorfall aller Wandschichten des Rektums – beim **Analprolaps** nur Mukosa). Bei jedem Rektumprolaps sollte ein Schweißtest durchgeführt werden (ca. 20 % der CF-Kinder haben einen Prolaps). Auch bei Pertussis kann ein Rektumprolaps auftreten (Stakkatohusten, erhöhter intraabdomineller Druck; **DD:** CF). Ebenso bei neurologischen Erkrankungen wie Meningomyelozele sowie bei Muskel- bzw. Bindegewebsschwäche.

71.2 Differenzialdiagnosen

71.2.1 Akute Obstipation

- akute Obstipation (oft bei Dehydrierung zu beobachten, dadurch Koteindickung, bes. nach Durchfällen, linker Unterbauch druckschmerzhaft), s. Bauchschmerzen

Tab. 71.1 Obstipation.

Allgemeine Begleitsymptome
• Bauchschmerzen • Inappetenz, Gewichtsstillstand bis Gedeihstörung • Weinen, Brüllen, Anziehen der Beine, roter Kopf beim Versuch der Defäkation (Säugling) • Weigerung und Weinen (Kleinkind) beim Versuch, es auf den Topf zu setzen • Abgang von hartem, knolligem Stuhl (evtl. mit Blutauflagerungen, Analfissur, Hämorrhoiden) • Kotschmieren (Enkopresis, in 75–90 %), Meteorismus (20–40 %) • Enuresis (in ca. 30 % mit Obstipation assoziiert) • Übelkeit, Erbrechen (10 %) • Anal-/Rektumprolaps (3 %), s. „Merke"

- **DD:** (intermittierender) Sigmavolvulus (Sigmoidopexie wegen Rezidivgefahr), s. „Merke", Bauchschmerzen (linker Unterbauch)
- DIOS (distales intestinales Obstruktionssyndrom, früher als Mekoniumileusäquivalent bezeichnet, bei CF mit Pankreasinsuffzienz in 5–7,5 % auf 1000 Patientenjahre bei 15- bis 20-Jährigen), s. Bauchschmerzen (Schmerzen und walzenförmige Resistenz im rechten Unterbauch)
- Säuglingsbotulismus (Übelkeit, Erbrechen 12–36 Stunden nach Intoxikation), s. Dys-/Odynophagie, Apnoe/Atemlähmung
- Ileus (mechanisch oder funktionell), s. Erbrechen/Emesis
- Ogilvie-Syndrom (akute idiopathische Kolondilatation, durch Ausfall der vegetativen Innervation des Darms, z. B. nach Operationen)
- reflektorische Obstipation bei Harnleitersteinen, Cholelithiasis, Peritonitis, Pankreatitis
- schmerzbedingte Stuhlretention, Ursachen (▶ Tab. 71.2)

Merke M!

Akute Obstipation: Ein positives **Psoaszeichen links** und kolikartige Unterbauchschmerzen links können auf eine akute Obstipation bzw. auf einen (meist intermittierenden) Sigmavolvulus hinweisen. **DD:** beim Sigmavolvulus keine Koprostase (rektal-digitale Untersuchung).

71.2.2 Chronische/rezidivierende Obstipation

Gastrointestinal

- chronisch habituelle Obstipation (▶ Tab. 71.4), s. „Merke"
- Megacolon congenitum, ultrakurzes enges Segment bei M. Hirschsprung, sporadische und familiäre Formen (AR-Mutationen am Endothelin-B-Gen, AD: Mutationen am RET-Gen), Rektum-Manometrie und Rektum-PE (fehlende Ganglienzellen im Plexus myentericus und Plexus submucosus, histochemische Färbung zur Darstellung der Azetylcholinesterase, Assoziationen; ▶ Tab. 71.4, ▶ Tab. 71.5)

Tab. 71.2 Schmerzbedingte Stuhlretention.

Mögliche Ursachen

• Analfissur
• perianale Dermatitis durch:
  ○ Candida albicans (typische Satellitenherdchen)
  ○ bei/nach Durchfällen (z. B. Rota-, Noro-, Adenoviren)
• Periproktitis, periproktitischer Abszess
• Streptokokkenproktitis (durch GABS), s. Pruritus/Juckreiz
• Marisken (bei CED)
• Noduli haemorrhoidales

- **DD:** segmentale Dilatation des Kolons (lokale Motilitätsstörung, keine Abnormalitäten der intestinalen Ganglienzellen, selten auch neonatal)
- familiäre viszerale Neuropathien (Hypo- bzw. Hyperganglionosen, z. B. bei MEN-2B-Ganglioneuromatose, auch extraintestinale Manifestationen, wie z. B. mentale Retardierung)
- nicht familiäre oder sporadische Hypoganglionosen bzw. Hyperganglionosen
- intestinale neuronale Dysplasie (20% Riesenganglien pro Gesamtzahl der submukösen Ganglien, entspricht 4–7 Riesenganglien pro 30 Biopsieschnitte)
- Strikturen nach NEC
- Adhäsionen nach operativen Eingriffen
- CF (bei ca. 40%, z. T. auch durch krankheitsspezifisch verzögerte Magen-Darm-Passage)

Cave

DIOS-Syndrom.

- Zöliakie (Obstipation bei ca. 10%, evtl. abwechselnd mit Durchfällen)
- juveniler Dickdarmpolyp
- Chilaiditi-Syndrom (Interposition des Querkolons zwischen Leber und Zwerchfell)

Merke M!

Durch eine ausführliche Anamnese und eine rektal-digitale Untersuchung kann meist die Diagnose einer **chronisch habituellen Obstipation** verifiziert und damit auf apparative Untersuchungen (z. B. Irrigoskopie mit Strahlenbelastung der Gonaden! Rektum-PE) verzichtet werden. Die **rektal-digitale Untersuchung** ist immer am Ende einer körperlichen Untersuchung durchzuführen! Bei starker Irritation der Analregion (Periproktitis, zahlreiche Fissuren) keine rektal-digitale Untersuchung! Alternative: Rektoskopie in Sedoanalgesie.

71.2.3 Anale/perigenitale Ursachen einer Obstipation

- Anus imperforatus, z. B. beim PELVIS-Syndrom (lumbosakrales Hämangiom mit urogenitalen und anderen Missbildungen)
- Rektumatresie (Stuhl evtl. über perineale Fistel, deren Öffnung für den Anus gehalten werden könnte), s. „Merke“

Tab. 71.4 M. Hirschsprung.

Assoziation mit anderen Erkrankungen
• M. Down (6%) • zentrales Hypoventilationssyndrom (Undine-Syndrom), s. Apnoe/Atemlähmung • gehäuft bei MEN 2 • Waardenburg-Syndrom, s. Pigmentanomalien • Smith-Lemli-Opitz-Syndrom, s. Retardierung, mentale • Bardet-Biedl-Syndrom, s. Adipositas • HADDAD-Syndrom (Kombination mit Undine-Syndrom), s. Apnoe/Atemlähmung • Mowat-Wilson-Syndrom, s. Retardierung, mentale • familiäres Megacolon congenitum kombiniert mit CAKUT, bei AD-Vererbung, s. Uro- und Nephropathien, angeborene

Tab. 71.3 DD chronisch habituelle Obstipation vs. Megacolon congenitum (M. Hirschsprung).

	Chronisch-habituelle Obstipation	Megacolon congenitum
Häufigkeit	16% (mit 2 Jahren), häufigste Form	1:5000–8000 Lebendgeburten
Beginn der Symptome	2,9 ± 1,9 Jahre	oft bei Geburt bzw. bei Umstellung auf Kuhmilchformula
Assoziationen mit anderen Erkrankungen/Zuständen	exogene Ursachen, Irritationen beim Sauberwerden, Zeitmangel, Schmerzen bei Defäkation	▸ Tab. 71.4
Perianalregion	oft kotverschmiert, Stuhlmassen rektal zu tasten, Enkopresis, „Überlaufkolon“	rektal/digital: leere Ampulle (außer bei ultrakurzem engem Segment), trotzdem Enkopresis (bes. bei Jungen)
Sphinktertonus	vermindert, oft weit-klaffend	erhöht
weiterführende Diagnostik	gezielte Anamese, Inspektion der Anogenitalregion, rektal-digitale Untersuchung (s. u.)	Manometrie des Enddarms, Irrigoskopie*, Rektum-PE (fehlende Ganglienzellen im Plexus myentericus und submucosus), histochemische Darstellung der Azetylcholinesterase bei M. Hirschsprung, PE auch bei Verdacht auf Hypo- bzw. Hyperganglionose

*Irrigoskopie: Typischer Kalibersprung, stets auch im seitlichen Strahlengang untersuchen, weil nur so ein kürzeres enges Segment zur Darstellung gelangt!

O

- ventral verlagerter Anus, Analstenose (z.B. beim FG-Syndrom = Opitz-Kaveggia-Syndrom) s.u., s. Retardierung, mentale
- Analstriktur, Z.n. Korrektur einer Analatresie
- perianale Mariske, Fistelbildung, s.M. Crohn
- Periproktitis, Analfissuren (schmerzbedingte reflektorische Obstipation)
- perianale Abszesse nicht selten bei LAD I, s. Infektanfälligkeit
- Lichen sclerosus im Anogenitalbereich, s. Pruritus/Juckreiz
- bei analen Verletzungen, bei klaffendem Anus und/oder Kondylomen an Missbrauch denken!
- Rektozele (betroffen z.B. Patientinnen post partum)

Merke M!

Andere vom Rektum ausgehende kongenitale Fistelbildungen: rektourethrale, rektoprostatische, rektobulbäre, rektovesikale, rektovaginale und vestibuläre Fistel.

Merke M!

Besonders im Kindergarten- und Schulalter ist die sekundäre **Enkopresis** (oft gekoppelt mit Enuresis) ein großes **psychisches Problem**, da die betroffenen Kinder von anderen gemieden werden. Bei **Schulkindern** ist die Unterdrückung des **gastrokolischen Reflexes** eine häufige Ursache der chronischen Obstipation. Nach dem Dehnungsreiz des Frühstückes auf den Magen besteht aus Zeitmangel keine Gelegenheit mehr, den Dickdarm zu entleeren. Der physiologische Reflexbogen wird unterdrückt bzw. allmählich ausgeschaltet, wodurch eine habituelle Obstipation resultieren kann. Außerdem wird durch den Dehnungsreiz im Enddarm vermehrt Flüssigkeit aus der Darmwand sezerniert. Diese bedingt einen Pseudodurchfall, indem sie neben der Kotsäule nach außen abfließt. Die durch **perianale Prozesse** bedingte schmerzhafte Defäkation kann zur Stuhlverhaltung führen. Dadurch enstehen harte Stuhlknollen, die wiederum zu Analfissuren führen können, wodurch ein Circulus vitiosus entsteht, der besonders bei **Säuglingen und Kleinkindern** zu einer habituellen Obstipation führen kann.

O

71.2.4 Neuromuskulär, Kollagenaplasie/-atrophie

Desmosen

- Ehlers-Danlos-Syndrom Typ IV (primäre Desmose: angeborenes Fehlen des Kollagengerüstes der Muscularis propria sowie des Bingewebes zwisch Ring- und Längsmuskulatur des Darms, fehlender Mekoniumabgang)
- Megazystis-Mikrokolon-Hypoperistaltik-Syndrom (abdominale Distension beim Neonaten, galliges Erbrechen, fehlende oder verminderte Darmgeräusche)
- sekundäre (atrophische) Desmose durch erworbene Atrophie von kollagenen Darmstrukturen (▶ Tab. 71.5)

Tab. 71.5 Sekundäre Desmose.

Ursachen
• bei CED (bes .M. Crohn) • Z.n. nekrotisierender Enterokolitis (NEC) • beim Megacolon congenitum • bei chronischer Obstipation mit Hyperextension

Bauchdeckenschwäche

- Hypo-, Aplasie der Bauchdecken (Prune-Belly-Defekt, mit Megazystis, Hydroureter und Hydronephrose), s. Miktionsstörungen
- Gastroschisis (paraumbilikal gelegener Bauchwanddefekt, prolabierte Darmschlingen), s. Nabelauffälligkeiten/Bauchwanddefekte
- FG-Syndrom (X-chromosomal rezessiv, muskuläre Hypotonie, faziale Dysmorphien, mit und ohne Analstenosen/-anomalien), s. Retardierung, mentale
- Muskeldystrophien, Myopathien, myotone Dystrophie, Myasthenia gravis
- M. Down (allgemeine Muskelhypotonie, aber auch gehäuft Megacolon congenitum)
- floride Rachitis (muskuläre Hypotonie, „Froschbauch")

Andere, meist neurogene Ursachen

- chronisch intestinale Pseudoobstruktion (Obstipation bei durchgängigem Darmlumen, Spiegelbildungen, z.B. auch beim SLE durch Hypomotilität der glatten Muskulatur)
- multiple Sklerose, ADEM, s. Lähmungen
- Guillain-Barré-Syndrom, s. Lähmungen
- infantile Zerebralparese, s. Lähmungen
- Myelomenigozele, Tethered-Cord-Syndrom
- Rückenmarktumoren (Gliome, Meningeom, Sanduhrneurinom)
- Kaudasyndrom (Reithosenparästhesie)
- Amyloidose, Sklerodermie (durch viszerale Beteiligung), s. Essstörungen, Dys-/Odynophagie
- bei Paresen, Muskeldystrophie (auch durch zu wenig Bewegung)

71.2.5 Alimentäre Ursachen/ Flüssigkeitsdefizit

- Kuhmilchernährung (KMP-induzierte Motilitätsstörung; eine solche ist auch bei anderen Nahrunsmittelallergien möglich)
- schlackenarme Kost
- zu wenig Flüssigkeit, zu viel Saccharose
- Pseudoobstipation („Hungerstuhl") durch Erbrechen (z.B. hypertrophische Pylorusstenose, Bulimie, bei Anorexia nervosa oder Unterernährung)

71.2.6 Metabolische Ursachen

- Hypokaliämie, s. Hypokaliämie
- Hyperkalzämie (z.B. Hyperparathyreoidismus), s. Hyperkalzämie
- Hypothyreose, s. Minder-/Kleinwuchs
- renal-tubuläre Azidose (durch Flüssigkeitsdepletion), s. Azidose
- unbehandelter Diabetes insipidus (Flüssigkeitsdepletion), Diabetes mellitus (u.a. auch durch eine intestinale Motilitätsstörung)
- Colon irritabile (spastische Form), s. Bauchschmerzen

71.2.7 Abdominale bzw. pelvine Tumoren

- präsakrales Steißbeinteratom
- Neuroblastome im kleinen Becken, andere intraabdominelle und intestinale Tumoren, maligne Lymphome, Mesenterialzysten
- von den Beckenkochen ausgehende intrapelvin wachsende Tumoren (Osteosarkome, Ewing-Sarkome)

71.2.8 Beckenverengungen

- z.B. bei Osteogenesis imperfecta

71.2.9 Medikamente/ Intoxikationen

- Opiate, kodeinhältige Präparate, Loperamid (sogar Ileus möglich)
- Vincristin-Neuropathie (abdominelle Koliken, Obstipation)
- Antiepileptika, Methylphenidat, Anticholinergika, Diuretika, Eisenpräparate
- chronische Bleivergiftung, s. Bauchschmerzen, Anämie/ Blutarmut

71.2.10 Psychogene Ursachen (▶ Tab. 71.6)

Tab. 71.6 Obstipation.

Psychogene Ursachen
• Irritationen beim Sauberwerden • Änderungen im gewohnten Tagesablauf wie Eintritt in den Kindergarten, Einschulung • familiäre Problematik wie Wiederaufnahme der Berufstätigkeit durch die Mutter • unbequeme bzw. zu kalte Toilette • Laxanzienabusus, larvierte Depression, Bulimie, Anorexia nervosa, s. Essstörungen • Obstipation gehäuft bei Kindern mit Autismus-Spektrum

O

72 Ödeme

72.1 Einführung

Definition [ ]

Ödeme: Vermehrung der interstitiellen Flüssigkeit in verschiedenen Geweben, insbesondere in der Subkutis. **Pathogenese** der Ödeme: entweder bedingt durch erhöhten hydrostatischen Druck in Lymphgefäßen und/oder Venen, durch verminderten intravaskulären onkotischen Druck oder durch erhöhte vaskuläre Permeabilität.

72.2 Differenzialdiagnosen

72.2.1 Angeborene Ödeme

Generalisiert (Hydrops congenitus universalis)

- durch Anämie (und dadurch bedingte Hypoxie; ► Tab. 15.2)
- infektiös, wie z. B. Parvo B19 (s. o.), CMV, Herpes simplex, Toxoplasmose, Hepatitis B
- kardial, z. B. durch intrauterine Tachykardie mit Herzinsuffizienz, angeborenem Herzblock, Vitien (z. B. Aortenklappenstenose/Atresie u. a.), CDG-Ia-Syndrom (durch fetale Kardiomyopathie), Endokardfibroelastose
- stoffwechselbedingt, z. B. bei Glykogenose Typ IV, M. Gaucher Typ 2, M. Niemann-Pick Typ C, M. Morquio, Mukopolysaccharidose VII, schwerer Sialidose/Galaktosialidose, Sialurie, GM1-Gangliosidose, Osteodystrophien, CDGIa-Syndrom)
- Syndrome und Chromosomenanomalien (z. B. Wiedemann-Beckwith-Syndrom, Noonan-Syndrom, Trisomien)
- intrathorakale und intraabdominelle Tumoren/Prozesse (z. B. mediastinales Teratom, Hepatoblastom, Neuroblastom, Steißbeinteratom

Tab. 72.1 Neonatale Ödeme.

Durch Anämien bedingte neonatale Ödeme
• immunologisch (fetale Erythroblastose) ◦ bei Rhesusunverträglichkeit ◦ auch bei Unverträglichkeiten im Kell- und Kill-System • durch andere Anämien ◦ intrauterine Parvo-B19-Infektion (Anämie, Hypoxie) ◦ Glukose-6-phosphat-Dehydrogenase-Mangel ◦ α-Thalassämie, hereditäre Stomatozytose ◦ dyserythropoetische Anämie ◦ bei massiver fetomaternaler bzw. -fetaler Transfusion ◦ fetales Kasabach-Merritt-Syndrom

72.2.2 Lokalisierte Ödembildung

- Ullrich-Turner-Syndrom (neonatale „Fußrückenpolster"), s. Minder-/Kleinwuchs
- Noonan-Syndrom (Lymphödeme an den Gliedmaßen), s. Minder-/Kleinwuchs
- Nonne-Milroy-Meige-Syndrom (symmetrisches Lymphödem der Unterschenkel, evtl. bis zum Leistenband reichend, angeboren, nicht progressiv, AD)
- Yellow-Nail-Syndrom (symmetrisches Lymphödem der Unterschenkel, Nagelverfärbung u. -dystrophie, Pleuraergüsse, Perikarderguss, Bronchiektasien, AD)
- Hennekam-Lymphektasia-Lymphödem-Syndrom (Lymphödeme der Extremitäten, des Genitale, intestinale Lymphangiektasien, typische Fazies, AR)
- periphere asymmetrische Lymphödeme mit intestinalen Lymphangiektasien (Extremitäten, Genitale, kein syndromhaftes Aussehen)
- Aagenaes-Syndrom (intrahepatische Cholestase-Lymphödeme), s. Ikterus
- kongenitales Lymphödem mit Distichiasis (= eine 2. Reihe feiner Härchen hinter den Wimpern)
- Klippel-Trenauney-Parkes-Weber-Syndrom (partieller Riesenwuchs, Naevi flammei, Malformation des venösen und des Lymphsystems, AV-Aneurysmen)
- Dahlberg-Borer-Newcomer-Syndrom (Hypoparathyreoidismus mit Lymphödemen der Extremitäten, Nephropathie, Mitralklappenprolaps u. Brachytelephalangie, AR, XR), s. Hypokalzämie
- NEMO-Defekt mit Lymphödemen, s. Infektanfälligkeit/Abwehrschwäche

72.2.3 Erworbene Ödeme

Generalisiert

Nephrogen

- kongenitales nephrotisches Syndrom vom Finnish-Typ (Ödeme bereits bei Geburt vorhanden bzw. innerhalb der ersten 3 Lebensmonate auftretend, AR), s. Aszites, Proteinurie
- Pierson-Syndrom (AR), s. Proteinurie, Mikrokorie
- Denys-Drash-Syndrom (ein Teil der Patienten präsentiert sich gleichfalls als kongenitales nephrotisches Syndrom), s. Proteinurie
- nephrotisches Syndrom (Lipoidnephrose), s. Proteinurie
- akute postinfektiöse Glomerulonephritis, s. Hämaturie
- andere Nephritisformen, s. Hämaturie, Hypertonie
- Nierenamyloidose (nephrotisches Syndrom, Niereninsuffizienz, 50 % Ödeme)
- Niereninsuffizienz verschiedener Ätiologie, s. Anurie

O

Kardial/vaskulär/andere Ursachen

- Herzinsuffizienz (natriuretische Peptide ↑, z. B. Rechtsherzinsuffizienz, Globalinsuffizienz, z. B. bei Myokarditis, Vitien, Kardiomyopathien), s. Thorax-/Brustschmerzen
- Pericarditis constrictiva: Concretio pericardii (bes. häufig Lidödeme bei Perikarditis, daneben gestaute Halsvenen, abgeschwächte Herztöne)
- Überinfusion, bes. bei Neonaten und Säuglingen
- Kapillarlecksyndrom, s. Schock
- mangelhafte EW-Zufuhr bei Hungerödemen, z. B. bei Anorexia nervosa, Kwashiorkor
- mangelhafte Resorption bzw. Digestion bei Zöliakie, zystischer Fibrose
- mangelhafte Produktion wie Hypalbuminämie bei dekompensierter Leberzirrhose
- enteraler Proteinverlust (▶ Tab. 72.2)
- vermehrter Verlust über die Haut (Verbrennungen, Verbrühungen, Lyell-Syndrom, Erythrodermia desquamativa, andere Erythrodermien, manche Formen der Epidermolysis bullosa, Netherton-Syndrom)
- Kwashiorkor, s. Gedeihstörung/Dystrophien
- Befall mit Ankylostoma duodenale

Exsudative Enteropathie (▶ Tab. 72.2)

Tab. 72.2 Proteinverlierende Enteropathie (Serumalbumin ↓, α-1-Antitrypsin im Stuhl ↑).

Ursachen
• M. Ménétrier • Riesenfaltengastritis (Zytomegalie) • chronische Helicobacter-pylori-Gastroduodenitis • Zöliakie mit Proteinverlust, chronische Lambliasis • M. Whipple • M. Schoenlein-Henoch (Albumin ↓ ohne Proteinurie) • KMP-Intoleranz, eosinophile Gastroenterokolitis • Colitis ulcerosa, M. Crohn • intraktable Diarrhö mit persistierender Zottenatrophie (Typ I) • Autoimmunenteropathie • CVID-Syndrom • HIV-Enteropathie, s. Durchfall/Diarrhö (Zottenatrophie) • bakterielle Überwucherung des Dünndarms, Blind-Loop-Syndrom • kongenitale intestinale Lymphangiektasien (z. B. auch beim Noonan-Syndrom) • erworbene intestinale Lymphangiektasien (Lymphome, Tbc, Pericarditis constrictiva, Rechtsherzinsuffizienz, Ormond-Syndrom, nach Bestrahlungen) • rezidivierender Volvulus • Z. n. Fontan-Operation • Kollagenosen (SLE, Sklerodermie, „mixed connective tissue disease") • CDG Syndrom Ib

Lokalisierte Ödeme

- allergische Lidödeme, Lidödeme durch Fremdkörper, s. Augenauffälligkeiten/-erkrankungen
- Quincke-Ödem (Angioödem, z. B. nach Insektenstich), andere Formen der Angioödeme (▶ Tab. 72.3)
- **DD:** erythropoetische Protoporphyrie (nach Sonnenexposition, bereits in früher Kindheit auftretend)
- Ödeme bei chronischer Urtikaria, s. Pruritus/Juckreiz
- Ödem nach Schlangenbiss (z. B. Kreuzotter: Ausdehnung von der Bissstelle, z. B. Extremität bis zum Stamm möglich)
- hereditäres Angioödem (HAE, Auftreten von subkutanen oder submukösen Ödemen (Integument, Larynx, Gastrointestinaltrakt; ▶ Tab. 72.3), s. „Merke", Stridor, Bauchschmerzen

Durch physikalische Reize bedingt

- aquagene Palmoplantarkeratose, s. Erytheme
- Kälteurtikaria, s. Pruritus/Juckreiz

Merke M!

Hereditäres Angioödem: Bei Nichtansprechen eines „allergischen Ödems" auf **Steroide** ist stets an das hereditäre Angioödem zu denken.

Tab. 72.3 Formen der Angioödeme.

Ursache	Form
bradykinininduziert	• hereditäres Angioödem Typ I, II und III • erworbenes Angiödem mit C1-Inhibitor-Verminderung (AAE: „acquired angioedema", z. B. bei B-Zell-Lymphomen, beim SLE, durch Autoantikörper gegen den C1-Inhibitor
histaminvermittelt	• Angioödem bei Urtikaria: Begleitsymptom bei chronisch idiopathischer Urtikaria, Intoleranz-Angioödem: z. B. durch ASS/NSAR bedingt, durch Hemmung der COX-1-Enzyme, durch ACE-Hemmer u. Kalziumkanalblocker
IgE-vermittelt	• begleitend bei IgE-vermittelter Urtikaria

O

Lymphabfluss-Störung/ gestörter venöser Abfluss

- Turner-Syndrom (neonatale Fußrückenpolster, aber auch Rezidiv unter HGH-Therapie), s. Minder-/Kleinwuchs
- erworbenes Lymphödem (Filariose, Z.n. Lymphadenektomie, im Kindesalter selten); **DD:** Lipohypertrophie (lokale Fettgewebsvermehrung), s. „Merke"
- adipositasbedingte Lymphödeme der unteren Extremitäten
- Z.n. tiefen Venenthrombosen, bei Phlebitiden u. Phlebödem (bes. bei Patienten mit Thrombophilie und oralen Kontrazeptiva, onkologischen Patienten) s. „Merke"
- Paget-Schroetter-Syndrom (oft schwer nachweisbares Blutgerinnsel im Bereich der V. subclavia mit Schwellung, Rötung und Schmerzen der betroffenen oberen Extremität)
- CRPS Typ I (CRPS: „complex regional pain syndrome", nach Traumata sensible und motorische Störungen, trophische bzw. ödematöse Veränderungen der betroffenen Extremität)
- Kompartmentsyndrom der oberen Extremität beim Neugeborenen (rötlich-livide Hautverfärbungen, Schwellung, Blasenbildung, Hautnekrosen)

Cave ⚠

Nervenschädigungen, Kontrakturen.

Merke M!

Im Gegensatz zum **venösen** Ödem der unteren Extremität sind beim **Lymphödem** die Zehen mitbetroffen („Kastenzehen").

Infektiös/entzündlich

- lymphatische Filariose, „Elefantiasis" (die adulten Makrofilarien besiedeln das Lymphsystem des Menschen)
- Trichinose (typische Trias: Lidödeme – Muskelschmerzen – Fieber)
- Gasbrand (Wundinfektion durch Clostridium perfringens; „Knistern"), s. „Merke"
- perifokales Ödem bei lokalen Hautentzündungen
- nekrotisierende Fasziitis (am Beginn ödematöse Schwellung, erysipelähnlich)
- periorbitales Ödem als Initialzeichen einer EBV-Infektion, s. Augenauffälligkeiten/-erkrankungen
- Orbitalphlegmone, s. Augenauffälligkeiten/-erkrankungen
- Pott's puffy Tumor (subperiostaler Abszess des Stirnbeins), s. Augenauffälligkeiten/-erkrankungen
- Seidelmayer'sche Kokardenpurpura (akutes hämorrhagisches Ödem des Säuglings), M. Schoenlein-Henoch, s. Petechien
- akrales Ödem/Rötung sowie perianales Ödem beim Kawasaki-Syndrom, Exantheme, Fieber
- okulopalpebrales Ödem bei Borreliose (chronisches Oberlidödem, assoziierte Keratopathie)
- Hand-und Fingerödeme bei Sklerodermie

Merke M!

Typisches **„Knistern"** bei Druck auf eine infizierte, gelbbraun bis blauschwarz verfärbte Wunde mit Ödembildung beim **Gasbrand**, aber auch bei **nekrotisierender Fasziitis** (GABS) ist „Knistern" möglich.

Hormonell

- prämenstruelles „zyklisches" Ödem (bes. Gesicht und Lider betreffend)
- Cushing-Syndrom, M. Cushing, s. Hypertonie
- Hyperaldosteronismus, s. Hypertonie

Merke M!

Beim **Myxödem** (Hypothyreose) fehlt die Flüssigkeitsvermehrung im Interstitium. Es stellt somit kein Ödem im eigentlichen Sinn dar.

Medikamente und Ödeme

- Antihypertensiva wie Kalziumkanalblocker vom Nifedipintyp (Fußrücken, Unterschenkel), ACE-Hemmer, AT-II-Blocker
- Mineralokortikoide wie Fludrocortone, Glukokortikoide
- Testosteron (z.B. bei wachstumsbremsender Therapie beim Jungen, Wachstumshormon (Wiederauftreten von Fußrückenödemen beim Turner-Syndrom)
- Phenylbutazone, Monoaminooxidasehemmer

73 Ohrenschmerzen/Otalgien

73.1 Einführung

Definition

Ohrenschmerzen können ihren **Ausgang** von Ohrmuschel (Helix), Gehörgang, Trommelfell oder Mittelohr nehmen, aber auch ausstrahlend bei Erkrankungen der Zähne, der Kiefergelenke, des Cavum oris und des Rachens oder der Parotis entstehen. Der Verlauf einer Otitis kann akut oder chronisch/rezidivierend (> als **6 Attacken/Jahr**) sein.

73.2 Differenzialdiagnosen

73.2.1 Infektiös/entzündlich

Primäre Otalgie

Definition

Pathologischer Befund an Gehörgang bzw. Trommelfell.

- akute Otitis media (▶ Tab. 73.2), Komplikationen (▶ Tab. 73.4), Erreger (▶ Tab. 73.5)
- chronisch-rezidivierende Otitis media, Ursachen (▶ Tab. 73.6)
- Zellulitis-Adenitis-Syndrom (suppurative zervikale Lymphadenitis, Fieber, Bakteramie, Fütterungsschwierigkeiten, Erreger: B-Streptokokken, Late-Onset-Form)
- Gradenigo-Syndrom (Otitis media, Osteomyelitis des Felsenbeins, Abduzensparese, Trigemniusneuralgie (1. u. 2. Ast)
- Mastoiditis (3–5 auf 100000 Otitiden, Übergreifen auf Proc. zygomaticus bzw. Os petrosum möglich, in > 50 % durch Pneumokokken), s. Fieber/Sepsis, Kopfschmerzen
- Otitis externa („Bade-Otitis", Tragusdruckschmerz, stark schmerzhaft; besonders hartnäckig: Infektionen mit Pseudomonas aeruginosa; ▶ Tab. 73.3)
- Gehörgangsabszess/-furunkel (in den äußeren ⅔ des Gehörgangs)
- Zoster oticus (Ramsay-Hunt-Syndrom"), s. Fazialisparese
- Cholesteatom (Einwachsen von Plattenepithel aus Gehörgang in die Paukenhöhle, Folge: chronische Entzündung, fötide Otorrhö), s. Fazialisparese, Hörstörungen (Schallleitung)
- Gehörgangsekzem, Mykosen des Gehörgangs (eher Pruritus, seltener Schmerzen im Vordergrund stehend)

Merke M!

80 % der Otitiden finden sich bei Kindern zwischen **3 Monaten** und **3 Jahren** (Maximum zwischen 6 und 9 Monaten). In ca.**65 %** liegt eine viral-bakterielle **Koinfektion** vor.

Tab. 73.1 Akute Otitis.

Mögliche Begleitsymptome
• Fieber • Trinkunlust, Trinkschwäche, schlechter Appetit • schrilles Schreien, Schlafstörungen • Ohrzwang (Kind greift sich an das betroffene Ohr) • Tragusdruckschmerz: beim Säugling: akute Otitis media; jenseits der Säuglingszeit: typisch für Otitis externa • Schmerzen beim Kauen, Hörminderung • retroaurikuläre Lymphknotenschwellung • Meningismus, empfindlich gegenüber Berührung und Lagewechsel (unbedingt LP)

Tab. 73.3 Otitis externa.

Formen
• Otitis externa diffusa • Otitis externa circumscripta • Otitis externa mycotica (Juckreiz im Vordergrund) • Psoriasis (s. typische Prädilektionsstellen) • Otitis externa necroticans (bei immunkompromittierten Patienten)

Tab. 73.4 Otitis media.

Mögliche akute Komplikationen
• Trommelfellperforation • Mastoiditis, s. o.; **DD:** Pseudomastoiditis durch Schwellung retroaurikulärer LK • Meningitis (per continuitatem oder hämatogen) • subperiostale, extradurale und Hirnabszesse • Thrombose des Sinus sigmoideus • Labyrinthitis, s. Schwindel • Petrositis (Gradenigo-Syndrom), s. o.

Tab. 73.2 Definition und Einteilung der Otitis media.

Akute Otitis media	Tubenmittelohrkatarrh*	Chronische Otitis media
Erguss im Mittelohr **mit** lokalen oder systemischen Entzündungszeichen	Erguss im Mittelohr **ohne** lokale oder systemische Entzündungszeichen • akut: < 3 Wochen • subakut: 4–12 Wochen • chronisch: > 3 Monate	• **simplex:** zentrale oder periphere Perforation • **Cholesteatom:** ins Mittelohr einwachsende Gehörgangshaut, z. B. nach Otitis mit peripherer Perforation (s. u.)

*Häufige Ursache einer chronischen Otitis media.

O

Tab. 73.5 Erreger der Otitis media.

Ursache	Erreger
bakteriell (ca. 60 %)	Pneumokokken (40 %; **Cave:** neue multi-drug-resistente Stämme), Haemophilus influenzae, Moraxella catarrhalis, Streptokokken der Gruppe A, Staphylococcus aureus, Mycoplasma pneumoniae, Pseudomonas aeruginosa
viral (40 %)	RSV (am häufigsten), Rhinoviren, Adenoviren, Parainfluenza-Virus, Corona-Virus, Influenza-Virus (Grippe-Otitis, typisch: Blutbläschen im Gehörgang und am Trommelfell), Enteroviren, Masern

Tab. 73.6 Rezidivierende Otitis media (> 6 Attacken/Jahr).

Ursachen
• adenoide Vegetationen • Gehörgangcholesteatom, -exostosen • AK-Mangelsyndrome (humoral, zellulär), manche Neurtropenien, Neutrophilenfunktionsstörungen (z. B. Phagozytosedefekte) • erhöhte Anfälligkeit durch Gen-Polymorphismus verschiedener Zytokine, z. B. Tumornekrosefaktor α, Interleukine • GÖR, Hiatushernie • Kinder mit Gaumenspalten, velopharyngealer Insuffizienz, z. B. bei 22q11-Deletion • Wegener'sche Granulomatose (c-ANCA-positive Vaskulitis, oft mit Tubenfunktionsstörung) • Ullrich-Turner-Syndrom (70–100 % haben rezidivierende Otitiden) • Down-Syndrom (chronische Otitis und Schallleitungsschwerhörigkeit in 66–89 %) • Kabuki-Syndrom (in etwa 60 % rezid. Otitiden) • Ziliendyskinesie, Kartagener-Syndrom • chronische Granulomatose • weitere begünstigende Faktoren: u. a. Tagesbetreuung außerhalb der Familie, Gebrauch von Schnullern, rauchende Familienmitglieder (wobei auffallenderweise bes. ältere Kinder betroffen sind) • Verzicht auf das Stillen in den ersten 3 Monaten

Sekundäre Otalgie

Info

Gehörgang bzw.Trommelfell o. B.

- Tonsillitis acuta (ausstrahlende Schmerzen)
- Parotitis (epidemica), in typischer Weise abgehobenes Ohrläppchen, ausstrahlende Schmerzen, **DD** der Parotiden, s. Dys-/Odynophagie, Anorexie
- Kiefergelenksentzündung (Kieferklemme bei älteren Kindern mit JIA)

Cave

Intubation, auch bei Arthritis der HWS-Gelenke.

- Meningitis purulenta, Enzephalitis, s. Meningismus/(Enzephalo-)Meningitis
- Zähne mit Herdkrankheit (bes. die hinteren Molaren fungieren als Fokus)
- Trigeminusneuralgie (symptomatisch)
- Arteriitis temporalis (bei Kindern selten, indurierte und geschwollene Arteria temporalis), s. Kopfschmerzen
- Shunt-Infektion (lokale Ventilinfektion bei AV- oder ventrikuloperitonealem Shunt), Infektion eines Kochlea-Implantates, s. Meningismus/(Enzephalo-)Meningitis
- Infektion der Ohrmuschel (Perichondritis, bes. häufig nach Ohrmuschelpiercing, auch nach Stechen von Ohrringen)

Cave

Pseudomonas bei Ohrmuschelpiercing.

- rezidivierende beidseitige Ohrmuschel(peri)chondritiden bei Polychondritis recidivans (vermutlich Autoimmunerkrankung, auch Larynx und Trachea können betroffen sein), s. Meningismus/(Enzephalo-)Meningitis, Stridor
- plötzlich auftretende „Segelohren“ (geschwollen, hochrot) beim akuten hämorrhagischen Ödem (leukozytoklastische Vaskulitis des Kindesalters), s. Petechien
- **DD:** Red-Ear-Syndrom (RES), s. „Merke“, Kopfschmerzen
- Lymphadenosis cutis benigna des Ohrläppchens (Borrelienlymphozytom)
- Erysipel im Bereich der Ohrmuschel

Merke M!

Red-Ear-Syndrom: einseitige oder beidseitige Rötung, Schmerzen oder Brennen der Ohrmuschel(n), ein Hinweis für Migräne, bes. bei Jungen, auch unabhängig von den Migräneattacken auftretend, auch bei anderen Krankheitsbildern beobachtet, z. B. bei einer Trigeminusneuralgie.

73.2.2 Nicht entzündlich

- Zeruminalpfropf, Fremdkörper im Gehörgang (Hörminderung, „Druck im Ohr“, Schmerzen), s. Hörstörungen, Husten
- Trommelfellverletzung („Ohrfeige“, mechanische Verletzung durch spitze Gegenstände)

Cave

Wattestäbchen.

- Blutaustritt aus Gehörgang (Trommelfellverletzung, Schädelbasisfraktur)
- Z. n. Tonsillektomie (ausstrahlende Schmerzen, häufige Ursache einer Otalgie)
- Barotrauma (Hämorrhagien des Trommelfells, Mittelohrergüsse durch Tauchunfälle, Explosionen, Landeanflug im Flugzeug)
- Zahnen (Gingivitis, periorale Rötung durch vermehrten Speichelfluss), s. Irritabilität
- nasopharyngealer Fremdkörper, s. Fötor/Gerüche
- Trigeminusneuralgie (essenziell, idiopathisch)
- andere Neuralgien, z.B vom N. fazialis bzw. N. glossopharyngeus ausgehend
- Pharynxtumor, Tonsillentumor (Otalgie oft Erstsymptom)
- Verletzungen der Helix, Verbrennungen, Verätzungen, Erfrierungen

74 Petechien

74.1 Einführung

Definition [ ]

- **Petechien** sind kleinste, kapilläre, punktförmige („flohstichartige") Haut- oder Schleimhautblutungen. Sie treten speziell bei Thrombopenien und Thrombopathien in Kombination mit größeren Hautblutungen auf, aber auch bei Vasopathien.
- **Sugillationen:** flächenhafte, große Hautblutungen (≤ 3 cm)
- **Suffusionen (Ekchymosen):** große, flächenhafte Hautblutungen (> 3 cm)
- **Hämatome:** tiefgehende, bis in die Muskulatur reichende Blutungen (bei Hämatomen verschiedenen Alters unbedingt an Kindesmisshandlung denken!).

74.2 Differenzialdiagnosen

74.2.1 Thrombozytopenien

Definition [ ]

Thrombozytopenie: Thrombozytenzahl < 150000 µl.

Tab. 74.1 Thrombopenien/-pathien.

Allgemeinsymptome
• Petechien, Hämatome, Rumpel-Leede-positiv (z. B. bei Routine-RR-Messung) • rezidiverende Epistaxis, subkonjunktivale Blutungen, Zahnfleischblutungen • gastrointestinale Blutungen, Makro-/Mikrohämaturie • Menorrhagien • Blutungsanämie • selten Hirnblutungen (bei ITP ca. 1:800) • Muskel-/Gelenkblutungen, Lungenblutungen

Produktionsstörungen

Angeboren

Syndromal

- Wiskott-Aldrich-Syndrom (Ekzeme, Abwehrschwäche, blutige Stühle bei Jungen, X-chromosomal), s. Infektanfälligkeit; Blutungen, gastrointestinale
- TAR-Syndrom (Thrombozytopenie-Radiusaplasie-Syndrom, AR), s. Skelettveränderungen (u. a. durch Mutationen am RBM8A-Gen)
- Thrombozytopenie mit radioulnärer Synostose (AD)
- Shwachman-Diamond-Syndrom (AR), s. Neutropenie, Durchfall/Diarrhö (exokrine Pankreasinsuffizienz)
- Fanconi-Anämie (AR-bedingte Panmyelopathie), s. Anämie/Blutarmut, Neutropenie, Skelettanomalien/-deformitäten, Pigmentanomalien
- Osteopetrose (verschiedene Formen und Gene, Kleinwuchs, Sehprobleme, Panmyelopathie, Hepatosplenomegalie)
- retikuläre Dysgenesie (Stammzellendefekt), s. Infektanfälligkeit
- X-chromosomales Hyper-IgM-Syndrom, s. Infektanfälligkeit, Leukopenie (Neutropenie)
- Hoyeraal-Syndrom (X-chromosomal, Immundefekt, Mikrozephalie, Kleinhirnhypoplasie, Minderwuchs), s. Infektanfälligkeit
- Paris-Trousseau-Syndrom (mentale Retardierung, Vitien, faziale Dysmorphien)
- mit Punktmutationen an MYH9 („myosinheavy chain 9"), Gen-assoziierte Syndrome/Anomalien (MYH9 wird in Thrombozyten, Leukozyten, in der Gehörschnecke und in der Niere exprimiert; ▶ Tab. 74.2)

Nicht syndromal

- May-Hegglin-Anomalie (Döhle-Einschlusskörperchen in Granulozyten, AD, s. MYH9-Gen)
- kongenitale familiäre Amegakaryozytose (Beginn bereits bei Geburt, Übergang in Panzytopenie möglich, AR)

Tab. 74.2 Mit MYH9 assoziierte Anomalien bzw. Syndrome.

	Makrothrombozytopenie	Leukozyteneinschlüsse	Glomerulonephritis	Hörstörungen
May-Hegglin-Anomalie (am häufigsten, aber nicht syndromal, AD, s. u.)	+	+	–	–
Sebastian-Syndrom (Variante des Alport-Syndroms), AD	+	+	–	–
Epstein-Syndrom (Variante des Alport-Syndroms), AD	+	–	+	+
Fechtner-Syndrom* (Variante des Alport-Syndroms), AD	+	+	+	+

*Beim Fechtner-Syndrom wird auch oft ein beidseitiger grauer Star beobachtet, daneben auch eine Neutropenie.

P

- familiäre Thrombozytopenie mit Prädisposition zur AML (akute myeloische Leukämie, AD)
- benigne mediterrane Thrombozytopenie, AD
- X-chromosomale Thrombozytopenie (auch transiente Form möglich)
- X-chromosomale Makrothrombozytopenie (Mutationen im GATA1-Gen)
- Bernard-Soulier-Erkrankung (Riesenplättchen, AR, s. auch Thrombopathie)
- Gray-Platelet-Syndrom (schlechte Anfärbarkeit der Plättchen im Blutausstrich, AD)
- neonataler SLE, s. Exantheme/Enantheme
- familiäre hämophagozytische Lymphohistiozytose, AR, s. Splenomegalie, Fieber/Sepsis

Merke M!

Die übrigen oben angeführten erblichen Thrombozytopenien weisen eine **normale Thrombozytengröße** auf, ebenso die bei Trisomien und Monosomie X. Riesenplättchen (MPV > 20 fl) werden bei elektronischer Zählung nicht mitgezählt!

Angeboren/metabolisch

- Methylmalonazidurie (Organoazidurie mit sekundäre Knochenmarksdepression, Panzytopenie)
- Isovalerianazidurie (Organoazidurie, „Schweißfußgeruch")
- ketotische Hyperglyzinämie (isolierte Form, aber auch AR, Floppy Infant), s. Muskelschwäche

Angeboren/Chromosomendefekte

- bei Trisomie 13, 15, 18, 21, Turner-Syndrom (Monosomie X), s. Minder-/Kleinwuchs
- Chromosom-22q-assoziierte Thrombozytopenien (Di-George-Syndrom, velokardiofaziales Syndrom, AD)
- Chromosom-11q-assoziierte Thrombozytopenien, AD

Erworbene Produktionsstörungen

Infektionen

- pränatale Infektionen wie Zytomegalie, Rubella, Parvo B19, prä- oder perinatal: bei Listeriose
- post- oder parainfektiöse Thrombozytopenien (Parvo-B19-Infektionen, EBV, Röteln, Influenza, aviäre Influenza, Leishmaniose, granulozytäre Ehrlichiose, chronische Hepatitis C – „Hepatitis-C-assoziierte Thrombopenie", Puumala-Virusinfektion, Masern, Malaria tropica u. a.)
- Dengue-hämorrhagisches Fieber (durch Zweitinfektion mit differentem Serotyp des Dengue-Virus, DEN-1 bis DEN-4)
- HIV-induzierte Thrombopenie (gestörte Produktion, aber auch vermehrter Plättchenabbau)
- virusassoziiertes hämophagozytische Lymphohistiozytose (z. B. durch EBV), MAS, s. Splenomegalie, Fieber/Sepsis

Verdrängung der Thrombopoese bei hämatologischen Erkrankungen

- Leukosen (Thrombopenie in 88 % bei Diagnose einer ALL, meist zwischen 20 u. 100 G/l, normal > 150 G/l; 27 % aller maligner Erkrankungen in Kindesalter sind akute lymphatische Leukämien, Prädilektionsalter 1–5 Jahre), s. „Merke"
- Megakaryoblastenleukämie (Thrombozytopenie, aber auch Thrombozytose möglich)
- myelodysplastisches Syndrom, s. Anämie/Blutarmut
- maligne Lymphome, Neuroblastom (durch Knochenmarksinfiltration und damit Verdrängung der Thrombopoese)
- aplastische Anämie (erworbene Panmyelopathie)
- Langerhans-Zell-Histiozytose (Typ Abt-Letterer-Siwe, Symptome erinnern an das Wiskott-Aldrich-Syndrom)

Tab. 74.3 Einteilung der Thrombozytopenien nach Plättchengröße (Norm: 7,1–10 fl).

Makrothrombozytär (MPV > 20 fl)	Mikrothrombozytär
• neonataler SLE • familiäre hämophagozytische Lymphohistiozytose, AR, s. Splenomegalie, Fieber/Sepsis • Berhard-Soulier-Syndrom • velokardiofaziales Syndrom, DiGeorge-Syndrom, s. Hypokalzämie, Infektanfälligkeit • benigne mediterrane Thrombozytopenie • May-Hegglin-Anomalie (**DD:** Sebastian-Syndrom) • Epstein-Syndrom • Fechtner-Syndrom • Sebastian-Syndrom • Gray-Platelet-Syndrom • X-chromosomale Makrothrombozytopenie	• Wiskott-Aldrich-Syndrom (typisch: MPV 3,8–5 fl, Mutationen im WASP-Gen) • X-gebundene Thrombozytopenie (XLT: milde Variante des Wiskott-Aldrich-Syndroms) • transiente X-chromosomale Thrombozytopenie

P

Andere Ursachen

- paroxysmale, nächtliche Hämoglobinurie (erworbene, klonale Stammzellerkrankung), s. Ikterus
- SLE (u. a. neben Lymphopenie und Hämolyse)
- primäres Antiphospholipid-Syndrom (neben Thrombopenie auch thromboembolische Ereignisse!), s. Thorax-/Brustschmerzen, Dyspnoe, Schlaganfall/Apoplexie
- Immunvaskulitiden (relativ selten mit Thrombozytopenie einhergehend)
- Syndrom „Immundefekt mit venookklusiver Erkrankung der Leber" (Hepatosplenomegalie, Thrombopenie), s. Infektanfälligkeit
- postvakzinale Thrombozytopenie (z. B. nach Rötelnimpfung bzw. nach Influenzaimpfung)
- Vitamin-B_{12}- und Folsäuremangel, s. Anämie/Blutarmut

Merke M!

Neben der Klinik ist die zunehmende **Thrombozytopenie** häufig das erste Indiz für eine beginnende **Leukose.**

Gesteigerter Abbau/ Verbrauch von Thrombozyten

Neonatalperiode

- SLE der Mutter (bei neonatalem SLE bzw. komplettem AV-Block stets nach einem SLE der Mutter fahnden, Nachweis von Anti-SSB- und Anti-SSA-Antikörper bei der Mutter)
- neonatale Autoimmunthrombozytopenie (bei chronischer ITP der Mutter)
- neonatale Alloimmunthrombozytopenie (diaplazentare Allo-AK der Mutter gegen humane Plättchenantigene, vom Vater verebt), s. „Merke"
- neonatale bakterielle Sepsis (**DD:** Thrombopenie auch bei Galaktosämie sowie Herpes-simplex-Virus-2-Infektionen)
- nekrotisierende Enterokolitis, s. Durchfall/Diarrhö; Blutungen, gastrointestinale
- perinatale Asphyxie, Mekoniumaspiration, Schock (DIC)
- neonatale Polyglobulie (venöser Hkt > 65 %)
- Nierenvenenthrombose (bei älteren Kindern manchmal im Rahmen eines nephrotischen Syndroms)
- Nabelvenen, -arterienthrombose (z. B. durch Katheter)
- nach Austauschtransfusionen
- Kasabach-Meritt-Syndrom (kaposiformes Hämangioendotheliom, Verbrauchskoagulopathie, evtl. bereits neonatal, auch mit Hypofibrinogenämie, z. T. auch Thrombozyten-Verteilungsstörung)

Merke M!

Die Entstehung der **neonatalen Alloimmunthrombozytopenie** (NAIT) ähnelt der des M. haemolyticus neonatorum durch Rhesus-AK. Im Gegensatz zu diesem sind jedoch bei der **NAIT** bereits Neugeborene von Erstgebärenden besonders betroffen. **PLA1-negative** Mütter können durch PLA1-positive kindliche Thrombozyten sensibilisiert werden. Häufigkeit: 1:1000–2500 Neugeborene.

Cave ⚠

15–20 % Hirnblutungen bei NAIT.

Übriges Kindes-/Jugendalter

Autoimmunprozesse

- akute und chronische Immunthrombozytopenie (ITP), s. „Merke"
- medikamentös induzierte Immunthrombozytopenien (z. B. durch Tirofiban, Trimethoprim/Sulfamethoxazol, Abciximab, Gentamycin u. a.
- Autoimmunthrombozytopenie (durch Vakzine wie MMR, s. o., Influenza-Impfstoff, Polio- und Pneumokokken-Vakzine u. a.)
- Roifman-Melamed-Syndrom (spondylometaphysäre Dysplasie, schwerer kombinierter Immundefekt, autoimmune Prozesse wie Vitiligo, Thyreoiditis, Thrombozytopenie), s. Minder-/Kleinwuchs, Infektanfälligkeit
- Evans-Syndrom (Autoimmunhämolyse, Immunthrombozytopenie, evtl. Neutropenie)
- Autoimmunthrombozytopenie (ca. 20 % der Thrombozytopenien, auch im Verlauf eines CVID-Syndroms, IgA-Mangel, IgG2-Subklassen-Mangel), s. Infektanfälligkeit
- Autoimmun-lymphoproliferative Syndrome (ALPS, gestörte Apoptose, ähnliche Symptome wie Evans-Syndrom), s. Infektanfälligkeit
- Autoimmunzytopenien werden im Kindesalter – wenn auch selten – nach Transplantationen solider Organe beobachtet
- IPEX-Syndrom (Coombs-positiv, hämolytische Anämie, auch Autoimmunneutropenie möglich), s. Durchfall/Diarrhö
- hämophagozytische Lymphohistiozytose, s. Fieber/Sepsis, Splenomegalie
- s. auch andere Syndrome mit Autoimmunität und erhöhter Infektneigung, s. Infektanfälligkeit

Andere Ätiologien/Pathomechanismen

- disseminierte intravasale Gerinnung (DIC), s. Schock
- Meningokokkensepsis-Meningitis (schwerste Verlaufsform Waterhouse-Friedrichsen-Syndrom [häufig Serotyp C] mit einer Letalität bis zu 95 %!)
- hämolytisch-urämisches Syndrom (HUS, angeboren, atypisch: erworben), s. Hämaturie

- thrombotisch-thrombozytopenische Purpura (angeboren oder erworben, Nierenversagen, Insult, Hämolyse)
- posttransfusionelle Purpura (PTP, nach Transfusion zellulärer Blutbestandteile 2–12 Tage später Thrombozytensturz auf < 15G/l; Diagnose durch Nachweis des plättchenspezifischen Alloantikörpers gegen ein Merkmal auf dem thrombozytären Fibrinogenrezeptor (GP IIb/IIIa)
- Klippel-Trenaunay-Syndrom (Thrombopenie, aber auch Thromboseneigung möglich)

Merke M!

Die **ITP** ist die **häufigste** Form der Thrombozytopenien im Kindesalter. Die Erkrankung ist meist selbstlimitierend. Die Gefahr einer **Hirnblutung** beträgt etwa 1:800. Nur in ca. 10–20 % nimmt sie einen chronischen Verlauf (> 3 Monate, **M. Werlhof**). Manchmal getriggert durch **H.-pylori-Infektion**.

Verteilungsstörungen

- neonatale Polyglobulie (Mikrozirkulationsstörung, jedoch auch verkürzte Lebensdauer der Plättchen als Ursache diskutiert)
- Splenomegalie (Hypersplenismus, durch Pooling der Plättchen in der vergrößerten Milz), s. Splenomegalie
- Kasabach-Meritt-Syndrom (Hämangioendotheliome, kavernöse Riesenhämangiome, s. o.)

Verdünnungsthrombozytopenie

- Massentransfusion von Blutkonserven (posttransfusionelle Purpura)

Medikamentös bedingte Thrombozytopenien

- Zytostatika, Immunsuppressiva
- Azetylsalizylsäure, nicht steroidale Antirheumatika
- Antibiotika (Penizilline, Cepahlosporine, vancomycininduzierte Immunthrombozytopenie)
- Antikonvulsiva wie Carbamazepin, Phenytoin, Barbiturate
- Diuretika wie Furosemid und Thiazide
- heparininduzierte Thrombozytopenie (Typ I = nicht immunologisch, Typ II = immunologisch bedingt)
- DDAVP beim Von-Willebrand-Syndrom Typ 2B (bei diesem Typ ist DDAVP kontraindiziert), s. Blutungsneigung
- scheinbare Thrombopenie, s. „Merke“

Merke M!

Blutabnahme im **EDTA-Röhrchen** kann zu einer Thrombozytenaggregation an der Wand des Röhrchens führen und im Zellcounter eine **scheinbare Thrombopenie** vortäuschen. Im peripheren Blutausstrich ist die Thrombozytenzahl aber normal. Die Ursache der Verklumpung sind Autoantikörper, die unter EDTA-Einfluss wirksam werden. Solche Auto-AK können auch diaplazentar übertragen werden und eine Pseudothrombopenie beim Neonaten vortäuschen. Klinisch keine Blutungsneigung.

74.2.2 Thrombozytopathien

Definition [ ]

Normale oder leicht verminderte Thrombozytenzahl mit gestörter Plättchenfunktion (s. „Merke“).

Tab. 74.5 Erworbene Thrombozytopathien.

Medikamenteninduziert	Bei bestimmten Grundkrankheiten
• Azetylsalizylsäure • halbsynthetische Penizilline • Cephalosporine • Aminophyllin • Antihistaminika • manche Antidepressiva	• Urämie bzw. chronische Dialysebehandlung • Lerberfunktionsstörungen (zusätzlich zu den hepatischen Koagulopathien) • Diabetes mellitus

Tab. 74.4 Angeborene Thrombozytopathien.

Ohne Pigmentanomalien	Mit Pigmentanomalien (Depigmentierungen)
• Bernard-Soulier-Syndrom (s. o.) • Glanzmann-Nägeli-Syndrom (durch Punktmutation am Gen, das für den Glykoproteinrezeptor IIb codiert, dadurch Thrombozytenaggregationsstörung, typisch Hämatome wie „Kirschmarmeladeflecken“; **Cave:** z. B. Azetylsalizylsäure, AR) • Storage Pool Disease (Mangel bzw. Fehlen thombozytärer Granula, AR, auch assoziiert mit Chediak-Higashi-Syndrom, s. u.) • ADP-P2Y12-Rezeptor-Mutationen (AR, posttraumatisch oder postoperativ erhöhte Blutungsneigung, Klinik somit ähnlich wie bei medikamentöser ADP-Rezeptorblockade durch Clopidogrel bzw. Ticlopidin) • Noonan-Syndrom, s. Minder-/Kleinwuchs	• Hermansky-Pudlak-Syndrom (okulokutaner Albinismus, Zeroidspeicherung in Knochenmark und RES, gestörte Thrombozytenaggregation, AR), s. Pigmentanomalien, Infektanfälligkeit • Chediak-Higashi-Syndrom (okulokutaner Albinismus, Immundefekt, AR), s. Pigmentanomalien, Infektanfälligkeit • Griscelli-Syndrom (partieller Albinismus mit Immundefekt, silbergraue Haare bereits im Kindesalter, Gefahr eines hämophagozytischen Syndroms, AR), s. Pigmentanomalien, Infektanfälligkeit

Merke M!

Eine grob orientierende Untersuchung ist der **Rumpel-Leede-Test**, dessen pathologischer Ausfall bei normalen Thrombozytenzahlen (über 150 G/l) für das Vorliegen einer **Vasopathie** oder **Thrombozytopathie** spricht. Letztere kann nur durch **Spezialuntersuchungen** (Plättchengröße, Plättchenfaktoren, Thrombozytenaggregations- und Sekretionstest, Thrombozyten-Membranrezeptoren etc.) nachgewiesen werden.

Merke M!

Thromozytopenien und Thrombozytopathien (Thrombozytendysfunktionen) können **kombiniert** auftreten (s. Bernard-Soulier-Syndrom).

74.2.3 Vasopathien

Definition [ ]

Umschriebene, z. B. M. Osler, oder diffuse Gefäßwandschädigung, z. B. M. Schoenlein-Henoch, mit konsekutiver hämorrhagischer Diathese (Petechien).

- M. Schoenlein-Henoch (Purpura rheumatica, Vaskulitis der kleinen Gefäße u. a. mit IgA-Depots), s. „Merke“, Hämaturie
- hämorrhagisches Säuglingsödem (vermutlich infantile Verlaufsform der Purpura rheumatica)
- Seidelmayer'sche Kokardenpurpura (leukozytoklastische Vaskulitis, postinfektiös, z. B. nach Mykoplasmeninfektionen)
- Vitamin-C-Mangel (Moeller-Barlow-Erkrankung, Säuglinsskorbut, wird auch heute noch beobachtet)
- M. Osler (Teleangiektasien, Epistaxis), s. Blutungen, gastrointestinale; Epistaxis
- Diapedesis-Blutungen (petechiale Blutungen im Gesicht, am Stamm, bei starkem Husten, z. B. bei Pertussis, beim Pressen)
- hämorrhagische Masern (klinisch bedeutungslose Diapedesisblutungen in die Effloreszenzen)
- hämorrhagisches Dengue-Fieber, s. Schock
- Rickettsiosen (M. Weil, makulopapulöses Exanthem mit petechialen Einblutungen), s. Anurie
- Purpura und Granulome beim Churg-Strauss-Syndrom und anderen Immunvaskulitiden
- Schamberg-Krankheit (progressive Pigmentdermatose, Petechien, aus denen orange-braune [Hämosiderin] Maculae enstehen [„Cayennepfeffer–Flecken“], bevorzugt an den Unterschenkeln, Generalisierung möglich)

Merke M!

Das typische klinische Erscheinungsbild des M. Schoenlein-Henoch wird in der Praxis oft verkannt, besonders wenn die **abdominelle** Symptomatik **vor** den Hauterscheinungen auftritt. Auch schmerzhafte Schwellungen des Skrotums können dem klassischen dermatologischen Erscheinungsbild vorausgehen.

P

75 Pigmentanomalien

75.1 Einführung

Definition

- **Hyperpigmentierung:** lokalisierte oder generalisierte, verstärkte Färbung der Haut durch vermehrte Bildung bzw. Ablagerung von Pigment (Melanin). Dieses wird in den Melanozyten (aber auch in Nävuszellen) im Stratum basale der Epidermis gebildet und durch Transfer an die Keratinozyten weitergegeben.
- **Depigmentierung:** lokal begrenzte oder generalisierte Verminderung oder völliges Fehlen der normalen Hautfarbe.

75.2 Differenzialdiagnosen

75.2.1 Hyperpigmentierungen

Lokal

- Nävusformen (▸ Tab. 75.1)
- CHILD-Syndrom (CHILD: „congenital hemidysplasia with ichthyosiform erythroderma and limb defects", CHILD-Nävus streng halbseitig lokalisiert, ipsilateral auch sehr variable Extremitätendefekte, aber auch Niere, Lunge, Gehirn u. a. Organsysteme können betroffen sein, Mutation im NSDHL-Gen, XD)
- Gorlin-Goltz-Syndrom (nävoides Basalzellkarzinom-Syndrom, multiple Basalzellkarzinome, Kieferzysten, palmare und plantare Hyperkeratosen, Mutationen am PTCH-Gen), s. Schädelanomalien (Makrozephalie)

Cave

Medulloblastom.

- Chloasmas, s. „Merke"
- segmentale Pigmentierungsstörung (hyperpigmentiert oder auch depigmentiert, vorwiegend an Bauch, Brust und Rücken)
- „linear and whorled naevoid hyperpigmentation" (streifen- und wirbelförmige nävoide Hypermelanose entlang der Blaschko-Linien, Komplementärbild zur Hypomelanosis Itos, beide Zustandsbilder können mit Allgemeinsymptomen wie z. B. Krampfanfällen einhergehen)
- McCune-Albright-Syndrom (landkartenförmiger Nävus, postzygotische somatische Mutation im GNAS1-Gen), s. Pubertät (vorzeitige, bes. bei Mädchen), Skelettanomalien/-deformitäten
- Peutz-Jeghers-Syndrom (Pigmentierungen perioral und im Cavum oris; **DD:** ▸ Tab. 75.2), s. Durchfall/Diarrhö; Blutungen, gastrointestinale (Polypen)
- Fanconi-Anämie (fleckförmige Hyperpigmentierungen inguinal und axillär), s. Petechien, Anämie/Blutarmut, Leukopenie
- akute intermittierende Porphyrinurie (Hyperpigmentierungen an lichtexponierten Stellen), s. Bauchschmerzen
- Acanthosis nigricans (Hinweis auf DM Typ 2, Hyperpigmentierungen und Papillomatose an Achseln, Ellenbeugen, Kniekehlen und im Genitoanalbereich), s. Polydipsie/-urie, Adipositas
- Pellagra, pellagroide Dermatose bei Kwashiorkor, s. Unterernährung/PEM
- reversible Hyperpigmentation bei Vitamin-B_{12}-Mangel (bes. im Zehen- und Fingerbereich)
- Dirty Neck (Atopiehinweis), s. Pruritus/Juckreiz
- Hyperpigmentierung des Skrotums bei AGS, bei AGS mit Salzverlust, s. Pseudopubertas praecox, Erbrechen/ Emesis, Azidose
- Erythema ab igne (z. B. Wärmeflasche zu lange am Abdomen), s. Erytheme

Tab. 75.1 Nävus.

Formen*

• melanozytäre Nävi
  ○ epidermal (z. B. Lentigines, Naevus pigmentosus, Becker-Nävus, s. u.)
  ○ dermal (z. B. Mongolenfleck, Naevus coeruleus)
• Nävuszellnävi (z. B. konnataler Nävuszellnävus, Spitz-Nävus)
• Nävi aus atypischen Melanozyten bzw. Nävuszellen (z. B. dysplastischer Nävus)
• Becker-Nävus (großflächig, fleckförmig, Schulter-Rumpf-Bereich, männliche Jugendliche, später Hypertrichose)

*Beim sogenannten Spider-Nävus („Leberzeichen") handelt es sich um ein Angiom.

Tab. 75.2 Mundschleimhaut.

Pigmentierungen
• Peutz-Jeghers-Syndrom, s. Blutungen, gastrointestinale (Polyposis) • Nävuszellnävus der Schleimhaut • Neurofibromatose 1 • M. Addison, s. Hyperkaliämie • Hämochromatose • Carney-Komplex (kardiale und kutane Myxome, Endokrinopathien, z. B. Cushing-Syndrom, Hypophysenadenome, Leydig-Zell-Tumoren, Sertoli-Zell-Tumoren, Schwannome, AD) • Laugier-Hunziker-Syndrom (benigne, erworbene lentikuläre Pigmentierung von Lippenrot und Mundschleimhaut) • Medikamente (z. B. Retrovir, s. u.)

- „serpentine supravenous hyperpigmentation“ (entlang des Venenverlaufs, passager, nach 5-Fluorourazil i. v.)
- malignes Melanom (im Kindesalter selten, Melanom-förderndes Gen SOX10)

Cave

Malignes Melanom im Kindesalter zwar selten, aber **Sonnenbrände** im Kindesalter berücksichtigen.

- Pilomatroxom (Epithelioma calcificans Malherbe, manchmal pigmentierter, ca. 3 cm großer, benigner follikulärer Tumor von der Matrix eines Haares ausgehend, häufiger bei Kindern)

Merke M!

Chloasma: meist symmetrische, scharf begrenzte gelblich-braune Flecken an Stirn, Wange und Kinn (Mädchen!); verstärkt durch Sonnenexposition, Gravidität, Antikonzeptiva, Medikamente (wie z. B. Hydantoine).

Generalisiert

- transiente neonatale pustulöse Melanose (monatelange Hyperpigmentierung nach Platzen der Vesikel), s. Exantheme/Enantheme
- M. Recklinghausen (Neurofibromatose 1, AD; ▶ Tab. 75.3)
- Legius-Syndrom (Café-au-Lait-Flecken, axilläres Freckling, Makrozephalus, keine Neurofibrome, SPRED-1-Gen-Mutationen; **DD** zum M. Recklinghausen Typ 1)
- neurokutane Melanose (zahlreiche dunkle Pigmentnävi, Naevi pilosi, Infiltration der Meningen durch Melanozyten, s. Hydrocephalus internus occlusus), s. Schädelanomalien (Hydrozephalus)

Cave

Neurokutane Melanose: Melanom im jugendlichen Alter.

- Mulvihill-Smith-Syndrom (Progeroid-Syndrom mit Minderwuchs und multiplen Lentigines), s. Schädelanomalien (Mikrozephalus)
- M. Addison (auch pigmentierte Handlinien), s. Hyperkaliämie, Müdigkeit/Schlafstörungen
- familiäre Glukokortikoiddefizienz (AR), s. Hypoglykämie
- LEOPARD-Syndrom (u. a. multiple Lentigines, AD; ▶ Tab. 75.4), s. Pubertas tarda, Hörstörungen
- Carney-Komplex (Myxome der Haut, des Herzens, Lentigines, s. o.), s. Hypertonie
- Incontinenti pigmenti (Bloch-Sulzberger Syndrom), s. Exantheme/Enantheme, Krampfanfälle
- Urticaria pigmentosa, s. Exantheme/Enantheme, Pruritus/Juckreiz
- juvenile Hämochromatose (Symptome erst beim jungen Erwachsenen durch Zirrhose, DM, Familienscreening, Ausnahme: neonatale Hämochromatose), s. Ikterus
- Medikamente, z. B. Minocyclin (auch lokalisiert), Retrovir (auch im Bereich der Mundschleimhaut), Bleomycin, Zytostatika wie Doxorubicin bzw. Cyclophophamid (beide lokal, z. B. im Bereich der Schleimhäute oder generalisiert)

75.2.2 Depigmentierungen

Lokal

- Naevi depigmentosi (White Spots) bei M. Pringle (tuberöse Hirnsklerose, Tuberous Sclerosis Complex, TSC, AD), s. „Merke“
- Vitiligo (segmental; nicht segmental = symmetrischer Vitiligo), s. „Merke“
- Louis-Bar-Syndrom (vitiligoähnliche Depigmentierungen), s. Ataxie
- Depigmentierungen bei kutanen Porphyrinurien (z. B. M. Günther), s. Anämie/Blutarmut
- okulärer Albinismus (X-chromosomal, AR, hellblaue bis rötliche Iris)

Tab. 75.3 Neurofibromatose 1 (NF-1).

Internationale Diagnosekriterien für (mindestens 2 Kriterien müssen erfüllt sein)
• 6 oder mehr Café-au-Lait-Flecken, Durchmesser > 5 mm vor der Pubertät, > 15 mm nach der Pubertät • sommersprossenartige Pigmentierungen axillär oder inguinal (Freckling) • 2 oder mehr Neurofibrome oder mindestens 1 plexiformes Neurofibrom • Optikusgliom • Lisch-Knötchen (Iris-Hamartome) • Knochenläsionen wie Keilbeinflügeldysplasie und Verkrümmung der langen Röhrenknochen (Tibia, Radius, Ulna u. a.) mit/ohne Pseudoarthrose • ein Verwandter 1. Grades (Eltern, Geschwister) mit der Diagnose NF-1 aufgrund der genannten Kriterien)

Tab. 75.4 LEOPARD-Syndrom.

Symptomatik
• multiple Lentigines (Leberflecken): bis 2 mm Größe, dunkelbraun im Bereich des Integuments, aber nicht der Schleimhäute, bereits bei der Geburt vorhanden, können teilweise wieder verschwinden und hinterlassen depigmentierte Areale, Café-au-Lait-Flecken • kardiale Erregungsleitungsstörungen, Kardiomyopathie, Pulmonalstenose • Genitalfehlbildungen wie Hoden- bzw. Ovarhypoplasie, Maldescensus testis, Pubertas tarda, Hypospadie, Wachstumsverzögerung • Hypertelorismus, Pectus excavatum, Pectus carinatum • sensoneurale Schwerhörigkeit

P

- Vogt-Koyanagi-Harada-Syndrom (T-Zell-vermittelte Autoimmunreaktion gegen Melanozyten: aseptische Meningitiden, Iridozyklitis, Vitiligo, Verlust der Wimpern, Vorkommen bei stark pigmentierten Rassen), s. Meningismus/(Enzephalo-)Meningitis
- Hypomelanosis Ito (depigmentierte, aber auch hyperpigmentierte Areale entlang der Blaschko-Linien), s. Krampfanfälle
- „segmental pigmentation disorder" (segmentale Pigmentierungsstörung, s. o.)

Merke M!

M. Pringle durch Mutationen im Hamartin- und Tuberin-Gen, AD, mit konsekutiven Hamartomen, unterschiedliche Expression der Symptome; erstes dermatologisches Zeichen: White Spots (ahornblattartig gezackte Naevi depigmentosi), variable zerebrale Anfälle, im Vorschulalter Adenoma sebaceum, evtl. zunehmende mentale Retardierung, Fibrome im Gesicht und subungual (Koenen-Tumoren), Rhabdomyome des Herzens, gutartige Mischtumoren der Nieren (Angiomyolipome = Hamartome mit verdrängendem Wachstum), retinale Tumoren, im CT bzw. MRT typische „Tubera", subependymale Riesenzellastrozytome (SEGA), Lympholeiomyomatose der Lunge (junge Frauen), s. Krampfanfälle; Retardierung, mentale; Dyspnoe.

Merke M!

Vitiligo: Auto-AK gegen Melanozyten, meist symmetrisch angeordnete, aber auch segmentale Anordnung möglich; weiße Flecken des Integuments, bevorzugt am Handrücken, im Gesicht, im Genitoanalbereich, Größe von wenigen mm bis zur kompletten Depigmentierung durch Konfluenz; familiär gehäuft, Assoziation mit anderen Autoimmunerkrankungen wie Alopecia areata, Hashimoto-Thyreoiditis, Zöliakie u. a. Gehäuft auch bei CVID.

Mit erhöhter Infektanfälligkeit (s. Infektanfälligkeit)

- Griscelli-Syndrom (Mutationen im MYO5A-Gen, das für Myosin VA codiert, und im RAB27A-Gen; Haut u. Haare wenig oder kaum pigmentiert, silbergraue Haare bereits im Kindesalter, unkontrollierte T-Zell-Aktivierung mit Gefahr eines hämophagozytischen Syndroms bei RAB27A-Mutationen, Thrombopathie AR), s. Petechien, Infektanfälligkeit
- Hermansky-Pudlak-Syndrom Typ 2 (partieller Albinismus, Fotophobie, Mangel an NK-Zellen und zytotoxischen T-Zellen, Thrombopathie, AR), s. Petechien
- P14-Mangel (partieller Albinismus, Hypogammaglobulinämie, Minderwuchs, CD8-Zytotoxizität vermindert, AR), s. Infektanfälligkeit

Mit Depigmentierung der Haare

- Griscelli-Syndrom, s. o.
- generalisierter Vitiligo, s. u.
- Waardenburg-Syndrom (weiße Stirnlocke, AD, AR), s. Hörstörungen
- Menkes-Syndrom (pigmentarme Pili torti, X-chromosomal-rezessiv vererbte Kupferstoffwechselstörung bei Jungen, Mutationen im ATP7A-Gen), s. Alopezie/Haaranomalien, Minder-/Kleinwuchs, Mikrozephalie, Krampfanfälle
- Kwashiorkor (depigmentierte Haare), s. Unterernährung/PEM
- passagere Haarhypopigmentierungen unter Chloroquinmedikation

Generalisiert

- generalisierter Vitiligo (Konfluenz: zahlreiche depigmentierte Herde des Integuments und der Haare)
- okulokutaner Albinismus (Typ-I-Tyrosinase-negative Form verläuft schwerer, weißblonde Kopf- und Körperbehaarung, hellrosafarbene Haut und/oder hellblaue oder rötliche Iris, Lichtscheu, Nystagmus, AR)
- Hermansky–Pudlak-Syndrom (Typ 1–8, okulokutaner Albinismus sowie Thrombopathie und Zeroidablagerungen in Knochenmark und RES), s. Petechien
- Chediak-Steinbrinck-Higashi-Syndrom, s. „Merke"
- Leukoderm nach Rückbildung eines Ekzems, einer Pityriasis versicolor (Pilzerkrankung)
- depigmentierte Närbchen/Narben nach (superinfizierten) Varizellen
- allgemeine Pigmentarmut auch bei Phenylketonurie (gestörte Melaninsynthese)
- Hypopigmentierung von Haut und Augen beim Prader-Willi-Syndrom (falls eine Deletion zugrunde liegt, besteht auch eine Deletion des Tyrosin-Transporter-Gens)

Merke M!

Chediak-Steinbrinck-Higashi-Syndrom durch Mutationen am CHS-Gen: schwere Infektionen durch gestörte zelluläre Immunität, zirkumskripte Hyperpigmentationen an lichtexponierten Stellen bei allgemeinem Pigmentmangel – partieller Albinismus, Hepatosplenomegalie, Lymphadenopathie, Riesengranula in Granulozyten, Thrombopathie, AR, s. Infektanfälligkeit, Petechien.

75.2.3 Poikilodermien

Definition [ ]

Poikilodermie („Buntscheckigkeit": Hyperpigmentierungen, Depigmentierungen, Hautatrophien, Erytheme.)

P

- Kindler-Syndrom (kongenitale bullöse Poikilodermie), s. Exantheme/Enantheme
- Sklerodermie (Hyperpigmentierungen im Halsbereich, daneben Depigmentierungen)
- Goltz-Gorlin-Syndrom (nicht ident mit dem Gorlin-Goltz-Syndrom, s. o.; Hautatrophie, Hyperpigmentierungen, Teleangiektasien der Haut, Augen und Skelettfehlbildungen, X-chromosomal dominant)
- Piebaldismus (allgemeine Hyperpigmentierungen, Vitiligo, weiße Stirnlocke, AD)
- Dyskeratosis congenita, s. Leukopenie

Merke M!

Pigmentverschiebungen, Hautatrophie, Teleangiektasien und Rubeosis können auch durch langzeitige, topische **Steroidapplikation** enstehen.

Tab. 75.5 Progerie-Syndrome.

Mit Poikilodermie
• Xeroderma pigmentosum (AR, durch UV-Exposition, Lichtschäden der Haut, Karzinome) • Werner-Syndrom (AR, Alopezie, Minderwuchs) • Bloom-Syndrom (AR, Gesichtserythem, Teleangiektasien an lichtexponierten Hautstellen, Immundefekt, Minderwuchs) • Rothmund-Syndrom (AR, Teleangiektasien, Hautatrophien, Erytheme, Nageldystrophie) • Cockayne-Syndrom (AR), s. Minder-/Kleinwuchs • Louis-Bar-Syndrom (AR), s. Ataxie

P

76 Polydipsie/-urie

76.1 Einführung

Definition

Die **Polydipsie** ist ein **abnorm gesteigertes Durstempfinden** mit konsekutiv vermehrter Flüssigkeitsaufnahme. Das Durstgefühl wird u. a. durch **Osmorezeptoren** im Hypothalamus (über die erhöhte Plasmaosmolarität) ausgelöst (Ausnahme: psychogene Polydipsie). Bei extrarenalen Flüssigkeitsverlusten (Schweiß, Stuhl, Exsikkose) ist eine Polydipsie auch **ohne Polyurie** möglich. **Polyurie** = **erhöhtes Harnvolumen** bezogen auf das Körpergewicht bzw. das Alter (Normwerte: ▸ Tab. 76.1)

76.2 Differenzialdiagnosen

76.2.1 Diabetes mellitus/ Insulinresistenz

Neonataler Diabetes mellitus

Definition

Neonataler Diabetes mellitus (NDM): Manifestation des Diabetes spätestens in den ersten 3–6 Lebensmonaten; Inzidenz: 1:160 000, monogenetisch.

Merke M!

Neonataler DM

Beim neonatalen DM werden in zunehmendem Maße neue **Genmutationen** beschrieben, die für entsprechende **Genprodukte** (wie Kir.6, SUR1, Glukokinase etc.) codieren. Während aber **aktivierende** Mutationen am *GCK*-Gen beispielsweise eine **Hypoglykämie** bedingen, führen **aktivitätsmindernde** Mutationen hingegen zum **neonatalen Diabetes mellitus** bzw. zum **MODY-Diabetes.**

Tab. 76.1 Altersabhängige Harnvolumina/24 h*.

Alter	Harnvolumina/24 h
bis 6 Monate	35 ml/kg/d
bis 2 Jahre	200 ml/d
bis 7 Jahre	400 ml/kg/d
bis 15 Jahre	800 ml/d
> 15 Jahre	bis 2000 ml/d

*Bei Diabetes mellitus selten mehr als 4–5 Liter/Tag, bei Diabetes insipidus centralis bis zu 15–20 Liter/Tag (ältere Kinder).

Tab. 76.2 Neonataler Diabetes mellitus (DM; s. „Merke“): transiente und permanente Formen.

Formen	Ursachen
transient (TNDM), ca. 50 %	• z. B. Imprinting-Defekte des 6q24-Chromosoms, Mutationen am Zinkfinger-Gen, intrauterin dystroph, manchmal Makroglossie
permanent (PNDM), ca. 50 %	• KATP-Diabetes: Mutationen am KCNJ11- und ABCC8-Gen, die für Subeinheiten von Proteinen (Kir6.2K und SUR1) – Bestandteile des ATP-sensitiven Kaliumkanals (KATP) der β-Zelle – codieren; Klinik: Ketoazidose (30 %), Entwicklungsrückstand (20 %), Epilepsie ca. 6 % • DEND-Syndrom: Sonderform des KATP-Diabetes; DEND: „**d**evelopmental delay-**e**pilepsy-**n**eonatal **d**iabetes“ (KATP-Kanal auch in Ganglienzellen nachweisbar) • INS-Diabetes: Mutationen am Insulin-Gen (INS-Gen), Folge ist ein falsch gefaltetes Proinsulin-Molekül; neonataler, aber auch späterer Beginn möglich; deshalb **DD:** MODY und DM Typ2 • homozygote aktivitätsmindernde Mutationen am Glukokinase-Gen (GCK-Gen, Heterozygotie = MODY 2), s. „Merke“ • FOXP3-Diabetes: **IPEX-Syndrom** (neonataler DM Typ 1, Enteropathie, Autoimmunerkrankungen, X-chromosomal, s. Durchfall/Diarrhö • EIF2AK3-Diabetes (Wolcott-Rallison Syndrom): neonataler bzw. frühkindlicher insulinabhängiger DM mit multiplen epiphysären Dysplasien, Minderwuchs und multisystemischen Manifestationen (mentale Retardierung, Hepatopathie, Pankreashypoplasie), AR

Tab. 76.3 Neonataler Diabetes mellitus: weitere Formen.

Formen	Ursachen
Rabson-Mendenhallsyndrom	• s. u.; Insulinresistenz, auch neonataler Beginn möglich, Beginn auch evtl. im Kleinkindalter, rezidivierende diabetische Ketoazidosen, AR, betroffen beide Allele des Insulinrezeptor-Gens ähnlich dem Leprechaunismus.
mitochondrialer Diabetes	• MDM, MIDD, s. u.; Mutationen im mitochondrialen Genom, maternal vererbt
Pankreasagenesie, -hypoplasie	• s. Durchfall/Diarrhö, Pankreatitis, z. B. bei kongenitalen Röteln, CMV

Diabetes mellitus Typ 1

- häufigste Stoffwechselerkrankung im Kindes- und Jugendalter, etwa 10 Kinder < 15 Jahren von 100 000 pro Jahr)

Diabetes mellitus Typ 2

Merke M!

Der Typ-1-Diabetes wird auch immer öfter bei älteren Patienten diagnostiziert (GADA in der Regel positiv), Typ 2 zeigt eine immer höhere Inzidenz bei Jugendlichen. Die **Acanthosis nigricans** ist ein klinisches Zeichen der **Insulinresistenz** und somit in Kombination mit Polyurie bei Jugendlichen suspekt auf DM Typ 2 und andere Insulinresistenzsyndrome, s. u.

Tab. 76.4 DM Typ 1.

Formen

• **DM Typ 1a** (immunvermittelt)
• **Auto-AK** gegen **Inselzellen** in 80 %, Formen:
  ◦ GADA (= Glutamatdecarboxylase-AK)
  ◦ Insulin AK (IAA)
• AK gegen Tyrosinphosphatase (IA-2)
• **DM Typ 1b** (idiopathisch; **DD:** MODY bzw. INS-Diabetes, s. o.)

Tab. 76.5 DM Typ 2.

Formen
• DM Typ 2a ohne Adipositas • DM Typ 2b mit Adipositas • DM Typ 2 und Mutationen im Glukagonrezeptor-Gen (selten)

MODY-Diabetes

- MODY („maturity onset diabetes of young"), derzeit 7 genetisch verschiedene Typen, z. B. MODY 5 (TCF2 Gen-Mutation), s. Ikterus (Gallengangshypoplasie, Nierendysgenesie), „renal cysts and diabetes syndrome"

76.2.2 Hereditäre (monogenetisch bedingte) Insulinresistenzsyndrome

- Leprechaunismus (pränataler und schwerer postnataler Minderwuchs, Lipatrophie, Muskelhypotrophie, Elfengesicht, AR), s. Minder-/Kleinwuchs
- Rabson-Mendenhall Syndrom (▶ Tab. 76.3, extreme Insulinresistenz)
- Insulinresistenz-Syndrom Typ A (Acanthosis nigricans, Virilisierung bei Mädchen, evtl. in Kombination mit PCO-Syndrom)
- Insulinresistenz-Syndrom Typ B (erworben, z. B. im Rahmen eines SLE, Acanthosis nigricans, Hirsutismus, Auto-AK gegen Insulinrezeptor nachweisbar)
- Lipodystrophien (partielle, familiäre, verschiedene Formen, z. B. Typ Dunnigan), s. Hämaturie
- Berardinelli-Seip-Syndrom (angeborene generalisierte Lipodystrophie, Akromegalie, Lipodystrophie, scheinbare Muskelhypertrophie, AR), s. Hochwuchs
- erworbene generalisierte Lipodystrophie (Lawrence-Syndrom, oft mit PCO-Syndrom, Acanthosis nigricans und Fettleberhepatitis vergesellschaftet)
- Alström-Syndrom (AR), s. Adipositas

Tab. 76.6 DD des Diabetes mellitus.

Differenzialdiagnostische Parameter	MODY	Typ 1	Typ 2
Manifestationsalter	Jugend und frühes Erwachsenenalter	Kindheit bis Erwachsenenalter	Jugend bis späteres Erwachsenenalter (bis 40. Lj.)
Vererbung	autosomal dominant	variabel	variabel, maternal > paternal
Autoimmunmechanismen	nein	ja	nein
HLA-Assoziation	nein	ja	nein
Gewicht	normal (eher schlank)	normal (initiale Gewichtsabnahme)	häufig Übergewicht
Beginn	schleichend	rapid	schleichend
Hyperglykämie	mild bis moderat	schwer	variabel
Ketoazidose	nein	ja	nein
Insulinabhängigkeit bei Diagnosestellung	nein	ja	nein

P

Pankreatitis/Pankreaserkrankungen (akut/chronisch)

- jugendliche CF-Patienten (CF-related-Diabetes, Lebenserwartung der CF-Patienten 2007: > 37 Jahre, 10–15 % der CF-Patienten betroffen, mittleres Alter beim Auftreten des DM: 18–25 Jahre), s. Durchfall/Diarrhö, Husten, Dyspnoe
- hereditäre Pankreatitis (Mutationen im CFTR-Gen, AD), s. Durchfall, Bauchschmerzen

Cave

Hereditäre Pankreatitis: späteres Pankreaskarzinom.

- Z. n. Pankreatektomie
- Pankreashypoplasie, Agenesie der dorsalen (somit der größeren) Pankreasanlage, s. Bauchschmerzen
- Hämochromatose (juvenile, 1:5000, Herzmitbeteiligung, hypogonadotroper Hypogonadismus, „Bronzediabetes", AR), s. Pubertas tarda
- Thalassämie (Zerstörung der β-Zellen durch sekundäre Hämochromatose)
- „malnutrion related diabetes mellitus" (MRDM, lang dauernde Malnutrition, bes. in Entwicklungsländern [tropical DM], auch Beteiligung des exokrinen Pankreas möglich)

Diabetes mellitus und extrapankreatische Manifestationen

- MIDD-Syndrom („maternally inherited diabetes and deafness"), s. „Merke"
- RCAD-Syndrom („renal cysts and diabetes", renale Zysten, exokrine Pankreasinsuffizienz, urogenitale Anomalien, z. B. Doppelnieren, Uterus bicornis, bilaterale Agenesie der Vas deferens, evtl. Hyperurikämie, Mutationen des TCF2-Gens)
- Thiamin-responsive megaloblastäre Anämie mit Taubheit (TRMA-Syndrom, Rogers-Syndrom, Defizienz des B1-Transporter-Proteins, AR)
- PCO-Syndrom (Insulinresistenz), s. Amenorrhö, Adipositas
- postransplantations-DM (DM Typ 2, z. B. nach Nierentransplantation)
- im Jugendalter auch an Schwangerschaftsdiabetes denken, s. „Merke"
- DIDMOAD-Syndrom, s. u.

Merke M!

MIDD-Syndrom: Mutationen in der maternalen DNA (mtDNA), meist schlanke Patientinnen, keine Neigung zur Ketoazidose, aber in ca. 50 % insulinpflichtig, evtl. mit Schwerhörigkeit, neurologischen Symptomen, Minderwuchs und Kardiomyopathie (Mitochondriopathie) einhergehend, Assoziationen mit MELAS-Syndrom, s. Hörstörungen.

Merke M!

Schwangerschaftsdiabetes (Gestationsdiabetes): Es kann sich dabei um die Erstmanifestation eines Typ-1- oder Typ-2-Diabetes oder aber auch um einen MODY oder MDM (mitochondrialen DM) handeln.

Diabetes mellitus und andere Endokrinopathien (▶ Tab. 76.7)

Diabetes mellitus und Medikamente

- Steroide
- Thiazide
- Diazoxid
- β-Blocker
- Interferon α, Ciclosporin A
- Pentamidin

Diabetes mellitus und Diabetes insipidus

- DIDMOAD-Syndrom (DIDMOAD: Diabetes insipidus [DI], Diabetes mellitus, Optikusatrophie, Deafness), s. „Merke"

Tab. 76.7 DM.

In Kombination mit anderen Endokrinopathien
• Phäochromozytom (DM in 75 %!) • Somatostatinom (meist im Pankreas lokalisiert, Hyperglykämie ohne Ketonurie), s. Durchfall/Diarrhö • Glukagonom, s. Erytheme (nekrolytisches migratorisches Erythem) • Cushing-Syndrom, Conn-Syndrom, s. Hypertonie • Hyperthyreose • Akromegalie • IPEX-Syndrom, z. B. mit Thyreoiditis, s. Durchfall/Diarrhö, Infektanfälligkeit • autoimmunpolyglanduläres Syndrom Typ 2 (DM Typ1, M. Addison, Autoimmunthyreopathien, Schmidt-Syndrom)

Tab. 76.8 Mit DM assoziierte Syndrome.

Überdurchschnittlich häufig
• Down-Syndrom (Prävalenz des DM Typ I 4-fach erhöht) • **Turner-Syndrom** (Prävalenz des DM Typ II 2- bis 4-fach erhöht, gestörte Kohlenhydrat-Toleranz: 25–60 %) • Prader-Willi-Syndrom (DM Typ II) • Klinefelter-Syndrom • Bardelt-Biedel-Syndrom • Bloom-Syndrom • Louis-Bar-Syndrom • Friedreich'sche Ataxie • Stiff-Man-Syndrom

P

Merke M!

DIDMOAD-Syndrom (Wolfram-Syndrom): Mutationen am WFS1-Gen, innerhalb der ersten 10 Lebensjahre Auftreten von Symptomen eines nicht insulinpflichtigen Diabetes mellitus und Diabetes insipidus neurohormonalis, Optikusatrophie, Innenohrschwerhörigkeit, Tendenz zu Psychosen, AR oder mitochondrial, s. Hörstörungen, Bewusstseinsstörungen.

Diabetes insipidus

Diabetes insipidus neurohormonalis

Definition [ ]

Mangel an ADH (Adenosin-Vasopressin, AVP).

Merke M!

Ein **Diabetes insipidus neurohormonalis** (centralis) kann einem **Hirntumor** um Jahre vorausgehen, sodass bei zentralem, nicht familiärem Diabetes insipidus **regelmäßige MRT-Kontrollen** angezeigt sind.

Diabetes insipidus renalis

Definition [ ]

Nichtansprechen des distalen Nierentubulus auf ADH

- Ätiologie (▶ Tab. 76.12)

Merke M!

Bei länger andauerndem, **unklarem Fieber** ohne Entzündungszeichen sollte besonders bei Säuglingen an einen Diabetes insipidus neurohormonalis oder renalis gedacht werden.

Cave ⚠

DD obstruktive Uropathie mit sekundärem Diabetes insipidus renalis versus HWI beim Säugling und ungezielte antibiotische Behandlung.

76.2.3 Renale Ursachen von Polydipsie/-urie

- Niereninsuffizienz (polyurische Phase, auch nach akutem Nierenversagen)
- Nephronophthise (7 Formen, z. B. familiär juvenile Nephronophthise NPHP1, Anämie, Polyurie und Polydipsie etwa ab dem 4.–6. Lj., AR)

Tab. 76.10 Direkte Hemmung der AVP-Sekretion.

Durch Medikamente bzw. andere Substanzen
• Carbamazepin • Clonidin • β-Mimetika • Glukokortikoide • Phenytoin • Opioide in niedriger Dosierung • AVP-Sekretionshemmung auch durch Alkohol sowie durch atriales natriuretisches Peptid

Tab. 76.11 Hemmung der AVP-Wirkung am Rezeptor.

Durch Medikamente bzw. andere Substanzen
• Cisplatin, Vinblastin • Schleifendiuretika • Kolchizin • Amphotericin B • Lithium

Tab. 76.12 Ursachen des Diabetes insipidus renalis.

Primäre Ursachen	Sekundäre Ursachen
• Mutationen im Vasopressin-2-Rezeptor-Gen (X-chromosomal rezessiv) • Mutationen am Aquaporin-2-Gen (AR u. AD) • idiopathisch	• organische Nephropathien (bei Urethralklappe, Refluxnephropathie, polyzystische Nierenerkrankung) • metabolisch wie bei Hyperkalzämie, Hypokaliämie • Amyloidose • medikamentös, z. B. Lithium, Amphothericin B, Cisplatin, Aminoglykoside u. a.

Tab. 76.9 Ursachen des Diabetes insipidus neurohormonalis.

Primäre Ursachen	Sekundäre Ursachen
• familiär (Mutationen oder Deletion im Vasopresssin-ProHormon-Gen, AD) • septooptische Dyplasie, s. Minder-/Kleinwuchs • Bardet-Biedl-Syndrom (hier auch DI renalis beschrieben, s. u.), s. Adipositas • idiopathisch (s. u.)	• granulomatöse Prozesse (Langerhans-Zell-Histiozytose, früher Hand-Schüller-Christian-Syndrom; Tuberkulose, Sarkoidose, SLE) • Tumoren im Hypothalamusbereich, z. B. Kraniopharyngeome (bes. auch postoperativ), Germinom, Gliom, s. „Merke" • bei (nach) Schädel-Hirn-Traumata, Blutungen • Entzündungen (Meningitiden, kongenitale CMV-Infektion, Toxoplasmen-Enzephalitis) • im Rahmen einer Autoimmunhypophysitis (lymphozytäre Hypophysitis) • Gefäßmalformationen (z. B. zerebrale Aneurysmen)

- Nephronophthise im Rahmen des Bardet-Biedl-Syndroms (mentale Retardierung, Hexadaktylie), s. Adipositas
- Jejune-Syndrom, s. Skelettanomalien-/deformitäten
- Hyperkalzämie, s. Hyperkalzämie
- Zystinose (bes. infantile Form mit Hypokaliämie, Azidose, Vitamin-D-resistenter Rachitis, AR), s. Minder-/Kleinwuchs, Skelettanomalien-/deformitäten
- Bartter-Syndrom, s. Hypokaliämie, Synkope/Kollaps
- hereditäre Tubulopathien, s. Minder-/Kleinwuchs
- renale Glukosurie (Mutationen im SLC5A2-Gen)

Tab. 76.13 Synopsis der Formen des Diabetes insipidus.

Form	Symptomatik
Diabetes insipidus neurohormonalis (occultus)	Dehydrierung, Gedeihstörung, Obstipation, Durstfieber (Säuglinge können ihr Durstgefühl noch nicht artikulieren bzw. spontan befriedigen), reversible Hydronephrose, s. Fieber
Diabetes insipidus neurohormonalis bei Langerhans-Zell-Histiozytose	Knochenläsionen, Leber-, Milzvergrößerung, Hautveränderungen (Ekzem, seborrhoische Dermatitis), Petechien, Panzytopenie
Diabetes insipidus neurohormonalis bei Hirntumoren	Nüchternerbrechen, Kopfschmerzen, Sehstörungen, Augenmuskellähmungen, Wesensveränderungen
Diabetes insipidus renalis (primäre Form)	bei jungen Säuglingen ähnliche Symptome wie beim Diabetes insipidus neurohormonalis occultus wie Fieber, Erbrechen, Obstipation, schlechtes Gedeihen, stark schwankendes Gewicht, oft sonografische Dilatation der Ureteren und Megazystis ohne Obstruktion
Diabetes insipidus renalis (sekundäre Form)	bei obstruktiven Uropathien wie Urethralklappen, Abklingen nach Entfernung des mechanischen Hindernisses

76.2.4 Andere Ursachen von Polydipsie/-urie

- psychogene Polydipsie (Trinkmengen nachts geringer oder überhaupt kein Durst, Kind schläft nachts durch, evtl. psychische Auffälligkeiten durch gestörte Interaktionen mit der/den Bezugsperson(en), psychische Erkrankungen), s. „Merke"
- Toddler-Diarrhö, s. Durchfall/Diarrhö
- primärer Hyperaldosteronismus (Polydipsie und Polyurie in etwa 40–50 %), s. Hypertonie
- kardiale Insuffizienz häufig mit nächtlicher Polyurie (Nykturie), s. Ödeme
- Z. n. paroxysmaler Tachykardie, s. Bewusstseinsstörungen, Tachykardie
- Polydipsie nach Exsikkose (ohne Polyurie)
- Ausschwemmung von Ödemen (unter Diuretika, nach kardialer Rekompensation)

Merke M!

Die zweithäufigste Form der Polydipsie nach dem DM ist die **psychogene Polydipsie**. Die häufigste differenzialdiagnostische Fragestellung ergibt sich zwischen Diabetes insipidus neurohormonalis, Diabetes insipidus renalis und psychogener Polydipsie (Abklärung: ▶ Tab. 76.14).

Tab. 76.14 DD zwischen Diabetes insipidus renalis bzw. neurohormonalis und psychogener Polydipsie.

	Diabetes insipidus renalis	Diabetes insipidus neurohormonalis	Psychogene Polydipsie
Durstversuch	pathologisch	pathologisch	normal
Vasopressin-Test	pathologisch	normal	erübrigt sich

P

77 Polyglobulie/-zythämie

77.1 Einführung

Definition [ ]

- **Polyglobulie**: Vermehrung der Erythrozyten im Blut durch gesteigerte Erythropoese mit Anstieg der Gesamterythrozytenmenge (Erythrozytose, Hämatokrit > 50 %) bei meist normaler Empfindlichkeit des **Erythropoetin-Rezeptors (EPOR)**. Der EPOR wirkt über die Bindung an die Tyrosinkinase JAK2 und stimuliert damit die erythroiden Progenitorzellen im Knochenmark.
- **Polyzythämie**: EPO-unabhängige Vermehrung der Erythro-, Leuko- und Thrombozyten im Blut, wobei alle 3 Zellarten annähernd gleichmäßig betroffen sind. Der Terminus Polyzythämie wird häufig auch für die Polyglobulie verwendet (z. B. benigne familiäre Polyzythämie).

77.2 Differenzialdiagnosen

77.2.1 Polyglobulie (Erythrozytose)

Neonatale Polyglobulie (Hyperviskositätssyndrom)

- intrauterine Dystrophie (Plazentainsuffizienz)
- intrauterine Hypoxie (dadurch vermehrte Erythropoetin-Produktion)
- fetofetale Transfusion, maternofetale Transfusion
- späte Abnabelung
- bei Kindern diabetischer Mütter
- durch Nikotinabusus (CO) der Mutter (Carboxyhämoglobin hat starke Sauerstoffaffinität)

Gesteigerte EPO-Produktion durch extrarenale Gewebshypoxie

Vitien mit Rechts-links-Shunt/ Gefäßmissbildungen

- Fallot-Tetralogie
- Pulmonalatresie mit VSD
- „double outlet right ventricle" (beide Arterien aus dem rechten Ventrikel entspringend)

Tab. 77.1 Erhöhtes Erythropoetin (EPO).

Mögliche Ursachen
• Anämie • Gewebehypoxie, auch intrauterine Hypoxie • autonom erhöhte EPO-Sekretion • gestörte Regulation der sauerstoffabhängigen EPO-Synthese

- Truncus arteriosus communis
- Trikuspidalatresie
- AV-Aneurysma der Lunge (mit Shunt A. pulmonalis bzw. V. pulmonalis)
- pulmonalkapilläre Hämangiomatose

Pulmonale Erkrankungen

- pulmonalarterielle Hypertension (PAH, familiär, Kollagenosen, Links-rechts-Shunt: angeboren und erworben), s. Zyanose
- pulmonale venookklusive Erkrankung
- pulmonale Hypertonie mit Lungenerkrankungen (chronisch obstruktive, z. B. COPD beim Erwachsenen bzw. interstitielle Lungenerkrankungen, alveoläre Hypoventilation)
- pulmonale Hypertonie infolge chronisch rezidivierender (thrombo)embolischer Ereignisse
- persistierende pulmonale Hypertonie des Neugeborenen (PFC-Syndrom, Persistenz fetaler Kreislaufverhältnisse mit Rechts-links-Shunt über offenes Foramen ovale und Ductus arteriosus apertus)

O_2-Mangel anderer Ursache

- längerer Aufenthalt in großen Höhen
- Schlafapnoe, s. Apnoe/Atemlähmung
- chronische Hypoventilation bei Neuro- und Myopathien, s. Apnoe/Atemlähmung
- Pickwick-Syndrom (im Kindesalter extrem selten beobachtet)
- chronische CO-Intoxikation, Nikotinabusus

Gesteigerte EPO-Produktion durch lokale renale Hypoxie

Nierenerkrankungen

- Hydronephrosen (vermutlich durch gestörte renale Perfusion)
- Nierenzysten, Zystennieren, s. Hämaturie/(Syndrome mit Zystennieren)
- Bartter-Syndrom, s. Hypokaliämie

Tab. 77.2 EPO-Produktion.

Autonom vermehrte
• Adenokarzinome der Niere (z. B. beim. M. Von-Hippel-Lindau, s. u.; selten EPO-Produktion ↑) • Adenom der Nebennierenrinde • Nebennierenrindenkarzinome (manchmal EPO-Produktion ↑) • Phäochromozytom • Leberzell-Karzinom • Meningeom, Kleinhirntumoren, z. B. zerebelläre Hämangioblastome, Medulloblastome • Ovarialkarzinome, Uterusleiomyome

P

- Niereninfarkt, Nierenarterienstenosen, s. Hypertonie
- fokale Glomerulonephritis (Mechanismus der EPO-Stimulation unklar)
- Z.n. Nierentransplantation, Abstoßungsreaktion bei Nierentransplantation

Autonom vermehrte EPO-Produktion bei benignen und malignen Tumoren (paraneoplastisch; ▶ Tab. 77.2)

Direkte EPO-Stimulation

- Therapie mit Androgenen, z.B. Behandlung des Hypogonadismus
- EPO-Stimulation durch anabole Steroide (Doping), s. „Merke"

Merke M!

Erythropoetin als Doping: Durch Injektion von rekombinatem Erythropoetin erhöhte Produktion von Erythrozyten. Dadurch gelangt vermehrt O_2 in die Muskeln, was eine Leistungssteigerung bewirkt. Gefahr: Gefäßverschlüsse und infolgedessen Myokardinfarkt, Schlaganfall. Dies gilt auch für das **Blutdoping**.

Kongenitale, genetisch bedingte Polyglobulien mit erhöhten EPO-Werten

- abnorme Hämoglobine mit hoher O_2-Affinität. s. „Merke"
- 2,3-Diphosphoglyceratmutase-Mangel (Enzym der Erythrozyten und Glykolyse, Linksverschiebung der Sauerstoffdissoziationskurve, somit ähnlicher Pathomechanismus wie bei den abnormen Hämoglobinen, in diesem Fall Hämoglobin jedoch normal strukturiert)
- Methämoglobinämien (ebenfalls erhöhte O_2-Affinität: z.B. NADH- bzw. NADPH-Methämoglobinreduktase-Mangel), s. Zyanose
- M. Hippel-Lindau (multiple Angiome der Netzhaut und des Kleinhirns), s. „Merke"
- Chuvash-Polyzythämie (besser: Polyglobulie, AR, Mutationen im VHL-Gen mit Up-Regulation des HiF1-α-Gens; endemisch in gewissen Gebieten Russlands, aber auch in anderen Regionen, auch sporadische Fälle beschrieben)
- heterozygote Mutation am Gen PHD2 („propyl hydroxylase domain", dessen Genprodukt gleichfalls für die Regulation von HiF1-α von Bedeutung ist)

Merke M!

Abnorme Hämoglobine durch Mutationen sowohl der β-Globin- als auch der α-Globin-Gene, z.B. Hb-Bethesda, dadurch Gewebehypoxie und kompensatorische Mehrproduktion des Faktors HiF1-α (Hypoxia-inducible factor 1α). Dieser verbindet sich mit HiF1-β zu einem heterodimeren Transkriptionsfaktor, der die EPO-Produktion stimuliert.

Merke M!

M. Von-Hippel-Lindau (VHL), durch Mutationen am VHL-Gen, ein Tumorsuppressor-Gen, dessen Genprodukt (pHVL) ein Protein ist, das normalerweise nur bei Hypoxie den Abbau des HiF1-α hemmt und somit zur gesteigerten Transkription des EPO-Gens führt. Bei Mutationen des VHL-Gens wird die sauerstoffabhängige HiF1-α-Degradation gestört. Gehäuft findet sich bei VHL auch ein Nierenkarzinom bzw. ein Phäochromozytom (gleichfalls teilweise EPO ↑).

Kongenitale, genetisch bedingte Polyglobulie mit niedrigen EPO-Werten

- primäre, familiäre und kongenitale Polyzythämie (PFCP), s. „Merke"

Merke M!

PFCP: AD, aber auch sporadische Fälle. Symptome: Kopfschmerzen, Schwindel, Epistaxis, selten RR ↑, seltener Thrombophilie, TIA, Verlauf insgesamt benigner als bei Polycythaemia vera, z.B. durch Erythropoetin-Rezeptor-(EPOR-)Mutationen, derzeit etwa 16 Mutationen bekannt, mit gesteigerter Sensitiviät der EPO-Rezeptoren gegenüber niedrigen bzw. normalen EPO-Spiegeln. Aber auch andere Ätiologien der PFCP – abgesehen von EPOR-Mutationen – stehen zur Diskussion.

Pseudo-Polyglobulie

- Verminderung des Plasmavolumens durch Dehydratation, aber normale Erythrozytengesamtmenge

77.2.2 Polyzythämie (Polycythaemia vera, s. „Merke")

Definition [ ]

Polyczythaemia vera: chronisch myeloproliferative Erkrankung bzw. Neoplasie („epo low", JAK2-Mutationen; ▶ Tab. 77.3)

Merke M!

Polycythaemia vera

Symptome: rotblaue Zyanose, Juckreiz (bes. nach warmem Bad), Haut und Schleimhäute haben ein tiefrotes Aussehen (Plethora), Kopfscherzen, Blutandrang zum Kopf, Ohrensausen, Parästhesien, Schlafstörungen, bei ⅔ der Patienten Hepato-/Splenomegalie, erhöhte Blutungsneigung (Epistaxis, Hämatome), aber auch erhöhte Thromboseneigung, TIA, zerebraler Insult, Arthritis urica (durch erhöhten Zellumsatz), im Kindesalter selten.

P

Tab. 77.3 Chronisch myeloproliferative Erkrankungen.*

Philadelphia-Chromosom negativ	Philadelphia-Chromosom positiv
• Polycythaemia vera • idiopathische Myelofibrose • essenzielle Thrombozytose	• chronisch myeloische Leukämie

*Gemeinsame Ursache dieser Erkrankungen ist eine Mutation, die eine hämatopoetische Stammzelle mit einem klonalen Proliferationsvorteil ausstattet.

78 Proteinurie

78.1 Einführung

Definition

Die **„große“ Proteinurie** ist charakterisiert durch eine Eiweißausscheidung im Harn von > 1 g/m² KO/Tag. Sie ist neben der Hypalbuminämie/Hypoproteinämie, Dysproteinämie und Hyperlipidämie (erhöhtes Cholesterin, erhöhte Triglyzeride) ein Kardinalsymptom des nephrotischen Syndroms. Die **„kleine“ Proteinurie** ist durch eine Harneiweißausscheidung von 60–1000 mg/m² KO/Tag definiert.

Info

Schätzung der Eiweißausscheidung aus morgendlicher Harn-Einzelportion (bei Säuglingen, Kleinkindern):

$$\frac{\text{Eiweiß im Urin (mg/dl)}}{\text{Kreatinin im Urin (mg/dl)}} \times 0{,}63 = \text{Eiweißausscheidung (g/m}^2\text{/24 h)}$$

Tab. 78.1 Messung des Eiweißgehalts im Urin mit Teststreifen (z. B. Albustix®).

Schwere der Proteinurie	Eiweißgehalt (mg/dl)
Spuren	5–10
1+	30
2+	100
3+	300
4+	> 2000

78.2 Differenzialdiagnosen der großen Proteinurie

78.2.1 Glomerulonephritiden

- Minimal-Changes-Glomerulonephritiden (MCGN, ca. 85 % der Fälle von Nephrosen, Lipoidnephrose), s. „Merke“, s. Ödeme, Aszites, Infektanfälligkeit, Thromboseneigung – durch AT-III-Mangel und Hyperviskosität
- fokalsegmentale Glomerulosklerose (FSGS, ca. 10 % der Nephrosen; verschiedene Genloci, s. u.; eine Variante ist die C1q-Nephropathie), s. „Merke“, Hämaturie
- mesangioproliferative GN: ca. 5 % der Nephrosen
- membranöse GN (meist bei Erwachsenen, AK gegen Proteine der Podozyten)
- membranoproliferative GN (MPGN, selten mit großer Proteinurie einhergehend
- isolierte diffuse mesangiale Sklerose (IDMS, sehr selten)
- evtl. bei IgA-Nephritis, s. Hämaturie

Merke

Die weitaus häufigste Form des **nephrotischen Syndroms** im Kindesalter ist die **MCGN** (Minimal-Changes-Glomerulonephritis). Meist steroidsensibel, selten steroidabhängig. Die zweithäufigste Nephropathie im Kindesalter, die zum nephrotischen Syndrom führt, ist die **FSGS** (fokalsegmentale Glomerulosklerose). Diese ist für 80 % des **steroidresistenten nephrotischen Syndroms** (SRNS), häufige Ursache eines terminalen Nierenversagens, verantwortlich. Etwa ein Drittel aller Fälle von SRNS im Kindesalter sind durch rezessive Mutationen des Podocin-Gens (NPHS2) bedingt. Weitere monogenetische Ursachen (▶ Tab. 78.3).

Tab. 78.2 Proteinurie.

Formen
• physiologische Proteinurie: < 100 mg/m² KO/Tag • kleine Proteinurie: 60–1000 mg/m² KO/Tag, s. o. • selektive glomeruläre Proteinurie: Basalmembran für niedermolekulare Eiweißkörper (Albumin, Transferrin: ca. 70 000 Da) durchlässig* • nicht selektive glomeruläre Proteinurie: zusätzliche Ausscheidung von höhermolekularen Immunglobulinen (z. B. IgG: 170 000 Da) • tubuläre Proteinurie: α1-Mikroglobulin-Albumin-Quotient > 0,1

*Berechnung der Selektivität der glomerulären Proteinurie:

$$\frac{\text{IgG im Urin (mg/dl)}}{\text{IgG im Serum (mg/dl)}} \times \frac{\text{Transferrin im Serum (mg/dl)}}{\text{Transferrin im Urin (mg/dl)}} > 0{,}2 = \text{pathognonomisch für nicht selektive glomeruläre Proteinurie.}$$

P

Tab. 78.3 Familiäre FSGS.

Mutationen
• Mutationen am MYO1E-Gen (codiert für ein nicht muskuläres Klasse-1-Myosin*, AR) • Mutation im NPHS2-Gen (Genprodukt: Podocin*, AR) • Mutation im NPHS1-Gen (Genprodukt: Nephrin*, AR) • α-Actin-IV-Mutation (AR)
*Diese Genprodukte spielen beim Aufbau der Podozytenfiltrationsbarriere eine entscheidende Rolle.

Merke **M!**

Eine **Hypertonie** spricht gegen das Vorliegen einer Minimal-Changes-Glomerulonephritis, außer bei längerer Steroidmedikation.

78.2.2 Syndromatische Erkrankungen mit fokal-segmentaler Glomerulosklerose

- Frasier-Syndrom (Manifestationsalter 10–20 Jahre, Gonadoblastom gehäuft, evtl. intersexuelles Genitale, AD), s. Genitalanomalien/-auffälligkeiten
- immunoossäre Dysplasie Schimke (Kleinwuchs mit Hyperlordose, T-Zell-Defekt, Mutationen am SMARCAL1-Gen, AR), s. Infektanfälligkeit, Skelettanomalien/-deformitäten, Minder-/Kleinwuchs
- Nagel-Patella-Syndrom, s. Hämaturie, Skelettanomalien/-deformitäten
- Cockayne-Syndrom, s. Minder-/Kleinwuchs, Schädelauffälligkeiten (Mikrozephalus)
- Charcot-Marie-Tooth-Syndrom (INF-2-Mutationen), s. Lähmungen
- familiäres Dysautonomiesyndrom, s. Synkope/Kollaps, Hypertonie
- steroidresistentes nephrotisches Syndrom (SRNS) bei polyzystischer Nierenerkrankung, s. Hämaturie
- idiopathisches Akroosteolysesyndrom (reaktionslose Osteolysen, bes. an Zehen und Mittelfußknochen), s. Skelettanomalien/-deformitäten

78.2.3 Andere Nierenerkrankungen mit möglicher großer Proteinurie

- kongenitales nephrotisches Syndrom vom Finnish-Typ (Manifestation bereits bei Geburt bzw. innerhalb der ersten 3 Lebensmonate, AR), s. Aszites, Ödeme
- Pierson-Syndrom (kongenitale Nephrose, Mikrokorie; **DD:** Morphinabusus der Mutter, AR)
- kongenitales nephrotisches Syndrom bei ITGA3-Deletion (Integrin-a3-Mutationen), daneben interstitielle Lungenerkrankung und Epidermolysis
- kongenital sekundäres nephrotisches Syndrom bei Lues, im Rahmen des TORCH-Komplexes
- Galloway-Mowat-Syndrom (früh beginnendes nephrotisches Syndrom mit verschiedenen Histologien, ZNS-Malformationen (Rindenatrophie, neuronale Migrationsstörungen), Hiatushernie, s. Schädelauffälligkeiten/(Mikrozephalus), Erbrechen/Emesis
- Denys-Drash-Syndrom (Manifestationsalter 0–3 Jahre, diffuse mesangiale Sklerose, Wilms-Tumor gehäuft, evtl. intersexuelles „Genitale, AD), s. Genitalanomalien/-auffälligkeiten
- Alport-Syndrom, s. Hämaturie
- HUS, s. Petechien, Anurie, Hypertonie
- chronische Transplantatabstoßung (histologisch meist perimembranöse Immunkomplexnephritis); **DD:** Polyoma-Virus-assoziierte Transplantat-Nephropathie, s. „Merke“

Merke **M!**

Eine geringfügige tubuläre Proteinurie des normal funktionierenden **Nierentransplantates** ist möglich.

78.2.4 Systemerkrankungen/ Vaskulitiden

- M. Schoenlein-Henoch, s. Petechien, Bauchschmerzen, Gelenk-/Knochenschmerzen
- SLE (bes. Typ 4 der WHO-Klassifikation, diffus proliferative Glomerulonephritis), s. Hämaturie, Hypertonie, Anurie
- Dermatomyositis, s. Muskelerkrankungen
- Goodpasture-Syndrom, s. Hämaturie, Dyspnoe
- Wegener-Granulomatose (cANCA-positiv), s. Hämaturie
- M. Boeck, s. Dyspnoe
- Panarteriitis nodosa, s. Hämaturie, Hypertonie

78.2.5 Metabolische Ursachen

- diabetische Glomerulosklerose (Mikroalbuminurie), s. „Merke“
- „obesity-related nephropathy in children“ (unabhängig von diabetischer bzw. hypertensiver Glomerulosklerose)
- Amyloidose (selten primäre, meist sekundäre: z. B. bei JIA, FMF, TRAPS, MWS, schlechte Prognose, Hypertonie, Niereninsuffizienz)
- M. Fabry (lysosomale Lipidspeicherkrankheit, Mangel an α-Glukosidase, Akroparästhesien, Katarakt), s. Bauchschmerzen, Fieber/Sepsis
- Nierenbeteiligung bei Kryoglobulinämie (Typ II u. III, C4-Verminderung!)

P

Definition [ ]

Mikroalbuminurie (Frühsymptom einer diabetischen Nephropathie): Albuminausscheidungsrate **20–200 µg/min** im Nachturin oder **30–300 mg/24 Std.** im 24-h-Sammelurin (in mindestens 2 von 3 hintereinanderfolgenden Urinproben) bzw. **Albumin/Kreatinin-Quotient 30–299 mg/g Kreatinin** im Spontanurin, **Makroalbuminurie > 300 mg/g Kreatinin** im Spot-Urin.

78.2.6 Kardiovaskuläre Ursachen

- Pericarditis constrictiva („Kalkpanzerherz“)
- Rechtsherzinsuffizienz bzw. Globalinsuffizienz des Herzens (Dilatation der Glomeruli)
- Nierenvenenthrombose, s. Petechien, Hämaturie
- Sichelzellanämie (durch Infarzierung kleiner Nierengefäße)

78.2.7 Infektionen durch Viren, Bakterien und andere Mikroorganismen

- Zytomegalie, Varizellen, Hepatitis B, EBV-Erkrankung, HIV (meist FSGS)
- Shunt-Nephritis (infizierter AV-Shunt, z.B. durch Staphylococcus epidermidis, Immunkomplexnephritis, CH 50 ↓, C3 u. C4 ↓)
- Tuberkulose, Lues
- Malaria, Schistosomiasis

78.2.8 Medikamentös-toxische Ursachen

- D-Penicillamin, NSAR
- Impfungen
- Schlangengifte
- Quecksilberverbindungen (organische und nicht organische)

Tab. 78.4 Ursachen einer physiologischen bzw. kleinen Proteinurie.

Art der Proteinurie	Ursachen
physiologische Proteinurie (< 60 mg/m² KO/Tag)	• Fieber (febrile Proteinurie) • Orthostase (3–5 % der Adoleszenten) • Marschproteinurie • Unterkühlung • Stress, Muskelkrämpfe
kleine Proteinurie, s. Hämaturie (60–1000 mg/m² KO/Tag)	• angeborene und erworbene glomeruläre sowie tubuläre Nierenerkrankungen • interstitielle Nephritiden • Erkrankungen der ableitenden Harnwege • bei phlegmonöser bzw. perforierter Appendizitis (Übergreifen auf Ureter bzw. Blase) • arterielle Hypertonie • Diabetes mellitus • Hyperthyreose • Imerslund-Gräsbeck-Syndrom (AR), s. Anämie/Blutarmut • toxisch-medikamentös (Goldpräparate, Lithium, D-Penicillamin, Tacrolimus, Vitamin-D-Intoxikation, Ciclosporin A, Schwermetalle, Heroin) • Gabe von Hydroxylstärke

79 Pruritus/Juckreiz

79.1 Einführung

Definition [ ]

Hautjucken, verbunden mit zwanghaftem **Kratzen**.
Pathogenese: Die Aktivierung von freien Nervenendigungen spezieller Nervenfasern erfolgt über Mediatoren wie Histamin, Substanz P und/oder durch Tryptase aus den Mastzellen. Durch das Kratzen wird der Pruritus im Sinne eines Circulus vitiosus verstärkt und es entstehen **sekundäre Hautveränderungen** wie Rötungen, Hyperpigmentierung, Lichenifikation, Superinfektion u. a.

Merke M!

Hautveränderungen, die durch juckreizbedingtes **Kratzen** entstehen, können primären Dermatosen sehr ähnlich sein. Ein bestehendes „Exanthem" muss also nicht unbedingt die Ursache des Juckreizes sein.

Cave

Hepatitis C, s. u.

79.2 Differenzialdiagnosen

79.2.1 Primäre Hautveränderungen

Info

Pruritus **cum materia.**

Generalisiert

Nicht infektiös

- durch mütterliche Lymphozyten ausgelöste Graft-versus-Host-Reaktion bei neonatalen SCID-Patienten (generalisierte Dermatitis, Erythrodermie)
- atopische Dermatitis (Ekzem, von generalisierter Form betroffen v. a. Säuglinge und Kleinkinder, etwa 11 % aller Ekzemerkrankungen sind auf Mutationen im Filaggrin-Gen zurückzuführen, betroffen sind 10–20 % der Kinder in der ersten Lebensdekade), s. „Merke" und DD zur seborrhoischen Dermatitis (▶ Tab. 79.1), klinische Atopiemarker (▶ Tab. 79.2); **DD** (▶ Tab. 79.1)
- akute generalisierte Urtikaria, chronische Urtikaria (> 6 Wochen dauernd; ▶ Tab. 79.4)
- Juckreiz bei erythropotiecher Protoporphyrie (neben Dermatitis, Urtikaria, Quincke-Ödem, s. Anämie/Blutarmut)
- Urticaria pigmentosa (kutane Mastozytose; die Mastozytose ist eine Erkrankung der hämatopoetischen Stammzelle!), Systematik der Mastozytosen (▶ Tab. 79.5)
- Lichen ruber generalisatus (generalisierte „Knötchenflechte")
- Psoriasis guttata (gehäuft nach Streptokokken-A-Infektionen, GABS), s. Halsschmerzen
- Mykid (hyperergische Reaktion bei Pilzbefall), Skabid (bei bzw. nach Skabies)
- Comèl-Netherton-Syndrom (Erythrodermie, Bambushaar, allergische Diathese, AR), s. Infektanfälligkeit, Alopezie/Haaranomalien
- Histaminintoleranz (durch DAO-Mangel), s. Bauchschmerzen
- Arzneimittelexantheme, s. Exantheme/Enantheme
- akute kutane Graft-versus-Host-Reaktion des Integuments (makulopapulöses Exanthem)
- Sézary-Syndrom (kutanes T-Zell-Lymphom mit Erythrodermie, sehr starkem Pruritus, generalisierten LK-Vergrößerungen, Hyperkeratosen, im Kindesalter extrem selten)

Merke M!

Atopisches Ekzem: im 1. Lj. (etwa ab dem 3. Monat) beginnend, im Gesicht und am Kapillitium (Milchschorf), auch auf Stamm und Extremitäten übergreifende umschrieben oder disseminiert schuppende, nässende oder verkrustete Erytheme, starker **Juckreiz**, gestörte Schlafrhythmik, **Kratzspuren**, oft blutverkrustet, evtl. mit bakterieller Superinfektion (Staphylococcus aureus). Besserung meist zwischen dem 2. und 3. Lj.; Übergang in chronische Form mit Befall der Beugeseiten der großen Gelenke (Ellenbeugen, Kniekehlen) möglich: Ekzema flexuarum s. u.

Tab. 79.1 DD zwischen seborrhoischer und atopischer Dermatitis.

	Seborrhoische Dermatitis	Atopische Dermatitis (Ekzem)
Beginn	1. Lebenswoche	um den 3. Lebensmonat
Verteilung	behaarter Kopf, Gelenkbeugen, Genitoanalbereich	im 1. Jahr Gesicht, Stamm, Streckseite der Glieder, später Gelenkbeugen (Ekzema flexuarum)
Effloreszenzen	fettige Schuppen, Erythem	Erythem, Papeln, Bläschen, später Lichenifikation
Pruritus	fehlend	quälend
Verlauf	nach einigen Wochen abklingend	chronisch rezidivierend
familiäre Häufung	nein	ja (Atopieneigung)

P

Tab. 79.2 Atopie.

Klinische Zeichen
• Dennie-Morgan-Falte: doppelte Unterlidfalte • Gesichtsblässe: Pseudoanämie • periorbitale Verschattung • Herthoge-Zeichen: Ausfall („Ausdünnung") der seitlichen Augenbrauen • trockene, evtl. eingerissene Lippen, Mundwinkelrhagaden • verstärkte Handlinienzeichnung: palmare Hyperlinearität • Dirty Neck (Hyperpigmentierung) • „polierte" Nägel • weißer Dermografismus

Tab. 79.3 Atopisches Ekzem.

DD
• Dermatitis seborrhoides, tritt gehäuft in den ersten 3 Lebensmonaten auf, typischerweise kein Juckreiz, s. o. • Acrodermatitis enteropathica (Zinkmangel; z. B. auch bei ausschließlich gestillten Frühgeborenen sowie bei langzeitparenteraler Ernährung, s. Durchfall/Diarrhö • Langerhans-Zell-Histiozytose (intertriginöser Befall, starker Juckreiz) • Wiskott-Aldrich-Syndrom (typisches „Ekzem" plus eingestreuten Petechien, Immundefekt), s. Petechien, Infektanfälligkeit • IPEX-Syndrom, s. Durchfall/Diarrhö, Anämie/Blutarmut • Hyper-IgE-(Hiob-)Syndrom (Ekzem, Abszesse, grobe Gesichtszüge, AD), s. Infektanfälligkeit • Omenn-Syndrom (Ekzem, Erythrodermie, Durchfälle, Alopezie, AR), s. Infektanfälligkeit • STAT5b-Mangel (HGH-refraktärer Minderwuchs, Dysmorphiezeichen, schwere respiratorische Infekte, AR), s. Minder-/Kleinwuchs, Infektanfälligkeit • Comel-Netherton-Syndrom (wandernde Erytheme, Trichorrhexis invaginata, erhöhtes IgE, Allergieneigung, AR) • Biotinidasemangel (zerebrale Symptome, AR), s. Ataxie, Alopezie/Haaranomalien, Hörstörungen • auch bei PKU ekzematöse Hautveränderungen möglich • Konigsmark-Hollander-Berlin-Syndrom (Innenohrschwerhörigkeit mit atopischer Dermatitis, Prädilektionsalter 9.–12. Lj., AR), s. Hörstörungen • Graft-versus-Host-Disease des Integuments

Merke M!

Erweist sich eine atopische Dermatitis als **therapieresistent**, sollte man stets eine **Immunmangelkrankheit** als Ursache in Betracht ziehen (s. DD oben).

Nicht infektiöse Autoimmundermatosen

- Dermatitis herpetiformis Duhring (häufig mit Zöliakie assoziiert), s. Exantheme/Enantheme, Durchfall/Diarrhö
- lineare IgA-Dermatose, s. Exantheme/Enantheme
- Urtikariavaskulitis

Infektiös (z. B. Epizoonosen, Pilze, Viren)

- Skabies (Epizoonose durch Krätzmilbe – Sarcoptes scabiei), s. „Merke"

Tab. 79.4 Urtikaria.

Ursachen und Formen
• Allergien (IgE-vermittelt, nur in 10 %), z. B. durch Nahrungsmittel, Medikamente, Fokalinfekte, Malignome, Hämoblastosen • Urtikaria beim hereditären Angioödem • Intoleranzphänomene (Konservierungsstoffe, Farb- und Aromastoffe, Arzneimittel, z. B. bei Acetysalicylsäure oder NSAR durch Hemmung der COX-1-Enzyme) • physikalische Urtikaria (U. factitia, Wärme-, Kälteurtikaria**, evtl. durch Kryoglobuline, Urticaria solaris) • cholinergische (Stress-)Urtikaria • aquagene Urtikaria (auch auf Aqua dest.) • Urtikariavaskulitis (autoimmun) • Urticaria pigmentosa (Urtikaria nach mechanischer Irritation) • Urtikaria bei H.-pylori-Befall • Urtikaria bei Diaminooxidasemangel (Histaminintoleranz) • bei erythropoetischer Protoporphyrie nach Lichtexposition • urtikarielles Exanthem beim Still-Syndrom, s. Gelenk-/Knochenschmerzen • NOMID-(CINCA-)Syndrom, Muckle-Wells-Syndrom, s. Fieber/Sepsis • Schnitzler-Syndrom (Gelenksaffektionen, IgM-Gammopathie, LK-Schwellungen), s. Fieber/Sepsis, Gelenk-/Knochenschmerzen • Comèl-Netherton-Syndrom, s. o. • idiopathische Urtikaria
Manche urtikarielle Effloreszenzen, z. B. die des Still-Syndroms, hereditären Angioödems und Schnitzler-Syndroms sind jedoch nicht juckend. **Kälteurtikaria sind manchmal assoziiert mit SCID und Autoimmunphänomenen (in diesen Fällen AD, Deletionen am PLCG2-Gen).

Tab. 79.5 Mastozytosen.

WHO-Klassifikation
• kutane Mastozytose (s. Urticaria pigmentosa) • indolente systemische Mastozytose (meist mit Knochenmarksbefall) • systemische Mastozytose mit assoziierter hämatologischer nicht mastozytärer Neoplasie • aggressive systemische Mastozytose • Mastzellenleukämie • Mastzellensarkom • extrakutanes Mastozytom

- Varizellen (stark juckende Effloreszenzen, „Sternenhimmel"), s. Exantheme/Enantheme

Cave

- Superinfektion (Staphylokokken, Streptokokken!) und Närbchen durch Kratzen.

- Zoster generalisatus (bes. bei immunsupprimierten Kindern)

Cave

- Zoster-Pneumonie.

P

- Parvo-B19-Virus-Infektion (Erythema infectiosum, Ringelröteln, in ca. 70% Juckreiz), s. Exantheme/Enantheme
- generalisierte Kandidiasis (bei Immundefekten), s. Infektanfälligkeit
- Zerkariendermatitis („Badesee-Dermatitis“, durch Larven von Trematoden, Überträger Wasservögel)
- Insektenstich-Quaddel, Flohstiche/-bisse (stark juckende rote Papeln, zentraler Einstich)
- „Raupendermatitis“ (durch die Gifthaare des Eichenprozessionsspinners)

Merke M!

Bei **Skabies** Juckreiz besonders abends im Bett, Papeln und Milbengänge mit Ausnahme von Hals, Kopf, Palma manus und Planta. Anderes **Verteilungsmuster beim Säugling:** Gesicht, Kapillitium, palmoplantar. Bei Skabiesverdacht Fingerzwischenräume/Handgelenke der Mutter begutachten! **Skabid:** postskabiöse Knötchen. **Nicht** mehr infektiös.

Cave ⚠

Skabid: neuerliche Skabiesbehandlung.

Lokalisiert

Nicht infektiös

Ekzeme/allergische Manifestationen im Bereich des Integuments

- Eczema flexuarum des älteren Kindes (**DD:** Psoriasis, diese nicht an den Beugeseiten, sondern an den Streckseiten der Extremitäten lokalisert)
- dishydrotisches Ekzem (Pompholyx, Handflächen, Fußohlen), s. Hyperhidrose
- Kontaktekzem (Typ-IV-Sensibilisierung, z. B. durch Nickelsulfat in Knöpfen, Reißverschlüssen von Babykleidung, Modeschmuck, in manchen Handys oder durch Ammoniumpersulfat in Haarfärbemittel u. v. a.)
- infantile eosinophile pustulöse Follikulitis (Prädilektionsstelle: Stirn; Papeln, Krusten u. intraepidermal gelegene, sterile, eosinophile Leukozyten enthaltende Pusteln, Verlauf in Schüben, IgE ↑, Bluteosinophilie möglich, bes. betroffen Jungen im Säuglings- bzw. Kleinkindalter, selbstlimitierend)

Allergische Manifestationen im Bereich der Schleimhäute

- allergische Konjunktivitis, s. Augenauffälligkeiten/-erkrankungen
- gigantopapilläre Konjunktivitis (mit sehr starkem Juckreiz, bes. bei Kontaktlinsenträgern, vermutlich allergischer Natur)
- Juckreiz der Lippen (im Sinne einer sekundären Nahrungsmittelallergie, bei Pollenallergikern durch Genuss von Äpfeln, Kirschen, Nüssen, Sojaprodukten u. a.), s. Stridor

Aktinische Ursachen

- polymorphe Lichtdermatose (nach erster Sonnenexposition im Frühjahr Auftreten von Rötung, Bläschen, Knötchen, nässenden Hautdefekten [bei ein und demselben Patienten immer gleichbleibende Morphe] an den lichtexponierten Stellen wie Armen, Ausschnitt; häufig bei jungen Mädchen und Frauen, starker Juckreiz)
- aktinischer Prurigo (an chronisch lichtexponierten Stellen, stark juckende Knötchen u. Papeln, meist bei Mädchen vor dem 10. Lj.)
- phytofototoxische Reaktion (z. B. beim Kontakt mit Riesenbärenklau und Sonnenexposition), s. Exantheme/Enantheme

Andere Dermatosen

- Strophulus infantum (Prurigo simplex infantum, Papeln an Stamm und Streckseiten der Extremitäten, Ätiologie unklar, evtl. durch Insektenstiche)
- infantile Akropustulose (vesikulopustulöse Eruptionen an Palma und Planta bds., bevorzugt 2.–3. Lj., unklare Ätiologie; **DD:** dyshidrotisches Ekzem, Hand-Fuß-Mund-Erkrankung), s. Exantheme/Enantheme
- Prurigo nodularis (juckende, ca. 3 cm große Knoten an der Streckseite der Extremitäten, oft symmetrisch)
- Psoriasis (betroffen v. a. Streckseiten der Extremitäten, auch generalisiert, Juckreiz bes. im Kopf- u. Genitalbereich)
- Lichen sclerosus (anogenital, extragenital), s. u.
- Lichen ruber (polygonale Papeln an Beugeseite der Handgelenke, Unterarme, Unterschenkel, hartnäckiger Juckreiz)
- Neurofibromatose 1 (NF-1, Juckreiz beim Entstehen der Fibrome, weil Mastzellen enthaltend, AD)

Onkogene Ursachen

- Langerhans-Zell-Histiozytose (intertriginös, Fissuren; starker, therapierefraktärer Juckreiz)

Infektiös (Viren, Bakterien, Pilze etc.)

Viral

- Eczema herpeticatum (Superinfektion eines Ekzems oder eines Verbrühungsareals durch HSV-1)
- Herpes zoster (im Kindesalter steht der Pruritus im Vordergrund, die beim Erwachsenen oft fast unerträglichen, neuralgiformen Beschwerden sind im Kindesalter selten)
- Herpes simplex: z. B. Herpes labialis, Herpes digitalis; **DD:** Paronychie
- Mollusca contagiosa (zentrale Eindellung, Erreger: Poxvirus mollusci, Häufigkeitsgipfel: 2–7 Jahre; **DD:** Verrucae vulgares; Erreger: humane Papillomaviren [HPV], Häufigkeitsgipfel: 7–15 Jahre)
- Gianotti-Crosti-Syndrom (2.–6. Lj., Stamm ausgespart), s. Exantheme/Enantheme

- Handschuh-Socken-Syndrom (juckende bzw. brennde Papeln), s. Exantheme/Enantheme
- laterothorakales Exanthem (vermutlich viral), s. Exantheme/Enantheme

Bakteriell

- Impetigo contagiosa (honiggelbe Krusten, Streptokokken, Staphylokokken)
- impetiginisiertes Ekzem (meist Staphylokokken)
- Hot-Foot-Syndrom (auf Handflächen und Fußsohlen schmerzhafte nodöse Erytheme, durch Infektion mit Pseudomonas aeruginosa bedingt)
- Whirlpool-Dermatitis, ausgelöst durch Pseudomonas aeruginosa, s. „Merke"*

Andere Ätiologien

- Tinea pedis, Tinea capitis (durch Dermatophyten)
- Trombidiose („Heukrätze", „Beiß"; Quaddeln u. Papeln, bes. an Stellen, an denen Kleider eng anliegen; verursacht durch Milbenlarven)
- Larva migrans cutanea (gewundene Gänge in der Haut, z.B. durch Larven von Ancylostoma)
- Filarienbefall (Onchozerkose)

> **Merke** M!
>
> **Whirlpool-Dermatitis** durch Pseudomonas aeruginosa: stammbetont, makulopapulöses Exanthem, Papeln, Pusteln. Häufig assoziiert mit Fieber, Pharyngitis, Otitis und axillären LK-Schwellungen.

Spezielle Lokalisationen

Anal/perianal

- Oxyuriasis (typisch perianaler nächtlicher Juckreiz, Schlafsstörungen), s. Pruritus/Juckreiz
- Enteritiden, z.B. durch Rotaviren, Adenoviren, Noro-Viren (perianale Dermatitis), Durchfälle bei CED
- Kandidiasis (typisch die sog. Satellitenherdchen perianal, häufig besteht auch Mundsoor, auch an Diabetes mellitus denken!)
- perianale Dermatitis durch hämolysierende Streptokokken A (Streptokokken-Proktitis)
- Inkontinenz, durch Überlaufkolon bedingte Proktitis, s. Obstipation
- Noduli haemorrhoidales, Marisken (Analfalten bei M. Crohn, können zum perianalen Ekzem führen), sezernierende Analfisteln
- Granuloma glutaeale infantum (durch fluorierte Steroidexterna)
- Windeldermatitis, „Billigwindeldermatitis" (bei Satellitenherdchen ist immer auch an eine Superinfektion mit Kandida zu denken)
- Windelpsoriasis (von der Morphe her ähnlich der Windeldermatitis)
- Acrodermatitis enteropathica (auch Akren betroffen, perioral, Durchfälle, Zinkmangel), s. Durchfall/Diarrhö
- „Klobrillendermatitis" (Kontaktdermatitis durch Desinfektionsmittel für die Klobrille)
- Codylomata accuminata (HPV-Infektion, HPV-Typ 6, 11), s. „Merke"

> **Cave** ⚠
>
> Codylomata accuminata: Missbrauch.

- Lichen sclerosus (typische Achter- bzw. Sanduhrfigur anogenital)

> **Cave** ⚠
>
> Lichen sclerosus: Fehldiagnose Pilzerkrankung.

- perianale Fissuren

> **Cave** ⚠
>
> Perianale Fissuren: Missbrauch, aber auch bei chronischer Obstipation vorkommend.

> **Merke** M!
>
> **Onkogene Papillomaviren:** 16, 18, 31, 33. Kofaktoren bei der Entstehung von Zervix-, Vulva-, Penis-und Analkarzinomen. Impfung!

Kapillitium

- „Milchschorf" (Säuglingsekzem; **DD:** Gneis), s. „Merke"
- Pediculosis capitis (Kindergarten-, Schulverbot), s. Lymphknotenschwellungen/Lymphadenopathien (okzipital)
- Tinea capitis (Dermatomykose), s. Alopezie/Haaranomalien

> **Merke** M!
>
> **„Gneis"** bei Dermatitis seborrhoides ist nicht juckend (**wichtige DD** zum Milchschorf). Gneis und Milchschorf sind somit Erscheinungsbilder ganz verschiedener Dermatosen. Auch die nicht juckende **Pityriasis simplex capitis** (Schuppung) kommt differenzialdiagnostisch in Betracht.

79.2.2 Systemische Erkrankungen

> **Info** i
>
> Pruritus **sine materia.**

- cholestatische Lebererkrankungen (als Frühsymptom in 25–70%, z.B. Gallengangsatresie/-hypoplasie, Alagille-Syndrom, M. Byler, benigne rekurrierende intrahepatische Cholestase u.a.), s. „Merke", Ikterus

P

- chronische Hepatitis C (auch ohne Cholestase, Juckreiz als Frühsymptom bei 15%!)
- medikamentöse Cholestase (Östrogene, Azetylsalizylsäure, Methotrexat, Amiodaron u.v.a.)
- medikamentös induzierter Juckreiz (auch ohne Hauterscheinungen, z.B. durch Morphine)
- allergische Rhinitis (Juck- u. Niesreiz bei verstopfter oder laufender Nase; „Etagenwechsel", d.h. Übergang in exogen allergisches Asthma bronchiale möglich)
- renaler Juckreiz bei Urämie (Hämodialysepatienten)
- Malignome wie M. Hodgkin (paraneoplastisch), T-Zell-Lymphome (Juckreiz in bis zu 80% der Patienten)
- Hämoblastosen wie Leukosen, Polycythaemia vera (bes. nach warmem Bad), andere myelodysplastische Syndrome
- AIDS (quälender Juckreiz manchmal erstes Symptom)
- Endokrinopathien wie Diabetes mellitus (durch Schädigung der sensorischen Nervenendigungen), bei Hyperthyreose, in der Gravidität
- psychogener Juckreiz (im Kindesalter sehr selten; unbedingt organische Ursache ausschließen!)

Merke **M!**

Die häufigste **nicht primär dermatologisch** bedingte Ursache eines schweren chronischen Pruritus im Kindesalter ist die **Cholestase** (Gallengangsatresie, neonatale Hepatitis, progrediente familiäre Cholestase), s. Ikterus. Der Juckreiz kann trotz medikamentöser Therapie so quälend sein, dass er die Indikationsstellung zur Lebertransplantation mitbeeinflusst.

79.2.3 Medikamentös bedingter Pruritus

- ACE-Hemmer
- Kodein, Opiate
- Antibiotika, Miconazol
- Carbamazepin, Azetylsalizylsäure
- Hydroxyethylstärke (in Infusionen)

80 Pubertas praecox/Pubertätsentwicklung, vorzeitige

80.1 Einführung

Definition

- **Pubertas praecox:** Auftreten von Pubertätsmerkmalen vor dem vollendeten 8. Lj. bei Mädchen bzw. vor dem 9. Lj. bei Jungen
- **Pubertas praecox vera:** vorzeitiger Pubertätseintritt, der unbehandelt zu vorzeitiger Ovulation und Spermatogenese führt (Menarche bei Mädchen < 10,5 Jahre, Hodenvolumen > 3 ml bzw. Ejakulationen bei Jungen < 9,5 Jahre)
- **Pseudopubertas praecox:** vorzeitiges Auftreten von Pubertätsmerkmalen (iso- oder heterosexuell), autonom ausgehend von den Keimdrüsen und/oder der NNR ohne Beteiligung der Hypothalamus-Hypophysen-Achse; keine Ovulation, keine Spermatogenese

80.2 Differenzialdiagnosen

80.2.1 Normvarianten der vorzeitigen Pubertätsentwicklung

- prämature Adrenarche/Pubarche (isoliertes vorzeitiges Auftreten von Scham- und Achselbehaarung, vor allem bei Mädchen jünger als 8 Jahre, Übergang in PCO-Syndrom möglich, bei Jungen jünger als 9 Jahre), oft assoziiert mit niedrigem Geburtsgewicht

Tab. 80.1 Auftreten der Pubertätsmerkmale (nach Largo u. Prader 1983a,b).

Geschlecht	Pubertätsmerkmal	Alter (Jahre), in dem normalerweise Pubertätsmerkmale auftreten (Streubereich)
Mädchen	Pubesbehaarung (PH 2)	8–14
	Brustentwicklung (B 2)	8–14,5
	Gipfel des pubertären Wachstumsschubs	9,5–15
Jungen	Pubesbehaarung (PH 2)	9–15,5
	Genitalentwicklung (G 2)	8,5–15,5
	Stimmbruch	12–17
	Gipfel des pubertären Wachstumsschubs	11,5–16

- prämature Thelarche (isolierte vorzeitige Brustdrüsenentwicklung, vor allem bei Mädchen in den ersten beiden Lebensjahren, anamnestisch Familiärität häufig)
- prämature Menarche (isoliertes Auftreten zyklischer vaginaler Blutungen ohne andere Pubertätsmerkmale, extrem selten, Ursache unbekannt; **DD:** ▸ Tab. 80.2)
- „frühnormale Pubertät" (Wachstum und Pubertätsentwicklung beschleunigt, oft Familiarität, ethnische Unterschiede!)

Merke

Normvarianten der vorzeitigen Pubertätsentwicklung

Die ersten 3 Varianten sind vor allem von differenzialdiagnostischer Bedeutung gegenüber der Pubertas praecox vera.

80.2.2 Pubertas praecox vera

Info

Zentrale Pubertas praecox, überwiegend bei Mädchen beobachtet.

Idiopathisch

- nicht familiär oder auch familiär, z. B. durch aktivierende Mutationen am GRP54-Gen (KISS-Gen), die den entsprechenden Rezeptor aktivieren, inaktivierende Mutationen am GRP54–Gen, s. verzögerte Pubertät

Symptomatisch

- Tumoren (▸ Tab. 80.3)
- Hydrozephalus (seltener: verzögerte Pubertät), Porenzephalie
- Arachnoidalzyste, supraselläre Zysten
- Z. n. ZNS-Entzündungen, Schädel-Hirn-Traumata, Hirnabszessen

Tab. 80.2 Isolierte prämature Menarche: nicht zyklische vorzeitige Vaginalblutungen.

DD
• Sarkoma botryoides (embryonales Rhabdomyosarkom, häufig auch die Harnblase betreffend) • Vaginalkarzinome (z. B. Adenokarzinome) • vaginale Fremdkörper, Traumata • Missbrauch • Vulvovaginitis, s. Miktionsstörungen • Hämangiom im Bereich der Urethra

P

- Radiatio des ZNS (wegen Tumor, früher bei Leukämie)
- Williams-Beuren-Syndrom bei Mädchen (mentale Retardierung, supravalvuläre Aortenstenose, Kobold-/Elfengesicht, evtl. Hyperkalzämie), s. Retardierung, mentale
- Neurofibromatose 1 (NF-1), tuberöse Sklerose
- lang dauernde Pseudopubertas praecox, wie z. B. beim McCune-Albright-Syndrom, bei Testotoxikose
- iatrogen, z. B. Langzeittherapie mit LH-RH.

80.2.3 Isosexuelle Pseudopubertas praecox

- Symptome (▶ Tab. 80.4)

Bei Mädchen

- autonome Ovarialzysten (östrogenproduzierend; sonografisch darstellbare, meist solitäre Zysten, evtl. spontane Regression: Östradiolspiegel im Serum erhöht, Gonadotropine supprimiert)
- östrogenproduzierende Ovarialtumoren (z. B. Granulosazelltumor, Granulosa-Thekazell-Tumor, Thekazell-Tumor, können auch Androgene produzieren)
- McCune-Albright-Syndrom, s. „Merke"
- Van-Wyk-Grumbach-Syndrom (schwere, lange unbehandelte, primäre Hypothyreose; Folge: TRH ↑, Folge: TSH u. Prolaktin ↑, prämatures Brustdrüsenwachstum, Galaktorrhö, vorzeitige Menstruation, keine Pubesbehaarung, fehlender pubertärer Wachstumsschub)
- Peutz-Jeghers-Syndrom (Polyposis intestini, evtl. Granulosazelltumoren des Ovars, Mutationen im STK11-Gen, AD), s. Pigmentstörungen; Blutungen, gastrointestinale
- Hepatom, Teratom (z. T. Gonadotropin sezernierend)
- gonadotropinsezernierende ZNS-Tumoren (wie Chorioepitheliom, Germinom, Teratom)
- exogene Östrogenzufuhr

Tab. 80.3 Tumoren und Pubertas praecox.

Tumoren, die mit Pubertas praecox einhergehen können
• Hamartom des Tuber cinereum (produziert GnRH, evtl. kombiniert mit gelastischer Epilepsie = Lachanfälle) • Pinealistumor, Meningeom • Optikusgliome (z. B. bei NF-1) • Kraniopharyngeom, Astrozytom

Tab. 80.4 Typische Merkmale isosexueller Pseudopubertas praecox.

Jungen	Mädchen
• fehlendes Hodenwachstum (Ausnahme: Testotoxikose) • keine Spermatogenese • keine Ejakulationen	• keine sonografisch fassbare Vergrößerung des Uterus • keine Menstruation

> **Merke M!**
>
> **McCune-Albright-Syndrom:** fast ausschließlich Mädchen betreffend; Café-au-Lait-Flecken der Haut: oft halbseitig, z. B. abdominal; polyostotische fibröse Dysplasie: Hyperostosen der Schädelbasis, hirtenstabförmige Krümmung des Femurs; Knochenschmerzen; hormonproduzierende Ovarialzysten; **Mutationen** an verschiedenen **Hormonrezeptoren** wie Gonadotropinrezeptor: isosexuelle Pseudopubertas praeäcox; ACTH-Rezeptor: M. Cushing; TSH-Rezeptor: Hyperthyreose.

Bei Jungen

- Testotoxikose (aktivierende Mutationen des LH-Rezeptor-Gens, Makroorchie, AD, vermehrte vorzeitige Testosteronproduktion, unbehandelt: Minderwuchs, wie z. B. auch beim AGS), s. „Merke"
- AGS (mit und ohne Salzverlust, 21-Hydroxylase-Defekt, 11-β-Hydroxylase-Defekt), s. Erbrechen/Emesis (mit Salzverlust), Genitalanomalien/-auffälligkeiten
- familiäre Glukokortikoidresistenz (Hirsutismus, Akne, Hypertonie, Ursache: Mutationen am Glukokortikoid-rezeptor-Gen)
- Leydig-Zell-Tumor (oft mehrere kleine Tumoren, einseitige Hodenvergrößerung, autonome Testosteronproduktion, Tumor meist sonografisch darstellbar, Carney-Komplex, AD), s. Pigmentanomalien
- hyperplastisches NNR-Gewebe in den Testes bei unbehandeltem AGS
- paraneoplastische Gonadotropinproduktion bei Tumoren wie Teratom, Hepatoblastom, ZNS-Tumoren (β-HCG stimuliert Testosteronproduktion)
- exogene Androgenzufuhr (z. B. bei wachstumsbremsender Therapie beim Jungen)

> **Merke M!**
>
> **Testotoxikose:** beidseitige Hodenvergrößerung, autonome testikuläre Testosteronproduktion durch Mutationen, die zur Aktivierung des LH-Rezeptors führen. Autosomal dominante Vererbung, wobei Mädchen keine Symptome entwickeln. Übergang in eine Pubertas praecox vera möglich, s. Hodenschmerzen/-schwellung (Makroorchidie).

80.2.4 Heterosexuelle Pseudopubertas praecox

Bei Mädchen (Virilisierung)

- AGS, AGS mit Salzverlust (Virilisierung, Prader-Stadien I–V)
- NNR-Tumor (virilisierend, z. B. Adenom, Karzinom, z. B. beim Li-Fraumeni-Syndrom = familiäres Krebssyndrom)
- familiäre Glukokortikoidresistenz (Hirsutismus, Akne), s. o.

- androgenproduzierender Tumor des Ovars (z. B. Arrhenoblastome = Sertoli-Stromazell-Tumoren)
- Aromatasemangel (CYP19A1, Konversion von Androgenen zu Östrogenen gestört)
- exogene Androgenzufuhr, z. B. durch Anabolika

Bei Jungen (Feminisierung)

- Sertoli-Zell-Tumor (östrogenproduzierend), auch beim Peutz-Jeghers-Syndrom vorkommend (Gynäkomastie); **DD**: s. Pubertätsgynäkomastie
- feminisierende NNR-Tumoren (Adenom, Karzinom, z. B. beim Li-Fraumeni-Syndrom, AD, s. o.)
- exogene Östrogenzufuhr

Merke M!

Bei Pubertas praecox vera und Pseudopubertas praecox kommt es trotz des beschleunigten Längenwachstums durch vorzeitigen Schluss der Epiphysenfugen zum Minderwuchs: Endgröße (unbehandelt) häufig **< 155 cm**. Typisch ist auch das Missverhältnis zwischen der somatischen und psychischen Reife.

81 Pubertas tarda/Pubertätsentwicklung, verzögerte

81.1 Einführung

Definition

Das Fehlen von sekundären Geschlechtsmerkmalen bei Mädchen im Alter von 14 Jahren und bei Jungen im Alter von 15 Jahren wird als **Pubertas tarda** (verzögerte Pubertätsentwicklung) bezeichnet.

81.2 Differenzialdiagnosen

81.2.1 Normvariante

- konstitutionelle Entwicklungsverzögerung (konstitutionelle Verzögerung von Entwicklung und Wachstum, KEV), s. „Merke", Minder-/Kleinwuchs

Merke

Die **häufigste Form** der Pubertas tarda ist die harmlose, familiäre Normvariante der **KEV**, die auch mit vorübergehend vermindertem Wachstum einhergeht. Sie kann jedoch zu starken psychischen Problemen (Hänseleien wegen Minderwuchs, kindlichem Aussehen, hoher Stimme usw.) bei Jugendlichen führen. Ursache: verzögerte Aktivierung des „LH-RH-Pulsgenerators". DD zum isolierten hypogonadotropen Hypogonadismus bei Jungen durch Messung des basalen Inhibinspiegels.

81.2.2 Hypogonadotroper Hypogonadismus

Info

Periphere Sexualhormone ↓, LH ↓, FSH ↓.

Isolierter Gonadotropinmangel

Mit An-/Hyposmie

- Kallmann-Syndrom (versch. Mutationen KAL4, KAL3 u. a.), s. Anosmie
- Johnson-McMillin-Syndrom, s. Anosmie, Alopezie/Haaranomalien
- CHARGE-Assozioation, s. Anosmie, Hörstörungen, Fazialisparese

Ohne Anosmie

- Kallmann-Syndrom ohne Anosmie
- inaktivierende Mutationen am GnRH-1-Gen (Fehlen der pulsatilen GnRH-Ausschüttung, AR), s. Amenorrhö, Genitalanomalien/-auffälligkeiten (Mikropenis, Pseudohermaphroditismus masculinus = XY-DSD)
- isolierter LH- oder FSH-Mangel (mit und ohne Mutationen am LH-β- bzw. FSH-β-Gen)
- Mutationen des LH- bzw. FSH-Rezeptor-Gens
- Prader-Willi-Labhart-Syndrom, s. Adipositas
- Bardet-Biedl-Syndrom (BBS, Mutationen im BBS6-Gen; **DD:** McKusick-Kaufman-Syndrom), s. Skelettanomalien/-deformitäten (Polydaktylie)
- Variante des BBS: Laurence-Moon-Syndrom (mentale Retardierung, Ataxie, spastische Diplegie, Retinitis pigmentosa), s. Adipositas
- X-gebundene adrenale Hypoplasie (Deletionen oder Mutationen des DAX-1-Gens), s. Hyperkaliämie
- Pasqualini-Syndrom („fertiler Eunuch", LH-Mangel, sekundäre Insuffizienz der Leydig-Zellen, normales FSH, dies bedeutet intakte Spermiogenese)
- inaktivierende Mutationen des KISS1-Gens (GPR54, AR); das GPR54-Gen ist ein wichtiger Regulator der Pubertät, s. „Merke"

Merke

Das **KISS1-Gen** (GPR54-Gen, Pubertätsgen) codiert die Synthese der **Kisspeptide**, die über den **GPR54-Rezeptor** die Bildung von **GnRH** und damit von **LH** und **FSH** stimulieren.

Auch andere Hypophysenhormone mitbetroffen

- Hypopituitarismus, z. B. durch Entzündungen (z. B. Autoimmunendokrinopathien), Traumata, Operationen
- Tumoren (Kraniopharyngeom, Gliome, Germinom, Langerhans-Zell-Histiozytose u. a.)
- PROP-1-Gendefekt (auch Mangel an HGH, ACTH), s. Minder-/Kleinwuchs
- LHX3-Defekt, s. Minder-/Kleinwuchs
- Defekte anderer hypophysärer Transkriptionsfaktoren wie HESXi 1, LHX 1, LHX 4, s. Minder-/Kleinwuchs
- angeborene Mittelliniendefekte, s. Minder-/Kleinwuchs
- Mutationen am Leptin-Rezeptor-Gen (auch HGH- und TRH-Spiegel reduziert), s. Adipositas
- juvenile Hämochromatose, Transfusionshämochromatose, Histiozytose, s. Polydipsie/-urie
- Athletinnen-Trias, s. Anorexie
- ZNS-Bestrahlung, Chemotherapie
- chronische Erkrankungen (▶ Tab. 81.1)

Tab. 81.1 Pubertas tarda.

Chronische Erkrankungen
• M. Crohn • Zöliakie, s. „Merke“ • zystische Fibrose • schweres Asthma bronchiale, manche Vitien • schlecht eingestellter DM (z. B. Mauriac-Syndrom) • chronische Lebererkrankungen • chronische Nephropathien • β-Thalassaemia maior, Sichelzellanämie • M. Gaucher • präpubertäre Anorexia nervosa, Malnutrition

Tab. 81.2 DD zentraler Ursachen der verzögerten Pubertät (hypogonadotroper Hypogonadismus).

Hypothalamische Ursachen	Hypophysäre Ursachen
• Migrationsstörungen der GnRH-Neurone (Kallmann-Syndrom) durch Mutationen im KAL1-Gen, FGFR1*-Gen (KAL2), Prokineticin-2-Rezeptor-Gen (KAL3), Prokineticin-2-Gen (KAL4) und im NELF** • Störungen der GnRH-Sekretion ohne An- bzw. Hyposmie • Mutationen im GnRH-Rezeptor-Gen • Mutationen im Leptin-Gen • Mutationen im Leptin-Rezeptor-Gen • Mutationen im GPR54***-Gen	• Entwicklungsstörungen der Hypophyse durch Mutationen in den Genen HESX1, PROP1, PIT1, LHX3, LHX4 • Mutationen des LH-β- bzw. FSH-β-Gens • Mutationen des LH- bzw. FSH-Rezeptor-Gens • Tumoren bzw. Radiatio der Hypothalamus-/Hypophysenregion • angeborene Mittellinien-defekte wie Syndrom des mittleren Schneidenzahns, Corpus callosum-Agenesie

*FGFR1: Fibroblast growth factor receptor 1; **NELF: Nasal embryogenic LHRH factor; ***GPR54: G coupled protein receptor 54.

Merke M!

Bei jeder **Pubertas tarda**, bei der keine anamnestischen Hinweise auf eine KEV vorliegen, ist neben einem **M. Crohn** unbedingt an eine **monosymptomatische Zöliakie** zu denken. Neben dem Gesamt-IgA sollten auch die antiendomysialen IgA-AK, die IgA-AK gegen Gewebstransglutaminase und die Gliadin-IgA- und IgG-AK untersucht werden. Bei IgA-Mangel: evtl. Bestimmung von IgG-AK gegen desaminierte Gliadinpeptide). Auch bei Verdacht auf **HGH-Mangel** ist eine vorherige serologische Zöliakiediagnostik angezeigt.

81.2.3 Hypergonadotroper Hypogonadismus

Info i

Periphere Sexualhormone ↓, LH ↑, FSH ↑ (häufig jedoch erst im Pubertätsalter).

Tab. 81.3 Ovarialinsuffizienz.

Ursachen
• Autoimmunerkrankungen: polyglanduläre Autoimmunsyndrome Typ 2 u. 3 • Polyendokrinopathie-Kandidiasis-ektodermale Dystrophie • syndromatisch: CDG-1-Syndrom, Galaktosämie, Pseudohypoparathyreoidismus Typ Ia, Hämochromatose • iatrogen: Operationen, Bestrahlung, Chemotherapie (z. B. M. Hodgkin) • idiopathisch (prämature Ovarialinsuffizienz)

Weiblicher Phänotyp

- Ullrich-Turner-Syndrom (UTS, Streak-Gonaden, **aber**: 12–30 % der Patientinnen mit UTS haben eine spontane Pubertätsentwicklung, Menstruation in 2–11 % (bes. bei 45,X-/46,XX-Mosaiken)
- **DD:** Auch manche Patientinnen mit Noonan-Syndrom weisen eine Pubertas tarda auf.
- testikuläre Feminisierung (XY), s. „Merke“
- Swyer-Syndrom (XY, reine Gonadendygenesie, Streak-Gonaden, aber normale Vagina u. normaler Uterus, X-chromosomal rezessiv)
- schwere Form der Leydig-Zell-Hypoplasie (LCH Typ 1, inaktivierende Muationen am LH-Rezeptor-Gen), Karyotyp XY, blind endende Vagina, kein Uterus, inguinal Gonaden-Leistenhernien! Mikropenis, Gynäkomastie, AR)
- Frasier-Syndrom (XY, Gonadendysgenesie, Streak-Gonaden, fokal segmentale Sklerose. Neigung zu Gonadoblastomen), s. Proteinurie
- 5-α-Reduktase-Mangel (XY, Androgenmetabolisierungsstörung, unterschiedlich starke Klitorisvergrößerung, keine Brustdrüsenentwicklung)
- 17-α-Hydroxylasemangel (Sonderform des AGS, AR, Mutationen am CYP17A1-Gen, weibl. Phänotyp oder intersexuelles Genitale bei XY), s. Amenorrhö, Hypertonie, Hypokaliämie, Genitalanomalien/-auffälligkeiten
- LEOPARD-Syndrom (**DD:** auch NF-1), s. Pigmentanomalien, Hörstörungen, Genitalanomalien/-auffälligkeiten
- Ovarialinsuffizienz (▸ Tab. 81.3)

Merke M!

Testikuläre Feminisierung: Störung der Funktion des Testosteronrezeptors, XY-Chromosomensatz, Vagina blind endend, inneres Genitale männlich, Hoden oft als Bruchinhalt in beidseitigen Leistenhernien, primäre Amenorrhö, keine Achsel- und Schambehaarung (Hairless Women).

Merke M!

Eine Hymenalatresie bzw. eine Hemmungsmissbildung der Vagina kann eine Amenorrhö vortäuschen, s. Amenorrhö, Genitalanomalien/-auffälligkeiten.

Männlicher Phänotyp

- Klinefelter-Syndrom; **DD:** XX-male-Syndrom (De-la-Chapelle-Syndrom)
- Noonan-Syndrom (verzögerte Pubertät im Mittel um 14,5 Jahre, Kryptorchismus, bei Mädchen i.d.R. keine Gonadendysgenesie, aber verzögerte Menarche mit ca. 14,6 Jahren, in ca. 50% Mutationen im PTPN11-Gen), s. „Merke", Minder-/Kleinwuchs, Genitalanomalien/-auffälligkeiten
- LEOPARD-Syndrom (klinische Überlappungen mit Noonan-Syndrom), s. Pigmentstörungen, Augenauffälligkeiten/-erkrankungen (Ptose)
- beidseitiger Kryptorchismus, bilaterale Anorchie (kein Testosteronanstieg im hCG-Test, Inhibin-B-Spiegel ↓)
- Z.n. beidseitiger Hodentorsion („vanishing testis syndrome", s.u.).
- 46,XX-Männer (Hypospadie, Gynäkomastie, Klinefelter-Symptomatik, 1:10000 bei Jungen)
- Z.n. Hodenentzündung (z.B. Mumps), Z.n. Hodenverletzungen
- Hodenbefall bei Leukose, Bestrahlung eines Tumors
- myotone Dystrophie (Hodenatrophie)
- polyglanduläre Autoimmunsyndrome mit Beteiligung der Testes (selten)
- Progeroid-Syndrome (▸ Tab. 81.4)

Tab. 81.4 Pubertas tarda und Progeroidsyndrome (s. „Merke").

Syndrome
• Cockayne-Syndrom, s. Minder-/Kleinwuchs • Thrichothiodystrophie, s. Alopezie/Haaranomalien • Werner-Syndrom, s. Alopezie/Haaranomalien • Louis-Bar-Syndrom, s. Ataxie

Info

Patienten mit Hutchinson-Gilford-Syndrom erleben die Pubertät meist gar nicht.

Merke M!

Bestimmung von **Inhibin B** im Serum (Sertoli-Zell-Marker): sehr niedriges Inhibin B spricht für eine schwere Hodenfunktionsstörung und eine Beeinträchtigung der Spermatogenese (z.B. Klinefelter-Syndrom, Kallmann-Syndrom).

Intersexuelles bzw. auffälliges Genitale bei Mädchen und Jungen

- s. Genitalanomalien/-auffälligkeiten
- Testosteronbiosynthese-Defekte (AR vererbte Defekte der Testosteronbiosynthese, z.B. der 17β-Hydroxysteroid-Dehydrogenase: intersexuelles oder weibliches Genitale mit blind endender Vagina)
- partielle Androgenresistenz (Androgenrezeptor in seiner Funktion in verschiedenem Ausmaß gestört)
- intersexuelles Genitale bei 17-Hydroxylase-Mangel (wenn XY-Karyotyp)
- Leydig-Zell-Hypoplasie (LCH, Karyotyp XY, milde Form, LCH-Typ II, partiell inaktivierende Mutation am LH-Rezeptor-Gen, evtl. Mikropenis, Hypospadie), s. Genitalanomalien/-auffälligkeiten
- Anorchidie („vanishing testis syndrome", Symptomatik variabel, je nach Zeitpunkt des Verlustes der fetalen Hoden)
- kardiogenitales Syndrom (Najjar-Syndrom, dilatative Kardiomyopathie, Genitalhypoplasie, mentale Retardierung, vermutlich AR)

82 Pubertätsgynäkomastie

82.1 Einführung

Definition [ ]

Ein- oder **beidseitige Brustdrüsenschwellung** meist zwischen 12 und 14 Jahren beginnend, besonders häufig bei adipösen Jungen (Adipomastie) ohne zugrunde liegende anderweitige Störung. Betroffen sind ca. 60 % der pubertierenden Jungen.

82.2 Differenzialdiagnosen

- Klinefelter-Syndrom (LH ↑, FSH ↑, Hodenvolumen < 6 ml, Inhibin B ↓, SEX-Chromatin positiv), s. Hochwuchs
- 46,XX-Männer (Hypospadie, Klinefelter-Symptomatik, 1:10000 bei Jungen), s. Pubertas tarda, Genitalanomalien/-auffälligkeiten
- familiäre Leydig-Zell-Hypoplasie (LCH Typ 1, inaktivierende Muationen am LH-Rezeptor-Gen, Karyotyp XY, AR), s. Pubertas tarda, Genitalanomalien/-auffälligkeiten (Mikropenis)
- Anorchie, sekundäre Hodenschädigung
- Kallmann-Syndrom, s. Anosmie
- Börjeson-Forssman-Lehmann-Syndrom (Mikrozephalie, postpubertale Gynäkomastie, Genitalauffälligkeiten; **DD:** Prader-Willi-Syndrom), s. Retardierung, mentale
- partielle Androgenresistenz (Reifenstein-Syndrom, Mutationen am Androgenrezeptor-Gen, u. a. Hypospadie, Mikropenis, verminderte Bart-/Körperbehaarung)
- Aromatase-Gen-Polymorphismus (Östron ↑, Aromatase wandelt Östrogene in Testosteron um)
- chronische Lebererkrankungen (gestörter Östrogenabbau)
- chronische Nierenerkrankungen (Mechanismus?)
- Hyper-/Hypothyreose (eher selten mit Pubertätsgynäkomastie einhergehend)
- Tumoren (außerhalb der Brustdrüse situiert wie östrogenproduzierendes Adenom der NNR, östrogenproduzierende Hodentumoren (z. B. Sertoli-Zell-Tumor), Prolaktinom (Galaktorrhö!)
- einseitiger Befall bei intramammären Tumoren (Fibroadenom, Mammakarzinom, dieses ist aber in der Pubertät extrem selten)
- Medikamente (Östrogenzufuhr, evtl. auch über Nahrung? Spironolakton, trizyklische Antidepressiva, ACE-Hemmer, Theophyllin, Nifedipin u. a.)
- Externa wie Lavendel- oder Teebaumöl als Seife, Shampoo oder Hautsalbe
- Pseudogynäkomastie (bei ausgeprägter Adipositas)

Tab. 82.1 Pubertätsgynäkomastie.

Mögliche Pathogenese
• Imbalance zwischen stimulierenden Östrogenen und hemmendem Testosteron • Vorliegen vermehrter Östrogenrezeptoren • erhöhte Rezeptoraffinität zum Östrogen • hereditäre Komponente (nicht selten hatten auch die Väter der betroffenen Jungen eine – meist transiente – Pubertätsgynäkomastie)

Tab. 82.2 Pubertätsgynäkomastie.

Symptome
• einseitige oder beidseitige Brustdrüsenschwellung In der Pubertät • manchmal einseitig persistierend, meist in der Folge aber auch die Gegenseite betreffend • tastbarer Brustdrüsenkörper meist < 4 cm • oft unangenehmes Spannungsgefühl und psychische Alteration • keine palpable (oder sonografisch nachweisbere) Knotenbildung • manchmal das erste Pubertätszeichen (meist aber erst im Pubertätsstadium II–IV nach Tanner auftretend) • in 90 % spontane Rückbildung nach 6–36 Monaten

Merke M!

Bei großer **psychischer Belastung** (Schwimmbad!) und Angst vor der Entwicklung eines Mammakarzinoms bei Patienten mit Gynäkomastie sollte eine Abklärung durch Sonografie der Brustdrüsen (evtl. Nebenniere, Testes) und ein aufklärendes Gespräch stattfinden. Die **Gynäkomastie** bildet sich nicht immer zurück; evtl. plastisch-chirurgischer Eingriff nach der Pubertät notwendig (bes. bei begleitender Adipositas).

Tab. 82.3 Gynäkomastie.

Abklärungsbedürftige
• Alter < 10 Jahre bzw. vor Pubertätsbeginn • kleine (Orchidometer) oder nicht palpable Hoden, asymmetrische Hoden (Hodentumor?) • Hypospadie (z. B. bei partieller Androgenresistenz) • chronische Erkrankungen, Hepatopathien, Struma • Galaktorrhö (Prolaktinom), Makromgynäkomastie (> 6 cm) • lokale Entzündungszeichen, Knotenbildung, palpable axilläre Lymphknoten?

P

83 Retardierung, mentale/Behinderung, mentale

83.1 Einführung

Definition

Eine mentale Retardierung äußert sich in einer verzögerten **kognitiven, sprachlichen** und **sozialen** Entwicklung.

Info

Besprochen werden in der Folge angeborene oder – meist frühzeitig – erworbene Intelligenzminderungen.

Prävalenz: ca. 2 %. Bei 40–50 % der Kinder mit mentaler Retardierung kann durch die Anamnese oder mit den derzeitigen Methoden eine Ursache gefunden werden. Von diesen Kindern leiden 10–15 % an einem **Down-Syndrom** und weitere 2 % an einem **fetalen Alkoholsyndrom**.

Info

IQ-Mittelwert = 100 (einfache SD = 15)

- +1 SD: IQ = 115 ist gut durchschnittlich
- −1 SD: IQ = 85 ist knapp durchschnittlich

Der IQ ist messbar ab einem Alter von 5 Jahren.

Merke

Die **häufigste Ausprägung** der **mentalen Retardierung** ist die **leichte idiopathische** Form. Eine höhere Inzidenz wird bei Kindern aus schwächerem sozioökonomischem Milieu – aufgrund der mangelhaften Förderung – und bei Jungen beobachtet. Eine organische Ursache wird häufiger bei mittleren und schweren Intelligenzdefiziten gefunden.

83.2 Differenzialdiagnosen

83.2.1 Exogene Ursachen

Prä-/perinatal

- Alkoholembryofetopathie, s. „Merke", Minder-/Kleinwuchs
- Kokainembryofetopathie (Dystrophie, Mikrozephalus), s. Schädelauffälligkeiten
- Medikamente (z. B. kognitive Beeinträchtigung bei Valproat-Einnahme durch die Mutter während der Gravidität, gehäuft auch Neuralrohrdefekte)
- maternale Phenylketonurie (kritischer Phenylalanin-Spiegel: 20 mg/dl)
- perinatale Schädigungen wie Enzepahlopathie durch O_2-Mangel, Hirnblutung, Hyperbilirubinämie (Kernikterus), Hypoglykämie, Hypokalzämie, Hypomagnesiämie
- perinatale Infektionen (▸ Tab. 15.2)

Merke

Die häufigste vermeidbare Ursache einer geistigen Retardierung stellt die **Alkoholembryopathie** dar. **Inzidenz** des Vollbilds des fetalen Alkoholsyndroms: 1:300. Weitere **Symptome:** Vitien, Mandibulahypoplasie, Mikrozephalus, tief sitzende Ohren, schmales Lippenrot, verstrichenes Philtrum, Handfurchenanomalien, mentale Retardierung, Verhaltensauffälligkeiten, Minderwuchs.

Tab. 83.1 Einteilung der Intelligenzminderung nach IQ-Werten (WHO-Klassifikation).

Intelligenzminderung	IQ-Wert
grenzwertig (Lernbehinderung)	85–70
mild	70–50
moderat	50–35
schwer	35–20
sehr schwer	< 20

Tab. 83.2 Grade der Intelligenzminderung in Bezug auf Entwicklungsstand, Ausprägung im Kindesalter und Prognose im Erwachsenenalter.

Intelligenzminderung (beim Erwachsenen)	Entwicklungsstand bezogen auf das Lebensalter (Jahre)	Ausprägung beim Kind	Prognose für das Erwachsenenalter
leicht	9 ≤ 12	Lernschwierigkeiten	soziale Kontakte, Erwerbstätigkeit möglich
mittelgradig	6 ≤ 9	deutliche Entwicklungsverzögerung	Unterstützung im Arbeitsleben (geschützte Werkstätten) und im Alltag nötig
schwer	3 ≤ 6	Sonderschul- bzw. Integrationsklasse	ständige Unterstützung nötig
schwerst	< 3	Eigenversorgung, Beweglichkeit, Kontinenz, Verständigung mit der Umwelt stark beeinträchtigt	ständige Betreuung und Pflege nötig

Tab. 83.3 Mentale Retardierung und perinatale Infektionen.

Viren/Protozoen	Bakterien
• TORCH-Komplex (**T**oxoplasmose, **O**ther [z. B. Parvo B19], **R**ubella*, **C**ytomegalie, **H**erpes simplex) • Varizellen • Hydrozephalus durch pränatale Infektion mit dem LCM-Virus (Virus der lymphozytären Choriomeningitis)	• Listerienmeningitis • Meningitis durch E. coli • durch β-hämolysierende Streptokokken der Gruppe B • durch Pseudomonas aeruginosa, s. Meningismus/(Enzephalo-)Meningitis

*Gregg-Syndrom (Rötelnembryopathie: Herzfehler, Katarakt, Innenohrschwerhörigkeit).

Postnatal

- Z. n. Meningitis, Enzephalitis, Schädel-Hirn-Traumata, zerebrale Blutungen (Misshandlung), ZNS-Thrombosen/Embolien
- Intoxikationen, Hypoxie durch z. B. Near Drowning, Strangulation
- SSPE (subakute sklerosierende Panenzephalitis nach Masern bei Nichtgeimpften, Slow-Virus-Infektion auch durch das Rötelnvirus)
- AIDS-Enzephalopathie
- (die früher durchgeführte) prophylaktische ZNS-Bestrahlung bei Leukämien (Spätfolgen: Schwächen, bes. bei nonverbalen kognitiven Leistungen, wie z. B. beim Rechnen)

83.2.2 Genetische Ursachen

Info

Häufigkeit: bei > 50 %.

X-chromosomal gebunden

Merke

Die X-chromosomal gebundene mentale Retardierung kommt bei **beiden Geschlechtern** vor, entweder nicht syndromal oder syndromal. Sie kommt jedoch bei **Jungen** insgesamt deutlich häufiger vor und verläuft auch schwerer als bei Mädchen.

Nicht syndromal

- X-chromosomale geistige Behinderung (XLMR: „X-linked mental retardation"), s. „Merke"

Merke

XLMR: Außer der mentalen Retardierung finden sich bei der XLMR keine charkteristischen Dysmorphiezeichen, neurologischen Symptome oder MRT-Veränderungen bei den betroffenen, meist männlichen Familienmitgliedern. Insgesamt sind bisher mehr als 90 Gendefekte an den sog. **MRX-Genen** beschrieben, z. B. Mutationen im **ARX-Gen** oder beim **MECP2-Dupikations-Syndrom** (Duplikation des MECP2-Gens).

Syndromal ohne strukturelle ZNS-Veränderungen

- fragiles X-Syndrom (Martin-Bell-Syndrom), s. „Merke"
- Lesch-Nyhan-Syndrom (Hyperurikämie, Selbstverstümmelung, Makroorchidie, Mangel an Hypoxanthin-Guanin-Phosphoribosyltransferase [HGPERT], X-chromosomal rezessiv, 1:50 000 – 1:100 000)
- Kelley-Seegmiller-Syndrom (partieller Enzymdefekt der HGPRT mit 1–20 % Enzymaktivität, Hyperurikämie, keine Selbstverstümmelung), s. Gelenk-/Knochenschmerzen, Hämaturie (Nierensteine, Hyperurikämie)
- Allan-Herndon-Dudley-Syndrom (Mutationen im SLC16A2-Gen, dieses codiert für den Trijodthyronin-Transporter MCT8, Schilddrüsenhormonresistenz: fT_3 ↑, fT_4 ↑ bis normal, TSH normal; Symptome: neonatale Muskelhypotonie, später zunehmende Spastik, Muskelhypoplasie, psychomotorische Retardierung, X-chromosomal rezessiv)
- Menkes-Syndrom (Hypopigmentierung, Kupfer im Plasma ↓, X-chromosomal rezessiv, Neugeborenenscreening!)
- Pyruvatdehydrogenase-Mangel (X-chromosomal dominant, d. h. auch heterozygote Mädchen erkranken, postnatal Laktazidose, Atemstörungen), s. Azidose
- α-Thalassämie mit geistiger Retardierung (ATR-X-Syndrom), s. Anämie/Blutarmut
- FG-Syndrom (X-chromosomal rezessiv, muskuläre Hypotonie, faziale Dysmorphien, Analstenosen/-anomalien), s. Genitalanomalien/-auffälligkeiten, Erbrechen/Emesis
- Lujan-Fryns-Syndrom (mentale Retardierung mit marfanoidem Habitus, X-chromosomal rezessiv), s. Hoch-/Großwuchs, Schädelauffälligkeiten (Makrozephalie)
- Simpson-Golabi-Behmel-Syndrom (X-chromosomal rezessiv), s. Hoch-/Großwuchs
- Adrenoleukodystrophie (ADL-X, Mutationen im ABCD1-Gen, X-chromosomal rezessiv), s. Ataxie, Hyperkaliämie, Lähmungen
- M. Duchenne (X-chromosomal rezessiv, etwa ein Drittel der Patienten ist mental retardiert), s. Muskelschwäche
- Lowe-Syndrom (X-chromosomal rezessiv, Mutationen am OCRL1-Gen, beidseitiger Katarakt, psychomotorische Retardierung, proximale renale Tubulopathie)
- Juberg-Marsidi-Syndrom (intrauteriner Minderwuchs, Genitalhypoplasie, „hypotones Gesicht", Schwerhörigkeit), s. Hörstörungen

R

Merke M!

Fragiles-X-Syndrom: zweithäufigste chromosomale Ursache einer mentalen Retardierung nach Trisomie 21, X-chromosomal dominant mit verminderter Penetranz = X-chromosomal semidominant, d. h., alle männlichen und 35 % der weiblichen Genträger zeigen Symptome; Mutationen am FMR1-Gen, Region Xq27.3, männl.: 1:1000, IQ bei Jungen zwischen 30 und 70; weibl.: 1:2000–3000, IQ bei Mädchen: 43 % > 85, 37 % zwischen 70 und 85, Rest < 70.

Merke M!

Rett-Syndrom: Regression bereits erworbener Fähigkeiten etwa im 2. Lj., Washing Movements, IQ < 50, X-chromosomal dominant, Mutationen im MECP2-Gen auf Xq28; fast ausschließlich Mädchen, 1:10 000–15 000, spongiöse Veränderungen in den kortikospinalen Bahnen im Rückenmark. Vermutlich Letalfaktor für Jungen, in 99 % De-novo-Mutation. DNS-Sequenzanalyse, bei Mutationen im CDKL5-Gen schwere Krampfanfälle und milde Atrophien des Stirnlappens.

Syndromal mit strukturellen ZNS-Veränderungen

- Rett-Syndrom, s. „Merke"
- Coffin-Lowry-Syndrom (Balkenhypoplasie, Frontal- u. Temporallappen-Atrophie, X-chromosomal semidominant [s. o.], evtl. AR, IQ bei Jungen um 50), s. u.
- Aicardi-Syndrom (Agenesie des Corpus callosum, Chorioretinopathie, X-chromosomal dominant; **DD:** Pseudo-TORCH-Syndrom)
- CRASH-Syndrom (MASA-Syndrom, X-chromosomal rezessiv, Corpus-callosum-Hypoplasie, IQ: 20–50, adduzierte Daumen, spastische Paraplegie, Hydrozephalus, Sonderform: X-chromosomal gebundener Hydrozephalus)
- Hydrozephalus durch angeborene Stenose des Aquaeductus Sylviii (schwere mentale Behinderung, familiär, X-chromosomal)
- CDG-Syndrome (s. u.), z. B. CDG-Ia: zerebelläre Atrophie, CDG-Ii: verzögerte Myelinisierung, CDG IId: Hydrozephalus
- X-chromosomale Lissenzephalie durch Mutationen im DCX-Gens, s. „Merke", s. Krampfanfälle
- X-chromosomale Lissenzephalie mit Genitalfehlbildungen (XLAG), s. „Merke", s. Genitalanomalien

Merke M!

X-chromosomale Lissenzephalie durch Mutationen im DCX-Gen: Folge: Defekte der neuronalen Migration mit konsekutiven Gyrierungsstörungen. Bei männlichen Patienten: Lissenzephalie, bei weiblichen: subkortikale Bandheterotopien (Doppelkortex = doppelt angelegte Hirnrinde durch bandförmige Ansammlung normalerweise im Kortex gelegener Zellen); Krampfanfälle, X-chromosomal rezessiv.

Merke M!

X-chromosomale Lissenzephalie mit Genitalfehlbildungen: Krampfanfälle, okzipital betonte Gyrierungsstörung mit Kortexverdickung; Balkenmangel, Mikropenis, Hypospadie, Kryptorchismus, Durchfälle (Ätiologie?). Bei weiblichen Individuen oft nur Balkenmangel, evtl. leichtere mentale Retardierung. Vererbung X-chromosomal semidominant. **Ursache:** Mutationen im ARX-Gen (s. auch nicht syndromale mentale Retardierung, XLMR).

Tab. 83.4 Trisomien: Symptomatik.

	Symptome	Häufigkeit
Trisomie 21* (Down-Syndrom), Translokationstrisomie (4 %), Mosaike	Makroglossie, mongoloide Lidachsenstellung, Vierfingerfurche, muskuläre Hypotonie, Vitien, Hypogonadismus, Brushfield-Spots	1:650 (abhängig vom mütterlichen Alter)
Trisomie 18 (Edwards-Syndrom)	typische Fingerstellung, „Faunenohren", Mikrognathie, Vitien	1:3000
Trisomie 13 (Pätau-Syndrom)	Lippen-Kiefer-Gaumenspalte, Mikrozephalie, Vitien, polyzystische Nierendegeneration	1–2:10 000
Trisomie 9, partielle Trisomie 9p (Rethoré-Syndrom) bzw. Mosaik 9	zahlreiche Fehlbildungen wie Vitien, Lippen-Kiefer-Gaumenspalten, Neuralrohrfehlbildungen, schwere kognitive Behinderungen	keine Angaben (beim Rethoré-Syndrom sind jedoch > 100 Fallbeispiele publiziert)

*Prä- bzw. postnataler Minderwuchs bei allen Trisomien.

Nicht X-chromosomal gebunden

Trisomien

Merke M!

Durch frühzeitige, gezielte und individuell angepasste Frühförderung sind Kinder mit **Down-Syndrom** gut lernfähig und sozial angepasst und können später durchaus eine gewisse Selbstständigkeit erlangen. Die früher angegebenen Werte für den IQ (im Alter von 3–10 Jahren: 25–50) sind vermutlich zu tief gegriffen. Wichtig ist es, zusätzliche Behinderungen wie **Hörstörungen** oder eine **Hypothyreose** (4–28 %) zu erfassen. Weitere Komplikationen: gehäuft **Zöliakie** (ca. 7 %) sowie **Megacolon congenitum**.

Autosomal rezessiv

- metachromatische Leukodystrophie (bes. juvenile Form, Arylsulfatase-A-Mangel durch Mutationen am ARSA-Gen)
- Smith-Lemli-Opitz-Syndrom (Mutationen am DHCR7-Gen, dadurch verminderte Aktivität der 7-Dihydrocholesterol-Dehydrogenase, Agenesie von Corpus callosum und Septum pellucidum, typische Fazies, Ptose, Gaumenspalte, Vitien, Serumcholesterin ↓), s. Minder-/Kleinwuchs, Schädelauffälligkeiten (Mikrozephalie)
- Bardet-Biedl-Syndrom (Hexadaktylie, Retinitis pigmentosa, IQ 45–80), s. Adipositas
- Zellweger-Syndrom (zerebrohepatorenales Syndrom, 1:100 000 Neugeborene, Mutationen von Genen für die Peroxisomenentstehung, z. B. PEX1, PEX5, extreme muskuläre Hypotonie, Krampfanfälle, sehr langkettige Fettsäuren ↑), s. Hepatomegalie
- Johanson-Blizzard-Syndrom (mentale Retardierung, aber auch sensoneurale Schwerhörigkeit, Hypoplasie der Nasenflügel, exokrine Pankreasinsuffizienz), s. Durchfall/Diarrhö
- Cockayne-Syndrom (progeroider Aspekt), s. Minder-/Kleinwuchs, Schädelauffälligkeiten (Mikrozephalus), Hörstörungen
- Dubowitz-Syndrom (typische Fazies, die Hälfte der Kinder entwickelt sich kognitiv normal, häufig aber ADHS), s. Minder-/Kleinwuchs, Schädelauffälligkeiten (Mikrozephalus)
- Nijmwegen-Chromosomenbruch-Syndrom, s. Infektanfälligkeit, Minder-/Kleinwuchs, Schädelauffälligkeiten (Mikrozephalus)
- Muscle-Eye-Brain-Erkrankung (muskuläre Hypotonie, Augenfehlbildungen, z. B. Iriskolobom-Lissenzephalie), s. Muskelschwäche
- Walker-Warburg-Syndrom (ähnlich dem Muscle-Eye-Brain-Syndrom, evtl. mit Enzephalozele)
- Joubert-Syndrom, s. Apnoe/Atemlähmung
- Adenosindesaminase-Mangel (T- und B-Zell-Defekt durch Anhäufung toxischer Metaboliten, auch NK-Zellen fehlen, Intelligenzminderung, pyramidale und extrapyramidale Bewegungsstörungen), s. Infektanfälligkeit

Autosomal dominant

- Sotos-Syndrom, s. Hoch-/Großwuchs
- CADASIL-Syndrom, s. Schlaganfall/Apoplexie, Kopfschmerzen (Migräne)
- M. Pringle (tuberöse Hirnsklerose, AD, aber auch sporadisch auftretend, keinesfalls alle Patienten mental retardiert), s. Pigmentanomalien, Krampfanfälle
- Noonan-Syndrom (je nach Genotyp, z. B. KRAS-Genträger sind stärker mental retardiert als PTPNT11-Genträger), s. Minder-/Kleinwuchs
- myotone Dystrophie (Curshman-Steinert-Syndrom), s. Muskelschwäche
- juvenile Chorea Huntington (Bewegungsstörung, mentaler Abbau), s. Krampfanfälle (Dystonien)
- Mowat-Wilson Syndrom (Mutation oder Deletion des FFHX1B-Gens: Krampfanfälle, M. Hirschsprung, Gaumenspalte, motorische Retardierung), s. Obstipation
- Cornelia-de-Lange-Syndrom, s. u.

Mikrodeletionssyndrome mit geistiger Behinderung

Info i

Mikrodeletionen sind lichtmikroskopisch nicht nachweisbar, daher Diagnose mittels FISH (Fluoreszenz-in-situ-Hybridisierung) bzw. Array-CGH (CGH: „comparative genome hybridisation").

- Mikrodeletionssyndrome 22q11.2 (▶ Tab. 15.2)
- Williams-Beuren-Syndrom (7q11.23, „Elfen"- bzw. „Koboldgesicht", supravalvuläre Aortenstenose, IQ 35–70, eloquent, musikalisch), s. Hyperkalzämie, Minder-/Kleinwuchs
- Smith-Magenis-Syndrom (17p11., in 90 % Mikrodeletion, bes. die Sprachentwicklung ist betroffen; Wutanfälle), s. Müdigkeit/Schlafstörungen
- Cri-du-Chat-Syndrom (5p15.2), s. Minder-/Kleinwuchs, Irritabilität
- Miller-Dieker-Syndrom (17p13.3, Lissenzephalie-Agyrie, Krämpfe)
- Rubinstein-Taybi-Syndrom (16p13.3, breiter Daumen bzw. Großzehen, „Papageiennase"), s. Minder-/Kleinwuchs
- WAGR-Syndrom (11p13, **W**ilms-Tumor, **A**niridie, Urogenitalanomalien, **R**etardierung)
- Phelan-McDermid-Syndrom (Mikrodeletion 22q13), s. Muskelschwäche (Muskelhypotonie)
- Wolf-Hirschhorn-Syndrom (4p16.3), s. Minder-/Kleinwuchs, Schädelauffälligkeiten (Mikrozephalus), Hypertelorismus

Weitere Mikrodeletionssyndrome mit geistiger Behinderung

- Mikrodeletionssyndrom 9q34 (Mikrozephalie, Mittelgesichtshypoplasie, Synophrys: **DD** Cornelia-de-Lange-Syndrom)
- Mikrodeletionssyndrom 1p36 (1:5000, große vordere Fontanelle, Mikrozephalie, Krampfanfälle in 60%!), s. Schädelauffälligkeiten, Krampfanfälle
- mehrere andere „neue" Mikrodeletionssyndrome (2q37-Monosomie, 3q29-Mikrodeletionssyndrom, 9q-Subtelomer-Deletionssyndrom u. a., oft typische klinische Hinweise → gezielte Fragestellung an Genetiker!)

Deletionen, uniparentale Disomie, Imprinting (gestörte genomische Prägung), Duplikationen

- Angelman-Syndrom (Funktionsverlust der Region 15q11-13, das AS-Gen wird nur am mütterlichen Chromosom exprimiert, in 60–80% Deletion, weitere Ursachen: ▶ Tab. 83.6, Happy-Puppet-Syndrom), s. Ataxie, Krampfanfälle
- Prader-Willi-Syndrom (Funktionsverlust 15q11-13, paternal, ca. 65–70% im Sinne einer Deletion, daneben maternale uniparentale Disomie sowie Imprinting), s. Adipositas, Minder-/Kleinwuchs, Muskelschwäche (muskuläre Hypotonie)
- Albright-hereditäre Osteodystrophie (stammbetonte Adipositas, Kleinwuchs, IQ um 60, verkürzte Metakarpalia IV, V; AD)
- Mutationen im GNAS1-Gen (▶ Tab. 83.7)
- MECP2-Dupikation, s. NS-XLMR

Tab. 83.5 Mikrodeletionssyndrome 22q11.2.

Synopsis
• DiGeorge-Syndrom (Herzfehler wie Aortenbogenanomalien), s. Hypokalzämie, Infektanfälligkeit • velokardiofaziales Syndrom (Shprintzen-Syndrom: Gaumenspalte, velopharyngeale Insuffizienz, Vitien wie VSD in 65%, typische Fazies) • Cayler-Syndrom (kardiofaziales Syndrom), s. schiefes Schreigesicht (s. DD Fazialisparese) • Mikrodeletionssyndrom 22q13: Makrozephalie, Entwicklungsverzögerung, meist fehlende Sprachentwicklung, s. Hoch-/Großwuchs

Tab. 83.6 Angelman–Syndrom.

Ursachen
• Deletion • väterliche uniparentale Disomie • Imprinting-Defekte • Mutation des UBE3A-Gens (Ubiquinin-Protein-Ligase-Gen)

83.2.3 Andere endokrine und Stoffwechselerkrankungen mit (evtl.) mentaler Retardierung

- Hypothyreose (unbehandelt)
- Hypothyreose kombiniert mit ZNS-Entwicklungsstörung, z. B. NKX2.1-Mutation, s. Minder-/Kleinwuchs
- TRβ-Gen-Mutation (Schilddrüsenhormonresistenz mit erhöhtem T_3- bzw. T_4-Spiegel durch Fehlen der negativen Rückkoppelung, mentale Retardierung, evtl. ADHS-Häufung
- neuronale Zeroid-Lipofuszonosen, AR s. „Merke"
- Mevalonazidurie, s. Fieber/Sepsis
- nonketotische Hyperglyzinämie (Anfälle – Apnoen – Singultus!)
- CDG-Syndrome (z. B. CDG Ialc, Id, Ie, If; CDG IIa, IIc = LAD II), s. „Merke"
- Glutarazidurie Typ I, s. Schädelauffälligkeiten (Makrozephalus)
- OTC-Mangel (Orinithintranscarbamylase-Mangel), s. Hyperammonämie
- Arginasemangel, s. Hyperammonämie
- Biotinidase-Mangel, s. Ataxie, Hörstörungen, Krampfanfälle, Alopezie (erfasst im Neugeborenenscreening)
- atypische Phenylketonurie (Defekte der Tyrosinhydroxylase und der aromatischen L-Aminosäuredecarboxylase, AR, Neurotransmitterdefekte, anfängl. muskuläre Hypotonie, ab 2. Lebenshalbjahr extrapyramidale Symptomatik: infantiler Parkinsonismus), s. Krampfanfälle (Dystonie)
- Alpers-Syndrom (psychomotorische Regression, Krämpfe, Hepatopathie, Nüchternhypoglykämie, AR

Cave ⚠

Alpers-Syndrom: Valproinsäure.

- Mukopolysaccharidosen (▶ Tab. 83.8), s. Minder-/Kleinwuchs, Splenomegalie
- Mukolipidosen (lysosomale Speicherkrankheiten mit klinischen Merkmalen der Mukopolysaccharidosen, bes. Typ II u. III ähneln dem M. Hurler)
- das ZNS betreffende Sphingolipidosen (▶ Tab. 83.9), s. "Merke"

Tab. 83.7 Mutationen im GNAS1-Gen.

Pseudohypoparathyreoidismus/Pseudopseudohypoparathyreoidismus
• heterozygote inaktivierende Mutationen am **maternalen Gen**: Pseudohypoparathyreoidismus Typ Ia (PHP), s. Hypokalzämie • heterozygote inaktivierende Mutationen am **paternalen Gen**: Pseudopseudohypoparathyreoidismus (PPHP), Metakarpalia verkürzt: Normokalzämie

Merke M!

Die **neuronalen Zeroid-Lipofuszinosen** (Formen: infantil, spätinfantil, juvenil, adult) sind die **häufigsten neurodegenerativen** Erkrankungen des Kindes- und Jugendalters. **Häufigkeit:** 1 auf 30 000 Lebendgeborene. **Symptome:** Demenz, Visusverlust, normale frühkindliche Entwicklung, meist AR, s. Krampfanfälle.

Merke M!

Jede psychomotorische Retardierung, die nicht sicher einer anderen Ursache zugeordnet werden kann, sollte Anlass zu einer **CDG-Diagnostik** mittels IEF (isoelektrischer Fokussierung) von Transferrin sein. Sinnvoll etwa ab der 3.–4. Lebenswoche.

Tab. 83.8 Mukopolysaccharidosen.

Mit mentaler Retardierung
• M. Pfaundler-Hurler (Typ I–H) • Intermediärform (Typ I–H) und M. Scheie (Typ I–S) • M. Hunter (schwere Verlausform, Typ II) • M. Sanfilippo (Typ III, AD, progrediente mentale Retardierung, Krampfanfälle, Hyperaktivität)

Merke M!

Sphingolipidosen sind lysosomale Speicherkrankheiten, die durch Abbaustörungen von Sphingoiden (= komplexe Lipide der Plasmamebran) bedingt sind (verschiedene Enzymdefekte, fast ausschließlich AR).

- infantile Verlaufsformen: fehlende Enzymaktivität, rasche Progression
- juvenile und adulte Formen: Restenzymaktivität, d. h. bessere Prognose, evtl. auch andere Klinik

83.2.4 Weitere Erkrankungen mit mentaler Retardierung

- frühkindlicher Autismus (Kanner-Autismus, Auftreten bis zum 3. Lj., schwere psychomotorische Retardierung; **DD:** Asperger-Syndrom (> 3 Jahre, keine Sprachentwicklungsverzögerung)

Tab. 83.10 Kirschrote Makulaflecken – „cherry red spots" (z. T. inkonstant).

Erkrankungen, die mit diesen Makulaflecken einhergehen können
• M.Tay-Sachs • M. Sandhoff • GM1-Gangliosidose • M. Niemann-Pick Typ A • Sialidose • M. Farber • metachromatische Leukodystrophie • M. Krabbe • Mukopolysaccharidosen, Mukolipidosen

Tab. 83.9 ZNS-relevante Sphingolipidosen.

	Enzymmangel	Wichtige Symptome
GM1 Gangliosidose		
	β-Galaktosidase	juvenil: Trinkschwäche, Apathie, Krampfanfälle, Spastik
GM2 Gangliosidosen		
M. Tay-Sachs	β-Hexosaminidase A	kirschroter Makulafleck (s. u.), Hypotonie, Schreckreaktion auf Schallreize, psychomotorischer Abbau, Krampfanfälle
M. Sandhoff	β-Hexosaminidase A u. B	ähnlich M. Tay-Sachs
Weitere Sphingolipidosen		
M-Gaucher, Typ 2	β-Glukozerebrosidase	infantile, akut neuropathische Form: Hirnstammparesen, Blickparesen, Stridor, Apnoe, Myoklonien
M. Gaucher, Typ 3	β-Glukozerebrosidase	spätinfantil, subakuter Verlauf, Splenomegalie
metachromatische Leukodystrophie	Arylsulfatase A	spätinfantile Form: Hypotonie, Ataxie, mentale Regression
M. Krabbe	Galaktozerebrosidase	infantile Form: psychomotorische Regression, Irritabilität, zunehmende Spastik
M. Farber	Zeramidase	Lipogranulome, Gelenksschwellungen, Heiserkeit, Dyspnoe, psychomotorische Retardierung
M. Niemann-Pick Typ A und C	Sphingomyelinase	• Typ A: infantile Verlaufsform mit Hepatosplenomegalie, progredienter Neurodegeneration • Typ C: juvenile Form: progrediente Demenz

- Cornelia-de-Lange-Syndrom (meist sporadisch, selten AD, auch X-chromosomal, Mutationen in 3 Genen beschrieben, z. B. NIPBL, Synophrys, GÖR; ▶ Tab. 83.11), s. Minder-/Kleinwuchs
- Kabuki-Syndrom (benannt nach Schminkart traditioneller japanischer Schauspieler, postnataler Minderwuchs, „finger pads", meist sporadisch, z. T. AD), s. Ohrenschmerzen/Otalgien
- Costello-Syndrom (meist Neumutation im HRAS-Gen, postnatale Wachstumsverzögerung, Minderbegabung, überschüssige Nackenhaut; **DD:** Noonan-Syndrom, „Waschfrauenhände", Hyperkeratosen an Palma und Planta, Acanthosis nigricans, Kardiomyopathien, gehäuftes Auftreten von Rhabdomyosarkomen), s. Minder-/Kleinwuchs

Virale Ursachen einer mentalen Retardierung/Regression

- AIDS-Enzephalopathie
- SSPE, progressive Röteln-Panenzephalitis (Slow-Virus-Infektionen des ZNS), s. u.: Entwicklungsregression
- progressive multifokale Leukenzephalopathie (PML) durch JC-Polyomavirus-Reaktivierung (bei Immunsupprimierten, bei AIDS)

Tab. 83.12 Adipositas und mentale Retardierung.

Defekte bzw. Syndrome
• Trisomie 21 • Prader-Willi-Syndrom (PWS) • Börjeson-Forssman-Lehmann-Syndrom • Bardet-Biedl-Syndrom • MORM-Syndrom (MORM: „mental retardation, truncal obesitity, retinal dystrophy, mikropenis", AR) • unbehandelte Hypothyreose • Cohen-Syndrom • Killian-Syndrom (Tetrasomie 12p) • Pseudohypoparathyreoidismus • Aniridie-Syndrom mit Adipositas (Aniridie, Ptosis, geistige Retardierung, Adipositas)

Tab. 83.13 Lernbehinderungen.

Genetische Ursachen
• Klinefelter-Syndrom • Turner-Syndrom • Noonan-Syndrom (bei ca. 25 % Lernschwierigkeiten) • Neurofibromatose 1 • Chromosom-22q11-Deletion-Syndrome, s. o. • fragiles X-Syndrom bei Mädchen • partielle Trisomie 9q (zahlreiche Missbildungen, evtl. Pylorusstenose), s. Erbrechen/Emesis • intermittierende Hyperammonämie-Syndrome
Differenzialdiagnostisch ist es wichtig, eine geistige Behinderung von einer Lernbehinderung, wie z. B. der Lese-Rechtschreib-Schwäche bzw. Dyskalkulie zu trennen.

Tab. 83.11 Typische Dysmorphiezeichen.

mongoloide Lidachsenstellung	Down-Syndrom, Trisomie 13, Pallister-Killian-Syndrom, Cornelia-de-Lange-Syndrom, Smith-Magenis-Syndrom, Prader-Willi-Syndrom
Synophrys (zusammengewachsene Augenbraunen)	Cornelia-de-Lange-Syndrom, Smith-Magenis-Syndrom, partielle Trisomie 3, Mikrodeletionssyndrom 9q34
grobe Gesichtszüge	Costello-Syndrom, Mukopolysaccharidosen, Mukolipiodosen, Sialinsäure-Speicherkrankheit, Coffin-Lowry-Syndrom, Simpson-Golabi-Behmel-Syndrom, Martin-Bell-Syndrom (vorspringende Stirn bzw. vorspringendes Kinn, große Ohren), Hiob-Syndrom
evertierte, vergrößerte Unterlippe	ATR-X-Syndrom, Coffin-Lowry-Syndrom; **Cave:** auch beim Melkersson-Rosenthal-Syndrom, s. Fazialisparese
„Elfen"- bzw. „Koboldgesicht"	Williams-Beuren-Syndrom, „Elfen"-, „Faungesicht" auch bei Leprechaunismus, s. Minder-/Kleinwuchs, Polydipsie/-urie
breite Daumen- und Großzehenendglieder	Rubinstein-Taybi-Syndrom, Greig-Syndrom
Genitalanomalien, s. dort	Prader-Wilil-Syndrom (Mikropenis, Hypogenitalismus), fragiles X-Syndrom (Makroorchidie), Bardet-Biedl-Syndrom (Mikropenis, Kryptorchismus, Hopogonadismus), Noonan-Syndrom (Hypogonadismus, Kryptorchismus, Pubertas tarda),Rubinstein-Taybi-Syndrom (Retentio testis), Cockayne-Syndrom (Hypogonadismus), Smith-Lemli-Opitz-Syndrom (Mikropenis, intersexuelles Genitale), Dystrophia myotonica (Hodenatrophie)
Mikrozephalie, Makrozephalie	s. Schädelauffälligkeiten
inverse oder aplastische Mamillen	CDG-Syndrome

Merke M!

Unaufmerksamkeit in der Schule: Abklärung von möglichen **Ursachen** wie Absencen, Hypoglykämien bei Diabetikern, Schwerhörigkeit, Refraktionsanomalien und ADHS („Zappelphilipp"), bes. der Subtyp, bei dem die Unaufmerksamkeit im Vordergrund steht (bei Mädchen häufiger das „Träumelieschen"-Syndrom).

83.2.5 Stereotypien, Sprachstörungen, Verhaltensauffälligkeiten, Entwicklungsregression

Stereotypien

- Autismus (häufig mit ADHS gepaart), Autismus-Spektrum-Störungen (▶ Tab. 83.14)
- Rett-Syndrom (waschende u. knetende Handbewegungen, auch beim Wolf-Hirschhorn-Syndrom vorkommend)
- Phelan-McDermid-Syndrom (22q13-Deletionssyndrom, perseverierendes Tänzeln, ständiges An- und Ausziehen), s. Muskelschwäche (Muskelhypotonie, neonatale)

Tab. 83.14 Autistisches Verhalten bei genetischen Syndromen (Autismus-Spektrum-Störungen).

Syndrom	Häufigkeit des autistischen Spektrums	Intelligenzminderung (s. o.)
fragiles X-Syndrom	10–20 %	leicht bis mittelgradig
Angelman-Syndrom	25–60 %	schwer bis schwerst
Rett-Syndrom	80–100 %	schwer bis schwerst
tuberöse Sklerose	80–100 %	mittelgradig bis schwerst
Smith-Magenis -Syndrom	80–100 %	leicht bis mittelgradig
Timothy-Syndrom	keine Angaben	keine Angaben

Tab. 83.15 Sprachstörungen bei Epilepsien.

Syndrome
• Aphasie-Epilepsie-Syndrom (Landau-Kleffner-Syndrom, im Alter von 3–8 Jahren Verlust der Sprachfähigkeit), s. Krampfanfälle • ESESS (CSWS): bioelektrischer Status epilepticus im Schlaf mit langsamen Wellen, Störungen und Rückschritte in der geistigen und psychischen Entwicklung, bes. betroffen die Sprachentwicklung, s. Krampfanfälle • Pseudo-Lennox-Syndrom: etwa ab 15 Jahren anfallsfrei, aber meist rückständig in der psychomotorischen und Sprachentwicklung

Sprachstörungen

- expressive Sprachstörung (bei normalem Sprachverständnis, z. B. beim Angelman-Syndrom (keine bis maximal 6 sinnvolle Worte), beim Mowat-Wilson-Syndrom (typische Fazies, zerebrale Anfälle, M. Hirschsprung), s. Obstipation
- schwere Sprachentwicklungsverzögerung beim Kanner-Autismus (in 30 % auch epileptische Anfälle)
- Epilepsien mit Sprachstörungen (▶ Tab. 83.15)

Verhaltensauffälligkeiten

- Kontaktarmut: Autismus
- Distanzlosigkeit (u. a. fehlendes „Fremdeln" beim William-Beurens-Syndrom, doch verbal sehr gewandt, IQ um 50, musikalisch, Hyperakusis)
- unmotiviertes Lachen beim Angelman-Syndrom (Happy Puppet); **DD:** gelastische Epilepsie, s. Pubertas praecox/Pubertätsentwicklung, vorzeitige
- selbstverletzendes Verhalten (oft kombiniert mit Stereotypien; ▶ Tab. 83.16)
- Aggressivität beim Lesh-Nyhan-Syndrom (daneben selbstverletzendes Verhalten)
- Wutanfälle beim Smith-Magenis-Syndrom, auch beim Prader-Willi-Syndrom
- organisch bedingte Wesensveränderungen bei Dystrophia myotonica, Chorea Huntington, Depressionen nach Schädel-Hirn-Trauma, verschiedene Epilepsieformen
- hyperaktives Verhalten beim FG-Syndrom
- Symptome der Schizophrenie, s. „Merke"

Merke M!

Schizophrenie-Symptomatik bei:

- adulter Form der metachromatischen Leukodystrophie, s. Bewusstseinsstörungen, Lähmungen
- DiGeorge-Syndrom

Auch adulte Formen der GM2-Gangliosidosen werden oft fälschlich als „Psychosen" diagnostiziert.

Tab. 83.16 Selbstverletzungstendenz und mentale Retardierung.

Syndrome
• Lesh-Nyhan-Syndrom • Cornelia-de-Lange-Syndrom • fragiles X-Syndrom • Rett-Syndrom • Cri-du-Chat-Syndrom • Smith-Magenis-Syndrom

R

Entwicklungsregression (▶ Tab. 83.17)

Tab. 83.17 Entwicklungsregression (Verlust bereits erworbener Fähigkeiten).

Ätiologie	Erkrankungen
angeboren	• Adrenoleukodystrophie • metachromatische Leukodystrophie, andere Leukodystrophien (wie M. Alexander) • Sphingolipidosen, Mukolipidosen • Mukopolysaccharidosen, z. B. M. Sanfilippo (▶ Tab. 83.8), α-Mannosidose (psychomotorische Regresssion) • CADASIL-Syndrom, s. Schlaganfall/Apoplexie, Kopfschmerzen (Migräne) • neuronale Zeroid-Lipofuszinose (frühkindliche Entwicklung normal), s. o. • Dystrophia myotonica (geistiger Abbau bis zur Demenz), juvenile Chorea Huntington • M. Pringle: in ca. der Hälfte der Fälle fortschreitender Verfall der intellektuellen Fähigkeiten bis zur Oligophrenie, aber durchaus auch unauffällige mentale Entwicklung möglich • Johanson-Blizzard-Syndrom, s. Durchfall/Diarrhö • Rett-Syndrom (unauffällige frühkindliche Entwicklung) • Cockayne-Syndrom (etwa bis zum 2. Lj. normale Entwicklung) • Menkes-Syndrom (geistiger Abbau bis zur Demenz möglich)
erworben	• traumatische, toxische und hypoxämische ZNS-Schäden im Kindesalter • Z. n. ZNS-Entzündungen (Meningitis, Enzephalitis) • Autoimmunenzephalitiden, s. Bewusstseinsstörungen • bestimmte Epilepsieformen, z. B. ESESS („electrical status epilepticus during slow sleep"), s. Krampfanfälle • AIDS-Enzephalopathie • SSPE, andere Slow-Virus-Infektionen (z. B. progrediente Röteln-Panenzephalitis)

84 Rückenschmerzen/juvenile Osteoporose

84.1 Einführung

Info

Rückenschmerzen im **Erwachsenenalter** sind ein relativ geläufiges Problem und häufig durch degenerative Erkrankungen der Wirbelsäule, der Bandscheiben sowie durch Osteoporose bedingt. Beim **jüngeren Kind** jedoch sind Rückenschmerzen ein **seltenes** und **alarmierendes** Symptom und erfordern immer eine Abklärung. Je älter aber die Kinder sind, umso eher klagen sie darüber. Etwa **15% der 11–14-Jährigen** berichten über „Rückenschmerzen".

Merke

Trotz des Einsatzes verschiedenster bildgebender Verfahren kann in den meisten Fällen kein pathologisches Substrat gefunden werden: Man spricht dann von einem „mechanical low back pain".

84.2 Differenzialdiagnosen

84.2.1 Entzündlich

Mit direkt möglichem Erregernachweis

- Wirbelkörperosteomyelitis (oft gramnegative Erreger, z. B. auch Salmonellen, bei Katzenkratzkrankheit (Bartonella henselae)
- Spondylitis tuberculosa (Gibbusbildung)
- Spondylitis brucellosa, s. Fieber/Sepsis (undulierendes), Hepatomegalie/-pathie (Hepatosplenomegalie)
- Spondylodiszitis (häufig durch Staphylococcus aureus bedingt)
- epiduraler Abszess im Spinalkanal

Cave

Epiduraler Abszess im Spinalkanal: Querschnittsymptomatik.

Tab. 84.1 Rückenschmerzen im Kindesalter – oft ein Hinweis auf eine Spondylodiszitis.

Red Flags
• Alter < 4 Jahre • Fieber • eingeschränkte Beweglichkeit • neurologische Ausfälle • Schmerzdauer > 4 Wochen

- Psoasabszess (z. B. durch Osteomyelitis der LWS, durch intraabdominelle Infektionen, in Rahmen einer Spondylodiszitis)
- Kreuzschmerzen auch bei M. Whipple beschrieben

Kein oder nur indirekter Erregernachweis

- nicht bakterielle Ostitis (Osteomyelitis) eines Wirbelkörpers, s. Gelenk-/Knochenschmerzen
- juvenile Oligoarthritis Typ II, s. Gelenk-/Knochenschmerzen
- Psoriasis-Arthritis, s. Gelenk-/Knochenschmerzen
- Arthritis der Wirbelgelenke bei CED (M. Crohn, Colitis ulcerosa), s. Gelenk-/Knochenschmerzen
- Spondyloarthropathien (z. B. juvenile ankylosierende Spondylitis, in über 90% HLA-B27-positiv; ▶ Tab. 84.2)
- Reiter-Syndrom: Reiter-Trias, s. Gelenk-/Knochenschmerzen (z. B. Ileosakralgelenke), Augenauffälligkeiten/-erkrankungen, Miktionsstörungen (Urethritis)
- Bannwarth-Syndrom (Neuroborreliose, bes. typisch sind nächtliche, ausstrahlende „Rückenschmerzen", Diagnose durch IgM- und IgG-AK-Nachweis gegen B. burgdorferi im Liquor)
- Polyneuritis bei Katzenkratzkrankheit, s. Fieber/Sepsis, Müdigkeit/Schlafstörungen, Lymphknotenschwellungen/Lymphadenopathien
- Guillain-Barré-Syndrom (Ätiologie: vermutlich virale Antigene, Impfungen, diagnostisch AK gegen Campylobacter jejuni), s. Lähmungen, Sensibilitätsstörungen
- Polymyositis, s. Muskelschwäche
- Fibrodysplasia (Myositis) ossificans progressiva (schmerzhafte, tumoröse Weichteilschwellungen, paravetrebral, später verkalkend), s. Skelettanomalien/-deformitäten (symmetrische Daumen- und Großzehenhypoplasien), Myalgien
- **DD** zur Fibrodysplasie: Rigid-Spine-Syndrom (im 1. Lebensjahrzehnt zunehmende Flexionsbehinderung der Wirbelsäule mit Hyperextension)
- Stiff-Man-Syndrom, s. „Merke"

Tab. 84.2 Juvenile Spondyloarthropathien.

HLA-B27-assoziiert
• juvenile ankylosierende Spondylitis • Arthritis bei entzündlichen Darmerkrankungen (CED) • reaktive Arthritis (z. B. nach Salmonellen, Shigellen, Yersinien) • juvenile Psoriasis-Arthritis

R

Merke M!

Stiff-Man-Syndrom: Autoantikörper gegen zentral inhibierende Neurone. Steigerung des Muskeltonus, besonders der Nacken- und Rückenmuskulatur, Trismus, Risus sardonicus, jedoch nicht im Schlaf, Meningismus.

84.2.2 Nicht entzündlich

- M. Scheuermann (Adoleszentenkyphose, durch Keilwirbelbildung langbogig fixiert bei Hochwuchs, Marfan-Syndrom, Homozystinurie)
- Spondylolisthese (Wirbelkörpergleiten, meist 5. LWK, evtl. Vorstufe: Spondylolyse)
- Bandscheibenprolaps (mit Wurzelkompression), s. Lähmungen
- Fehlhaltungen der Wirbelsäule wie Skoliose, s. Skelettanomalien/-deformitäten), oder:
- Hyperlordose (z. B. bei Adipositas, neuromuskuläre Erkrankungen wie Muskeldystrophien, Achondroplasie, Stiff-Man-Syndrom, Schimke-Krankheit)
- Rigid-Spine-Muskeldystrophie (axiale Muskelschwäche, versteifte Wirbelsäule, AR), s. Muskelschwäche
- Myalgien durch Fehlhaltungen wie durch unphysiologische Schulmöbel, langes Sitzen am PC, Adipositas, zu schwere Schultasche, psychische Probleme (Folge: Verspannung), s. „Merke"
- M. Calve (aseptische Nekrose eines Wirbelkörpers), s. Gelenk-/Knochenschmerzen
- Dysplasia spondyloepiphysaria tarda (abgeflachte Wirbelkörper, dysplastische Epiphysen, Rückenschmerzen etwa ab der Pubertät)
- diffuse idiopathische skelettale Hyperostose (Verknöcherungen des Bandapparates zwischen Wirbelkörpern, bes. betroffen BWS und LWS, aber auch HWS, meist ältere Patienten ab 50. Lj.; **DD:** M. Bechterew)
- Schmerzen bei Block-, Keilwirbelbildungen, z. B. beim Klippel-Feil-Syndrom, bei der Sprengel-Deformität, s. Skelettanomalien/-deformitäten
- Rückenschmerzen gehäuft bei Achondroplasie, Mukopolysaccharidosen

Cave ⚠

Spinalkanalverengung.

- intraspinale Hämatome (z. B. Epiduralhämatom, bei Gerinnungsstörungen, durch Traumata)
- Wirbelkörperfrakturen, Langzeit-Steroidbehandlung, WS-Osteoporose, s. u.
- posttraumatische Rückenbeschwerden (z. B. nach Frakturen)
- ausgeprägte Pedes plani (Knie- sowie Rückenschmerzen möglich)
- postpunktionelle Beschwerden (nach Lumbalpunktion)
- ausstrahlende Schmerzen im Rahmen von Nephrolithiasis, Pankreatitis, kardiale Beschwerden, Ulcus ventriculi
- somatoforme Schmerzstörungen mit Rückenschmerzen

Merke M!

Rückenschmerzen: Das Gewicht der Schultasche sollte nicht mehr als 10 % des Körpergewichts betragen!

84.2.3 Neoplasien und Rückenschmerzen

- maligne Lymphome, Leukämien
- Neuroblastom, Langerhans-Zell-Histiozytose, vertebra plana beim eosinophilen Granulom. spontane Regression möglich
- Rückenmarkstumoren, intramedulläre Tumoren (▶ Tab. 84.3)
- gutartige Tumoren der Wirbelsäule (▶ Tab. 84.4)

Tab. 84.3 Intramedulläre Tumoren und Rückenschmerzen.

Art des Tumors
• Meningiome • Astrozytome • Ependymome • Medulloblastome („Abtropfmetastasen") • Neurinome („Sanduhrneurinom")

Tab. 84.4 Tumoren der Wirbelsäule.

Gutartige
• benignes Osteoblastom der WS (in der Spongiosa lokalisert, häufig neurologische Defizite) • Osteoidosteom der WS (in der Kompakta lokalisert, typischer Nachtschmerz) • aneurysmatische Knochenzyste (**Cave:** Wirbelkörperzusammenbruch) • epidurales, kavernöses Hämangiom

R

84.2.4 Rückenschmerzen durch Osteoporose im Kindes-/Jugendalter (▶ Tab. 84.5)

Tab. 84.5 Osteoporose im Kindes-/Jugendalter: erhöhte Knochenbrüchigkeit*.

Ursachen	Erkrankungen und Syndrome
Frühgeborenen-osteopathie	
Bindegewebs-erkrankungen	• Ehlers-Danlos-Syndrom • Marfan-Syndrom • Osteogenesis imperfecta (multiple Defekte in der Biogenese von Kollagen) • Bruck-Syndrom (mit Osteogenesis imperfecta assoziierte Erkrankung mit Gelenkskontrakturen) • Arthrogryposis multiplex congenita • Osteoporose-Pseudoglioma-Syndrom (schwere Knochenbrüchigkeit, pseudogliomätöse Netzhautablösung, AR)
endokrine Ursachen	• Hypogonadismus (u. a. beim Turner-Syndrom, Klinefelter-Syndrom) • Hypogonadismus anderer Ursache (z. B. Kallmann-Syndrom, Triplo-X-Syndrom) • Cushing-Syndrom, M. Cushing, Langzeitsteroidmedikation • Hyperparathyreoidismus
Malabsorption/-digestion	• Zöliakie (unbehandelt), CF • M. Crohn, Colitis ulcerosa • chronische Cholestase (z. B. Gallengangsatresie) • Laktoseintoleranz
Essstörungen	• Anorexia nervosa (bes. wenn präpubertär beginnend) • Athletinnen-Trias, s. Essstörung, Amenorrhö
primärossäre Erkrankungen	• juvenile idiopathische Osteoporose • Hypophosphatasie • fibröse Dysplasie (Jaffé-Lichtenstein-Syndrom, Ersatz des Knochenmarks durch fibröses Gewebe, lokalisiert, evtl. einseitig) • McCune-Albright-Syndrom • Osteopetrose, Pyknodysostose • Carpenter-Syndrom • JIA (evtl. durch Steroide und MTX verstärkt)
Immobilität	• Paresen (z. B. infantile Zerebralparese) • Muskelerkrankungen (z. B. M. Duchenne) • JIA, s. o.
Stoffwechsel-erkrankungen	• lysinurische Proteinintoleranz, s. Durchfall/Diarrhö, Hyperammonämie • Homozystinurie (DD: Marfan-Syndrom), s. Hoch-/Großwuchs • Glykogenosen • M. Gaucher • Galaktosämie • nicht alkoholische Fettleber bei adipösen Kindern, NASH
andere Ursachen	• Hyper-IgE-Syndrom • Leukämien (bes. ALL) • Thalassämien • Seckel-Syndrom • Dialyse • Therapie mit Bisphosphonaten* • Y-Anastomose nach Roux*

*In der Pathogenese der Osteoporose spielen Mutationen der Gene GAB2, RANKL und die RANK-Rezeptoren an den Osteoklasten eine wesentliche Rolle – Imbalance zwischen Osteoblasten und Osteoklasten.

Merke M!

Eine Langzeittherapie mit **Bisphosphonaten** kann paradoxerweise durch gestörtes Remodelling der Kompakta und Mikrofrakturen zu einer erhöter Frakturneigung führen. Auch die **Y-Anastomose** nach **Roux**, z. B. bei Jugendlichen mit morbider Adipositas, kann eine Verminderung der **Knochendichte** nach sich ziehen.

85 Schädelauffälligkeiten

85.1 Einführung

Info

Abnormitäten im Bereich des knöchernen Schädels (Schädelform, Kopfumfang) sind für den Betroffenen nicht nur aus psychischen Gründen von besonderer Bedeutung, sondern erlauben oft auch, zugrunde liegende komplexere Krankheitsbilder zu erkennen, evtl. chirurgisch zu behandeln oder zumindest einer genetischen Beratung zuzuführen. **Makro-** bzw. **Mikrozephalie** sind häufig mit mentaler Retardierung oder Oligophrenie assoziiert. Die pathologische Erweiterung der Liquorräume wird als **Hydrozephalus** bezeichnet.

85.2 Differenzialdiagnosen

85.2.1 Makrozephalus

Definition

Makrozephalus: Kopfumfang > 97. Perzentile bezogen auf Alter und Geschlecht (bzw. > 2 SD), selten isoliert vorkommend (s. u.), meist ein Teilsymptom von fast 300 Syndromen bzw. Stoffwechselerkrankungen (teilweise mit Megalenzephalie kombiniert).

Makrozephalie durch Megalenzepahlie

Info

Ätiologie: durch Zunahme der zerebralen Zellzahl oder des Zellvolumens.

Fokale Megalenzephalie

- Oekonomakis-Malformation (fokale zerebrale Megalenzephalie)
- Lhermitte-Duclos-Syndrom (fokale zerebelläre Megalenzephalopathie, PTEN-Gen)

Hemimegalenzephalie

- Klippel-Trenaunay-Syndrom, s. Hoch-/Großwuchs (Hemihypertrophie)
- Syndrom mit linearem Naevus sebaceus, s. Krampfanfälle

Generalisierte Megalenzephalie (das gesamte Zerebrum betreffend)

Familiär

- meist asymptomatisch, manchmal Teilleistungsschwächen, selten mentale Retardierung

Stoffwechselerkrankungen/ neurologische Erkrankungen mit megalenzephaler Makrozephalie

- Glutarazidurie Typ I, s. Retardierung, mentale; Bewusstseinsstörungen (subdurales Hämatom/Hygrom)
- L-2-Hydroxyglutarazidurie, D-2-Hydroxyglutarazidurie, s. Ataxie; Retardierung, mentale)
- M. Canavan (spongiöse Leukodystrophie), s. Lähmungen
- M. Alexander (oft mit Hydrozephalus einhergehend, Astrozytendegeneration), s. Ataxie
- megalenzephale Leukoenzephalopathie (AR, Makrozephalie entwickelt sich meist im 1. Lj.)
- GM1-Gangliosidose, GM2-Gangliosidose (M. Tay-Sachs, M. Sandhoff), s. Retardierung, mentale
- Mukopolysaccharidosen (z. B. Typ I)
- α-Mannosidose (**DD:** Mukopolysaccharidosen, Abbaustörung lysosomaler Glykoproteine, auch Abwehrschwäche, Schwerhörigkeit, evtl. auch Hydrozephalus, AR, Mutationen im MAN2B1-Gen)
- multipler Sulfatasemangel (z. T. Symptome der Mukopolysaccharidosen II, IIIA u. a., auch Symptome der metachromatischen Leukodystrophie, daneben Ichthyosis)
- multipler Acyl-CoA-Dehydrogenase-Mangel (Glutarazidurie Typ II, Azidose, keine Ketose, Hypoglykämie, muskuläre Hypotonie), s. Hypoglykämie, Azidose
- neonatale Adrenoleukodystrophie, s. Hyperkaliämie, Lähmungen
- Makrozephalie-cutis-marmorata-teleangiectatica-congenita-Syndrom

Cave

Hydrozephalus, Chiari-Malformation.

- Megalenzephalie-Polymikrogyrie-postaxiale Polydaktylie-Hydrozephalus, s. Hydrozephalus
- Asperger-Syndrom (megalenzephale Makrozephalie inkonstant)

Syndrome mit Hochwuchs und megalenzephaler Makrozephalie

- Sotos-Syndrom (zerebraler Gigantismus, AD), s. Hoch-/Großwuchs

S

- fragiles X-Syndrom (Martin-Bell-Syndrom), s. Retardierung, mentale
- Weaver-Smith-Syndrom, s. Hoch-/Großwuchs
- Simpson-Golabi-Syndrom, s. Hoch-/Großwuchs
- Marfan-Syndrom (Dolichostenomegalie), s. Hoch-/Großwuchs
- Bannayan-Riley-Ruvalcaba-Syndrom (Lipome, intestinale hamartöse Polypen, Hyperpigmentierungen der Glans penis, Retardierung, AD), s. Hoch-/Großwuchs

Syndrome mit Minderwuchs und megalenzephaler Makrozephalie (▶ Tab. 85.1)

- Achondroplasie, s. Minder-/Kleinwuchs, Skelettanomalien/-deformitäten
- thanatphore Dysplasie, s. Skelettanomalien/-deformitäten
- Mukopolysaccharidosen I, II, III, VI, s. Hepatomegalie, Skelettanomalien/-deformitäten
- GM1-Gangliosidose (GLB-1), s. Retardierung, mentale
- Fukosidose (Mutationen im FUCA-1-Gen, α-L-Fukosidose ↓)
- Robinow-Syndrom (Fetalgesicht-Minderwuchs-Syndrom, AR, AD, Mutationen im RCR-2-Gen)

Syndrome mit Pigmentanomalien und megalenzephaler Makrozephalie

- Neurofibromatose Typ 1 (in ca. 30% Makrozephalus; **DD:** Legius-Syndrom)
- tuberöser Slerosekomplex, s. Krampfanfälle; Retardierung, mentale
- Hypomelanosis Ito, s. Pigmentanomalien
- Bannayan-Riley-Ruvalcaba-Syndrom, s. o.

Makrozephalus durch Makrokranie

Info

Ossär bedingt, Verdickung v. a. der Schädelkalotte.

Tab. 85.1 In Relation zur Körperlänge zu großer Kopfumfang („relative“ Makrozephalie).

Syndrome
• Silver-Russel-Syndrom: intrauteriner und postnataler Kleinwuchs (< 3. Perzentile), Kopfumfang im Normbereich • Laron-Syndrom (Pseudohydrozephalus), bei Kindern < 10 Jahren manchmal mit dem „Phänomen der untergehenden Sonne“ einhergehend, s. Minder-/Kleinwuchs • Costello-Syndrom (Cutis laxa, postnataler Minderwuchs, mentale Retardierung, Vitien) • FG-Syndrom (mentale Retardierung, Hypotonie, Analstenose, Gesichtsdysmorphie), s. Erbrechen/Emesis • Lenz-Majewski-Syndrom (hyperostotischer Kleinwuchs) • Robinow-Syndrom, s.o

- familiäre Makrokranie (AD)
- Caput quadratum bei Rachitis, s. Hypokalzämie
- Makrozephalie bei Thalassämien, Sichelzellanämie (im Röntgen typischer „Bürstenschädel“)

Knorpel-/Knochenerkrankungen mit Makrokranie

- Achondroplasie, s. Minder-/Kleinwuchs (disproportionierter)
- Achondrogenesis (Typ I, II, beide letal), thantophore Dysplasie, s. Skelettanomalien/-deformitäten
- kampomele Dysplasie (verbogene, sehr schlanke Röhrenknochen, 11 Rippenpaare, Gaumenspalte u. a., SOX9-Gen)
- Osteogenesis imperfecta (z. B. Typ VIII), s. Skelettanomalien/-deformitäten
- Hypophosphatasie (Rathbun-Syndrom), s. Minder-/Kleinwuchs
- familiäre hypophosphatämische Rachitis, s. Minder-/Kleinwuchs
- Osteopetrose (Marmorknochenkrankheit, AD, AR), s. Anämie/Blutarmut (Panzytopenie)
- Pyknodysostose (AR), s. Minder-/Kleinwuchs
- Sklerosteose (Hyperostose u. a. der Schädelkalotte, des Unterkiefers, Hirnnervenausfälle, AR)

Syndrome mit Makrokranie

- Silver-Russel-Syndrom, s. u.; s. Minder-/Kleinwuchs
- Coffin-Lowry-Syndrom (quadratischer Hirnschädel, manchmal jedoch auch Mikrozephalie, mentale Retardierung, evertierte Unterlippe, AD)
- Greig-Zephalopolysyndaktylie-Syndrom (Hypertelorismus, Poly(syn)daktylie, AD), s. Augenauffälligkeiten/-erkrankungen, Skelettanomalien/-deformitäten
- 3C-Syndrom (cardiac-cerebellar-cranial, AR)
- Kenny-Caffey-Syndrom (intrauteriner Minderwuchs, diaphysäre Verdickung langer Röhrenknochen, Mikrophthalmie, AR, evtl. AD, auffallend ausladender Hinterkopf), s. Hypokalzämie
- Proteus-Syndrom (partieller Riesenwuchs), s. Skelettanomalien/-deformitäten, Hoch-/Großwuchs
- Mikrodeletionssyndrom 22q13, s. Retardierung, mentale
- ICF-Syndrom, s. Infektanfälligkeit, Abwehrschwäche

Tab. 85.2 Hydrozephalus beim Säugling.

Symptome
• rasche Zunahme des Kopfumfangs, Verlassen des Perzentilenkanals nach oben • vorgewölbte („bombierte“) Fontanelle • „Sonnenuntergangsphänomen“ (Deviation der Bulbi nach unten, s. „Merke“) • Hirndrucksymptome erst relativ spät auftretend

Makrozephalie durch Hydrozephalus

Merke M!

Makrozephalie durch Hydrozephalus
Bei Säuglingen mit noch **offenen Schädelnähten** kann eine intrakranielle Drucksteigerung im Rahmen eines Hydrozephalus durch eine Vergrößerung des Kopfumfangs (Makrozephalie) kompensiert werden. In pathogenetischer Hinsicht kann dem ein **Hydrocephalus hypersecretorius** (z. B. durch ein Papillom des Plexus chorioideus), ein **Hydrocephalus occlusivus** (z. B. durch Verschluss des Aquädukts) oder ein Hydrocephalus **malresorptivus** (z. B. nach Sinusvenenthrombose) zugrunde liegen.

Merke M!

Das **Sonnenuntergangsphänomen** des jungen Säuglings spricht für gesteigerten **intrakraniellen Druck**. Es zeigt sich oft früher als die Zunahme des Kopfumfangs, z. B. beim Hydrozephalus, auch bei Shuntdysfunktion, aber auch bei neurologischen Erkrankungen (z. B. periventrikuläre Leukomalazie). Vorübergehende Blickdeviationen nach unten sind aber auch bei etwa 2 % gesunder junger Säuglinge zu beobachten (**„benignes"** Sonnenuntergangsphänomen); Letzteres kommt z. B. auch beim **Laron**-Minderwuchs vor.

Differenzialdiagnose des Hydrozephalus

Angeboren/genetisch

- konnatale Toxoplasmose (Hydrozephalus, aber auch Mikrozephalie, intrazerebrale Verkalkungen, Chorioretinitis)
- dysraphische Störungen (Myelomenigozele in 80–90 % durch Arnold-Chiari-Malformation Typ II, Typ III s. u., Enzephalozele, Syringomyelozele)
- Arnold-Chiari-Malformation isoliert Typ 2 (Verschiebung von Kleinhirnteilen und der Medulla oblongata durch das Foramen magnum in den Spinalkanal)
- Arnold-Chiari-Malformation isoliert Typ 3 (massivere Verlagerung des Kleinhirns als bei Typ II, oft okzipitale Enzephalozele)
- Dandy-Walker-Syndrom (angeborener Verschluss der Foramina Magendii und Luschkae, zystische Erweiterung des IV. Ventrikels, Dislokation der Kleinhirntonsillen)
- VACTERL-Assoziation mit Hydrozephalus (VACTERL-H-Syndrom, im Gegensatz zum alleinigen VACTERL-Syndrom erfolgt die Vererbung AR bzw. X-gebunden), s. Erbrechen/Emesis
- NOVA-Syndrom (Portweinnävus – vergrößerte Cisterna magna – Hydrozephalus)
- Walker-Warburg-Syndrom (Hydrozephalus durch Aquäduktstenose – Agyrie – Retinadysplasie, AR)
- Aase-Smith-Syndrom (Hydrozephalus – Gaumenspalte – Gelenkkontrakturen)
- Hydrozephalus, autosomal rezessiv
- Megalenzephalie – Polymikrogyrie – postaxiale Polydaktylie – Hydrozephalus, s. o.
- Hydrozephalus durch angeborene Stenose des Aquaeductus Sylvii (schwere mentale Behinderung, X-chromosomal), s. Retardierung, mentale
- neurokutane Melanose (kongenitaler Riesennävus mit Melaninablagerung im ZNS, Hydrozephalus, statomotorischer Retardierung), s. Krampfanfälle
- kongenitale Muskeldystrophie Typ Fukuyama (CMD, progrediente Muskeldystrophie, Hirnveränderungen wie Lissenzephalie, Hydrozephalus, Augenfehlbildungen, AR), s. Muskelschwäche
- tief inserierende Nabelschnur (manchmal mit Hydrozephalus assoziiert, Sonografie)

Erworben

- intrakranielle Blutungen (z. B. Ventrikelblutungen bei Frühgeborenen)
- Z. n. Meningitis, Enzephalitis
- Hirntumoren (Entstehung eines Hydrozephalus dann, wenn die Schädelnähte noch offen sind)
- Metastasen in Meningen oder im Subarachnoidalraum
- subdurale Hämatome/Hygrome (Hydrocephalus externus)

Cave ⚠

Subdurale Hämatome/Hygrome: „Schütteltrauma".

- Achondroplasie (in 25 % entwickelt sich ein Hydrozephalus)

85.2.2 Mikrozephalus

Info i

Kopfumfang < 3. Perzentile bezogen auf Alter und Geschlecht (bzw. < 2 SD). Es existieren mehr als 600 Krankheitsbilder mit dem Symptom Mikrozephalie.

Familiäre Mikrozephalie

- AR, AD, ohne weitere Fehlbildungen bzw. zusätzliche Symptome

S

Intrauterin erworbener Mikrozephalus (Manifestation bereits bei Geburt)

Infektionen

- TORCH-Komplex (z. B. Gregg-Syndrom = Rötelnembryopathie, konnatale CMV-Infektion, konnatale Varizellen-Infektion, Infektionen mit dem lymphozytären Choriomeningitis-Virus)
- **DD:** Pseudo-TORCH-Syndrom (Aicardie-Goutières-Syndrom), s. „Merke"

Merke M!

DD zum TORCH-Syndrom: Pseudo-TORCH-Syndrom (Aicardi-Goutières-Syndrom = familiäre Enzephalopathie mit Verkalkung der Basalganglien, Leukodystrophie, Mikrozephalie, AR).

Aicardi-Syndrom (s. u.) und Aicardi-Goutières-Syndrom sind verschiedene Entitäten!

Medikamentös/toxisch

Info i

Oft mit Minderwuchs und mentaler Retardierung einhergehend (s. u.).

- embryofetales Alkoholsyndrom, s. Minder-/Kleinwuchs; Retardierung, mentale
- Kokainembryopathie, s. Minder-/Kleinwuchs
- Antiepileptika-Embryopathie (z. B. durch Valproinsäure, prä- und postnataler Minderwuchs, verzögerte psychomotorische Entwicklung, verspäteter Spracherwerb; malformierte, tief sitzende Helices; Lippen-, Kiefer- und/oder Gaumenspalte, Vitien, Nägelanomalien u. a.)
- Warfarin-Embryopathie (Skelettdeformitäten, mentale Retardierung)
- Retinoid-Embryopathie (Ohrenmissbildungen, kraniofaziale Auffälligkeiten, Herzfehler)
- diabetische Embryopathie (Vitien, Fehlbildungen Niere/Harntrakt, Skelettdeformitäten)
- maternale Phenylketonurie (abhängig von der mütterlichen Plasmaphenylalaninkonzentration; Symptome: meist konotrunkale Vitien, Agenesie des Corpus callosum, psychomotorische Defizite, Minderwuchs)

Cave ⚠

Maternale Phenylketonurie
Mütterliche Plasmaphenylalaninkonzentration: > 20 mg/dl.

Perinatal erworbener Mikrozephalus (Manifestation im 1.–3. Lebensmonat)

- perinatale Infektion (TORCH, Treponema pallidum, B-Streptokokken-Meningitis/Sepsis, Listerien u. a.)
- perinatale Hypoglykämien, s. Hypoglykämie
- perinatale hypoxämische-ischämische Enzephalopathie
- Plazentainsuffizienz, chronische Erkrankungen der Mutter

Mikrozephalie durch Unterernährung

- s. Unterernährung

Mikrozephalie nach Schütteltrauma

- s. Bewusstseinsstörungen

Stoffwechselerkrankungen und mögliche Mikrozephalie

- Phenylketonurie, s. o.
- Galaktosämie, s. Hepatomegalie, Ikterus, Hypoglykämie
- Sphingolipiodosen/Ganglisidosen, s. Retardierung, mentale
- Pyruvatdehydrogenasekomplex-Defizienz, s. Azidose (Laktazidose)
- fetaler bzw. neonataler M. Basedow, s. Irritabilität
- Mevalonazidurie, s. Fieber/Sepsis
- Glut-1-Defekt (Mikrozephalie entwickelt sich ab dem 1. Lj.), s. Krampfanfälle
- Molybdän-Kofaktor-Mangel (therapieresistente Krämpfe im Neugeborenenalter, im Verlauf zerebrale Atrophien möglich), s. Krampfanfälle, Irritabilität
- CDG-Syndrome mit Mikrozephalie (z. B. CDG-Id mit postnataler Mikrozephalie, CDG-Ij, CDG-II)
- Menkes-Syndrom, s. u.

Syndrome mit Mikrozephalus und primordialem Minderwuchs sowie mentaler Retadierung

- Wolf-Hirschhorn-Syndrom (prominente Glabella wie „antiker Kriegshelm", Kolobom der Iris, Hypertelorismus, Gaumenspalte, Vitien, Fehlbildungen im Urogenitalsystem, Klumpfuß, Kyphoskoliose)
- Dubowitz-Syndrom (kraniofaziale Dysmorphien; **DD:** Alkoholembryofetopathie!)
- Coffin-Siris-Syndrom (hypoplastische Phalangen, Finger und Zehennägel)
- Seckel-Syndrom (Vogelgesicht, Minderwuchs), s. Minder-/Kleinwuchs
- Cornelia-de-Lange-Syndrom („Synophris"), s. Retardierung, mentale
- Williams-Beuren-Syndrom (supravalvuläre Aortenstenose, Nierenarterienstenosen), s. Hyperkalzämie

- Smith-Lemli-Opitz-Syndrom (Epikanthus, Ptose, Polydaktylie)
- Menkes-Syndrom (Kupfertransportstörung), s. Alopezie/Haaranomalien, Pigmentanomalien, Krampfanfälle, Untertemperatur/Hypothermie
- Nijmwegen-Breakage-Syndrom (Chromosomenbrüche, Malignomhäufung), s. Infektanfälligkeit, Minder-/Kleinwuchs
- Hoyeraal-Hreidarsson-Syndrom (Trias aus Dyskeratosis congenita, Nageldystrophie und kombiniertem Immundefekt), s. Infektanfälligkeit, Minder-/Kleinwuchs
- Trisomie 13 (Pätau-Syndrom), Trisomie 18 (Edwards-Syndrom), Trisomie 21 (Down-Syndrom)
- Mikrodeletionssyndrom 1p36 (s. u.: große Fontanelle), s. Retardierung, mentale

Weniger geläufige Syndrome:

- Juberg-Hayward-Syndrom (orokraniodigitales Syndrom, Lippen-Kiefer-Gaumenspalte, Mikrozephalus, hoch ansetzender bzw. hypoplastischer Daumen bzw. Daumenhypoplasie; DD: Aminopterin-Syndrom), s. Skelettanomalien/-deformitäten
- Pitt-Hopkins-Syndrom (Gesichtsdysmorphien mit typischer herzförmiger Begrenzung des Oberlippenrots, zerebrale Anfälle, Atemstörungen wie anfallsartige Tachypnoe, Hyperventilation, evtl. Apnoe), s. Apnoe/Atemlähmung
- partielle Trisomie 3q (Gesichtsdysmorphie, Vitien, zerebrale Anfälle, Nierenanomalien)
- 7p-Syndrom (Gaumenspalte, Holoprosenzephalie, Vitien, Genitalmissbildungen)
- 8p-Syndrom (Gesichtsdysmorphie, Vitien, prominentes Okziput)
- 13p-Syndrom (Gesichtsdysmorphien, Analatresie, ZNS-Fehlbildungen, Urogenitalfehlbildungen, Anfallsleiden)

Syndrome mit Mikrozephalus und erhöhter Infektanfälligkeit

- Nijmwegen-Breakage-Syndrom, s. o.
- Mutationen in der DNA-IV-Ligase (Radiosensitivität, faziale Dysmorphie, AR)
- Cernunnos-Defekt/XLE-Mangel (Radiosensitivität, intrauterine Wachstumsretardierung)

Syndrome mit Mikrozephalus und postnatalem Minderwuchs sowie mentaler Retardierung

- Cockayne-Syndrom (alt wirkendes Gesicht, disproportionierter Minderwuchs)
- Rubinstein-Taybi-Syndrom (Papageiennase, breiter Daumen)
- Cri-du-Chat-Syndrom, s. Irritabilität
- Miller-Dieker-Syndrom (Lissenzephalie, schwerste psychomotorische Behinderungen)
- Bloom-Syndrom (neben Mikrozephalie auch Kahnschädel beschrieben), s. Pigmentstörungen
- Opitz-Kaveggia-Syndrom (FG-Syndrom, muskuläre Hypotonie, faziale Dysmorphien, mit und ohne Analstenosen/-anomalien), s. Retardierung, mentale; Obstipation

Weniger geläufige Syndrome

- Mulvihill-Smith-Syndrom (Progeroid-Syndrom mit Minderwuchs und multiplen Lentigines), s. Pigmentanomalien
- Mirhosseini-Holmes-Syndrom (schwere geistige Behinderung, Pigmentretinopathie, Katarakt, AR)
- Mutchinick-Syndrom (Mikrozephalie mit Hydrocephalus internus, Gesichtsdysmorphie, Vitien, Nierenfehlbildungen)

Mikrozephalus und Skelettanomalien

- Fanconi-Anämie (Daumenhypoplasie), s. Anämie/Blutarmut, Petechien, Pigmentanomalien
- Smith-Lemli-Opitz-Syndrom (postaxiale Polydaktylie), s. o.
- Feingold-Syndrom (MODED: **M**ikrozephalie-**o**kulo-**d**igito-**e**sophago-**d**uodenal-Syndrom-Ösophagusatresie, Duodenalatresie, Beugedeformität des Mittelfingers, Klinodaktylie von Zeige- u. Kleinfinger, AD), s. Erbrechen/Emesis
- Roberts-Syndrom (Pseudothalidomid-Syndrom)
- Aicardi-Syndrom (Balkenagenesie, Netzhautanomalien, Krampfanfälle, kostovertebrale Fehlbildungen, X-chromosomal dominant)
- Coffin-Lowry-Syndrom (konische, geschwollene Finger; Knollennase, wulstige Lippen, Kyphoskoliose, X-chromosomal semidominant), s. Retardierung, mentale

Weniger geläufige Syndrome

- COFS-Syndrom (**C**erebro-**o**culo-**f**acio-**s**keletales Syndrom, AR, Hirnatrophie, Optikusatrophie, Katarakt, Gesichtsdysmorphie, Gelenkskontrakturen)
- Tetrasomie 9p (Minderwuchs, Syndaktylien, Klumpfuß, Lippen-Kiefer-Gaumenspalte, Vitien, Nierenfehlbildungen)
- 4q-Syndrom (Endphalangenfehlbildungen, Minderwuchs, Gesichtsdysmorphien, Vitien)

Weitere Syndrome mit Mikrozephalie

- Angelman-Syndrom (zunehmende Mikrozephalie im Laufe der ersten Lebensjahre in > 80 %), s. Retardierung, mentale
- Rett-Syndrom (Abnahme des Schädelwachstums, Bewegungsstereotypien), s. Retardierung, mentale
- WAGR (Wilms-Tumor, Aniridie, Gonadoblastom; Retardierung, mentale)

- Leukodystrophien (z. B. metachromatische Leukodystrophie, Adrenoleukodystrophie, M. Pelizaeus-Merzbacher [Typ I]), s. Lähmungen
- pontozerebelläre Hypoplasie Typ 2 (Myelinisierungsverzögerung, Bewegungsstörungen)
- DeSanctis-Cacchione-Syndrom (neurokutane Erkrankung mit Xeroderma pigmentosum und spatischer Parese, Krampfanfälle)
- Paine-Syndrom (olivopontozerebelläre Hypoplasie, Oligophrenie, spastische Tetraplegie, Optikusatrophie, Ataxie, Anfälle, Hyperaminoazidurie)
- Galloway-Mowat-Syndrom (früh beginnendes nephrotisches Syndrom, ZNS-Malformationen (Rindenatrophie, neuronale Migrationsstörungen), Hiatushernie
- Mikrodeletionssyndrom 9q34 (Synophris, Mittelgesichtshypoplasie, Makroglossie)
- Mikrodeletionssyndrom 1p36 (mentale Retardierung, Anfälle; tief sitzende, evtl. asymmetrische Ohren; muskuläre Hypotonie, auffallend große vordere Fontanelle, Herzfehler, Gaumenspalte)

Tab. 85.3 Klinische Folgen prämaturer Synostosen.

Lokalisation	Klinische Folgen
Neurokranium	• chronische erhöhter intrakranieller Druck, Impressiones digitatae • Behinderung der Liquorzirkulation (**Cave:** Hydrozephalus) • mögliche Hirnatrophie • Druckatrophie der Nn. optici (**Cave:** Erblindung) • beeinträchtigte psychomotorische Entwicklung
Viszerokranium	• Protrusio bulborum (durch flache Orbita; **Cave:** Keratokonjunktivitis, Hornhauterosionen • Mittelgesichtshypoplasie mit behinderter Nasenatmung, rezidivierenden Atemwegsinfektionen, Rechtsherzbelastung, Gedeihstörungen, obstruktiver Schlafapnoe • Beeinträchtigung von Kaufunktion und Sprache

85.2.3 Kraniosynostosen

Definition [ ]

Kraniosynostose: vorzeitiger Verschluss aller oder einzelner Schädelnähte

- Mikrozephalus (durch prämature Synostose: alle Schädelnähte des Neurokraniums betroffen)
- Skaphozephalus (Kahnschädel), Dolichozephalus (Langschädel: Sutura sagittalis betroffen)
- Brachyzephalus (Kurzschädel: Sutura coronaria beidseits betroffen, gleichzeitige Fusion der Schädelbasisnähte)
- Kleeblattschädel (Triphyllocephalus, Pansynostose – auch Viszerokranium betroffen)
- Plagiozephalus (Schiefschädel, Sutura coronaria einseitig), s. u.
- Akrozephalus (Turmschädel, Oxyzephalus, Koronar- u. Sagittalnaht)
- Trigonozephalus (Sutura metopica: Aufwerfung im Bereich der Glabella, Entwicklungsstörungen des Frontalhirns möglich)

Merke M!

Mikrozephalus durch vorzeitigen Verschluss der Schädelnähte **(praemature Synostose)**: wegen therapeutischer Konsequenzen (Nahtsprengung) wichtige DD zu anderen Mikrozephalusformen. Die häufigste Form des **Plagiozephalus** ist seit der Empfehlung der Rückenlage zur SIDS-Prophylaxe der **lagebedingte** Schiefschädel.

Tab. 85.4 Synopsis einiger syndromaler Kraniosynostosen.

Syndrom	Klinik/Erbgang	Mutierte(s) Gen(e)
Apert-Syndrom	Akrozephalus, schwere Syndaktylien („Löffelhände"), AD	FGFR2
M. Crouzon	Akrozephalus, ausgeprägter Exophthalmus, keine Syndaktylien, AD	FGFR2, FGFR3
Pfeiffer-Syndrom	Akrozephalus, breite Daumen und Großzehen (Delta-Phalangen), Syndaktylien, AD	FGFR1, FGFR2
Chotzen-Saethre-Syndrom	Brachyzephalus, milde Syndaktylien, Ptose, AD	TWIST1
Shprintzen-Goldberg-Syndrom	betrifft Kranz-, Pfeil- oder Lambdanaht, marfanoider Habitus, AD	FBN1
Loeys-Dietz-Syndrom Typ 1	Kraniosynostose nicht obligat, marfanoider Habitus, Gaumenspalte, Aortenaneurysma, AD	TGFBR1, TGFBR2
Carpenter-Syndrom	ein Akrozephalopolysyndaktylie-Syndrom, Minderwuchs, Adipositas, AR	RAB23

Komplexe Krankheitsbilder mit Kraniosynostosen (▶ Tab. 85.4)

Multiple Schaltknochen im Schädelbereich

- Osteogenesis imperfecta, s. Skelettanomalien/-deformitäten
- Dysostosis cleidocranialis (ein- oder beidseitiges Fehlen bzw. Hypoplasie der Schlüsselbeine, Brachyzephalus, AD), s. Skelettanomalien/-deformitäten

Schädelknochendefekte

- bei angeborener Dysgenesie der Nierentubuli (Oligohydramnion, proximale Tubuli betroffen; Mutationen von Genen, die Komponenten des Renin-Angiotensin-Systems steuern; AR), s. Uro-/Nephropathien, konnatale Anurie

Caput membranaceum

- Hypophosphatasie (weite Schädelnähte, Krampfanfälle, AR)
- Osteogenesis imperfecta Typ II (letale Form)
- Dysostosis cleidocranialis

Verzögerter Verschluss bzw. auffallend große vordere Fontanelle (▶ Tab. 85.5)

Tab. 85.5 Verzögerter Verschluss bzw. auffallend große vordere Fontanelle*.

Ursachen	Erkrankungen und Syndrome
Hydrozephalus	
Hypothyreose (unbehandelt)	
Knochen-/Knorpelerkrankungen	• floride Rachitis • Achondroplasie • Osteogenesis imperfecta • Dysostosis cleidocranialis (s. o.) • Hypophosphatasie (s. o.) • Pyknodysostose
Syndrome	• Kenny-Syndrom, s. Hypokalzämie • Rubinstein-Taybi-Syndrom, s. Retardierung, mentale; Minder-/Kleinwuchs • 3C-Syndrom (s. o.) • Zellweger-Syndrom • Apert-Syndrom (s. o.) • Peters-Plus-Syndrom, s. Augenauffälligkeiten/-erkrankungen, Minder-/Kleinwuchs) • Down-Syndrom • Greig-Syndrom (Hypertelorismus, Polysyndaktylie) • Schinzel-Giedion-Syndrom (Mittelgesichtshypoplasie, Hypertelorismus, Fehlbildungen des Urogenitalsystems, AR) • Mikrodeletionssyndrom 1p36

*Die große Fontanelle sollte spätestens im Alter von 2,5 Jahren geschlossen sein.

86 Schlaganfall/Apoplexie

86.1 Einführung

Info

- **Ätiologie:** Eine zerebrale Ischämie kann durch **thrombotischen** oder **embolischen** Verschluss oder durch **Stenosierung** einer Hirnarterie entstehen. Auch ein hämodynamisch bedingter **Abfall** des **zerebralen Perfusionsdrucks** kommt als Ursache in Betracht. Daraus resultiert eine regionale oder globale Minderdurchblutung mit passageren oder dauerhaften neurologischen Ausfällen.
- **Prävalenz:** etwa 3–8/100 000 Kinder/Jahr
- **Mortalität** im Kindesalter: etwa 16 %
- Die weltweit häufigste **Ursache** eines Schlaganfalls im Kindesalter ist die **Sichelzellanämie**.

Tab. 86.1 Dauer der neurologischen Symptomatik bei wichtigen ischämischen Krankheitsbildern.

Diagnose	Dauer der Symptomatik
TIA (transitorische ischämische Attacke)	maximal 24 Stunden
RIND (reversibles ischämisches neurologisches Defizit)	maximal 1 Woche
kompletter Infarkt	persistierend

Tab. 86.2 Begleitsymptome.

Allgemeine
• Drehschwindel, Nystagmus, Gleichgewichtsstörungen • Halbseitenzeichen • Sprach- und Sprechstörungen • Pyramidenzeichen • epileptische Anfälle (bei 20 % der Kinder) • komatöses Zustandsbild

Tab. 86.3 Typische Symptomatik des zerebralen Insults bezogen auf das betroffene Gefäß und dessen Versorgungsgebiet.

Betroffenes Gefäß	Symptomatik
A. cerebri media (Mehrzahl der Fälle)	armbetonte Hemiparese, Sensibilitätsstörungen (Hemihypästhesie) und Aphasie (bei Beteiligung der sprachdominanten Gehirnhälfte)
A. cerebri anterior	beinbetonte Hemiparese
A. cerebri posterior	Hemianopsie
A. basilaris	akut auftretende Hirnnervenausfälle (N. oculomotorius, N. abducens, N. facialis), Bewusstseinsstörung, Hemianopsie, kortikale Blindheit, evtl. Hirnstammsymptome

Merke M!

Der zerebrale **Insult** ist im Kindes- und Jugendalter trotz ansteigender Prävalenz doch wesentlich **seltener** anzutreffen als im Erwachsenenalter und wird daher oft zu spät diagnostiziert. Da aber das **therapeutische Fenster** für eine evtl. Lysetherapie mit **4,5 Stunden** auch beim Kind zeitlich limitiert ist, ist die frühzeitige Erkennung sehr wichtig. 70–80 % der Kinder zeigen eine Hemiparese mit oder ohne Fazialisparese bzw. eine Dysphasie. Circa. 85 % der Kinder und Jugendlichen, die einen Schlaganfall erlitten haben, leiden an neurologischen Folgen.

86.2 Differenzialdiagnosen

86.2.1 ZNS-Thrombosen, -Embolien, -Gefäßspasmen

Peri-/neonatale Apoplexie

Info

Sowohl ischämische als auch hämorrhagische Infarkte möglich, Leitsymptom oft Krampfanfall.

- SLE bzw. Anti-Phospholipid-Syndrom der Mutter durch Thrombophilie, z. B. auch durch Embolien aus der Plazenta
- bei neonataler Polyglobulie
- bei vaskulären Malformationen
- im Rahmen des Bloch-Sulzberger-Syndroms, s. u.
- bei Neugeborenensepsis
- kongenitales nephrotisches Syndrom, s. Proteinurie

Postnatale Apoplexie

- Thrombophilie (gesteigerte Gerinnung, z. B. primäres Antiphospholipid-Antikörper-Syndrom – ohne SLE; ▸ Tab. 86.4)
- Polyglobulie (zyanotische Vitien, pulmonale AV-Aneurysmen, essenzielle Thrombozytose (myeloproliferative Erkrankung wie Polycythaemia vera), s. Polyglobulie/-zythämie
- Sichelzellanämie (neben klinisch manifesten Infarkten auch silente Infarkte, ZNS-Blutungen, Krampfanfälle, s. Anämie/Blutarmut (hämolytische), Ikterus
- kardial bedingte Embolien (▸ Tab. 86.5)
- Sinusvenenthrombose bland (z. B. Antikonzeptiva) oder septisch (z. B. ausgehend von Entzündungen im Augen- bzw. Gesichtsbereich, s. Bewusstseinsstörungen
- M. Behçet (auch über Sinusvenenthrombosen)

S

- thrombotisch-thrombopenische Purpura (Moschcowitz-Syndrom), s. Petechien, Anämie/Blutarmut, Anurie
- M. Fabry (Thrombosen, bes. im vertebrobasilären Bereich), s. Sensibilitätsstörungen, Hämaturie, Fieber/Sepsis
- immunoossäre Dysplasie Schimke (frühzeitige Atherosklerose, TIA, Schlaganfälle), s. Minder-/Kleinwuchs, Proteinurie, Infektanfälligkeit
- MELAS-Syndrom (Mitochondriopathie mit Myopathie, Enzephalopathie, Laktazidose, Stroke-like-Episoden), s. Krampfanfälle, Azidose, Muskelschwäche (Myopathie)

Tab. 86.4 Ursachen von Thrombophilie im Kindesalter.

Angeboren	Erworben
APC-Resistenz: Faktor-V-Leiden-Mutationen in ca. 90% (Prävalenz: 5% der Bevölkeung)	AT-III-Mangel beim nephrotischen Syndrom, s. Ödeme
Prothrombin-Mutationen (G20210A, 2–3% der Bevölkerung)	Polyglobulie bei zyanotischen Vitien, z. B. Fallot-Tetralogie
Antithrombin (AT)-III-Mangel, z. B. auch bei CDG-Syndromen	Lupus-Antikoagulans, Anti-Kardiolipin-AK
Protein-C-Mangel, kongenital, AD (auch bereits perinatal Thrombosen sowie Purpura fulminans möglich)	Protein-C-Mangel: erworben bei Hepatopathien, bei Verbrauchskoagulopathien, beim ARDS
Protein-S-Mangel, kongenital, PROS1-Gen, AD	Protein-S-Mangel erworben, z. B. bei Hepatopathien, ARDS, Sepsis mit Purpura fulminans
Hyperhomozysteinämie angeboren*, AR	Hyperhomozysteinämie sekundär bei metabolischem Syndrom, DM
gestörte Fibrinolyse, kongenitale Dysfibrinogenämien (AD)	Antiphospholipid-Antikörper-Syndrom: Sneddon-Syndrom (mit Livedo racemosa**)
erhöhte Faktor-VIII-Aktivität, angeboren	erhöhte Faktor-VIII-Aktivität, erworben (Faktor VIII ist u. a. ein Akute-Phase-Protein)
Lipoprotein(a)-Erhöhung	familiärer Risikofaktor, meist kombiniert mit erhöhtem LDL-Cholesterin
primäreThrombozytose: Thrombos > 500 G/l, essenzielle Thrombozythämie (Stammzellendefekt), andere myeloproliferative Erkrankungen, s. Polyzythämie/-urämie	sekundäre Thrombozytose: Z. n. Splenektomie (Thrombosen eher selten), infektiös: z. B. beim Kawasaki-Syndrom, paraneoplastische Thrombozytose
Sticky-Platelet-Syndrom (thrombozytäres Hyperaggregationssyndrom)	

*Angeborene Hyperhomozystinämie, z. B. durch Mutationen am Gen der 5,10-Methylentetrahydrofolatreduktase (MTHFR) oder am Gen der thermolabilen Variante der MTHFR u. a.
**Livedo racemosa wird u. a. auch bei Periartriitis nodosa beobachtet.

- CDG-Ia-Syndrom, s. Krampfanfälle; Retardierung, mentale
- Harnstoffzyklusstörungen, s. Hyperammonämie
- hemiplegische Migräne (abnorme Leitfähigkeit der Kalziumkanäle, AD), s. Kopfschmerzen
- alternierende Hemiplegie im Kindesalter (**DD:** hemiplegische Migräne), s. Lähmungen
- Medikamente (orale Kontrazeptiva, Östrogene)

Cave

Kombination von oralen Kontrazeptiva und Östrogenen mit Nikotin.

Nicht entzündliche ZNS-Gefäßerkrankungen (Vasopathien/Angiopathien)

- CADASIL-Syndrom (zerebrale autosomal dominate Arteriopathie mit subkortikalen Infarkten und Leukenzephalopathie), s. „Merke“
- arterielle Dissektion (durch Lumeneinengung)
- primäre Moya-Moya-Erkrankung (das Kleinkindesalter betreffend, zunehmende Stenosierung der basalen Hirnarterien durch Intimafibrosierung, auch einseitiger Befall möglich)
- sekundäre Formen der Moya-Moya-Erkrankung (▶ Tab. 86.6)
- kongenitale Gefäßhypoplasien bzw. -dysplasien
- arteriovenöse (AV-)Malformation
- fibromuskuläre Dysplasie (bes. im Bereich der A. carotis oder A. vertebralis, betroffen häufiger junge Frauen), s. Hypertonie (renovaskuläre)

Tab. 86.5 Embolien.

Kardial bedingt
• „gekreuzte“, paradoxe Embolien bei offenenem Foramen ovale aus dem rechten Atrium im Rahmen von Rhythmusstörungen wie intermittierendem Vorhofflimmern • bei infektiöser Endokarditis (Vegetationen) • dilatative Kardiomyopathie • Mitralklappenprolaps, Vorhofseptumdefekt, Vitien mit Rechts-links-Shunt, s. Zyanose • bei künstlichen Herzklappen, nach Fontan-OP • bei Mitralstenose mit Vorhofflimmern • bei Tumoren (wie Myxom) • beim Klippel-Trenaunay-Syndrom (hier auch Lungenembolien beschrieben)

Tab. 86.6 Moya-Moya-Erkrankung.

Sekundäre Formen
• Sichelzellanämie • Z. n. ZNS-Bestrahlung • tuberöser Sklerose-Komplex • Neurofibromatose 1 • Down-Syndrom

S

- Degos-Krankheit, s. Bauchschmerzen; Blutungen, gastrointestinale
- M. Osler (Apoplexie sowohl durch Embolien als auch durch primäre zerebrale Manifestation möglich)
- Bloch-Sulzberger-Syndrom (Schlaganfälle schon in der Neugeborenenperiode möglich, s. o.; BNS-Krämpfe), s. Exantheme/Enantheme, Krampfanfälle
- Vasopathien durch Drogen/Medikamente (Kokain, Amphetamine, Methylphenidat)
- Zytostatika wie L-Asparaginase, Methotrexat

Merke M!

CADASIL-Syndrom: Beginn auch im Kindesalter möglich, **häufigste hereditäre** Schlaganfallursache! Anfangs Migräneattacken, verantwortliches Gen ist NOTCH3 auf Chromosom 19.

86.2.2 Primäre Vaskulitiden mit ZNS-Beteiligung

Vaskulitis großer Gefäße (Aorta und ihre Äste zum Kopf/Hals und den Extremitäten)

- Takayasu-Vaskulitis, s. Hypertonie
- Riesenzellarteriitis, s. Kopfschmerzen

Vaskulitis mittlerer Gefäße (z. B. Niere, Herz, Leber, Mesenterium)

- Polyarteritis nodosa, s. Fieber/Sepsis, Kopfschmerzen, Bauchschmerzen (50 %), Hämaturie, Hypertonie (70 %)
- Kawasaki-Syndrom, s. Exantheme/Enantheme
- primäre granulomatöse Vaskulitis des ZNS (intramurale Lymphozyteninfiltrate)

Vaskulitiden kleiner Gefäße (Verbindung zu den Arteriolen; ▶ Tab. 86.7)

86.2.3 Sekundäre Vaskulitiden mit möglicher ZNS-Beteiligung

- Kollagenosen wie SLE, MCTD, Sjögren-Syndrom, M. Behçet
- infektiöse Vaskulitiden und Vaskulitiden anderer Ätiopathogeneses (▶ Tab. 86.8)

Tab. 86.7 Vaskulitiden kleiner Gefäße als Ursache eines Schlaganfalls.

ANCA-assoziiert	Immunkomplex-assoziiert
• Churg-Strauss-Syndrom • Wegener'sche Granulomatose • mikroskopische Polyangiitis • medikamentös induzierte, ANCA-positive Vaskulitis	• Purpura Schoenlein-Henoch • essenzielle kryoglobulinämische Vaskulitis • kutane, leukozytoklastische Vaskulitis

Tab. 86.8 Vaskulitiden infektiöser Genese und anderer Ätiopathogenese.

Infektiös	Andere Ätiologie
• viral: Postvarizellen-Angiopathie, CMV, HIV • bakteriell: Meningitis purulenta (Mitbeteiligung der intrakraniellen Gefäßwände), Borreliose, Tbc (speziell Tbc-Meningitis), Mykoplasmen • Mykosen: Kokkzidiose, Aspergillose • Parasiten: Cysticercus	• Vaskulitis bei CED (M. Crohn, Colitis ulcerosa) • beim Goodpasture-Syndrom • bei Sarkoidose • paraneoplastische Vaskulitis (im Kindesalter extrem selten) • fokale transiente zerebrale Arteriopathie (vermutlich parainfektiöse Vaskulitis) • Vaskulitis im Rahmen der Serumkrankheit

87 Schock

87.1 Einführung

Definition

Schock: akut oder subakut einsetzendes, **fortschreitendes, generalisiertes Kreislaufversagen** mit Störungen der **Mikrozirkulation.** Als Folge resultieren eine ungenügende Substratversorgung der Gewebe, ein unzureichender Abtransport der anfallenden Metaboliten und eine hypoxiebedingte metabolische Azidose.

Merke

Kreislaufzentralisation: Kompensationsversuch des Organismus durch sympathoadrenerge Gegenregulation. Eine ungeklärte **Tachykardie** (bezogen auf Körpertemperatur und Alter) ist im **Kindesalter** häufig das **früheste** Schocksymptom. Der Blutdruckabfall tritt i. d. R. erst später auf; dies gilt auch für Störungen der Atmung.

87.2 Differenzialdiagnosen

87.2.1 Hypovolämischer Schock

Hämorrhagischer Schock

- äußerlich sichtbare Blutverluste wie gastrointestinale Blutungen, Verletzungen, Hämoptoe, s. Blutungen, gastrointestinale; Hämoptoe/Hämoptyse
- okkulte Blutverluste (▶ Tab. 87.1)

Tab. 87.1 Okkulte Blutverluste und hämorrhagischer Schock.

Ursachen
• Blutungen unter die Galea aponeurotica beim Neonaten: nach Vakuumextraktion oder Forzeps; **Cave:** Lebensgefahr durch extrem hohen Blutverlust (260 ml beträgt das Gesamtblutvolumen eines Neugeborenen!) • traumatisch/Frakturen: Femurfrakturen mit Blutung in die Oberschenkelmuskulatur, Hüftfrakturen mit Blutungen in das Retroperitoneum • Nachblutungen nach TE, verschlucktes Blut bei länger dauernder Epistaxis (z. B. Leukämien) • Muskeleinblutung bei Hämophilie (z. B. in den M. quadriceps femoris)

Tab. 87.2 HSES.

DD
• Reye-Syndrom • Fettsäureoxidationsdefekte • HUS, thrombotisch-thrombozytopenische Purpura • toxisches Schocksyndrom • Volvulus • Hitzschlag

- HSES (hämorrhagisches Schock- und Enzephalopathie-Syndrom mit Koma, Krämpfen, DIC, anfänglich wässriger Durchfall, Leber- u. Nierenfunktionsstörung; ▶ Tab. 87.2)

Nicht hämorrhagischer, hypovolämischer Schock

- Erbrechen, Durchfälle (Dehydratation), s. „Merke“
- Verbrennungen, Verbrühungen
- diabetische Ketoazidose (Volumenverlust durch Glukosurie, Diabetes insipidus, keine Oligurie/Anurie), s. Polydipsie/-urie
- peritonealer Schock bei Peritonitis, akutes Abdomen (akute Pankreatitis, Volvulus, Invagination), s. Bauchschmerzen
- hypovolämische Sequestrationskrisen bei Sichelzellkrankheit (Versacken des Blutes durch infektionsbedingte Weitstellung der Milzsinus)
- Hitzschlag
- Vergiftungen (z. B. medikamentös, wie z. B. bei Eisenvergiftung)

Merke

Der hypovolämische Schock infolge **Dehydratation** ist die häufigste Form des Schocks im Kindesalter mit 5–10 Millionen Todesfällen/Jahr weltweit. Klinik: Hautturgor vermindert, Oligurie/Anurie, s. Durchfall/Diarrhö.

87.2.2 Distributiver Schock

Info

Durch Umverteilung des Flüssigkeitsvolumens.

Anaphylaktoider Schock

Definition

Schocksymptomatik unmittelbar nach **Allergenexposition** (Urtikaria, Schwindel, Dyspnoe, Bronchospasmus, Larynxödem)

- IgE-mediiert, z. B. durch Insektenstiche (Bienen-, Wespengift etc.)
- Medikamente (vor allem nach i. v.- und i. m.-Gabe)
- Kontrastmittel (Anamnese!)
- Bluttransfusion (Dyspnoe, Bronchospasmus)
- Nahrungsmittel, Latexallergie (gehäuft z. B. bei Kindern mit Spina bifida)

- Urticaria pigmentosa bzw. generalisierte Mastozytose (durch massive Histaminfreisetzung aus Mastzellen), s. Pruritus/Juckreiz

Septischer Schock

Definition [ ]

Akutes Kreislaufversagen im Rahmen eines septischen Geschehens meist durch **Bakterien** bzw. deren **Toxin**, s. SIRS, z. B. Leukozytose, Tachykardie.

- Meningokokkeninfektionen, Waterhouse-Friderichsen-Syndrom (DIC, Hautnekrosen), s. Exantheme/Enantheme
- Infektionen mit Listeria monozytogenes (Granulomatosis infantiseptica, neonatal diaplazentar übertragen, Blueberry Muffin), s. Exantheme/Enantheme
- Infektionen mit Haemophilus influenzae Typ b, Pseudomonas aeruginosa, Salmonellen u. a.
- Pneumokokken (im Rahmen einer Meningitis), s. Hörstörungen

Cave ⚠

Pneumokokken: OPSI-Syndrom, Hirnödem.

- Malaria tropica, s. Fieber/Sepsis
- Toxic-Shock-Syndrom (TSS, durch Toxic-Shock-Syndrom-Toxin-1-bildende Staphylokokken, aber auch streptogen, ▶ Tab. 87.3, ▶ Tab. 87.4), s. Erytheme
- Dengue-Schock-Syndrom (bei hämorrhagischem Dengue-Fieber durch erhöhte Permeabilität der Blutgefäße, Austritt von Blutplasma), s. Petechien
- Kapillarlecksyndrom (generalisierte Ödeme, Aszites, Pleura-/Perikarderguss, auch durch Hypoxie), s. Ödeme

Merke M!

Die **Diagnose staphylokokkenassoziiertes TSS** gilt als bestätigt, wenn 6 der erwähnten Kriterien erfüllt sind, als wahrscheinlich, wenn 5 Kriterien nachweisbar sind.

Tab. 87.4 Unterschiede zwischen staphylogenem und streptogen bedingtem toxischem Schocksyndrom.

Kriterien	Staphylogenes TSS	streptogenes TSS (Isolation von Streptokokken der Gruppe A aus Rachen, Blut etc.)
Alter (Jahre)	15–35	20–50
Geschlecht	häufiger bei Frauen („Tamponkrankheit“)	Männer und Frauen
lokale, die Invasion des Erregers begünstigende Hauterkrankung	–	+
generalisierte Erythrodermie	+	– (skarlatiniformes Exanthem)
gastrointestinale Symptome wie Erbrechen, Durchfall	> 90 % der Patienten	ungewöhnlich
Bakteriämie	ungewöhnlich	60 % der Patienten (s. o.)
verursachende Toxine	TSST-1, Enterotoxine B und C	streptokokkenpyrogene Exotoxine A und B

Tab. 87.3 Kriterien des staphylokokkenassoziierten Toxic-Shock-Syndroms (CDC 1997).

Kriterien	Symptome, Laborwerte
Fieber	mindestens 38,9 °C
Exanthem	diffuse makuläre Erythrodermie
Schuppung	1–2 Wochen nach Krankheitsbeginn, bes. palmar und plantar
Hypotonie	• > 16 Jahre: systolischer RR < 90 mmHg • < 16 Jahre: systolischer RR unter der 5. Altersperzentile • orthostatischer Abfall des RR bei Lagenwechsel (vom Liegen zum Stehen) von ≥ 15 mmHg • orthostatische Synkope oder/und orthostatischer Schwindel
zusätzliche Beteiligung von mindestens 3 der folgenden Organsysteme	• Gastrointestinaltrakt (initiales Erbrechen bzw. Durchfall) • schwere Myalgien oder CK > 2-facher Normwert • Schleimhäute: vaginale, orale oder konjunktivale Hyperämie • Harnstoff oder Kreatinin im Serum > 2-facher Normwert • Leber (Gesamtbilirubin, SGPT, SGOT > 2-facher Normwert) • Thrombozyten < 100 000/ml • ZNS: Kopfschmerzen, getrübtes Sensorium, keine fokalen neurologischen Symptome
negative Ergebnisse bei folgenden Tests	• Rachenabstrich, Liquor- u. Blutkulturen (Ausnahme: Blutkultur: S.-aureus-Nachweis) • negative Serologie bezüglich Rocky-Mountain-Fieber, Fleckfieber, Leptospiren, Masern

Tab. 87.5 DIC.

Diagnostik
• Thrombozyten vermindert (bzw. abfallend) • AT III vermindert (empfindlichster Parameter) • Fibrinogen vermindert (Verlauf!) • Fibrinogenspaltprodukte bzw. D-Dimere (Fibrinspaltprodukte) erhöht • PTT in der Anfangsphase verkürzt (Hyperkoagulabilität)

Merke M!

Das **Kawasaki-Syndrom** kann unter dem klinischen Bild eines **septischen** (= toxischen) **Schocks** verlaufen, s. Exantheme/Enantheme (**DD:** Kawasaki-Syndrom, Scharlach, toxisches Schocksyndrom).

Cave

Verzögerung der Immunglobulintherapie.

Neurogener Schock („spinal shock“)

Definition

Klinik: Hypotonie, Bradykardie, **warme Extremitäten,** Hypohidrose.

- Unfall mit Hirnstamm- oder Rückenmarkstrauma
- Spinalanästhesie

87.2.3 Kardiovaskulärer Schock

Info

Zeichen einer peripheren Minderperfusion zusammen mit Zeichen einer guten vaskulären Füllung (gestaute Halsvenen!), erhöhter zentraler Venendruck, Galopprhythmus, Linksherzinsuffizienz, Dyspnoe.

- Myokardinfarkt (bei Jugendlichen unter anderem z. B. im Rahmen des Kounis-Syndroms), s. Thorax-/Brustschmerzen
- Herzinsuffizienz, Kardiomyopathien, s. Dyspnoe
- Linksherzversagen bei Addison-Krise, s. Hyperkaliämie
- angeborene Vitien (z. B. kritische Aortenstenose)
- Arrhythmien, s. Bewusstseinsstörungen
- Perikarderguss; Komplikation: Herzbeuteltamponade (Beck-Trias: leise Herztöne, erniedrigter arterieller u. erhöhter venöser RR)
- mechanische Beeinträchtigungen der Herzfunktion beim Spannungspneumothorax, s. Dyspnoe
- rupturiertes Aortenaneurysma, s. Hoch-/Großwuchs (Marfan-Syndrom)
- Lungenembolie, s. Thorax-/Brustschmerzen, Dyspnoe, Synkope/Kollaps, Hämoptoe/Hämoptyse
- Mesenterialarterienembolie, s. Bauchschmerzen

87.2.4 Andere Schockformen

- hypoglykämisches Koma, s. Bewusstseinsstörung
- Salzverlust beim AGS mit Salzverlust und beim Pseudohypoaldosteronismus Typ 1, s. Erbrechen/Emesis, Azidose, Hyperkaliämie
- Phächromozytom, thyreotoxische Krise, s. Hypertonie
- CO-Vergiftung, s. Bewusstseinsstörungen
- Methämoglobinämie, s. Zyanose
- Schlangenbiss (z. B. durch die Kreuzotter mit hämorrhagischer Entzündung, Ödem und Hämolyse)

87.2.5 Schockähnliches Zustandsbild nach Impfungen

- hypoton-hyporesponsive Episoden, z. B. nach Diphtherie-, Tetanus-, DTPa- und anderen Kombinationsimpfungen; Blässe der Haut, reduzierter Muskeltonus, Apathie

88 Schwindel/Vertigo

88.1 Einführung

Definition

Schwindel ist der Oberbegriff für eine **subjektive Störung** der **Orientierung** des Körpers im **Raum**.

88.2 Differenzialdiagnosen

88.2.1 Vestibulärer Schwindel

Peripher-vestibulär (Bogengänge)

- benigner paroxysmaler Vertigo des Kindes, s. „Merke"
- benigner Lagerungsschwindel des Erwachsenen (bedingt durch Ablösung von Otolithen in den Bogengängen)
- akute Neuritis (Neuronitis) vestibularis (akuter, einseitiger Vestibularisausfall; vermutlich viral bedingt, heftiger Drehschwindel, Fallneigung zur betroffenen Seite, Übelkeit, Erbrechen, Besserung nach 2–3 Wochen)
- M. Menière (Drehschwindel, Ohrdruck mit Hörminderung, Tinnitus, Übelkeit, Nystagmus), s. Erbrechen/Emesis, Hörstörungen
- Schwindel bei Kinetosen
- Labyrinthitis (durch Cholesteatom, akute und chron. Otitis media, Mastoiditis)
- Labyrinthkontusion durch Felsenbein-Querfraktur, nach Schädel-Hirn-Traumata
- Dehiszenz des oberen Bogenganges (Tullio-Phänomen: Schwindel und/oder Augenbewegungen durch Schall ausgelöst, angeboren; das häutige Labyrinth liegt direkt der Dura an)
- Perilymphfisteln (erworben oder angeboren, s. Mondini Dysplasie; rezidivierende Meningitiden), s. Meningismus/(Enzephalo-)Meningitis
- Cogan-Syndrom, s. Augenauffälligkeiten/-erkrankungen (wie Keratitis parenchymatosa), zunehmende Innenohrschwerhörigkeit, Tinnitus, s. Hörstörungen
- hereditäre autonome sensorische Neuropathie (HASN Typ IV), s. Hypo-/Anhidrose, Sensibilitätsstörungen, Lähmungen
- vestibuläre Epilepsie (selten, kurz dauernder Drehschwindel; **DD:** Absencen)
- Zoster oticus, s. u.; s. Ohrenschmerzen/Otalgien, Fazialisparese

Tab. 88.1 Schwindel.

Symptome
• Illusionsbewegungen • häufig Fallneigung in eine bestimmte Richtung • Übelkeit, Erbrechen • vegetative Symptome, z. B. Schweißausbrüche

Tab. 88.2 Schwindel.

Formen
• systematischer Schwindel • Drehschwindel: „Als ob die Umgebung sich drehe." • Schwankschwindel: „Als ob der Boden schwanke." • Liftschwindel: Gefühl zu sinken oder in die Höhe gehoben zu werden • diffuser Schwindel • Benommenheitsschwindel: ohne Scheinbewegung; Verschwommensehen, Leere im Kopf, Schwarzwerden vor den Augen, Schwächezustände, andere „diffuse" Beschwerden; oft psychogen bedingt oder im Rahmen eines Orthostase-Syndroms

Tab. 88.3 Anfallsweiser bzw. kontinuierlicher Schwindel.

Attackenschwindel (anfallsweise)	Dauerschwindel
• benigner paroxysmaler Vertigo des Kindesalters (s. u.) • M. Menière (s. u.) • Orthostase-Syndrom, s. Synkope/Kollaps • Phäochromozytom mit intermittierender Hypertension • hypertensive Krise anderer Ursache • phobischer Attacken-Schwankschwindel • episodische familiäre Ataxie vom Typ II	• bei Polyneuropathie • funikuläre Myelose • beidseitiger Vestibularisausfall • psychogener Schwindel • Kleinhirnbrückenwinkeltumoren

Merke M!

Benigner paroxysmaler Vertigo des Kindes: Plötzlich einsetzende Drehschwindelattacken mit Blässe, Nystagmus, Erbrechen und Angstgefühl; betroffen Klein- und Schulkinder bis zum 8. Lj. Das Kind torkelt, legt sich hin oder klammert sich an die nächststehende Person. Vermutlich ein **Migräneäquivalent** (ein Drittel der Kinder entwickelt später eine typische Migräne). Zwischen den Anfällen neurologisch völlig unauffällig, erinnert an das zyklische Erbrechen (s. dort), die Anfälle rezidivieren häufig (z. B. alle 6 Wochen). Ein Vorläufer im Säuglingsalter ist vermutlich der „paroxysmale Tortikollis"; **DD:** Intoxikationen.

Zentral-vestibulär (meist vom Hirnstamm und vom Cerebellum ausgehend)

- Akustikusneurinom, Vestibularis-Schwannom (doppelseitiges ist pathognomonisch für NF-2)
- Louis-Bar-Syndrom, s. Ataxie, Infektanfälligkeit
- andere zerebelläre Prozesse (z. B. paraneoplastische, zerebelläre Degeneration durch Autoimmunmechanismen), s. Ataxie
- Hirntumoren, Pseudotumor cerebri, s. Kopfschmerzen, Adipositas

S

- TIA mit Verschluss der A. basilaris, s. Schlaganfall/Apoplexie
- Basilarismigräne, s. Kopfschmerzen
- entzündliche Erkrankungen des ZNS, z. B. die Varizellen-Zerebellitis (1:4000, günstige Prognose), s. Ataxie
- Subclavian-Steal-Syndrom (Vertebralisanzapfsyndrom, Strömungsumkehr in der A. vertebralis bei Belastung des Arms durch Stenose oder Verschluss der proximalen A. subclavia, RR-Differenz!), s. Synkope/Kollaps
- Downbeatnystagmus-Schwindel (Fallneigung nach hinten, Nystagmus in Schlagrichtung nach unten [Neutralposition], z. B. beim Arnold-Chiari-Syndrom, aber auch bei Intoxikationen, Ischämien, zerebralen Blutungen)
- Schwindel bei Computerspielen (Gaming Sickness, bes. bei schnellen Aktionsspielen, vermutlich durch Unterdrückung des vestibulookulären Reflexes), s. Erbrechen/Emesis
- Medikamente, z. B. Barbiturate, Benzodiazepine
- Alkohol, Drogen, CO-Vergiftung, s. Bewusstseinsstörungen

Merke **M!**

Primär **spondylogen** (HWS) ausgelöste Schwindelattacken sind im Kindesalter selten. Durchblutungsstörungen wie das **Subclavian-Steal-Syndrom** oder **TIA** kommen auch beim Kind vor. Der beim Erwachsenen häufige (periphere und zentrale) **Lagerungsschwindel** wird im Kindesalter kaum beobachtet.

88.2.2 Nicht vestibulärer Schwindel

- Friedreich-Ataxie, s. Ataxie
- MS, ADEM, Polyneuropathien, s. Lähmungen, Ataxie
- episodische familiäre Ataxie vom Typ II, s. Ataxie
- Riley-Day-Syndrom (HSAN Typ III, Schwindel bei Lagewechsel), s. Sensibilitätsstörungen
- phobischer Attacken-Schwankschwindel (subjektive Gang- und Standunsicherheit, z. B. auf Straßen beim Gehen, im Kindes-/Jugendalter selten)
- psychogener Schwindel (als Korrelat, z. B. bei Angstzuständen, Depressionen)
- medikamentöse Nebenwirkungen (Antikonvulsiva, Benzodiazepine, Antihypertensiva, β-Blocker)

88.2.3 Schwindel bei internistischen/pädiatrischen Erkrankungen

- Orthostase-Syndrom, s. Bewusstseinsstörungen
- Synkope, s. dort
- Herzrhythmusstörungen (tachykarde oder bradykarde Herzrhythmusstörungen), s. Tachykardie, Bradykardie
- arterielle Hypertonie, hypertensive Krise, Phäochromozytom, s. Hypertonie
- Hypoglykämien, s. Hypoglykämie
- Anämien, Vitamin-B_{12}-Mangel (funikuläre Myelose)
- Intoxikationen, z. B. durch Benzodiazepine

Tab. 88.4 Begleitsymptome beim Schwindel.

Symptome	Erkrankungen
Mitbeteiligung verschiedener Hirnnerven	Zoster oticus (in Kombination mit Fazialisparese, Ramsay-Hunt-Syndrom), Akustikusneurinome (N. facialis), Cholesteatom (N. facialis), Augenmuskellähmungen (z. B. Okulomotoriusparesen bei episodischer Ataxie vom Typ II), Augenmuskelparesen bei verminderter Durchblutung der A. vertebralis (Subclavian-Steal-Syndrom), Stenose oder Verschluss der A. basilaris, Basilarismigräne
Tinnitus/ Hörstörungen	M. Menière, doppelseitige Akustikusneurinome bei NF-2, Zoster oticus, vestibuläre Epilepsie, TIA der A. basilaris, MS, Cholesteatom, Anämien, Schädelbasisbruch, Cholesteatom, Medikamente
Sehstörungen	okulärer Schwindel, TIA im Bereich der A. basilaris (auch Gesichtsfeldausfälle), Basilarismigräne, Subclavian-Steal-Syndrom
Kopfschmerzen	Akustikusneurinome, Basilarismigräne, TIA der A. basilaris (Hinterkopfschmerzen), Pseudotumor cerebri, Schädelfrakturen, Schädel-Hirn-Traumata, hypertensive Krise, Hypoglykämie, Intoxikationen

89 Sensibilitätsstörungen

89.1 Einführung

Definition [ ]

Veränderte Wahrnehmung von **Sinnesreizen**, die einerseits die **Oberflächensensibilität** (Tast-, Schmerz-, Temperatursinn und Zweipunkt-Diskriminierung), andererseits die **Tiefensensibilität** (Bewegungsempfindung, Vibrationsempfindung) betreffen kann.

Tab. 89.1 Sensibilitätsstörungen.

Lokalisation
• periphere Nerven • Hinterwurzel • Hinterstränge • Tractus spinothalamicus • Thalamus • Hirnrinde • Kombinationen

Tab. 89.2 Definition weiterer wichtiger Begriffe.

Begriff	Definition
Hypästhesie	herabgesetzte Empfindung bei Berührungsreizen
Hyperästhesie	Überempfindlichkeit gegenüber Berührungsreizen
Hyperpathie	allgemeine Überempfindlichkeit gegenüber sensiblen Reizen (nach Verletzung peripherer Nerven, beim Thalamussyndrom), Opioid-induzierte Hyperalgesie
Parästhesie	subjektive Missempfindung wie Kribbeln, Ameisenlaufen
Dysästhesie	qualitativ veränderte Sensibilitätsempfindung (unangenehmer Natur)
Neuralgie	meist anfallsweises Auftreten brennender, stechender oder „reißender" Nervenschmerzen (Trigeminusneuralgie, Glossopharyngeus-Neuralgie)

Tab. 89.3 Sensibilitätsstörungen.

Allgemeine Begleitsymptome
• Muskelschwäche, Verlust der Muskeleigenreflexe: meist distal im Bereich der unteren Extremitäten beginnend, oft aszendierend; meist symmetrisch • neuropathische Ataxie • Hypo-, Anhidrose, Kältegefühl, evtl. Analgie • Berührung und Tiefensensibilität sind meist stärker betroffen als Schmerz- und Temperatursinn, s. „Merke"

Merke M!

Dissoziierte Sensibilitätsstörung: Störung von Schmerz- und Temperaturempfindung bei erhaltener Tiefensensibilität und Berührungsempfindung durch Schädigung des Tractus spinothalamicus (z. B. beim Brown-Sequard-Syndrom, bei Syringomyelie).

89.2 Differenzialdiagnosen

89.2.1 Periphere Nerven

Hereditär

Hereditäre motorisch-sensorische Neuropathien

- Hereditäre motorisch-sensorische Neuropathie Typ I (HMSN Typ I, Charcot-Marie-Tooth-Syndrom, demyelinisierende neuronale Form, Beginn in 2. Lebensdekade mit zunehmender Schwäche von Händen und Füßen (peroneal betont), erst später sensible Missempfindungen, AD, AR, X-chromosomal dominant oder rezessiv), s. Lähmungen
- HMSN Typ II (axonale Form, späterer Beginn als Typ I, distale Muskelschwäche, milde Sensibilitätsausfälle, Tremor (!), AD, AR, X-chromosomal rezessiv), s. Lähmungen
- HMSN Typ III (Dejerine-Sottas-Syndrom, AD, evtl. AR, primär Degeneration des distalen Axons, später auch der Neuronen in Spinalganglien und Rückenmark; Verzögerung der Nervenleitgeschwindigkeit am stärksten bei HMSN III; typische Symptome: Hohlfuß, Storchenbeine, Krallenhand), s. Lähmungen
- HMSN Typ IV (Resum-Syndrom), s. Ataxie, Anosmie
- HMSN Typ V–VII (Sonderformen, kongenitale Hypomyelinisierung), s. Lähmungen
- hereditäre Neuropathie mit Neigung zu Drucklähmungen (HNPP, nach minimalen Traumata peripherer Nerven, reversible sensomotorische Ausfälle, AD)

Hereditäre sensorisch-autonome Neuropathien

- Hereditäre sensorisch-autonome Neuropathien Typ I (HSAN Typ I; akrodystrophische Neuropathie (bes. die unteren Extremitäten betroffen), Mutationen (▶ Tab. 89.4)
- HSAN Typ II: infantile armbetonte Neuropathie (akrale Mutilationen)
- HSAN Typ III: familiäre Dysautonomie (Riley-Day-Syndrom), s. Synkope/Kollaps

S

- HSAN Typ IV: herditäre sensorische und autonome Neuropathie (Swanson-Syndrom, Schmerzunempfindlichkeit, in der Folge oft Mutilationen, Knochenbrüche, Anhidrose, muskuläre Hypotonie, Fieberschübe; **DD:** Kindesmisshandlung), s. Fieber/Sepsis, Hypo-/Anhidrose
- HSAN Typ V: ähnlich Typ IV (Symptome angeboren oder in früher Kindheit auftretend, häufig akrale Ulzerationen, Reflexe erhalten)

Neurometabolische Erkrankungen (mit Polyneuropathien)

Leukodystrophien

- M. Krabbe (Galaktozerebrosid-β-Galaktosidase ↓), s. Lähmungen; Retardierung, mentale
- metachromatische Leukodystrophie (Arylsulfatase A-Mangel), s. Lähmungen; Retardierung, mentale
- M. Alexander, s. Ataxie, Makrozephalie (Schädelauffälligkeiten)
- M. Pelizaeus-Merzbacher (Atrophie der Großhirnrinde, Nystagmus, geistiger Abbau), s. Ataxie

Lipidspeicherkrankheiten

- M. Tay-Sachs (amaurotische Idiotie, kirschroter Fleck der Makula, Hexosaminidase A ↓)
- M. Fabry (Parästhesien, Schmerzen, Brennen, α-Galaktosidase A ↓)
- M. Gaucher (neuropathische Formen, β-Glukosidase-Mangel, Typ 2, 3), s. Splenomegalie
- M. Farber (Ceramidase-Mangel), s. Heiserkeit

Andere neurometabolische Erkrankungen

- ALD-X, Adrenomyeloneuropathie (überlangkettige Fettsäuren ↑)
- A- bzw. Hypo-β-Lipoproteinämie, s. Durchfall/Diarrhö
- Vitamin-E-Malabsorption, s. Ataxie
- CDG-Syndrome (Hepatopathie, enterales EW-Verlustsyndrom, Fettverteilungsstörungen, Entwicklungsverzögerung, Krampfanfälle; Diagnose durch isoelektrische Fokussierung des Serumtransferrins)

Neurodegenerative Erkrankungen (mit Polyneuropathien)

- Friedreich-Ataxie, s. Ataxie
- Louis-Bar-Syndrom (konjuktivale und andere Teleangiektasien ab etwa dem 2. Lj.), s. Ataxie, Infektanfälligkeit
- Cockayne-Syndrom, s. Minder-/Kleinwuchs, Schädelauffälligkeiten (Mikrozephalus)
- Rett-Syndrom (spongiöse Veränderungen in den kortikospinalen Bahnen im Rückenmark, Bewegungsstereotypien), s. Retardierung, mentale
- Mitochondriopathien mit Sensibilitätsstörungen (▶ Tab. 89.5)

Metabolische und toxische Neuropathien

- diabetische Polyneuropathie (oft asymmetrisch, distal betont, trophische Hautveränderungen)
- Akroparästhesien bei M. Fabry, s. Fieber/Sepsis, Bauchschmerzen, Hämaturie
- Hypoparathyreoidismus, Hypokalzämie (auch Parästhesien)
- Zytostatika wie Vincristin („Vincristin-Neuropathie"), Cisplatin
- Nitrofurantoin, INH
- Blei, Arsen, Quecksilber, n-Hexan (Lösungsmittel)

Tab. 89.5 Mitochondriopathien.

Mit Sensibilitätsstörungen
• Leigh-Syndrom (subakut nekrotisierende Enzephalomyelopathie), s. Muskelschwäche (muskuläre Hypotonie) • MILS-Syndrom (maternal vererbtes Leigh-Syndrom) • NARP-Syndrom (**N**europathie, **A**taxie, **R**etinitis **p**igmentosa; Beginn bei jungen Erwachsenen mit Muskelschwäche, Sensibilitätsstörungen)

Tab. 89.4 Gegenüberstellung der einzelnen Typen der HSAN.

	HSAN I*	HSAN II	HSAN III	HSAN IV	HSAN V
mutiertes Gen, Vererbung	SPTLC1 AD	HSN2C AR	IKBKAP AR	NTRK1 (TRKA) AR	NTRK1 AR (?)
Beginn	2–4. Dekade	1.–5. Jahr	1. Jahr	1.–5. Jahr	5.–10. Jahr
Sensibilitätsstörung	Schmerz, Temperatur distal	alle Qualitäten	Schmerz, Temperatur	Schmerz, Temperatur	Schmerz, Temperatur
Schweiß	↓	↓	↓↓↓	↓↓↓	↓
Besonderes			Papillae fungiformes fehlend	mentale Retardierung	Tiefensensibilität o. B.
ungeklärtes Fieber	–	–	++	++	–

*Typ IB: Assoziation von HSAN Typ I mit paroxysmalem Husten und GÖR, s. Erbrechen/Emesis.
↓: erniedrigt, +: vorhanden, –: nicht vorhanden.

S

Entzündliche oder postinfektiöse Mono- oder Polyneuritiden

- Fazialisparese, s. dort
- Guillain-Barré-Syndrom, s. Lähmungen
- chronische inflammatorische demyelinisierende Polyneuroradikulitis (CIDP)
- distal-symmetrische sensible Polyneuropathie bei HIV
- Z. n. Neuroborreliose

Nerven- bzw. Plexusverletzungen (sensible und motorische Ausfälle)

- Erb-Lähmung (C5–C6/C7), Klumpke-Lähmung (C8–Th1), s. Lähmungen
- Peroneuslähmung (Spitzfußstellung, „Steppergang")
- Radialislähmung („Fallhand")
- N. medianus (Karpaltunnelsyndrom)
- Meralgia paraesthetica („Jeans-Krankheit", betroffen ist der N. cutaneus femoris lateralis), s. „Merke"

> **Merke** M!
>
> **Meralgia paraesthetica** (Jeans-Krankheit): Parästhesien und Neuralgie an der Außenseite des Oberschenkels durch Irritation des N. cutaneus femoris lateralis auf der Höhe der Unterquerung des Lig. inguinale.

89.2.2 Hinterwurzel

- Bandscheibenvorfall (Bandscheibenprolaps, meist lumbal/lumbosakral), s. Rückenschmerzen/juvenile Osteoporose
- Spondylitis, Spondylodiszitis, s. Rückenschmerzen/juvenile Osteoporose
- Radikuloneuritis

89.2.3 Hinterstränge

- funikuläre Myelose (Kobalaminmangel), s. Anämie/Blutarmut
- Tabes dorsalis (Neurolues, im Kindesalter kaum vorkommend)
- spinale Raumforderungen (▶ Tab. 89.6)

Tab. 89.6 Ursache von Sensibilitätsstörungen.

Spinale Raumforderungen
• intraspinale Zysten wie Arachnoidalzysten und Lipome • intramedulläre Tumoren: Astrozytome, Ependymom. • extramedulläre Tumoren: Meningeome, Neurinome, Neurofibrome

89.2.4 Gesamtes Rückenmark

- Querschnittläsion (Traumata, Blutungen im Spinalkanal, Tumoren)
- transverse Myelitis (Querschnittsmyelitis, meist thorakal lokalisiert)
- MS (zu Beginn der Erkrankung Sensibilitätsstörungen in ca. 40%), s. Lähmungen
- ADEM (im Gegensatz zur MS typischerweise monophasischer Verlauf)
- Reithosen-Anästhesie (Sensibilitätsstörungen im Bereich S1–S5, Schädigung von Conus medullaris und Cauda equina, z. B. durch Tumoren)
- Dysraphiesyndrome wie Meningomyelozele, Myelozystozele, Tethered-Cord-Syndrom, s. Lähmungen

89.2.5 Tractus spinothalamicus

- Brown-Sequard-Syndrom (halbseitige Querschnittläsion des Rückenmarks, dissoziierte Sensibilitätsstörung)
- Arteria-spinalis-anterior-Syndrom (bei Jugendlichen meist Kompression durch Tumor bzw. Bandscheibenvorfall)
- Syringomyelie (Höhlenbildung innerhalb der grauen Substanz, bes. im zervikalen und thorakalen Rückenmark, dissoziierte Sensibilitätsstörung)

89.2.6 Hirnstamm

- MS, ADEM
- Tumoren
- Blutungen, Gefäßverschlüsse (z. T. Hemihypästhesien und Hemiparesen)
- Wallenberg-Syndrom (Störung der Gefäßversorgung im Bereich der dorsolateralen Medulla oblongata, u. a. mit ipsilateraler Sensibilitätsstörung des Gesichts und kontralateraler, dissoziierter Sensibilitätsstörung am Körper)
- Babinski-Nageotte-Syndrom (alternierendes „Medulla-oblongata-Syndrom", u. a. mit Sensibilitätsstörungen, auch Hemiparesesn)

89.2.7 Thalamus

- Thalamusinfarkt/-blutungen (z. B. mit Hemihypästhesie, Thalamushand, Holmes-Tremor)

89.2.8 Kortex

- Tumoren
- Gefäßerkrankungen (Blutungen, Verschlüsse, Stenosen)
- Meningitis/Enzephalitis
- Basilarismigräne
- fokale Epilepsien

Tab. 89.7 Übersicht über häufige Begleitsymptome bei Sensibilitätsstörungen.

Symptome	Erkrankung
zusätzliche motorische Ausfälle	bei Charcot-Marie-Toth-Syndrom (HMSN I und II), Dejerine-Sottas-Syndrom (HMSN III), Refsum-Syndrom (HMSN IV), Adrenomyeloneurodystrophie, Abetalipoproteinämie, familiärer Vitamin-E-Malabsorption, chronisch inflammatorischer demyelinisierender Polyneuropathie (CIDP), metachromatischer Leukodystrophie, Morbus Krabbe, Querschnittläsionen des Rückenmarks, Brown-Sequard-Syndrom, transverser Myelitis, funikulärer Myelose, MS, Rückenmarkstumoren, Bandscheibenvorfall, Spondylodiszitis, geburtstraumatischen Plexusläsionen, peripheren Nervenverletzungen; manchen, v. a. toxischen Polyneuropathien; manchen Hirnstammsyndromen
Augensymptome	• Optikusatrophie und Retinitis pigmentosa: HMSN, M. Refsum • Katarakt: M. Fabry, M. Refsum • kirschroter Makulafleck-Visusverlust: M. Tay-Sachs • Hornhauttrübung: M. Fabry • Linsensubluxation, Glaskörpertrübung: M. Refsum • „trockene Augen“: HSAN-Typ III
Ataxien (neuropathische)	Refsum-Syndrom, Adrenomyeloneurodystrophie, Abetalipoproteinämie, Vitamin-E-Malabsorption, Friedreich-Ataxie, Louis-Bar-Syndrom, Rett-Syndrom, Cockayne-Syndrom, Leigh-Syndrom, metachromatische Leukodystrophie, Morbus Krabbe (bei Beginn nach dem Säuglingsalter), juvenile MS
neurogener Hohlfuß	Charcot-Marie-Tooth-Syndrom, Friedreich-Ataxie, Refsum-Syndrom, Spina bifida

90 Skelettanomalien/-deformitäten

90.1 Einführung

Info

Während das kraniofaziale Skelett – von einigen Ausnahmen abgesehen – auf die **ektodermalen Neuralleistenzellen** zurückzuführen ist (s. Schädelauffälligkeiten), stammt das restliche Skelett von **mesodermalen Zellen** ab, wobei das Achsenskelett mit Wirbelkörpern und Rippen aus dem Sklerotom hervorgeht, das sich aus dem medioventralen Anteil der Somiten entwickelt. Das Extremitätenskelett hingegen entsteht aus dem lateralen Plattenmesoderm. Im Folgenden wird die Differenzialdagnose der Skelettveränderungen nach Lokalisation (z. T. aber auch nach morphologischen Gesichtspunkten) vorgenommen.

90.2 Differenzialdiagnosen

90.2.1 Thorax, Sternum und Rippen

Sternumanomalien

- Sternumspalte (meist unvollständige Spaltbildungen)
- Sternumdefekte bei der PHACES-Assoziation, s. „Merke"

Angeborene Thoraxauffälligkeiten/-anomalien

- Trichterbrust (Pectus excavatum, bogenförmige Einziehung des kaudalen Sternums bzw. des Schwertfortsatzes, oft bereits bei Geburt vorhanden; Symptome: selten kardiale Beschwerden, manchmal restriktive Lungenfunktionsstörung; ▶ Tab. 15.2)
- Kielbrust („Hühnerbrust", Pectus carinatum, kielartiges Vorspringen des Brustbeins mit muldenförmiger Eindellung des seitlichen Thorax, früher öfter als Rachitisfolge beobachtet oder syndromal beim Noonan-Syndrom, Leopard-Syndrom, bei NF-1 und beim Marfan-Syndrom vorkommend)
- breiter Thorax mit weitem Mamillenabstand, oberes Pectus carinatum, unteres Pectus excavatum oder vice versa beim Noonan-Syndrom bzw. bei RASopathien, s. Minder-/Kleinwuchs, Augenauffälligkeiten/-erkrankungen (u. a. Ptose)
- „Schildthorax" beim Ullrich-Turner-Syndrom, s. Minder-/Kleinwuchs
- hoher, schmaler Thorax bei der asphyxierenden Thoraxdyplasie (Jeune-Syndrom, restriktive Lungenfunktionsstörung, später Nephronophthise, AR, mutierte Gene: DYNC2H1, IFT80; **DD:** s. „Merke"), s. Apnoe/Atemlähmung, Dyspnoe
- schmaler Thorax beim Ellis-van-Crefeld-Syndrom (Vitien in 50 %, Polydaktylie, AR; **DD:** s. „Merke"), s. Minder-/Kleinwuchs
- „Tonnenthorax" bei der Achondrogenesis (letal, AR); **DD:** Achondroplasie (hier jedoch normale Rumpflänge)
- thanatophore Dysplasie (ähnlich der Achondroplasie, aber schmaler, enger Thorax mit verkürzten Rippen; respiratorische Insuffizienz)
- Hemi-3-Syndrom (Hemihypertrophie, Thorax-Assymmetrie, Skoliose, mentale Retardierung)

Erworbene Thoraxauffälligkeiten/-anomalien

- Glockenthorax (Harrison'sche Furche durch Zug des Diaphragmas, Rachitis), s. Hypokalzämie
- Fassthorax (durch Lungenemphysem bei chronischem Asthma bronchiale u. bei CF
- Kielbrust s. o.

Ripenanomalien

- Gabelrippen (harmlose Normvariante, aber auch z. B. beim Gorlin-Goltz-Syndrom beschrieben)
- kampomele Dysplasie (Thoraxanomalien, nur 11 Rippenpaare, Mutationen am SOX9-Gen), s. u.
- Kurzrippen-Polydaktylie-Syndrome (▶ Tab. 90.2)

Tab. 90.1 Trichterbrust.

Krankheitsbilder bzw. Syndrome, bei denen eine Trichterbrust gehäuft auftritt
• Bindegewebsschwäche wie Marfan-Syndrom, Ehlers-Danlos-Syndrom, Homozystinurie u. a. • Noonan-Syndrom • Goltz-Gorlin-Syndrom • Leopard-Syndrom • Neufibromatose 1 • nach OP einer Zwerchfellhernie

Tab. 90.2 Kurzrippen-Polydaktylie-Syndrome*.

Form der Dysplasie

• asphyxierende Thoraxdysplasie (Jeune-Syndrom)*
• Ellis-van-Crefeld-Syndrom*
• Thorax-Larynx-Becken-Dysplasie
• Chondrodysplasien
  ○ Typ I: Saldino-Noonan
  ○ Typ II: Majewski
  ○ Typ III: Verma-Naumoff
  ○ Typ IV: Beemer

*Heterogene Gruppe, oft perinatal letal, oft zusätzliche Fehlbildungen wie polyzystische Nieren, AR.

S

Merke M!

PHACES: Hirnfehlbildungen der **p**osterioren Schädelgrube wie Kleinhirnhypoplasie, Dandy-Walker-Malformation, große **H**ämangiome im Gesicht, **A**nomalien der Hirnarterien wie einseitige Ausbildung nur einer A. vertebralis bzw. A. carotis. Herzfehler (**c**ardiac) wie Coarctatio aortae, Augenfehlbildungen (**e**ye) wie Kolobom, Glaukom sowie **S**ternumdefekte.

Merke M!

Die DD der asphyxierenden Thoraxdystrophie und zum Ellis-van-Crefeld-Syndrom ist oft schwierig. Zum Beispiel ist das Becken mit der Dreizackkonfiguration des Beckenunterrands und dem horizontal verlaufenden Azetabulum radiologisch bei beiden Krankheitsbildern kaum zu unterscheiden. Beim Jeune-Syndrom kommt es aber zu einer Nierenmitbeteiligung (evtl. ist auch die Leber mitbeteiligt) im Sinne einer Nephronophthise, beim Ellis-van-Crefeld-Syndrom findet sich in ca. 50 % der Fälle ein Vitium.

90.2.2 Thorax, Wirbelsäule

- Haltungsschwäche, Fehlhaltung (Abweichungen von der Normalhaltung, die sich aktiv und passiv vollständig ausgleichen lassen; Ursache: Schwäche der Rücken- und Bauchmuskulatur, bes. im Rahmen des Wachstumsschubes)
- Flachrücken (Abflachung der Kyphose der BWS, Abflachung der LWS → leichte Kyphosierung der LWS anstatt Lordose)
- totaler Rundrücken (verstärkte Kyphose an der unteren BWS, Kyphose am thorakolumbalen Übergang, Abflachung der LWS-Lordose)
- Hohlrundrücken (verstärkte Kyphose der LWS, verstärkte Lordose der LWS)
- Hyperlordose (Hohlkreuz; ▶ Tab. 90.3)
- M. Scheuermann, s. Rückenschmerzen/juvenile Osteoporose
- Skoliose, Säuglingsskoliose (▶ Tab. 90.4)
- Spondylolisthesis, s. Rückenschmerzen/juvenile Osteoporose
- Wirbelkörperfehlbildungen/-auffälligkeiten (▶ Tab. 90.5)

Tab. 90.3 Hyperlordosen.

Ursachen
• Muskeldystrophien (M. Duchenne, Sarkoglykanopathien) • Spondylolisthese • Achondroplasie • immunoossäre Dysplasie Schimke (Kleinwuchs mit Hyperlordose, T-Zell-Defekt, AR), s. Infektanfälligkeit, Proteinurie

90.2.3 Thorax: Fehlbildungen der Claviculae

- Dysostosis cleidocranialis (AR, Hypo-/Aplasie der Schlüsselbeine, Mutationen am RUNX2-Gen), s. Schädelauffälligkeiten, Hörstörungen
- Fehlbildungen der Schlüsselbeine sind auch beim Wolf-Hirschhorn-Syndrom und beim Goltz-Gorlin-Syndrom beschrieben.

Tab. 90.4 Ursachen von Skoliosen.

Ursache	Krankheitsbild
Säuglingsskoliose	vermutlich Folge einer intrauterinen Zwangshaltung; C-förmige, seitliche Verkrümmung der thorakolumbalen WS, meist linkskonvex, meist spontan reversibel
idiopathisch (80–90 %)	• infantile (0–2 Jahre, 0,5 %) • juvenile (3–10 Jahre, 10,5 %) • Adoleszentenskoliose, über 10 Jahre, 89 % (bes. bei Mädchen)
neuropathisch	spinale Muskelatrophie, HMSN, bes. Typ IVC, aber auch IV A, IV B u. Typ III, Z. n. Poliomyelitis, Meningomyelozele, infantile Zerebralparese, Syringomyelie
myopathisch	M. Duchenne (95 %), andere Muskeldystrophien und Myopathien, gehäuft beim Prader-Willi-Syndrom
mesenchymal	Marfan-Syndrom (60 %), Ehlers-Danlos-Syndrom (bes. Typ VI), Pleuraschwarten
knöcherne Fehlbildungen	Halbwirbel, Blockwirbel, Unilateral Bar, Rippensynostosen
metabolisch	juvenile Osteoporose, Osteogenesis imperfecta, bes. Typ II (letal), III u. IV, Mukopolysaccharidosen, Homozystinurie
entzündlich	Wirbelkörper-Osteomyelitis, Spondylitis tuberculosa
posttraumatisch	Unfälle mit Wirbelverletzungen, nach Laminektomie, nach Thorakotomie
statisch	Beinlängendifferenz
Strahlentherapie	z. B. beim Wilms-Tumor
System-erkrankungen	Achondroplasie, spondyloepiphysäre Dysplasie, Osteogenesis imperfecta, Mukopolysaccharidosen
spezielle Krankheitsbilder	Angelman-Syndrom (40–70 %), Neurofibromatose 1 (10–50 %), Ullrich-Turner-Syndrom (10–12 %), Prader-Willi-Syndrom, Arthrogryposis, Hemi-3-Syndrom, Rett-Syndrom

90.2.4 Skelettanomalien im Bereich der oberen Extremität

Hypoplasie einer Extremität oder eines Teils der Extremität (Hyperplasie, s. Großwuchs)

- Extremitätenhypoplasien, Kontrakturen, Klumpfuß, Bauchmuskelhypoplasie bei konnatalen Varizellen, s. Exantheme/Enantheme
- Poland-Syndrom (Hypoplasie des M. pectoralis einer Körperhälfte, der Mamille, der entsprechenden oberen Extremität einschließlich der Hand; Syndaktylien möglich; Ursache: Hypoplasie der A. subclavia und ihrer Äste in der Embryonalzeit)
- CHILD-Syndrom (streng halbseitiger, ichthyosiformer Nävus, auf der betroffenen Seite auch variable Extremitätendefekte, auch der unteren Extremität), s. Pigmentanomalien
- Radiusdefekte (▸ Tab. 90.6)

Verbiegungen von Extremitäten und Wirbelsäule

- Osteogenesis imperfecta (OI; ▸ Tab. 90.7), Genetik: s. „Merke"
- kampomele Dysplasie (Verbiegung langer Röhrenknochen, Thoraxanomalien, nur 11 Rippenpaare, intersexuelles Genitale), s. Genitalanomalien/-auffälligkeiten
- mesomele Dysplasie Typ Robinow (Radius und Ulna verkürzt, AD)
- Dyschondrosteose (Madelung'sche Deformität, Radius und evtl. Tibia verkürzt, dorsale Subluxation der distalen Ulna, Minderwuchs, AD, SHOX-Gen)

Tab. 90.5 Wirbelkörperfehlbildungen/-auffälligkeiten.

Ursachen
• VACTERL-Assoziation (hypoplastische Wirbel und Halbwirbel) • Klippel-Feil-Syndrom (Blockwirbel), erworben nach Spondylitis • Sprengel-Deformität (zusätzlich Schulterblatthochstand) • isoliert Halbwirbel, Keilwirbel (z. B. auch beim Leri-Weill-Syndrom) • Platyspondylie, z. B. bei Chondrodystrophie, Kniest-Syndrom, eworben bei Langerhans-Zell-Histiozytose, Osteopetrose, M. Calve, M. Scheuermann • Wirbelkörperverschmelzungen beim Gorlin-Goltz–Syndrom, s. Pigmentanomalien • „Schmetterlingswirbel" (BWS, LWS) beim Alagille-Syndrom, (ohne klinische Relevanz, aber diagnostisch wichtig!), s. Ikterus • ovoide Wirbelkörper, „Hakenwirbel": Mukopolysaccharidosen • birnenförmige Wirbelkörper bei kongenitaler spondyloepiphysärer Dysplasie • Spaltbildungen bei Spina bifida occulta, Meningo-/Myelozele, s. Lähmungen • Wirbelhypo-/-aplasien beim kaudalen Regressionssyndrom: z. B. bei Gestationsdiabetes • „Sandwichwirbel" bei Osteopetrose (autosomal dominante Osteopetrose Typ 2, Mutationen am CLCN7-Gen)

- McCune-Albright-Syndrom (polyostotische fibröse Dysplasie, Hyperostosen der Schädelbasis, hirtenstabförmige Krümmung des Femurs, Knochenschmerzen), s. Pseudopubertas praecox
- Neurofibromatose 1 (Verbiegung von Tibia, Radius, Ulna, evtl. auch Pseudoarthrosen)

Symmetrische Phokomelie

- Roberts-Syndrom (Pseudothalidomid-Syndrom, Mutationen am SCO2-Gen, Fehlen beider Arme, Hände scheinen am Rumpf „angewachsen", Kontrakturen und Reduktionen an den unteren Extremitäten, Gaumenspalten, Herzfehler und weitere Fehlbildungen)
- Thalidomid-Embryopathie (durch Thalidomideinnahme der Mutter zwischen 40. u. 44. Tag nach letzter Menstruation Armfehlbildungen, zwischen 43. u. 46. Tag Beinfehlbildungen, zwischen 48. u. 50. Tag Daumenfehlbildungen sowie Anal-/Rektumstenosen), s. Fazialisparese

90.2.5 Skelettanomalien im Bereich der Hand

Brachydaktylie

Definition [ ]
Angeborene Kurzfingrigkeit.

Isolierte Brachydaktylie

- verschiedene Formen bekannt, z. B. isolierte Brachydaktylie vom Typ E, AD, genetischer Hintergrund ist eine balancierte Translokation

Tab. 90.6 Radiusdefekte.

Ursachen
Thrombopenie-bilaterales Radiusaplasie-Syndrom (TAR-Syndrom), s. Petechien
VATER-Assoziation (s. o.), s. Erbrechen/Emesis
Fanconi-Anämie, s. Anämie/Blutarmut, Petechien, Pigmentanomalien
Seckel-Syndrom, s. Minder-/Kleinwuchs
Cornelia-de-Lange-Syndrom, s. Retardierung, mentale
Holt-Oram-Syndrom, s. u.
Nager-Syndrom (Unterlidkolobom, Hypoplasie von Mandibula und Maxilla, AD)
Madelung'sche Deformität (bajonettartige Abknickung der Hand nach volar durch angeborene Wachstumsstörung des Radius, nicht jedoch der Ulna, s. auch Leri-Weill-Syndrom, SHOX-Gen), s. Minder-/Kleinwuchs
Radiusdefekte bei Ring-4-Chromosom, bei Deletion 4q
teratogen durch Thalidomid, Valproinsäure

Tab. 90.7 Formen der Osteogenesis imperfecta.

Typ	Klinik	Gendefekt
Autosomal dominant (AD)		
Typ I*, häufigste Form (65 %)	keine Knochendeformitäten, erhöhte Frakturneigung, blaue Skleren, Schaltknochen des Schädels, später Hörverlust; **DD:** Kindesmisshandlung	homozygote 0-Mutationen im COL1A1**-Gen bzw. Mutationen im COL1A2**-Gen
Typ II*	Prognose infaust, perinatale Letalität	COL1A1 oder COL1A2
Typ III*	Skleren nicht stark bläulich, bei älteren Betroffenen weiß, schwere Knochenverformungen, Minderwuchs, Kyphoskoliose der Wirbelsäule, später respiratorische Probleme	COL1A1 oder COL1A2
Typ IV*	Hörverlust, Dentinogenesis imperfecta, Skleren weiß, Wirbelkörperkompressionsfrakturen, Extremitätendeformitäten, aber nicht so progredient wie bei Typ III	COL1A1 oder COL1A2
Typ V	Pseudotumorbildung im Frakturenbereich, Verknöcherungstendenz der Membrana interossea zwischen Radius und Ulna	(noch) unbekannt
Autosomal rezessiv (AR)		
Typ VI***	zusätzlich ausgeprägte generalisierte Mineralisationsstörungen, gesteigerte Osteoklastenaktivität	SERPINF1
Typ VII***	mit rhizomelen Hypoplasien der Extremitäten, „Popcorn"-Epiphysen, Mineralisationsstörungen, schwere Verläufe, evtl. letal	CRTAP
Typ VIII***	weiße Skleren; kurzer, fassförmiger Thorax; Mineralisationsstörungen	LEPRE1
Typ IX***	Phänotyp sehr variabel, von moderatem Befall bis letal	PPIB
Typ X***	schwere bis letale Verläufe	SERPINH2
Typ XI***	Frakturneigung, Gelenkkontrakturen, progrediente Knochendeformierung (Bruck-Syndrom 1)	FKBP10

*Bei den Typen I–IV handelt es sich um die ursprünglich beschriebenen klassischen Formen der Osteogenesis imperfecta.
**Die Gene COL1A1 bzw. COL1A2 codieren für wichtige Proteine des Typ-1-Kollagens.
***Bei Typ VI steht die Mineralisationsstörung im Vordergrund, bei den Typen VII, VIII und IX ein Defekt des Kollagen-3-Hydroxylierungs-Komplexes, bei den Typen X, XI handelt es sich um Chaperondefekte (dadurch gestörte Faltung der entsprechenden Proteine).

Tab. 90.8 Unklassifizierte Osteogenesis imperfecta – ähnliche Erkrankungen bzw. Krankheiten mit Störungen des Kollagenaufbaus.

Erkrankung	Klinik	Defektes Gen
Bruck-Syndrom 2	Osteogenesis und Gelenkkontrakturen	PLOD2
Caffey-Syndrom	kortikale Hyperostose	COL1A1
Osteoblasten-Reifungsdefekt	Osteogenesis ähnlich, milder Verlauf	SP7

Syndrome mit Brachymesophalangie (▶ Tab. 90.9)

Tab. 90.9 Brachymesophalangie.

Syndrome
• Cornelia-de-Lange-Syndrom • Rubinstein-Taybi-Syndrom • Poland-Syndrom • Holt-Oram-Syndrom • Bardelt-Biedl-Syndrom • septooptische Dysplasie • Trisomien

Tab. 90.10 Brachymetakarpie.

Syndrome

• Metakarpalia **IV, V**
  ○ Pseudohypoparathyreoidismus (hereditäre Albright-Osteodystrophie: stammbetonte Adipositas, Kleinwuchs, IQ um 60, AD)
  ○ Pseudopseudohypoparathyreoidismus (normales Serumkalzium)
  ○ Metacarpalia **II–V**: Akrodysostosis
• Verkürzung des Metacarpale **I**: Cornelia-de-Lange-Syndrom, Fibrodysplasia ossificans progressiva Münchmeyer, s. u.
• Minderwuchs-Hypertension-Syndrom: Verkürzung eines oder mehrerer Metakarpalknochen, s. Hypertonie
• Verkürzung der Metakarpalia (meist Metakarpie IV) beim Ullrich-Turner-Syndrom (37–50 %)

S

Klinodaktylie V, II

- meist kongenitale radiale Schiefstellung der Fingerachsen; ▶ Tab. 90.11

Polydaktylie

- autosmal dominant vererbte postaxiale Polydaktylie (zusätzlicher Finger und/oder zusätzliche Zehe)
- Syndrome mit Polydaktylie (über 90 Syndrome bekannt, Auswahl: ▶ Tab. 90.12)

Polysyndaktylie

- Greig-Syndrom (Hypertelorismus), s. Augenauffälligkeiten/-erkrankungen
- Carpenter-Syndrom (Akrozephalopolysyndaktylie-Syndrom), s. Schädelauffälligkeiten

Daumenauffälligkeiten

- Daumenhypoplasie, -aplasie (▶ Tab. 90.13)
- triphalageealer Daumen (dreigliedriger Daumen; ▶ Tab. 90.14)
- „breiter" Daumen (▶ Tab. 90.15)

Tab. 90.11 Klinodaktylie.

Syndrome
• Down-Syndrom (Klinodaktylie V) • Silver-Russel-Syndrom (V) • Brachydaktylie-Klinodaktylie-Syndrom (V) • Feingold-Syndrom (Klinodaktylie II) • Kabuki-Syndrom (V) • isoliert (ohne klinische Relevanz)

Tab. 90.12 Polydaktylie.

Syndrome, die mit einer Polydaktylie einhergehen können
• Bardet-Biedl-Syndrom (BBS, Ziliopathie, postaxiale Polydaktylie), s. Adipositas, DD zum BBS: • McKusick-Kaufmann-Syndrom (Hydrometrokolpos bereits beim Neugeborenen durch Vaginalatresie bzw. Vaginalseptum), s. Amenorrhö, Genitalanomalien/-auffälligkeiten • Meckel-Gruber-Syndrom (Ziliopathie, Enzephalozele, multizystische Nierenveränderungen, postaxiale Polysyndaktylie) • Fanconi-Anämie (meist aber Daumenhypoplasie) • VATER-Assoziation: (nicht obligat), Dubowitz-Syndrom, Smith-Lemli-Opitz-Syndrom, Goltz-Gorlin-Syndrom • Ellis-van-Crefeld-Syndrom (chondroektodermale Dysplasie) • asphyxierende Thoraxdystrophie Jeune, s.o. • Akrozephalopolysyndaktylie-Syndrome (z. B. Carpenter-Syndrom) • Short-Rib-Polydaktylie-Syndrome (mehrere Formen), s. o. • Smith-Lemli-Opitz-Syndrom (postaxiale Polydaktylie) • Simpson-Golabi-Behmel-Syndrom, s. Hoch-/Großwuchs • Greig-Syndrom (prä- u. postaxiale Polydaktylie) • Syndrom Megalenzephalie – Polymikrogyrie – postaxiale Polydaktylie – Hydrozephalus • Syndrom M. Hirschsprung – Polydaktylie – Innenohrschwerhörigkeit

Auffälligkeiten der gesamten Hand

- „Klauenhände" (durch Versteifung der Fingergelenke), s. „Merke"
- „Löffelhand": Apert-Syndrom, s. Schädelauffälligkeiten (prämature Synostosen)
- Spalthand (mit und ohne Spaltfuß; ▶ Tab. 90.16)

Merke M!

Klauen-/Krallenhände bei:
- Mukopolysaccharidose Typ I (MPS I)
- Mukolipiodose III (Pseudo-Hurler-Polydystrophie)
- Krallenhand bei Sklerodermie

Tab. 90.13 Daumenhypoplasie/-aplasie.

Syndrome
• Fanconi-Anämie • Holt-Oram-Syndrom (Vorhof-, Ventrikelseptumdefekt, evtl. knöcherne Defekte im Bereich des gesamten Schultergürtels) • Fibrodysplasia ossificans progressiva (auch Verkürzung der Großzehen), s. Rückenschmerzen/juvenile Osteoporose, Myalgien • Seckel-Syndrom, s. Minder-/Kleinwuchs • Nager-Syndrom (akrofaziale Dysostose) • De-Grouchy-Syndrom II (Deletion 18q) • Juberg-Hayward-Syndrom (orokraniodigitales Syndrom, Lippen-Kiefer-Gaumenspalte, Mikrozephalus, hoch ansetzender bzw. hypoplastischer Daumen, Daumenaplasie) • Thalidomid-Embryopathie, s. o.

Tab. 90.14 Triphalangealer Daumen.

Syndrome
• Aase-Syndrom, s. Anämie/Blutarmut • Blackfan-Diamond-Syndrom, s. Anämie/Blutarmut • Tibia-Aplasie/-Hypoplasie • Carraro-Syndrom (angeborene Taubheit mit Tibia-Hemimelie, Polysyndaktylie), s. Hörstörungen • Townes-Brocks-Syndrom (Analatresie, Ohrmuscheldysplasien, Nierenfehlbildungen, AD), s. Erbrechen/Emesis, fehlender Mekoniumabgang, Uro-/Nephropathien (angeborene) • Nager-Syndrom (mandibulofaziale Dysostose)

Tab. 90.15 „Breiter" Daumen.

Syndrome
• Rubinstein-Taybi-Syndrom, s. Retardierung, mentale • Greig-Syndrom (familiärer Hypertelorismus, Syn-/Polydaktylie, Makrozephalus), s. Augenauffälligkeiten/-erkrankungen • Pfeiffer-Syndrom (breiter Daumen, breite Großzehen), s. Schädelauffälligkeiten (Kraniosynostosen) • Weaver-Smith-Syndrom, s. Hoch-/Großwuchs (kongenitaler)

Akromikrie

Definition

Auffallend kleine Finger und Zehen (▶ Tab. 90.17).

90.2.6 Skelettanomalien im Beckenbereich/im Bereich der Hüfte

- Hüftdysplasie (Häufigkeit 1:85 der Lebendgeborenen; ▶ Tab. 90.18), s. „Merke“
- teratologische Hüftgelenksluxation (pränatal, meist beidseitig, häufig zusätzliche Deformitäten der Füße)
- kaudales Regressionssyndrom (Entwicklungsstörung des kaudalen Mesoderms, Verkürzung der kaudalen WS, Aplasie/Hypoplasie des Os sacrum, Beckenmissbildungen, Analatresie, anorektale Stenosen, neurogene Blase, Nierenaplasie/-dysplasie, Lähmungen, Assoziation mit mütterlichem Diabetes mellitus)

Tab. 90.16 Spalthand.

Syndrome
• Aplasia cutis congenita • Holt-Oram-Syndrom (plus Vitien) • Gollop-Wolfgang-Komplex, s. u. • Aglossie-Adaktylie-Syndrom • Hanhart-Syndrom II (Peromelie) • Mutationen am p63-Gen (auch mit Spaltfuß, Syndaktylie, ektodermaler Dysplasie, Lippen-Kiefer-Gaumenspalten etc.) ◦ EEC-Syndrom (EEC: Ektrodaktylie – ektodermale Dysplasie Clefting) (LM)- ◦ Limb-Mammary-Syndrom (Brustdrüsen-, Mamillenhypoplasie, ektodermale Dysplasie) ◦ ADULT-Syndrom (ADULT: Akro-dermato-ungual-lakrimal-Tooth-Syndrom)

Tab. 90.17 Syndrome bzw. Erkrankungen mit Akromikrie.

Ätiologie	Syndrome/Erkrankungen
angeboren	• HGH-Mangel • Prader-Willi-Syndrom
angeboren/ossär	• Verkürzung einer Großzehe (Monophalanx): Fibrodysplasia ossificans progressiva • trichorhinophalangeales Syndrom, Langer-Giedion-Syndrom: spärlicher Haarwuchs, „Knollennase“, Brachyphalangie, AD, AR, Spontanmutationen) • akromikrische Dysplasie (verkürzte Metakarpalia und Phanlangen, AD) • akromesomele Dysplasie (quadratisch geformte Phalangen, Minderwuchs) • Akrodysostose (Brachymetakarpophalangie, Brachytarsie, mentale Retardierung, Mittelgesichtshypoplasie, AD)
erworben	• durch Osteolyse von Endphalangen beim Hutchinson-Gilford-Syndrom (Progeriesyndrom) • familiäre Akroosteolyse (Hajdu-Cheney-Syndrom, AD) • Akroosteolysen beim Zimmermann-Laband-Syndrom, s. Splenomegalie

Cave

Erworbene Hüftluxation bei CP-Patienten.

Merke

Hüftdysplasie

Symptome: Abspreizhemmung in den Hüftgelenken, Faltenasymmetrie (Oberschenkel, Adduktoren, Gesäß), Ortolani-Zeichen.

Durch die routinemäßige **Ultraschalluntersuchung** des Hüftgelenks beim Neugeborenen nach **Graf** sollte die frühzeitige Diagnose einer Hüftdysplasie gewährleistet sein. Bei konsequenter Therapie entwickeln sich die Hüftgelenke bei > 90 % der Patienten funktionell und radiologisch normal. Nach neonataler Hüftluxation und Reposition kann es im Kleinkindesalter zum sog. **Luxationsperthes** kommen.

Residuelle Hüftdysplasie: Hochrisikofaktor für die spätere Entwicklung einer Koxarthrose.

Cave

Ortolani-Zeichen: Gefahr der Hüftkopfschädigung bei Wiederholung.

Tab. 90.18 Hüftdysplasie.

Ursachen bzw. begünstigende Faktoren
• mechanisch (z. B. Steißlage, Beckenendlage) • genetisch (familiäre Belastung, Chromosomenaberrationen wie Trisomie 18, 21; Ullrich-Turner-Syndrom) • hormonell (Östrogene, Progesteron), weibliches Geschlecht • Syndrome mit Fruchtwassermangel (z. B. Potter-Syndrom), Hypertrophie des Feten • Ehler-Danlos-Syndrom, Marfan-Syndrom

Tab. 90.19 Ausgeprägte Coxa vara und Genua vara bzw. X-Beine.

Symmetrie	Ursachen
symmetrisch	• Vitamin-D3-Mangelrachitis, Vitamin-D-resistente Rachtis Typ I u. II • Rachitis bei unbehandelter Zöliakie • Phosphatdiabetes (Hypophosphatämie, Phosphaturie) • De-Toni-Debré-Fanconi-Syndrom (Aminoazidurie, Glukosurie, tubuläre Azidose) • Tyrosinämie (Hepatopathie, Tubulopathie) • Zystinose (infantile, nephropathische Form) • Leri-Weill-Syndrom (Kleinwuchs, Mikromelie, Madelung-Deformität, Genu valgum, SHOX-Gen-Mutation), s. Minder-/Kleinwuchs • Osteochondrodysplasien (z. B. metaphysäre Dysplasie Typ Schmidt)
asymmetrisch (einseitig)	• Z. n. Fraktur und Osteomyelitis • angeborene Tibia vara (Crus curvatum) • infantile Tibia vara, s. „Merke“ • bei Tumoren • bei longitudinalem Gliedmaßendefekt

90.2.7 Skelettanomalien im Bereich der unteren Extremität

Coxa vara, Genua vara und X-Beine (▶ Tab. 90.19)

Merke M!

Blount disease (infantile Tibia vara): meist **einseitige**, türkensäbelartige Krümmung der Tibia durch aseptische Nekrose der medialen proximalen Tibia-Epiphyse, fälschlich oft als Rachitisfolge gedeutet, s. Gelenk/-Knochenschmerzen (aseptische Knochennekrosen).

Femurhypoplasie

- proximale femorale fokale Defizienz (PFFD, verschiedene Formen, teilweise auch Mitbeteiligung des Hüftgelenks)
- Femur-Fibula-Ulna-Komplex (unterschiedliche Kombination von Fehlbildungen von Femur, Fibula und/oder Ulna, auch Finger-/Zehenanomalien möglich, typischerweise asymmetrischer Befall
- Femurhypoplasie und Gesichtsdysmorphie (kurze, breite Nase; langes Philitrum, schmale Oberlippe, Mikrognathie, hier jedoch symmetrischer Befall des Femur, Assoziation mit mütterlichem Diabetes)
- Femurhypoplasie auch beim kaudalen Regressionssyndrom möglich, s. o.

Tibiahypoplasie/-aplasie (▶ Tab. 90.20)

Fibulahypoplasie

- isolierte Aplasie, Hypoplasie, Verbiegungen der Fibula
- Syndrom Fibula-/Ulnahypoplasie und Nierenanomalien (zystische bzw. hypoplastische Nieren, AR)

Segmental betonte Extremitätenverkürzungen

- mesomele Dysplasie Typ Langer (Fibulaverkürzung, Minderwuchs, AR, SHOX-Gen bzw. SCHOXY-Gen)
- mesomele Dysplasie Typ Nievergelt (Tibia verkürzt bzw. gekrümmt, Klumpfuß, eingeschränte Beweglichkeit im Ellenbogengelenk, AD)

Tab. 90.20 Tibiahypoplasie, -aplasie

Ursachen
• VATER-Assoziation • Carraro-Syndrom (triphalangealer Daumen, Polysyndaktylie), s. Hörstörungen (angeborene Taubheit) • Gollop-Wolfgang-Komplex (distal gegabelter Femur, Tibiaaplasie, Spalthand/Spaltfuß) • Wolf-Hirschhorn-Syndrom (Deletion 4p), s. Retardierung, mentale • Syndrom Radiusdefekt mit Tibiahypoplasie

Patellahypo-/-aplasie

- Patellaaplasie, -hypoplasie, isolierte
- Nagel-Patella-Beckenhörner-Syndrom (Onychoosteodysplasie, AD, Mutationen im LMX1B-Gen, rezid. Luxationen der hypoplastischen Patella, auch des Radiusköpfchens), s. Proteinurie
- Patellahypoplasien mit Fibulaanomalien (Aplasie, Hypoplasie, Verbiegungen)
- Syndrom Patellaaplasie – Talokalkaneussynostose
- Patellahypoplasie beim Kabuki-Syndrom, s. Minder-/Kleinwuchs; Retardierung, mentale; Gedeihstörung/Dystrophie

Fußanomalien

Fußfehlstellungen bei Neugeborenen, Säuglingen und Kleinkindern

- **Klumpfuß** (Pes equinovarus et adductus, Kombination aus Spitzfußstellung, Supination [Hebung des medialen Fußrands], Varusstellung der Ferse, Adduktion [Fußspitze innenrotiert], m:w = 2:1; ▶ Tab. 90.21), s. „Merke"
- **kongenitaler Plattfuß** („Talus verticalis", Tintenlöscherfuß, Abflachung der medialen Fußwölbung durch den vertikal stehenden, evtl. luxierten Talus, der am medialen Fußrand palpabel ist; Valgusstellung der Ferse bei gleichzeitigem Haken- oder Spitzfuß, Abduktion des Vorfußes), s. „Merke"
- **physiologischer Knick-Senkfuß** des Kleinkindes („Plattfuß" des Kleinkindes) s. „Merke"
- **Hakenfuß** (Pes calcaneovalgus, Häufigkeit: 1/1000 Neugeborene; extreme Dorsalflexion des Vorfußes, wobei der Fußrücken die Tibiavorderkante berühren kann; eingeschränkte Plantarflexion; gute Prognose; **DD:** bei in Kleinkindesalter auftretendem Hakenfuß [mit Schwäche des M. triceps surae] ist an eine neurologische Grunderkrankung zu denken)
- **Sichelfuß** (Metatarsus adductus, Häufigkeit: 1/1000 Neugeborene; auffallende Adduktion des Vorfußes gegenüber den dorsalen Fußanteilen; Ferse steht in Neu-

Tab. 90.21 Klumpfuß.

Als Begleitsymptom von Syndromen bzw. Erkrankungen
• spinale Dysraphien/Tethered-Cord-Syndrom • Arthrogryposis multiplex congenita • Escobar-Syndrom (multiple Pterygien, AR) • diastrophische Dysplasie • Möbius-Syndrom • VACTERL-Assoziation • Pierre-Robin-Sequenz • Freeman-Sheldon-Syndrom („Pfeifermund", ulnare Deviation der Hände, AD) • Larsen-Syndrom (multiple Gelenksluxationen, AD) • Aarskog-Syndrom, s. Minder-/Kleinwuchs • myotone Dystrophie Curshman-Steinert • Zellweger-Syndrom • TAR-Syndrom • konnatale Varizellen

S

tralstellung. i. d. R. harmlose Variante; bei Kindern in Bauchlage besteht jedoch die Gefahr einer Adduktionskontraktur)
- **Tarsal Coalition** (2 oder mehr Fußwurzelknochen sind angeborenerweise miteinander verschmolzen, z. B. Kalkaneus mit Talus oder dem Os naviculare)
- **Verkürzung der Metatarsalia** (Brachymetatarsie; ▶ Tab. 90.22)

Merke M!

Der angeborene **Klumpfuß** ist ebenso wie der **kongenitale Plattfuß** (s. u.) ein pädiatrisch-orthopädischer Notfall. Die Therapie (Gipsredressement) sollte spätestens innerhalb der ersten 24 Lebensstunden erfolgen. Fußdeformitäten sind überdurchschnittlich häufig mit **Hüftdysplasien** assoziiert.

Merke M!

Knick-Senk-Fuß bei Kleinkindern: Beim Gehenlernen fällt den Eltern auf, dass das Kind **„Plattfüße"** hat. Keine klinischen Symptome; Valgusstellung der Ferse (im Vorschulalter bis 15 Grad physiologisch), beim Zehenspitzenstand konfiguriert sich das Fußlängsgewölbe normal. Dieser **physiologische** Knick-Senk-Fuß ist die häufigste kindliche Fußdeformität. Krankhafte Formen des Plattfußes (Myopathien, kontrakter Plattfuß, neurogener Plattfuß) sind extrem selten. Plattfuss beim Marfan-Syndrom in 90 % der Fälle. Knick-Senk-Füße beim Prader-Willi-Syndrom gleichfalls bei 90 % der Patienten.

Cave ⚠

Physiologischer Knick-Senk-Fuß: Einlagen.

Andere Fußfehlstellungen bzw. Anomalien (primär nicht skelettbedingt)

- (neurogener) **Hohlfuß** (oft mit Hammerzehe vergesellschaftet; ▶ Tab. 90.23)
- **Zehenspitzengang** (in 90 % idiopathisch), s. Lähmungen
- **Sandalenlücke**, s. „Merke"

Merke M!

Sandalenlücke (abnorm großer Abstand zwischen 1. und 2. Zehenstrahl): gilt in der Pränataldiagnostik als **Softmarker** für Trisomie 8, 13 (Pätau-Syndrom), 18 (Edwards-Syndrom) und 21 (Down-Syndrom); wird aber ebenso beim Cornelia-de-Lange-, Seckel - und Börjeson-Forssman-Lehmann-Syndrom beobachtet wie auch bei anderen Syndromen; auch bei völlig unauffälligen Kindern vorhanden.

Tab. 90.22 Brachymetatarsie.

Erkrankungen
• Brachymetatarsie **I** (Fibrodysplasia ossificans progressiva Münchmeyer) • Brachymetatarsie und Brachymetakarpie **I** und beim Hand-Fuß-Genital-Syndrom (Hypospadie beim Jungen; Genitalduplikaturen bei Mädchen, AD), s. Genitalanomalien/-auffälligkeiten • Brachymetatarsie **II–V** bei Akrodysostosis • Brachymetatarsie **IV** in 14–22 % beim Ullrich-Turner-Syndrom

Tab. 90.23 Hohlfuß.

Erkrankungen mit Hohlfuß
• HMSNTyp I, III, IVA, IVB u. IVC • Friedreich-Ataxie • Roussy-Levy-Syndrom • Refsum-Syndrom • Allgemein bei Polyneuropathien

90.2.8 Erkrankungen mit heterotoper Knochenneubildung

- **Fibrodysplasia ossificans progressiva** (Myositis ossificans, fortschreitende Verknöcherung des Binde- u. Stützgewebes, bis zur Bildung eines „Außenskeletts" mit Knochenplatten u. -strängen, AD; Ursache: Punktmutation im ACVR1-Gen [Chromosom 2], das für den Aktivin-Rezeptor Typ 1 codiert; typisch auch Brachymetatarsie I und Brachymetakarpie I)
- **progressive ossäre Dysplasie** (die heterotope Ossifikation führt zur Knochenneubildung im intramembranösen Knochengewebe; Malformation bisher normaler Skelettanteile; Ursache: inaktivierende Mutationen im GNAS-Gen)

S

91 Splenomegalie

91.1 Einführung

Definition

Splenomegalie: palpable oder sonografisch fassbare Vergrößerung der Milz aufgrund unterschiedlicher Ursachen.

Merke M!

Eine normal große Milz ist **nicht tastbar**. Beim Säugling ist jedoch physiologischerweise manchmal der untere Milzpol palpabel. Beim älteren Kind ist dies stets als Splenomegalie zu werten → sonografische Untersuchung des Abdomens.

Cave

Zwerchfelltiefstand (z. B. bei Überblähung der Lunge, dadurch scheinbare Milzvergrößerung).

Tab. 91.1 Sonografischer Längsdurchmesser der Milz bezogen auf das Alter.

Alter	Milzlänge (cm)
0–3 Monate	< 6
3–6 Monate	< 6,5
6–12 Monate	< 7
1–2 Jahre	< 8
2–4 Jahre	< 9
4–6 Jahre	< 9,5
6–8 Jahre	< 10
8–10 Jahre	< 11
10–12 Jahre	<11,5
12–15 Jahre	<12
15–20 Jahre (Mädchen)	< 12
15–20 Jahre (Jungen)	< 13

Tab. 91.2 Splenomegalie.

Klinische DD

- Tumor der linken Niere, große Nierenzyste, Tumor der linken Nebenniere
- Tumor des Pankreasschwanzes, Pankreaszysten (auch Pseudozysten)
- Tumoren des Magens, Trichobezoar im Magen (imponiert oft als verschieblicher Tumor im linken Oberbauch)
- Prozesse des linken Leberlappens und des Colon transversum bzw. des Colon descendens

Merke M!

Eine sog. **Wandermilz** kommt beim Kind eher selten vor (Gefahr: **Milztorsion**!). Eine **Nebenmilz** zeigen ca. 10% der Fälle. Eine **Asplenie** (bzw. Hyposplenie) wird beim **Ivemark-Syndrom** beobachtet, kann aber auch isoliert familiär vorkommen **(s. Howell-Jolly-Körperchen)**.

Polysplenie, Doppelmilz und **Asplenie** kommen gehäuft bei der extrahepatischen Gallengangsatresie vor, eine **Asplenie** auch beim autoimmunpolyglandulären Syndrom I (APS Typ I).

Autosplenktomie: völliger Funktionsverlust durch Milzinfarkt, z. B. bei Sichelzellanämie. Vanishing Spleen (Milznekrose): seltene Komplikation nach Fundoplikatio.

91.2 Differenzialdiagnosen

91.2.1 Akute und chronische Infektionen

Durch Viren

- EBV (Pfeiffer'sches Drüsenfieber, Vorsicht bei Milzpalpation), s. „Merke"
- Zytomegalie (Splenomegalie, bes. bei pränatalen Infektionen, Blueberry Muffins, Pfeiffer-ähnliches Krankheitsbild bei Immunkompetenz möglich)
- HIV-Infektion
- Hepatitis-A–D-Infektion
- Röteln (**Neugeborene**, Blueberry Muffins, Thrombopenie), s. Exantheme/Enantheme
- Parvo-B19-Infektion
- s. auch TORCH-Komplex, s. Retardierung, mentale; Ikterus

Merke M!

Die Konstellation VCA-IgG- und VCA-IgM-AK-positiv (AK gegen virales Capsid-Antigen) sowie EBNA1-IgG-AK-negativ weist auf eine sichere **EBV-Primärinfektion** hin.

Cave

Milzruptur bei zu intensiver Palpation oder durch Sportausübung beim bzw. nach dem Pfeiffer'schen Drüsenfieber.

S

Durch Bakterien (meist mit Fieber einhergehend)

- Lues connata (neonatale Hepatosplenomegalie), s. Exantheme/Enantheme
- Listeriose des Neugeborenen (durch Listeria monocytogenes), s. Exantheme/Enantheme
- Sepis, z. B. Ventilsepsis bei AV-Shunt (u. a. durch Staphylococcus epidermidis)
- Endocarditis lenta (durch Streptokokken, Staphylococcus aureus), s. Fieber/Sepsis
- Cholangitis (durch E. coli, Klebsiellen, Enterokokken u. a.)
- Typhus, Paratyphus
- M. Bang (Bruzellose), s. Fieber/Sepsis (undulierendes)
- Tularämie (durch Francisella tularensis, Tierkontakt), s. Lymphknotenschwellungen/Lymphadenopathien
- Rickettsiose (Befall der Gefäßendothelien, dadurch petechiale Exantheme), s. Petechien, Fieber/Sepsis
- Rückfallfieber (durch Borrelien, Überträger sind Läuse, Zecken, **Auslandsaufenthalt**, diagnostisch dicker Tropfen!)
- Miliartuberkulose, s. Fieber/Sepsis, Husten, Dyspnoe, Meningismus/(Enzephalo-)Meningitis
- Katzenkratzkrankheit (Erreger: Bartonella henselae), s. Lymphknotenschwellungen/Lymphadenopathien
- Psittakose (durch Chlamydophila psittaci), s. Dyspnoe

Durch andere Mikroorganismen (meist Fieber, oft anamnestisch Auslandsaufenthalte)

- Malaria (Plasmodien, neben Fieber und Anämie ist die Splenomegalie eines der 3 Hauptsymptome), s. Fieber/Sepsis
- viszerale Leishmaniose (Kalar-Azar, durch L. donovani, in Europa: L. infantum, remittierendes Fieber, Panzytopenie)
- Toxoplasmose (Erreger: Toxoplasma gondii, grippeähnliche Symptome, Lymphadenitis toxoplasmotica), s. Lymphknotenschwellung
- Histoplasmose (durch inhalierte Sporen von Histoplasma capsulatum, primärer Lungenbefall, bes. gefährdet AIDS-Kranke), s. Dyspnoe
- Schistosomiasis (Bilharziose, Helminthose durch Schistosomenarten, hepatolienale Form, daneben urogenitale und intestinale Form), s. Hämaturie
- Echinokokkose (durch Eier des Hunde- oder Fuchsbandwurms), s. Leukozytose (Eosinophilie)
- Toxokariasis (durch Larven von Toxocara canis – Hundespulwurm, Kinderspielplätze, im Serum IgE-Erhöhung, Eosinophilie, granulomatöse Hepatitis, asthmaähnliche Beschwerden), s. Leukozytose (Eosinophilie)

91.2.2 Hämoblastosen und lymphoretikuläre Erkrankungen

- Leukämien, z. B. ALL, „Merke"
- M. Hodgkin, s. Lymphknotenschwellungen/Lymphadenopathien
- Non-Hodgkin-Lymphome, z. B. posttransplanationale lymphoproliferative Erkrankung (nach Organtransplantation)
- Langerhans-Zell-Histiozytose
- familiäre und virale hämophagozytische Histiozytose
- X-chromosomale lymphoproliferative Syndrome (XLP1 u. XLP2), s. Infektanfälligkeit
- HLH (hämophagozytische Lymphohistiozytose – „Zytokinsturm", z. B. beim Makrophagenaktivierungssyndrom [MAS}, MAS-gefährliche Komplikation der JIA), s. Fieber/Sepsis, Petechien, Leukopenie
- M. Castleman, s. Lymphknotenschwellungen/Lymphadenopathien
- myeloproliferative Erkrankungen wie Polycythaemia vera, Osteomyelofibrose, essenzielle Thrombozytose, s. Polyglobulie/-zythämie
- Wiskott-Aldrich-Syndrom, s. Petechien, Pruritus/Juckreiz (Ekzem), Infektanfälligkeit

Merke **M!**

Bei **ALL** alleinige Milzvergrößerung bei etwa 63 %, Hepatosplenomegalie bei 68 %. Besonders ausgeprägt bei chronisch myeloischer Leukämie. Hier reicht die Milz oft bis in die Beckeneingangsebene und wird manchmal bei der Palpation übersehen (s. u.). Starke Milzvergrößerung auch bei der Haarzellleukämie.

91.2.3 Hämolytische Syndrome (s. Anämie/Blutarmut, Ikterus)

- Rhesus- und ABO-Unverträglichkeit
- enzymopenische hämolytische Anämien
- Sphärozytose, Elliptozytose, Thalassämien
- Evans-Syndrom (auch Immunthrombozytopenie und evtl. Immunneutropenie), s. Petechien
- ALPS (autoimmunes lymphoproliferatives Syndrom mit Thrombo- bzw. Leukopenie einhergehend; **DD:** Evans-Syndrom, s. o.), s. Petechien
- paroxysmale nächtliche Hämoglobinurie
- CVID-Syndrom (Hämolyse und Splenomegalie, jedoch inkonstant), s. Infektanfälligkeit

Tab. 91.3 Extreme Splenomegalie.

Möglich bei
• chronisch myeloischer Leukämie • Osteomyelofibrose • Kala-Azar • M. Gaucher

91.2.4 Stauungssyndrome

Prähepatisch

- Milzvenenthormbose (z. B. nach neonatalem Nabelvenenkatheterismus, stets unter Ultraschallkontrolle!)
- Pfortaderthrombosen (nach Nabelvenenkatheter, bei Thrombophilie, auch traumatisch bedingt, z. B. bei Kampfsportarten, abdominaler Raumforderung, bei Pankreatitis)
- kavernöse Transformation der V. portae, andere Pfortaderanomalien
- arterioportale Fistel (zwische A. hepatica und Pfortaderkreislauf, angeboren oder traumatisch bedingt)

Intrahepatisch

- Leberzirrhose (z. B. auch bei Tyrosinämie Typ 1 und anderen Stoffwechselerkrankungen, z. B. Galaktosämie, Fruktose-Intoleranz)
- Leberfibrose (z. B. kongenitale Leberfibrose im Rahmen der ARPKD), s. Hämaturie
- chronische Hepatitiden, s. Ikterus
- Lebertumoren, s. Hepatomegalie
- fokale noduläre Hyperplasie, s. Hepatomegalie
- Peliosis hepatis (blutgefüllte Lebersinusoide und Zysten bis 1 cm Durchmesser), s. Hepatomegalie
- Lebermetastasen (z. B. beim Neuroblastom, häufigster Primärtumor bei Lebermetastasen im Kindesalter)
- venookklusive Erkrankung der Leber, s. Hepatomegalie

Posthepatisch

- Budd-Chiari-Syndrom (Thrombose der unteren Hohlvene bzw. von Lebervenen), s. Aszites

Kardial

- Rechtsherzinsuffizienz (über Stauungsleber und portale Hypertension)
- Pericarditis constrictiva (als Folge kann u. a. eine „Cirrhose cardiaque" resultieren)

91.2.5 Chronisch entzündliche, nicht infektiöse Erkrankungen

- M. Still, Felty-Syndrom (Hepatosplenomegalie, Neutropenie), seropositive rhaumatoide Arthritis; **DD:** MAS, s. o.)
- M. Boeck (Sarkoidose, durchschnittlich 30 % der Patienten weisen eine Splenomegalie auf), s. Husten
- Kollagenosen wie SLE (Splenomegalie in 9–46 %)
- familiäres Mittelmeerfieber, s. Fieber/Sepsis
- chronische Granulomatose, s. Fieber/Sepsis
- Mevalonazidurie, s. Fieber/Sepsis
- LAD I (Leukozytenadhäsionsdefekt I u. III), s. Leukozytose, Infektanfälligkeit

91.2.6 Syndrome mit Autoimmunität und Splenomegalie

- autoimmunes lymphoproliferatives Syndrom (ALPS, s. o.), s. Petechien
- CD95-Mangel (AD, evtl. AR) und CD95-Ligand-Mangel (AR, Lymphadenopathie, Autoimmunzytopenien, gestörte Apoptose, doppelt negative T-Zellen vermehrt), s. Infektanfälligkeit
- Caspase-8- (AD) und Caspase-10-Defekt (AR; Lymphadenopathie, gestörte Lymphozytenapoptose und Lymphozytenaktivierung, rezidivierende bakterielle und virale Infekte), s. Infektanfälligkeit
- aktivierender N-Ras-Defekt (Lymphadenopathie, Leukämie, Lymphome, gestörte Lymphozytenaktivierung nach IL-2-Entzug), s. Infektanfälligkeit (Adenopathie)

91.2.7 Speicherkrankheiten

- M. Gaucher Typ 1 (häufigste lysosomale Speicherkrankheit, 1:40 000, ca. 90 % der Patienten mit M. Gaucher weisen eine Splenomegalie auf; Suchtest: saure Serumphophatase und ACE ↑)
- Mukolipidosen (Typ I–III, aber nicht bei Typ IV, hier auch keine Gesichts- bzw. Skelettdysmorphien)
- M. Niemann-Pick (z. B. Typ E: Blue-Sea-Histiozytose)
- Tangier-Krankheit (Analphalipoproteinämie, Xanthomzellen)
- Glykogenose, z. B. Typ IV (M. Andersen, Hepatosplenomegalie)
- Amyloidose (primäre oder sekundäre, z. B. beim familiärem Mittelmeerfieber, beim CINCA-Syndrom)
- M. Wilson (Kupferfreisetzung kann zur Hämolyse und dadurch zur Splenomegalie führen)
- Hämochromatose (z. B. juvenile Hämochromatose mit Erkrankungsbeginn zwischen 15. u. 30. Lj.)

91.2.8 Primäre Milzerkrankungen

- traumatische Milzhämatome (subkapsulär), s. Bauchschmerzen

> **Cave** ⚠
>
> Zweizeitige Milzruptur.

- Milzarterienaneurysma (z. B. nach Trauma)
- Milzabszesse (z. B. durch Salmonellen, E. coli, Kokken, manchmal infizierte Zysten oder Hämatome der Milz)
- sinusoidale Hämangiomatose (diffuse Durchsetzung der Milz durch von der Sinuswand ausgehende, neu gebildete Blutgefäße; DD: Kasbach-Merritt-Syndrom)
- Milzzysten (▶ Tab. 91.4)
- Sarkome der Milz (Hämangio-, Lymphangio-, Liposarkom)

Tab. 91.4 Ursachen von Milzzysten.

Art der Milzzyste	Ursachen
parasitär	z. B. durch Echinococcus
nicht parasitär	• primäre Zysten (epitheliale Auskleidung) ◦ Epidermoidzytsen ◦ Dermoidzysten ◦ zystische Lymphangiome ◦ kavernöse Hämangiome ◦ Zysten bei Gewebsheterotopien • Pseudozysten ◦ posttraumatisch (Kehr-Zeichen!) ◦ postentzündlich ◦ postnekrotisch

91.2.9 Andere Erkrankungen mit Splenomegalie

- chronische ITP (bei akuter ITP i. d. R. keine Splenomegalie), s. Petechien
- kongenitale dyserythropoetische Anämien (CDA Typ I–III, AR, z. B. HEMPAS), s. Anämie/Blutarmut
- Polyzythämie, s. Polyglobulie/-zythämie
- Osteopetrose (extramedulläre kompensatorische Blutbildung, Hepatosplenomegalie, Hörstörung, Knochen-/Gelenkschmerzen – Frakturneigung), s. Fazialisparese, Skelettanomalien/-deformitäten
- Zimmermann-Laband-Syndrom (grobe Gesichtszüge, knollige Nase, Gingiva-Hyperplasie/-Fibromatose, Akroosteolyse, AD)

Merke M!

In der Folge einer chronischen Splenomegalie kann es zu Anämie, Leukopenie und Thrombopenie kommen: **„Hypersplenismus"**. Dies ist nicht durch eine „splenogene Markhemmung" bedingt, sondern die Folge einer vermehrten Sequestration von peripheren Blutbestandteilen im RES der Milz (Pooling).

Cave ⚠

Sepsis durch bekapselte Bakterien, z. B. Pneumokokken: möglichst **keine Splenektomie**, da die Milz wesentlich für die Opsonierung und damit für die Phagozytose von Bakterien sowie für die IgM-Produktion mitverantwortlich ist. OPSI-Syndrom!

Cave ⚠

Zweizeitige Milzruptur nach Verletzungen.

S

92 Stridor

92.1 Einführung

Definition [ ]

In- oder exspiratorisches, pfeifendes, evtl. musikalisches Atemgeräusch bei Verengung der oberen Luftwege. **Extrathorakal** gelegene Hindernisse verursachen einen vorwiegend **inspiratorischen** Stridor, die **intrathorakal** gelegenen einen hauptsächlich **exspiratorischen** Stridor. Eine Kombination von in- und exspiratorischem Stridor ist der **biphasische** Stridor. Die häufigste Ursache des akuten Stridors ist die akute Laryngitis, die des chronischen Stridors die Laryngomalazie.

Merke M!

Eine **vitale Bedrohung** besteht bei **Stridor** im Rahmen von Insektenstichen in Mund und Zunge, bei Laryngitis im Stadium IV (Bewusstseinstrübung, Zyanose), bei anaphylaktoiden Reaktionen, bei Epiglottitis, bei laryngotrachealem Fremdkörper, aber auch bei einem Fremdkörper im Pharynxbereich (Bolustod), beim herditären Angioödem (Kortikosteroide wirkungslos!) sowie bei mediastinalen Tumoren (besonders bei Extubation nach Narkose, z. B. um eine PE durchzuführen).

92.2 Differenzialdiagnosen

92.2.1 Akuter Stridor

Inspiratorisch

Viral, bakteriell oder durch Toxine bedingt

- akute Laryngitis (Pseudokrupp, viraler Krupp, Laryngitis subglottica, Haupterreger: Parainfluenza-Viren (Typ 1–3), RSV; Stadien: ▶ Tab. 92.1, ▶ Tab. 92.2), s. Husten, Dyspnoe, Heiserkeit
- diphtherischer Krupp (Pseudomembranen, Impf- u. Reiseanamnese! Stridor, bellender Husten, Schluckbeschwerden, schlechter AZ)
- Epiglottitis, s. u.; **DD** u. a.: Retropharyngealabszess (▶ Tab. 92.2), s. Halsschmerzen
- akute Tonsillitis (bes. beim Pfeiffer'schen Drüsenfieber, stridoröse Atmung), s. Halsschmerzen
- Kehlkopfperichondritis (sowohl nach Infektionen als auch nach Traumata, z. B. Intubation, weitere Symptome wie Husten, Fieber, Otalgie)
- Peritonsillar-, Retropharyngealabszess, Parapharyngealabszess, s. Halsschmerzen

Tab. 92.1 Stadien der akuten Laryngitis.

Stadium	Symptome
1	bellender Husten, Heiserkeit
2	inspiratorischer Stridor, Einziehungen in Jugulum und Epigastrium
3	zusätzlich Atemnot, Tachykardie, Hautblässe, Unruhe, Angst (Kind klammert sich an Mutter)
4	stärkster Stridor, maximale Einziehungen, schwerste Dyspnoe, fadenförmiger Puls, Zyanose, Bewusstseinstrübung (durch CO_2-Anstieg)

Tab. 92.2 DD zwischen akuter Laryngitis (viraler Krupp) und Epiglottitis.

Parameter	Akute Laryngitis	Epiglottitis
Alter	6 Monate bis 6 Jahre, Gipfel um 2 Jahre	2–8 Jahre, auch älter
Allgemeinzustand	(gering) reduziert, je nach Stadium, s. o.	schwerst beeinträchtigt
Verlauf	über Stunden zunehmend	meist foudroyanter Beginn
Stridor	inspiratorisch	inspiratorisch, „Karcheln“, schnarchend
Stimme	rau, heiser bis aphonisch	kloßig, verwaschen, Hot-Potato-Voice
Husten	bellend	kein Husten
Schlucken	möglich	behindert, schmerzhaft, Speichelfluss ex ore (Schlucken des Speichels schmerzt)
Fieber	subfebril bis mäßiges Fieber	hochseptisch
Lagerung	variabel	bevorzugt das Sitzen, wehrt sich gegen das Liegen
Beginn der Symptomatik	plötzlicher, meist nächtlicher Beginn	keine tageszeitliche Bindung
LK-Schwellungen	je nach auslösendem viralen Infekt	schmerzhafte, zervikale Schwellungen
Erreger	viral: Parainfluenza-Viren, RSV, Corona-Viren, Masernvirus u. a., s. Dyspnoe	Haemophilus influenzae Typ b (Hib, hämatogene Streuung in Gelenke bzw. Meningen möglich, häufig positive Blutkultur), Streptokokken der Serogruppe A (GABS) bzw. auch Pneumokokken

S

Cave

Mediastinitis bei Retropharyngealabszess.

- Säuglingsbotulismus (durch Aufnahme von Sporen von Clostridium botulinum mit der Nahrung, z. B. Bienenhonig, die im Darm Toxine produzieren), s. Dys-/Odynophagie
- „juchzendes" Inspirium im Stadium convulsivum bei Pertussis durch Stimmritzenkrampf

Nicht infektiös bedingter akuter Stridor

Laryngeale Ursachen

- postoperativer Laryngospasmus bzw. Ödem nach Intubation
- Laryngospasmus unter Sevofluran (einem Inhalationsanästhetikum)
- „spasmodic croup" (allergische Ätiologie, Rezidivneigung), s. „Merke", s. u. Spasmodie Group
- beidseitige Stimmbandlähmung durch Therapie mit Vincristinsulfat (Oncovin®, neurotoxisch, auch rekurrierender Verlauf möglich!)
- Laryngospasmus bei Vitamin-D-Mangel-Rachitis (im Säuglingsalter, auch bei älteren Kindern mit Migrationshintergrund)
- Fremdkörper im Bereich des Larynx (Stridor, Einziehungen, bellender Husten, Lebensgefahr!), s. „Merke", s. u. Fremdkörperaspiration
- beidseitige Rekurrenslähmung (z. B. nach Strumektomie: Atemnot, inspiratorischer Stridor, bei einseitiger Rekurrenslähmung Heiserkeit, Flüsterstimme, s. Heiserkeit

Andere Ätiologien

- Insektenstich im Bereich von Rachen, Zunge
- anaphylaktoider Schock, s. Schock
- inhalative Noxen (Reizgas, Verbrennungen)
- Zurücksinken der Zunge bei bewusstlosen Patienten, s. Dyspnoe (Zyanose)
- Zungenbiss (bei Hämophilie, durch Krampfanfall), s. Gerinnungsstörungen
- Fremdkörper im Pharynx bzw. in der oberen Ösophagusenge
- reflektorischer Laryngospasmus beim Ertrinkungsunfall
- inspratorischer Stridor bei „sekundärer" Nahrungsmittelallergie, s. „Merke", s. u. sekundäre Nahrungsmittelallergie
- hereditäres Angioödem, Angioödeme anderer Ursache, s. „Merke", s. u. heriditäres Angioödem, Ödeme
- psychogener Stridor (inspiratorisch; DD: Vocal-Cord-Dysfunktion, ausgelöst durch emotionalen Stress, plötzlicher Beginn, Kopf bzw. Nacken sind eher gebeugt, beim organisch bedingten Stridor hingegen oft überstreckt)

Merke M!

Spasmodic Croup: Bekannte Allergie, z. B. allergische Rhinitis, keine viralen Prodromi, kein Fieber, ansonsten ähnliche Symptome wie akute Laryngitis, häufig rezidivierend. In der Regel keine tageszeitliche Bindung. Manchmal besteht ein gastroösophagealer Reflux.

Merke M!

Fremdkörperaspiration: plötzlicher Hustenanfall, Würgen, Stridor, Zyanose, Aphonie, beim Füttern (oder nach heimlicher Verabreichung von Bonbons, Popkorn, Erdnüssen usw. durch Geschwister) auftretend, auch nachdem Kugeln, Spielzeug usw. in den Mund gesteckt wurden. Die Aspiration eines solchen **laryngotrachealen Fremdkörpers** ist im Gegensatz zu bronchialen Fremdkörpern absolut **lebensbedrohlich**. Betroffen sind Säuglinge und Kleinkinder bis zu einem Alter von 5 Jahren, am häufigsten im Alter von 1–2 Jahren.

Merke M!

Sekundäre Nahrungsmittelallergie: bei z. B. Birkenpollenallergikern nach dem Genuss von Kern- und Steinobst, Haselnüssen, Walnüssen, Sojaprodukten u. a., da diese eine ähnliche Allergenstruktur wie Birkenpollen aufweisen. Symptome: Juckreiz der Lippen, Pharynxödem, **inspiratorischer Stridor**, z. B. auch beim Beifuß(pollen)-Sellerie-Gewürz-Syndrom, Latex-Frucht-Syndrom (Banane, Avocado, Kiwi u. a.).

Merke M!

Hereditäres Angioödem (HAE): Inzidenz: 1:50 000; Dauer von den ersten Symptomen bis zur Diagnose: ca. 8 Jahre! Symptome: bradykininbedingte Haut- und Schleimhautschwellungen, kein Juckreiz, abdominelle Koliken, Pharynx-/Glottisödem, Stridor, Dyspnoe. Steroide sind wirkungslos (evtl. aber Bradykinin-Rezeptor-Antagonisten)!

Einteilung:

- Typ I: Verminderung des C1-Esterase-Inhibitors (ca. 85 %)
- Typ II: Funktionsstörung des Inhibitors (ca. 15 %)
- Typ III: „estrogen-dependent hereditary angioedema" (mit, aber auch ohne nachweisbare Mutationen am FXII-Gen)
- Suchtest: C4-Bestimmung (normaler C4-Spiegel schließt aber ein Angioödem nicht mit Sicherheit aus)

S

Inspiratorisch und exspiratorisch (biphasisch)

- Traumata bzw. Verletzungen von Kehlkopf, Trachea
- akute Rekurrensparese (Vocal Cord Paralysis), s. Heiserkeit
- Stimmband-Dysfunktion (Vocal Cord Dysfunction, evtl. auch Zusammenhang mit GÖR), s. Dyspnoe
- bakterielle Tracheobronchitis (hohes Fieber, putrides Sputum)
- Fremdkörper im Bereich der Trachea (ohne Aphonie), s. Dyspnoe
- mediastinales Lymphom, andere mediastinale Prozesse, s. Dyspnoe
- entzündlicher Pseudotumor der Trachea (lokalisierte Ansammlung von entzündlichen und fibroblastischen Zellen)

Exspiratorisch

- Bronchiolitis, obstruktive Bronchitis, s. Dyspnoe
- Asthma bronchiale, s. Dyspnoe

Cave

„Stumme Obstruktion".

92.2.2 Chronischer Stridor

Inspiratorisch

- benigne und maligne Larynxtumoren
- Makroglossie (▶ Tab. 92.3).
- hypertrophe Tonsillen/Adenoide
- mandibuläre Mikro- u. Retrognathie (▶ Tab. 92.4)
- Glottissegel (Diaphragma laryngis, membranartige Stenose im Bereich der Glottis, Dysphonie)
- große neonatale Struma durch Jodotyrosindejodinase-Defekt (mit Hypothyreose), Natrium-Jod-Symporter-Defekte, Thyreoglobinsynthese-Defekte
- Zungengrundstruma, Struma anulare
- Thyreoglossuszyste
- Laryngomalazie (abnorme Weichheit der supraglottischen Larynxstrukturen und deren inspiratorischer Kollaps in die Glottis)
- infantiler Larynx (weiche Epiglottis), s. „Merke"
- gastroösophagealer u. laryngopharyngealer Reflux beim Füttern (selten)
- kongenitale Larynxzyste (Laryngozele), s. Dyspnoe
- benigne und maligne Larynxtumoren
- Mikrolarynx, s. Heiserkeit
- distale spinale Muskelatrophie mit Stimmbandlähmung, s. Heiserkeit
- laryngeale Papillomatose, s. Heiserkeit
- Befall des Krikoarytenoidgelenks, z. B. bei JIA
- Laryngotrachealstenose (z. B. bei Epidermolysis bullosa junctionalis)
- subglottische Trachealstenosen bei Wegener-Granulomatose (Tracheabefall im Jugendalter gehäuft)
- Trachealstenose durch vaskuläre Ringbildungen (▶ Tab. 92.5)
- subglottisches Hämangiom
- Vallekulazyste (Zyste im Bereich der Vallekula der Epiglottis)
- chronische Rekurrenslähmung, s. „Merke"
- M. Gaucher Typ 2 (Hirnstamminsuffizienz, Apnoe)
- M. Pelizaeus-Merzbacher (Frühsymptome: Nystagmus, Stridor, Muskelhypotonie)

Merke M!

Der kongenitale, lageabhängige Stridor beim **infantilen Larynx** ist die **häufigste Form** des chronischen Stridors im Kindesalter (Jungen : Mädchen = 2:1). In Bauchlage Besserung, beim Schreien und bei Infekten Zunahme des Stridors. Dieser bildet sich im Laufe des 1. Lj. zurück. Manchmal erster Hinweis auf eine Arnold-Chiari-Malformation vom Typ I (hier aber auch Stimmbandlähmungen beschrieben).

Tab. 92.3 Makroglossie.

Krankheitsbilder
• Wiedemann-Syndrom (EMG-Syndrom = Exomphalos-Makroglossie-Gigantismus-Syndrom, bei fast allen Patienten) • M. Down (ca. 60 %) • Glykogenose Typ 2 (ca. 60 %) • Hypothyreose (ca. 18 %) • transienter Neugeborenendiabetes (selten Makroglossie), s. Polydipsie/-urie • Mukopolysaccharidosen (I, III, VI), Gangliosidosen (GM1), Fukosidose, α-Mannosidose • Neurofibromatose Typ 1 • Pallister-Killian-Syndrom (Tetrasomie 12p) • Coffin-Siris-Syndrom, s. Schädelauffälligkeiten (Mikrozephalie) • ATR-X-Syndrom, s. Retardierung, mentale; Thalassämie • infantile Myofibromatose (reversibel) • familiäre Makroglossie (autosomal dominant) • Costello-Syndrom (postnataler Minderwuchs, „Waschfrauenhände", Minderbegabung) • Mikrodeletionssyndrom 9q34 (Synophris, Mittelgesichtshypoplasie, Mikrozephalus) • ICF-Syndrom (Immundefekt mit Zentromerinstabilität und fazialen Auffälligkeiten, Makroglossie, AR), s. Infektanfälligkeit • Zysten, Hämangiome, Lymphangiome, Teratome bzw. Dermoide der Zunge • Zungengrundstruma (oft nur szintigrafisch nachweisbar) • halbseitig vergrößerte Zunge beim Hemihypertrophie-Syndrom

Tab. 92.4 Stridor durch Mikro- und Retrognathie.

Krankheitsbilder
• Pierre-Robin-Sequenz • Treacher-Collins-Syndrom (Franceschetti-Syndrom) • Hallermann-Streiff-Syndrom • Nager-Syndrom (s. auch Daumenhypoplasie) • Smith-Lemli-Opitz-Syndrom

S

Tab. 92.5 Gefäßanomalien.
Mit Stridor einhergehend
• doppelter Aortenbogen (Arcus aortae duplex) • rechtsseitger Aortenbogen mit Lig. arteriosum • anormale A. carotis links (ventrale tracheale Impression) • aberrante A. subclavia rechts (Dysphagia lusoria) • Pulmonalarterienschlinge (Pulmonary Artery Sling: Fehlabgang der linken Pumonalarterie aus der rechten, oft assoziiert mit tracheobronchialen Fehlbildungen)

Merke M!

Chronische Rekurrenslähmung

- **zentral:** z. B. bei Arnold-Chiari-Fehlbildung, Dandy-Walker-Zysten
- **peripher:** durch Druck von Herz-/Gefäßprozessen wie Aortenaneurysma, thoraxchirurgische Eingriffe, Strumektomie; linksseitige Rekurrensparese auch nach Duktusligatur beim Frühgeborenen.

Inspiratorisch und exspiratorisch (biphasisch)

- Vocal Cord Dysfunction (oft als Asthma bronchiale fehlgedeutet, „Hals wie zugeschnürt", akut oder chronisch rezidivierend)
- zystisches Lymphangioma colli (Hygroma colli; kongenitale, zystoide Masse, meist in der lateralen Halsregion, aber auch ins Mediastinum reichend und u. U. die Trachea komprimierend; stridoröse Atmung, Dyspnoe, Gedeihstörung möglich)
- Tracheomalazie, s. „Merke"
- erworbene Trachealstenose (z. B. nach Langzeitintubation)
- angeborene Trachealstenosen (durch tracheale Ringknorpel, durch Trachealsegel)
- externe Kompression der Trachea (durch mediastinale Prozesse, bronchogene Zysten, durch Lymphknoten, z. B. bei Tuberkulose, Sarkoidose)
- Laryngospasmus und/oder Bronchospasmus, nicht selten nach Tonsillektomie/Adenotomie

Merke M!

Tracheomalazie: besonders beim Husten und Schreien exspiratorischer Stridor. Wenn die obere, extrathorakale Trachea stärker betroffen ist, liegt ein inspiratorischer Stridor vor. Ursache: mangelhafte Ausbildung der trachealen Knorpelspangen; Folgen: Dyspnoe, Fütterungsprobleme, Dorsalflexion des Kopfes.

Exspiratorisch

- Brochomalazie (weniger ausgeprägt im Schlaf, verstärkt bei Luftwegsinfekten)
- Bronchuskompression durch Lymphknoten (Tbc), s. Husten
- Pulmonalarterienschlinge, aberrierende linke Pulmonalarterie, s. o.
- Bronchialsegel („bronchial web")
- endobronchialer Tumor, s. Husten
- evtl. brochialer Fremdköper

93 Synkope/Kollaps

93.1 Einführung

Definition [ ]

- **Synkope:** kurzzeitiger, spontaner, reversibler Bewusstseinsverlust durch Hypoxie des Gehirns. Dauer meist < 30 Sekunden (= Ohnmacht)
- **Kollaps:** Schockzustand durch Versagen des peripheren Kreislaufs

93.2 Differenzialdiagnosen

93.2.1 Vaskulär

- vasovagale Synkope (neurokardiogene Synkope, Vasodepressor-Synkope, häufigste Form der Ohnmacht, z. B. Boygroup-Syndrom bei Popkonzerten)
- orthostatische Synkope (nach längerem Stehen Versacken des Blutes in den unteren Extremitäten, diagnostisch Schellong-Test, Kipptisch-Untersuchung)
- pressorische Synkope (z. B. beim Stuhlgang, bei der Miktion, bei Hustenparoxysmus), s. Obstipation, Synkope/Kollaps (Miktionssynkope)

Tab. 93.1 Synkope – mit Tachykardie oder Bradykardie einhergehend.

Tachykardie und Synkope	Bradykardie und Synkope
• orthostastische Dysregulation (meist tachykard) • Sick-Sinus-Syndrom • paroxysmale supraventrikuläre und ventrikuläre Tachykardien • Romano-Ward-Syndrom • Jervell-Lange-Nielson-Syndrom • Brugada-Brugada-Syndrom	• Karotissinus-Syndrom • vasovagale Synkope (Patient reagiert auf Schmerzreize) • AV-Blockierung 2. Grades, Typ 2 nach Mobitz • AV-Blockierungen 3. Grades

Tab. 93.2 Synkope

Auslösende Faktoren
• orthostatische Dysregulation: längeres, erzwungenes ruhiges Stehen, Z. n. krankheitsbedingter Bettruhe • vasovagale Synkope: Schmerz, Schreck, warme überfüllte Räume, Husten, Lachen • Karotissinus-Syndrom: Kopfdrehung, Druck von außen im Halsbereich (maligne Lymphome) • Subclavian-Steal-Syndrom: stärkere Beanspruchung eines Arms • Exercise-induced Hyperinsulinism: körperliche Anstrengung mit Hypoglykämie • Intoxikationen

- Subclavian-Steal-Syndrom (intermittierende zerebrale Minderperfusion durch stärkere Beanspruchung eines Arms), s. Schwindel
- pulmonal arterielle Hypertension, s. Dyspnoe, Zyanose
- Lungenembolie, s. Dyspnoe, Zyanose (zentrale), Thorax-/Brustschmerzen, Schock
- portopulmonale Hypertension, s. Dyspnoe, Splenomegalie
- dissezierendes thorakales Aortenaneurysma (z. B. beim Marfan-Syndrom, Ullrich-Turner-Syndrom), s. Thorax-/Brustschmerzen
- zerebrale Ischämie bzw. Blutung, TIA, s. Schlaganfall/Apoplexie
- Drop Attack, s. „Merke"

Merke M!

Drop Attack: plötzliches **Hinfallen** meist ohne Bewusstlosigkeit, bedingt durch akuten Tonusverlust im Bereich der unteren Extremitäten. Ätiologie?

93.2.2 Kardial

Rhythmogene Sykopen

- vererbte kardiale Syndrome (▸ Tab. 93.3)
- Karotissinus-Syndrom (hypersensitiver Karotissinus, spontan oder durch Druck auf Karotissinus; **DD:** Sick-Sinus-Syndrom bei älteren Menschen), s. Tachykardie
- Störungen der AV-Überleitung, s. Bradykardie
- paroxysmale supraventrikuläre und ventrikuläre Tachykardien, s. Tachykardie
- Adams-Stokes-Anfälle (z. B. beim Kearns-Syndrom), s. Muskelschwäche (Myopathie, mitochondriale)
- arrhythmogene rechtsventrikuläre Dysplasie (ventrikuläre Tachykardien mit Linksschenkelblockmorphologie im EKG), s. Tachykardie
- Schlucksynkope (kurz dauernde Asystolie durch Veränderungen am Vagusreflexbogen)
- rhythmogene Synkopen bei vererbten kardialen Syndromen (▸ Tab. 93.3)
- verminderte kardiale Auswurfleistung (▸ Tab. 93.4)

Tab. 93.3 Rhythmogene Sykopen.

Bei vererbten kardialen Syndromen
• Long-QT-Syndrome: Romano-Ward-Syndrom (AD), Jervell-Lange-Nielson-Syndrom (AR), s. Hörstörungen • Short-QT-Syndrom (AD), s. Tachykardie • Brugada-Brugada-Syndrom (AD), s. Tachykardie • katecholaminerge polymorphe ventrikuläre Tachykardie (AD), s. Tachykardie

S

Tab. 93.4 Synkopen mit verminderter kardialer Auswurfleistung.

Krankheitsbilder
• Reflexsynkope bei Aortenstenose, bei Belastung, s. „Merke“ • Fallot-Tetralogie (lebensbedrohliche hypoxämische Anfälle durch Obstruktion des verengten rechtsventrikulären Infundibulums) • Kardiomyopathien (bes. bei hypertrophen, obstruktiven Kardiomyopathien) • Perikarderguss (-Tamponade), Perikarditis, Pneumoperikard, Contusio cordis • kardiale Myxome, Vorhofmyxome (z. B. im Rahmen des Carney-Komplexes), s. Fieber, Pigmentanomalien • M. Addison, Addison-Krise (Linksherzinsuffizienz, zusätzlich Kalium ↑) • Flüssigkeits- bzw. Volumenverlust • Schrittmacher-Dysfunktion

Merke M!

Aortenstenose: 3/6–5/6 Systolikum über dem 2.–3. ICR rechts, fortgeleitet in die Karotiden, oft frühsystolischer Klick, verminderter systolischer Blutdruck und verminderte Blutdruckamplitude. Bei älteren Kindern leichtere Einschränkung der normalen körperlichen Belastbarkeit, bei größeren Belastungen aber Synkopen mit Kammerflimmern möglich, drohender plötzlicher Herztod.

93.2.3 Neurologisch/psychiatrisch

- migräneassoziierte Synkope, s. Kopfschmerzen
- akutes Vestibularissyndrom, s. Schwindel
- Vertigo verschiedener annderer Ätiologie, s. Schwindel
- Hirndruck, s. Erbrechen/Emesis, Kopfschmerzen
- Narkolepsie, s. Müdigkeit/Schlafstörungen.
- familiäre Dysautonomie („Riley-Day-Syndrom“, AR), s. Hypertonie, Hyperhidrose
- HMSN Typ I u. II, HASN Typ III, IV u. V, s. Sensibilitätsstörungen
- Emotionssynkope (durch Aufregung)
- Panikattacken, Depression, Konversionssyndrome, Hyperventilationssyndrom

93.2.4 Medikamentös-toxisch

- Nitropräparate, β-Blocker (u.a. zur Migräneprophylaxe), andere Antihypertensiva, Antiarrhythmika
- Neuroleptika, Antidepressiva
- akzidentelle Vergiftungen (Alkohol, Barbiturate, Benzodiazepine, Insulinüberdosierung)

93.2.5 Synkopen bei speziellen Krankheitsbildern (s. „Merke“)

- toxische Schocksyndrome (staphylogen, streptogen), s. Fieber, Exantheme/Enantheme
- Synkopen bei Fieber, Sepsis
- schwere Anämien
- Dehydratation, s. Durchfall/Diarrhö
- M. Addison, Hypoaldosteronismus, s. Hyperkaliämie
- Hypophyseninsuffizienz, Hypothyreose, s. Minder-/Kleinwuchs
- Hypoglykämie (z.B. bei Exercise-induced Hyperinsulinism), s. Hypogykämie
- gehäuft auch beim CFS, s. Müdigkeit/Schlafstörungen
- Bartter-Syndrom (ausgeprägte arterielle Hypotonie), s. Hypokaliämie
- polyglanduläres Autoimmunsyndrom Typ I, s. Hyperkaliämie (M. Addison)
- Dopamin-β-Hydroxylase-Mangel (Neurotransmitterdefekt, Enzymdefekt mit gestörter Bildung von Noradrenalin, AR)
- Hyperekplexie (Startle Disease, Patient fällt bei Schreckreaktionen „steif wie ein Besenstiel“ ohne Bewusstseinsverlust zu Boden, AD, AR)
- Adie-Syndrom (Kollapsneigung), s. Hypo-/Anhidrose
- manchmal bei Dumping-Syndrom, s. Hypogykämie, Meteorismus/Blähungen

Merke M!

Bei Synkopen stets auch an eine bestehende Gravidität denken!

94 Tachykardie

94.1 Einführung

Definition [ ]

Tachykardien (tachykarde Herzrhythmusstörungen) sind durch eine paroxysmal oder chronisch permanente **Erhöhung** der **Vorhof-** und/oder **der Kammerfrequenz** gekennzeichnet. Im Erwachsenenalter spricht man bei einer Frequenz von > 100/min von einer Tachykardie, altersabhängige Tachykardiefrequenzen (▶ Tab. 94.1).

Tab. 94.1 Altersabhängige Tachykardiefrequenzen.

Altersgruppe	Frequenz (min^{-1})
Neugeborene	> 200
Säuglinge	> 190
Kleinkinder	> 160
Schulkinder	> 140
Jugendliche	> 120

94.2 Differenzialdiagnosen

94.2.1 Supraventrikuläre Tachykardien (Schmalkomplextachykardien)

Merke M!

EKG bei supraventrikulären Tachykardien: entweder normale P-Wellen, P-Welle vor, im oder nach dem Kammerkomplex positioniert, positiv oder negativ, deformiert oder nicht deformiert. PQ-Zeit normal oder verändert. **Ursprungsorte:** Sinusknoten, Vorhof, AV-Knoten, His-Bündel.

Sinustachykardie

Physiologisch

- körperliche Belastung (Trainingszustand!)
- psychischer Stress

Pathologisch

- neonatale Tachykardie durch Drogenentzug
- fetaler und neonataler M. Basedow
- Anämien

Tab. 94.2 Klinische Symptomatik bei Tachykardien*.

Altersgruppe	Symptome	Zugrunde liegende Tachykardieform/Ursachen
Neugeborenen	lebensbedrohlicher Hydrops kongenitus, s. Ödeme	paroxysmale supraventrikuläre Tachykardie des Feten
gesunder Säugling	Blässe, Schwitzen, Tachy-/Dyspnoe, schlechtes Trinken, Hepatosplenomegalie	paroxysmale supraventrikuläre Tachykardie mit Kammerfrequenzen bis 300/min
Kinder und Jugendliche	Palpitationen (führendes Symptom), Schwindel, Kopfschmerz, Benommensein	paroxysmale supraventrikuläre Tachykardien, rezidivierend auftretend, z. B. bei atrialer ektopischer Tachykardie
	Dyspnoe, verminderte körperliche Leistungsfähigkeit, Müdigkeit	z. B. permanente Form der junktionalen Reentry-Tachykardie, atriale ektopische Tachykardie, keine akute Symptomatik, aber **Cave:** sich schleichend entwickelnde tachykardieinduzierte, symptomatische **Kardiomyopathie** mit z. T. dramatscher Einschränkung der linksventrikulären Funktion
	Synkopen, Palpitationen, Schwindel, Benommenheit	ventrikuläre Tachykardien (z. B. Sick-Sinus-Syndrom)
	Krampfanfall	hinter jedem „zerebralen" Krampfanfall kann sich eine Rhythmusstörung verbergen, EKG-Kontrolle (z. B. Long-QT-Syndrom)!
	anfallsweises Herzrasen	paroxysmale Tachykardien (supraventrikulär, ventrikulär), Phäochromozytom mit diskontinuierlicher Ausschüttung von Katecholaminen

*Diese richtet sich nach dem Lebensalter, einer eventuellen kardialen anatomischen Veränderung sowie nach dem Typ der vorliegenden Tachyarrhthmie (AWMF-Leitlinien).

- Herzerkrankungen wie Myokarditis, Endokarditis, Z. n. Fontan-OP in ca. 9 %, hier gehäuft auch intraatriale Reentry-Tachykardien)
- SIRS (systemisches inflammatorisches Response-Syndrom), s. „Merke"
- Fieber, s. Fieber/Sepsis
- Schock (Tachykardie beim Kind ein sehr frühes Zeichen), s. Schock
- Kreislauflabilität, z. B. nach Infekten
- posturales orthostatisches Tachykardiesyndrom (POTS, beim Aufstehen Palpitationen, Schwindel, Tachykardie > 120/min)
- Sinusknoten-Reentry-Tachykardie (paroxysmal, PQ-Intervall verlängert!)
- Hyperthyreose (bei hyperthyreoter Hashimoto-Thyreoiditis, M. Basedow, Thyreotoxikose – neben Sinustachykardie auch Vorhofflimmern bei 10–20 % der meist älteren Patienten)
- Schilddrüsenhormonresistenz (Ruhetachykardie, Herzminutenvolumen erhöht, QT-Intervall verkürzt, periphere Schilddrüsenhormone erhöht, aber TSH nicht supprimiert)
- Phäochromozytom (bei nicht kontinuierlicher Katecholaminausschüttung anfallsweises Herzrasen, s. o.; Bestimmung von Metanephrin im Plasma), s. Hypertonie
- zunehmende Tachykardie im Stadium 3 einer Laryngitis acuta
- Lungenembolie, s. Thorax-/Brustschmerzen
- paraösophageale Hernien (Bochdalek- bzw. Morgagni-Hernie können Ursache einer ungekläreten Tachykardie sein)
- maligne Hyperthermie, s. Muskelschwäche (Myopathien)

Cave ⚠

Ventrikuläre Tachykardie (s. u.) bei maligner Hyperthermie.

- Medikamente wie Atropin, Adrenalin, Theophyllin
- Koffein (z. B. in Energy Drinks), Nikotin, andere Suchtgifte wie Kokain, Amphetamine (z. B. Ecstasy), Methylphedidat (ADHS-Therapie)
- Vergiftungen mit trizyklischen Antidepressiva

Merke M!

SIRS (systemisches inflammatorisches Response-Syndrom)

- **Symptome:** Temperatur > 38 °C oder < 36 °C, Tachykardie > 90/min, Tachypnoe/Hyperventilation, Leukozyten > 12 000/µl oder < 3800/µl oder Linksverschiebung (> 10 % unreife Leukozyten). **Auslöser:** Verbrennungen, Operationen, Traumata etc. Wird SIRS durch Infektionen ausgelöst, bezeichnet man dies als Sepsis, s. Fieber/Sepsis.

Vorhoftachykardien

Info i

Überwiegend rechtsatrialen Ursprungs, s. auch Merke.

- Vorhofflattern (Vorhoffrequenz: 250–450/min)
- Vorhofflimmern (Vorhoffrequenz: 350–600/min)

Cave ⚠

Vorhofflimmern/-flattern bei WPW-Syndrom mit 1:1-Überleitung in die Ventrikel, s. Kammerflimmern.

- Short-QT-Syndrom (frequenzkorrigierte QT-Zeit (QTc) < 0,30 s, Vorhofflimmern möglich, anamnestisch evtl. familiäre Todesfälle durch Kammmerflimmern), s. Synkope/Kollaps
- intraatriale Reentry-Tachykardie (entsteht durch kreisende Erregung auf Vorhofebene, Frequenzen: 100–220/min)
- atriale ektopische Tachykardie (permanent oder intermittierend, nur **ein** ektopischer atrialer Schrittmacher)
- chaotische oder multifokale atriale Tachykardie (mindestens **3 verschieden** geformte P-Wellen, häufig bei strukturellen Herzerkrankungen, bei Neugeborenen und jungen Säuglingen in der Regel jedoch spontan sistierend)

Merke M!

Bei Vorhoftachykardien mit bestehendem AV-Block an eine **Digitalisüberdosierung** denken!

AV-Knoten-Tachykardien

Info i

Circa 40 % der paroxysmalen Tachykardien.

- AV-nodale Reentry-Tachykardie (Reentry-Kreis im AV-Knoten, paroxysmale Form der junktionalen Reentry-Tachykardie, 2 Typen: slow – fast und fast – slow)
- AV-junktionale ektopische Tachykardie (nicht paroxysmal, Herzfrequenz 100–130/min, selten)

Präexzitationssyndrome

Info i

Meist durch akzessorische Leitungsbahnen bedingt.

- WPW-Syndrom (Wolff-Parkinson-White-Syndrom, Kent-Bündel, PQ-Zeit auf < 120 ms verkürzt, typische Delta-Welle)
- LGL-Syndrom (Lown-Ganong-Levine-Syndrom, James-Bündel, verkürzte PQ-Zeit, keine Delta-Welle)

T

- permanente Form der junktionalen Reentry-Tachykardie (Gefahr der Entwicklung einer Tachykardiemyopathie)
- Mahaim-Präexzitation (über Mahaim-Fasern, im EKG breiter QRS-Komplex, linksschenkelblockartiges Bild)

94.2.2 Ventrikuläre Tachykardie

Info

Meist Breitkomplextachykardien, d.h. der QRS-Komplex ist verbreitert, s. „Merke".

Merke M!

EKG bei ventrikulären Tachykardien: deformierte, verbreiterte Kammerkomplexe, mono- oder polymorph, Torsade de Points (Amplitude und Ausrichtung der Kammerkomplexe wechselnd), Kammerflattern, Kammerflimmern. **Ursprungsorte:** Tawara-Schenkel bzw. Myokard.

- monomorphe extrasystolische ventrikuläre Tachykardie beim herzgesunden Kind (identische Kammerkomplexe, günstige Prognose, die Frequenz der Kammerkomplexe beträgt ca. plus 10–20 % der Sinusfrequenz)
- monomorphe ventrikuläre Tachykardie beim herzkranken Kind (▸ Tab. 94.3), insgesamt ungünstigere Prognose
- tachykarde Rhythmusstörungen nach Operationen angeborener Herzfehler (meist Reentry-Mechanismus um eine chirurgische Narbe)
- katecholaminsensitive polymorphe ventrikuläre Tachykardie (CPVT, Torsade de Points = Spitzenumkehrtachykardie, katecholamininduziert, bei Myokarditis sowie bei Long-QT-Syndromen, EKG-Bild ähnelt einer Digitalisintoxikation!)
- Sinusknotensyndrom (Sick-Sinus-Syndrom, z.B. bei Myokarditis, unter Digitalismedikation), s. „Merke", Bradykardie
- ventrikuläre Tachykardie im Rahmen einer malignen Hyperthermie, s. Muskelschwäche (Myopathien)
- Commotio cordis (durch stumpfes Trauma ohne strukturelle Verletzung, z.B. Schlag oder Ball auf Thorax, meist junge männliche Sportler zwischen 5 und 18 Jahren)
- schwere Vergiftungen mit trizyklischen Antidepressiva (QRS-Verbreiterungen, QT-Verlängerungen)
- Drogenabusus (u.a. Kokain)
- zentraler Venenkatheter (meistens durch Fehllage bedingt)
- ventrikuläre Tachykardien vermehrt unter Makrolidtherapie

Merke M!

Sick-Sinus-Syndrom (Sinusknotensyndrom): Auslösung von **Synkopen** durch mangelnde Zunahme der in Ruhe normalen Sinusfrequenz. Nach Belastung regelloser Wechsel zwischen Sinusbradykardie und supraventrikulären Tachykardien, Vorhofflimmern und -flattern möglich (Bradykardie-Tachykardie-Syndrom).

Merke M!

Bei jungen Sportlern kann ein plötzlicher Herz-Kreislauf-Stillstand (meist durch Kammerflimmern) im Rahmen eines **Brugada-Brugada-Syndroms** auftreten. Dabei liegen keine strukturellen Herzkrankheiten vor; familiäre Häufung ist möglich. **EKG:** rechtsschenkelblockartiges Bild mit ST-Hebungen in den rechtspräkordialen Ableitungen V1–V3: R' mit sattelförmiger oder deszendierender ST-Hebung. Plötzlicher Herztod bei dieser Altersgruppe auch durch **hypertrophe Kardiomyopathie** (AD).

Tab. 94.3 Monomorphe extrasystolische ventrikuläre Tachykardien beim herzkranken Kind.

Ursachen
• Myokarditis • Vitien • Mitralklappenprolaps (Prävalenz bei Erwachsenen 10 %) • Kardiomyopathien (hypertroph, dilatativ) • Herztumoren (z.B. Myxome ca. 30 %, Rhabdomyome, Lipome) • arrhythmogene rechtsventrikuläre Dysplasie (Mutationen am DES-Gen)

Tab. 94.4 Long-QT-Syndrome.*

Ätiologie	Syndrome
angeboren	• Jervell-Lange Nielsen-Syndrom (Innenohrschwerhörigkeit, AR) • Romano-Ward-Syndrom (ohne Schwerhörigkeit, AD) • verlängerte QT-Zeit auch beim LEOPARD-Syndrom (AD), s. Pigmentanomalien • Timothy-Syndrom (faziale Dysmorphien, kutane Syndaktylien, Autismusspektrum, AD), s.u. • Rett-Syndrom • Propionazidämie (AR), s. Azidose
erworben	• Myokarditis • Subarachnoidalblutung, Subduralblutung, thromboembolischer Schlaganfall • Medikamente ○ β-Mimetika (Ventolin), Ephedrin ○ Antibiotika (Erythromycin, Ciprofloxacin) ○ Domperidon (Cisaprid, nicht mehr im Handel) ○ SSRI, Haloperidol ○ Methadon (Einnahme von Methadon durch die Mutter kann zur Verlängerung der QTc beim Neugeborenen führen)

*QTc > 0,46 s bei Jungen und Mädchen < 15 Jahre; QTc > 0,46 s bei Mädchen > 15 Jahre; QTc > 45 s bei Jungen > 15 Jahre).

Tab. 94.5 Primäre kardiale Ionenkanalerkrankungen.

Als Ursache des plötzlichen Herztodes (bei jüngeren Menschen)
• Long-QT-Syndrome (s. o., 12 Subtypen, häufige Subtypen: ▶ Tab. 94.6) • katecholaminerge polymorphe ventrikuläre Tachykardie (bei körperlicher oder emotioneller Belastung, AD) • Short-QT-Syndrom (3 verschiedene Mutationen an Genen für Kaliumkanäle, AD) • Brugada-Brugada-Syndrom (20 % durch Mutationen im SCN5A-Gen, das für einen kardialen Natriumkanal codiert, AD), s. „Merke“ • Tmothy-Syndrom (s. o., 2 Mutationen: am G402S- und G406R-Gen des spannungsabhängigen Calciumkanals Cav1.2, AD)

Tab. 94.7 Gehäufte Rhythmusstörungen.

Bei primär nicht kardialen Erkrankungen
• M. Fabry (supraventrikuläre Tachykardien, AV-Blockierungen unterschiedlichen Grades, verkürzte PQ-Zeit) • Marfan-Syndrom (gehäuft Mitralklappenprolaps) • M. Pringle (gehäuft Rhabdomyome des Herzens), s. Krampfanfälle, Pigmentanomalien, Leiomyome • Carney-Komplex (Myxome, z. B. des Vorhofs), s. Pigmentanomalien, Hypertonie • Schlafapnoe-Syndrom • Phäochromozytom (evtl. paroxysamale Tachykardie, Kardiomyopathie möglich) • Hämochromatosen (etwa 15 % der Erstdiagnosen werden im Gefolge kardialer Rhythmusstörungen gestellt)

Tab. 94.6 Häufige Subtypen des LQT-Syndroms.

Typ/Häufigkeit	Ionenkanal	T-Welle	Auslöser ventrikulärer Störungen
LQT1 (54 %)	Iks*-Gen: KvLQT1	hohe Ampltude, breitbasig	Belastung, Emotionen
LQT2 (35 %)	Ikr**-Gen: HERG	niedrige Amplitude, bi(tri)phasisch	Belastung, Emotionen, Geräusche
LQT3 (10 %)	Na***-Gen: SCN5A	langes ST-Segment, späte T-Welle	Ruhe, Schlaf

*Iks: spannungsabhängiger Kaliumkanal; **Ikr: kaliumabhängiger Kaliumkanal; ***Na: Natriumkanal

95 Thorax-/Brustschmerzen

95.1 Einführung

Info

Bei Kindern **< 12 Jahren** finden sich häufiger **somatische** Gründe für Thoraxschmerzen, während bei **Jugendlichen** eher **psychosomatische** Ursachen im Vordergrund stehen. Aber nur bei ca. 1 % der über Sechsjärigen wurden kardiogene Ätiologien als Ursache der Thoraxschmerzen gefunden.

95.2 Differenzialdiagnosen

95.2.1 Kardiovaskulär

Organisch

- Angina pectoris (Schmerz links thorakal, evtl. Ausstrahlung in den linken Arm, Hals- und Kieferbereich, Zahnschmerzen, meist unter oder nach Belastung, rasches Abklingen in Ruhe, Schmerzdauer < 5 min)
- Myokardinfarkt bei Jugendlichen, s. „Merke“
- Perimyokarditis u. Perikarditis (▶ Tab. 95.3), s. „Merke“
- Perikarderguss (z. B. im Gefolge einer Perikarditis, nach Herzoperationen, Traumata sowie bei Tumoren, zunehmende Dyspnoe; Herzinsuffizienz mit venösen Stauungszeichen, speziell Jugularvenenstauung; leise Herztöne, Thoraxschmerzen, Pulsus paradoxus, Bocksbeutelform des Herzens im Röntgen, Niedervoltage im EKG)
- mögliche Folgen einer Perikarditis: Perikardtamponade bei sich rasch entwickelndem massivem Erguss; Spätfolge: Pericarditis constrictiva mit „Cirrose cardiaque“
- Kardiomyopathien (primäre und sekundäre; ▶ Tab. 95.4, ▶ Tab. 95.5)
- Vitien, Mitralklappenprolaps
- Aortendissketion, dissezierendes bzw. rupturierendes Aortenaneurysma (z. B. Marfan-Syndrom, Loeys-Dietz-Syndrom, Dissektion auch nach Ballondilatation einer nativen Aortenisthmusstenose möglich, z. B. beim Turner-Syndrom; Symptome: Schmerzen in Rücken, Thorax und Epigastrium

Tab. 95.1 Ätiologie von Thoraxschmerzen im Kindesalter.

Ursache	Häufigkeit
unbekannt	52 %
muskuloskeletale Störungen	36 %
durch Lunge bedingt	7 %
gastrointestinal	3 %
kardial	1 %
psychogen	1 %

Tab. 95.2 ST-Strecken im EKG*.

Elevation
• Bland-White-Garland-Syndrom • Myokardinfarkt (STEMI) • Perikarditis • Prinzmetal-Angina • Kounis-Syndrom, s. u. • Aortendissektion (z. B. Marfan- u. Ullrich-Turner-Syndrom!) • Stress-Kardiomyopathie (Tako-Tsubo-Syndrom, eher bei älteren Frauen) • Brugada-Brugada-Syndroms, s. Tachykardie

*ST-Elevation ohne Thoraxschmerzen auch bei linksventrilullärer Hypertrophie, früher Repolaristation u. a.

Tab. 95.3 Perimyokarditis.

Ätiologie
• Bakterien: GABS, Staphylococcus aureus, Neisseria meningitidis, Mykobacterium tuberculosis u. a. • Viren: Coxsackie-B3-, Adeno-, Parvo-B19-Virus u. a. (s. „Merke“) • Autoimmunprozesse (SLE, JCP u. a.) • Kawasaki-Syndrom • Urämie • nach Radiatio

Tab. 95.4 DD der Kardiomyopathien – primäre Kardiomyopathien.

Ätiologie	Primäre Kardiomyopathie
angeboren	• hypertrophe Kardiomyopathie (AD, Mutationen von Genen, die Proteine des kardialen Sakomers codieren, z. B. Myosin, Troponin, Aktin) • arrhythmogene rechsventrikuläre Kardiomyopathie (Ersatz der Muskulatur des rechten Ventrikels durch Fettgewebe, „plötzlicher Herztod“, bes. bei jungen Menschen) • Glykogenspeicherkrankheiten (M. Pompe*, M. Forbes und M. Danon* – Letzterer durch Mutationen im LAMP2-Gen) • Leitungsdefekte (wie Lenègre-Erkrankung = primäre Fibrose des His-Purkinje-Systems, Sick-Sinus-Syndrom, selten: familiäres WPW-Syndrom) • mitochondriale Myopathien (wie Kearns-Syndrom, s. Ptose; MELAS-Syndrom; s. Schlaganfall/Apoplexie, Azidose) • Ionenkanaldefekte (Long-QT-Syndrome, katecholaminerge polymorphe ventrikuläre Tachykardie, Short-QT-Syndrom, Brugada-Brugada-Syndrom), s. Tachykardie
erworben	• Neugeborene von diabetischen Müttern mit schlechter Stoffwechselkontrolle • Tachykardiomyopathie (bei länger dauernder Tachykardie, z. B. bei der permanenten Form der junktionalen Reentry-Tachykardie), s. Tachykardie • Schwangerschaftskardiomyopathie (im letzten Trimenon bis zu 5 Monate post partum) • Tako-Tsubo-Syndrom, s. o.

*Beide häufig mit verkürztem PR-Intervall einhergehend.

Tab. 95.5 DD der Kardiomyopathien – sekundäre Kardiomyopathien.

Kardiomyopathie
• hypertensive Kardiomyopathie („Hypertonieherz") • Endokardfibroelastose (angeboren oder erworben, Linkshypertrophie) • inflammatorische Kardiomyopathie (bei einer Myokarditis), ischämische Kardiomyopathie (im Gefolge des des Remodelings) • lysosomale Speicherkrankheiten (M. Fabry, M. Hunter, M. Hurler) • syndromatische hypertrophe Kardiomyopathie beim Noonan-Syndrom, Leopard-Syndrom • endokrine Kardiomyopathien (Thyreotoxikose, DM, Phäochromozytom, Akromegalie) • Mangelkrankheiten (Selendefizienz = Keshan-Krankheit, Karnitinmangel, Beri-Beri (Thiamin!), Kwashiorkor) • Erkrankungen des Fettsäuremetabolismus, Phosporylase-B-Kinase-Defizienz, bei Amyloidosen • neuromuskulär (Friedreich-Ataxie, Muskeldystrophien, Myotonien, Dermatomyositis) • andere Erkrankungen wie Neurofibromatose, M. Pringle, sowie SLE, rheumatoide Arthritis, Sklerodermie, Polyarteriitis nodosa, Churg-Strauss-Syndrom • medikamentös/toxisch (Anthrazykline wie Doxorubicin u. a., Cyclophosphamid, Strahlentherapie, Schwermetalle)

- Aortendilatation und evtl. Dissektion (z. B. beim Ullrich-Turner-Syndrom)
- Herztransplantationen (Postthorakotomiesyndrom-Schmerzen)
- Herzrhythmusstörungen (bei Contusio cordis, AV-Block, z. B. nach Borreliose oder bei rheumatischer Karditis), s. Dyspnoe
- Stress-Kardiomyopathie (Broken-Heart-Syndrom, Tako-Tsubo-Syndrom, transiente linksventrikuläre Ballonierung, selten bei Jugendlichen)

Merke M!

Myokardinfarkt: im Jugendalter häufig noch nie vorher Stenokardien, retrosternales Druckgefühl, Ausstrahlen der Schmerzen in die linke Schulter und den linken Arm, evtl. in die linke Halsseite, aber auch in die rechte Schulter und den Oberbauch. Angst, Vernichtungsgefühl, niedriger Blutdruck, kleiner hochfrequenter Puls, Blässe und kalter Schweiß.

Merke M!

Perimyokarditis und Perikarditis

Symptome: meist initial Fieber, vorausgegangener bakterieller oder viraler Infekt (▶ Tab. 95.3), ausgeprägte retrosternale Schmerzen, Verstärkung im Liegen und/oder bei Inspiration, Reibegeräusch über dem Herzen, Tachypnoe, Hypotonie mit kleiner Blutdruckamplitude.

Merke M!

Eine Virusmyokarditis (z. B. durch Coxsackie-Viren) kann bei Kindern und Jugendlichen – wenn auch selten – einen Myokardinfarkt triggern.

Psychosomatisch

- dyskardische Beschwerden bei vegetativ labilen Jugendlichen, s. „Merke"

Merke M!

Die **psychosomatisch** bedingten Herzbeschwerden (Dyskardien, Herzneurosen) des Kindes- und Jugendalters treten oft anfallsartig auf: Sie äußern sich als **Stechen** und **Brennen** in der Herzgegend, Herzjagen, Angst, herzkrank zu sein (wie z. B. ein Elternteil), depressive Verstimmung und Selbstunsicherheit. Sämtliche kardiologischen Untersuchungen und Befunde sind o. B., evtl. stärkere respiratorische Arrhythmie, vereinzelt monotope Extrasystolen, die nach Belastung verschwinden. Funktionelle Herzbeschwerden durch Oberbauchmeteorismus **(Roemheld-Syndrom)** werden im Jugendalter selten beobachtet (s. Meteorismus/Blähungen). Eine häufige und wichtige **DD** stellt jedoch die **Refluxösophagitis** dar.

Merke M!

Kounis-Syndrom Typ I: Koronarspasmen bzw. Myokardinfarkt u. a. durch allergische Reaktionen, z. B. nach Bienenstich oder durch Quallengift bei ursprünglich normalen Koronararterien. Auch als allergische Reaktion auf Medikamente bereits im Kindesalter beobachtet.

95.2.2 Pulmonal, mediastinal

- Lungenembolie (Thoraxschmerzen in fast 90 %, Bedrohungsgefühl, Tachydyspnoe, Zyanose, präkordiale Schmerzen, Zeichen der Rechtsherzinsuffizienz, Husten, Hämoptyse)
- pumonale arterielle Hypertonie (idiopathisch, familiär oder bei Kollagenosen, Z. n. operierten Shuntvitien), s. Zyanose
- akutes Thoraxsyndrom (ACS: „acute chest syndrome", bei Sichelzellanämie), s. „Merke", Anämie/Blutarmut
- Pleuropneumonie, s. Dyspnoe, Bauchschmerzen
- Tracheobronchitis (viral, Mykoplasmen, bakteriell), s. Husten
- Pneumothorax, s. Dyspnoe
- Pleuritis sicca, Pleuritis exsudativa, Pleuritis tuberculosa, Pleuraempyem, s. Dyspnoe
- Medastinitis (z. B. bei Ösophagusperforation, bei Tuberkulose, bei Bestrahlung, im Rahmen eines Retropharyngealabszesses)
- Pneumomediastinum (z. B. bei Asthma bronchiale, auch mit Hautemphysem, nach Barotrauma-Tauchen, nach

Erbrechen-Boerhaave-Syndrom, seltener bei Anorexia nervosa)

- mediastinale Tumoren, s. Dyspnoe
- Pneumoperikard (meist nach Thoraxtrauma)
- familiäres Mittelmeerfieber (rezidivierende Thoraxschmerzen im Rahmen einer Polyserositis bei bis zu 40 %), s. Fieber/Sepsis

Merke **M!**

„Acute chest syndrome" (ACS, akutes Thoraxsyndrom) bei **Sichelzellanämie**: in 40–50 % durch Fettembolien, die durch Knochenschädigungen ausgelöst werden): Thoraxschmerzen (T-Shirt-förmige Ausbreitung), Atemnot, Tachypnoe, Fieber, Hämoptyse, später Husten, raschere Anämisierung als sonst. Im Thoraxröntgen neue, zusätzliche pulmonale Infiltrate (häufig in den Oberlappen).

95.2.3 Gastrointestinal

- GÖR, Refluxösophagitis, gleitende Hiatushernie (Ösophagusstenose, Brachyösophagus, Barrett-Ösophagus, Upside-down-Magen)
- Bochdalek-Hernie, Morgangni-Hernie
- eosinophile Ösophagitis (retrosternale Schmerzen bei bis zu 20 % der betroffenen Kinder, Food Impaction möglich), s. Dys-/Odynophagie
- CMV-Ösophagitis, Soorösophagitis, s. Dys-/Odynophagie
- Ösophagusfremdkörper, s. Stridor
- Ösophagusverätzung
- Achalasie (retrosternale Schmerzen), s. Erbrechen/Emesis
- Ösophagusperforation durch Erbrechen (Boerhave-Syndrom), s. Erbrechen/Emesis
- in den Thorax ausstrahlende Bauchschmerzen, z. B. bei Ulcus ventriculi, Pankreatitis, Cholezystitis (mit Steinen oder „akalkulöse" Form), s. Bauchschmerzen

Tab. 95.7 Pulmonalembolie.

Mögliche Ursachen
• Homozystinurie, s. Hochwuchs, Homozysteinämie • Hyperkoagulationszustände (Thrombophilie, s. Bewusstseinsstörungen) • primäres Antiphospholipid AK-Syndrom (verlängerte aPTT **trotz Thrombosen** möglich, auch Thrombopenie möglich), sekundär z. B. bei SLE • Prozesse im rechten Herzen, Kardiomyopathien, Myxom, Vitien • Immobilisierung, Operationen (z. B. orthopädische OP, Fontan-OP) • Tumorembolie, Embolus aus zentralvenösem oder Nabelvenenkatheter • akutes Thoraxsyndrom bei Sichelzellkrankheit, s. „Merke" • Langzeit-Hyperalimentation, Fettembolien • nephrotisches Syndrom (AT-III-Mangel, erhöhte Blutviskosität) • Klippel-Trenauney-Syndrom (seltene, aber typische Komplikation) • Klinefelter-Syndrom (Varikosis, Thromboembolien) • Lemierre-Syndrom, s. Halsschmerzen

Tab. 95.6 Myokardinfarkt im Kindes-/Jugendalter: Ätiologie und Pathogenese.

Ätiologie	Risikofaktoren bzw. Erkrankungen	Pathogenese
Koronaratherosklerose	klassische Risikofaktoren	Hypercholesterinämie, oft familiär; Rauchen, Diabetes mellitus, Hypertonie, Adipositas
	andere Risikofaktoren	erhöhtes Serumhomozystin, SLE (durch Vaskulitis), HIV-Therapie (durch erhöhte Blutfett-Werte), Kokain- u. Amphetamin-Abusus
nicht atherosklerotisch bedingter Myokardinfarkt (ca. 20 %)	kongenitale Koronaranomalien	Bland-White-Garland-Syndrom
	Koronardissektion	spontan, retrograd bei Aortendissektion (Marfan-Syndrom, Turner-Syndrom, Trauma)
	Koronarspasmen	Prinzmetal-Angina, Kokain, Kounis-Syndrom Typ I, s. „Merke"
	Koronarembolien	Endokarditis, Thrombus aus linkem Vorhof/Ventrikel, Endokardfibroelastose
	Koronarthrombosen in situ	Anti-Phospholipid-AK-Syndrom, Polycythaemia vera, M. Fabry, paroxysmale nächtliche Hämoglobinurie
	entzündliche Veränderungen der Koronarien	Kawasaki-Syndrom (Kalzifikationen im Nativröntgen möglich), Panarteriitis nodosa
	myokardialer O_2-Mangel	schwere Anämie, prolongierte Hypotonie,CO-Vergiftung
	erhöhter myokardialer O_2-Verbrauch	Phäochromozytom, Thyreotoxikose, Amphetamin, Kokain, evtl. auch durch Atomoxitin induziert

95.2.4 Onkogen (Pleura, Lunge, Mediastinum)

- Pleuratumoren wie Pleuraendotheliom, Pleuramesotheliom (oft mit Ergüssen), pleuropulmonales Blastom, s. Dyspnoe, Husten
- Askin-Tumor (PNET, peripherer primitiv neuroektodermaler Tumor)
- Lungentumoren (Adenokarzinome), Bronchialtumoren (im Kindesalter selten), andere maligne Tumoren (wie z. B. das Mukoepidermoidkarzinom)
- mediastinale Raumforderungen, s. Dyspnoe

95.2.5 Muskulär, osteogen, neurogen

- Muskelkater, Muskelverletzungen, Myalgien, s. Myalgien
- (Poly-)Myositis, s. Muskelschwäche
- Pleurodynie (Bornholmer Krankheit – Teufelsgriff, Coxsackie-B16- und ECHO-6-, -9-Infektion), s. Myalgien
- Contusio thoracis, Rippenfrakturen, s. „Merke"
- spinale Kompression, s. Rückenschmerzen/juvenile Osteoporose
- kartilaginäre Exostosen der Rippen, Thoracic-Outlet-Syndrom (z. B. auch als Skalenussyndrom bei Halsrippe)
- Tietze-Syndrom (schmerzhafte Verdickung der Rippenknorpel am Sternumansatz)
- Kostochondritis (Rippenknorpelentzündung)
- Fibromyalgie-Syndrom, s. Gelenk-/Knochenschmerzen, Müdigkeit/Schlafstörungen
- Interkostalneuralgie (vertebragene Ursachen im Kindesalter selten)
- Zoster thoracicus, s. „Merke"

Merke M!

Rippenfrakturen sind initial häufig in der Röntgenaufnahme nicht sichtbar und nur durch Tasten und den Schmerz zu verifizieren.

Cave ⚠

Bei Rippenfrakturen stets an Kindesmisshandlung denken.

Merke M!

Herpes zoster geht im **Kindesalter** selten mit Schmerzen, sondern eher mit störendem Juckreiz einher. Eine Postzoster-Neuralgie im Kindesalter wird kaum beobachtet.

96 Tremor

96.1 Einführung

Definition [ ]

Tremor: **rhythmische**, aufeinanderfolgende **unwillkürliche** Bewegungen durch Kontraktionen antagonistisch wirkender Muskeln, die sowohl im Bereich der Extremitäten als auch im Kopfbereich auftreten können.

Tab. 96.1 Tremor.

Klinische Erscheinungsformen
• Ruhe- bzw. Bewegungstremor (während einer Bewegung) • Haltetremor (beim Vorhalten einer Extremität) • Intentionsstremor (beim Ansteuern eines Ziels) • aufgabenspezifischer Tremor (nur z. B. beim Schreiben, Singen – auch orthostatischer Tremor beim Aufstehen in den unteren Extremitäten)

Tab. 96.2 Tremorart und Ätiologie.

	Ruhetremor	Haltetremor	Intentionstremor
essenzieller Tremor	–	+	–
dystoner Tremor	–	+	+
zerebellärer Tremor	–	(+)	+
psychogener Tremor	–	+	(+)
medikamentös-toxischer Tremor	(+)	(+)	(+)
parkinsonähnlicher (parkinsonoider) Tremor	+	(+)	(+)

–: nicht vorhanden; +: notwendig für die Diagnose; (+): kann vorhanden sein.

Tab. 96.3 Beispiele für grob-, mittel- bzw. feinschlägigen Tremor/Tremoramplitude.

Art des Tremors	Beispiele
grobschlägiger Tremor Amplitude 2–4 Hz	• psychogener Tremor (bessert sich bei Ablenkung) • zerebellärer Tremor (meist Intentionstremor) • Holmes-Tremor (meist nur eine obere Extremität betreffend)
mittelschlägiger Tremor Amplitude 4–7 Hz	• unter Lithiumtherapie (mittel- bis feinschlägig)
feinschlägiger Tremor Amplitude > 7 Hz	• Valproinsäure (bes. bei vorbestehender feinmotorischer Störung), Schilddrüsenpräparate, Lithium • Hyperthyreose, Phäochromozytom, Hyperinsulinismus • essenzieller Tremor, benigner familiärer Tremor (verstärkt durch Stress) • Entzugsyndrome: Alkohol, Benzodiazepine, „liquid ecstasy" (γ-Hydroxybuttersäure) u. a.

96.2 Differenzialdiagnosen

96.2.1 Physiologischer Tremor

- psychisch: Stress
- vegetative Labilität
- Kälteeinwirkung, s. Untertemperatur/Hypothermie
- körperliche Anstrengung (Golfertremor = „yips", Taschentragetremor)

96.2.2 Essenzieller bzw. benigner familiärer Tremor

Merke M!

Essenzieller Tremor: Frequenz 6–12 Bewegungen pro Sekunde, selten in Ruhe auftretend, meist beim **Halten** oder bei Willküraktionen, verstärkt durch emotionalen oder körperlichen **Stress**, in 50–60 % **genetische Veranlagung (AD)**, betroffen sind die Hände in 94 % der Fälle, der Kopf in 33 %, die Stimme in 16 % und die Beine in 12 %. Wesentlich: keine anderen zusätzlichen neurologischen Begleiterscheinungen, Besserung durch β-Rezeptorenblocker.

96.2.3 ZNS-Erkrankungen mit Tremor

Neurodegenerative Erkrankungen

Angeboren

- M. Wilson (hepatolentikuläre Degeneration, grobschlägiger Ruhe-, Halte- u. evtl. Intentionstremor), s. Hepatomegalie, Hepatomegalie (Fettleber), Augenauffälligkeiten/-erkrankungen (Kornealring)
- M. Pelizaeus-Merzbacher, s. Lähmungen (spastische)
- Torsionsdystonie (primäre), s. Krampfanfälle (Dystonien)
- doparesponsive Dystonie (Segawa-Syndrom, Haltetremor der Hand), s. Lähmungen, Krampfanfälle (Dystonien)

Tab. 96.4 Juveniles Parkinson-Syndrom.

Ursachen
• Mutationen im Parkin-Gen: AR; **DD:** doparesponsive Dystonie, s. o. • Parkinson-plus-Syndrome • M. Wilson, M. Huntington • neuronale intranukeäre Einschlusskörper-Erkrankung (eosinophile Einschlusskörper) • Chorea-Akanthozytose, juvenile GM2-Gangliosidose, Niemann-Pick-Erkrankung Typ C, Hallervorden-Spatz-Erkrankung • Basalganglienläsionen (z. B. nach CO-Vergiftung), selten im Rahmen eines Hydrozephalus

- Chorea Huntington (Tremor, Rigidität, progressive Demenz, Beginn etwa um 30. Lj., AD), s. Krampfanfälle
- benigne hereditäre Chorea (Beginn im Kindesalter, ohne Demenz, AD)
- juveniles Parkinson-Syndrom (d. h. vor dem 21. Lj. auftretend)

Erworben

- Chorea minor Sydenham (beim rheumatischen Fieber, Jones-Kriterium), s. Halsschmerzen, Gelenk-/Knochenschmerzen
- postenzephalitischer Tremor (Tremor im Rahmen eines postenzephalitischen M. Parkinson – Rigor, Tremor, Bradykinesie, posturale Instabilität)
- posttraumatischer Tremor (nach Schädel-Hirn-Traumata)
- nach Schlaganfällen sowie bei entzündlichen vaskulären Prozessen, s. Schlaganfall/Apoplexie

Stammganglien und Mittelhirn

- Traumata, Blutungen, Embolien/Thrombosen, Tumoren, meist Ruhetremor
- Holmes-Tremor (rubraler Tremor, nach/bei Gefäßprozessen, z. B. im Thalamus, insgesamt selten, aber auch bei Kindern beschrieben)

Zerebellärer Tremor (Intentionstremor)

- früh beginnende zerebelläre Ataxie mit essenziellem Tremor s. Ataxie
- Friedreich-Ataxie, s. Ataxie
- Louis-Bar-Syndrom, s. Ataxie, Infektanfälligkeit
- fragiles X-assoziiertes Tremor-Ataxie-Syndrom (meist im Erwachsenenalter), s. Retardierung, mentale
- multiple Sklerose, ADEM (**DD:** MS), s. Lähmungen
- Hirntumoren, Insulte, Schädel-Hirn-Traumata

Neurogen-spinal bedingter Tremor

Angeborene periphere Neuropathien bzw. Rückenmarkserkrankungen

- Charcot-Marie-Tooth-Krankheit (HMSN 1, AD, AR, X-chromosomal dominant, Haltetremor in ca. 35 %), s. Lähmungen, Sensibilitätsstörungen
- Roussy-Lévy-Syndrom (AR), s. Ataxie
- spinale Muskelatrophie (Kugelberg-Welander), s. Muskelschwäche

Erworbene periphere Neuropathien bzw. Rückenmarkserkrankungen

- MS, ADEM (Halte-, aber auch Intentionstremor), s. Lähmungen
- Neuroborreliose (Schwindel, Gehstörungen, nächtliche Nervenschmerzen), s. Fazialisparese, Meningismus/(Enzephalo-)Meningitis, Rückenschmerzen/juvenile Osteoporose
- Polyneuropathien (bei Diabetes mellitus, Urämie, Porphyrie), s. Lähmungen
- Vitamin-B_{12}-Mangel (funikuläre Myelose)

96.2.4 Endokrin-metabolisch

- Hypoglykämien, Hypomagnesiämie, Hypokalzämie, Hypokaliämie, s. jeweils bei den entsprechenden Kapiteln
- Phäochromozytom, s. Hypertonie, Hyperhidrose
- Hyperthyreose, thyreotoxische Krise, s. Tachykardie, Hyperhidrose, Hyperthermie
- Hyper-, Hypoparathyreoidismus, s. Hyperkalzämie, Hypokalzämie
- Leberkoma (Hyperammonämie) typisch der „flapping tremor" (Asterixis), s. „Merke"
- Galaktosämie, Phenylketonurie (spätbehandelte PKU stärker betroffen als frühbehandelte)
- L-2-Hydroxyglutarazidurie, s. Schädelauffälligkeiten (Makrozephalie)

Merke **M!**

„Flapping tremor" (Asterixis): findet sich beim Leberkoma und anderen metabolischen Krisen. Beim Ausstrecken der Arme klappen die Hände nach unten, was reflektorisch durch eine Extension ausgeglichen wird. Ursache ist eine abnorme Funktion dienzephaler Zentren, die den Muskeltonus von Agonisten und Antagonisten zur Aufrechterhaltung einer bestimmten Körperposition steuern.

Tab. 96.5 Häufig mit Tremor kombinierte zusätzliche neurologische Symptome.

Symptome	Ursachen
Ataxie/Gangstörungen	früh beginnende zerebelläre Ataxie mit Tremor, zerebelläre Prozesse (Tumor, Gefäßprozesse), Friedreich-Ataxie, Louis-Bar-Syndrom, multiple Sklerose, Charcot-Marie-Tooth-Erkrankung, Roussy-Levy-Syndrom, Kugelberg-Welander-Syndrom, funikuläre Myelose (Vitamin-B_{12}-Mangel), Polyneuropathien, Torsionsdystonie, M. Pelizaeus-Merzbacher
Dystonie/Athetose	Torsionsdystonie, M. Wilson, M. Pelizaeus-Merzbacher, Neuroleptika, s. Krampfanfälle (Dystonie)
choreiforme Störungen	M. Wilson, Chorea Huntington, Chorea minor, benigne hereditäre Chorea

96.2.5 Medikamentös-toxisch bedingter Tremor

- Tremor durch Antiepileptika wie Valproinsäure, Lamotrigen
- Schilddrüsenpräparate, β-2-Agonisten, Thyeophyllin, Koffein (Energy Drinks)
- Neuroleptika (mit Gefahr des parkinsonoiden Tremors bzw. des „tardiven" Tremors, der auch nach Absetzen des Medikaments weiterbesteht)
- Ciclosporin A
- Lithiumintoxikationen (wie zerebellärer Tremor verlaufend)
- CO-Vergiftung, Vergiftungen durch Blei, Quecksilber, Arsen, Lindan, DDT
- Entzugssymptome bei Alkohol, Suchtgiften, einschließlich der neonatalen Entzugssyndrome, s. Irritabilität

Merke M!

Episodischer Kinntremor des Säuglings: verstärkt bei Stress, verschwindet meist nach dem Säuglingsalter. **DD:** isolierter Kinntremor, AD, persistierend.

U

97 Unterernährung/Protein-Energie-Malnutrition

97.1 Einführung

Definition [ ]

Unterernährung/Protein-Energie-Malnutrition (PEM): Der über längere Zeit bestehende **Mangel** an **Energie** und/oder **Eiweiß** in der Nahrung führt bei Kindern zur Unterernährung, die stets mit einer Gedeihstörung einhergeht (PEM: Protein-Energie-Malnutrition).

Definition [ ]

- **Marasmus:** extremes Untergewicht („wasting") und zu geringe Körpergröße („stunting") durch Protein-Energie-Mangel
- **Kwashiorkor:** Proteinmangel bei ausreichender Kohlenhydratzufuhr (Ödeme!)
- **marantischer Kwashiorkor** (Übergangsform): Marasmus und Ödeme

Merke M!

Zur raschen **Diagnose** der Unterernährung dient das sog. **Ernährungsband**, mit dem der Oberarmumfang gemessen wird. Liegt dieser unter 12,5 cm (schwere PEM), so besteht Lebensgefahr und das betroffene Kind sollte in ein Noternährungszentrum aufgenommen werden.

Einteilung der PEM in Schweregrade (Oberarmumfang von 2–5-jährigen Kindern):

- Normwert: > 14 cm
- leichte bis mittelgradige PEM: 12,5–14 cm
- schwere PEM:< 12,5 cm

97.2 Differenzialdiagnosen

Merke M!

Unterernährung trifft vor allem die ärmeren Regionen der Welt (soziale Strukturen, Kriege, Überbevölkerung, Naturkatastrophen). Die Folge ist ein geschwächtes Immunsystem, sodass Infektionskrankheiten oft tödlich verlaufen. So lösten z. B. **Rotaviren** (vor der nun möglichen Impfung) weltweit etwa 70 % aller schweren Gastroenteritiden im Säuglings- und Kleinkindalter aus und führten damit zu mehr als einer halben Million Todesfällen/Jahr.

Tab. 97.1 DD Marasmus vs. Kwashiorkor.

Symptome	Marasmus	Kwashiorkor
Wachstumshemmung	+++	++
Muskelschwund (Oberarmumfang)	++	+++
Abnahme des subkutanen Fettgewebes	+++ (greisenhaftes Aussehen)	+
Ödeme	keine	diagnoseweisend
Haare	manchmal weich und gerade	depigmentiert, weich, gerade
Haut	meist normal	pellagroide Dermatose
Appetit	oft gesteigert	schlecht
Durchfall/Dehydratation	gelegentlich	häufig
Leber	unauffällig	oft vergrößert: Fettleber
Vitaminmangel	gelegentlich	meist

+++: sehr stark ausgeprägt; ++: deutlich ausgeprägt; +: vorhanden.

98 Untertemperatur/Hypothermie

98.1 Einführung

Definition

Untertemperatur oder **Hypothermie** besteht, wenn die Körpertemperatur **rektal** einen Wert von **36 °C** oder **darunter** erreicht. Bei **Neugeborenen** ist eine Unterkühlung besonders bedrohlich. Sie kann neben einer metabolischen Azidose eine Bilirubinenzephalopathie und ein PFC-Syndrom sowie bei Frühgeborenen auch eine Hirnblutung begünstigen. Die ideale Körpertemperatur des gesunden Neugeborenen liegt bei 36,6 °C.

Merke

Typisches EKG bei akuter Hypothermie (z. B. Ertrinkungsunfall): **Osborn-Welle (J-Welle)**, zwischen QRS-Komplex und T-Welle liegend.

98.2 Differenzialdiagnosen

98.2.1 Akut

- Unterkühlung eines Neugeborenen (bes. gefährdet Frühgeborene durch die Unreife der Wärmeregulation)
- SIRS (systemisches inflammatorisches Response-Syndrom, Körpertemperatur < 36 °C oder > 38 °C), s. Fieber/Sepsis
- Sepsis (Untertemperatur, bes. bei Neugeborenensepsis, auch bei Urosepsis des jungen Säuglings)
- Untertemperatur bei Neugeborenenmeningitis, s. Fieber/Sepsis, Meningismus/(Enzephalo-)Meningitis
- postoperatives Zittern und Tonuserhöhung (Shivering)
- Berg-, Tauch- u. Ertrinkungsunfälle, Near Drowning (Beinahe-Ertrinken), Lawinenunfälle
- Schädel-Hirn-Traumata
- akute Enzephalitiden (jedoch auch Hyperthermie möglich)
- Myxödem-Koma (hypothyreotes Koma)
- Intoxikationen, Alkoholvergiftung (Komatrinken Jugendlicher, mit Unterkühlung, Azidose, Hypoglykämie, Atemstillstand möglich)
- Kollaps, s. Synkope/Kollaps
- Schock (eine Ausnahme stellt der neurogene Schock dar), s. Schock
- Z. n. medikamentöser Fiebersenkung bzw. nach Steroiden („kritisches" Abfiebern)
- „breastfeeding-associated hypernatriemia" (sowohl Fieber als auch Untertemperatur möglich), s. Hypernatriämie
- kontrollierte Hypothermie bei Herzoperationen oder bei asphyktischen Neugeborenen
- fehlerhafte Temperaturmessung

Cave

Bei zu rascher Rückführung zur normalen Körpertemperatur können behandlungsbedürftige **Hyperglykämien** und schwere **Hyperkaliämien** auftreten.

98.2.2 Chronische Hypothermie

- physiologisch nach dem Schlaf
- chronische Anämie, Eisenmangel, s. Anämie/Blutarmut
- Dopamin-β-Hydroxylase-Mangel (Mangel an Noradrenalin, rezidivierende Synkopen, Schwellungen im Nasen-/Rachenbereich, Hypoglykämien, Hypothermien), s. Synkope/Kollaps, Hypoglykämie
- Menkes-Syndrom (in den ersten Lebensmonaten neben progredientem neurologischem Abbau, Fütterungsproblemen und Krämpfen auch Hypothermie), s. Alopezie/Haaranomalien, Mikrozephalie, Minder-/Kleinwuchs
- manche Hirntumoren (Störung der hypothalamischen Thermoregulationszentren)
- Autoimmunenzephalitiden (Störung des Temperaturregulationszentrums im posterioren Hypothalamus, z. B. autoimmune limbische Enzephalitis), s. Bewusstseinsstörungen
- Kreislauflabilität nach Grippe und anderen Infektionskrankheiten (auch erhöhte Temperaturen möglich, Temperaturlabilität)
- unbehandelte Hypothyreose, s. Minder-/Kleinwuchs; Retardierung, mentale (s. auch akutes Myxödem-Koma)
- Timothy-Syndrom (Autismusspektrum, Herzrhythmusstörungen, Hypothermie jedoch nicht obligat), s. Tachykardie; Retardierung, mentale
- Anorexa nervosa, s. Anorexie
- Kachexie

Tab. 98.1 Einteilung der Hypothermien nach dem Schweregrad.

Hypothermie	Körpertemperatur
leicht	≤ 32 °C
mäßig	≤ 29 °C
tiefe (schwere)	≤ 20 °C

Tab. 98.2 Untertemperatur.

Symptome
• Blässe bis Zyanose, Patient friert • Kältezittern/Tremor, psychische Alterationen • Sinusbradykardie • Bradypnoe • ab 33 °C: Rigor • ab 30 °C: Bewusstseinsverlust, Pupillenerweiterung • ab 28 °C: Kammerflimmern, Asystolie, andere Herzrhythmusstörungen • unter 18 °C: isoelektrisches EEG

99 Uro- und Nephropathien, konnatale

99.1 Einführung

Info

Aufgrund der engen Beziehungen des sich entwickelnden Harntrakts und des Nierenparenchyms sind **Uropathien** nicht selten mit **renaler Dysplasie** oder anderen **Nierenparenchymveränderungen** (z.B. Zysten) assoziiert. Für diese Kombination wird das Akronym **CAKUT** („congenital anomalies of the kidney and urinary tract") verwendet.

Tab. 99.1 Formen der konnatalen Uro- und Nephropathien.

Lokalisation	Formen
Nierenparenchym	• Nierenagenesie • Nierenhypoplasie • Nierendysplasie (multizystisch-dysplastische Niere)
oberer Harntrakt	• proximale Ureterstenose • distale Ureterstenose • primärer Megaureter • Doppelnieren • Ureter fissus/Ureter duplex • VUR (Refluxnephropathie)
unterer Harntrakt	• Blasenanomalien, s. Miktionsstörungen • Urethralklappen (anterior, posterior)

99.2 Differenzialdiagnosen

Merke

Angeborene Fehlbildungen von Niere und ableitenden Harnwegen (CAKUT) bilden die **Hauptursache** für **chronisches Nierenversagen** im Kindesalter (3–6 Patienten auf 1000 Geburten), s. Anurie. Häufig finden sich zusätzliche genetisch determinierte Anomalien anderer Organsysteme (▶ Tab. 99.2).

Merke

CAKUT-Patienten sollten frühzeitig augen- und HNO-ärztlich untersucht werden. Auch an ein Megacolon congenitum sollte u. a. gedacht werden.

Merke

Die regelmäßige Überwachung von **Blutdruck** und **Protein-/Mikroalbuminurie** ist bei bilateralen Nierenanomalien, subvesikaler Obstruktion und Einzelnieren während der gesamten Kindheit bis ins Erwachsenenalter von größter Bedeutung.

Tab. 99.2 Genetisch determinierte Erkrankungen, die mit Anlagestörungen der Nieren und/oder der Harnleiter einhergehen können (Auswahl*).

Erkrankung	Klinisches Erscheinungsbild	Gen(e)
M. Hirschsprung bei AD-Verebung und CAKUT	s. Obstipation	GDNF, RET
MODY 5, AD	renale Hypo-/Dysplasie, oft mit Zysten, Transaminasen ↑, Mg ↓	HNF-1β („hepatocytenuclear factor 1β"
Kallmann-Syndrom, X-chromosomal	s. Anosmie, Hypogonadismus, Nierennagenesie	KAL1
RCS („renal coloboma syndrome"), AD	Kolobom des Sehnerven, renale Hypo-/Dysplasie	PAX2
HDR („hyoparathyreoidism, deafness, renal dysplasia"), AD	Hypoparathreoidimus, Taubheit, Nierenhypo-/Dysplasie	GATA3
Townes-Brocks-Syndrom, AD	triphalangealer Daumen, überzähliger Daumen, Analatresie, in 50 % Nierendysplasien, Schwerhörigkeit	SALL1
BOR (branchiootorenales Syndrom), AD	Halsfistel, Halszysten, präaurikuläre Grübchen bzw. Anhängsel, Ohrmuscheldysplasien, Schwerhörigkeit, renale Dys-/Hypoplasie	EYA1, SIX1, SIX5
renal-tubulärere Dysgenesie (AR)	schwere, in der Regel letale Anlagestörung der Nierentubuli	Gene, die für das RAS (Renin-Angiotensin-System) codieren wie AGT, REN, ACE, AGTR1

*Nierenmitbeteiligung bei über 500 anderen angeborenen Syndromen möglich, so z. B. beim Jeune-Syndrom (asphyxierende Thoraxdystrophie), s. Dyspnoe, Skelettanomalien-/deformitäten, oder auch beim Bardet-Biedl-Syndrom, s. Adipositas.

100 Zyanose

100.1 Einführung

Definition [ ]

Zyanose: generalisierte oder lokale bläuliche Verfärbung von Haut oder Schleimhäuten. Klinisch erkennbar wird eine Zyanose ab 5 g/dl reduziertem Hämoglobin im Kapillarblut

Merke M!

Bei stark anämischen Patienten (z. B. Chest-Syndrom bei Sichelzellanämie, s. Thorax-/Brustschmerzen) kann eine Zyanose fehlen; bei Patienten mit Polyzythämie tritt sie dagegen früher auf.

100.2 Differenzialdiagnosen

100.2.1 Zentrale Zyanose

Behinderung der Inspiration und/ oder Exspiration

- Choanalatresie (isoliert, aber auch z. B. bei CHARGE-Assoziation), s. Dyspnoe
- Glossoptose (z. B. Pierre-Robin-Sequenz)
- Zurücksinken der Zunge bei bewusstlosen Patienten
- Zungenblutung/-schwellung (z. B. bei Hämophilie, Insektenstichen im Zungenbereich)
- hereditäres Angioödem, s. Stridor
- Laryngitis acuta im Stadium IV
- Epiglottitis, s. Stridor
- laryngotrachealer Fremdkörper, s. Stridor
- Ösophagusatresie, s. Erbrechen/Emesis
- Trachealstenose, s. Stridor
- Bronchiolitis, s. Dyspnoe
- Status asthmaticus, s. Dyspnoe

Behinderung des alveolären Gasaustausches

Neonatal (s. Dyspnoe)

- Asphyxie (Hypoxämie und Hypoxie, s. zentrale Zyanose, Hyperkapnie), s. „Merke“
- Atemnotsyndrom (RDS)
- Mekoniumaspiration
- neonatale Pneumonie, s. Dyspnoe
- Pneumothorax
- Zwerchfellhernie, Zwerchfelleventration, s. Dyspnoe
- Alveolarproteinose (Mutationen des SP-B-Gens, klinisch RDS des reifen Neugeborenen), s. Dyspnoe
- alveolokapilläre Dysplasie, s. Dyspnoe
- Lungenhypoplasie (isoliert, aber auch in Kombination mit Zwerchfellhernien) s. Dyspnoe
- Pleuraergüsse (z. B. Chylothorax, Hydrops congenitus)

Merke M!

„Blaue Asphyxien“: perinataler O_2-Mangel mit neonataler Bradykardie, respiratorischer Insuffizienz, Schnappatmung, Azidose, zentraler Zyanose, Apgar-Score < 7.

Postneonatal (s. Dyspnoe, Husten)

- Pneumonien, Pleuraergüsse, Pleuraempyem
- Pneumothorax, Spannungspneumothorax
- Pneumomediastinum
- Lungenödem
- exogen-allergische Alveolitis („Vogelzüchterlunge“, „Farmerlunge“)
- Lungenhämosiderose, s. Hämoptoe/Hämoptyse
- Lungenfibrose (▶ Tab. 100.2)
- Lungenembolie, s. Dyspnoe, Hämoptoe/Hämoptyse, Synkope/Kollaps, Schock
- ARDS (s. auch SARS), s. Dyspnoe
- Bronchiektasien (z. B. bei zystischer Fibrose), ausgedehnte Atelektasen

Tab. 100.1 DD zentrale vs. periphere Zyanose.

Zentrale Zyanose	Periphere Zyanose
verminderte Sauerstoffsättigung des arteriellen Blutes; ansonsten gut durchblutete Areale wie Zunge und Konjunktiven sind zyanotisch	primär normale Sauerstoffsättigung des arteriellen Blutes; in der Peripherie wird jedoch mehr O_2 verbraucht, sodass im kapillaren und venösen Blut der Anteil an reduziertem Hämoglobin abnorm hoch ist Ursachen: Verlangsamung der peripheren Zirkulation durch lokale Faktoren, allgemeine Verlangsamung des Blutstroms (Herzinsuffizienz) oder zu geringes Herzminutenvolumen (Schock)

Tab. 100.2 Symptome und Ätiologie der Lungenfibrosen.

Symptome	Ätiologie
• Husten • Dyspnoe • Gewichtsabnahme • Fieberschübe • Trommelschlägelfinger, Uhrglasnägel	• idiopathisch (z. B. diffuse fibrosierende Alveolitis) • Systemerkrankungen (SLE, Dermatomyositis, systemische Sklerose, rheumatoide Arthritis, Sarkoidose) • Folge eines ARDS • Folge von Bestrahlungen, Zytostatika

- Emphysem
- Phrenikusparese, Zwerchfellhernie, Zwerchfelleventration, Zwerchfellruptur
- Rippenserienfrakturen
- „chest wall rigidity“ nach Fentanylmedikation (Hyperkapnie, Hypoxie) – nicht nur bei Überdosierung!

Kardiovaskuläre Ursachen der Zyanose

- PFC-Syndrom des Neugeborenen (Zyanose trotz Sauerstoffbeatmung)
- primäre pulmonale Hypertonie des Neugeborenen
- persistierende pulmonale Hypertonie des Neonaten bei Einnahme von SRIS durch die Mutter in der späten Schwangerschaft (Erhöhung des Risikos um das Zweifache)
- pulmonale arterielle Hypertonie (PAH; ▶ Tab. 100.3)
- kongenitale alveolarkapilläre Dysplasie (seltene Ursache einer persistierenden pulmonalen Hypertension beim Neonaten)
- AV-Aneurysmen der Lunge (durch Links-rechts-Shunt, Rechtsherzinsuffizienz, auch im Rahmen eines M. Osler)
- Vitien mit Rechts-links-Shunt (▶ Tab. 100.4)

Tab. 100.3 Pulmonalarterielle Hypertonie (PAH): Ursachen.

Ursachen	Beschreibung
idiopathische PAH	
familiäre PAH	
pulmonale Hypertonie mit venöser oder kapillärer Gefäßpathologie	• bei Sichelzellanämie (ca. ⅓ der Erwachsenen) • pulmonale venookklusive Erkrankung • pulmonalkapilläre Hämangiomatose • persistierende pulmonale Hypertonie des Neonaten
pulmonale Hypertonie mit Linksherzerkrankungen	• linksatriale oder linksventrikuläre Erkrankung • valvuläre Erkrankungen des linken Herzens
pulmonale Hypertonie mit Lungenerkrankung und/oder Hypoxämie	• chronisch obstruktive Lungenerkrankung • interstitielle Lungenerkrankungen • Schlafapnoe • chronische Höhenexposition
pulmonale Hypertonie durch chronische thromboembolische Erkrankungen	• thromboembolische Obstruktion proximaler oder distaler Lungenarterien • nicht thrombotische Pulmonalarterienembolien durch Tumoren, Parasiten, Fremdkörper
PAH assoziiert mit anderen Erkrankungen	• Kollagenosen • angeborener Links-rechts-Shunt (ASD, VSD, persistierender Ductus arteriosus Botalli) • portale Hypertension • HIV-Infektion • Medikamente, Drogen • Glykogenosen, M. Gaucher, M. Osler • Schildrüsenerkrankungen, β-Thalassämie • Sarkoidose, Histiozytose • myeloproliferatives Syndrom, Splenektomie

Methämoglobinämien

> **Merke** M!
>
> **Methämoglobinämien**
>
> - Symptome
>   - leichte Zyanose: ≥ 15–20 % MetHb
>   - schwere Zyanose: ≥ 40–50 %
>   - Koma: ≥ 60–70 %
>   - grau-bräunliche Hautverfärbung post partum oder im frühen Säuglingsalter
>   - Blut schokoladefarben
>   - Tachykardie
>   - keine Besserung durch Sauerstoff
> - Ursachen (▶ Tab. 100.5)

Tab. 100.4 Vitien.

Mit primärem Rechts-links-Shunt

• Fallot-Tetralogie (häufigster angeborener Herzfehler mit Zyanose)
• Transposition der großen Arterien
• Trucus arteriosus communis
• Pulmonalatresie
• Double-Outlet-Right-Ventrikel
• Trikuspidalatresie
• Vitien, die **sich bereits beim Neugeborenen** manifestieren (**DD:** Neugeborenensepsis):
  ◦ kritische Pulmonalstenose
  ◦ hypoplastisches Linksherzsyndrom
  ◦ totale Lungenvenenfehleinmündung
  ◦ singulärer Ventrikel
  ◦ kritische Aortenisthmusstenose des Neugeborenen

Tab. 100.5 Methämoglobinämie.

Ursachen
• Intoxikationen (bes. gefährdet Säuglinge) mit nitrithaltigem Wasser, Anilin • Medikamente wie Lidocain, Prilocain, Paracetamol, Nitroglyzerin, Sulfonamide, Primaquin; **Cave:** topisches Benzocain, z. B. als Spray bei Kindern < 2 Jahren • Glukose-6-phophat-Dehydrogenase-Mangel, s. Anämie/Blutarmut (Hämolyse) • NADH-Methämoglobin-Reduktase-Mangel (AR, Typ I u. II) • Hämoglobin-M-Krankheit (Hämoglobinopathie), s. Anämie/Blutarmut

Merke M!

- **Zyanose der unteren Körperhälfte:** präduktale ausgeprägte Aortenisthmusstenose im Neugeborenenalter mit Versorgung der unteren Körperhälfte aus der A. pulmonalis über den offenen Ductis arteriosus.
- **Zyanose der oberen Körperhälfte:** V.-cava-superior-Syndrom: Zyanose, Ödeme, prall gefüllte Venen von Kopf, Hals und oberen Extremitäten (z. B. durch intrathorakale Tumoren oder mediastinale Prozesse).

Andere Ursachen einer zentralen Zyanose

- Hypoglykämie des Neugeborenen
- Sepsis, Schock, Meningitis, Enzephalitis (z. B. durch HHV 2 beim Neonaten)
- **DD** der Sepsis beim Neugeborenen (Vitien wie kritische Pulmonalstenose, totale Lungenvenenfehleinmündung, hypoplastisches Linksherzsyndrom, kritische Aortenisthmusstenose; ▸ Tab. 100.4)
- kongenitales zentrales Hypoventilationssyndrom (Undine-Syndrom), s. Apnoe/Atemlähmung
- zyanotische Affektkrämpfe, s. Bewusstseinsstörungen
- Vergiftungen (Anilin, Nitrobenzol, Alkylphosphate u. a.)

Pseudozyanose

Info i

Durch Silber = Argyrose, auch durch Gold.

Periphere Zyanose (Ausschöpfungszyanose)

Kardial

- dekompensierte Herzinsuffizienz
- kardialer Schock, s. dort

Vaskulär

- venöse Gefäßverschlüsse (lokal umschriebene Zyanose, Druckschmerz, umschriebenes Ödem, z. B. rot-bläuliche Verfärbung einer oberen Extremität durch Thrombose der V. subclavia)
- Phlegmasia coerulea dolens (selten im Kindesalter, Vorkommen evtl. bei Thrombophilie)
- Raynaud-**Syndrom** (Auslöser: Stress und Kälte; zuerst Blässe im Bereich der Finger, dann Zyanose und Schmerzen, anschließend Hyperämie = Trikolore-Phänomen)
- Raynaud-**Phänomen** (bei systemische Sklerose, in 90 % AK gegen Zentromer und Tropoisomerase I, bei CREST-Syndrom, bei SLE, Thrombangitis obliterans) s. „Merke"
- vegetative Labilität, Anorexia nervosa (Akrozyanose, Kälteüberempfindlichkeit)
- Purple-Toe-Syndrom (3–8 Wochen nach Beginn einer Kumarintherapie schmerzhafte, blauviolette Verfärbung von Zehen, vermutlich Mikroembolisation durch Cholesterin)

Merke M!

Bei systemischer Sklerose kann in ca. 90 % das Raynaud-Phänomen jahrelang vor Auftreten der übrigen Symptome beobachtet werden.

Cave ⚠

Digitale Ulzera.

Hämatologische Veränderungen

- Polyglobulie (Hkt > 70 %, Neugeborene, zyanotische Vitien), s. Polyglobulie/-zythämie
- Polyglobulie bei M. Cushing, s. Polyglobulie/-zythämie
- Polycythaemia vera, s. Polyglobulie/-zythämie
- Kryoglobulinämie (z. B. bei SLE, rheumatoider Arthritis, malignen Lymphomen)
- Kälteagglutininkrankheit (idiopathisch bzw. symptomatisch, z. B. bei malignen Lymphomen, Akrozyanose, Hämolyse, Hämoglobinurie)
- asymptomatischer Kälteagglutininnachweis bei Mykoplasmeninfektionen möglich

Literatur

1. CDC. Case definitions for infectious conditions under public health surveillance. Centers for Disease Control and Prevention. MMWR Recomm Rep 1997; 46(RR-10): 1–55
2. Dietel M, Suttorp N, Zeitz M, Harrison TR. Harrisons Innere Medizin. 6. Aufl. Berlin: ABW Wissenschaftsverlag; 2005
3. Draque CM, Sañudo A, de Araujo Peres C et al. Transcutaneous bilirubin in exclusively breastfed healthy term newborns up to 12 days of life. Pediatrics 2011; 128(3): e565–71
4. Gerok W, Huber Ch, Meinertz Th, Zeidler H. Die Innere Medizin. 11. Aufl. Stuttgart: Schattauer; 2007
5. Greenhawt MJ. A teen who can't swallow: case challenge. Posted 11/29/2011. Medscape Allergy & Immunology; 2011
6. Kaelber DC, Pickett F. Simple table to identify children and adolescents needing further evaluation of blood pressure. Pediatrics 2009; 123(6): e972–4
7. Kestenbaum LA, Ebberson J, Zorc JJ et al. Defining cerebrospinal fluid white blood cell count reference values in neonates and young infants. Pediatrics 2010; 125(2): 257–64
8. Konuş OL, Ozdemir A, Akkaya A et al. Normal liver, spleen, and kidney dimensions in neonates, infants, and children: evaluation with sonography. AJR Am J Roentgenol 1998; 171(6): 1693–8
9. Kromeyer-Hauschild K, Wabitsch M, Geller F et.al Perzentile für den Body Mass Index für das Kindes- und Jugendalter unter Heranziehung verschiedener deutscher Stichproben. Monatsschr Kinderhlk 2001; 149: 807–18
10. Largo RH, Prader A. Pubertal development in Swiss girls. Helv Paediatr Acta 1983a; 38(3): 229–43
11. Largo RH, Prader A. Pubertal development in Swiss boys. Helv Paediatr Acta 1983b; 38(3): 211–28
12. Lettgen B. Klinik und Diagnostik der Enuresis nocturna. Monatsschr Kinderheilkd 2003; 151(9): 926–31
13. Lewis MA. Demography of renal disease in childhood. Semin Fetal Neonatal Med 2008;13(3): 118–24
14. Morgenstern M, Wiborg G, Hanewinkel R. Rauchen im Jugendalter. Studie im Auftrag der DAK. April 2007. Kiel: Institut für Therapie- und Gesundheitsforschung (IFT-Nord); 2007
15. National High Blood Pressure Education Program Working Group on High Blood Pressure in Children and Adolescents. The fourth report on the diagnosis, evaluation, and treatment of high blood pressure in children and adolescents. Pediatrics 2004; 114(2 Suppl 4th Report): 555–76

Sachverzeichnis

A

B

C

D

L

N

O

Q

R

S

T

U

V

W

X

Y

Z